N. Ballenberger (Hrsg.)

Evidenzbasierte Assessments in der Muskuloskelettalen Physiotherapie

AF826146

Nikolaus Ballenberger (Hrsg.)

Evidenzbasierte Assessments in der Muskuloskelettalen Physiotherapie

1. Auflage

Mit Beiträgen von: Prof. Dr. Nikolaus Ballenberger, Osnabrück; Karin Dempewolf (B.Sc.), Landeck; Stefan Ernst (B.A. PT, OMT), Otterberg; Jaika Harms, Santa Cruz de La Palma; Veronika Hinz (B.Sc.), Bielefeld; Sabine Janning (M.Sc.), Münster; Josch Jensen, Husum; Sarah Lesjak (M.Sc PAM, M.Sc OMPT), Graz; Tobias Michels (M.Sc. HELPP – Versorgungsforschung und -gestaltung), Georgsmarienhütte; Larissa Muswieck (M.Sc.), Nürnberg; Svenja Nilsson (B.Sc. Physiotherapie), Osnabrück; Linus Paelke (B.Sc. Physiotherapie), Schwerte; Natalie Pankrath (M.Sc. OMPT), Osnabrück; Kai Schnieder (B.Sc. Physiotherapie), Osnabrück; Maike Stolz (M.Sc.), Hannover; Alessandro Waitzhofer, Bobingen; Birger Wehnke (B.Sc.), Lübeck; Hannah Yelin (B.Sc.), Bern

ELSEVIER

Elsevier GmbH, Bernhard-Wicki-Str. 5, 80636 München, Deutschland
Wir freuen uns über Ihr Feedback und Ihre Anregungen an kundendienst@elsevier.com

ISBN 978-3-437-46003-6
eISBN 978-3-437-09955-7

1. Auflage 2025

Wichtiger Hinweis
Die medizinischen Wissenschaften unterliegen einem sehr schnellen Wissenszuwachs. Der stetige Wandel von Methoden, Wirkstoffen und Erkenntnissen ist allen an diesem Werk Beteiligten bewusst. Sowohl der Verlag als auch die Autorinnen und Autoren und alle, die an der Entstehung dieses Werkes beteiligt waren, haben große Sorgfalt darauf verwandt, dass die Angaben zu Methoden, Anweisungen, Produkten, Anwendungen oder Konzepten dem aktuellen Wissensstand zum Zeitpunkt der Fertigstellung des Werkes entsprechen.
Der Verlag kann jedoch keine Gewähr für Angaben zu Dosierung und Applikationsformen übernehmen. Es sollte stets eine unabhängige und sorgfältige Überprüfung von Diagnosen und Arzneimitteldosierungen sowie möglicher Kontraindikationen erfolgen. Jede Dosierung oder Applikation liegt in der Verantwortung der Anwenderin oder des Anwenders. Die Elsevier GmbH, die Autorinnen und Autoren und alle, die an der Entstehung des Werkes mitgewirkt haben, können keinerlei Haftung in Bezug auf jegliche Verletzung und/oder Schäden an Personen oder Eigentum, im Rahmen von Produkthaftung, Fahrlässigkeit oder anderweitig übernehmen.

Bibliografische Information der Deutschen Nationalbibliothek
Die Deutsche Nationalbibliothek verzeichnet diese Publikation in der Deutschen Nationalbibliografie; detaillierte bibliografische Daten sind im Internet über https://www.dnb.de abrufbar.

25 26 27 28 29 5 4 3 2 1

In ihren Veröffentlichungen verfolgt die Elsevier GmbH das Ziel, genderneutrale Formulierungen für Personengruppen zu verwenden. Um jedoch den Textfluss nicht zu stören sowie die gestalterische Freiheit nicht einzuschränken, wurden bisweilen Kompromisse eingegangen. Selbstverständlich sind **immer alle Geschlechter** gemeint.

Planung: Elisa Imbery, München
Projektmanagement: Anke Drescher, München
Redaktion: Anne Schulz, Rechlin
Bildredaktion und Rechteklärung: Lisa Neulinger, Ottobrunn
Herstellung: Felicitas Hübner, München
Satz: STRAIVE, Puducherry/Indien
Druck und Bindung: EGEDSA, Sabadell (Barcelona)/Spanien
Umschlaggestaltung: SpieszDesign, Neu-Ulm

Aktuelle Informationen finden Sie im Internet unter **www.elsevier.de**

Vorwort

Die moderne Physiotherapie hat als Grundverständnis, dass ein komplexer klinischer Entscheidungsprozess und eine klare klinisch-diagnostische Klassifikation entscheidend sind, um eine zielgerichtete, individuelle und effektive Patientenversorgung zu gewährleisten. Das Fundament für unsere klinischen Urteile – wie beispielsweise die Entscheidung darüber, ob und welcher Therapieansatz am besten geeignet ist – bilden klinische Tests und Assessments, kombiniert mit Clinical Reasoning.

Viele von uns kennen aus dem klinischen Alltag jedoch das Phänomen, dass Patienten mit einem bestimmten Beschwerdebild bei unterschiedlichen Leistungserbringern völlig unterschiedliche „individuelle" Diagnosen und entsprechende „individuelle" Behandlungen erhalten, da die vermeintlich erkannte Ursache und Quelle für das bestehende Beschwerdebild jeweils eine andere ist. Eine Ursache hierfür kann darin liegen, dass die unzähligen zur Verfügung stehenden und verwendeten Untersuchungsmethoden und Assessments teils von schlechter wissenschaftlicher Qualität oder aber gar nicht wissenschaftlich geprüft und fundiert sind und dadurch fehlerhafte klinische Urteile gefällt werden.

Vor allem vor dem Hintergrund der (hoffentlich) anstehenden Akademisierung und des damit (hoffentlich) einhergehenden Direktzugangs in der Physiotherapie ist es unumgänglich, dass unsere klinischen Urteile und Entscheidungen korrekt sind. Zudem ist es unsere (berufs)ethische und gesetzliche Verpflichtung und Verantwortung, die dem Patienten zustehende bestmögliche Versorgung zu gewährleisten. Dies beinhaltet vor allem auch die Integration neuester wissenschaftlicher Erkenntnisse in unser klinisches Handeln.

Insbesondere hierin liegen der innovative Ansatz und das Ziel des Buches. Der interessierten Leserin und dem interessierten Leser soll eine mit einem Empfehlungsgrad (je nach klinischem Zweck) versehene Zusammenstellung relevanter, evidenzbasierter Assessments der verschiedenen Körperregionen im Kontext muskuloskelettaler PT an die Hand gegeben werden. Es sind ausschließlich Assessments gelistet, denen wissenschaftliche Studien mit ausreichender Qualität zugrunde liegen.

Die Assessments werden hinsichtlich ihrer klinischen Einsatzfähigkeit wie auch hinsichtlich verfügbarer Evidenz beschrieben und bewertet. Der Identifizierung und der Bewertung der Assessments liegt jeweils eine zweistufige, systematische Literaturrecherche zugrunde (➤ Kap. 6.1). Hinsichtlich der Evidenz werden sowohl die ermittelten Gütekriterien des Assessments als auch die wissenschaftliche Qualität der zugrunde liegenden Studien angegeben. Aus beiden Aspekten wird eine transparente Empfehlung für den klinischen Einsatz dieser Assessments abgeleitet (➤ Kap. 6.4). In den einleitenden Kapiteln 2 bis 6 werden wichtige methodische Konzepte und statistische Parameter vorgestellt und vermittelt, deren Verständnis nicht nur für die Lektüre des Buches, sondern auch für die evidenzbasierte Arbeit in der physiotherapeutischen Praxis notwendig und hilfreich ist.

Allerdings kann dieses Buch weder ein Fachbuch zur Entwicklung von Assessments noch ein Fachbuch für statistische Methoden ersetzen. Insbesondere bei der Vermittlung der methodischen und statistischen Konzepte wird häufig auf komplizierte Formeln und die Verwendung „kryptischer" mathematischer Symbole sowie Herleitungen verzichtet. Vielmehr liegt der Fokus auf der Vermittlung der grundlegenden Ideen und Ziele der vorgestellten Methoden, um den „Konsum" wissenschaftlicher Literatur zu erleichtern. Zudem soll dargestellt werden, welche Bedeutung die jeweiligen Gütekriterien für den klinischen Alltag haben.

Nebenbei sei erwähnt, dass sämtliche Autorinnen und Autoren der Kapitel zu den Körperregionen Studenten bzw. Absolventen der Bachelor- und Masterstudiengänge der Hochschule Osnabrück sind, in denen ein starker Fokus auf die Ausbildung kritisch denkender und reflektiert klinisch handelnder Physiotherapeuten gelegt wird.

Osnabrück, im Juli 2024

Prof. Dr. Nikolaus Ballenberger
Hochschule Osnabrück
Caprivistraße 30A
49076 Osnabrück

Benutzerhinweise

[Begriff]

In den einleitenden Kapiteln 1 bis 6 enthalten diese Kästen Definitionen bzw. prägnante Informationen zu dem im Kastentitel genannten Begriff.

Dieses Symbol zeigt an, dass im Glossar am Ende des Buches weiterführende Informationen zu dem gekennzeichneten Begriff zu finden sind.

Die farbigen Unterlegungen in den Tabellen der Kapitel 7 bis 18 kennzeichnen ein unklares (•) bzw. geringes (•) Verzerrungsrisiko der jeweiligen Studie und einen gegebenen ( ), bedingt gegebenen ( ) oder nicht gegebenen ( ) klinischen Nutzen des untersuchten Assessments auf Basis der ermittelten Güteparameter.

Fehler gefunden?

https://else4.de/978-3-437-46003-6

An unsere Inhalte haben wir sehr hohe Ansprüche. Trotz aller Sorgfalt kann es jedoch passieren, dass sich ein Fehler einschleicht oder fachlich-inhaltliche Aktualisierungen notwendig geworden sind.

Sobald ein relevanter Fehler entdeckt wird, stellen wir eine Korrektur zur Verfügung. Mit diesem QR-Code gelingt der schnelle Zugriff.

Wir sind dankbar für jeden Hinweis, der uns hilft, dieses Werk zu verbessern. Bitte richten Sie Ihre Anregungen, Lob und Kritik an folgende E-Mail-Adresse: kundendienst@elsevier.com

Abkürzungen

ADL	activities of daily living (Alltagstätigkeiten)
AHT	anterior head translation (Vorwärtsversetzung des Kopfes)
AITFL	anterior inferior tibiofibular ligament (Bassett-Ligament)
ANOVA	analysis of variance (Varianzanalyse)
AROM	active range of motion (aktives Bewegungsausmaß)
ASAS	Assessment of SpondyloArthritis Society
ASES	American Shoulder and Elbow Surgeons
ASQoL	Ankylosing Spondylitis Quality of Life Questionnaire
AST	anatomical snuff box tenderness (Druckschmerzhaftigkeit der Tabatière)
ASTE	Ausgangsstellung
AUC	area under the curve (Fläche unter der Kurve)
AWMF	Arbeitsgemeinschaft der Wissenschaftlichen Medizinischen Fachgesellschaften e. V.
AWR	Amsterdam Wrist Rules
BAR	Bernese Ankle Rules
BASMI	Bath Ankylosing Spondylitis Metrology Index
BI	Barthel Index
BPI	Brief Pain Inventory
BWS	Brustwirbelsäule
C1 – C7	Halswirbelsäulensegmente
CCFT	Cranio-Cervical Flexor Test (kraniozervikaler Flexionstest)
CCS	Canadian C-Spine Rule
CCTH	chronic tension-type headache (chronischer Spannungskopfschmerz)
CDC/TMD	Clincial Diagnostic Criteria for Temporomandibular Disorders
CEH	cervicogenic headache (zervikogener Kopfschmerz)
CFA	confirmatory factor analysis (konfirmatorische Faktorenanalyse)
CFL	calcaneofibular ligament (Lig. calcaneofibulare)
CIA	carpal instability, adaptive (karpale Instabilität, adaptiv)
CIC	carpal instability, complex (karpale Instabilität, komplex)
CID	carpal instability, dissociative (karpale Instabilität, dissoziativ)
CIND	carpal instability, non-dissociative (karpale Instabilität, nicht dissoziativ)
CLBP	chronic low back pain (chronische Schmerzen im unteren Rücken)
CMC	karpometakarpal
COMI	Core Outcome Measure Index
COSMIN	Consensus-based Standards for the Selection of Health Measurements Instruments
CPR	clinical prediction rule (klinische Vorhersageregel)
CPT	cold pain threshold (Kälteschmerzschwelle)
CR	clinical reasoning (klinische Entscheidungsfindung)
CR	cervical radiculopathy (HWS-Radikulopathie)
CROM	cervical range of motion (Bewegungsausmaß der Halswirbelsäule)
CT	Computertomografie
CTS	carpal tunnel syndrome (Karpaltunnelsyndrom)
CTÜ	cranio-thorakaler Übergang
CVA	cranio-vertebral angle (kraniovertebraler Winkel)
DASH	Disabilities of Arm, Shoulder and Hand Questionnaire
DASS	Depression Anxiety Stress Scales
DCET	Deep Cervical Extensor Test
DC/TMD	Diagnostic Criteria for Temporomandibular Disorders
DD-(n)R	discus displacement, (non-)reducing (Diskusverlagerung mit/ohne Reduktion)
DISI	dorsal intercalated segmental instability (karpale Instabilität mit Dislokation des Os lunatum nach dorsal)
DGUV	Verband Deutsche Gesetzliche Unfallversicherung
DL	deltoid ligament (Lig. deltoideum)
DNFET	Deep Neck Flexor Endurance Test
DRUJ	distal radioulnar joint
ECU	M. extensor carpi ulnaris
EM	episodische Migräne
EMG	Elektromyografie
ES	Effektstärke
EuroQoL (EQ)	europäische Expertengruppe zur Entwicklung von Fragebögen zur Lebensqualität
FABER	Flexion Abduction External Rotation
FABQ(PA)	Fear Avoidance Beliefs Questionnaire (Physical Activity)
FAD(D)IR	Flexion Adduction Internal Rotation
FAI	femoroazetabuläres Impingement
FAOS	Foot and Ankle Outcome Score
FBA	Finger-Boden-Abstand
FCU	M. flexor carpi ulnaris
FFbH(-R)	Funktionsfragebogen Hannover (Rücken)
FHP	forward head posture („Geiernacken")
FPP	fingertip pressure pain
FRT	Flexion Rotation Test (Flexions-Rotations-Test)
FSS	Fatigue Severity Scale
GCS	Glasgow Coma Scale
GCPS	Graded Chronic Pain Scale
GHG	Glenohumeralgelenk
GRIT	Gripping Rotatory Impaction Test
GROC	Global Rating Scale of Change
GTPS	greater trochanteric pain syndrome (Glutealtendinopathie)
HAQ	Health Assessment Questionnaire
HOA	Hüftosteoarthrose
HKB	hinteres Kreuzband
HOOS	Hip Disability and Osteoarthritis Outcome Score
HOOS-PS	Physical Function Short Form des HOOS
HPT	heat pain threshold (Hitzeschmerzschwelle)
HWS	Halswirbelsäule
ICC	Intraklassen-Korrelationskoeffizient
ICF	International Classification of Functioning, Disability and Health
IGC	intraosseous ganglion cyst (intraossäre Ganglionzyste)
IHS	International Headache Society
IMET	Index zur Messung der Teilhabe
IQR	interquartile range (Interquartilsabstand)
IRFAC	Internal Rotation Flexion Axial Compression Test
IRO	internal rotation (Innenrotation)
IRRT	Internal Rotation Resistance Test
IRRST	Internal Rotation Resistance Strength Test
IRT	Item-Response-Theorie
ISG	Iliosakralgelenk
IST	Infraspinatus Strength Test
JPE	joint position error
JPS	joint position sense (Gelenkstellungssinn)
k. A.	keine Angabe (in der Literatur)
KBR	Kreuzbandruptur
KD	Kienboeck's disease (Morbus Kienböck)
kgf	kilogram-force (Kraftaufwand in kg)
KI	Konfidenzintervall
KOA	Knieosteoarthrose

KOOS	Knee Injury and Osteoarthritis Outcome Score
KTS	Karpaltunnelsyndrom
KWR	Karadeniz Wrist Rules
L	links
LAR	Leiden Ankle Rule
LOA	limits of agreement (Übereinstimmungsgrenzen)
LBP	low back pain (Schmerzen im unteren Rücken)
LEFS	Lower Extremity Functional Scale
LF	Lateralflexion
LKB	laterales Kollateralband
LM	lateraler Meniskus
LQ	Lebensqualität
LR	Likelihood-Ratio
LSS	Long Sitting Slump
LSS	lumbale Spinalkanalstenose
LSST	Lateral Scapular Slide Test
LST	Lateral Shear Test
LWS	Lendenwirbelsäule
MC	metakarpal
MCID	minimal clinically important difference (kleinster klinisch relevanter Unterschied)
MCPJ	metacarpo-phalangeal joint (Metakarpophalangealgelenk)
MCS	Mental Components Score (psychische Items des SF-12)
MDC	minimal detectable change (kleinste nachweisbare Veränderung)
MFIR	Maximum Flexion Internal Rotation Test
MHQ	Michigan Hand Outcomes Questionnaire
MIC	minimal important change (minimale relevante Veränderung)
MIDAS	Migraine Disability Assessment
MISS	Melbourne Instability Shoulder Score
MKB	mediales Kollateralband
MM	medialer Meniskus
M(M)Ö	(maximale) Mundöffnung
MPIIQM	Musculoskeletal Pain Intensity and Interference Questionnaire for Musicians
MRA	Magnetresonanzarthrografie
MRT	Magnetresonanztomografie
mSASSS	modified Stoke Ankylosing Spondylitis Spinal Score
MSKT	muskuloskelettale Therapie
MSPQ	Modified Somatic Perception Questionnaire
MVIC	maximum voluntary isometric contractions
MW	Mittelwert
NASS	North American Spine Society
NDI	Neck Disability Index
NEXUS	National Emergency X-Radiography Utilization Study
NLG	Nervenleitgeschwindigkeit
NLT	Nervenleitungstest
NPAD	Neck Pain and Disability Scale
NPQ	Northwick Park Neck Pain Questionnaire
NPRS	Numeric pain rating scale (numerische Schmerzskala)
NPW	negative predictive value (negativer Vorhersagewert)
NRS	numeric rating scale (numerische Rating-Skala)
OA	Osteoarthrose
OAR	Ottawa Ankle Rule
ODI	Oswestry Disability Index
ODQ	(modified) Oswestry Disability Questionnaire
OFR	Ottawa Foot Rule
OHS	Oxford Hip Score
OLSS	Occipitalis Long Sitting Slump
OP	Operation
OKR	Ottawa Knee Rule
OSW	(modifizierter) Oswestry-Index
PABAK	prevalence-and-bias-adjusted kappa
PAIVMs	passive accessory intervertebral movements (passive intervertebrale Zusatzbewegungen)
PAP	pressure algometer for palpation
PCS	Pain Catastrophizing Scale
PCS	Physical Components Score (physische Items des SF-12)
PEM	Patient Evaluation Measure
PFPS	patellofemoral pain syndrome (patellofemorales Schmerzsyndrom)
PF	physical functioning (Körperfunktionen)
PGIC	Patient Global Impression of Change
PIM	passive intervertebral movements (passive intervertebrale Bewegungen)
PIT	Prone Instability Test
PKB	Prone Knee Bend Test
PKR	Pittsburgh Knee Rule
PLE	Passive Lumbar Extension Test
PLRI	posterolaterale Rotationsinstabilität
POSH	Posterior Shear Test
P. P.	present pain (aktuell vorliegende Schmerzsymptomatik)
PPIVMs	passive physiological intervertebral movements (passive physiologische intervertebrale Bewegungen
PPPP, P4	Posterior Pelvic Pain Provocation Test
PPT	pressure pain threshold (Druckschmerzschwelle)
PPW	positive predictive value (positiver Vorhersagewert)
PROBAS	Prediction Model Risk of Bias Assessment Tool
PROM	Patient-reported outcome measure (Patientenfragebogen zum Behandlungsverlauf)
PRFEQ	Patient-Rated Forearm Evaluation Questionnaire
PRTEE	Patient-Rated Tennis Elbow Evaluation questionnaire
PSIS	posterior superior iliac spine (Spina iliaca posterior superior)
PSK	physische Summenskala
PT	Physiotherapie
PW	Probandenwert
QUADAS	Quality Assessment of Diagnostic Accuracy Studies
QUAREL	Quality Appraisal Tool for Studies of Diagnostic Reliability
QST	quantitative sensory testing (quantitative Sensibilitätstestung)
R	rechts
RCT	randomised controlled trial (randomisierte, kontrollierte Studie)
RDC/TMD	Research Diagnostic Criteria for Temporomandibular Disorders
RDQ	Roland-Morris Disability Questionnaire
REAB	Resisted Abduction Test
RL	Rückenlage
RLDQ	Revised Leeds Disability Questionnaire
RMDQ	Roland-Morris Disability Questionnaire
RoB	risk of bias (Verzerrungsrisiko)
ROC	receiver-operating characteristics (Receiver-Operating-Charakteristik)
ROM	range of motion (Bewegungsausmaß)
rS	radikuläre Symptomatik
RST	Rotation Stress Test
RTW	return to work (Wiedererlangung der Arbeitsfähigkeit)
SA	Spondylitis ankylosans
SAPS	subacromial pain syndrome (subakromiales Schmerzsyndrom)
SAS	Subakromialsyndrom
SAT	Scapular Assistance Test
SB	Streubreite (von Messwerten)
S(B)ST	Side-Bending Stress Test
SBTT	Scapular Backward Tipping Test
SCM	M. sternocleidomastoideus
SD	standard deviation (Standardabweichung)

SDHNP	side-dominant head and neck pain (seitendominanter Kopf- und Nackenschmerz)
SDT	Scapular Dyskinesis Test
SDQ	Shoulder Disability Questionnaire
SEM	standard error of the measurement (Standardmessfehler)
SF-12/36	Short Form (mit 12/36 Fragen)
SIREFT	Schulterinnenrotations-Ellenbogenflexions-Test
SLAP	superiores Labrum von anterior nach posterior
SLR	Straight Leg Raise Test (Lasègue-Test)
SMFA	Short Musculoskeletal Function Assessment
SPADI	Shoulder Pain and Disability Index
SWMT	Semmes-Weinstein Monofilament Test
SPADI	Shoulder Pain and Disability Index
SRT	Scapular Retraction Test
SSS	symptom severity scale (Symptomschweregradskala)
SST	Scaphoid Shift Test
ST	scaphoid tubercle (Tuberculum ossis scaphoidei)
TEP	Totalendoprothese
Th1 – Th12	Brustwirbelsäulensegmente
TFCC	triangular fibrocartilaginous complex (triangulärer fibrokartilaginärer Komplex)
TLPS	Transverse Loaded Pronosupination Test
TMD	temporomandibuläre Dysfunktion
TMJ	temporo-mandibular joint (Temporomandibulargelenk)
TMST	Tethered Median Nerve Stress Test
TPT	thermal pain threshold (Temperaturschmerzschwelle)
TSK	Tampa Scale of Kinesiophobia
TTH	tension-type headache (Spannungskopfschmerz)
TUG	Timed Up-and-Go
UEFI	Upper Extremity Functional Index
UF	Messfehler zwischen Untersuchern
ULN(T)T	Upper Limb Neurodynamic (Tension) Test (neurodynamische Testung der oberen Extremität)
UMTDG	Ulnomeniscotriquetal Dorsal Glide Test
V. a.	Verdacht auf
Var	Varianz
VAS	visual analogue scale (visuelle Analogskala)
VISI	volar intercalated segmental instability (karpale Instabilität mit Dislokation des Os lunatum nach volar)
VKB	vorderes Kreuzband
w	weiblich, Frauen
WAD	whiplash-associated disorder (Schleudertrauma)
WHAT	wrist hyperflexion and abduction of the thumb
WOSI	Western Ontario Shoulder Instability Index
WOMAC	Western Ontario and McMaster Universities Osteoarthritis Index

Abbildungsnachweis

Der Verweis auf die jeweilige Abbildungsquelle befindet sich bei allen Abbildungen im Werk am Ende des Legendentextes in eckigen Klammern. Alle nicht besonders gekennzeichneten Grafiken und Abbildungen © Elsevier GmbH, München.

F550-005	Fairbank JC, Pynsent PB. The Oswestry Disability Index. Spine (Phila Pa 1976). 2000;25(22):2940-2952. doi:10.1097/00007632-200011150-00017
F1193-001	MacDermid JC, Walton DM, Avery S, et al. Measurement properties of the neck disability index: a systematic review. J Orthop Sports Phys Ther. 2009;39(5):400-417. doi:10.2519/jospt.2009.2930
H218-0022/L157	Kontodimopoulos N, et al. Validity of SF-12 summary scores in a Greek general population. Health Qual Life Outcomes 2007; 5: 55/Susanne Adler, Lübeck
H269	Luedtke K, et al. Concurrent validity and reliability of measuring range of motion during the cervical flexion rotation test with a novel digital goniometer. BMC Musculoskelet Disord 2020; 21(1): 535
H270/L157	de Vet HCW, et al. Minimally important change determined by a visual method integrating an anchor-based and a distribution-based approach. Qual Life Res 2007; 16(1): 131–142/Susanne Adler, Lübeck
H271/L157	Möller D, Ballenberger N, Zalpour C. The German version of the musculoskeletal pain intensity and interference questionnaire for musicians (MPIIQM-G): Translation and validation in professional orchestral musicians. Musculoskelet Sci Pract 2018; 37: 1–7/Susanne Adler, Lübeck
L157	Susanne Adler, Lübeck

Inhaltsverzeichnis

I Grundlagen

KAPITEL

1

Nikolaus Ballenberger

Einführung

In der folgenden Einführung wird die Bedeutung von evidenzbasierten Assessments in der modernen Physiotherapie (PT) dargestellt. Insbesondere wird aufgezeigt, welche Rolle Assessments für klinische Entscheidungen und Urteile spielen und welche Anforderungen sie daher erfüllen müssen. Im Weiteren wird die berufsethische und gesetzliche Notwendigkeit für den Einsatz von Assessments begründet sowie das Ziel des vorliegenden Buches beschrieben.

1.1 Assessments als Grundlage von evidenzbasierter Physiotherapie und Clinical Reasoning

„Herr Müller ist eher hypomobil in der LWS. Wenn er nichts dagegen macht, wird es immer schlimmer. Ich habe ihn etwas mobilisiert. Jetzt geht es ihm schon deutlich besser."

Eine Aussage wie diese sollte mittlerweile (hoffentlich) im physiotherapeutischen Alltag – insbesondere im Austausch mit Kollegen und anderen Professionen – der Vergangenheit angehören. Sie ist Ausdruck unprofessioneller Kommunikation und nicht-evidenzbasierten physiotherapeutischen Urteilens und Handelns. Die Aussage spiegelt zwar im Kern das komplette physiotherapeutische Vorgehen wider: Es werden klinische Urteile und Entscheidungen gefällt und daraus physiotherapeutische Maßnahmen abgeleitet und durchgeführt – auf eine (physiotherapeutische) Diagnose (hypomobile Lendenwirbelsäule) folgt eine Prognose (Verschlimmerung) und therapeutische Maßnahme/Intervention (Mobilisierung) mit anschließender Verlaufskontrolle (Verbesserung). Jedoch fehlt der Bezug auf eine Evidenzbasis, die die gefällten Urteile und Entscheidungen wissenschaftlich, d. h. nachvollziehbar begründet und rechtfertigt.

Für den evidenzbasiert und Clinical-Reasoning(CR)-orientiert arbeitenden Physiotherapeuten ist obiges Vorgehen und Kommunizieren daher völlig unzureichend. Aus klinischer Sicht ist es essenziell, die Informationen aus Anamnese und evidenzbasierten Assessments zu verknüpfen, um adäquate und fundierte physiotherapeutisch-klinische Urteile und Entscheidungen zu treffen, z. B. eine Diagnose oder Prognose zu formulieren, physiotherapeutische Handlungen abzuleiten, den klinischen Verlauf nach der eingeleiteten Maßnahme zu evaluieren und dies entsprechend zu dokumentieren und kommunizieren.

Daraus lassen sich sowohl die Definition als auch die Ziele von Assessments ableiten: Der **Begriff Assessment** entstammt dem Englischen und bedeutet so viel wie „Erfassung", „Bewertung", „Messung". Es werden also gesundheitsrelevante Daten gemessen. Im Kontext dieses Buches soll folgende Definition für Assessments Anwendung finden:

Assessments

Ein evidenzbasiertes Assessment ist ein wissenschaftlich erarbeitetes und überprüftes Verfahren, mit dessen Hilfe klinische und gesundheitsrelevante Patientendaten systematisch und standardisiert erfasst, gesammelt und ausgewertet werden, um so klinische Urteile und Entscheidungen für folgende Kategorien zu treffen und/oder zu unterstützen:

- Erstellen einer Diagnose, Erfassung eines Gesundheitszustands/klinischen Merkmals
- Erstellen einer Prognose
- Implementierung patientenspezifischer Maßnahmen
- Erfassung des klinischen Verlaufs

Synonym zu dem Begriff **Assessment** werden in diesem Kontext (und auch in diesem Buch) häufig z. B. **Messinstrument** oder **standardisierter Test** verwendet. Assessment ist als Überbegriff für sämtliche in der Physiotherapie verwendeten Messverfahren zu verstehen und umfasst sowohl objektive Messverfahren (wie z. B. **klinische Tests** aus der körperlichen Untersuchung; ➤ Kap. 2) als auch subjektive Messverfahren wie z. B. die fragebogenbasierte Selbsteinschätzung des Patienten durch Patient-Reported Outcome Measures (PROMs; ➤ Kap. 18).

Assessments werden nicht nur für die klinische Beurteilung und Entscheidungsfindung bei der täglichen Arbeit am Patienten verwendet, sondern haben auch im Rahmen von wissenschaftlichen Studien große Bedeutung. Dort müssen klinische und gesundheitsrelevante Patientendaten systematisch, also einer wissenschaftlichen Methodik folgend, erhoben und ausgewertet werden, um den wissenschaftlichen Nachweis erbringen zu können, dass physiotherapeutisches Handeln fundiert und effektiv ist.

Effektivität impliziert zum einen, dass der *tatsächliche* Effekt von (physio-)therapeutischen Interventionen und Maßnahmen – z. B. die therapeutische Wirkung von manueller Therapie an der Halswirbelsäule (HWS) bei zervikogenen Kopfschmerzen – evaluiert wird, und zum anderen, dass die Aussagekraft von Assessments untersucht wird, die die Basis für klinische Untersuchungen und Urteile darstellen (z. B. die Aussagekraft von segmentalen zervikalen Beweglichkeitstests bei Patienten mit Nackenbeschwerden). Die Aussagekraft ist dann gegeben, wenn Testergebnisse von Assessments nachweislich vertrauenswürdig sind.

1.2 Anforderungen an Assessments

Evidenzbasierten Assessments muss der Spagat zwischen klinischer Einsatzfähigkeit und wissenschaftlicher Fundierung gelingen. Das bedeutet, dass Assessments in der Lage sein müssen, die gewünschten klinischen oder gesundheitsrelevanten Informationen vertrauenswürdig zu erfassen, um klinische Urteile und Entscheidungen der oben genannten Kategorien korrekt treffen zu können (➤ Abb. 1.1). Grundvoraussetzung für die Vertrauenswürdigkeit der Ergebnisse von Assessments stellen die beiden (in Studien nachgewiesenen) **Gütekriterien** *Validität* (Gültigkeit, Genauigkeit; ➤ Kap. 4) und *Reliabilität* (Zuverlässigkeit, Wiederholbarkeit; ➤ Kap. 3) dar.

Das folgende, sehr vereinfachte Beispiel soll dies illustrieren: Ein Patient klagt seit einigen Wochen über anhaltende Knieschmerzen, Spannungsgefühl und ein gewisses „Nachgeben" unter Belastung, insbesondere bei Drehbewegungen. Auf Nachfrage des Therapeuten gibt er an, dass diesen Beschwerden ein Sturz beim Skifahren vorausging. Aufgrund der Symptomatik liegt u. a. der Verdacht einer

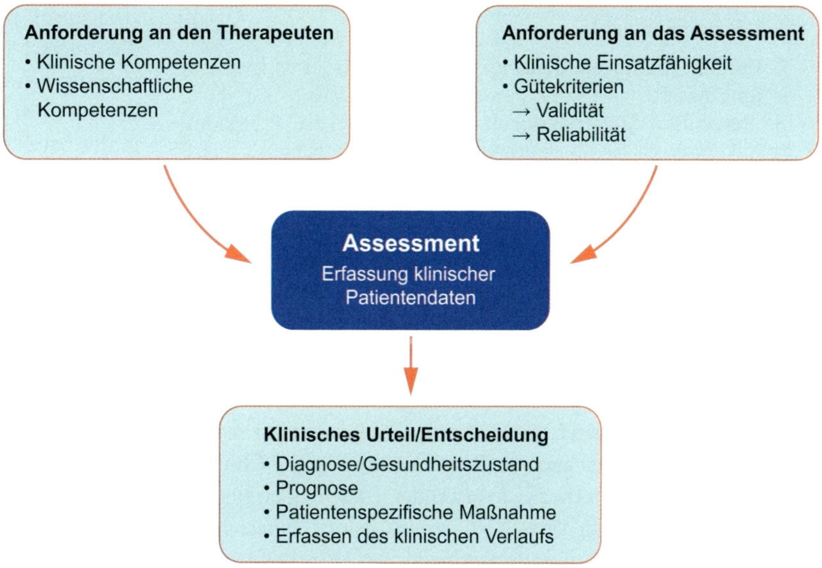

Abb. 1.1 Schaubild zur Anwendung von Assessments und den zugrunde liegenden Anforderungen [L157]

Kreuzbandruptur (KBR) nahe. Der Therapeut entscheidet sich, den Lachman-Test durchzuführen, um diesen Verdacht zu bestätigen oder zu verwerfen. (Näheres zu diesem Test und ob das Vorgehen empfehlenswert ist, kann der Leser ➤ Kap. 15 entnehmen.) Des Weiteren verwendet er den *Knee Injury and Osteoarthritis Outcome Score* (KOOS; ➤ Kap. 18.4.4) zur Erfassung der kniespezifischen Einschränkung aus Sicht des Patienten (Schmerz, Symptome, kniespezifische Lebensqualität, Einschränkungen im Alltag).

Abhängig vom Testergebnis sind völlig unterschiedliche klinische Handlungen denkbar – von der Empfehlung zur Schonung über physiotherapeutische Interventionen bis hin zu differenzialdiagnostischer bildgebender Diagnostik. Dabei ist es offensichtlich, dass die Richtigkeit der Entscheidung für eine bestimmte klinische Handlung stark davon abhängt, wie aussagekräftig (Vertrauenswürdigkeit) u. a. die Testergebnisse des Lachman-Tests und des KOOS-Fragebogens sind. Folgende Fragen zeigen die enge Verknüpfung von der Vertrauenswürdigkeit des Testergebnisses (wissenschaftliche Fundierung) mit der klinischen Bedeutung auf (siehe Kasten *Assessments*).

- Wie wahrscheinlich ist es, dass bei positivem Lachman-Test tatsächlich eine KBR vorliegt?
  (Gültigkeit des Einschlusses/der Bestätigung einer Diagnose)
- Wie wahrscheinlich ist es, dass bei negativem Lachman-Test tatsächlich keine KBR vorliegt?
  (Gültigkeit des Ausschlusses einer Diagnose)
- Würde ein weiterer Therapeut zu einem vergleichbaren Testergebnis kommen?
  (Wiederholbarkeit des klinischen Urteils zwischen Therapeuten)
- Würde eine wiederholte Messung des gleichen Therapeuten zu einem vergleichbaren Testergebnis kommen?
  (Wiederholbarkeit des klinischen Urteils an unterschiedlichen Zeitpunkten)
- Welche Einschränkung bedeutet ein KOOS-Wert von X für den Patienten?
  (Gültigkeit der Einschätzung des Gesundheitszustands)
- Kann bei negativem Testergebnis und hohem KOOS-Wert sofort und ohne weitere Differenzialdiagnostik die sportliche Aktivität wieder aufgenommen werden?
  (Implementieren einer korrekten, patientenspezifischen Maßnahme)
- Ist bei einem positiven Testergebnis des Lachman-Tests weitere Differenzialdiagnostik notwendig?
  (Implementieren einer korrekten, patientenspezifischen Maßnahme)
- Wie hoch ist die Wahrscheinlichkeit, ohne Kreuzband-Operation zum Leistungssport zurückkehren zu können („Return-to-Sport"), wenn der KOOS-Score sehr niedrig ist?
  (Gültigkeit der Prognose)
- Ist die gemessene Verbesserung von sechs Punkten auf der KOOS-Skala für den Patienten bedeutsam?
  (Korrektes Erfassen einer tatsächlichen Veränderung)

Inwiefern diese Fragen aussagekräftig beantwortet werden können, hängt zu einem von der Qualität der Assessments ab (Gütekriterien) und zum anderen vom korrekten Umgang des Therapeuten mit den Assessments (➤ Kap. 1.3).

Gütekriterien

Gütekriterien sind durch wissenschaftliche Methoden überprüfte Eigenschaften/Qualitätsmerkmale, die Assessments aufweisen müssen, damit sie eine möglichst fehlerarme Erhebung und Auswertung von klinischen und gesundheitsrelevanten Daten ermöglichen. (Hier wird bewusst der Begriff „fehler*arm*" verwendet, da Messungen immer – wenn auch noch so gering und vernachlässigbar – fehlerbehaftet sind.)

Es gibt zwei übergeordnete Kategorien von Gütekriterien: **Validität** (Gültigkeit, Genauigkeit, Richtigkeit) und **Reliabilität** (Zuverlässigkeit, Wiederholbarkeit, Präzision). Innerhalb dieser Kategorien existieren diverse Subkategorien, die in ➤ Kap. 3 und ➤ Kap. 4 näher behandelt werden. Es gelten folgende allgemeine Definitionen:

1

Validität und Reliabilität

- Die **Validität (Gültigkeit, Genauigkeit, Richtigkeit)** gibt an, inwieweit der Test tatsächlich misst, was er messen soll. Näheres siehe ➤ Kap. 4.
- Die **Reliabilität (Zuverlässigkeit, Wiederholbarkeit, Präzision)** gibt an, inwieweit die Messergebnisse stabil bleiben und unabhängig von Ort, Zeit und Untersucher sind (vorausgesetzt, das zu messende Objekt hat seinen Zustand nicht verändert). Näheres siehe ➤ Kap. 3.

Beispiel: Wiegt eine Person 80 kg, dann ist die Messung einer Waage valide, wenn tatsächlich das Gewicht der Person angezeigt wird. Zeigt die Waage beim wiederholten Wiegen immer mehr oder weniger den gleichen Wert an, sind die Messungen reliabel.

In der englischsprachigen Literatur werden im Kontext der Assessments und Gütekriterien auch die Begriffe und Konzepte **Clinimetrics** 📖 und **Psychometrics** 📖 verwendet. Diese beiden Begriffe werden häufig synonym verwendet, weisen jedoch Unterschiede auf, die zum Teil durch ihre unterschiedlichen Ursprünge erklärt sind. Beiden Konzepten ist gemein, dass sie Methoden zur Beurteilung der Gütekriterien bei Assessments verwenden. Im Folgenden wird auf die Begriffe und die Unterschiede zwischen ihnen nicht weiter eingegangen, da dies für das Verständnis der vorgestellten Methoden nicht notwendig ist.

Ebenso existieren unterschiedliche **Testtheorien** (z. B. die klassische Testtheorie oder die Item-Response-Theorie [IRT]), insbesondere für die Entwicklung und Evaluation von Assessments, die aus mehreren Items bestehen (z. B. Fragebögen, Testbatterien). Auch hier erfolgt bei den vorgestellten Konzepten und Verfahren keine Unterscheidung hinsichtlich ihrer Zugehörigkeit zu einer bestimmten Testtheorie, da viele der vorgestellten Assessments mit Methoden verschiedener Testtheorien auf ihre Gütekriterien überprüft werden und die Terminologien der Testtheorien selten im Kontext von physiotherapierelevanten Assessments genannt oder trennscharf verwendet werden. Lediglich das Konzept der IRT wird in ➤ Kap. 4.5.5 als solches kurz beschrieben, da die IRT (immer häufiger) explizit als alleinstehende Methode verwendet wird, um z. B. die Konstruktvalidität zu untersuchen. Detaillierte Beschreibungen der Testtheorien finden sich z. B. bei Moosbrugger und Kelava (2012).

1.3 Anforderungen an den Therapeuten beim Verwenden von Assessments

Die erforderlichen Kompetenzen des Therapeuten hinsichtlich des korrekten Einsatzes und Umgangs mit Assessments sind vielfältig. Sie lassen sich in klinische und wissenschaftliche Fähigkeiten einteilen und sind somit kurz und knapp mit evidenzbasierter Expertise gleichzusetzen. Durch die Verknüpfung beider Bereiche wird die Qualität der klinischen Entscheidungen und Urteile optimiert.

Zunächst muss aufgrund des Beschwerdebilds des Patienten im Rahmen des CR-Prozesses überlegt werden, welche klinischen Parameter aus den o. g. klinischen Kategorien (Diagnose, Prognose, Implementieren von Maßnahmen, klinischer Verlauf) mithilfe welcher Assessments erfasst werden sollen. Entscheidet sich der Therapeut beispielsweise, die Integrität des Kreuzbands zu testen (Diagnose), stehen ihm dazu diverse klinische Tests zu Verfügung, die unterschiedliche Qualität hinsichtlich der zugrunde liegenden Evidenz aufweisen (➤ Kap. 15). Für die kompetente Auswahl des bzw. der am besten geeigneten Assessments muss der Therapeut in der Lage sein, die entsprechende Studienlage zu sichten und zu interpretieren. Es wird zum einen die Stärke der dem Test zugrunde liegenden Gütekriterien (z. B. Validität) berücksichtigt und zum anderen die wissenschaftliche Qualität der Studien, die diese Gütekriterien untersucht haben (also die Vertrauenswürdigkeit der Studienergebnisse [➤ Kap. 5]).

Entscheidet sich der Therapeut beispielsweise, den Lachman-Test zu verwenden, ist es erforderlich, den Test korrekt in standardisierter Form („regelgerecht") anzuwenden, um die Aussagekraft des Testergebnisses zu maximieren. Das Testergebnis ist dann korrekt zu interpretieren und in den richtigen Kontext zu setzen. Beispielsweise muss beurteilt werden, wie wahrscheinlich eine KBR vorliegt, wenn das Testergebnis positiv ist. Auch diese Einschätzung hängt wiederum von der Fähigkeit ab, die Stärke der Gütekriterien, deren Bedeutung für den klinischen Kontext und die zugrunde liegende Studienqualität korrekt und realistisch einzuschätzen.

Anschließend folgt darauf die adäquate Implementierung von geeigneten Maßnahmen. Es könnte nach positivem Testbefund ein bildgebendes Verfahren in Betracht gezogen werden, um den Befund der klinischen Untersuchung zu verifizieren. Dieser Schritt ist beispielsweise dann notwendig, wenn die Spezifität eines Tests gering und das Risiko eines falsch positiven Befunds somit erhöht ist.

Unter Umständen müssen diverse Tests kombiniert werden, um die Aussagekraft von Assessments zu erhöhen, z. B. durch Testbatterien oder klinische Vorhersageregeln (*engl.:* Clinical Prediction Rules, CPRs) (➤ Kap. 17). Ob und wann z. B. eine Aneinanderreihung von Testungen notwendig und sinnvoll ist oder welche Konsequenzen eine hohe bzw. niedrige Sensitivität oder Spezifität für klinische Entscheidungen und Urteile hat, erschließt sich erst, wenn man mit den Methoden der Assessmententwicklung und -validierung ausreichend vertraut ist.

Zusammenfassend sind in ➤ Abb. 1.1 schematisch die Ziele von Assessments sowie die zugrunde liegenden Anforderungen an den Therapeuten und das Assessment selbst aufgezeigt.

1.4 Berufsethische und gesetzliche Notwendigkeit für die Verwendung evidenzbasierter Assessments

Diverse Argumente rechtfertigen den Einsatz von evidenzbasierten Assessments bzw. machen ihn unverzichtbar:

- Im Fünften Sozialgesetzbuch (SGB V) aus dem Jahr 2000 findet sich folgende Forderung: *„Die Leistungserbringer sind zur Sicherung und Weiterentwicklung der Qualität der von ihnen erbrachten Leistungen verpflichtet. Die Leistungen müssen dem jeweiligen Stand der wissenschaftlichen Erkenntnisse entsprechen und in der fachlich gebotenen Qualität erbracht werden"* (§ 135a Absatz 1 SGB V).

Daraus resultiert die gesetzliche Verpflichtung für die PT und andere Gesundheitsberufe, im Sinne der Qualitätssicherung evidenzbasiert vorzugehen, d. h. klinischen Urteilen und Entscheidungen, soweit verfügbar, wissenschaftliche Erkenntnisse zugrunde zu legen.

- Neben der gesetzlichen Verpflichtung besteht (z. B. gemäß Ethikkodex der *American Physical Therapy Association*) die (berufs-)ethische Verpflichtung/Verantwortung, die dem Patienten zustehende bestmögliche Versorgung zu gewährleisten (Swisher et al. 2010). Das beinhaltet u. a. auch das Handeln auf Basis neuester wissenschaftlicher Erkenntnisse.
- Durch den Einsatz von Assessments vermag der Therapeut das eigene klinische Handeln kritisch zu evaluieren und zu reflektieren.
- Es wird eine standardisierte Kommunikation mit anderen Leistungserbringern und Vertretern von Gesundheitsberufen ermöglicht.
- Zudem lässt sich mittels standardisierter Erhebung und Auswertung klinischer und gesundheitsrelevanter Daten (durch Assessments) in wissenschaftlichen Studien effektives Patientenmanagement gegenüber Kostenträgern und Patienten beweisen und somit die PT als wissenschaftlich fundierte Gesundheitsmaßnahme rechtfertigen.
  ➤ Abb. 1.2 zeigt die auf PubMed gefundene Anzahl der Studien zu Assessments und PT im zeitlichen Verlauf. Der starke Anstieg der Studienzahl im Laufe der letzten Jahre ist unverkennbar und unterstreicht die zunehmende Bedeutung der Thematik im wissenschaftlichen Kontext.
- Die Verwendung von validierten Assessments ist Teil von Leitlinien. Leitlinienbasierte Gesundheitsversorgung ist ein Grundstein evidenzbasierter PT und Medizin. Aus einem bereits 1993 in der Fachzeitschrift *The Lancet* publizierten Review geht hervor, dass leitliniengestützte Gesundheitsversorgung der nicht leitliniengestützten Gesundheitsversorgung im Hinblick auf gesundheitsrelevante Behandlungsergebnisse fächerübergreifend überlegen ist (Grimshaw und Russell 1993).

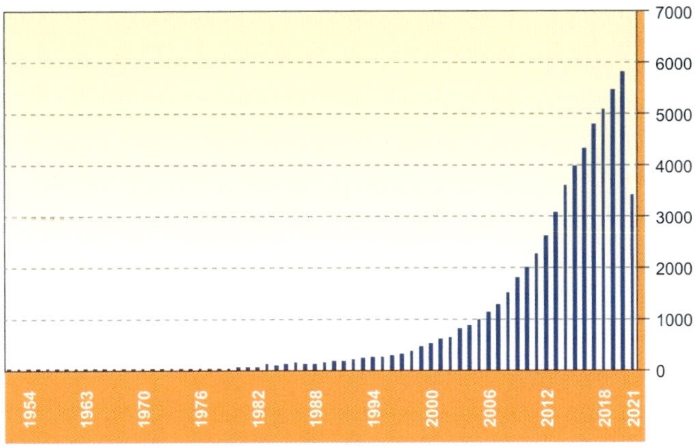

Abb. 1.2 Anzahl der auf PubMed verfügbaren Studien zu Assessments und Physiotherapie für die Jahrgänge 1953 bis Mitte 2021 [L157]

- Nicht zuletzt resultieren auch aus der Diskussion zum möglichen physiotherapeutischen Erstkontakt die Relevanz, der Bedarf und die Notwendigkeit adäquater Assessments, mithilfe derer gefährliche Pathologien bzw. die Notwendigkeit einer weiteren diagnostischen Abklärung (d. h. Red Flags) erkannt oder ausgeschlossen werden können.

1.5 Struktur des Buches

Das Buch gliedert sich in zwei große Abschnitte. Im ersten Teil werden die relevanten methodischen Grundlagen für die Bestimmung von Gütekriterien beschrieben. Dazu zählen Definitionen, die zugrunde liegenden statistischen Verfahren, essenzielle Aspekte im Design der Studien und die Bedeutung der jeweiligen Konzepte für den klinischen Zweck. Sämtliche Konzepte werden mithilfe von beispielhaften Daten und/oder von Daten und Ergebnissen aus Originalstudien illustriert.

Im zweiten Teil des Buches werden die Assessments nach Körperregionen geordnet präsentiert. Zunächst wird ihre Durchführung am Patienten beschrieben. Es folgen zwei Tabellen, in denen die Evidenz zu den Gütekriterien Validität bzw. Reliabilität zusammengefasst ist. Daran anschließend werden Empfehlungen zu den Assessments für den jeweiligen klinischen Einsatzzweck auf Basis der Stärke der untersuchten Gütekriterien und der wissenschaftlichen Qualität der Studienlage gegeben. Wichtig bei der Zusammenstellung der Assessments war, dass nicht nur Einzeltests vorgestellt werden, sondern auch – sofern verfügbar – Testbatterien, PROMs (➤ Kap. 18) und CPRs (➤ Kap. 17). Insbesondere diese letzteren Konzepte gewinnen immer mehr an Bedeutung im klinischen Alltag moderner PT.

LITERATUR

Bortz J, Schuster C. Statistik für Human- und Sozialwissenschaftler. Berlin–Heidelberg: Springer, 2016.
de Vet HCW, et al. Measurement in Medicine: A Practical Guide. Cambridge University Press, 2011.
Di Fabio RP. Essentials of Rehabilitation Research: A Statistical Guide to Clinical Practice. F. A. Davis Co., 2012.
Grimshaw JM, Russell IT. Effect of clinical guidelines on medical practice: A systematic review of rigorous evaluations. Lancet 1993; 342(8883): 1317–1322.
Moosbrugger H, Kelava A (Hrsg.). Testtheorie und Fragebogenkonstruktion, 2. Aufl. Springer-Verlag, 2012.
Roos EM, et al. Knee Injury and Osteoarthritis Outcome Score (KOOS) – Development of a self-administered outcome measure. J Orthop Sports Phys Ther 1998; 28(2): 88–96. https://www.jospt.org/doi/epdf/10.2519/jospt.1998.28.2.88.
Sackett DL, et al. Evidence based medicine: What it is and what it isn't. BMJ 1996; 312(7023): 71–72. https://www.ncbi.nlm.nih.gov/pmc/articles/PMC2349778/.
Swisher LL, Hiller P, APTA Task Force to Revise the Core Ethics Documents. The revised APTA code of ethics for the physical therapist and standards of ethical conduct for the physical therapist assistant: Theory, purpose, process, and significance. Phys Ther 201; 90(5): 803–824. https://academic.oup.com/ptj/article/90/5/803/2737901.

KAPITEL

2 Messen von klinisch relevanten Daten

Nikolaus Ballenberger

In diesem Kapitel wird auf die Unterscheidungsmerkmale von Assessments und auf die möglichen Fehlerarten eingegangen, die beim Messen klinischer Informationen entstehen können. Damit klinische und gesundheitsrelevante Patientendaten sinnvoll in klinische Entscheidungen und Urteile übertragen werden können, müssen sie zunächst gemessen werden.

Messen

Unter Messen versteht man die Zuweisung von Werten und/oder Kategorien zu Messobjekten nach bestimmten Vorgaben und Prinzipien.

Wie und welche klinischen und gesundheitsrelevanten Charakteristika und Merkmale 📖 gemessen werden, ist sehr unterschiedlich und vielfältig. Beispielsweise kann mithilfe der visuellen Analogskala (VAS) das **Merkmal** „Schmerz" im Wertebereich von 0 (kein Schmerz) bis 10 (maximaler Schmerz) subjektiv erfasst werden. Dem Patienten **(Messobjekt)** wird ein Wert in diesem Wertebereich gemäß der Vorgabe der VAS zugewiesen. Anschließend kann je nach Höhe des erhobenen Wertes eine Einteilung z. B. in „starker" oder „geringerer Schmerz" vorgenommen werden **(Kategorie).**

2.1 Unterscheidungsmerkmale von Assessments

Assessments lassen sich hinsichtlich diverser Merkmale charakterisieren. Unterscheidungskriterien sind u. a. die Art des Assessments, die zu erfassenden klinischen Merkmale und die Skalierung 📖 der erhobenen Daten. Die Kenntnis der Unterscheidungsmerkmale ist notwendig für das Verständnis der im weiteren Verlauf des Buches vorgestellten Methoden und Konzepte zur Überprüfung der Gütekriterien.

2.1.1 Arten von Assessments

Assessments lassen sich unter anderem nach der *Art der Erhebung* einteilen. Es existieren *objektive,* also auf Einschätzung des Therapeuten (mit und ohne apparative Unterstützung) basierende und *subjektive,* also auf Selbsteinschätzung des Patienten basierende Messverfahren.

Zu den **objektiven Messverfahren** zählen:

- Klinische Testungen aus der körperlichen Untersuchung: z. B. Beweglichkeitstests, Stabilitätstests, Krafttestungen, Funktionsuntersuchungen etc.
- Apparative, technologiebasierte Messungen: z. B. Kernspintomografie (MRT), Röntgen, Kraftmessplatten, dreidimensionale kamerabasierte Bewegungsanalysen, Elektromyografie (EMG)

Zu den **subjektiven Messverfahren** zählen:

- Informationen aus der Anamnese
- Selbsteinschätzung des Patienten – diese wird teils fragebogenbasiert erfasst mit Patient-Reported Outcome Measures (PROMs; ➤ Kap. 18) wie z. B. einer VAS zur Messung von Schmerzen (Huskisson 1974), dem Short-Form-36 (SF-36) zur Messung der gesundheitsbezogenen Lebensqualität (Hawthorne et al. 2007) oder dem Roland-Morris Disability Questionnaire (RDQ) zur Messung der Einschränkung durch Rückenschmerzen im Alltag (Roland und Morris 1983).

2.1.2 Klinische Charakteristika/Merkmale

Die mithilfe von Assessments erfassten Patientendaten zielen darauf ab, klinische Charakteristika zu erfassen und zu quantifizieren. Klinische Charakteristika sind gesundheitsrelevante Patientenmerkmale 📖, aus denen klinische Urteile und Entscheidungen (Diagnose, Prognose, Intervention, Verlauf) abgeleitet werden können. Klinische Charakteristika können durch folgende Kriterien beschrieben und unterschieden werden:

Einteilung und Unterscheidung gemäß ICF-Komponenten

Die Erfassung und Quantifizierung des individuellen Gesundheitsproblems gemäß der *International Classification of Functioning, Disability and Health* (ICF) basiert auf einem bio-psycho-sozialen Modell (➤ Abb. 2.1). Nach diesem Modell ist ein Krankheitszustand das Resultat aus den Wechselwirkungen der Komponenten „Körperfunktion und -struktur", „Aktivität" und „Teilhabe" sowie Umweltfaktoren und personenbezogenen Faktoren (Cieza und Stucki 2005). In der Physiotherapie (PT) erfolgt die Erfassung des Gesundheitsproblems durch ausgiebige Befunderhebung und Clinical Reasoning (CR).

In diesem Kontext erheben Assessments klinische Charakteristika vorrangig aus den Komponenten „Körperfunktion und -struktur", „Aktivität" sowie „Teilhabe". Aus der Summe der erfassten Informationen beurteilt der Therapeut das individuelle Gesundheitsproblem, d. h. er trifft klinische Urteile und Entscheidungen (Diagnose, Prognose, Maßnahmen, klinischer Verlauf). Beispielsweise erfasst der *Shoulder Pain and Disability Index* (SPADI) mithilfe von 13 Items 📖 Schulterschmerz und die durch Schulterbeschwerden bedingten Einschränkungen (Roach et al. 1991), erhebt also klinische Charakteristika der ICF-Komponenten/Kategorien Körperfunktion und -struktur (Schulterschmerz) sowie Aktivität (durch Schulterbeschwerden bedingte Einschränkungen). Ein Assessment, welches der ICF-Komponente Teilhabe zuzuordnen ist und die Partizipation krankheitsunabhängig erfasst, ist z. B. der *Index zur Messung von Einschränkungen der Teilhabe* (IMET; Deck et al. 2011).

Konkrete versus abstrakte klinische Charakteristika

Konkrete klinische Charakteristika sind direkt messbare Parameter, welche häufig (aber nicht immer) mithilfe von Gerätschaften erfasst werden können (z. B. die Gelenkbeweglichkeit durch das Goniometer, die Mechanosensitivität durch das Druckalgometer, die Nervenleitgeschwindigkeit durch Elektroneurografie, ein Diskusprolaps durch MRT o. ä.). Im Gegensatz dazu existieren auch *abstrakte* klinische Charakteristika, welche häufig theoriegeleitete Konstrukte darstellen und nicht direkt messbar sind.

Konstrukt

Ein Konstrukt stellt einen theoriegeleiteten, nicht direkt messbaren oder beobachtbaren Sachverhalt dar, welcher als Erklärungsgrundlage für bestimmte Ereignisse oder Zustände herangezogen werden kann.

Konstrukte sind z. B. die gesundheitsbezogene körperliche Lebensqualität, Intelligenz, Motivation etc. Man nimmt an, dass sich das nicht direkt messbare bzw. operationalisierbare Konstrukt durch bestimmte **Aspekte** charakterisieren lässt. Es sind lediglich indirekt deren **Ausprägungen** 🕮 beim Messobjekt messbar. Um Konstrukte erfassen zu können, werden dementsprechend bei den Messobjekten (z. B. Patienten) die Ausprägungen dieser Aspekte einzeln erhoben. Bei dem Konstrukt der gesundheitsbezogenen Lebensqualität geht man beispielsweise davon aus, dass sich diese mithilfe der zwei **Dimensionen** 🕮 (Subkonstrukte) „körperliche Gesundheit" und „psychische Gesundheit" erklären lässt. Man nimmt an, dass Personen mit guter körperlicher Gesundheit bei Aktivitäten und Aspekten wie z. B. Treppensteigen, mittelschwierige Aktivitäten erledigen, Schmerzen im Alltag etc. keinerlei Auffälligkeiten aufweisen, Personen mit schlechter körperlicher Gesundheit dagegen große Schwierigkeiten haben. Assessments zur gesundheitsbezogenen körperlichen Lebensqualität (wie z. B. der SF-12/36) erfassen/erfragen also die Durchführbarkeit derartiger Aktivitäten. Aus dem Ausmaß an individuellen Auffälligkeiten wird eine Maßzahl für die gesundheitsbezogene körperliche Lebensqualität (Konstrukt) abgeleitet. ➤ Abb. 2.2 zeigt das Vorgehen auf.

Häufig ist es so, dass *konkrete* klinische Charakteristika mit der ICF-Komponente „Körperfunktion und -struktur" assoziiert sind, wodurch u. a. pathobiologische/strukturbezogene Diagnosen erstellt (z. B. Diskusprolaps durch MRT) und körperliche Funktionen quantifiziert werden können (z. B. Gelenkbeweglichkeit durch Goniometer). Zudem werden konkrete klinische Charakteristika objektiv oft durch einen Therapeuten (entweder mit oder ohne Gerätschaft) erhoben.

Im Gegensatz dazu sind tendenziell *abstrakte* klinische Charakteristika mit den ICF-Kategorien „Aktivität" und „Teilhabe" assoziiert, da diese Parameter nicht direkt messbar, sondern nur mithilfe ihrer klinischen Ausprägungen zu erfassen sind (z. B. die gesundheitsbezogene körperliche Lebensqualität durch den SF-36 oder die durch Schulterbeschwerden bedingte Einschränkung mithilfe des SPADI). Diese Ausprägungen werden in der Regel auf Basis von Selbsteinschätzungen der Patienten ermittelt.

Dimensionalität der klinischen Charakteristika

Klinische Charakteristika können ein- oder mehrdimensional vorliegen. Entsprechendes gilt für die Assessments, die diese Charakteristika erfassen. **Eindimensionale** Charakteristika lassen sich durch ein einziges zugrunde liegendes Merkmal beschreiben. Typische Beispiele sind Schmerz, Blutdruck, Integrität eines Ligaments etc. Eindimensionale klinische Charakteristika sind häufig konkret zu messen und mit der ICF-Komponente „Körperfunktion und -struktur" verknüpft.

Mehrdimensionale klinische Charakteristika sind diejenigen Merkmale, bei denen man davon ausgeht, dass diverse Merkmale/Dimensionen oder Subdimensionen notwendig sind, um sie ausreichend zu beschreiben. Meist sind die mehrdimensionalen klinischen Charakteristika abstrakt und mit den ICF-Kategorien „Aktivität" und „Partizipation" verbunden. Ein Beispiel ist das Konstrukt „gesundheitsbezogene Lebensqualität", das (wie zuvor erwähnt) durch die zwei Hauptmerkmale/Hauptdimensionen körperliche Gesundheit und psychische Gesundheit charakterisiert wird (➤ Abb. 2.2). Innerhalb dieser Dimensionen können wiederum u. U. Subdimensionen vorliegen.

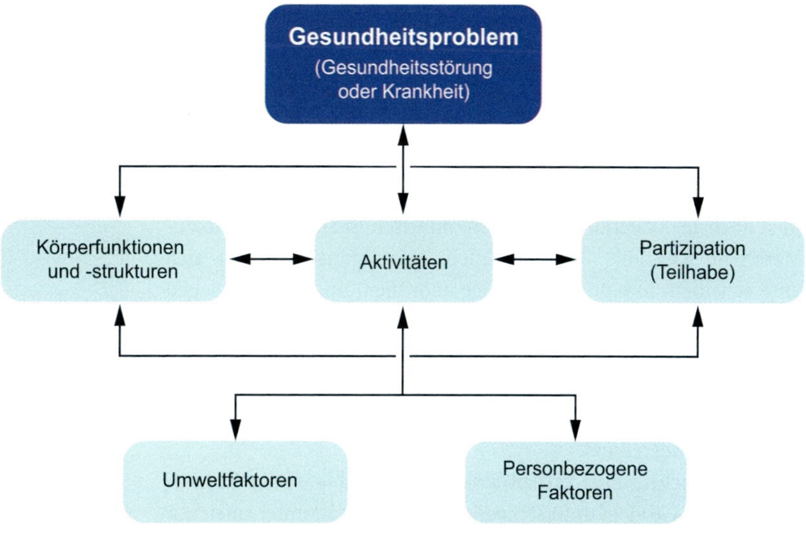

Abb. 2.1 Das bio-psycho-soziale Krankheitsmodell der ICF [L157]

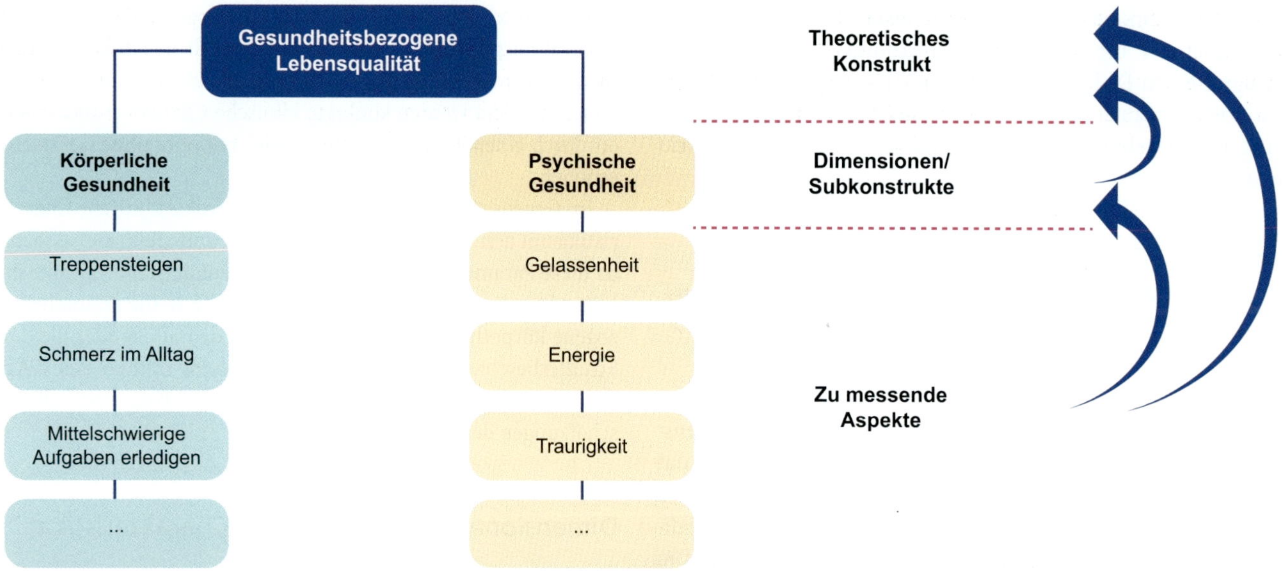

Abb. 2.2 Abstraktes, theoriegeleitetes Konstrukt am Beispiel gesundheitsbezogene Lebensqualität: Das nicht direkt messbare Konstrukt „gesundheitsbezogene Lebensqualität" wird indirekt über die Ausprägungen/Aspekte seiner Dimensionen „körperliche" und „psychische Gesundheit" gemessen. [L157]

In ➤ Tab. 2.1 findet sich eine Übersicht mit Einteilungsschema nach den ICF-Kategorien.

2.1.3 Skalenniveaus der erhobenen Daten

Skalenniveau

Skalenniveaus sind Eigenschaften der erhobenen **Variablen** **(Merkmale)** und geben vor, welche mathematischen und statistischen Verfahren durchführbar sind. Man unterscheidet **nominal, ordinal** und **metrisch** skalierte Merkmale. Bei den metrisch skalierten unterscheidet man wiederum **intervall-** und **verhältnisskalierte** Merkmale.

Je nachdem, welche klinischen Informationen durch ein Assessment erhoben werden, liegen die Daten unterschiedlich skaliert vor. Dabei existiert eine hierarchische Anordnung (metrisch > ordinal > nominal), die sich daraus ergibt, dass mit aufsteigender Hierarchie die Anzahl an statistischen Eigenschaften und durchführbaren statistischen Verfahren zunimmt (➤ Tab. 2.2).

Metrisch skalierte Merkmale

Das höchste Skalenniveau weisen metrisch skalierte Variablen/Merkmale auf. Die erhobenen Ausprägungen lassen sich unterscheiden, in einer Reihenfolge anordnen, und die möglichen Ausprägungen weisen gleiche Abstände zueinander auf. Man unterscheidet innerhalb der metrisch skalierten Variablen zwischen intervall- und verhältnisskalierten Variablen. **Verhältnisskalierte Variablen** haben einen natürlichen Nullpunkt, **intervallskalierte Variablen** jedoch nicht.

Ein Beispiel für eine verhältnisskalierte Variable ist das Körpergewicht: Das Gewicht unterschiedlicher Personen ist unterscheidbar

Tab. 2.1 Merkmale und ihre Zuordnung zu den ICF-Kategorien

	ICF-Kategorien	
	Körperfunktion und -struktur	**Aktivität und Partizipation**
Merkmalseigenschaft	Eindimensional, konkret	Mehrdimensional, abstrakt
Art der Erhebung	Häufig objektiv → durch Therapeuten mit/ohne Gerätschaft erhoben Selten subjektiv → keine Selbsteinschätzung	Meist subjektiv → Selbsteinschätzung, fragebogenbasiert
Beispiele	Bewegungsausmaß, Fraktur	SPADI, SF-12/36

Tab. 2.2 Skalenniveaus und ihre Eigenschaften

Skalenniveau		Verhältnisskaliert	Intervallskaliert	Ordinal skaliert	Nominal skaliert
Eigenschaften	Unterscheiden	x	x	x	x
	Anordnen	x	x	x	
	Gleicher Abstand	x	x		
	Verhältnis	x	x		
	Nullpunkt	x			
Mögliche mathematische Verfahren	Häufigkeit	x	x	x	x
	Quantile	x	x	x	
	Mittelwert/Varianz	x	x		
	Differenz/Summe	x	x		
	Quotient	x			

(85 kg ist anders als 84 kg), der Reihenfolge nach sortierbar (84 kg, 85 kg, 86 kg …), und die Abstände zwischen den möglichen Ausprägungen sind immer gleich (85 kg – 84 kg = 30 kg – 29 kg). Außerdem repräsentiert der Wert 0 einen natürlichen Nullpunkt (0 kg bedeutet, dass ein Messobjekt ohne Masse ist). Als mathematisch-statistische Operationen kann man Häufigkeiten (Anzahl der Personen mit z. B. 60 kg Körpergewicht) und Quantile ermitteln (z. B. Median: 50 % aller Personen wiegen > 80 kg), den Durchschnitts- oder Mittelwert (MW) und die Streuung (z. B. Standardabweichung [SD]) bestimmen (z. B.: der MW liegt bei 79 kg mit einer SD von 5 kg) sowie Differenzen (8 kg – 7 kg = 1 kg) und Quotienten (8 kg/4 kg = 2) berechnen.

Intervallskalierte Variablen weisen dieselben Charakteristika auf wie verhältnisskalierte Variablen, mit der Ausnahme, dass sie keinen natürlichen Nullpunkt haben. Dies gilt beispielsweise für die Variable Uhrzeit (0:00 Uhr bedeutet nicht das Freisein von Zeit). Es lassen sich sämtliche mathematischen Prozeduren durchführen, bis auf die Bestimmung von Quotienten (2:00 Uhr nachts ist nicht doppelt so viel wie 1:00 Uhr mittags).

Ordinal skalierte Merkmale

Ausprägungen ordinal skalierter Variablen lassen sich nur unterscheiden und in einer Reihenfolge anordnen. Die Abstände der Ausprägungen zueinander sind nicht gleich. Ein Beispiel stellt die Variable „Einschränkung im Alltag" dar. Wenn die Einteilung in „keine", „geringe", „mittelgradige" und „starke Einschränkung" erfolgt, kann man die Ausprägungen voneinander unterscheiden und entsprechend dem Ausmaß der Einschränkung anordnen (kein < gering < mittelgradig < stark). Dementsprechend lassen sich nur Häufigkeiten und Quantile ermitteln. MW, Varianzen, Summen/Differenzen und Quotienten lassen sich nicht bilden.

Nominal skalierte Merkmale

Nominal skalierte Variablen/Merkmale lassen sich zwar unterscheiden, aber schon nicht mehr der Reihe nach anordnen. Beispielsweise sind für die die Variable „Diagnose am Kniegelenk" die Ausprägungen „Meniskusriss", „Patellafraktur" und „Kreuzbandruptur" unterscheidbar, aber lassen sich nicht anordnen. Von daher lässt sich nur erfassen, wie häufig eine Diagnose auftritt.

In ➢ Tab. 2.2 ist eine Übersicht der Skalenniveaus mit ihren Eigenschaften und damit verbundenen möglichen mathematischen Operationen angegeben.

2.1.4 Bedeutung der Unterscheidungsmerkmale

Die Unterscheidungsmerkmale von Assessments sind aus mehreren Gründen von Bedeutung:

- Erstens ist es abhängig von der klinischen Zielsetzung, welche Art von Assessment zum Einsatz kommt. Möchte ein Therapeut beispielsweise eine strukturelle Läsion (wie z. B. ein gerissenes Kreuzband) erkennen, wird er am ehesten einen konkreten, eindimensionalen, auf Strukturebene ansetzenden klinischen Test wie den Lachman-Test oder ein bildgebendes Verfahren wie die MRT einsetzen (lassen). Möchte er jedoch die damit assoziierte Einschränkung der Funktion und des Alltags oder die gesundheitsbezogene Lebensqualität erfassen, ist in der Regel ein mehrdimensionaler, abstrakter, auf Funktions- und Partizipationsebene angesiedelter Fragebogen wie der KOOS (Roos et al. 1998) oder SF-36 (Hawthorne et al. 2007) hilfreich.
- Zweitens ist die methodische Vorgehensweise zur Überprüfung der Gütekriterien abhängig davon, wie das Assessment konzipiert ist. Beispielsweise ist es bei eindimensionalen Tests zur Erkennung struktureller Läsionen in der Regel Usus, die Kriteriumsvalidität zu untersuchen, wohingegen bei mehrdimensionalen, abstrakten Assessments lediglich die Konstruktvalidität untersucht werden kann (➢ Kap. 4).
- Drittens kommen dementsprechend, u. a. in Abhängigkeit von der Variablenskalierung, beim Validierungsprozess unterschiedliche statistische Verfahren zum Einsatz, für deren Verständnis es notwendig ist, die Konzeption des Assessments zu verstehen (➢ Kap. 4).

2.2 Fehlerarten und ihre Beziehung zu den Gütekriterien

Auch wenn die Fehler noch so gering sein können, sind Messungen und klinische Beurteilungen stets fehlerbehaftet. Dies gilt sowohl für die Messungen durch Assessments als auch für die klinischen Entscheidungen, die aufgrund der Messwerte getroffen werden. In diesem Abschnitt werden die möglichen Fehlermechanismen und -arten erläutert.

2.2.1 Systematische und zufällige Fehler

Wie in ➢ Kap. 1 angemerkt, gibt es zwei grundlegende Kategorien von Gütekriterien (Validität, Reliabilität), die mit der Höhe und Art des Messfehlers assoziiert sind. Typischerweise (aber nicht ausschließlich) ist die Validität mit dem *systematischen Fehler* (sofern die erhobenen Werte mit dem wahren Wert verglichen werden) und die Reliabilität mit dem *zufälligen Fehler* verknüpft; d. h., einer hohen Validität liegt ein geringer systematischer und einer hohen Reliabilität ein geringer zufälliger Fehler zugrunde. Um die Höhe der Validität und Reliabilität zu quantifizieren, wird stets die Höhe beider Fehlerarten ermittelt. Für das Verständnis der Konzepte Validität und Reliabilität ist es daher essenziell, die Art dieser Fehlermechanismen zu kennen und zu verstehen.

Systematischer und zufälliger Fehler in Bezug auf Gütekriterien

Unter einem **systematischen Fehler** versteht man die gerichtete, nicht zufällige Abweichung vom wahren Wert.
Validität ist demnach das Freisein von systematischem Fehler.

In der deutsch- und englischsprachigen Literatur werden folgende Begriffe in Bezug auf den systematischen Fehler bzw. die Validität verwendet: Richtigkeit, Verzerrung, Bias, accuracy, systematic error.
Unter einem **zufälligen Fehler** versteht man die ungerichtete, zufällige Streuung der Messwerte.
Reliabilität ist demnach das Freisein von zufälligem Fehler.
In der deutsch- und englischsprachigen Literatur werden folgende Begriffe in Bezug auf den zufälligen Fehler bzw. die Reliabilität verwendet: Reliabilität, Wiederholbarkeit, Präzision, random error, repeatibility, consistency.

Um die Art und Höhe des Messfehlers zu bestimmen, sind immer zwei Dinge essenziell:

1. Wiederholte, voneinander unabhängige Messungen mit dem Assessment, das auf Gütekriterien überprüft werden soll
2. Die Kenntnis des wahren Wertes, mit dem die erhobenen Messwerte verglichen werden

Das Konzept der zwei Fehlerarten wird typischerweise mithilfe einer Zielscheibe visualisiert (➤ Abb. 2.3), wobei die Würfe den Messungen mit dem zu validierenden Assessment, das Zentrum der Zielscheibe dem wahren, zu bestimmenden Wert, die Streuung der Würfe dem zufälligen Fehler und eine gerichtete Abweichung dem systematischen Fehler entsprechen.

Bei Messungen im wissenschaftlichen und klinischen Kontext können Messfehler durch diverse Faktoren verursacht werden, u. a. durch die Art des Messinstruments (z. B. ein Fragebogen, ein sprachfreier Test, Selbst-, Fremdbeurteilung etc.; ➤ Kap. 2.1.1), durch die Beurteiler (z. B. in Abhängigkeit von Erfahrung, Ausbildung etc.) und durch den Kontext (z. B. Tageszeit, Wetter etc.).

Für den klinischen Alltag sollte ein Assessment einen möglichst geringen systematischen *und* einen möglichst geringen zufälligen Fehler aufweisen: eine hohe Validität oder eine hohe Reliabilität alleine ist nicht hinreichend für aussagekräftige Messungen. Sind die Messungen eines Assessments (wie in ➤ Abb. 2.3b bis d) zufällig und/oder systematisch fehlerbehaftet, kann man sich leicht vorstellen, dass mit einer einzelnen Messung (einem einzelnen „Wurf"), wie sie in der Regel im klinischen Alltag vorkommt, der wahre klinische Wert (das wahre „Zentrum" der Zielscheibe) – z. B. das tatsächliche ROM eines Gelenks, gemessen mithilfe des Goniometers – sehr wahrscheinlich nicht korrekt ermittelt werden kann.

Das soll folgendes Beispiel aus dem klinischen Alltag verdeutlichen (➤ Abb. 2.4): Angenommen ein Patient weist ein wahres (radiolo-

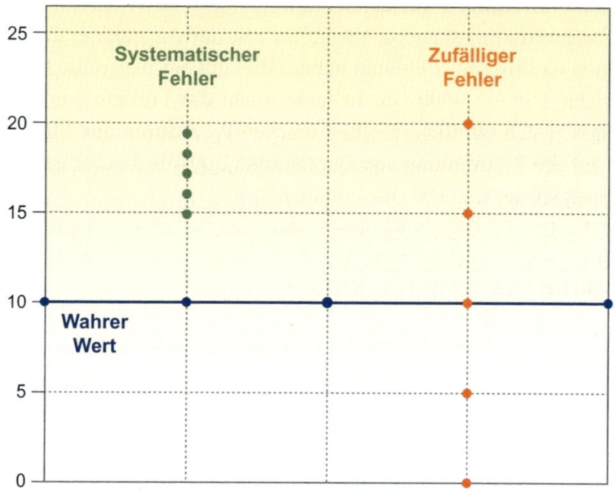

Abb. 2.4 Einzelmessungen mit systematischen und/oder zufälligem Fehler weichen deutlich vom wahren Wert ab. [L157]

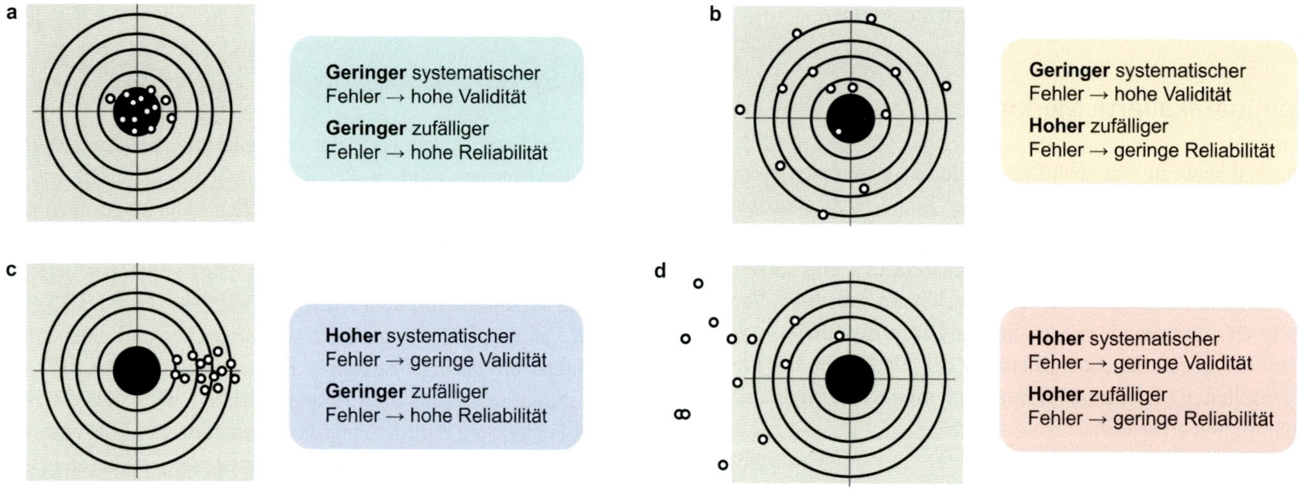

Abb. 2.3 Würfe auf eine Zielscheibe visualisieren die zwei Fehlerarten (systematisch, zufällig).
In der Situation links oben (a) landen sämtliche Würfe ziemlich zielsicher im Zentrum. Es liegt weder eine gerichtete Abweichung vom zu treffenden Ziel vor (geringer systematischer Fehler), noch ist die Streuung der einzelnen Würfe stark (geringer zufälliger Fehler); d. h., sowohl die Validität als auch die Reliabilität sind hoch.
Im Bild rechts oben (b) ist keine systematische (gerichtete) Abweichung der Würfe vom „wahren Wert" zu erkennen (geringer systematischer Fehler), jedoch eine große Streuung der einzelnen Würfe (hoher zufälliger Fehler). Demnach liegt eine hohe Validität und geringe Reliabilität vor.
Links unten (c) ist die gerichtete Abweichung vom Zentrum deutlich zu erkennen: sämtliche Würfe sind zu weit rechts gelandet (hoher systematischer Fehler). Im Gegensatz dazu ist die Streuung der einzelnen Würfe gering (geringer zufälliger Fehler). Entsprechend ist die Validität gering, die Reliabilität jedoch hoch.
Auf der Zielscheibe rechts unten (d) findet sich sowohl eine starke gerichtete Abweichung als auch eine starke Streuung (beide Fehler sind hoch). Validität und Reliabilität sind gering. [L157]

gisch verifiziertes) Bewegungsdefizit von 10° in Extension auf und es liegen 5 unabhängige Messungen mit dem Goniometer vor.

- *Szenario 1:* die Messungen ergeben die Werte 15°, 16°, 17°, 18°, 19°. In diesem Fall liegt ein systematischer Fehler vor, da die Messungen gerichtet vom wahren Wert abweichen.
- *Szenario 2:* die Messungen haben die Werte 0°, 5°, 10°, 15°, 20°. In diesem Fall liegt ein hoher zufälliger Fehler vor. Die Werte streuen stark, aber ungerichtet um den wahren Wert. Alle Werte (bis auf 10°) sind deutlich vom wahren Wert entfernt.

Beide Fehler lassen sich theoretisch (in der Realität aber sehr selten) beheben. Ist die Ursache und Höhe des systematischen Fehlers (im obigen Fall 7°) bekannt, kann man sämtliche Werte für diesen Wert korrigieren. Wäre beispielsweise bei der Produktion der Goniometer ein Fehler unterlaufen, sodass die Skala nicht bei 0°, sondern bei 7° anfängt, könnte dieser systematische Fehler eliminiert werden, indem von allen gemessenen Werten der Wert 7 abgezogen wird. Im Fall des zufälligen Fehlers wäre es möglich, wiederholte Messungen durchzuführen und die Werte zu mitteln. Der gemittelte Wert liegt dann näher am wahren Wert (im Beispielfall von ➤ Abb. 2.4 entspräche der gemittelte sogar genau dem wahren Wert). Das Prinzip wird beispielsweise im Rahmen der Untersuchung der Mechanosensitivität angewendet, wo drei wiederholte Messungen gemittelt werden (Gautschi 2016, Pöntinen et al. 2007).

Allerdings ist dieses Verfahren an die Annahme geknüpft, dass die einzelnen Messungen voneinander unabhängig sind (siehe ➤ Kap. 3), was nur bedingt möglich ist. Würde ein Therapeut beispielsweise seine ROM-Messungen wiederholen und mitteln, ist die Annahme der Unabhängigkeit 📖 nicht mehr erfüllt, da der Therapeut natürlich Kenntnis des Ergebnisses der vorigen Messung hat und dies das Ergebnis der darauffolgenden Messung beeinflusst.

2.2.2 Typ-1- und Typ-2-Fehler im klinischen Kontext

Nicht nur die Messungen des Assessments können fehlerhaft sein (zufälliger/systematischer Fehler), sondern auch die daraus resultierenden Entscheidungen und Urteile. In der Regel liegt im klinischen Alltag nur *eine* Messung auf Basis eines Assessments vor, die – in Kombination mit anderen im CR-Prozess erhobenen Informationen und Messungen (Anamnese, klinische Tests etc.) – die Grundlage für klinische Urteile und Entscheidungen bildet (z. B. für eine Diagnose wie „Kreuzbandruptur", „Einschränkung des ROM", „chronischer Schmerz mit Kinesiophobie" etc.). Hier unterscheidet man zwei Fehlertypen, den Typ-1- und den Typ-2-Fehler.

Typ-1- und Typ-2-Fehler bei klinischen Urteilen

Typ-1-Fehler bedeutet, dass man sich aufgrund eines oder mehrerer Testergebnisse (fälschlicherweise) für das Vorliegen eines bestimmten Gesundheitszustands (Diagnose, Prognose, Verlauf) entscheidet, obwohl dieser in Wirklichkeit nicht vorliegt.
Typ-2 Fehler bedeutet, dass man sich aufgrund eines oder mehrerer Testergebnisse (fälschlicherweise) für das Nichtvorliegen eines bestimmten Gesundheitszustands entscheidet, obwohl dieser in Wirklichkeit vorliegt.

Entscheidet sich der Therapeut aufgrund eines positiven Testergebnisses für die Annahme einer Kreuzbandruptur, obwohl der Patient in Wahrheit ein intaktes Kreuzband hat, entspricht das dem Typ-1-Fehler. Entscheidet er sich aufgrund eines negativen Testergebnisses gegen die Annahme einer Kreuzbandruptur, obwohl in Wahrheit eine Kreuzbandruptur vorliegt, entspricht das dem Typ-2-Fehler.

Zusammenhang zwischen systematischem/zufälligem und Typ-1/2-Fehler im klinischen Kontext

Das Ausmaß der Fehler bei klinischen Entscheidungen und Urteilen hängt stark davon ab, welcher Fehler in welchem Ausmaß bei den einzelnen Messungen vorliegt, die während der Befundung und des CR-Prozesses durchgeführt werden.

Beispiel: Bei einem Patienten mit Ellenbogenfraktur soll das ROM des Ellenbogens in Extension mithilfe des Goniometers erfasst werden, um zu beurteilen, inwieweit eine Mobilisation in Extension indiziert ist. Nun gibt es zwei denkbare Szenarien, bei denen die tatsächliche Situation jeweils nicht bekannt ist.

- In *Szenario 1* nehmen wir an, dass der Patient tatsächlich *kein* Defizit aufweist (diese Information ist dem Therapeuten jedoch unbekannt und soll ja ermittelt werden). Nun muss aufgrund einer Messung mit dem Goniometer entschieden werden, ob eine entsprechende Mobilisation durchzuführen ist. Geht man davon aus, dass das Goniometer sowohl einen geringen systematischen als auch einen geringen zufälligen Fehler aufweist, ist die Wahrscheinlichkeit eines Typ-1-Fehlers gering. Also ist es unwahrscheinlich, dass der Therapeut sich für eine Mobilisation entscheidet, obwohl diese nicht indiziert ist. Nimmt man nun an, dass Messungen mit dem Goniometer fehlerhaft sind (egal ob ein zufälliger und/oder systematischer Fehler vorliegt; ➤ Abb. 2.3), steigt die Wahrscheinlichkeit, dass der der Therapeut einen Typ-1-Fehler begeht, also eine Maßnahme (z. B. Mobilisierung in Extension) treffen wird, die eigentlich nicht indiziert ist.
- In *Szenario 2* nehmen wir an, dass der Patient tatsächlich ein Defizit (von z. B. 5°) aufweist (auch diese Information ist dem Therapeuten unbekannt und soll durch ein Assessment ermittelt werden). Nun muss wiederum aufgrund einer Messung mit dem Goniometer entschieden werden, ob eine entsprechende Mobilisation durchzuführen ist. Geht man davon aus, dass das Goniometer sowohl einen geringen systematischen als auch einen geringen zufälligen Fehler aufweist, ist die Wahrscheinlichkeit eines Typ-2-Fehlers gering. Also ist es unwahrscheinlich, dass der Therapeut sich gegen eine Mobilisation entscheidet, obwohl diese eigentlich indiziert ist. Nimmt man wiederum an, dass Messungen mit dem Goniometer fehlerhaft sind (egal ob zufällig und/oder systematisch), steigt die Wahrscheinlichkeit, dass der Therapeut einen Typ-2-Fehler begeht, also keine Mobilisation durchführen wird, obwohl diese indiziert ist.

In der Realität lässt sich kaum herausfinden, welcher Fehlertyp in welchem Ausmaß vorkommt, da die tatsächliche Situation, mit der die Testergebnisse zur Verifikation verglichen werden müssten, in der Regel unbekannt ist. Im Kontext der PT gibt es relativ wenige klinische Merkmale, die mithilfe von Assessments mit exzellenten Gütekriterien (sog. Goldstandards) erfasst werden können, sodass man davon ausgehen kann, dass die tatsächliche Situation nahezu fehlerfrei erfasst wird und die daraus resultierende klinische Entscheidung entsprechend mit sehr hoher Wahrscheinlichkeit korrekt ist. Ein Beispiel stellt die MRT bei Verdacht auf eine Ruptur des vorderen Kreuzbands (VKB) dar. Würde man lediglich ein negatives Testergebnis des Lachman-Tests als Grundlage nehmen, um eine VKB-Ruptur bei einem Patienten mit einer akuten Knieverletzung auszuschließen, und den Patienten ohne weitere bildgebende Diagnostik behandeln, wäre die Wahrscheinlichkeit eines Typ-2-Fehlers relativ hoch (Indikation für PT, obwohl diese nicht gegeben ist). Das liegt an der Tatsache, dass die Vertrauenswürdigkeit des Lachman-Tests in diesem Kontext gering ist (vgl. ➤ Kap. 15.1.2), da dieser die Wahrscheinlichkeit des Vorliegens einer VKB-Ruptur unterschätzt (systematischer Fehler) und die dem Test zugrunde liegende Evidenz nicht von hoher Qualität ist. Erst durch die Verifikation mittels MRT wird die Diagnose einer VKB-Ruptur wesentlich vertrauenswürdiger.

Grundsätzlich gilt: Je höher sowohl die Validität und Reliabilität eines Assessments als auch die Qualität der zugrunde liegenden Evidenz sind, desto wahrscheinlicher ist es, dass die damit verbundenen klinischen Entscheidungen korrekt sind.

LITERATUR

Cieza A, Stucki G. Content comparison of health-related quality of life (HRQOL) instruments based on the International Classification of Functioning, Disability and Health (ICF). Qual Life Res 2005; 14(5): 1225–1237.

Deck R, et al. (2011). IMET – Index zur Messung von Einschränkungen der Teilhabe. [Verfahrensdokumentation aus PSYNDEX Tests-Nr. 9005870 und Fragebogen]. Leibniz-Zentrum für Psychologische Information und Dokumentation (ZPID) (Hrsg.), Elektronisches Testarchiv. Trier: ZPID, 2011.

Gautschi R. Manuelle Triggerpunkt-Therapie: Myofasziale Schmerzen und Funktionsstörungen erkennen, verstehen und behandeln. 3. Aufl. Georg Thieme Verlag, 2016.

Hawthorne G, et al. The SF36 Version 2: critical analyses of population weights, scoring algorithms and population norms. Qual Life Res 2007; 16(4): 661–673.

Huskisson EC. Measurement of pain. Lancet 1974; 2(7889): 1127–1131.

Pöntinen PJ, Gleditsch JM, Pothmann R. Triggerpunkte und Triggermechanismen. 4. Aufl. Hippokrates, 2007.

Roach KE, et al. Development of a shoulder pain and disability index. Arthritis Care Res 1991; 4(4): 143–149.

Roland M, Morris R. A study of the natural history of back pain. Part I: Development of a reliable and sensitive measure of disability in low-back pain. Spine 1983; 8(2): 141–144.

Roos EM, et al. Knee Injury and Osteoarthritis Outcome Score (KOOS) – Development of a self-administered outcome measure. J Orthop Sports Phys Ther 1998; 28(2): 88–96.

KAPITEL

3 Reliabilität

Nikolaus Ballenberger

Das folgende Kapitel beschreibt die Arten und die Bedeutung der Reliabilität für den klinischen Alltag sowie das Design und die statistischen Verfahren für Studien zur Evaluation der Reliabilität.

3.1 Arten von Reliabilität

Reliabilität beschreibt die Stabilität von Messergebnissen bei wiederholter Messung (➤ Kap. 2.2.1): Wiederholt man eine Messung mehrmals beim selben Probanden, sollte im Idealfall jeweils möglichst das gleiche Ergebnis entstehen. Wichtig dabei ist, dass eine hohe Reliabilität nicht automatisch ein korrektes (valides) Messergebnis bedeutet (vgl. ➤ Abb. 2.3).

Zur Reliabilität gehören die Kategorien Inter- bzw. Intratester- und Test-Retest-Reliabilität (➤ Kap. 3.1.1; ➤ Abb. 3.1). Das Konzept der internen Konsistenz wird ebenfalls der Reliabilität zugeordnet, aber gesondert in ➤ Kap. 3.1.2 behandelt, da es sich etwas von der Inter-/Intratester- bzw. Test-Retest-Reliabilität unterscheidet: Während Inter-/Intratester- bzw. Test-Retest-Reliabilität auf Basis von Messwiederholungen ermittelt werden, wird die interne Konsistenz auf Basis der Ähnlichkeit zwischen den einzelnen Items eines Assessments erfasst.

Reliabilität

Die Reliabilität gibt an, inwieweit die Messergebnisse unabhängig von Ort, Zeit und Untersucher stabil bleiben, vorausgesetzt, das zu messende Objekt hat seinen Zustand nicht verändert.
Synonyme und verwandte Begriffe: Zuverlässigkeit (*engl.:* reliability), Stabilität (*engl.:* stability), Wiederholbarkeit (*engl.:* repeatability), Reproduzierbarkeit (*engl.:* reproducibility), Präzision (*engl.:* precision), Konsistenz, Übereinstimmung (*engl.:* consistency).

- Ist das Messergebnis stabil, wenn zwei oder mehr Untersucher dasselbe Messobjekt messen, spricht man von **Intertester-Reliabilität.**
- Ist das Messergebnis stabil, wenn derselbe Untersucher dasselbe Messobjekt wiederholt misst, spricht man von **Intratester-Reliabilität.**
- Ist das Messergebnis stabil, wenn das Messobjekt zu einem späteren Zeitpunkt wiederholt gemessen wird, spricht man von **Test-Retest-Reliabilität.**

Wiederholt man beispielsweise eine Messung des Bewegungsausmaßes (ROM) am Kniegelenk 50 Mal beim selben Probanden (man nimmt an, dass sich die Gelenksbeweglichkeit nicht durch das Testen ändert), sollte im Idealfall 50 Mal dasselbe Ergebnis entstehen, unabhängig davon, ob 50 verschiedene Untersucher (Tester) messen oder 50 Mal derselbe Untersucher misst oder die Messung an 50 verschiedenen Zeitpunkten erfolgt. Sind die Untersucher gut trainiert und aufeinander abgestimmt, ist eine hohe Übereinstimmung (Reliabilität) zu erwarten, d.h. die Messergebnisse werden nur gering voneinander abweichen und der Messfehler wird gering sein. Die Konzepte „Reliabilität" und „Messfehler" sind somit eng miteinander verknüpft (➤ Kap. 2.2.1).

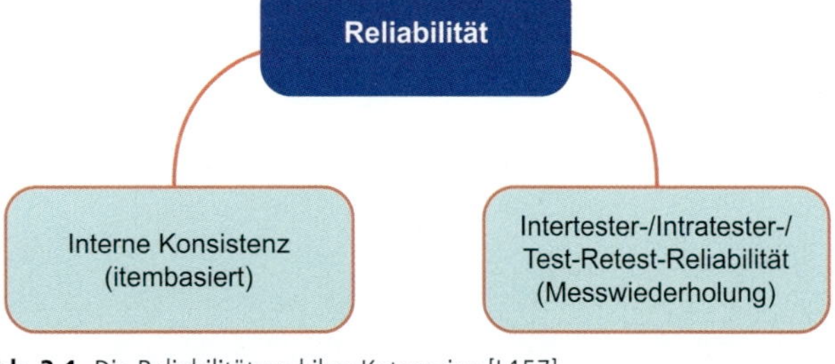

Abb. 3.1 Die Reliabilität und ihre Kategorien [L157]

Aus wiederholten Messungen inklusive Erfassung der Messergebnisse könnte die Höhe des Messfehlers und somit die Reliabilität des Messverfahrens abgeleitet werden. In der Praxis kann man allerdings aus mindestens zwei Gründen nicht so vorgehen, dass ein Wert bei einem Probanden zur Erfassung der Reliabilität 50 Mal in Folge (z. B. vom selben Untersucher) gemessen wird.

1. Bei wiederholter Messung wird sich möglicherweise das ROM (zumindest das endgradige ROM) des Probanden verändern/vergrößern und sich somit die Messergebnisse verändern.
2. Der Untersucher erinnert sich natürlich an seine vorherigen Messergebnisse, und somit liegen keine unabhängigen Messungen vor.

In ➤ Kap. 3.2 wird auf wichtige Aspekte des Studiendesigns von Reliabilitätsstudien eingegangen. Welche statistischen Parameter verwendet werden, um die Höhe der Reliabilität bzw. den Messfehler zu erfassen, hängt unter anderem davon ab, wie die gemessenen Daten skaliert sind (➤ Kap. 2.1.3).

3.1.1 Inter-/Intratester-Reliabilität und Test-Retest-Reliabilität

Zunächst werden die statistischen Verfahren zur Erfassung der Inter- und Intratester- sowie der Test-Retest-Reliabilität dargestellt, da sich diese nicht voneinander unterscheiden. Für die Erfassung ist immer das Vorliegen mindestens einer Messwiederholung bei demselben Probanden notwendig. In diesem Buch kann allerdings nur so weit konzeptionell auf die statistischen Verfahren eingegangen werden, dass der Leser ein grundlegendes Verständnis für die Interpretation der ermittelten Werte erwirbt und somit die Relevanz der Ergebnisse aus Reliabilitätsstudien für den klinischen Nutzen beurteilen kann. Für die exakte Berechnung und für Varianten der Berechnung insbesondere des Intraklassen-Korrelationskoeffizienten (ICC) mit und ohne statistische Software sei auf die einschlägige Literatur verwiesen (z. B. Fabio 2012).

Statistische Verfahren bei metrisch skalierten Variablen

Für metrisch skalierte Variablen werden vor allem der/die Bland-Altmann-Plot/Methode, der ICC und der Standardmessfehler (SEM) verwendet (s. u.). Das folgende Beispiel, in dem zwei Untersucher das ROM der Halswirbelsäulen(HWS)-Rotation nach rechts bei acht Personen beurteilen, ist Grundlage für die Beschreibung der genannten Verfahren. Es zeigt die Intertester-Reliabilität, ist jedoch repräsentativ für sämtliche Formen der Reliabilität (mit Ausnahme der internen Konsistenz). Statt von zwei Untersuchern könnten die Messungen zweimal vom selben Tester (Intratester-Reliabilität) oder an zwei unterschiedlichen Messzeitpunkten vom selben Probanden erfasst worden sein (Test-Retest-Reliabilität). Anhand dieses Beispiels lassen sich sämtliche Aspekte darstellen, die für die Bland-Altmann-Methode sowie die Berechnung des ICC und SEM relevant sind.

➤ Tab. 3.1 zeigt die Messwerte von Untersucher 1 und 2 für acht Probanden (Spalte 2 und 3).

Es ist offensichtlich, dass bei jedem Probanden die gemessenen Werte beider Untersucher etwas voneinander abweichen. Beispielsweise wurden für Proband A die Werte 71 und 64 ermittelt. Man nimmt an, dass keiner der beiden Untersucher exakt den tatsächlichen Wert erfasst, und man geht davon aus, dass der tatsächliche Wert des Probanden A in der Mitte liegt (hier: 67,50°). (Das ist lediglich eine Annahme, da hier die Reliabilität und nicht die Validität untersucht wird). Entsprechend ist in Spalte 4 für jeden Probanden der Mittelwert (MW) 🕮 aus den Messungen der Untersucher 1 und 2 angegeben, was dem angenommenen tatsächlichen **Probandenwert** entspricht. Der Wert 7,60 ist die Standardabweichung (SD) 🕮 der Probandenwerte und drückt deren Streuung aus.

In Spalte 5 ist die Differenz zwischen den Messwerten beider Untersucher pro Proband angegeben. Vergleicht man den MW aller gemessenen Werte von Untersucher 1 (Spalte 2: 80,75°) mit dem von Untersucher 2 (Spalte 3: 77,38°), so sieht man, dass Untersucher 2 insgesamt konservativer misst als Untersucher 1: die durchschnittliche Differenz beträgt 3,38°. Das bedeutet, dass zwischen beiden Untersuchern eine **systematische Abweichung** besteht. Denselben Wert erhält man auch, wenn der MW aus allen Differenzen in Spalte 5 berechnet wird.

In Spalte 5 ist auch ersichtlich, dass nicht bei jedem Probanden dieselbe Differenz zwischen Untersucher 1 und 2 vorliegt, sondern dass die Differenzen schwanken, und zwar in unserem Beispiel mit einer SD von 2,00. Dieser Wert ist das Resultat der **zufälligen Abweichung** zwischen beiden Untersuchern.

Die Bedeutung von Spalte 6 und 7 wird unten im Abschnitt „Standardmessfehler" erläutert. Um zu beurteilen, wie bedeutsam die beiden Abweichungen (systematisch und zufällig) zwischen den Untersuchern sind, werden diese ins Verhältnis gesetzt zur Streuung der Probandenwerte (ROM der HWS-Rotation). Ist diese hoch, fallen die Abweichungen wenig ins Gewicht, ist diese gering, fallen die Abweichungen stark ins Gewicht. Dies soll an folgendem Beispiel verdeutlicht werden: Möchte man mit einer Waage, die einen Messfehler von 10 Gramm (zufällig und systematisch) aufweist, das Körpergewicht von Elefanten messen, fällt dieser Messfehler kaum ins Gewicht, da die zu erwartende absolute Streuung der Körpergewichte der Elefanten erheblich höher ist als der Messfehler. Möchte man jedoch mit derselben Waage Insekten messen, werden die ermittelten Werte wohl kaum vertrauenswürdig sein, da die zu erwartende Streuung der Körpergewichte der Insekten gering ist im Vergleich zum Messfehler. Zur Quantifizierung der Reliabilität in ➤ Tab. 3.1 werden entsprechend die *zufällige Abweichung* (2,00°) und die *systematische Abweichung* (3,38°) aus Spalte 5 ins Verhältnis gesetzt zur *Streuung der Probandenwerte* in Spalte 4 (7,60°).

Die gezeigten Berechnungen sind Grundlage für die in den folgenden Abschnitten vorgestellten Konzepte Bland-Altmann Methode, ICC und SEM.

3

Tab. 3.1 Datengrundlage zur Berechnung der Konzepte ICC, Bland-Altman-Methode und SEM: Messung der HWS-Rotation durch zwei Untersucher

1 Proband	2 Messwert [°] Untersucher 1	3 Messwert [°] Untersucher 2	4 Mittelwert der Messwerte von Untersucher 1 und 2 (Probandenwert)	5 Differenz von Untersucher 1 zu Untersucher 2	6 Differenzen der Untersuchermesswerte vom Probandenwert	7 Varianz der Untersuchermesswerte pro Patient
A	71	64	67,5	7	+3,5; –3,5	24,5
B	74	70	72	4	–2; +2	8
C	76	71	73,5	5	+2,5; –2,5	12,5
D	79	78	78,5	1	+0,5; –0,5	0,5
F	82	80	81	2	+1; –1	2
F	86	82	84	4	+2; –2	8
G	88	86	87	2	+1; –1	2
H	90	88	89	2	+1; –1	2
	MW Untersucher 1 = 80,75 SD Untersucher 1 = 6,90	MW Untersucher 2 = 77,38 SD Untersucher 2 = 8,37	Streuung der Probandenwerte: SD = 7,60	MW der Differenzen = 3,38 (systematische Abweichung zwischen Untersuchern)		MW der Varianz der Untersuchermesswerte = 7,44 SEM = 2,73
				SD der Differenzen = 2,00 (zufällige Abweichung zwischen Untersuchern)		

MW: Mittelwert, SD: Standardabweichung, SEM: Standardmessfehler

Bland-Altman-Methode

Bland-Altman-Methode

Mithilfe der Methode nach Bland und Altman (1986) wird sowohl die systematische als auch die zufällige Abweichung zwischen zwei Messreihen berechnet und grafisch dargestellt im **Bland-Altman-Plot** (➤ Abb. 3.2).

Alle notwendigen Berechnungen sind bereits im Abschnitt zuvor erläutert worden und werden nun der Darstellung in ➤ Abb. 3.2 zugeordnet. Jeder blaue Punkt stellt den Messwert einer Person dar. Auf der x-Achse sind die MW der Messwerte beider Untersucher (Probandenwerte aus Spalte 4) zu erkennen und demnach der Bereich der gemessenen Werte. Auf der y-Achse ist die Differenz der Messwerte beider Untersucher angegeben. Beispielsweise entspricht der erste blaue Punkt von links Proband A mit einem Probandenwert von 67,5° und einer Differenz von 7°. Die durchgezogene schwarze Linie stellt die durchschnittliche Differenz ($\bar{d}$) zwischen Untersucher 1 und 2 dar und repräsentiert somit die systematische Abweichung von 3,38°. Läge sie auf der Nulllinie, bestünde keine systematische Abweichung zwischen beiden Untersuchern. Die beiden rot gepunkteten Linien zeigen die Streuung der Differenzen zwischen beiden Untersuchern in Form der 1,96-fachen SD (also 1,96 × 2,00 = 3,92). Diese Darstellungsform wird gewählt, da auf diese Weise 95 % der Werte (hier Differenzen) zwischen der oberen und unteren gepunkteten Linie liegen und 5 % außerhalb davon (das ist eine statistische Eigenschaft, wenn die SD mit 1,96 multipliziert wird). Die gepunkteten Linien werden **Übereinstimmungsgrenzen** (*engl.:* limits of agreement, **LOA**) genannt.

Neben der Darstellung der systematischen und zufälligen Abweichung lässt der Bland-Altman-Plot auch z. B. folgende Interpretation zu: Wird bei einem Probanden zunächst von Untersucher 1 ein ROM von z. B. 70° gemessen, lässt sich der von Untersucher 2 ermittelte Wert folgendermaßen abschätzen: Da man weiß, dass Untersucher 2 systematisch (um durchschnittlich 3,38°) konservativer bewertet, ist vom Wert 70° zunächst diese systematische Abweichung abzuziehen: 70°–3,38° = 66,62°. Jetzt muss noch die zufällige Abweichung von 3,92° berücksichtigt werden, und zwar sowohl in positiver als auch in negativer Richtung: 66,62° ± 3,92° – d. h. mit 95 % Wahrscheinlichkeit vergibt Untersucher 2 einen Wert zwischen 62,70° und 70,54°.

Diese Interpretation gilt nur für den Fall, dass die Messung aus der Stichprobe 📖 stammt, in der Untersucher 2 systematisch konservativer misst. Im Alltag ist normalerweise nicht bekannt, welcher der Untersucher konservativer misst, sodass eine systematische Abweichung genauso in die Gegenrichtung zu berücksichtigen ist.

Intraklassen-Korrelationskoeffizient

Der Intraklassen-Korrelationskoeffizient (engl. kurz „ICC“) wird verwendet, um die Übereinstimmung für wiederholte Messungen zu quantifizieren (Shrout und Fleiss 1979). Er wird typischerweise für die Intertester-, Intratester- und Test-Retest-Reliabilität verwendet, kann allerdings auch für die Bestimmung der Validität herangezogen werden (➤ Kap. 4.3.2).

Intraklassen-Korrelationskoeffizient

Der **Intraklassen-Korrelationskoeffizient (ICC)** ist ein statistisches Verfahren zur Quantifizierung der Übereinstimmung zwischen mindestens zwei unabhängigen, metrisch skalierten Messreihen. Er nimmt Werte zwischen 0 (keine Übereinstimmung) und 1 (maximale Übereinstimmung) an. *Engl.:* intraclass correlation coefficient (ICC).

Vom ICC existieren je nach Zielsetzung unterschiedliche Varianten und Modifikationen. Hier sollen nur zwei Formen besprochen werden: der ICC_{abs} für die absolute und der ICC_{Kons} für die relative Übereinstimmung der Untersucher (Konsistenz). Der ICC_{abs} stellt die relevanteste Form für den klinischen Nutzen dar und anhand des ICC_{Kons} kann das Konzept des Standardmessfehlers gezeigt werden.

Der $\mathbf{ICC_{abs}}$ verwendet, ähnlich wie die Bland-Altmann-Methode, drei Informationen: die Höhe des zufälligen Fehlers zwischen den

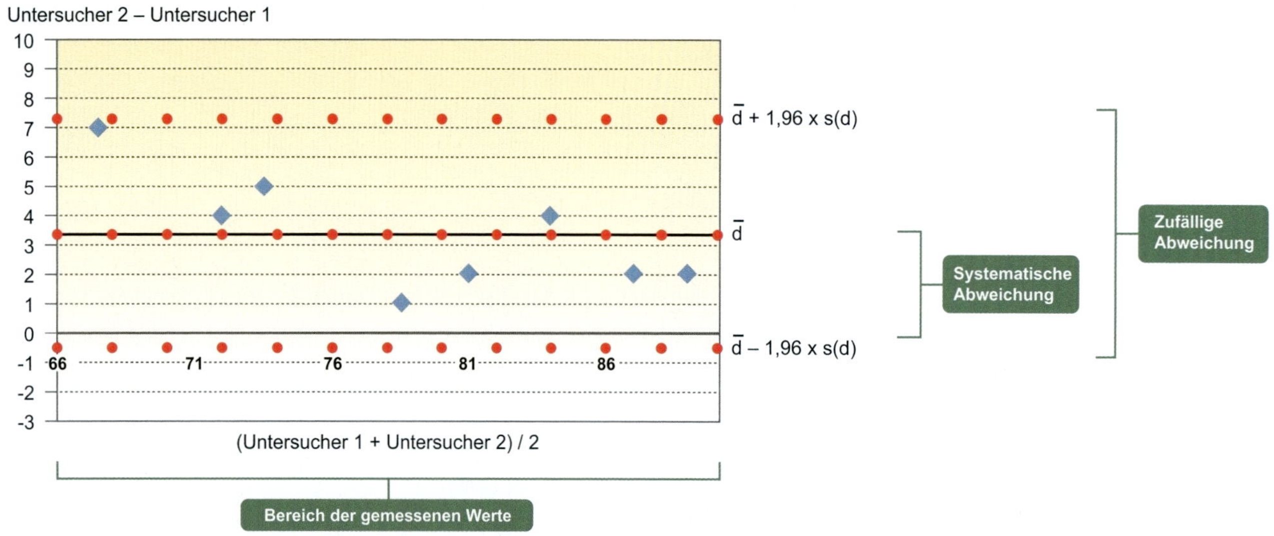

Abb. 3.2 Bland-Altman-Plot [L157]

Untersuchern (UF_{zuf}), die Höhe des systematischen Fehlers zwischen den Untersuchern (UF_{sys}) und die Streubreite der Messwerte der Probanden (SB_{PW}). Die Formel wird hier nur konzeptionell angegeben; die tatsächliche Berechnung ist bedeutend komplizierter. Für die exakte Berechnung sei auf einschlägige Fachliteratur verwiesen.

$$ICC_{abs} = \frac{SB_{PW}}{SB_{PW} + UF_{sys} + UF_{zuf}}$$

D. h., der ICC_{abs} setzt die Streuung der Probandenwerte (Information aus Spalte 4) ins Verhältnis zum systematischen und zufälligen Messfehler der Untersucher (Information aus Spalte 5). Die systematische Abweichung zwischen Untersuchern wird explizit berücksichtigt. Das bedeutet, dass der ICC_{abs} bei Vorliegen eines systematischen Fehlers geringer ausfällt als ohne.

Im Gegensatz dazu berücksichtigt der **ICC_{Kons}** den systematischen Fehler nicht.

$$ICC_{Kons} = \frac{SB_{PW}}{SB_{PW} + UF_{zuf}}$$

Der ICC_{Kons} wird entweder verwendet, wenn kein systematischer Fehler vorliegt oder wenn der systematische Fehler für das Setting irrelevant ist. Letzteres ist jedoch für den klinischen Alltag unrealistisch – es würde z. B. bedeuten, dass die systematische Abweichung von 3,38° im obigen Beispiel bei der Ermittlung der Übereinstimmung zwischen den Untersuchern ignoriert würde.

Unabhängig von der Variante nimmt der ICC immer Werte zwischen 1 (maximale Übereinstimmung ohne Messfehler) und 0 (keine Übereinstimmung, hoher Messfehler) an. Wichtig ist hervorzuheben, dass der ICC sich nicht nur verändert, wenn sich die beiden Messfehler (systematisch und zufällig) verändern, sondern auch bei Veränderung der Streuung der Messwerte. Beispielsweise würde bei gleichem Messfehler ein höherer ICC entstehen, wenn der Bereich der Messwerte von 60° bis 100° (und nicht von 67,5° bis 89°, wie in unserem Fall) ginge (siehe nachfolgenden Abschnitt zum SEM).

Der aus den Daten von ➤ Tab. 3.1 ermittelte ICC liegt bei 0,88 für den ICC_{abs} und bei 0,97 für den ICC_{Kons} (exakte Berechnung nicht angegeben). Der Unterschied von 0,09 zwischen beiden ICC-Werten ist durch das Vorliegen des systematischen Fehlers zu erklären. Für die Interpretation und Einteilung der Stärke der Übereinstimmung gibt es unterschiedliche Schwellenwerte (Cicchetti 1994, Koo und Li 2016). Eine mögliche Einteilung ist in ➤ Tab. 3.2 gezeigt (Cicchetti 1994). Anhand der Stärke der Übereinstimmung wird der klinische Nutzen eines Assessments bestimmt. Je stärker die Übereinstimmung, desto höher ist der klinische Nutzen.

Tab. 3.2 Schwellenwerte für die Interpretation des ICC (klinischer Nutzen)

ICC-Wert	Stärke der Übereinstimmung
< 0,4	Gering
0,4–0,59	Moderat
0,6–0,74	Gut
≥ 0,75	Exzellent

Im Kontext der Kriteriumsvalidität und Reliabilität wird der der ICC als Mittel der Wahl verwendet. Korrelationskoeffizienten wie die nach Pearson (r_p) oder Spearman (r_s) sind ungeeignet, da sie nicht den systematischen Fehler berücksichtigen. Sie werden jedoch verwendet, um die konvergente bzw. divergente Validität zu bestimmen (➤ Kap. 4.5.2).

Standardmessfehler (SEM)

Der Vorteil des ICC liegt auf der Hand. Er erlaubt eine Interpretation der Übereinstimmung von 0 bis 1, unabhängig vom Assessment. Somit können die Reliabilitätskoeffizienten unterschiedlicher Assessments mit unterschiedlichen Messeinheiten direkt miteinander verglichen werden.

Allerdings geht aus dem ICC nicht hervor, wie groß der Messfehler in Originaleinheiten des Assessments ist (hier in Winkelgrad der Rotation). Das ist insofern wichtig, als man als Kliniker beurteilen muss, ob sich beispielsweise nach einer Mobilisation die Rotation tatsächlich verbessert hat. Misst der Therapeut eine Zunahme des ROM um 3°, ist es wichtig zu wissen, ob das einer echten Veränderung oder lediglich einem Messfehler zuzuschreiben ist. Erhebt der Therapeut einen Wert von 68°, stellt sich die Frage, welchen Wert der Patient tatsächlich aufweist, da Messungen stets fehlerbehaftet sind. Auf diese Fragen gibt der SEM eine Antwort.

Standardmessfehler

Der Standardmessfehler gibt die durchschnittliche Abweichung an, die bei wiederholter Messung vom selben Messobjekt (Probanden) zu erwarten ist. *Engl.:* standard error of the measurement **(SEM).**

Der SEM entspricht der SD aller Messungen bei einem Messobjekt. Da aber in einer Studie in der Regel nicht *viele* Messungen von *einem* Messobjekt, sondern *wenige* (häufig nur 2) Messungen von *vielen* Messobjekten erhoben werden, ist die Berechnung etwas komplizierter.

Die Berechnung des SEM ist den Spalten 6 und 7 in ➤ Tab. 3.1 zu entnehmen. Der wahre Wert der Probanden ist unbekannt, da hier die Reliabilität und nicht die Validität untersucht wurde. Für die Berechnung des SEM nimmt man jedoch an, dass der wahre Wert (Probandenwert) dem Mittelwert 🕮 aus den Messwerten der Untersucher entspricht (Spalte 4). Die Differenzen der beiden Untersuchermesswerte (UMW) zu diesem Probandenwert sind in Spalte 6 angegeben (Abweichung vom MW der UMW [MW_{UMW}]). Sie werden quadriert und addiert, und aus dieser Summe der quadrierten Abweichungen vom MW wird in Spalte 7 die **Varianz** 🕮 (Var) der Messwerte für jeden einzelnen Probanden berechnet.

$$Var = \frac{\Sigma(UMW - MW_{UMW})^2}{Anzahl\ Messungen - 1}$$

Der griechische Buchstabe Σ (Sigma) steht für „Summe". Beispielsweise gilt für Proband A:

$$Var_{Proband\ A} = \frac{3{,}5^2 + 3{,}5^2}{2-1} = 24{,}5$$

Der Wert 7,44 in Spalte 7 entspricht der durchschnittlichen Varianz aller Probanden.

$$MW_{Var_{UMW}} = \frac{\sum(Var_{UMW} aller\ Probanden)}{Anzahl\ Probanden}$$

$$MW_{Var} = \frac{24,5 + \ldots + 2}{8} = 7,44$$

Der SEM entspricht der Wurzel aus der durchschnittlichen Varianz der Untersuchermesswerte bei allen Probanden.

$$SEM = \sqrt{MW_{Var_{UMW}}}$$

Für die Situation in ➤ Tab. 3.1 ergibt sich also ein SEM von:

$$SEM = \sqrt{7,44} = 2,73$$

Analog zu den oben vorgestellten ICC-Arten existiert der SEM in zwei Versionen. Die erste Version, der **SEM_{abs}**, berücksichtigt sowohl den systematischen als auch den zufälligen Fehler. Das ist die in der obigen Formel berechnete Version. Der SEM_{abs} lässt sich zerlegen in eine Komponente, die die zufällige Abweichung der beiden Untersucher berücksichtigt ($Fehler_{zuf}$), und in eine Komponente, die die systematische Abweichung zwischen beiden Untersuchern berücksichtigt ($Fehler_{syst}$). Dementsprechend lässt sich der SEM_{abs} auch folgendermaßen darstellen:

$$SEM_{abs} = \sqrt{(Fehler_{zuf})^2 + (Fehler_{sys})^2}$$

Im Gegensatz dazu wird die zweite Version, der **SEM_{Kons}**, analog zum ICC_{Kons}, ohne Berücksichtigung des systematischen Fehlers gebildet. Dies ist dann möglich, wenn der systematische Fehler entweder von der Höhe her vernachlässigbar oder für die Situation irrelevant ist. In diesem Fall entspricht der SEM_{Kons} einfach der zufälligen Komponente des SEM_{abs}:

$$SEM_{Kons} = Fehler_{zuf}$$

Der SEM_{Kons} berechnet sich einerseits über die Standardabweichung der Differenzen zwischen beiden Untersuchern, SD_{diff} (➤ Tab. 3.1, Spalte 5).

$$SEM_{Kons} = \frac{SD_{diff}}{\sqrt{2}}$$

Also in unserem Beispiel:

$$SEM_{Kons} = \frac{2,00}{\sqrt{2}} = 1,41$$

Andererseits kann der SEM_{Kons} über die gepoolte SD der Messwerte beider Untersucher (➤ Tab. 3.1, Spalte 2 und 3) und den ermittelten ICC_{Kons}-Wert berechnet werden.

$$SEM_{Kons} = SD(Pool)\ x\ \sqrt{1 - ICC_{Kons}}$$

wobei gilt:

$$SD(Pool) = \sqrt{\frac{SD^2\,(Unt.1) + SD^2\,(Unt.2)}{2}}$$

Im Beispiel von ➤ Tab. 3.1 ist die gepoolte SD also:

$$SD(Pool) = \sqrt{\frac{6,90^2 + 8,37^2}{2}} = 7,67$$

Der SEM_{Kons} ergibt sich dann zu:

$$SEM_{Kons} = 7,67\ x\ \sqrt{1 - 0,97} = 1,41$$

Nur der SEM_{Kons} lässt sich aus dem ICC_{Kons} ermitteln, nicht jedoch der SEM_{abs} aus dem ICC_{abs}.

Hinweis: In der Literatur wird die Abkürzung SEM nicht eindeutig verwendet. Im Kontext der Psychometrie und Testtheorie steht sie für „Standard Error of Measurement" und gibt die Präzision und Zuverlässigkeit einzelner Messungen eines Messinstruments an. Hingegen wird sie im inferenzstatistischen Bereich für den Parameter „Standard Error of Mean" verwendet, der die Genauigkeit des Stichprobenmittelwerts als Schätzung des Populationsmittelwerts angibt.

Konfidenzintervall

Da nun, wie bereits des Öfteren angesprochen, Messwerte grundsätzlich – d. h. bei jedem Untersucher – fehlerbehaftet sind, geben sie den Probandenwert nicht exakt wieder. Aus dem SEM lässt sich der Bereich ableiten, in dem der tatsächliche Probandenwert mit einer bestimmten Wahrscheinlichkeit zu erwarten ist. Dieser Bereich wird als Konfidenzintervall (KI) bezeichnet. In der Regel wird der Bereich angegeben, in dem der tatsächliche Wert mit einer Wahrscheinlichkeit von 95 % liegt (Näheres siehe ➤ Kap. 5.3.1).

Konfidenzintervall

Das **Konfidenzintervall (KI)** für die individuelle Messung gibt an, in welchem Bereich der tatsächliche Wert mit einer bestimmten Wahrscheinlichkeit zu erwarten ist.

Aus dem Messwert eines Untersuchers und dem bekannten SEM ergibt sich folgende Formel für den Bereich der 95%-igen Wahrscheinlichkeit, das sog. **95 %-KI** des individuellen Probandenwerts:

$$95\%\text{-KI}(PW) = Messwert \pm 1,96 \times SEM$$

Wird z. B. bei einem Probanden des Kollektivs von ➤ Tab. 3.1 ein Wert von 70° für die Rechtsrotation der HWS erhoben, ergibt sich folgendes 95 %-KI für diesen Wert:

$$95\%\text{-KI}(PW) = 70 \pm 1,96 \times 2,73 = 70 \pm 5,34$$

Der tatsächliche Bewegungsumfang liegt für diesen Probanden also mit 95%iger Wahrscheinlichkeit zwischen 75,34° und 64,66°.

Diese Berechnung setzt allerdings voraus, dass der untersuchte Proband aus der Stichprobe stammt, an der der SEM erhoben wurde. Stammt der Proband nicht aus dieser Stichprobe (wie es im klinischen Alltag die Regel ist), muss streng genommen zusätzlich der Messfehler der aktuellen Stichprobe berücksichtigt werden (vgl. ➤ Kap. 5.5). Auch ohne dies stellt der SEM jedoch eine gute Abschätzung des Bereichs dar, in dem der wahre Wert zu erwarten ist.

Kleinste messbare Veränderung

Aus dem SEM lässt sich des Weiteren die kleinste messbare Veränderung zwischen zwei Messzeitpunkten ableiten.

Kleinste messbare Veränderung

Die **kleinste messbare Veränderung (MDC)** ist der kleinste Wert, der erreicht oder überschritten werden muss, damit man von einer Veränderung ausgehen kann, die mit einer Wahrscheinlichkeit von 95 % über den Zufall oder über den Messfehler hinausgeht. Es ist somit die **kleinste statistisch signifikante Veränderung,** die mit dem Test erfasst werden kann. *Engl.:* minimal detectable change (MDC), smallest detectable change (SDC).

$$MDC = 1{,}96\ x \sqrt{2}\ x\ SEM$$

Auf das Beispiel angewendet:

$$MDC = 1{,}96\ x \sqrt{2}\ x\ 2{,}73 = 7{,}56$$

Für den Kliniker ist es z. B. wichtig zu wissen, wie groß die zu erwartende Abweichung ist, wenn ein Patient zunächst von Untersucher 1 und anschließend, nach einer Intervention, von Untersucher 2 bewertet wird. Zum Beispiel mobilisiert Therapeut 1 einem Patienten die HWS und erfasst anschließend den Wert der Rotation nach rechts. In der darauffolgenden Behandlung wird Therapeut 1 durch seinen Kollegen, den Therapeuten 2, vertreten. Dieser überprüft, ob der erreichte Wert der HWS-Rotation gleich geblieben ist oder sich (signifikant) verschlechtert oder verbessert hat. Hierbei hilft der Wert der kleinsten messbaren Veränderung. Angenommen der Patient stammt aus der in ➤ Tab. 3.1 angeführten oder einer vergleichbaren Stichprobe (das ist wichtig, sonst sind die Studienergebnisse nur bedingt übertragbar), und der von Therapeut 1 gemessene Wert ist 80°, dann ergibt sich aus oben gezeigten Berechnungen, dass der Wert der Messung durch Therapeut 2 unter oder über dem Bereich von 80° ± 7,56° liegen muss, damit man von einer statistisch signifikanten Veränderung ausgehen kann.

Hierbei ist wichtig anzumerken, dass eine *statistisch signifikante* Veränderung nicht unbedingt mit einer *klinischen relevanten* Verbesserung einhergeht. Liegt beispielsweise eine Verbesserung der Rotation von mehr als 7,56° vor, bedeutet das nicht automatisch, dass der Patient deshalb weniger Schmerzen hat. Wie groß eine Veränderung der Rotation sein muss, damit sie vom Patienten in irgendeiner Form als Benefit wahrgenommen wird (z. B. Verbesserung von Schmerz, Funktion, Lebensqualität), wird mit dem Konzept des **minimalen klinisch relevanten Unterschieds** (*engl.:* minimal clinically important difference, **MCID**) erfasst (➤ Kap. 4.4).

Sämtliche bisher vorgestellten Konzepte (ICC, Bland-Altman-Methode, SEM) basieren auf der Annahme, dass der Messfehler (systematisch und zufällig) über den gesamten Bereich der Probanden(mess)werte hinweg gleich bleibt – also der Messfehler stets unverändert bleibt, unabhängig davon, ob z. B. eine Waage sehr leichte, mittelschwere oder schwere Menschen wiegt. In der Realität trifft dies jedoch nicht immer zu. Insbesondere an den Extrema eines Messinstruments ist mit höheren Messungenauigkeiten zu rechnen.

Eine Alternative zur Erfassung des Messfehlers inkl. Reliabilität ohne genannte Annahme stellt die Item-Response-Theorie (IRT) dar (de Vet et al. 2011). Eine kurze Einführung in diese Methode ist in ➤ Kap. 4.5.5 zu finden.

3

Statistische Verfahren bei ordinal und nominal skalierten Variablen

Bei nominal und ordinal skalierten Variablen wird zur Überprüfung der Reliabilität der Kappa-Koeffizient in all seinen Varianten verwendet (Cohen 1960, 1968, Fleiss 1971). Hier sei lediglich der Kappa-Wert nach Cohen dargestellt, der für den Fall gilt, dass zwei Messreihen mit dichotom skalierten Variablen vorliegen (Cohen 1960). Alle anderen Varianten werden hier nicht näher erläutert, sind von der Grundidee und Interpretation her jedoch vergleichbar mit dem Kappa-Koeffizienten nach Cohen.

Kappa-Koeffizient

Der Kappa-Koeffizient ist ein statistisches Verfahren zur Quantifizierung der Übereinstimmung zwischen mindestens zwei unabhängigen, ordinal oder nominal skalierten Messreihen. Er nimmt Werte zwischen 0 (keine Übereinstimmung) und 1 (maximale Übereinstimmung) an.

Häufig werden Daten aus Reliabilitätsstudien (im Falle dichotomer Ausprägung) mithilfe von **Kreuztabellen** in der folgenden Form präsentiert:

	Test 1 positiv	**Test 1 negativ**	
Test 2 positiv	A (+/+)	B (+/–)	T2+ (Summe Test 2 positiv)
Test 2 negativ	C (–/+)	D (–/–)	T2– (Summe Test 2 negativ)
	T1+ (Summe Test 1 positiv)	T1– (Summe Test 1 negativ)	G (Gesamtanzahl)

Zelle T1+ enthält die Anzahl der positiven Testergebnisse von Test 1.
Zelle T1– enthält die Anzahl der negativen Testergebnisse von Test 1.
Zelle G enthält die Gesamtanzahl der Testergebnisse.
Zelle T2+ enthält die Anzahl der positiven Testergebnisse von Test 2.
Zelle T2– enthält die Anzahl der negativen Testergebnisse von Test 2.
Zelle A enthält die Anzahl der übereinstimmend positiven Testergebnisse.
Zelle B enthält die Anzahl der Testergebnisse, bei denen Test 1 negativ und Test 2 positiv bewertet wurde.
Zelle C enthält die Anzahl der Testergebnisse, bei denen Test 2 negativ und Test 1 positiv bewertet wurde.
Zelle D enthält die Anzahl der übereinstimmend negativen Testergebnisse.

In der folgenden Tabelle sind die Ergebnisse einer fiktiven Studie dargestellt, die die Intratester-Reliabilität des Lachman-Tests untersucht.

	Lachman Zeitpunkt 1 positiv	Lachman Zeitpunkt 1 negativ	
Lachman Zeitpunkt 2 positiv	50	10	**60**
Lachman Zeitpunkt 2 negativ	20	60	**80**
	70	**70**	**140**

In Zelle A (50) und D (60) besteht zu beiden Zeitpunkten Übereinstimmung hinsichtlich des Vorliegens eines positiven bzw. negativen Lachman-Tests. Im Gegensatz dazu stimmen in den Zellen B (10) und C (20) die Testergebnisse an beiden Tagen nicht überein. Um diese Daten zu quantifizieren und einen interpretierbaren Wert zwischen 0 und 1 zu erhalten, wird nun der Kappa-Koeffizient (κ) berechnet.

$$\kappa = \frac{\ddot{U}_{beob} - \ddot{U}_{zuf}}{1 - \ddot{U}_{zuf}}$$

Mithilfe dieser Formel vergleicht der Kappa-Koeffizient die tatsächlich beobachtete Übereinstimmung $\ddot{U}_{beob}$ mit der Übereinstimmung, die unter Zufall zu erwarten wäre ($\ddot{U}_{zuf}$). Das ist insofern notwendig, da selbst bei maximaler Unfähigkeit des Untersuchers (Raten des Testergebnisses) eine gewisse Übereinstimmung durch den Zufall zu erwarten wäre. Die beobachtete Übereinstimmung errechnet sich aus der Beispieltabelle wie folgt:

$$\ddot{U}_{beob} = \frac{A+D}{A+B+C+D} = \frac{50+60}{50+10+20+60} = 79\%$$

Die Kreuztabelle, die bei maximaler Unfähigkeit der Untersucher (unter Zufall) zu erwarten wäre, sieht folgendermaßen aus:

	Lachman Zeitpunkt 1 positiv	Lachman Zeitpunkt 1 negativ	
Lachman Zeitpunkt 2 positiv	30	30	**60**
Lachman Zeitpunkt 2 negativ	40	40	**80**
	70	**70**	**140**

Demnach beträgt die Übereinstimmung unter Zufall:

$$\ddot{U}_{zuf} = \frac{30+40}{30+30+40+40} = 50\%$$

Setzt man die beobachtete Übereinstimmung und die Übereinstimmung unter Zufall in die Kappa-Formel ein, ergibt sich:

$$\kappa = \frac{0{,}79-0{,}5}{1-0{,}5} = 0{,}57$$

Der Kappa-Koeffizient hat also einen Wert von 0,57 und repräsentiert nun eine für den Zufall korrigierte Maßzahl der Reliabilität. Kappa-Koeffizienten nehmen Werte zwischen 0 und 1 an und erlauben daher eine Interpretation wie die des ICC in ➤ Tab. 3.2.

Kappa-Koeffizienten können erweitert werden,

- falls mehr als zwei Messungen (Messwiederholungen) pro Person zugrunde liegen (z. B. drei oder mehr Untersucher oder Messzeitpunkte),
- falls mehr als zwei Kategorien vorliegen (z. B. klein, mittel, groß),
- und/oder damit im Falle von ordinal skalierten Variablen berücksichtigt werden kann, dass Werte, die sich knapp voneinander unterscheiden, höher gewichtet werden als Werte, die sich stark voneinander unterscheiden. Beispielsweise haben zwei Lehrer, die für denselben Schüler die Noten 2 und 3 vergeben, eine höhere Übereinstimmung (ohne, dass exakte Übereinstimmung vorliegt) als Lehrer, die die Noten 1 und 6 für denselben Schüler vergeben.

Im Falle von mehr als zwei Untersuchern/Messzeitpunkten/Kategorien wird der Kappa-Koeffizient nach Fleiss (1971), im Falle von ordinal skalierten Variablen 🕮 der gewichtete Kappa-Koeffizient berechnet (Cohen 1968).

Erwähnt sei noch das sogenannte **Kappa-Paradox,** dass trotz sehr hoher beobachteter Übereinstimmung der Kappa-Wert niedrig ausfällt, wenn die Untersucher eine bestimmte Kategorie besonders häufig wählen (Feinstein und Cicchetti 1990), also beispielsweise zwei Untersucher sehr häufig dem zu beurteilenden Patienten das Vorliegen einer Diagnose attestieren, was u. a. zu asymmetrischen Häufigkeiten der Vierfeldertafel führt. Hier können je nach zugrunde liegendem Häufigkeitsmuster u. U. alternative statistische Verfahren herangezogen werden (Shankar und Bangdiwala 2014).

3.1.2 Interne Konsistenz

Das Konzept der internen Konsistenz wird der Reliabilität zugerechnet und findet vor allem Anwendung bei der Entwicklung und Evaluierung von Assessments, mit denen abstrakte, ein- oder mehrdimensionale Konstrukte mithilfe mehrerer Kriterien (Items 🕮), z. B. mithilfe mehrerer Fragen in einem Fragebogen erfasst werden sollen (➤ Kap. 2.1.2). In der Regel folgt die Bestimmung der internen Konsistenz auf eine Faktorenanalyse, in der zunächst die Anzahl der (Sub-)Dimensionen 🕮 ermittelt bzw. bestätigt wird, die das zu erfassende Konstrukt abbilden (➤ Kap. 4.5.1). Zudem werden über diese Analyse die Items bestimmt, die den einzelnen Dimensionen angehören (vgl. ➤ Kap. 2.1.2). Aus den Werten der entsprechenden Items bildet man einen Gesamtwert – z. B. in Form eines MW oder einer (gewichteten) Summe (sofern sinnvoll und möglich) –, welcher die Ausprägung des zu messenden (Sub)Konstrukts ausdrückt.

Mithilfe des Oswestry Disability Index (ODI) kann man beispielsweise das Konstrukt „funktioneller Status und Einschränkung der Lebensqualität bei Patienten mit Kreuzschmerzen" erfassen durch Items wie Schmerz, Körperpflege, Heben etc. Aus all diesen Items wird ein Gesamtwert ermittelt. Das ist aber natürlich nur dann sinnvoll, wenn die einzelnen Items zu dem Gesamtkonstrukt substanziell beitragen und zu ähnlichen bzw. übereinstimmenden Ergebnissen kommen. Bei der Erfassung des Konstrukts „funktioneller Status und Einschränkung der Lebensqualität bei Patienten mit Kreuzschmerzen" würde man also erwarten, dass Personen mit starken Schmerzangaben tendenziell starke Einschränkungen beim Heben und auch bei der Körperpflege angeben.

Die interne Konsistenz gibt an, wie stark die Übereinstimmung oder Homogenität der Messergebnisse der Items innerhalb eines Konstrukts ist. Interne Konsistenz wird daher auch **Item-Homogenität** genannt. Anders ausgedrückt: das Messergebnis soll möglichst stabil sein, unabhängig davon, welche Items eines Assessments/Fragebogens verwendet werden.

Interne Konsistenz

Ist das Messergebnis stabil, unabhängig davon, welche Items eines Fragebogens für das zu messendende Konstrukt oder die zu messende klinische Dimension verwendet werden, spricht man von **interner Konsistenz**.
Oder:
Interne Konsistenz ist dann gegeben, wenn die Items des messendenden Konstrukts oder der zu messenden klinischen Dimension homogen sind.

Interne Konsistenz wird der Reliabilität zugeordnet, da sie auf wiederholten Messungen von einer Person basiert. Jedoch werden diese, im Gegensatz zur klassischen Reliabilität, nicht von derselben Person an unterschiedlichen Messzeitpunkten oder durch unterschiedliche Untersucher erhoben, sondern die Messwiederholung entsteht dadurch, dass ein bestimmtes Konstrukt bei einer Person mithilfe mehrerer ähnlicher Items erfasst wird. Interne Konsistenz ist also ein Maß dafür, wie präzise das zu messende Konstrukt erfasst wird, und ist dann gegeben, wenn man stets zu einem ähnlichen Ergebnis des zu messenden Konstrukts kommt, unabhängig davon, welche Items oder Kombinationen von Items des jeweiligen Konstrukts oder der Dimension verwendet werden.

Statistische Verfahren der internen Konsistenz

Eines der am häufigsten verwendeten Maße zur Überprüfung der internen Konsistenz ist **Cronbachs Alpha** (Cronbach 1951).

Cronbachs Alpha

Cronbachs Alpha-Koeffizient ist ein statistisches Verfahren zur Quantifizierung der internen Konsistenz. Der Koeffizient nimmt Werte zwischen 0 (keine Konsistenz) und 1 (maximale Konsistenz) an.

Dieses Verfahren ist für metrisch skalierte Variablen 📖 geeignet. Es kann als Spezialfall des ICC betrachtet werden und setzt die Streuung (S) der erfassten Probandenwerte (PW) (d. h. die Gesamtwerte der Dimension/des Konstrukts) ins Verhältnis zum zufälligen Fehler der Messung (F_{zuf}). Das entspricht in Analogie zum ICC der Information aus Spalte 4 und 5 von ➤ Tab. 3.1. Hier wird die zufällige Abweichung nicht zwischen Untersuchern oder Zeitpunkten ermittelt, sondern zwischen Items.

Dementsprechend lautet die konzeptionelle Formel:

$$Cronbachs\,\alpha = \frac{S_{PW}}{S_{PW} + \frac{F_{zuf}\left(Items\right)}{Anzahl\ Items}}$$

Im Gegensatz zur oben dargestellten Form des ICC wird hier der systematische Fehler ignoriert und der zufällige Fehler durch die Anzahl der zur Dimension beitragenden Items geteilt. Es ist erkennbar, dass die Schwankung des zu erfassenden Wertes umso geringer, d. h. der Wert umso präziser ist, je mehr Items verwendet werden. Aus der Formel geht zudem hervor, dass selbst bei hohem zufälligem Fehler durch die Erhöhung der Itemanzahl präzise Messungen des Konstrukts erhalten werden können.

Der errechnete Koeffizient nimmt, wie sämtliche Reliabilitätskoeffizienten, Werte zwischen 0 und 1 an. Ein Wert nahe 1 bedeutet, dass der zu messende Wert mithilfe der Items aus der entsprechenden Dimension mit hoher Präzision erfasst wird. Idealerweise sollten Werte über 0,7 erreicht werden. Werte über 0,9 zeugen zwar von exzellenter Konsistenz, zeigen aber auch an, dass evtl. zu viele oder zu ähnliche Items in der Dimension vorliegen. In diesem Fall könnte man die Anzahl an Items reduzieren bzw. ähnliche Items eliminieren.

Alternative Konzepte zur internen Konsistenz, welche zur Überprüfung von abstrakten Konstrukten herangezogen werden, sind die Item-Total-Korrelation, die Inter-Item-Korrelation oder die Split-half-Reliabilität (Döring und Bortz 2016).

- Bei der **Item-Total-Korrelation (Trennschärfeindex)** untersucht man die Übereinstimmung eines Items mit dem Gesamtwert aus den verbleibenden Items.
- Bei der **Inter-Item-Korrelation** werden die Korrelationen aller Items untereinander ermittelt, und der durchschnittliche Korrelationskoeffizient entspricht der Inter-Item-Korrelation.

Sowohl bei der Inter-Item- als auch bei der Item-Total-Korrelation sollten Werte von mindestens 0,3 erreicht werden. Inter-Item-Korrelationen, die über 0,7 hinausgehen, sind insofern ungünstig, als Items dann annähernd dasselbe messen und infolgedessen redundant sind.

- Die **Split-half-Methode (Testhalbierungsmethode)** teilt das Assessment in zwei halbe Assessments mit gleich großer Item-Anzahl. Nun werden die Probanden mit beiden halben Assessments getestet. Kommen vergleichbare Ergebnisse zustande, ist die Reliabilität gegeben.

Ebenso wie zur Bestimmung des Messfehlers kann die IRT auch herangezogen werden, um die Reliabilität bzw. die interne Konsistenz von abstrakten Konstrukten zu ermitteln (➤ Kap. 4.5.5).

Anwendungsbeispiel

Als Beispiel dient eine Studie zur Validierung der deutschen Übersetzung eines Fragebogens, welcher das Konstrukt des kraniofazialen Schmerzes und die dadurch entstehenden Einschränkungen erfasst (von Piekartz et al. 2021). Der *Craniofacial Pain and Disability Inventory* (CF-PDI) erfasst dieses Konstrukt mithilfe von 21 Fragen (Items), in denen jeweils vier Antwortmöglichkeiten das

Ausmaß der Einschränkung beschreiben (La Touche et al. 2014). Dem Konstrukt liegen die vier Subkonstrukte (Dimensionen) „Funktionale und psychosoziale Einschränkung", „(Sub)luxation des Kiefers", „Komorbiditäten und Arbeitsbeeinträchtigung" und „Kiefer-/Gesichtsschmerz" zugrunde. Die Anzahl an auffälligen Antworten wird separat in den Subkonstrukten sowie als Gesamtscore aufsummiert, sodass hohe Werte mit starker Beeinträchtigung assoziiert sind.

Aus den Studiendaten ergibt sich ➤ Tab. 3.3. Für das Gesamtkonstrukt (Gesamtscore) sowie für jedes Subkonstrukt werden die Test-Retest-Reliabilität (ICC), der Standardfehler (SEM), die kleinste messbare Veränderung (MDC) und die interne Konsistenz (Cronbachs α) angegeben. Der ICC für das Gesamtkonstrukt ist hier exzellent (0,98). Daraus resultieren ein SEM von 1,38 und eine MDC von 3,83. Es können also Veränderungen von ≥ 3,83 Punkten im Gesamtwert als statistisch signifikante Veränderungen erfasst werden, während gemessene Veränderungen unter 3,83 dem Messfehler zuzuschreiben sein können. Analog werden sämtliche Werte der Subkonstrukte interpretiert.

Cronbachs Alpha erreicht einen Wert von 0,99, was zum einen auf exzellente interne Konsistenz, zum anderen aber auch auf zu viele bzw. zu ähnliche Items hinweist. Hier wäre eine Item-Reduktion möglich, sie wurde jedoch nicht durchgeführt, da der Fragebogen sich ansonsten von seiner Originalversion bzw. von den Versionen in anderen Sprachen unterscheiden würde.

3.2 Studiendesign

Grundsätzlich ist das Design 🕮 einer Reliabilitätsstudie einfach. Von einer bestimmten Anzahl an Personen werden mindestens zwei Messungen erhoben, und deren Werte werden statistisch auf Übereinstimmung geprüft. Je nach Fragestellung werden so die Intertester-, Intratester-, Test-Retest-Reliabilität und/oder die interne Konsistenz überprüft.

Essenziell dabei ist, dass die Studie die klinische Situation, für die das Assessment verwendet werden soll, möglichst genau widerspiegelt. Daher müssen zum einen Aspekte berücksichtigt werden, die die Übertragbarkeit auf die klinische Situation betreffen (externe Validität), und zum anderen müssen Aspekte der wissenschaftlichen Vorgehensweise beachtet werden, um das Ausmaß der Verzerrung zu minimieren (interne Validität; ➤ Kap. 4.3.8). Einige essenzielle Aspekte werden im Folgenden beschrieben. Inwieweit Reliabilitätsstudien hohe interne Validität aufweisen, kann mit geeigneten Qualitätsbewertungstools erfasst werden, wie z. B. mit dem *Quality Appraisal of Diagnostic Reliability Studies* (QUAREL) (Lucas et al. 2010).

Tab. 3.3 Reliabilität der deutschen Version des *Craniofacial Pain and Disability Inventory* (CF-PDI)

(Sub)-Scores	ICC	SEM	MDC	Interne Konsistenz
Funktionale und psychosoziale Einschränkung	0,93	0,93	2,59	0,97
(Sub-)Luxation des Kiefers	0,98	0,57	1,59	0,99
Komorbiditäten und Arbeitsbeeinträchtigung	0,64	0,73	2,04	0,78
Kiefer-/Gesichtsschmerz	0,95	0,87	2,42	0,97
Gesamtscore	0,98	1,38	3,83	0,99

ICC: Intraklassen-Korrelationskoeffizient, SEM: Standardmessfehler (standard error of the measurement), MDC: kleinste messbare Veränderung (minimal detectable change)

Aspekte der externen Validität

Repräsentativität der Studienpopulation

Die Studienpopulation 🕮 sollte so gewählt sein, dass sie der Population entspricht, für die das Assessment verwendet werden soll. Das bezieht sich auf diverse Aspekte (Alter, Geschlecht, Krankheitsbild, Schwere der Erkrankung etc.). Wird beispielsweise eine „Return-to-Sports"-Testbatterie für Fußballer entwickelt, um festzustellen, ob ein Sportler mit minimiertem Verletzungsrisiko wieder in das volle Training einsteigen kann, sollte die Studienpopulation für die Überprüfung der Reliabilität genau aus dieser Zielgruppe bestehen und nicht aus Personen, die nur unregelmäßig unspezifischen Sport treiben.

Repräsentativität der Untersucher

Repräsentativität gilt auch für die Auswahl der Untersucher. Häufig erhalten die Untersucher im Vorfeld der Reliabilitätsuntersuchung ein spezielles Untersuchertraining, bei dem genau die Verwendung des zu untersuchenden Assessments maximal standardisiert und eingeübt wird. Das mag für einige Assessments im klinischen Alltag der Realität entsprechen, z. B. beim Verwenden von Assessments aus dem Bewegungslabor, für die eine gezielte Schulung unumgänglich ist. Für Assessments der klassischen Befunderhebung, wie z. B. die Evaluation von Bewegungseinschränkungen der Gelenke, ist das jedoch sicher nicht der Fall. Hier kann man davon ausgehen, dass zwischen Therapeuten unterschiedliche Methoden im klinischen Alltag verwendet werden. Daher wird eine Reliabilitätsstudie zur Erfassung des ROM mit vorgeschaltetem Untersuchertraining die eigentliche Reliabilität (insbesondere Intertester-Reliabilität) im klinischen Alltag deutlich überschätzen.

Repräsentativität der Testdurchführung

Der zu untersuchende Test sollte möglichst so auf Reliabilität untersucht werden, wie er im klinischen Alltag angewendet wird. Erfolgt dies nicht, mag der zu untersuchende Test in der Studie möglicherweise reliabel sein, doch die Ergebnisse können auch hier nur bedingt auf die klinische Situation übertragen werden. Leider werden in Studien häufig idealisierte Bedingungen festgelegt („Laborbedingungen"), darauf ist bei der Übertragung in den klinischen Alltag zu achten.

Aspekte der internen Validität

Unabhängigkeit der Messungen

Mit der wichtigste Aspekt bei Reliabilitätsuntersuchungen ist wohl die Annahme der **Unabhängigkeit**. Das Ergebnis einer erneuten Messung darf nicht durch vorherige Messungen beeinflusst werden. Dieser Aspekt hat diverse Facetten. Im Falle der Intertester-Reliabilität bedeutet das z. B., dass die Untersucher nicht darüber sprechen dürfen, welches Messergebnis sie erlangt haben, bevor die Wiederholungsmessung durchgeführt wird. Im Fall der Intratester-Reliabilität darf sich der Untersucher nicht an das Ergebnis der ersten Messung erinnern.

Bei sämtlichen Reliabilitätsuntersuchungen ist das Zeitintervall zwischen den wiederholten Messungen kritisch. Es muss so gewählt sein, dass sich der Zustand des zu messenden Objekts möglichst nicht verändert. So können z. B. bei Untersuchungen von Kraft oder Ausdauer bei zu kurzem Zeitintervall Ermüdungserscheinungen auftreten, welche die Messergebnisse beeinflussen. Auf der anderen Seite führen zu lange Zeitabstände zu Veränderungen im klinischen Verlauf. Wird beispielsweise die Test-Retest-Reliabilität eines Fragebogens zur Funktionseinschränkung durch akuten Rückenschmerz untersucht, sollten sich die Patienten bei der zweiten Messung einerseits möglichst nicht an ihre Antworten bei der ersten Abfrage ihres Zustands erinnern, aber andererseits sollte ihr klinischer Zustand inzwischen nicht wesentlich verändert sein, damit die Reliabilität erfasst werden kann. Dies ist insbesondere bei akuten Verläufen problematisch.

Mögliche Lösungen, um die Bedingung der Unabhängigkeit zu gewährleisten, sind vielfältig. Sie umfassen die Verblindung der Untersucher, Randomisierung der Reihenfolge der Messobjekte, Wahl eines geeigneten Messintervalls und mehr.

Stichprobengröße

Die **Größe der Stichprobe** ist in allen Studien ein sehr wichtiger Aspekt. Im Fall von Reliabilitätsuntersuchungen ist die optimale Stichprobengröße sehr schwer zu bestimmen und hängt von unterschiedlichen Faktoren wie z. B. der Anzahl der Messwiederholungen, der Anzahl der Untersucher oder dem Skalenniveau ab. Generell gilt: je größer die Stichprobe, desto präziser ist der Rückschluss auf die zu überprüfende klinische Situation. (Dies setzt natürlich voraus, dass oben genannte Aspekte der externen Validität erfüllt sind.)

Die Grundidee einer Stichprobengrößenberechnung im Kontext von Reliabilitätsstudien ist, dass das untere Limit des KIs (➤ Kap. 5.3.1) des gewählten Koeffizienten in der Stichprobe den minimalen klinisch akzeptablen Schwellenwert überschreiten soll. Ist beispielsweise ein Kappa-Wert von mindestens 0,7 akzeptabel für eine bestimmte klinische Situation, so sollte das untere Limit des KIs des Kappa-Koeffizienten größer als 0,7 sein. Damit das möglich ist, muss die Stichprobengröße ein bestimmtes Minimum überschreiten.

Mit zunehmender Stichprobengröße wird das KI schmäler und der Rückschluss auf die reale Situation entsprechend präziser. Als Anhaltspunkt gilt jedoch eine Stichprobengröße von 50 als ausreichend.

3.3 Bedeutung für die Klinik

Die Reliabilität beschreibt, wie in den Abschnitten zuvor erläutert, die Stabilität bzw. die Wiederholbarkeit von Messergebnissen. Dieses Gütekriterium ist für diverse klinische Szenarien von Bedeutung. Die Test-Retest- und die Intratester-Reliabilität spielen insbesondere bei der Verlaufskontrolle eine Rolle, d. h., sie sind besonders wichtig, um Veränderungen des zu messenden Konstrukts oder klinischen Merkmals wahrnehmen zu können. Aus der Reliabilität lassen sich der SEM und die MDC bestimmen, anhand derer der Kliniker beurteilen kann, ob die gemessene Differenz eher einem Messfehler oder einer tatsächlichen Veränderung zuzuordnen ist.

Wichtig ist hier anzumerken, dass eine *statistisch* signifikante Veränderung nicht automatisch eine *klinisch* bedeutsame Veränderung bedeutet. Sind der Messfehler und die MDC gering, kann das Messinstrument bereits kleine Veränderungen zuverlässig detektieren, d. h., der klinische Verlauf kann *reliabel* erfasst werden. Klinisch bedeutsame Veränderungen jedoch werden der *Validität* zugeordnet, die erfasst, ob das Messinstrument klinisch bedeutsame Veränderungen valide, also tatsächlich erfassen kann. Die entsprechende Methodik wird in ➤ Kap. 4.4 abgehandelt.

Die *Intertester-Reliabilität* ist vor allem für die Vergleichbarkeit von Messwerten verschiedener Untersucher von Bedeutung. Wird beispielsweise ein Patient von mehreren Therapeuten behandelt, sollten diese möglichst dieselben klinischen Urteile und Entscheidungen treffen, um dem Patienten ein einheitliches Behandlungsmanagement zukommen lassen zu können.

Tab. 3.4 Konzepte der Reliabilität und ihre klinische Bedeutung

Konzept der Reliabilität	Bedeutung	Klinischer Zweck
Test-Retest-Reliabilität	Übereinstimmung zu unterschiedlichen Zeitpunkten	Verlaufskontrolle (v. a. Fragebögen)
Intratester-Reliabilität	Übereinstimmung der Messungen desselben Untersuchers	Verlaufskontrolle (v. a. von Therapeuten durchgeführte klinische Tests)
Intertester-Reliabilität	Übereinstimmung zwischen Messungen unterschiedlicher Untersucher	Vergleichbarkeit von Messwerten zwischen Therapeuten
Interne Konsistenz	Übereinstimmung von Items, die dasselbe Konstrukt messen	Präzision bei Messungen von Konstrukten durch ein-/mehrdimensionale Fragebögen oder Testbatterien
SEM	Durchschnittlicher zu erwartender Messfehler am Messobjekt bei einer Messung	Bereich, in dem die Messungen als Messfehler gelten
MDC	Durchschnittlicher zu erwartender Messfehler am Messobjekt bei der Differenz zweier Messungen	Höhe der Veränderung, die gerade noch (statistisch) messbar ist

Die *interne Konsistenz* gibt an, wie präzise bestimmte abstrakte Konstrukte erfasst werden können. Das ist insbesondere relevant, wenn diese z. B. durch Fragebögen oder Testbatterien erfasst werden.

Eine Möglichkeit, eine geringe Reliabilität von Einzelmessungen zu erhöhen, besteht darin, Messungen wiederholt durchzuführen und die gemessenen Ergebnisse zu mitteln. Dadurch wird die Streuung stabilisiert und die Messung präziser. Dieses Prinzip wird beispielsweise bei Messungen der Mechanosensitivität angewendet, bei der der MW aus drei Einzelmessungen als Testergebnis verwendet wird. Auch bei Fragebögen wird das Prinzip angewendet. Durch die Zunahme der Itemanzahl 🕮 erhöht sich der Wert für Cronbachs Alpha und demnach die interne Konsistenz.

In ➤ Tab. 3.4 findet sich eine Übersicht zu den Formen der Reliabilität und deren Bedeutung für den klinischen Alltag.

3

LITERATUR

Bland JM, Altman D. Statistical methods for assessing agreement between two methods of clinical measurement. Lancet 1986; 327(8476): 307–310.

Cicchetti DV. Guidelines, criteria, and rules of thumb for evaluating normed and standardized assessment instruments in psychology. Psychol Assess 1994; 6(4): 284–290.

Cohen J. A coefficient of agreement for nominal scales. Educat Psychol Meas 1960; 20(1): 37–46.

Cohen J. Weighted kappa: nominal scale agreement provision for scaled disagreement or partial credit. Psycholog Bulletin 1968; 70(4): 213–220.

Cronbach LJ. Coefficient alpha and the internal structure of tests. Psychometrika 1951; 16(3): 297–334.

de Vet HCW, et al. Measurement in Medicine: A Practical Guide. Cambridge University Press, 2011.

Döring N, Bortz J. Forschungsmethoden und Evaluation in den Sozial- und Humanwissenschaften (5. Aufl.). Springer-Verlag, 2016.

Fabio RPD. Essentials of Rehabilitation Research: A Statistical Guide to Clinical Practice. F. A. Davis, 2012.

Feinstein AR, Cicchetti DV. High agreement but low Kappa: I. the problems of two paradoxes. J Clin Epidemiol 1990; 43(6): 543–549.

Fleiss JL. Measuring nominal scale agreement among many raters. Psychol Bull 1971; 76(5): 378–382.

Koo TK, Li MY. A guideline of selecting and reporting intraclass correlation coefficients for reliability research. J Chiropract Med 2016; 15(2): 155–163.

Kreienbrock L, Pigeot I, Ahrens W. Epidemiologische Methoden. Springer-Verlag, 2012.

La Touche R, et al. Craniofacial Pain And Disability Inventory (CF-PDI): development and psychometric validation of a new questionnaire. Pain Physician 2014; 17(1): 95–108.

Lucas NP, et al. The development of a quality appraisal tool for studies of diagnostic reliability (QAREL). J Clin Epidemiol 2010; 63(8): 854–861.

Rothman K, Lash TL. Modern Epidemiology (4th ed). Lippincott Williams&Wilkins, 2020.

Shankar V, Bangdiwala SI. Observer agreement paradoxes in 2×2 tables: Comparison of agreement measures. BMC Med Res Methodol 2014; 14: 100. https://doi.org/https://doi.org/10.1186/1471-2288-14-100.

Shrout PE, Fleiss JL. Intraclass correlations: Uses in assessing rater reliability. Psychol Bull 1979; 86(2): 420–428.

von Piekartz H et al. Cross-cultural adaption and psychometric evaluation of the German Craniofacial Pain and Disability Inventory (CF-PDI). Pain Physician 2021; 24(6): E857–E866.

KAPITEL

4 Validität

Nikolaus Ballenberger

Das folgende Kapitel befasst sich mit der Validität und ihren Formen. Zudem werden wichtige Aspekte des Studiendesigns, die relevanten statistischen Verfahren und die Bedeutung der Validität für den klinischen Alltag beschrieben.

4.1 Definition und Formen von Validität

Validität

Die Validität untersucht, inwieweit das Messinstrument misst, was es zu messen vorgibt. Man unterscheidet die **Inhaltsvalidität,** die **Kriteriumsvalidität** und die **Konstruktvalidität.**

Eine Übersicht über die Formen der Validität ist in ➤ Abb. 4.1 zu sehen.

Im Gegensatz zur Reliabilität, welche die Wiederholbarkeit oder die Präzision von Messungen beschreibt (➤ Kap. 3.1), bedeutet Validität, dass das zu messende klinische Merkmal auch wirklich mit dem entsprechenden Assessment erfasst werden kann. Validität ist auch mit Gültigkeit, Richtigkeit, Korrektheit oder Genauigkeit gleichzusetzen. Allerdings wird der Begriff „Genauigkeit" auch oft gleichbedeutend mit Präzision bzw. Reliabilität verwendet, sodass er hier nicht weiter verwendet wird, um Missverständnisse zu vermeiden. Englische Begriffe für Validität sind sind u. a. „validity" oder „(diagnostic) accuracy".

Bei der Validität werden drei Hauptformen unterschieden: die Inhaltsvalidität (➤ Kap. 4.2), die Kriteriumsvalidität (➤ Kap. 4.3) und die Konstruktvalidität (➤ Kap. 4.5). Welche Form der Validität untersucht wird, hängt ab

1. von der Phase der Validierung eines Assessments,

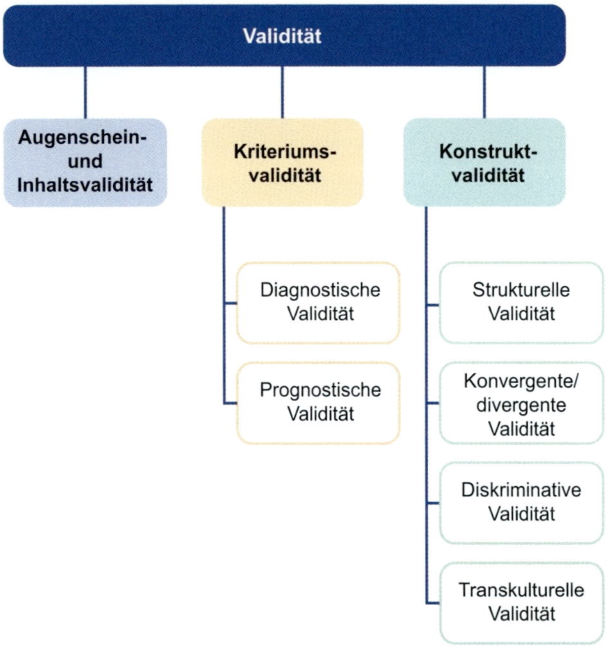

Abb. 4.1 Validität und ihre Unterkategorien [L157]

2. vom Vorliegen eines Goldstandards (eines sog. Außenkriteriums, von dem man annimmt, dass es das zu messende [klinische] Merkmal 🕮 korrekt erfasst) und
3. von der Art des zu messenden klinischen Merkmals (ein- vs. mehrdimensional, abstrakt vs. konkret, ➤ Kap. 2).

4.2 Augenschein- und Inhaltsvalidität

Augenschein- und Inhaltsvalidität sind Formen von Validität, die insbesondere zu Beginn der Entwicklung von Assessments von Bedeutung sind. Englische Begriffe für Augenschein- und Inhaltsvalidität sind „face validity", „content validity" oder „logical validity".

Die Entwicklung von Assessments startet mit theoretischen Überlegungen. Dazu gehören:

- Welches klinische Merkmal soll erfasst werden?
- Wie soll das klinische Merkmal erfasst werden?
- In welcher Zielpopulation 🕮 soll es erfasst werden?
- Etc.

Augenscheinvalidität

Die **Augenscheinvalidität** beurteilt durch logisches Verständnis und Plausibilität, ob das entwickelte (oder zu entwickelnde) Assessment das zu messende klinische Merkmal tatsächlich erfassen kann.

Dies geschieht ohne bestimmte wissenschaftliche Methodik oder Systematik. Beispielsweise ist der BMI augenscheinvalide bei der Erfassung von Übergewicht mithilfe des Körpergewichts eines Menschen in Relation zu seiner Körpergröße, da er sowohl Körpergröße wie auch Körpergewicht in der Formel berücksichtigt. Er wäre nicht augenscheinvalide, wenn er nur das Körpergewicht, nicht aber die Körpergröße erfassen würde, da ohne die Körpergröße kein sinnvoller Rückschluss auf Übergewicht gezogen werden kann.

Die Inhaltsvalidität geht einen Schritt weiter.

Inhaltsvalidität

Inhaltsvalidität beschreibt auf Basis ausgewählter Expertenmeinungen und systematischer Literaturrecherche, aber ohne statistische Datenauswertung, ob der entwickelte Test das zu messende klinische Merkmal tatsächlich mit all seinen relevanten Aspekten erfasst.

Dabei werden unter anderem folgende Aspekte berücksichtigt:

- Ist das Ziel des Assessments klar definiert – z. B.: Soll eine pathobiologische Diagnose gestellt, ein klinischer Verlauf erfasst, eine Prognose gestellt werden?
- Kann die gewählte Untersuchungsmethode sinnvoll das zu messende Merkmal erfassen? Das betrifft z. B. Skalierung, Auswahl und Anzahl der Items oder die Durchführung der klinischen Untersuchung.

Zudem können bereits erste Probedurchläufe mit dem Assessment wichtige Informationen dazu liefern, ob auch die Verständlichkeit und Handhabbarkeit (u. a.) seitens des Untersuchers und des

Patienten gegeben ist. Beispielsweise ist es bei Mechanosensitivitätsmessungen mit dem Druckalgometer oder bei quantitativ-sensorischen Testungen (QST) für den Probanden häufig schwierig zu beurteilen, welcher Druck oder thermische Reiz als normal, unangenehm bzw. schmerzhaft empfunden wird (Rolke et al. 2006a, 2006b). Hierzu ist es essenziell, dem Probanden die Differenzierung der jeweiligen Kategorien optimal zu vermitteln. Bevor der eigentliche Validierungsprozess startet, kann dieses Prozedere durch erste Pilotversuche 🕮 und Probedurchläufe optimiert werden.

Auf Basis eines systematischen Literaturstudiums werden in dieser Phase der Assessmententwicklung wichtige Aspekte des zu messenden klinischen Merkmals identifiziert, um zu gewährleisten, dass diese in dem zu entwickelnden Assessment berücksichtigt werden. Zusätzlich werden Einschätzungen durch Experten eingeholt. Es können z. B. Delphistudien 🕮 durchgeführt werden, in denen die ausgewählten Experten in iterativen Stufen ihre Beurteilungen hinsichtlich Inhalt und/oder Eignung des Assessments für einen bestimmten klinischen Zweck abgeben (Grant und Kinney 1992). Mit einer solchen Studie wurde beispielsweise durch 23 Experten in einem dreistufigen Prozess beurteilt, welche Assessments sich für die klinische physiotherapeutische Untersuchung bei Patienten mit temporomandibulärer Dysfunktion (TMD) am besten eignen (von Piekartz et al. 2020).

In einem nächsten Schritt könnte man in Form von empirischen 🕮 Validitätsstudien an Probanden untersuchen, inwieweit die identifizierten Assessments, die noch nicht auf Gütekriterien überprüft wurden, tatsächlich geeignet sind und beispielsweise bestimmte Pathologien im Kiefer-/Gesichtsbereich und/oder die damit assoziierten Einschränkungen im Alltag korrekt detektieren.

Die Untersuchungen der Inhalts-und Augenscheinvalidität sind also die ersten Schritte, bevor die Kriteriums- und/oder Konstruktvalidität untersucht wird. Für die Beurteilung der Inhalts- wie auch bei der Augenscheinvalidität werden (noch) keine Daten empirisch erhoben, analysiert und mithilfe von statistischen Parametern interpretiert.

4.3 Kriteriumsvalidität

Im Anschluss an die Beurteilung der Inhalts- und Augenscheinvalidität wird in der Regel die Überprüfung der Kriteriums- und/oder Konstruktvalidität durchgeführt. In dieser Phase der Validierung werden Daten empirisch erhoben und anschließend statistisch ausgewertet, d. h., sowohl die Kriteriums- als auch die Konstruktvalidität (➤ Kap. 4.5) werden mithilfe von statistischen Parametern quantifiziert.

Kriteriumsvalidität

Die **Kriteriumsvalidität** untersucht, inwieweit das Messinstrument mit einem **Außenkriterium (Goldstandard) übereinstimmt**. Man unterscheidet die diagnostische und die prognostische Kriteriumsvalidität.

- **Diagnostische Validität** beurteilt, inwieweit das Messergebnis des zu validierenden Tests **(Indextest) mit** dem tatsächlichen aktuellen klinischen Status des Patienten übereinstimmt.
- Die **prognostische Validität** beurteilt, inwieweit das Messergebnis des Indextests mit einem tatsächlichen klinischen Status oder klinischen Ereignis des Patienten in der Zukunft übereinstimmt.

Im Englischen wird Kriteriumsvalidität „criterion validity" genannt. Für diagnostische Validität werden die Begriffe „diagnostic validity/accuracy" oder auch „concurrent validity" verwendet. Prognostische Validität wird mit „prognostic" oder „predictive validity" übersetzt. Ein Hauptunterscheidungskriterium zwischen diagnostischer und prognostischer Validität besteht darin, dass bei diagnostischer Validität der Indextest und der tatsächliche klinische Status (Goldstandard) nahezu gleichzeitig erhoben werden, wohingegen bei prognostischer Validität der tatsächliche klinische Status in der Zukunft liegt.

Die Kriteriumsvalidität kann nur untersucht werden, wenn ein Goldstandard vorhanden ist. Das ist insbesondere dann häufig der Fall, wenn eindimensionale, direkt messbare klinische Merkmale (➤ Kap. 2) der Körperfunktion und -struktur oder bestimmte Status wie z. B. die Wiedererlangung der Arbeitsfähigkeit erfasst werden sollen. Im Falle von abstrakten, mehrdimensionalen Assessments existiert in der Regel kein Goldstandard. Hier kann lediglich die Konstruktvalidität überprüft werden (➤ Kap. 4.5).

Allerdings zählt auch zur Kriteriumsvalidität, wenn etablierte abstrakte, mehrdimensionale Assessments durch eine Kurzversion ersetzt werden sollen. In diesen Fällen zählt das etablierte Assessment als Goldstandard, auch wenn es selbst nie mit einem Goldstandard verglichen werden konnte. Wird beispielsweise eine Kurzversion eines Fragebogens zur gesundheitsbezogenen Lebensqualität entwickelt und mit der bestehenden Langversion verglichen, so konnte die etablierte Originalversion nie mit einem Goldstandard verglichen werden, da für die Lebensqualitätsmessung kein Goldstandard existiert.

4.3.1 Statistische Verfahren der Kriteriumsvalidität

Je nach Skalierung der Merkmale, die mit dem Goldstandard 🕮 und dem Indextest 🕮 erfasst werden, kommen unterschiedliche Verfahren zum Einsatz. Die statistischen Verfahren zum Überprüfen der Kriteriumsvalidität sind zum Teil identisch mit denen der Reliabilität. Für einen solchen Fall werden im Folgenden zur Illustration einige Beispiele aus Originalstudien gezeigt. Zusätzliche, für die Kriteriumsvalidität spezifische statistische Verfahren werden ergänzend an fiktiven Beispielen vorgestellt. Da jedoch – im Gegensatz zur Reliabilitätsprüfung – die zu messenden Merkmale des Goldstandard-Tests und des Indextests unterschiedliche Skalenniveaus 🕮 aufweisen können, gibt es deutlich mehr statistische Verfahren, die zum Einsatz kommen können.

Eine Übersicht über häufige und mögliche Verfahren in Abhängigkeit von den Skalenniveaus findet sich in ➤ Tab. 4.1. Die wichtigsten Verfahren im Kontext von Kriteriumsvalidität werden im Folgenden präsentiert.

4

Tab. 4.1 Statistische Testverfahren zur Kriteriumsvalidität in Abhängigkeit vom Skalenniveau des Index- und des Goldstandard-Tests

		Skalenniveau des Indextests		
Skalenniveau des Goldstandards		*Metrisch*	*Ordinal*	*Dichotom*
	Metrisch	Gleiche Einheit: ICC, Bland-Altman-Methode, lineare Regression Ungleiche Einheit: Korrelation nach Pearson/Spearman	Korrelation nach **Spearman**	Keine Situation bekannt
	Ordinal	Korrelation nach Spearman	Gleiche Einheit: gewichteter Kappa-Koeffizient Ungleiche Einheit: Korrelation nach Spearman	Keine Situation bekannt
	Dichotom	ROC, Sensitivität, Spezifität, Youden-Index, logistische Regression	ROC, Sensitivität, Spezifität, Youden-Index, logistische Regression	Sensitivität, Spezifität, LR^+, LR^-, Youden-Index, logistische Regression

ICC: Intraklassen-Korrelationskoeffizient, LR^+/LR^-: positive/negative Likelihood-Ratio (➤ Kap. 4.3.5), ROC: Receiver-Operating-Charakteristik (➤ Kap. 4.3.7)

4.3.2 ICC und Bland-Altman-Methode

Die Bland-Altman-Methode mit dem Bland-Altman-Plot und der Intraklassen-Korrelationskoeffizient (ICC; ➤ Kap. 3.1.1) werden verwendet, wenn das klinische Merkmal bei Messung mit dem Goldstandard sowie mit dem Indextest metrisch skaliert ist und dieselbe Einheit aufweist.

Beispiel (metrisch skalierter Indextest und Goldstandard): In einer Studie wurde die Validität eines digitalen Goniometers im Vergleich zu einem Ultraschall-basierten Messsystem für die Messung des Flexions-Rotations-Bewegungsausmaßes der oberen Halswirbelsäule untersucht (Luedtke et al. 2020). Hierbei wurde das Ultraschallsystem als Referenzstandard (Goldstandard) und das digitale Goniometer als Indextest betrachtet. Es wurde demnach die diagnostische oder konkurrente (Kriteriums-)Validität untersucht.

Dazu wurden Messungen an 39 Probanden mit und 23 Probanden ohne Kopf- und Nackenschmerzen durchgeführt. Die Ergebnisse für die Flexion-Rotation nach links sind in ➤ Abb. 4.2 als Bland-Altman-Plot dargestellt (Details zu dieser Methode siehe ➤ Kap. 3.1.1). Die x-Achse zeigt in dieser Darstellung die durchschnittlichen Messwerte aus beiden Methoden und die y-Achse die Differenz der Messwerte beider Methoden. Demnach liegt ein sehr geringer systematischer Fehler von 0,5° vor, was daran erkennbar ist, dass die mittlere, den durchschnittlichen Messfehler aller Messungen repräsentierende Linie um den Wert 0,5° nach oben versetzt ist. Der zufällige Fehler liegt etwa zwischen –4,8° und +5,8°. In diesem Bereich liegen 95 % aller Differenzen zwischen beiden Messmethoden. Der damit einhergehende ICC wird in der Studie mit 0,95 angegeben und repräsentiert eine exzellente Kriteriumsvalidität (Interpretation der ICC-Koeffizienten siehe ➤ Tab. 3.2).

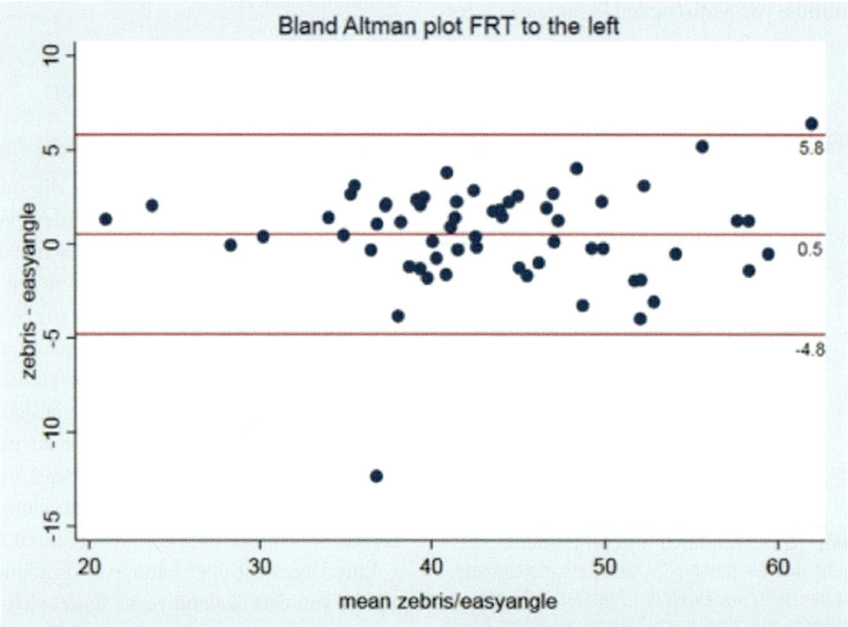

Abb. 4.2 Bland-Altman-Plot für die Messung der HWS-Flexion-Rotation nach links mittels digitalen Goniometers (easyangle®) und Ultraschallsystem Zebris® (aus: Luedtke et al. 2020). FRT = Flexion Rotation Test. [H269/L157]

Häufig wird zur Quantifizierung der Kriteriumsvalidität der Pearson-Korrelationskoeffizient 📖 verwendet. Dieser ist allerdings nur geeignet, wenn die beiden Messmethoden *unterschiedliche* Einheiten verwenden. Bei gleicher Einheit ist der Pearson-Koeffizient ungeeignet, da er nicht den systematischen Fehler berücksichtigt. Bezüglich der Schwellenwerte für die Interpretation kann ➤ Tab. 3.2 herangezogen werden.

4.3.3 Sensitivität und Spezifität

Für den Fall, dass sowohl der Indextest 📖 als auch der Referenztest dichotom/nominal skaliert ist, kommen, wie bei der Untersuchung der Reliabilität, Vierfeldertafeln (Kreuztabellen) mit diversen Maßzahlen zum Einsatz.

Beispiel (dichotomer Indextest und dichotomer Goldstandard 📖): Um z. B. herauszufinden, wie valide (korrekt) der Lachman-Test hinsichtlich der Diagnose einer Kreuzbandruptur (KBR) ist, benötigt man die Resultate sowohl des zu validierenden klinischen Tests (Indextest) als auch des Goldstandard-Tests (Referenztest). In beiden Fällen liegt die Information in Form von „Diagnose ja/nein" vor. Bei den Ergebnissen des Goldstandard-Tests (z. B. Arthroskopiebefund) geht man wieder davon aus, dass sie zu annähernd 100 % richtig sind, also dem tatsächlichen Zustand entsprechen.

Mithilfe von **Sensitivität** und **Spezifität** wird die Validität des Indextests überprüft. Die folgende Tabelle zeigt das Prinzip.

	Tatsächlich krank	**Tatsächlich gesund**	
Test positiv	A (richtig positiv)	B (falsch positiv)	T+ (Summe Test positiv)
Test negativ	C (falsch negativ)	D (richtig negativ)	T– (Summe Test negativ)
	W+ (Summe krank)	W– (Summe gesund)	G (Gesamtanzahl)

Zelle W+ enthält die Anzahl der tatsächlich Erkrankten.
Zelle W– enthält die Anzahl der tatsächlich Gesunden.
G ist die Gesamtanzahl der untersuchten Personen.
Zelle A enthält die Anzahl der tatsächlich erkrankten Personen, die der Test auch als erkrankt einstuft (richtig positiv).
Zelle B enthält die Anzahl der tatsächlich gesunden Personen, die der Test aber als erkrankt einstuft (falsch positiv).
Zelle C enthält die Anzahl der tatsächlich erkrankten Personen, die der Test aber als gesund einstuft (falsch negativ).
Zelle D enthält die Anzahl der tatsächlich gesunden Personen, die der Test auch als gesund einstuft (richtig negativ)

Erkennt nun der Test sowohl die tatsächlich Erkrankten als auch die tatsächlich Gesunden zu 100 %, ist er maximal valide. In der folgenden Tabelle sind die Ergebnisse der fiktiven Studie dargestellt.

	Tatsächlich (KBR+)	**Tatsächlich keine (KBR–)**	
Lachman-Test positiv	80	300	**380**
Lachman-Test negativ	20	700	**720**
	100	**1.000**	**1.100**

Der Anteil der Personen, die tatsächlich eine KBR haben (Prävalenz), liegt bei 10 % (100/1.000). Von 100 Personen, die tatsächlich eine KBR haben (W+), erkennt der Test 80 (A) korrekt. Das entspricht einer Sensitivität von 0,8 (oder 80 %). Von 1.000 Personen, die tatsächlich keine KBR haben (W–), erkennt der Test 700 (D) korrekt. Das entspricht einer Spezifität von 0,7 (oder 70 %).

Sensitivität und Spezifität

Maße der Kriteriumsvalidität (Korrektheit) sind Sensitivität und Spezifität:

$$\text{Sensitivität} = \frac{\text{Anz. korrekt als erkrankt Erkannter}}{\text{Anzahl tatsächlich Erkrankter}}$$

$$\text{Spezifität} = \frac{\text{Anz.korrekt als nicht erkrankt Erkannter}}{\text{Anzahl tatsächlich nicht Erkrankter}}$$

Interpretation: Die **Sensitivität** eines Tests entspricht der Wahrscheinlichkeit eines positiven Testergebnisses bei einem tatsächlich Erkrankten.
Interpretation: Die **Spezifität** eines Tests entspricht der Wahrscheinlichkeit eines negativen Testergebnisses bei einem tatsächlich *nicht* Erkrankten.

4.3.4 Prädiktive Werte

Neben der Sensitivität und Spezifität lassen sich auch die sogenannten **prädiktiven Werte (Vorhersagewerte)** ermitteln, welche aber keine Aussage über die Validität machen können, obwohl sie von selbiger abhängig sind. Im obigen Beispiel entsteht durch die gegebene Sensitivität von 0,8 und Spezifität von 0,7 eine Fehlklassifikation von 320 (aus insgesamt 1.100) Personen, welche keine korrekte Behandlung erfahren würden, sofern man eine Behandlung lediglich auf den Lachman-Test stützen würde. Falls alle 380 Personen mit positivem Lachman-Testergebnis eine Behandlung (z. B. OP) und alle 720 Personen mit negativem Testergebnis keine Behandlung erhalten würden, würden nur 80 von den 380 positiv Getesteten korrekterweise behandelt (positiver prädiktiver Wert), und 700 von 720 negativ Getesteten würden korrekterweise nicht behandelt (negativer prädiktiver Wert). Das entspricht einem positiven prädiktiven Wert (PPW) von 0,21 (oder 21 %) und einem negativen prädiktiven Wert (NPW) von 0,97 (97 %).

Der **PPW** ist definiert als die Wahrscheinlichkeit des tatsächlichen Vorliegens einer Erkrankung (hier: KBR) bei positivem Testergebnis (hier: positiver Lachman-Test). Der **NPW** entspricht der Wahrscheinlichkeit des tatsächlichen Nichtvorliegens der Erkrankung (hier: keine KBR) bei negativem Testergebnis (hier: negativer Lachman-Test).

Positiver und negativer prädiktiver Wert (Vorhersagewert)

Die **prädiktiven Werte (Vorhersagewerte)** geben die Wahrscheinlichkeit einer korrekten Diagnose im Falle eines positiven bzw. negativen Testergebnisses an. Sie sind kein Maß der Kriteriumsvalidität, jedoch von selbiger abhängig.

$$\text{PPW} = \frac{\text{Anz. korrekt als erkrankt Erkannter}}{\text{Anz. positiv Getesteter}}$$

$$NPW = \frac{\text{Anz. korrekt als nicht erkrankt Erkannter}}{\text{Anz. negativ Getesteter}}$$

Interpretation: Der **positive prädiktive Wert (PPW)** gibt die Wahrscheinlichkeit des tatsächlichen Vorliegens einer Erkrankung bei positivem Testergebnis an.

Der **negative prädiktive Wert (NPW)** gibt die Wahrscheinlichkeit des tatsächlichen Nichtvorliegens einer Erkrankung bei negativem Testergebnis an.

Dass die prädiktiven Werte keine geeigneten Maßzahlen der Validität sind, soll folgendes Beispiel verdeutlichen. Angenommen in obiger Studie wäre der Lachman-Test statt mit 1.000 nur mit 100 Personen mit intaktem Kreuzband durchgeführt worden, dann

	Tatsächlich (KBR+)	Tatsächlich keine (KBR–)	
Lachman-Test positiv	80	30	**110**
Lachman-Test negativ	20	70	**90**
	100	**100**	**200**

ergäbe sich folgende Kreuztabelle:

Offensichtlich bleiben Sensitivität und Spezifität unverändert, jedoch nicht die prädiktiven Werte. Der PPW erhöht sich auf 0,73 und der NPW verringert sich auf 0,77. Demnach sind die prädiktiven Werte von der **Prävalenz** der untersuchten Erkrankung (auch **Vortestwahrscheinlichkeit** genannt) abhängig. Nachdem diese veränderbar ist und durch z. B. Studiendesign, Auswahl der Teilnehmer etc. beeinflusst wird, sind die prädiktiven Werte ungeeignet als Maßzahl für die Validität. Im Gegensatz dazu werden Sensitivität und Spezifität durch die Prävalenz/Vortestwahrscheinlichkeit nicht beeinflusst und sind demensprechend geeignet für die Bestimmung der Validität.

Für die Beurteilung des klinischen Zwecks eines Tests sind die prädiktiven Werte jedoch äußerst wertvoll, da sie über die individuelle „Trefferquote" von klinischen Tests Auskunft geben, sofern die Vortestwahrscheinlichkeit gut abschätzbar ist (vgl. ➤ Kap. 4.3.6).

Prävalenz (Vortestwahrscheinlichkeit)

Die **Vortestwahrscheinlichkeit** gibt an, wie wahrscheinlich das tatsächliche Vorliegen der Erkrankung zum Zeitpunkt des Tests (und unabhängig von dessen Ergebnis) ist. Sie entspricht, mit anderen Worten, der Prävalenz oder dem Anteil der Personen in der Studie/Population, die tatsächlich die Erkrankung haben.

4.3.5 Youden-Index, Likelihood-Ratio

Für eine hohe Validität ist nicht nur eine hohe Sensitivität *oder* hohe Spezifität ausreichend. Es sollte ein möglichst optimaler Gesamtwert aus beiden Parametern zugrunde liegen. Hierfür werden häufig der Youden-Index (Youden 1950) sowie die positive (LR^+) und die negative Likelihood-Ratio (LR^-) verwendet.

Youden-Index

Als ein Maß der Kriteriumsvalidität, das sowohl Sensitivität als auch Spezifität berücksichtigt, kann der Youden-Index verwendet werden:

Youden-Index = Sensitivität + Spezifität – 1

Der **Youden-Index** nimmt Werte zwischen 0 und 1 an:

- 1 = maximale Kriteriumsvalidität
- 0 = keine Kriteriumsvalidität

In unserem Beispiel liegt der Youden-Index bei 0,8 + 0,7–1 = 0,5.

Auch die Likelihood-Ratios berechnen sich auf Grundlage von Sensitivität und Spezifität.

Likelihood-Ratios

Als Maße der Kriteriumsvalidität, die sowohl Sensitivität als auch Spezifität berücksichtigen, können die **Likelihood-Ratios** verwendet werden:

$$LR^+ = \frac{\text{Sensitivität}}{1-\text{Spezifität}}$$

Die LR^+ nimmt Werte ≥ 1 an (je höher, desto valider).

Interpretation: Die LR^+ setzt die Wahrscheinlichkeit eines positiven Testergebnisses bei einem Erkrankten ins Verhältnis zu der Wahrscheinlichkeit eines positiven Testergebnisses bei einem Gesunden.

$$LR^- = \frac{1-\text{Sensitivität}}{\text{Spezifität}}$$

Die LR^- nimmt Werte 0 bis 1 an (je niedriger, desto valider).

Interpretation: Die LR^- setzt die Wahrscheinlichkeit eines negativen Testergebnisses bei einem Erkrankten ins Verhältnis zu der Wahrscheinlichkeit eines negativen Testergebnisses bei einem Gesunden.

Setzt man die Werte der Sensitivität (0,8) und (0,7) in die Formel der LR^+ ein, ergibt sich:

$$LR^+ = \frac{0{,}8}{1-0{,}7} = 2{,}67$$

Die Wahrscheinlichkeit eines positiven Ergebnisses im Lachman-Test ist bei Personen mit KBR also 2,67 Mal so hoch wie bei Personen ohne KBR. Orientierende Schwellenwerte der LR^+/LR^- für den klinischen Nutzen sind in ➤ Tab. 4.2 angegeben. Basierend auf der LR^+ ist der klinische Nutzen des Lachman-Tests demnach als gering bis mittel einzustufen (➤ Tab. 4.2).

$$LR^- = \frac{1-0{,}8}{0{,}7} = 0{,}29$$

Tab. 4.2 Schwellenwerte für LR in Bezug auf den klinischen Nutzen (in Anlehnung an Jaeschke et al. 1994)

Klinischer Nutzen	LR^+	LR^-
Nutzlos	1 – < 2	1 – > 0,5
Gering bis mittel	≥ 2 – < 5	≤ 0,5 – > 0,2
Mittel bis hoch	≥ 5 – < 10	≤ 0,2 – > 0,1
Hoch bis sehr hoch	≥ 10	≤ 0,1

Die Wahrscheinlichkeit eines negativen Ergebnisses im Lachman-Test beträgt bei Personen mit KBR 29 % (das 0,29-Fache) der Wahrscheinlichkeit eines negativen Testergebnisses bei Personen ohne KBR. Auch basierend auf der LR^- ist der klinische Nutzen des Lachman-Tests demnach als gering bis mittel einzustufen.

4.3.6 Nomogramm

Mithilfe des Nomogramms nach Fagan (1975) kann abgeschätzt werden, wie hoch die Wahrscheinlichkeit ist, dass ein bestimmter klinischer Status (z. B. eine Diagnose, Funktionseinschränkung, Prognose etc.) tatsächlich bei einem Patienten vorliegt, der ein positives bzw. negatives Testergebnis aufweist **(Nachtestwahrscheinlichkeit)** – z. B. wie hoch die Wahrscheinlichkeit ist, dass ein Patient mit positivem bzw. negativem Lachman-Testergebnis tatsächlich eine KBR aufweist.

Fagan-Nomogramm

Das Nomogramm gibt die Wahrscheinlichkeit an, mit der in Abhängigkeit vom positiven/negativen Testergebnis ein bestimmter klinischer Status bei einem Patienten vorliegt. Die Abschätzung basiert auf der geschätzten Vortestwahrscheinlichkeit und der positiven/negativen Likelihood-Ratio des Tests und dient als alternative Bestimmungsmethode der prädiktiven Werte.

Die mittels Fagan-Nomogramm ermittelten Werte sind gleichbedeutend mit den prädiktiven Werten. Dementsprechend ist auch die Methode des Nomogramms nicht zur Erfassung der Kriteriumsvalidität geeignet, jedoch von dieser abhängig. Die Methode ist insbesondere für den Kliniker interessant, da sie eine schnelle Einschätzung gibt, wie „treffsicher" ein positives bzw. negatives Testergebnis ist. Zur Anwendung des Nomogramms sind drei Schritte notwendig:

1. Abschätzung der **Vortestwahrscheinlichkeit,** also der angenommenen Wahrscheinlichkeit, dass ein Patient einen bestimmten klinischen Status (z. B. Diagnose, Funktionseinschränkung, Prognose etc.) aufweist, bevor man den klinischen Test durchführt. In Studien entspricht die Vortestwahrscheinlichkeit der Prävalenz, also dem Anteil der Probanden, die tatsächlich den klinischen Status von Interesse aufweisen ($W^+/[W^+ + W^-]$). Im obigen Beispiel sind das 50 % (100 von 200). Im klinischen Alltag kann die Vortestwahrscheinlichkeit nicht berechnet, sondern lediglich abgeschätzt werden. Diese Abschätzung kann auf mehreren Aspekten beruhen:
   - Wie häufig kommt dieses Problem generell in der Bevölkerung vor – in Abhängigkeit von Alter, Geschlecht, Beruf, Sport o. Ä.?
   - Wie häufig kommt dieses Problem in dem Setting vor, in dem der Therapeut tätig ist?
   - Wie wahrscheinlich ist es nach der Anamnese und vor Durchführung des klinischen Tests, dass der Patient diesen klinischen Status aufweist.
2. Die Werte der LR^+/LR^- für den entsprechenden Test werden der aktuellen Studienlage entnommen.
3. Die beiden Informationen werden im Fagan-Nomogramm (➤ Abb. 4.3) in Spalte 1 (Vortestwahrscheinlichkeit) und 2 (Likelihood-Ratio) markiert und mit einer geraden Linie verbunden. Diese Linie wird bis in die dritte Spalte (Nachtestwahrscheinlichkeit) verlängert und ihr Schnittpunkt in der dritten Spalte ist die Wahrscheinlichkeit, dass der klinische Status des Patienten tatsächlich vorliegt **(Nachtestwahrscheinlichkeit).**

Beispiel (vereinfacht und nur zur Veranschaulichung des Prinzips): Ein 25-jähriger Fußballer schildert, er habe sich während eines Zweikampfs schmerzhaft das Knie verdreht. Anschließend habe er nicht mehr richtig auftreten können und musste das Spiel abbrechen. Seit zwei Wochen könne er zwar wieder gehen, habe allerdings ein „schwammiges" Gefühl im Knie. Aus dieser Information schließt der Physiotherapeut, dass die Wahrscheinlichkeit einer KBR erheblich ist. Er schätzt sie auf ca. 60 % und entscheidet sich für einen Lachman-Test, dessen (fiktiver) Wert der LR^+ in der obigen Studie mit 2,67 angegeben ist. Verbindet man nun im Nomogramm 0,6 (Vortestwahrscheinlichkeit) mit 2,67 (LR^+), liest man unter Nachtestwahrscheinlichkeit ca. 0,8 ab. Demnach kann man bei diesem Patienten davon ausgehen, dass nach positivem Lachman-Test mit ca. 80%iger Wahrscheinlichkeit tatsächlich eine KBR vorliegt. Wäre das Testergebnis negativ, würde man den Wert der LR^- in der mittleren Spalte markieren. Der Wert der Nachtestwahrscheinlichkeit wäre in dem Fall 0,3, d. h., trotz negativem Lachman-Test wäre mit 30%iger Wahrscheinlichkeit von einer KBR auszugehen. Natürlich sind diese Werte reine Abschätzungen, dennoch geben sie sicherlich einen gewissen Anhalt für den klinischen Alltag.

4.3.7 Receiver-Operating-Charakteristik (ROC)

Falls der Indextest 🕮 metrisch und der Goldstandard-Test 🕮 dichotom/nominal skaliert ist, wird die ROC-Kurve eingesetzt. Aufgrund der metrischen Skalierung 🕮 des Indextests ist es wichtig, herauszufinden, ab welchem Schwellenwert man vom Vorliegen eines bestimmten klinischen Status ausgehen kann. Folgendes Szenario soll die Problematik erklären.

Beispiel (metrischer Indextest und dichotomer Goldstandard): Eine Studie untersucht die Prognosevalidität des Time-up-and-go-Tests (TUG), d. h. die Frage, inwieweit mithilfe des TUG ein erhöhtes Sturzrisiko vorhergesagt werden kann. Der Indextest (TUG) erfasst die Testzeit zum Zeitpunkt t_1 und setzt diese ins Verhältnis zu einem zukünftigen Sturzereignis (Goldstandard) zum Zeitpunkt t_2. Man geht davon aus, dass Personen mit hoher Testzeit häufiger stürzen werden als Personen mit niedriger Testzeit. Daraus resultieren zwei relevante Aspekte:

1. Kann der Test eine Vorhersage über zukünftige Sturzereignisse treffen?
2. Wenn ja: Durch welchen TUG-Schwellenwert lässt sich eine optimale Einteilung in sturzgefährdete und nicht sturzgefährdete Personen vornehmen?

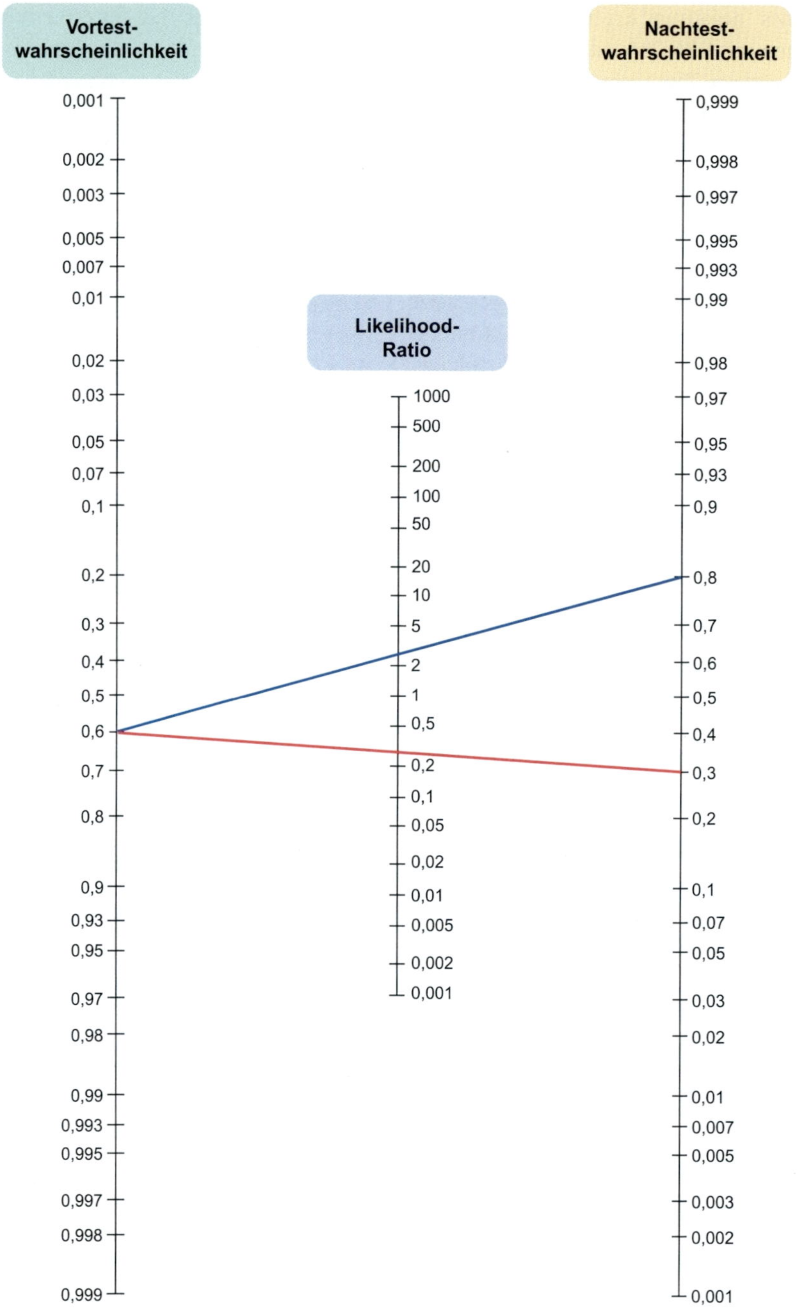

Abb. 4.3 Nomogramm mit Anwendungsbeispiel (aus: Fagan TJ. „Letter. Nomogram for Bayes theorem." N Engl J Med 1975; 293:257

Receiver-Operating-Charakteristik

Die **Receiver-Operating-Charakteristik** (ROC-Kurve) quantifiziert die Höhe der Kriteriumsvalidität bei metrisch skaliertem Indextest und dichotomem Goldstandard-Test. Sie ist ein Maß dafür, wie korrekt ein Test klassifizieren kann.

In ➤ Abb. 4.4 sind die Ergebnisse der Studie zu sehen. Auf der x-Achse ist die benötigte Testzeit in Sekunden angegeben und auf der y-Achse findet sich die Unterteilung in gestürzte und nicht gestürzte Personen. Man erkennt, dass die 10 gestürzten Personen für den Test meist länger gebraucht haben als die 10 nicht gestürzten Personen. Setzt man einen Schwellenwert von 16 Sekunden an (➤ Abb. 4.4a), um Personen mit und ohne Sturzrisiko zu unterscheiden, entnimmt man der dadurch entstehenden Kreuztabelle, dass die Sensitivität und die Spezifität in diesem Fall jeweils 0,8 betragen. In ➤ Abb. 4.4b ist das identische Szenario abgebildet, jedoch mit dem Unterschied, dass der TUG-Schwellenwert nun bei 19 Sekunden angesetzt wurde. Dadurch verändern sich die Werte der Sensitivität und Spezifität.

Zwar kann man aus den Abbildungen ableiten, dass die Vorhersagefähigkeit des TUG umso besser ist, je weiter die Messwerte der

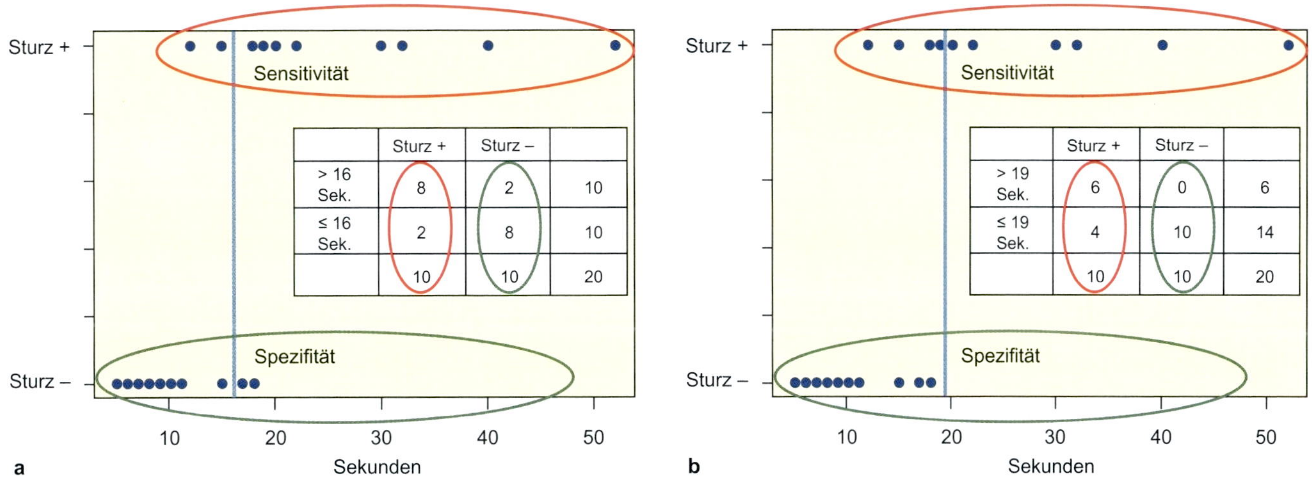

Abb. 4.4 Sensitivität und Spezifität des Time-up-and-go-Tests für die Erkennung eines Sturzrisikos sind je nach Schwellenwert der Testzeit unterschiedlich. [L157]

gestürzten und nicht gestürzten Personen voneinander separiert sind. Allerdings lässt sich aus dieser Abbildung nur schwer ein statistischer Parameter oder auch ein optimaler Schwellenwert ableiten. Hierfür wird daher in der Regel die ROC-Kurve angewendet.

Die ROC-Kurve ermittelt für jeden potenziellen Schwellenwert die Anzahl der richtig positiven Testergebnisse unter den Personen mit einem tatsächlichen Ereignis (Sensitivität) und die Anzahl der falsch positiven Testergebnisse unter den Personen ohne ein tatsächliches Ereignis (1 minus Spezifität). Die grafische Darstellung der Ergebnisse zeigt ➤ Abb. 4.5.

Die blauen Punkte repräsentieren die Sensitivität und 1 – Spezifität für jeden potenziellen Schwellenwert. Je näher die Punkte an der linken oberen Ecke des Koordinatensystems liegen, desto mehr Fläche des Koordinatensystems liegt unterhalb der die Punkte verbindenden Kurve und desto größer ist die Fähigkeit des Assessments, zwischen zwei Gruppen zu unterscheiden (hier: Prognosevalidität). Es wird demnach beurteilt, wie hoch der Anteil der Gesamtfläche unterhalb der Punkte ist (**Fläche unter der Kurve,** *engl.:* area under the curve, **AUC**). Im besten Fall erreicht der Wert 1 und im schlechtesten Fall 0,5. Der Wert 1 bedeutet perfekte Klassifikation durch den Test; 0,5 bedeutet, dass die Klassifikation nicht besser als der Zufall ist. In letzterem Fall liegen die Punkte in etwa auf der Diagonalen. In unserem Beispiel liegt der Wert bei 0,94.

Zusätzlich lässt sich nun, z. B. mithilfe des Youden-Index (➤ Kap. 4.3.5), der Schwellenwert identifizieren, welcher rechnerisch am besten in der Lage ist, korrekt zu klassifizieren (Schisterman et al. 2005). In diesem Beispiel kommen die Schwellenwerte 11, 17 und 18 rechnerisch infrage (rot markiert in der Tabelle und ROC-Kurve).

Schwellenwert	Sensitivität	Spezifität	Youden-Index
≤ 5	1	0	0
5	1	0,1	0,1
6	1	0,2	0,2
7	1	0,3	0,3
8	1	0,4	0,4
9	1	0,5	0,5
10	1	0,6	0,6
11	1	0,7	0,7
12	0,9	0,7	0,6
16	0,8	0,8	0,6
17	0,8	0,9	0,7
18	0,7	1	0,7
19	0,6	1	0,6
20	0,5	1	0,5
22	0,4	1	0,4
30	0,3	1	0,3
32	0,2	1	0,2
40	0,1	1	0,1
52	0	1	0

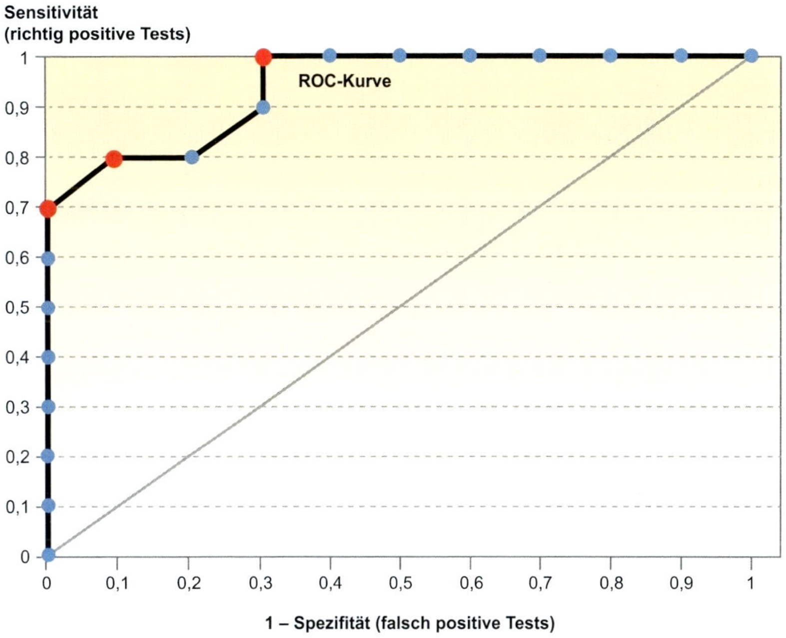

Abb. 4.5 Receiver-Operating-Charakteristik (ROC) [L157]

Tab. 4.3 Schwellenwerte für die klinische Relevanz (klinischer Nutzen) in Abhängigkeit vom AUC-Wert aus der ROC-Kurve

	Hohe Relevanz	Mittlere Relevanz	Geringe Relevanz
AUC	≥0,8	0,7 bis <0,8	<0,7

Welcher Schwellenwert letztendlich verwendet, hängt aber neben der rechnerischen Beurteilung auch von der klinischen Anwendung ab, denn der klinische Kontext bestimmt, ob eine höhere Sensitivität oder eine höhere Spezifität erforderlich ist (➤ Kap. 4.3.9). In ➤ Tab. 4.3 sind Schwellenwerte für die klinische Relevanz (klinischer Nutzen) eines Tests in Abhängigkeit von der AUC angegeben.

4.3.8 Design von Studien zur Erfassung der Kriteriumsvalidität

Das Design einer Studie zur Erfassung der Kriteriumsvalidität ist dem der Reliabilitätsstudien ähnlich. Von einer bestimmten Anzahl an Personen werden zwei Messungen erhoben und deren Werte statistisch auf Übereinstimmung überprüft. Der Hauptunterschied zu den Reliabilitätsstudien besteht darin, dass in Studien zur Überprüfung der Kriteriumsvalidität bei einem der beiden Messzeitpunkte die Goldstandard-Methode 🕮 verwendet, also mutmaßlich der „tatsächliche Zustand" des Patienten erfasst wird.

Wie bei allen Studien, die die Gütekriterien von Assessments untersuchen, ist es essenziell, dass die klinische Situation, für die das Assessment verwendet werden soll, in der Studie möglichst gut widergespiegelt wird. Daher müssen nicht nur die Aspekte der wissenschaftlichen Vorgehensweise beachtet werden, um das Ausmaß der Verzerrung (➤ Kap. 5.4) zu minimieren **(interne Validität)**, sondern auch Aspekte berücksichtigt werden, die die Übertragbarkeit auf die klinische Situation betreffen **(externe Validität)**. Einige essenzielle Aspekte werden im Folgenden kurz beschrieben, die spezifisch für die Untersuchung der Kriteriumsvalidität sind, allerdings auch bei Reliabilitätsstudien berücksichtigt werden:

Aspekte der externen Validität

Für die externe Validität gelten die gleichen Gesichtspunkte wie bei Reliabilitätsstudien (vgl. ➤ Kap. 3.2):

- *Repräsentativität der Studienpopulation* 🕮: Die Studienpopulation sollte so gewählt sein, dass sie der Population entspricht, für die das Assessment verwendet werden soll.
- *Repräsentativität der Untersucher:* Die Auswahl der Untersucher sollte so gewählt sein, dass sie der klinischen Situation in der Realität entspricht.
- *Repräsentativität der Testdurchführung:* Der zu untersuchende Test sollte möglichst so auf Validität untersucht werden, wie er im klinischen Alltag angewendet wird. Häufig werden in Studien allerdings idealisierte Bedingungen festgelegt („Laborbedingungen"), sodass die Ergebnisse aus derartigen Studien nur bedingt auf den klinischen Alltag übertragbar sind.

Aspekte der internen Validität

Goldstandard-Tests

Einer der Schlüsselaspekte bei Validitätsstudien stellt die Auswahl des Goldstandard-Tests dar. Dieser soll den tatsächlichen klinischen Status des Patienten korrekt erfassen. Das kann das Vorliegen einer Diagnose (z. B. KBR) oder auch einer bestimmten (körperlichen) Funktion (Beweglichkeitseinschränkung, Kraftdefizit, etc.) sein (diagnostische Validität), oder aber auch ein Zustand in der Zukunft (prognostische Validität), wie z. B. Sturz, Rezidiv, Chronifizierung etc.

Die Auswahl des Goldstandard-Tests ist häufig eine große Herausforderung, da es in vielen Fällen unklar ist, ob der wahre Status des Patienten tatsächlich erhoben werden kann, und wenn ja, wie. Wenn beispielsweise die segmentale lumbale Stabilität manuell (durch Posterior-anterior-Schub) bestimmt werden soll, ist unklar, mit welchem Goldstandard-Test die Ergebnisse der manuellen Tests verglichen werden sollen, denn es stehen kaum allgemein anerkannte Verfahren zu Verfügung. Einige Studien verwenden beispielsweise funktionelle radiologische Untersuchungen, wobei diese nicht die reinen Gleitbewegungen (posterior-anterior) evaluieren. Zudem ist unklar, ab welchen Werten man von einer tatsächlichen Hyper-/Hypo-/Normbeweglichkeit eines LWS-Segments ausgehen kann. Ist offensichtlich, dass der Referenztest nicht einem Goldstandard-Test 🕮 entspricht, kann die Kriteriumsvalidität nicht angemessen überprüft werden, sondern höchstens die Konstruktvalidität (➤ Kap. 4.5).

Schwellenwerte

Es ist notwendig, im Vorfeld festzulegen, ab welchem statistischen Schwellenwert man von einer ausreichenden Übereinstimmung des Indextests mit dem Außenkriterium ausgeht. Hier dienen die für das jeweilige statistische Verfahren (LR^+/LR^-, ICC etc.) angegebenen Schwellenwerte als Entscheidungshilfe.

Unabhängigkeit der Messungen

Wie bei den Reliabilitätsstudien muss die Bedingung der Unabhängigkeit erfüllt sein. Das bedeutet, dass die Messungen des Index- und Goldstandard-Tests sich nicht gegenseitig beeinflussen dürfen. Dieser Aspekt hat diverse Facetten.

- Zum einen sollen sowohl der Indextest als auch der Goldstandard-Test ohne Kenntnis des Messresultats des jeweils anderen Testresultats erfasst und interpretiert werden. Beispielsweise muss die manuelle segmentale Testung an der LWS ohne Kenntnis der Ergebnisse des Goldstandard-Tests, also z. B. der funktionellen radiologischen Untersuchung, durchgeführt und ausgewertet werden.
- Zum anderen ist das Zeitintervall zwischen beiden Messungen kritisch. Es ist so zu wählen, dass der Zustand der zu messenden Person sich möglichst nicht verändert. Wird z. B. zuerst die funktionelle radiologische Untersuchung durchgeführt, kann es durchaus sein, dass der Patient mit Folgeschmerzen oder muskulärer Schutzreaktion reagiert und dies die darauf folgende

manuelle Untersuchung bei zu kurz gewähltem Zeitintervall beeinflusst. Ist der Abstand zwischen den Messungen jedoch zu lang, kann sich der klinische Status der Patienten in dieser Zeit grundlegend verändern. Dies ist insbesondere bei akuten Verläufen problematisch.

Die Lösungen, um die Bedingung der Unabhängigkeit zu erfüllen, sind, ähnlich wie in Reliabilitätsstudien, vielfältig. Sie umfassen Verblindung der Untersucher, Randomisierung der Reihenfolge der Messobjekte, Wahl eines geeigneten Messintervalls etc. Zudem ist es essenziell, dass alle Messobjekte/Patienten sowohl mit demselben Indextest als auch mit demselben Goldstandard gemessen werden.

Stichprobengröße

Wie auch bei den Reliabilitätsstudien ist die optimale Größe der Stichprobe schwer zu bestimmen und hängt von diversen Parametern ab, wie Skalenniveau des Indextests und Goldstandards, statistisches Testverfahren etc. Generell gilt, je größer die Stichprobe, desto präziser ist der Rückschluss auf die zu überprüfende klinische Situation. Dies setzt (unabhängig von der statistischen Vorgehensweise) voraus, dass die oben genannten Aspekte der externen und internen Validität erfüllt sind.

Als Grundlage für die Ermittlung der Stichprobengröße können das Konfidenzintervall (KI; ➤ Kap. 5.3) und der im Vorfeld festgesetzte minimale akzeptable statistische Wert der Validität (z. B. eine positive LR von > 5) herangezogen werden. Die Stichprobe muss nun so groß gewählt werden, dass das untere Limit des KIs des zu erfassenden statistischen Kennwerts der Validität (z. B. positive LR) den minimalen akzeptablen Schwellenwert (z. B. eine positive LR von > 5) potenziell überschreiten kann. Ist beispielsweise eine LR von > 5 akzeptabel für einen bestimmten Indextest, so sollte das untere Limit des KIs der positiven LR in der Stichprobe den Wert 5 überschreiten. Damit das geschehen kann, muss die Stichprobe eine entsprechende Größe aufweisen. Mit zunehmender Stichprobengröße wird das KI schmäler und der Rückschluss auf die reale Situation präziser. Mithilfe entsprechender Formeln lässt sich die erforderliche Stichprobengröße a priori ermitteln.

Studiendesign

Häufig werden, insbesondere zu Beginn des Validierungsprozesses, Fall-Kontroll-Studien durchgeführt. Dabei werden zum einen Personen in die Studie eingeschlossen, die eine bestimmte Diagnose auf jeden Fall aufweisen (Fälle), und zum anderen Personen, die diese Diagnose eindeutig nicht haben (Kontrollen). Nun wird untersucht, inwieweit der Indextest die Fälle und Kontrollen korrekt voneinander abgrenzen kann.

Häufig werden die Fälle und Kontrollen so für die Studie ausgewählt, dass nur beide Extreme in der Studie vertreten sind, also ganz klar gesunde und ganz klar erkrankte Personen. Beispielsweise wird untersucht, inwieweit der Straight Leg Raise Test (SLR) Patienten mit Bandscheibenprolaps von gesunden Personen unterscheiden kann, indem die SLR-Testergebnisse von symptomatischen Patienten (mit Rücken- und Beinschmerzen) mit MRT-gesicherter Prolaps-Diagnose (Fälle) verglichen werden mit symptomfreien Personen (Kontrollen). Unklare Fälle und Kontrollen – also z. B. Personen mit Beinschmerzen, aber ohne gesicherte Diagnose, oder Personen mit MRT-gesicherter Diagnose, aber ohne Beinschmerzen – werden ausgeschlossen. Bedingt durch diese klare Separation der Gruppen ist es für den Indextest natürlich relativ „leicht", die Gruppen zu differenzieren. Validitätsstudien mit Fall-Kontroll-Design überschätzen daher häufig die Kriteriumsvalidität von Indextests.

Um diese Problematik zu vermeiden, werden im Idealfall Querschnittsstudien mit zufälliger bzw. konsekutiver Patientenauswahl durchgeführt, d. h., man versucht jeden Verdachtsfall, für den der Indextest grundsätzlich im klinischen Alltag anzuwenden ist, in die Studie mit einzuschließen. Somit werden auch Personen eingeschlossen, bei denen die Klassifikation durch unklare Symptomatik schwerfällt. Anschließend werden die Personen sowohl mit dem Index- als auch mit dem Referenztest untersucht und die Ergebnisse hinsichtlich Übereinstimmung verglichen. So versucht man die klinische Situation möglichst realitätsnah abzubilden und die externe Validität zu gewährleisten (Repräsentativität; s. o. und ➤ Kap. 3.2). Durch konsekutive Auswahl der Teilnehmer stellt die Studienpopulation im Idealfall eine zufällige und repräsentative Auswahl der Grundgesamtheit dar, für die der Indextest entwickelt wurde.

Im obigen Beispiel der SLR-Studie müsste also jeder Patient mit Rücken- und/oder Beinschmerzen in die Studie aufgenommen werden. Unklare Fälle und Kontrollen, also z. B. Personen mit Beinschmerzen, aber ohne MRT-gesicherte Diagnose, oder Personen mit gesicherter Diagnose, aber ohne Beinschmerzen, würden auch mit eingeschlossen. Anschließend erfolgt die Untersuchung mittels SLR und MRT. Studien, die nicht konsekutiv Patienten rekrutieren, wie z. B. viele Fall-Kontroll-Studien, überschätzen die Kriteriumsvalidität (Rutjes et al. 2006).

4.3.9 Bedeutung der Kriteriumsvalidität für die Klinik

Die Effektivität physiotherapeutischer Maßnahmen basiert auf der Voraussetzung, dass korrekte klinische Urteile gefällt bzw. Entscheidungen getroffen werden. Unter anderem muss dazu eine korrekte physiotherapeutische Diagnose und Prognose gestellt werden. Dies gelingt nur, wenn die dafür notwendigen klinischen Informationen mithilfe von u. a. (kriteriums)validen Assessments korrekt erfasst werden.

Unabhängig davon, welche Skalierung die durch das Messinstrument erfasste Variable aufweist, sind die klinischen Urteile und Entscheidungen in der Regel dichotom (z. B. Vorliegen einer Diagnose bzw. Prognose: ja/nein). Auch wenn z. B. die Flexionseinschränkung im Kniegelenk mithilfe eines Goniometers in Winkelgraden gemessen wird und somit eine metrisch skalierte Variable ist, wird anschließend anhand des Messwerts die dichotome Entscheidung getroffen, ob eine Mobilisation in Flexion indiziert ist (ja/nein).

Dies gilt für den gesamten physiotherapeutischen Prozess. Letztendlich entstehen aus den beim Clinical-Reasoning (CR) und den darauffolgenden Untersuchungen gesammelten Daten und Informationen klinische Urteile und Entscheidungen der folgenden Kategorien (vgl. ➤ Kap. 1.1): Diagnose/Gesundheitszustand, Prognose, Implementierung patientenspezifischer Maßnahmen, Beurteilung des klinischen Verlaufs. Wie gut das funktioniert, hängt ab von der diagnostischen und prognostischen Validität der durchgeführten Tests und den gestellten Fragen im CR-Prozess. Anhand der synthetisierten Information aus den einzelnen Tests und Fragen werden klinische Urteile und Entscheidungen getroffen, welche wiederum selbst eine gewisse diagnostische und prognostische Validität aufweisen.

Dieses Prinzip machen sich auch Testbatterien, klinische Vorhersageregeln (Clinical Prediction Rules; CPRs) (➤ Kap. 17) und Clinical Decision Tools (CDTs) zunutze. In standardisierter Form werden darin die Informationen aus einzelnen Tests und Fragen kombiniert, um so klinische Urteile und Entscheidungen abzuleiten. In der Regel weist das Gesamturteil aus der Kombination der Einzelinformationen (Tests und Fragen) eine höhere Validität (Sensitivität und/oder Spezifität) auf als das Urteil aus den jeweiligen Einzelinformationen alleine.

Eine etablierte *CPR* stellt z. B. die Ottawa Knee Rule dar (Bachmann et al. 2004, Sims et al. 2020; s. a. ➤ Kap. 17.2.6). Auf Basis von fünf Einzelitems wird bei Verdacht auf Kniefraktur (klinisches Urteil und klinische Entscheidung) beurteilt, ob eine weitergehende radiologische Untersuchung indiziert ist. Die Sensitivität wird in der Literatur mit 99 % angegeben, die Spezifität mit ca. 49 %. Somit eignet sich diese CPR hervorragend, um Diagnosen auszuschließen (SNOUT-Regel; s. u.).

Eine *Testbatterie* wird beispielsweise zur Untersuchung der motorischen Kontrolle bei Patienten mit Schmerzen im unteren Rücken (LBP) verwendet. Erhöht man die Anzahl an Items dieser Testbatterie, so verbessert sich die Validität (Biele et al. 2019). (Streng genommen besitzt diese Testbatterie allerdings keine Kriteriumsvalidität, sondern diskriminative Validität [Klinische-Gruppen-Validität; ➤ Kap. 4.5.3], da es keinen Goldstandard-Test für motorische Kontrolle gibt.)

Mit abnehmender Validität steigt das Risiko falsch positiver/negativer Testergebnisse und dies führt zu vermehrten klinischen Fehlurteilen und -entscheidungen, wie z. B. zu falschen therapeutischen Maßnahmen. Es entstehen Typ-I- und -II-Fehler (➤ Kap. 2.2.2). Das wird erkennbar an dem Beispiel in ➤ Kap. 4.3.3, wo der Typ-I-Fehler bei 30 % liegt (1 minus Spezifität) – d. h. bei Personen ohne KBR wird mit 30%iger Wahrscheinlichkeit fälschlicherweise eine Ruptur diagnostiziert. Würde man eine Indikation zur Operation auf Basis des Lachman-Tests stellen, würden 30 von 100 Personen ohne KBR unnötigerweise operiert. Der Typ-II-Fehler liegt bei 20 % (1 minus Sensitivität), d. h. bei einem relevanten Anteil der Personen mit Ruptur wird fälschlicherweise keine Ruptur diagnostiziert: Von 100 Personen mit KBR würden 20 trotz Indikation nicht operiert.

Für den klinischen Alltag ist jedoch vor allem relevant, wie wahrscheinlich eine Diagnose vorliegt oder Prognose korrekt ist, wenn der Test (oder besser: das darauf basierende klinische Urteil) negativ bzw. positiv ausgefallen ist. Hierfür sind die positiven bzw. negativen prädiktiven Werte relevant, die sich aus der Vortestwahrscheinlichkeit und den Likelihood-Ratios zusammensetzen. Sie können u. a. über das Nomogramm bestimmt werden, wie in ➤ Kap. 4.3.6 beschrieben.

- Wenn es das Ziel ist, herauszufinden, ob Patienten eine bestimmte Diagnose/Prognose aufweisen *(Einschluss)*, sollte die Wahrscheinlichkeit des tatsächlichen Vorliegens dieser Diagnose bei positiver Testung hoch sein. Das ist dann der Fall, wenn 1. die Vortestwahrscheinlichkeit, 2. die LR^+ und 3. die Spezifität des Tests hoch sind. Beispielsweise ist bei positivem MRT-Befund ein tatsächlicher Kreuzbandriss dann sehr wahrscheinlich, wenn die Vortestwahrscheinlichkeit hoch ist (also die Patienten vorab entsprechende Symptome und Hinweise wie Sturz, Schwellung, Schmerz angeben) und die MRT eine hohe Spezifität und hohe LR^+ für den Nachweis von KBR aufweist. Daraus resultiert die sogenannte **SPIN-Regel** (SP = specificity, IN = rule in): Um eine Diagnose aufzustellen (Einschluss), sollte u. a. die *Spezifität* des diagnostischen Tests hoch sein.
- Wenn es andererseits das Ziel ist, eine bestimmte Diagnose/Prognose auszuschließen *(Ausschluss)*, sollte die Wahrscheinlichkeit des Vorliegens dieser Diagnose nach negativer Testung niedrig sein. Das ist dann der Fall, wenn 1. die Vortestwahrscheinlichkeit und 2. die LR^- niedrig sind und 3. die Sensitivität hoch ist. Beispielsweise ist die Wahrscheinlichkeit für ein malignes Geschehen bei negativer Antwort auf sogenannte Red-Flag-Fragen wie Gewichtsverlust, Fieber etc. dann sehr niedrig, wenn die Vortestwahrscheinlichkeit gering ist (z. B. junge Patienten) und die Red-Flag-Fragen eine hohe Sensitivität und niedrige LR^- aufweisen. Daraus resultiert die sogenannte **SNOUT-Regel** (SN = sensitivity, OUT = rule out): Um eine Diagnose auszuschließen, sollte u. a. die *Sensitivität* hoch sein.

Für den klinischen Alltag bedeutet das, dass Assessments entsprechend ihrem klinischen Einsatzzweck – also ob bestimmte Diagnosen bzw. Prognosen erkannt oder ausgeschlossen werden sollen – ausgewählt werden müssen. Hätten beispielsweise Red-Flag-Fragen eine hohe Spezifität statt Sensitivität, würden etliche Patienten mit falsch negativem Befund nicht zur weiteren Abklärung weitergeleitet werden. In ➤ Tab. 4.4 sind statistische Konzepte und deren Interpretation und Bedeutung für die Klinik zusammengefasst.

4.4 Änderungssensitivität und klinisch relevante Veränderung

Der folgende Abschnitt beschäftigt sich mit der Änderungssensitivität, deren statistischen Verfahren sowie mit spezifischen Aspekten, die beim Design entsprechender Studien relevant sind. Auch wenn die Änderungssensitivität der Kriteriumsvalidität zugeordnet werden kann und häufig mit denselben statistischen Methoden erfasst wird, wird sie gesondert abgehandelt, da es kleine, aber bedeutende Unterschiede, vor allem im Design der Studien gibt.

Tab. 4.4 Statistische Konzepte und deren Interpretation und Bedeutung für die Klinik

	Formel	Validität	Interpretation	Klinische Bedeutung	Wertebereich
Sensitivität	$\frac{\#\text{richtig positiv}}{\#\text{erkrankt}}$	ja	Wahrscheinlichkeit eines positiven Testergebnisses innerhalb der tatsächlich Erkrankten	Ausschließen einer Diagnose	0 bis 1
Spezifität	$\frac{\#\text{richtig negativ}}{\#\text{nicht erkrankt}}$	ja	Wahrscheinlichkeit eines negativen Testergebnisses bei einem tatsächlich nicht Erkrankten	Einschließen einer Diagnose	0 bis 1
LR^+	$\frac{\text{Sensitivität}}{1-\text{Spezifität}}$	ja	Wahrscheinlichkeit eines positiven Testergebnisses bei einem Erkrankten im Verhältnis zu der Wahrscheinlichkeit eines positiven Testergebnisses bei einem Gesunden	Einschließen einer Diagnose	≥ 1
LR^-	$\frac{1-\text{Sensitivität}}{\text{Spezifität}}$	ja	Wahrscheinlichkeit eines negativen Testergebnisses bei einem Erkrankten im Verhältnis zu der Wahrscheinlichkeit eines negativen Testergebnisses bei einem Gesunden	Ausschließen einer Diagnose	≤ 1 bis 0
PPW	$\frac{\#\text{richtig positiv}}{\#\text{positv getestet}}$	nein	Wahrscheinlichkeit des Vorliegens einer Erkrankung bei positivem Testergebnis	Einschließen einer Diagnose	0 bis 1
NPW	$\frac{\#\text{richtig negativ}}{\#\text{negativ getestet}}$	nein	Wahrscheinlichkeit des Nichtvorliegens einer Erkrankung bei negativem Testergebnis	Ausschließen einer Diagnose	0 bis 1
Youden-Index	SE + SP – 1	ja	Verhältnis aus Sensitivität und Spezifität	Allgemeines Diagnosepotenzial	0 bis 1
ROC	Fläche unter der Kurve	ja	Klassifikationsfähigkeit und Bestimmung von Schwellenwerten	Allgemeines Diagnosepotenzial	0,5 bis 1

Änderungssensitivität

Änderungssensitivität ist die Fähigkeit eines Messinstruments, klinisch relevante Veränderung von Patienten über die Zeit korrekt zu detektieren – d.h., ein Assessment soll in der Lage sein, Personen mit klinisch relevanten Veränderungen (Verbesserungen oder Verschlechterungen) von Personen ohne klinisch relevante Veränderungen zu unterscheiden.
Engl.: responsiveness, sensitivity to change.

Analog zur Validität werden Messungen auf Basis eines Assessments mit einem Außenkriterium (Goldstandard 📖) verglichen, deshalb wird die Änderungssensitivität auch der Validität zugeordnet (Hays und Hadorn 1992) und das Konzept der Änderungssensitivität ist sehr verwandt mit dem der Prognose- bzw. Diagnosevalidität. Der Hauptunterschied ist folgender: Während bei der Prognose- bzw. Diagnosevalidität jeweils die absoluten, mit dem zu validierenden Messinstrument erhobenen Messwerte mit dem Außenkriterium verglichen werden, werden für die Änderungssensitivität die mit dem Messinstrument bestimmten Veränderungen (Differenzen zwischen je zwei Messzeitpunkten) herangezogen. Als Außenkriterium gilt wiederum ein Status, von dem man annimmt, dass er den wahren Zustand einer klinisch relevanten Veränderung repräsentiert.

Beispiel: Es soll herausgefunden werden, inwieweit eine mit dem TUG-Test gemessene Veränderung mit einem verminderten Sturzrisiko einhergeht. Zwischen zwei Zeitpunkten (z.B. vor und nach einer sechswöchigen Therapiephase mit Gang- und Gleichgewichtstraining) wird die Veränderung des TUG-Tests erfasst und in Bezug gesetzt zur Häufigkeit neuer Stürze nach der Therapiephase (Außenkriterium für klinisch relevante Veränderung). Zeigt sich, dass Personen mit verbessertem TUG weniger häufig stürzen als Personen, die sich im TUG nicht verbessert haben, ist das Messinstrument grundsätzlich änderungssensitiv, kann also klinisch relevante Veränderungen detektieren. Zum Vergleich: Würde die prognostische Validität des TUG untersucht, so würde man die Messung mittels TUG vor der Therapiephase heranziehen (vgl. ➤ Kap. 4.3.7).

In einem zweiten Schritt muss ermittelt werden, ab welchem Schwellenwert man von einer klinisch relevanten Verbesserung ausgehen kann: Wie groß muss eine Veränderung mindestens sein, damit sie gerade noch als klinisch bedeutsam gilt. Dieser Schwellenwert wird im Englischen **„minimal clinically important difference" (MCID)** oder auch **„minimal important change" (MIC)** genannt. Der Begriff MCID wird im Folgenden verwendet, da er sich auch im Deutschen etabliert hat.

Minimaler klinisch relevanter Unterschied

MCID bezeichnet die Höhe der Veränderung, die mindestens erreicht werden muss, damit diese klinisch bedeutsam ist.
Engl.: minimal clinically important difference (MCID).

Im Kontext der Änderungssensitivität wird also mithilfe von entsprechenden Studiendesigns und statistischen Methoden ermittelt, ob 1. das Messinstrument grundsätzlich in der Lage ist, klinisch relevante Veränderungen wahrzunehmen, und 2. ab welchem Schwellenwert von einer klinisch relevanten Veränderung auszugehen ist (MCID). Wichtig ist, das Konzept der MCID abzugrenzen von dem der kleinsten *messbaren* Veränderung (MDC) (➤ Kap. 4.4.3 und ➤ Kap. 3.1.1), welches der Reliabilität zuzuordnen ist und beurteilt, ob die Veränderung über den Messfehler hinausgeht, also statistisch signifikant ist.

Aus klinischer wie aus wissenschaftlicher Sicht ist die Bestimmung der Änderungssensitivität von großer Bedeutung, da dadurch beurteilt werden kann, ob man bei einer bestimmten Verbesserung seitens des Patienten nach einer bestimmten Zeitspanne (z. B. nach einer Rehabilitation) auch von einer klinisch bedeutsamen Verbesserung ausgehen kann.

4.4.1 Statistische Verfahren der Änderungssensitivität und MCID

Die statistischen Verfahren der Änderungssensitivität sind nahezu identisch mit denen der Kriteriumsvalidität und richten sich nach dem Skalierungsniveau der mittels Indextest und Goldstandard-Test erhobenen Variablen. Auch hier dient ➤ Tab. 4.1 als Orientierung. Häufig wird in diesem Kontext die ROC-Kurve verwendet (➤ Kap. 4.3.7), da dadurch 1. überprüft werden kann, ob das Messinstrument grundsätzlich in der Lage ist, klinisch relevante Veränderungen wahrzunehmen, und 2. ermittelt werden kann, ab welchem Schwellenwert von einer klinisch relevanten Veränderung auszugehen ist (MCID). Das Konzept der Änderungssensitivität inklusive der statistischen Vorgehensweise wird im Folgenden anhand einer Originalstudie (de Vet et al. 2007) präsentiert.

Beispiel (metrischer Indextest und dichotomer Goldstandard): Ziel dieser Studie von de Vet und Mitarbeitern war es, aufzuzeigen, ob sich die numerische Rating-Skala (NRS) nach Jensen et al. (1986) zum Nachweis klinisch relevanter Veränderungen eignet, und zu ermitteln, welcher Schwellenwert hier idealerweise infrage kommt. Im Rahmen einer randomisierten klinischen Studie wurden 438 Studienteilnehmer aufgeteilt in eine Gruppe, deren Zustand sich nach der Intervention (Implementation einer leitliniengestützten Physiotherapie für LBP) klinisch relevant verbessert hatte, und eine Gruppe, deren Zustand sich nicht klinisch relevant verbessert hatte.

Als Außenkriterium (*engl.:* anchor) zur Einteilung diente eine Skala zur Gesamtbewertung der Veränderung (*Global Rating Scale of Change*, GROC) nach Jaeschke et al. (1989). Der Zustand wurde in den Kategorien „completely recovered" und „much improved" als tatsächlich klinisch relevant verbessert und in den Kategorien „slightly improved" und „no change" als nicht klinisch relevant verbessert betrachtet. (Inwieweit der Einsatz einer GROC als Außenkriterium sinnvoll ist, soll an dieser Stelle nicht diskutiert werden.) Drei Personen mit verschlechtertem Zustand wurden von der Analyse ausgeschlossen, da aufgrund der geringen Anzahl kein Schwellenwert für eine Verschlechterung ermittelt werden konnte.

Die Veränderung des Schmerzwerts auf der NRS (also die Differenz zwischen Ausgangs- und Endwert, nicht der absolute Schmerzwert!) wurde nun mithilfe der ROC-Kurve (➤ Kap. 4.3.7) zum Außenkriterium in Bezug gesetzt, d. h., es wurde 1. untersucht, ob die Veränderung des Schmerzwerts geeignet ist, klinisch relevante Veränderungen wahrzunehmen (Änderungssensitivität), und 2. wie stark die Veränderung mindestens ausfallen muss, damit man von einer klinisch relevanten Veränderung sprechen kann (MCID). In ➤ Abb. 4.6 sind die ROC-Kurve und die potenziellen Schwellenwerte abgebildet.

An der ROC-Kurve lässt sich erkennen, dass man grundsätzlich auf Basis der Veränderungen der Schmerzen beurteilen kann, ob der Zustand der Personen sich klinisch bedeutsam verändert hat oder nicht, da anhand der Höhe der Schmerzwertänderung Personen mit und ohne klinisch relevante Veränderung unterschieden werden können. Das ist erkennbar an der Fläche unter der ROC-Kurve. Die Größe der Fläche wurde in der Studie nicht angegeben, weicht aber deutlich von der Fläche unter der (gedachten) Diagonale ab. Zudem entnimmt man der Tabelle, dass der optimale Schwellenwert für die Unterscheidung 2,5 ist: Auf der NRS muss eine Verbesserung um mindestens 2,5 Punkte angegeben werden, damit man von einer klinisch bedeutsamen Verbesserung ausgehen kann. Bei diesem Wert ist die Zahl der Fehlklassifikationen am geringsten (41 %). Mit dem Youden-Index lässt sich dies verifizieren: 0,81 (Sensitivität) + 0,78 (Spezifität) – 1 = 0,59 (59 %). Das entspricht dem „Gegenwert" der Fehlklassifikation (1–0,41 = 0,59).

4.4.2 Design von Studien zur Erfassung der Änderungssensitivität

Grundsätzlich sind beim Design von Studien zur Erfassung der Änderungssensitivität dieselben Aspekte zu beachten wie bei der Kriteriumsvalidität, d. h., sämtliche Punkte der externen und internen Validität sind zu berücksichtigen (vgl. ➤ Kap. 4.3.8).

Der Hauptunterschied zwischen den Studiendesigns zur Kriteriumsvalidität und zur Änderungssensitivität besteht darin, dass als Grundlage zur Erfassung der Änderungssensitivität des Indextests nicht die absoluten Werte zu einem bestimmten Zeitpunkt dienen, sondern deren Veränderung zwischen zwei Messzeitpunkten. Diese Tatsache erfordert die Durchführung einer prospektiven longitudinalen Studie mit mindestens zwei Messzeitpunkten (siehe Beispiel in ➤ Kap. 4.4.1). Dabei muss der Zeitraum so gewählt werden, dass der Zustand der Studienteilnehmer sich tatsächlich potenziell verändern kann. Man benötigt zudem eine ausreichende Anzahl an Personen, deren Zustand sich in diesem Zeitraum klinisch relevant verändern (verbessern/verschlechtern) bzw. unverändert bleiben kann.

Das Außenkriterium (tatsächliche Veränderung) wird frühestens nach dem zweiten Messzeitpunkt erhoben, kann allerdings auch deutlich später erfasst werden, beispielsweise, wenn herausgefunden werden soll, inwieweit eine bestimmte klinische Veränderung im Rahmen der stationären Rehabilitation mit dem Außenkriterium „Arbeitsfähigkeit ein halbes Jahr nach Entlassung aus der Reha" einhergeht.

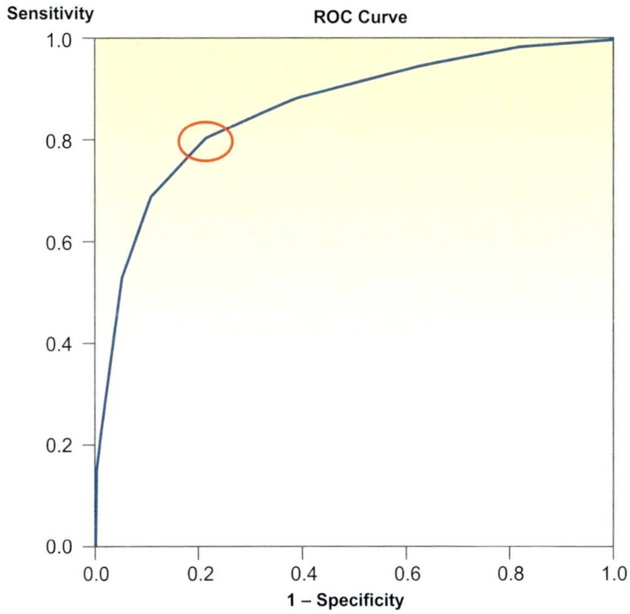

Change on PI-NRS	True positive		True negative		Sum of % misclassified*
	N	Sens	N	Spec	
0.5	308	95 %	41	37 %	68
1.5	288	89 %	54	59 %	52
2.5	262	81 %	88	78 %	41
3.5	224	69 %	99	89 %	42
4.5	172	53 %	104	94 %	52

Total number of patients who were 'importantly improved': N = 324,
Total number of patients with no important change: N = 111,
Sens: Sensitivity, Spec: Specificity,
*sum = (1 – sens) + (1 – spec)

Receiver operating characteristic (ROC) curve for the various cut-off points for change on the Pain Intensity Numerical Rating Scale (PI-NRS), including sensitivity, specificity, and sum of percentages of misclassifications in the study of Van der Roer et al.

Abb. 4.6 ROC-Kurve und mögliche Schwellenwerte in der Untersuchung von de Vet et al. (2007) (Originalabbildung) [H270/L157]

4.4.3 Bedeutung für die Klinik

Das übergeordnete Ziel der physiotherapeutischen Versorgung ist es, auf Basis von Clinical Reasoning den klinischen Status des Patienten in all seinen Dimensionen valide zu erfassen (Diagnose und Prognose), um daraus möglichst effektive therapeutische Maßnahmen abzuleiten. Entsprechend ist es von großer Bedeutung, valide (korrekt) beurteilen zu können, inwieweit sich der klinische Zustand des Patienten über die Zeit (z. B. nach einer Intervention) verändert und ob die beobachtete Veränderung auch klinisch bedeutsam ist. Um evaluieren zu können, ob eine bestimme Maßnahme den gewünschten Erfolg bringt, sollten daher änderungssensitive Assessments zu Einsatz kommen. Ist ein Assessment nicht in der Lage, tatsächlich klinisch relevant veränderte (verbesserte oder verschlechterte) Situationen von nicht klinisch relevant veränderten Situationen zu unterscheiden, besteht – analog zur Kriteriumsvalidität – die Gefahr von fehlerhaften Rückschlüssen.

Wird beispielsweise irrtümlicherweise nach einer bestimmten Therapie eine Verbesserung auf Basis eines nicht änderungssensitiven Assessments aufgezeigt, erfolgt der falsch positive Rückschluss, dass die Therapie effektiv war/ist (Typ-I-Fehler, vgl. ➤ Kap. 2.2.2), und die vermeintlich effektive Therapie wird fälschlicherweise fortgesetzt. Wird andererseits irrtümlicherweise nach einer bestimmten Therapie keine Verbesserung aufgezeigt, erfolgt der falsch negative Rückschluss, dass die Therapie nicht effektiv war, und man ändert die (eigentlich erfolgreiche) Therapiestrategie (Typ-II-Fehler, ➤ Kap. 2.2.2).

Wie bei der Auswahl von Therapiestrategien ist auch bei der Auswahl von änderungssensitiven Assessments zur Erfassung des klinischen Verlaufs unbedingt auf die Patientenpräferenz zu achten, d. h., je nach klinischem Problem sind individuelle Prioritäten zu berücksichtigen. Während bei Herrn Müller die Schmerzsymptomatik im Vordergrund steht, hat für Frau Maier vielleicht die Verbesserung der Lebensqualität Vorrang.

Die in der wissenschaftlichen Literatur berichteten Werte für Änderungssensitivität und MCID sind kontextspezifisch und variieren in Abhängigkeit von den Charakteristika der Patienten (wie z. B. Alter, Geschlecht, Beschwerdebild) und von dem zu erfassenden Außenkriterium. Beispielweise können die Änderungssensitivität und MCID für Schmerzveränderung bei Patienten mit akuten im Vergleich zu chronischen Rückenschmerzen unterschiedlich sein, oder der minimale Schwellenwert für Veränderungen der gesundheitsbezogenen Lebensqualität fällt u. U. höher aus, wenn das Außenkriterium Arbeitsfähigkeit anstelle des Außenkriteriums GROC 📖 verwendet wird.

Wichtig ist, das Konzept der Änderungssensitivität abzugrenzen von dem der *kleinsten messbaren Veränderung* (MDC; ➤ Kap. 3.1.1). Änderungssensitivität gehört, wie oben beschrieben, der *Validität* an und hat demnach das Ziel, klinisch relevante Verläufe korrekt von nicht klinisch relevanten Verläufen zu unterscheiden. Für die Ermittlung wird 1. ein Außenkriterium verwendet und es ist 2. notwendig, dass bei einem Teil der Probanden in der Studie tatsächlich eine klinisch bedeutsame Veränderung eintritt (➤ Kap. 4.4.2). Im Gegensatz dazu ist das Konzept der MDC der *Reliabilität* zuzuschreiben, da hier lediglich beurteilt wird, ob ein Unterschied bei wiederholter Messung über den Messfehler hinausgeht. Für die Bestimmung des MDC eines Assessments wird 1. kein Außenkriterium verwendet und 2. angenommen, dass der gemessene klinische Zustand sich zwischen zwei Messungen nicht verändert (➤ Kap. 3.4).

Tab. 4.5 Änderungssensitivität und MCID

	Interpretation/Definition	Klinische Bedeutung	Wertebereich
Änderungssensitivität	Fähigkeit des Assessments, klinische Veränderungen valide zu erkennen	Grundsätzliche Eignung für Verlaufskontrolle	AUC der ROC-Kurve: 0,5 (ungeeignet) bis 1 (perfekt)
MCID	Schwellenwert, ab dem von einer tatsächlich klinisch relevanten Veränderung auszugehen ist	Eignung für Verlaufskontrolle → Abgleich des individuellen Wertes mit MCID	Nicht genormt → abhängig vom Assessment

Selbst wenn der Unterschied bei wiederholter Messung (z. B. nach einer Intervention) über den Messfehler hinausgeht, bedeutet das noch lange nicht, dass die Differenz zwischen erster und zweiter Messung (also die gemessene Veränderung) auch klinisch bedeutsam ist. Die erhobenen Schwellenwerte für MDC und MDIC können sogar stark variieren. Im Idealfall überschreiten die Veränderungen bei der Wiederholungsmessung sowohl den MDC als auch den MDIC, wenn sich der klinische Zustand des Patienten tatsächlich klinisch bedeutsam verändert hat.

In ➤ Tab. 4.5 ist das Konzept der Änderungssensitivität und des MCID inklusive der klinischen Bedeutung zusammengefasst.

4.5 Konstruktvalidität

Die Konstruktvalidität wird dann zur Überprüfung herangezogen, wenn kein Referenzstandard (Goldstandard 🕮) existiert, mit dem der Indextest abgeglichen werden kann. Dies gilt insbesondere für Assessments, die abstrakte, nicht direkt messbare Konstrukte abbilden (➤ Kap. 2.1.2), wie z. B. gesundheitsbezogene Lebensqualität, motorische Kontrolle, Kinesiophobie etc. Häufig, aber nicht ausschließlich werden diese Konstrukte in Form von Fragebögen wie z. B. den Patient-Reported Outcome Measures (PROMs; ➤ Kap. 18) erhoben.

Ein **Konstrukt** stellt einen theoriegeleiteten, nicht direkt messbaren Sachverhalt dar, welcher als Erklärungsgrundlage für bestimmte Ereignisse oder Zustände herangezogen werden kann (vgl. ➤ Kap. 2.1.2); beispielsweise kann das Konstrukt „Kinesiophobie" als Erklärungsgrundlage dafür herangezogen werden, dass Patienten (irrtümlicherweise) Bewegung vermeiden aus Angst, dass diese ihnen schade.

Assessments, die Konstrukte erfassen sollen, umfassen in der Regel viele Einzelitems 🕮. Die Ausprägungen der Einzelitems werden zu einem Gesamtwert zusammengefasst und stellen die Ausprägung des zu messenden Konstrukts dar. Auf den Prozess der Assessment-Entwicklung soll hier nicht näher eingegangen werden, lediglich der empirische Validierungsprozess wird näher beschrieben.

Konstruktvalidität

Konstruktvalidität liegt dann vor, wenn bestimmte, im Vorfeld aufgestellte Theorien/Hypothesen und Überlegungen hinsichtlich eines bestimmten Konstrukts durch die mit dem zu validierenden Assessment erhobenen Messwerte (empirisch) bestätigt werden. Teilaspekte der Konstruktvalidität sind die strukturelle Validität (*engl.:* structural validity, factorial validity), kon-/divergente Validität (convergent/divergent validity), diskriminative Validität (discriminative validity, clinical validity, known-groups validity) und transkulturelle Validität (transcultural validity).
Engl.: construct validity.

Im Gegensatz zur *Kriteriumsvalidität,* bei der Werte des zu messenden Merkmals einfach mit dem tatsächlichen Wert des Goldstandards abgeglichen werden können, ist die Erfassung der Konstruktvalidität deutlich komplexer. Die Grundidee besteht darin, dass man empirisch 🕮 abprüft, ob die im Vorfeld aufgestellten Theorien/Hypothesen und Überlegungen hinsichtlich des zu validierenden Konstrukts zutreffen. Diese Theorien 🕮/Hypothesen 🕮 und Überlegungen umfassen in der Regel diverse Teilaspekte, wie z. B. die interne Struktur (welche und wie viele Dimensionen 🕮 und Subdimensionen charakterisieren das Konstrukt?), die Zusammenhänge mit verwandten und nicht verwandten Konstrukten, und inwiefern sich bestimmte klinische Gruppen mithilfe des Konstrukts charakterisieren und voneinander unterscheiden lassen, wenn man im Vorfeld davon ausgeht, dass sich diese Gruppen auch tatsächlich hinsichtlich des Konstrukts unterscheiden sollten (Mokkink et al. 2010).

Dementsprechend umfasst die Konstruktvalidität und ihre Überprüfung in der Regel folgende Teilaspekte:

- *Strukturelle Validität:* Hier wird die Dimensionalität des Konstrukts überprüft: Erfasst das Assessment alle relevanten (Sub-)Dimensionen, von denen man annimmt, dass sie das Konstrukt ausreichend charakterisieren?
- *Konvergente/divergente Validität:* Konvergente Validität liegt vor, wenn die Messwerte des zu validierenden Assessments mit ähnlichen Konstrukten erwartungsgemäß deutlich korrelieren. Divergente Validität liegt vor, wenn die Messwerte des zu validierenden Assessments mit unähnlichen Konstrukten erwartungsgemäß wenig korrelieren.
- *Diskriminative Validität* (Klinische-Gruppen-Validität): Diskriminative Validität liegt vor, wenn sich die Messwerte des zu validierenden Assessments zwischen bestimmten klinischen Gruppen oder Subgruppen erwartungsgemäß unterscheiden.
- *Transkulturelle Validität:* Sämtliche Aspekte der Validität (strukturelle, kon-/divergente, diskriminative Validität) und Reliabilität eines Assessments sind unabhängig von Kulturkreis, ethnischer Personengruppe und Sprache.

Im Folgenden werden die Teilaspekte der Konstruktvalidität und deren statistische Methoden vorgestellt. Allerdings werden sie aufgrund ihrer Komplexität nur konzeptionell dargestellt, damit dem Leser zumindest das Grundverständnis für ihren Einsatzzweck im Kontext von Validierungsprozessen vermittelt wird, welches für das Lesen und Interpretieren entsprechender Studien notwendig ist. Eine Übersicht über mögliche statistische Verfahren im Kontext der Konstruktvalidität und ihrer Teilaspekte gibt ➤ Tab. 4.6.

Tab. 4.6 Statistische Verfahren zur Konstruktvalidität

	Strukturelle Validität	Konvergente/divergente Validität	Diskriminative Validität
Statistische Verfahren	Faktorenanalyse, Item-Response-Theorie (IRT)	Korrelationen, Regressionen, Multitrait-Multimethod-Analyse	Sämtliche Verfahren für Gruppenunterschiede: T-Test, U-Test, ROC, Regression, Varianzanalyse (ANOVA etc.)

4.5.1 Strukturelle Validität

Konstrukte können uni- oder mehrdimensional sein (vgl. ➤ Kap. 2.1). Messinstrumente zur Erfassung von Konstrukten sind entsprechend so aufgebaut, dass sie die theoriegeleitete Dimensionsstruktur des Konstrukts abbilden sollen (➤ Kap. 2.1.2). Zu jeder für das Konstrukt relevanten Dimension 📖 enthält das Messinstrument Items (z. B. Fragen, Aufgaben etc.), mit denen die Ausprägung der entsprechenden (nicht direkt messbaren) Dimension bei der Testperson gemessen werden soll. Beispielsweise könnte im Rahmen eines Intelligenztests (also eines Tests zur Erfassung des Konstrukts „Intelligenz") die Dimension „logisches Denken" mithilfe einiger Aufgaben erfasst werden, bei denen man davon ausgeht, dass ihre Lösung logisches Denken erfordert. Je mehr Aufgaben ein Proband richtig löst, desto höher ist seine Fähigkeit, logisch zu denken. Anschließend werden die Antworten innerhalb einer Dimension (oder mehrerer verwandter Dimensionen) zu einem Gesamtwert zusammengefügt.

Strukturelle Validität

Strukturelle Validität liegt dann vor, wenn die theoriegeleiteten Überlegungen zur Dimensionalität des Konstrukts empirisch bestätigt werden. Für den Nachweis der strukturellen Validität ist zum einen die Anzahl an Dimensionen zu bestätigen und zum anderen, ob die Items, welche die entsprechende Dimensionen abbilden sollen, auch tatsächlich zur Erfassung der Dimension beitragen.

Faktorenanalyse

Zur Überprüfung der strukturellen Validität wird üblicherweise die Faktorenanalyse verwendet. Mit einer Faktorenanalyse wird mathematisch auf Basis der beobachteten – d. h. mit dem Assessment gemessenen – Werte innerhalb einer Stichprobe 📖 ermittelt, welche Items inhaltlich zusammengehören, also dieselbe Dimension erfassen. Dabei wird die optimale Anzahl der **Faktoren** (das ist der mathematische Begriff für Dimensionen) bestimmt und der Beitrag jedes Items zu den identifizierten Dimensionen mithilfe von z. B. Korrelationskoeffizienten 📖 (**Ladungen** im Kontext von Faktorenanalysen) dargestellt. Stimmen die Anzahl der Faktoren/Dimensionen und die Beiträge der einzelnen Items zu den identifizierten Dimensionen mit den im Vorfeld aufgestellten Überlegungen überein, liegt strukturelle Validität vor.

Würde man z. B. einen Intelligenztest entwickeln, der aus drei Dimensionen (logisches Denken, Verarbeitungsgeschwindigkeit und Merkfähigkeit) mit jeweils vier Aufgaben besteht, so würde man erwarten, dass genau diese drei Dimensionen mithilfe der Faktorenanalyse nachweisbar sind und dass die vier Aufgaben jeder Dimension vorrangig mit der entsprechenden Dimension, nicht jedoch mit den anderen Dimensionen assoziiert (korreliert) sind.

Man unterscheidet die konfirmatorische von der explorativen Faktorenanalyse. Die beiden Arten unterscheiden sich dadurch, dass die konfirmatorische im Gegensatz zur explorativen Faktorenanalyse hypothesengesteuert ist. Das heißt, bei der **konfirmatorischen Faktorenanalyse** wird überprüft, ob das im Vorfeld theoriegeleitet entwickelte Konstrukt durch die erhobenen Daten bestätigt werden kann. Das Konstrukt wird hierzu als „statistisches Modell" formuliert (Soll-Zustand) und anschließend mit dem Ergebnis der empirischen 📖 Daten (Ist-Zustand) verglichen. Liegen keine signifikanten Abweichungen zwischen Ist- und Soll-Zustand vor, ist die theoriegeleitete Struktur des Konstrukts (Anzahl der Dimensionen und Korrelation der Items mit den Dimensionen) empirisch bestätigt.

Die **explorative Faktorenanalyse** funktioniert im Prinzip „spiegelverkehrt". Sie ist ergebnisoffen, d. h., es wird nicht im Vorfeld ein zu erwartendes statistisches Modell formuliert (auch wenn dieses eigentlich existiert), welches anschließend empirisch bestätigt wird. Vielmehr wird auf Basis der empirischen Daten die am besten zu den Daten passende Dimensionsstruktur ermittelt (explorativ). Anschließend erfolgt eine inhaltliche Interpretation der gefundenen Dimensionsstruktur, d. h., anhand der Anzahl der Dimensionen und anhand der zu den Dimensionen beitragenden Items werden die Dimensionen charakterisiert.

Im Kontext der Konstruktvalidität ist die konfirmatorische Faktorenanalyse der explorativen streng genommen vorzuziehen, da im Vorfeld in der Regel detaillierte Überlegungen zur zugrunde liegenden Struktur des zu erfassenden Konstruktes getätigt wurden, welche es mithilfe der empirischen Daten zu bestätigen gilt (konfirmatorischer Ansatz). Stimmt jedoch die durch die explorative Faktorenanalyse gefundene „optimale" Lösung zur Dimensionsstruktur mit der im Vorfeld angenommenen Dimensionsstruktur überein, ist die strukturelle Validität ebenso aufgezeigt.

Die Faktorenanalyse wird häufig gefolgt von der Erfassung der *internen Konsistenz* (➤ Kap. 3.2), die angibt, wie homogen die Items innerhalb eines Konstrukts bzw. wie messstabil die Werte des zu erfassenden Konstrukts sind.

Beispiel: Der Fragebogen *Musculoskeletal Pain Intensity and Interference Questionnaire for Musicians* (MPIIQM) soll die Dimensionen „Schmerzintensität" und „Beeinträchtigung von Funktion und psychosozialen Parametern" im Kontext von muskuloskelettalen Beschwerden bei Berufsmusikern messen (Berque et al. 2014). Hierbei messen vier Items 📖 die Dimension 📖 „Schmerzintensität" und fünf Items die Dimension „Schmerzbeeinträchtigung". Der Fragebogen wurde in englischer Sprache entwickelt und bereits in mehrere Sprachen und Kulturen übertragen. Die übersetzte und kulturell adaptierte deutsche Version des Fragebogens (MPIIQM-G) wurde an einer Gesamtstichprobe von 124 professionellen Orchestermusikern validiert (Möller et al. 2018). Die Ergebnisse der Faktorenanalyse sind in ➤ Tab. 4.7 zu sehen.

Tab. 4.7 Ergebnisse der Faktorenanalyse bei der Erfassung der Dimensionsstruktur des MPIIQM-G [H271]

Item	Faktorladung	
	Faktor 1: Schmerzintensität	Faktor 2: Schmerzbeeinträchtigung
Größter Schmerz	0,66	
Geringster Schmerz	0,63	
Durchschnittlicher Schmerz	0,94	
Momentaner Schmerz	0,67	
Stimmung		0,59
Lebensfreude		0,62
Übliche Technik		0,81
Spielen aufgrund Ihrer Symptome		0,88
Spielen, wie Sie es möchten		0,85

Die beobachtete Dimensionsstruktur (Anzahl der Dimensionen [Faktoren] und die mit den Dimensionen assoziierten Items) ist dargestellt. Wie erwartet und wie in der Originalversion wurden zwei Dimensionen bestätigt. Der Beitrag der einzelnen Items zu der jeweiligen Dimension ist in Form von Korrelationskoeffizienten (im Kontext der Faktorenanalyse „Ladungen" genannt) angegeben. Diese können Werte von –1 bis 1 annehmen, wobei 0 keine und |1| maximale Korrelation (Beitrag zur Dimension) bedeutet. Werte über |0,4| bis |0,5| zeigen einen substanziellen Beitrag zur jeweiligen Dimension an.

Gemäß der a priori formulierten Hypothesen 🕮 zur Dimensionsstruktur leisten also sämtliche Items substanzielle Beiträge zu der entsprechenden Dimension des MPIIQM (z. B. liegt die Korrelation des Items „Größter Schmerz" mit der Dimension „Schmerzintensität" bei 0,66). Für die jeweils andere Dimension sind keine Korrelationskoeffizienten angegeben (z. B. „Größter Schmerz" nur auf Schmerzintensität, aber nicht auf „Schmerzbeeinträchtigung"), da die Items hierzu (erwartungsgemäß) keine substanziellen Beiträge leisten (d. h. die Korrelationskoeffizienten 🕮 gering sind). Dementsprechend konnte hier die dem Fragebogen zugrundeliegende Dimensionsstruktur empirisch 🕮 bestätigt werden und es liegt strukturelle Validität vor.

4.5.2 Konvergente/divergente Validität

Die konvergente und divergente Validität sind weitere zu überprüfende Bestandteile der Konstruktvalidität. Zur Bestimmung der *konvergenten Validität* zeigt man mithilfe empirischer Daten auf, dass das zu erfassende Konstrukt mit verwandten, ähnlichen Konstrukten korreliert. Im Gegensatz dazu zeigt man zur Bestimmung der *divergenten Validität,* dass das zu erfassende Konstrukt mit nicht verwandten, unähnlichen Konstrukten nicht bis wenig korreliert.

Konvergente und divergente Validität

Konvergente Validität liegt vor, wenn die Messwerte des zu validierenden Assessments mit ähnlichen Konstrukten erwartungsgemäß deutlich korrelieren.

Divergente Validität (auch **diskriminante Validität** genannt) liegt vor, wenn die Messwerte des zu validierenden Assessments mit unähnlichen Konstrukten erwartungsgemäß wenig korrelieren.

Hierzu sollten im Idealfall – analog zur Bestimmung der Dimensionalität – im Vorfeld Hypothesen aufgestellt werden. Im folgenden Beispiel wird die konvergente und divergente Validität näher beleuchtet. Als statistische Verfahren werden je nach Skalierungsniveau 🕮 zumeist Korrelationsverfahren 🕮 (z. B. nach Pearson oder Spearman) verwendet. Auch Regressionsverfahren 🕮 kommen zum Einsatz.

Beispiel: Zur Erfassung der konvergenten und divergenten Validität wurden in der Studie zur Bestimmung der Konstruktvalidität des MPIIQM-G drei zusätzliche Messinstrumente verwendet:

1. Der *Brief Pain Inventory* (BPI), ein Selbsteinschätzungsfragebogen zur Beurteilung von Schmerzerfahrung hinsichtlich Schmerzstärke und -beeinträchtigung auf der NRS (Atkinson et al. 2011).
2. Der *QuickDASH,* eine Kurzform des *Disabilities of Arm, Shoulder and Hand Questionnaire* (DASH) mit 11 statt 30 Items zur körperlichen Funktion und Symptomen bei Patienten mit muskuloskelettalen Erkrankungen der oberen Extremität (beim QuickDASH wurde das optionale Arbeitsmodul zur Beurteilung von Symptomen und Funktion bei Künstlern hinzugefügt) (Lamontagne und Bélanger 2012).
3. Der *Fatigue Severity Scale* (FSS), ein Selbsteinschätzungsfragebogen zur Beurteilung der Erschöpfung bei einer Vielzahl von Erkrankungen (Krupp et al. 1989).

Um die konvergente und divergente Validität im Rahmen der Konstruktvalidität zu untersuchen, wurden die Korrelationen der Subskalen (Dimensionen 🕮) des MPIIQM-G (Schmerzstärke und -beeinträchtigung) mit den Subskalen des BPI, QuickDASH und FSS bestimmt. Es wurden deutliche Korrelationen (> 0,5) der Dimensionen Schmerzstärke und Schmerzinterferenz (Schmerzbeeinträchtigung) mit den entsprechenden Subskalen des BPI und QuickDASH aufgrund der Ähnlichkeit der Konstrukte (konvergente Validität) sowie geringe Korrelationen (< 0,3) mit dem FSS aufgrund der Unähnlichkeit der Konstrukte (divergente Validität) erwartet. Die darauf folgende Datenanalyse konnte die postulierten Hypothesen 🕮 empirisch 🕮 bestätigen (➤ Tab. 4.8): Die gefundenen Korrelationen bestätigten die konvergente und divergente Validität.

4.5.3 Diskriminative Validität

Die diskriminative Validität (auch Klinische-Gruppen-Validität, Known-groups validity) als Teil der Konstruktvalidität wird erfasst, indem man untersucht, ob die Ausprägungen des zu validierenden Konstrukts zwischen bestimmten Patientengruppen erwartungsgemäß unterschiedlich ausfallen.

Tab. 4.8 Ergebnisse zur konvergenten und divergenten Validität des MPIIQM-G [H271]

Subskalen	MPIIQM-G Schmerzintensität	MPIIQM-G Schmerzinterferenz
BPI (Schmerzintensität)	0,95	0,80
BPI (Schmerzinterferenz)	0,76	0,85
QuickDASH (1–11)	0,67	0,70
QuickDASH (Musikermodul)	0,70	0,78
FSS	0,25	0,23

Diskriminative Validität

Diskriminative Validität liegt vor, wenn sich bestimmte klinische Gruppen oder Subgruppen auf Basis der mit dem Assessment erhobenen Werte hinsichtlich des zu erfassenden Konstruktes erwartungsgemäß unterscheiden lassen.

Hier ist wichtig anzumerken, dass es – im Gegensatz zur Kriteriumsvalidität – nicht das Ziel ist, den klinischen Status der Gruppen korrekt zu messen, sondern es soll lediglich erfasst werden, ob sich die Gruppen hinsichtlich des Konstrukts unterscheiden.

Beispiel: Man würde erwarten, dass Schüler mit guten Noten in Mathematik die Dimension „logisches Denken" eines Intelligenztests durchschnittlich besser absolvieren als Schüler mit schlechten Noten. Allerdings soll der Intelligenztest nicht die mathematische Schulleistung messen (was im Kontext der Kriteriumsvalidität der Fall wäre), sondern die Fähigkeit, logisch zu denken. Mathematische Schulleistung ist wahrscheinlich zum Teil, nicht aber ausschließlich von der logischen Denkfähigkeit abhängig. Motivation, Fleiß, elterliche Unterstützung und andere Faktoren sind zusätzliche die Schulleistung beeinflussende Variablen. Dementsprechend wird für die diskriminative Validität lediglich untersucht, ob Schüler mit guten mathematischen Schulnoten höhere Werte der Dimension „logisches Denken" aufweisen.

Die verwendeten statistischen Verfahren richten sich nach dem Studiendesign (z. B. Anzahl der Gruppen) und Skalenniveau und haben das Ziel, aufzuzeigen, ob sich die untersuchten Gruppen hinsichtlich des zu erfassenden Konstruktes statistisch signifikant (und möglichst klinisch relevant) unterscheiden. Diese Verfahren umfassen z. B. T-Test, Varianzanalyse (ANOVA), ROC-Kurve, U-Test und andere.

Beispiel: In einer Studie (Kontodimopoulos et al. 2007) wurde die Konstruktvalidität der griechischen Version des SF-12 untersucht und unter anderem auch die diskriminative Validität erfasst. Man ging im Vorfeld (a priori) davon aus, dass die Werte der körperlichen und psychischen Gesundheit bei Patienten mit bestimmten Krankheitsbildern reduziert sind. ➤ Tab. 4.9 zeigt die Ergebnisse der Studie. In dieser Tabelle sind die Mittelwerte (MW) und Standardabweichungen (SD) der körperlichen (PCS-12) und psychischen (MCS-12) Gesundheit von Probanden mit und ohne die jeweilige Erkrankung angegeben. Die * markieren die signifikanten Gruppenvergleiche. Sämtliche Subgruppen der Erkrankten weisen erwartungsgemäß niedrigere Werte in beiden Dimensionen auf. Die meisten Gruppenvergleiche sind zudem signifikant. Somit wurde die diskriminative Validität der griechischen Version des SF-12 aufgezeigt.

Tab. 4.9 Ergebnisse der diskriminativen Validität der griechischen Version des SF-12 (nach Kontodimopoulos et al. 2007) [H218-002]

Variable (Krankheitsbild)			SF-12-Summenscores	
		n (%)	PCS-12	MCS-12
Diabetes	Ja	62 (6,2)	40,84 (12,60)	44,79 (10,98)
	Nein	943 (93,8)	49,99 (10,17)***	49,18 (9,01)**
Hypertonie	Ja	134 (13,3)	39,35 (12,30)	45,03 (10,61)
	Nein	871 (86,7)	50,98 (9,36)***	49,50 (8,81)***
Herzprobleme	Ja	16 (1,6)	34,50 (10,90)	47,81 (11,70)
	Nein	989 (98,4)	49,67 (10,39)***	48,92 (9,16)
Asthma	Ja	15 (1,5)	45,53 (10,72)	48,73 (9,78)
	Nein	990 (98,5)	49,48 (10,56)*	48,91 (9,19)
Hüft-/Kniegelenksbeschwerden	Ja	25 (2,5)	43,38 (10,46)	45,39 (9,37)
	Nein	980 (97,5)	49,58 (10,57)**	48,50 (9,18)
Depression	Ja	24 (2,4)	46,52 (9,97)	40,86 (10,58)
	Nein	981 (97,6)	49,50 (10,57)	49,10 (9,08)***
Schlafstörungen	Ja	254 (25,3)	41,10 (12,40)	42,81 (10,66,)
	Nein	751 (74,7)	52,24 (8,13)***	50,97 (7,61)***
Übergewicht (BMI > 30)	Ja	185 (18,4)	44,84 (12,39)	45,95 (9,98)
	Nein	820 (81,6)	50,46 (9,82)***	49,57 (8,80)***

Für die Summenscores sind Mittelwerte und (in Klammern) Standardabweichungen angegeben.
*$p < 0,05$, **$p < 0,01$, ***$p < 0,001$

4.5.4 Transkulturelle Validität

Die erste Entwicklung und Validierung eines Messinstruments, insbesondere eines Fragebogens, erfolgt in einer Stichprobe, die einer Population mit einer gewissen ethnischen Struktur und Sprache sowie einem bestimmten Kulturkreis entstammt. Derselbe Fragebogen kann dann – auch wenn er übersetzt wurde – nicht ohne Weiteres in Populationen mit anderer ethnischer Struktur, Sprache und Kultur valide und reliabel für das zu erfassende Konstrukt verwendet werden. Dies ist aber notwendig, zum einen, um vertrauenswürdige Aussagen in Bezug auf ein bestimmtes Konstrukt treffen zu können, und zum anderen, um kultur- und länderübergreifende Vergleiche anstellen zu können. Möchte man z. B. die Lebensqualität zwischen verschiedenen europäischen Ländern vergleichen, muss gewährleistet sein, dass das verwendete Assessment in allen Vergleichsregionen gleichermaßen valide und reliabel ist. Nur dann kann man davon ausgehen, dass die gefundenen Unterschiede nicht auf Messfehler zurückzuführen sind, sondern tatsächliche Unterschiede aufzeigen.

Transkulturelle Validität

Transkulturelle Validität eines Assessments ist gegeben, wenn dessen Validität (strukturell, kon-/divergent, diskriminativ), Reliabilität und Änderungssensitivität unabhängig von Kulturkreis, ethnischer Personengruppe und Sprache sind und dementsprechend die Gütekriterien der kulturell adaptierten Version eine vergleichbare Stärke wie die der Originalversion aufweisen.

Die Bedeutung der transkulturellen Validität soll folgendes Beispiel illustrieren. Der Psychologieprofessor Proteus verglich Anfang des 20. Jahrhunderts u. a. die Intelligenz zwischen diversen Kulturen und Ethnien. Er kam zu dem Schluss, dass die Ureinwohner Australiens im Vergleich zu Europäern, Japanern und anderen Personengruppen weniger intelligent seien. Ein Problem an der Sache war, dass er sich stift- und papierbasierter Intelligenztests bediente – Materialien, deren Gebrauch zum damaligen Zeitpunkt bei Ureinwohnern unüblich war. Gefundene Unterschiede sind somit wohl u. a. auf fehlerhafte Testdurchführung zurückzuführen. Man kann daher davon ausgehen, dass die Intelligenz nicht valide erfasst werden konnte und die Schlussfolgerungen mehr als fraglich sind. Dementsprechend ist es notwendig, Assessments für die Anwendung in anderen Zielgruppen als denen, für die das Assessment entwickelt wurde, auf Gütekriterien zu validieren.

Insbesondere bei sprachbasierten Assessments wie Fragebögen geht der transkulturellen Validierung ein mehrstufiger Adaptationsprozess voraus, in dem der Fragebogen sprachlich und kulturell an die jeweilige Zielpopulation angepasst wird (Beaton et al. 2000). Auf diesen Prozess wird hier allerdings nicht eingegangen. In der anschließenden Validierungsphase wird überprüft, ob die Gütekriterien des Originalassessments in der neuen Zielpopulation ebenso erfüllt sind. Hierzu werden sämtliche Aspekte der Reliabilität, Validität und Änderungssensitivität untersucht, die für das Assessment relevant sind.

Beispiel: Der MPIIQM wurde zunächst in englischer Sprache in einer Stichprobe aus schottischen professionellen Orchestermusikern validert (Berque et al. 2014). Anschließend wurde die übersetzte und an den deutschen Kulturkreis angepasste Version an einer Stichprobe aus deutschen professionellen Orchestermusikern getestet (Möller et al. 2018). In ➤ Abb. 4.7 sind die Ergebnisse abgebildet.

Sowohl die strukturelle Validität (Dimensionalität) als auch die Test-Retest-Reliabilität wird in der deutschen Version durch vergleichbare Ergebnisse bestätigt, damit ist auch die zugrunde liegende transkulturelle Validität gezeigt. Die konvergente und divergente Validität wurde in der Originalversion nicht untersucht. Die Werte von Cronbachs Alpha (➤ Kap. 3.1.2) sind im Text der englischen Arbeit angeben und ebenfalls mit denen der deutschen Version vergleichbar.

4.5.5 Weitere statistische Verfahren

Item-Response-Theorie (IRT)

Grundidee

Die IRT ist ein Konzept mit diversen statistischen Methoden und Modellen zur Entwicklung und Validierung von Assessments, insbesondere von Assessments zur Erfassung von Konstrukten und abstrakten Merkmalen. Der wohl bekannteste Vertreter aus der Familie der IRT-Modelle ist das in der Literatur häufig genannte **Rasch-Modell.**

Wie bei den zuvor vorgestellten Methoden geht man bei der IRT davon aus, dass *Konstrukte* (im Kontext der IRT **„latente Variablen“** genannt) nicht direkt messbar sind, sondern sich nur über bestimmte, für das Konstrukt charakteristische Aspekte messen lassen. Diese Aspekte werden durch Items (**„manifeste Variablen“** genannt) erhoben, und über die Ausprägungen der einzelnen Items (z. B. Antworten der Probanden in einem Fragebogen) lassen sich Rückschlüsse auf das zu erfassende Konstrukt ziehen. Auch mithilfe von IRT-validierten Assessments ist es demnach möglich, auf Basis der Ausprägungen einzelner Items auf die Ausprägung eines Konstrukts oder Merkmals bei einer Person zu schließen.

Charakteristika der Items

Ähnlich wie bei der Faktorenanalyse wird erfasst, wie der Beitrag jedes einzelnen Items zu dem Konstrukt/zu der Dimension 📖 ist. Hierzu werden zwei Charakteristika der Items 📖 erfasst: zum einen die Item-Schwierigkeit (das macht die Faktorenanalyse nicht) und zum anderen die Trennschärfe der jeweiligen Items (entspricht der *Ladung* bei der Faktorenanalyse).

Das lässt sich gut an einem Beispiel erläutern: Angenommen, die Dimension „logisches Denken“ wird mithilfe eines auf Basis von IRT entwickelten Assessment erfasst, welches aus 10 einzelnen Items (Aufgaben) besteht.

- Man kann sich vorstellen, dass Items zum einen dann sinnvoll sind, wenn sie unterschiedliche Schwierigkeitsgrade aufweisen, denn schwierige Items werden vorrangig nur von Personen gelöst, die hohe logische Denkfähigkeit haben, während leichte Items auch von Personen mit schwacher logischer Denkfähigkeit gelöst werden. Mit Items unterschiedlichen Schwierigkeitsgrades kann man Personen mit unterschiedlichen Fähigkeiten hinsichtlich der Dimension „logisches Denken“ besser unterscheiden als mit Items ähnlicher Schwierigkeit.
- Zum anderen aber ist es notwendig, dass jedes einzelne Item für sich auch mit dem Konstrukt „logisches Denken“ korreliert, also trennscharf Personen hinsichtlich ihrer logischen Denkfähigkeit unterscheiden kann: Wenn ein Item trennscharf ist, werden es Personen mit hoher logischer Denkfähigkeit wahrscheinlicher lösen als Personen mit geringer logischer Denkfähigkeit.

In der Physiotherapie geht es in der Regel natürlich nicht um die Lösungswahrscheinlichkeit von Denkaufgaben. Jedoch lässt sich dies leicht übertragen auf den physiotherapierelevanten Kontext. Beispielsweise besteht eine Testbatterie für motorische Kontrolle aus Übungen (Items) mit unterschiedlichem Schwierigkeitsgrad. Entsprechend ist zu erwarten, dass Personen mit guter motorischer Kontrolle Übungen (Items) häufiger korrekt ausführen als Personen mit schlechter motorischer Kontrolle. Das Assessment setzt sich im Idealfall aus Items unterschiedlicher Schwierigkeitsstufen und möglichst hoher Trennschärfe zusammen. Assessments, die dies erfüllen, gelten als *konstruktvalide.*

Item	Faktor 1 Schmerz-intensität	Faktor 2 Schmerz-beeinträchtigung
Größter Schmerz	0,66	
Geringster Schmerz	0,63	
Durchschnittlicher Schmerz	0,94	
Momentaner Schmerz	0,67	
Stimmung		0,59
Lebensfreude		0,62
Übliche Technik		0,81
Spielen aufgrund Ihrer Symptome		0,88
Spielen, wie Sie es möchten		0,85

Factor loadings for 9 items of the MPIIQM following PAF analysis with oblique rotation (direct oblimin)

Item	Factor 1 Pain intensity	Factor 2 Pain interference
Worst pain	0.830	
Least pain	0.814	
Average pain	0.979	
Pain right now	0.783	
Mood		0.848
Enjoyment of life		0.818
Using your usual technique		0.797
Playing because of symptoms		0.695
Playing as well as you would like		0.895

	Konsistenz der Items		Test-Retest-Reliabilität	
Item	Gesamttest Korrelation	Cronbachs α, falls gelöscht	ICC 2,1	95%-KI
Größter Schmerz	0,66	0,77	0,86	[0,66, 0,94]
Geringster Schmerz	0,51	0,84	0,81	[0,58, 0,93]
Durchschnittlicher Schmerz	0,85	0,70	0,86	[0,69, 0,95]
Momentaner Schmerz	0,69	0,79	0,79	[0,51, 0,92]
Stimmung	0,66	0,85	0,80	[0,53, 0,92]
Lebensfreude	0,71	0,84	0,84	[0,61, 0,94]
Übliche Technik	0,70	0,84	0,92	[0,78, 0,97]
Spielen aufgrund Ihrer Symptome	0,70	0,85	0,85	[0,64, 0,94]
Spielen, wie Sie es möchten	0,75	0,83	0,90	[0,75, 0,96]

Test-retest reliability for the 10 items retained following preliminary PAF analyses

Item	ICC	95% CI	p-value
Worst pain	0.82	0,59–0,93	< 0,001
Least pain	0.80	0,54–0,92	< 0,001
Average pain	0.78	0,52–0,91	< 0,001
Pain right now	0.82	0,60–0,93	< 0,001
Mood	0.69	0.36–0.87	< 0.001
Relations with other people	0.13	– 0.36–0.55	0.294[a]
Enjoyment of life	0.76	0.47–0.90	< 0.001
Using your usual technique	0.64	0.28–0.85	0.001
Playing because of symptoms	0.56	0.14–0.80	0.007
Playing as well as you would like	0.67	0.32–0.86	0.001

Anmerkungen: ICC 2,1 = Intraklassen-Korrelationskoeffizient (two-way random single measures), KI = Konfidenzintervall,
[a] Item did not reach statistical significance (subsequently deleted)

Abb. 4.7 Ergebnisse der transkulturellen Validierung des MPIIQM-G [H271/L157]

Bestimmung der Ausprägung des Konstrukts (Ability-Scores)

Neben den Item-Charakteristika (Anforderungen an die Items) wird die sogenannte „Ability" erfasst. **Ability** bedeutet im Kontext von IRT die Stärke der Ausprägung des zu erfassenden Konstrukts bei einer Person. Sie wird auf Basis des Antwort- bzw. Lösungsmusters bei den Items ermittelt und durch einen Gesamtwert ausgedrückt. Beispielsweise werden Personen, die vor allem die schwierigen Logikaufgaben korrekt lösen, hohe „Ability-Scores", also ein hoher Gesamtwert zugewiesen. Diese Personen zeichnen sich durch gute logische Denkfähigkeit aus. Im Gegensatz dazu erhalten Personen mit geringerer logischer Denkfähigkeit weniger hohe Ability-Scores. Unabhängig davon, ob die einzelnen Items dichotom, ordinal oder metrisch skaliert sind, wird daraus stets ein metrisch skalierter Gesamtwert gebildet.

Anforderungen an IRT-validierte Assessments

Damit mittels IRT entwickelte und überprüfte Assessments valide sind, müssen bestimmte Voraussetzungen erfüllt sein. Eine dieser Voraussetzungen ist **Eindimensionalität.** Diese ist vergleichbar mit der zuvor beschriebenen strukturellen Validität (➤ Kap. 4.5.1) und bedeutet, dass das Antwortmuster bzw. die

Lösungswahrscheinlichkeiten der zur entsprechenden Dimension gehörenden Items ausschließlich von der Ausprägung des zugrunde liegenden Konstrukts abhängt, also von der Ability der untersuchten Person. Beispielsweise sollte die Lösungswahrscheinlichkeit der Items des Konstrukts „logisches Denken" nur von der Fähigkeit der jeweiligen Person zum logischen Denken abhängen und nicht von anderen Fähigkeiten wie z. B. dem Leseverständnis. Items, die diese Eigenschaft aufweisen, werden **homogen** genannt. Häufig wird die Überprüfung der Dimensionalität mit der Faktorenanalyse ergänzt, um die Eindimensionalität zu bestätigen.

Des Weiteren müssen IRT-validierte Assessments spezifisch objektiv sein. Das umfasst zwei Aspekte:

1. Unabhängig davon, welche Items des Assessments verwendet werden, ist der ermittelte Ability-Wert einer Person stets derselbe, d. h., es ist egal, mit welchen Items 🕮 die Ability einer Person erfasst wird.
2. Unabhängig davon, an welchen Personen in der Stichprobe 🕮 die Item-Charakteristika (Trennschärfe und Schwierigkeit) bestimmt werden, bleiben die ermittelten Werte dieser Charakteristika dieselben. Im Kontext der IRT wird diese Bedingung **Invarianz** genannt. Dieser Aspekt ist vergleichbar mit der transkulturellen Validität (➤ Kap. 4.5.4).

Messfehler/Reliabilität

Durch die Methoden der IRT lässt sich auch der Messfehler, also die Reliabilität bestimmen. Hierzu sind u. a. die Trennschärfe der Items, die Anzahl der Items und der Ability-Score notwendig. Der durch IRT bestimmte Messfehler kann je nach Ausprägungswert des Konstrukts variieren. Bei hohen oder niedrigen Werten der Ausprägung des zu messenden Konstrukts (Ability) fällt er in der Regel höher aus als im mittleren Ausprägungsbereich. Im Gegensatz dazu wird bei der Messfehler- bzw. Reliabilitätsbestimmung (z. B. durch den ICC; ➤ Kap. 3.1.1) angenommen, dass der Messfehler über alle Werte des zu messenden Merkmals oder Konstrukts stabil, also gleich hoch bleibt.

IRT in der Physiotherapieforschung

Sofern die Annahmen erfüllt sind, weisen IRT-validierte Assessments hohe Konstruktvalidität und Reliabilität auf. Ihre Entwicklung ist jedoch ressourcenaufwendig (große und repräsentative Stichproben sind notwendig, viele Items müssen für die Vorauswahl entwickelt und überprüft werden, etc.) und erfordert ein hohes Maß an Methodenkompetenz sowohl vom Wissenschaftler für die Entwicklung und Validierung als auch vom Kliniker für die Lektüre entsprechender Publikationen zu diesem Thema. Zusätzlich erfüllen die entwickelten Assessments oft nicht die strengen Voraussetzungen der IRT. Dies könnten Gründe sein, warum sich die IRT im Kontext der PT-Wissenschaften bis dato wenig durchgesetzt hat. Lediglich für die Entwicklung von PROMs wird die IRT immer häufiger verwendet.

Grundsätzlich ist die IRT jedoch für die Entwicklung und Validierung sämtlicher Assessments geeignet, die sich aus mehreren Items zusammensetzen (wie z. B. Testbatterien) und für die die Bestimmung der Konstruktvalidität und Reliabilität erforderlich ist. Ein gutes Beispiel im Kontext der PT, bei dem die IRT zur Validierung verwendet wurde, stellen Testbatterien für die motorische Kontrolle (Sattelmayer et al. 2017) oder Balance-Test-Batterien (Franchignoni et al. 2015) dar.

Multitrait-Multimethod-Analyse

Diese eher selten verwendete Methode untersucht die konvergente und divergente Validität unter Berücksichtigung der Reliabilität. Das Besondere an dieser Methode ist, dass sie in Design *und* Analyse das Ausmaß der systematischen Einflüsse der Messmethode auf die Validität untersucht.

Messmethodeneinflüsse (durch das Messinstrument, die Beurteiler und den Kontext; vgl. ➤ Kap. 3.1) können zu unterschiedlichen Ergebnissen für dasselbe zu erfassende Konstrukt führen. Bei der Multitrait-Multimethod-Analyse geht man davon aus, dass hohe Konstruktvalidität vorliegt, wenn die aufgezeigte konvergente und divergente Validität möglichst durch unterschiedliche Ausprägungen des Konstrukts erklärt wird und nicht durch die Art der Messmethode. Beispielsweise sollte die Korrelation zwischen körperlichen Schmerzen (gemessen mittels visueller Analogskala [VAS]) und körperlicher Gesundheit (gemessen mit dem Fragebogen „Short-Form-12" [SF-12]) stets gleich hoch sein – unabhängig davon, ob dieser Zusammenhang morgens, mittags oder abends untersucht wird oder ob die entsprechenden Informationen in Papierform oder Online erhoben werden. Zeigt sich, dass die Tageszeit oder die Form der Datenerfassung die Ergebnisse signifikant beeinflusst, ist die Konstruktvalidität entsprechend niedriger einzustufen.

Mithilfe von Korrelationsmatrizen 🕮 und/oder konfirmatorischen Faktorenanalysen und Strukturgleichungsmodellen 🕮 lassen sich diese Methodeneinflüsse quantifizieren und die Konstruktvalidität entsprechend einschätzen.

4.5.6 Design von Studien zur Konstruktvalidität

Das Design und die Planung von Studien hängen davon ab, welcher Aspekt der Konstruktvalidität untersucht werden soll. Häufig werden jedoch mehrere oder sogar alle Aspekte der Konstruktvalidität gleichzeitig evaluiert und zusätzlich auch noch die Reliabilität überprüft.

Einige wichtige Punkte/Aspekte werden im Folgenden (in Abhängigkeit von den zu untersuchenden Teilaspekten der Konstruktvalidität) kurz beschrieben. Die Unterteilung erfolgt, wie bei Studien der Reliabilität und Kriteriumsvalidität, in Aspekte der externen und der internen Validität.

Aspekte der externen Validität

Die Aspekte der externen Validität betreffen vor allem die Übertragbarkeit auf die klinische Situation, für die das Assessment entwickelt wurde. Hier ist vorrangig die Repräsentativität zu nennen (➤ Kap. 4.3.8 und ➤ Kap. 3.2). Das gesamte Setting der Studie sollte so gewählt werden, wie es der klinischen Situation entspricht, in der das Assessment im Alltag eingesetzt werden soll. Dies bezieht sich auf die Auswahl der Studienpopulation, die Untersucher (sofern notwendig) und die Form der Erfassung (z. B. papierbasierter Fragebogen oder elektronische Version).

Aspekte der internen Validität

- Insbesondere im Kontext der Konstruktvalidität ist es essenziell, die *Hypothesen a priori aufzustellen,* die mithilfe der erhobenen Daten zu verifizieren sind. Die Hypothesen betreffen sämtliche Aspekte der Konstruktvalidität (Struktur, Di-/Konvergenz, Diskriminanz und transkulturelle Adaption).
  - Für die strukturelle Validität sollte, ausgehend vom zu messenden Konstrukt, im Vorfeld überlegt werden, wie viele Dimensionen das Konstrukt und welche Items die entsprechenden Dimensionen abbilden.
  - Für die di-/konvergente Validität müssen die Forscher überlegen, mit welchen (nicht)verwandten, (un)ähnlichen Konstrukten (keine) Korrelationen zu erwarten sind und welche Assessments als Referenztests geeignet sind. Unter anderem sollten diese für den Vergleich ausreichend validiert sein.
  - Zur Überprüfung der diskriminativen Validität (Klinische-Gruppen-Validität) sollte die Auswahl der klinischen Subgruppen, bei denen man einen Unterschied hinsichtlich des zu erfassenden Konstrukts/Merkmals erwartet, sinnvoll sein. Sieht man beispielsweise zwischen akut und subakut erkrankten Patienten keinen Unterschied bezüglich der funktionellen Einschränkung durch Rückenschmerzen, kann das daran liegen, dass es tatsächlich keinen Unterschied gibt, oder aber daran, dass das Assessment nicht valide ist. Dementsprechend muss die Auswahl der Subgruppen gewährleisten, dass diese sich mit sehr hoher Wahrscheinlichkeit hinsichtlich des zu messenden Merkmals/Konstrukts unterscheiden können.
  - Im Fall der transkulturellen Validität richten sich die Hypothesen nach den Ergebnissen aus den Studien an der ursprünglichen Population. Sämtliche erfassten Gütekriterien sollen in vergleichbarer Qualität in der neuen Zielpopulation reproduzierbar sein.
- Die *Unabhängigkeit der Messungen* muss, wie bei Studien zur Reliabilität und Kriteriumsvalidität, gewährleistet sein (➤ Kap. 4.3.8, ➤ Kap. 3.4). Zum Beispiel kann es im Kontext von Fragebögen passieren, dass durch viele, nacheinander auszufüllende Fragebögen die Konzentration nachlässt und dies zu verzerrten Ergebnissen führt. Lösungen hierzu sind, die Anzahl der Assessments anzupassen, Pausen für das Ausfüllen einzuplanen und die Reihenfolge zu randomisieren.
- Die *Stichprobengröße* richtet sich zum einen nach den zu untersuchenden Aspekten der Validität und zum anderen nach den statistischen Methoden. Werden beispielsweise mehrere klinische Untergruppen verglichen, muss gewährleistet werden, dass diese ausreichend groß ausfallen, sodass sie noch repräsentativ bleiben. Sollen zusätzlich auch Normdaten erhoben werden, kann die Stichprobe 1.000 Personen oder mehr umfassen. Werden statistische Verfahren wie Faktorenanalysen, IRT oder Regressionsverfahren verwendet, wird eine Mindestanzahl von 100 Personen empfohlen (Mokkink et al. 2010).
- Ähnlich und aus denselben Gründen wie bei der Kriteriumsvalidität ist ein Querschnittsdesign dem Fall-Kontroll-Design vorzuziehen (➤ Kap. 4.3.8). Das dadurch entstehende Risiko der Überschätzung der tatsächlichen Validität ist nicht so ausgeprägt wie im Falle der Kriteriumsvalidität. Jedoch kann es durch eine nicht repräsentative Studienpopulation zu einer verzerrten Schätzung der tatsächlichen Werte zur Validität kommen.

4.5.7 Bedeutung für die Klinik

Grundsätzlich gelten im Kontext der Konstruktvalidität dieselben Prinzipien wie im Kontext der Kriteriumsvalidität: auf Basis von Assessments werden klinische Urteile und Entscheidungen getroffen – allerdings mit dem Unterschied, dass die verwendeten Assessments nicht kriteriumsvalide, sondern „lediglich" konstruktvalide sind, denn für die Erfassung von abstrakten Merkmalen und Konstrukten, für die kein Goldstandard existiert, wird in der Regel die Konstruktvalidität verwendet. Die Auswahl des Assessments für das im klinischen Alltag zu messende Konstrukt oder Merkmal hängt vom zu erfassenden klinischen Status des Patienten, von der Höhe der zugrunde liegenden Konstruktvalidität und von der Präferenz des zu versorgenden Individuums ab.

Fühlt sich z. B. ein Patient durch seine arthrosebedingten Knieschmerzen im Alltag stark eingeschränkt, kann es sinnvoll sein, den *Knee Injury and Osteoarthritis Outcome Score* (KOOS) als Assessment zu verwenden, um das Ausmaß der Beschwerden zu quantifizieren. Inwiefern der KOOS die Merkmale Schmerz und Alltagseinschränkung valide abbildet (strukturelle und kon-/divergente Validität), für Patienten mit Kniearthrose relevant ist (Klinische-Gruppen-Validität) und gruppenübergreifend eingesetzt werden kann (transkulturelle Validität), muss durch Sichtung der Literatur geprüft werden (➤ Kap. 18). ➤ Tab. 4.10 zeigt eine Übersicht über die Konzepte der Konstruktvalidität und ihre klinische Bedeutung.

Während kriteriumsvalide Assessments tendenziell konkrete klinische und pathobiologische Charakteristika erheben, die mit der Komponente „Körperfunktion und -struktur" der *International Classification of Functioning, Disablility and Health* (ICF) assoziiert sind, erfassen konstruktvalide Assessments u. a. deren Auswirkungen auf das Individuum mithilfe von häufig multidimensionalen Assessments. Hier ist die immer stärkere werdende Bedeutung von PROMs im Kontext der Physiotherapie zu betonen. PROMs bilden – in der Regel fragebogenbasiert – die Selbsteinschätzung des Patienten bezüglich seines individuellen Gesundheitszustands ab (Kyte et al. 2015). Hierbei werden zumeist die Auswirkungen einer Erkrankung auf diversen Ebenen (Alltagseinschränkungen, Schmerzen, Lebensqualität etc.) patientenzentriert erfasst. Dies ist insbesondere deshalb wichtig, da durch diese Erfassung die Patientenpräferenz und die individuelle Bedeutung der Erkrankung beim Patientenmanagement besser berücksichtigt werden können. Beispiele für PROMs sind KOOS, *Shoulder Pain and Disability Index* (SPADI), SF-12, EUROQUOL (Indexinstrument zur Messung der

Tab. 4.10 Konzepte der Konstruktvalidität und ihre klinische Bedeutung

Konzept der Konstruktvalidität	Interpretation/Definition	Klinische Bedeutung
Strukturelle Validität	Dimensionalität des Konstrukts	Anzahl und Inhalt/Charakterisierung der/des zu bestimmenden klinischen Merkmale/Konstrukts
Konvergente/divergente Validität	Erwartungsgemäß geringe/hohe Übereinstimmung des zu validierenden Assessments mit un-/ähnlichen Konstrukten	Inhaltliche Eignung des Assessments für die Erfassung eines bestimmten klinischen Merkmals/Konstrukts
Diskriminative Validität	Klinische (Sub-)Gruppen unterscheiden sich erwartungsgemäß hinsichtlich des klinischen Merkmals/Konstrukts	Unterscheidungsfähigkeit des Assessments und Bedeutung des Konstrukts für bestimmte klinische Zustände
Transkulturelle Validität	Strukturelle, kon-/divergente, diskriminative Validität und Reliabilität sind unabhängig von der ethnischen Personengruppe, dem Kulturkreis und der Sprache	Generalisierbarkeit/gruppenübergreifende Einsatzfähigkeit des Assessments

gesundheitsbezogenen Lebensqualität), *Depression Anxiety Stress Scales* (DASS) etc. Ebenso wie kriteriumsvalide Assessments müssen konstruktvalide Assessments, wie z. B. PROMs, neben nachgewiesener Validität auch eine ausreichende Reliabilität und Änderungssensitivität aufweisen (➤ Kap. 3, ➤ Kap. 4.4).

Für die Interpretation von Gesamtwertscores – also die Beurteilung, ob der ermittelte Gesamtwert hoch/durchschnittlich/niedrig bzw. auffällig/unauffällig ist – muss man (z. B. anhand von MW und SD) die Verteilung der Werte in der Grundgesamtheit und den verschiedenen Subgruppen kennen. Subgruppen können hinsichtlich ihrer Normwerte nach Alter, Geschlecht, klinischen Merkmalen etc. eingeteilt werden. Beispielsweise gibt es Normwerte für die mit dem SF-12/36 gemessene gesundheitsbezogene Lebensqualität zunächst auf Länder-/Kulturebene und zusätzlich aufgeteilt nach Alter und Geschlecht. Hat man z. B. die gesundheitsbezogene Lebensqualität einer 65-jährigen Dame aus Deutschland gemessen, lässt sich deren ermittelter Wert der körperlichen Gesundheit mit Normdaten aus dieser Kategorie vergleichen und entsprechend interpretieren, ob der Wert hoch/durchschnittlich/niedrig oder auffällig/unauffällig ausfällt.

Die Norm lässt sich jedoch nicht so leicht ermitteln. Das ist insbesondere von Bedeutung, da anhand der Norm abgeleitet wird, was nicht normal oder auffällig ist. Hierzu müssen Schwellenwerte valide bestimmt werden. Grundsätzlich gibt es zwei Möglichkeiten, diese zu errechnen.

- Die eine Möglichkeit ist rein verteilungsbasiert: Repräsentative Daten der Grundgesamtheit oder einer Subgruppe der Grundgesamtheit werden mithilfe deskriptiver statistischer Parameter charakterisiert und eingeteilt. Liegen beispielsweise die Daten zur körperlichen Gesundheit deutscher Frauen im Alter von 20–30 Jahren zugrunde, lassen sich MW, SD und Perzentilen bestimmen. Als „außerhalb der Norm" gelten im Fall der verteilungsbasierten Bestimmung von Normwerten z. B. Personen mit Werten, die mehr als zwei SD vom MW abweichen.
- Im Gegensatz dazu werden bei der zweiten Möglichkeit Normwerte auf Basis der Schwellenwerte ermittelt, ab denen ein erhöhtes Gesundheitsrisiko besteht. Beispielsweise besteht unterhalb eines bestimmten Wertes der psychischen Gesundheit ein erhöhtes Risiko, Depressionen zu entwickeln. Die Berechnung dieser Schwellenwerte geschieht häufig mittels ROC-Kurven (➤ Kap. 4.3.7).

Insbesondere bei der Erfassung und Interpretation von Normwerten ist zu beachten, dass für einige Subgruppen sogenannte **Boden-** und **Deckeneffekte** entstehen. Weist ein Test Boden- oder Deckeneffekte auf, so ist er nicht in der Lage, bei Werten im Minimal- bzw. Maximalbereich Unterscheidungen zu treffen. Beispielsweise zeigen nach einem halben Jahr möglicherweise 30 % der Patienten postoperativ nach Hüft-TEP keine Auffälligkeiten mehr in der Dimension „Steifigkeit" des *Western Ontario and McMaster Universities Osteoarthritis Index* (WOMAC). Möglicherweise ist allerdings die Beweglichkeit der Hüfte innerhalb dieser Gruppe immer noch unterschiedlich, aber der WOMAC aufgrund eines Deckeneffekts nicht geeignet, diese Unterschiede zu erkennen. Ebenso könnte man in diesem Fall keine Veränderungen des klinischen Verlaufs mithilfe der Dimension „Steifigkeit" des WOMAC erfassen, da alle Personen bereits den Maximalwert erreicht haben. Die Beachtung von potenziellen Boden- und Deckeneffekten ist daher wichtig für die Auswahl der Assessments im klinischen Alltag.

Gesamtscores von Assessments mit mehr als einem Item können unterschiedlich berechnet werden: über einfache Summen- oder Mittelwertbildung bis hin zur Gewichtung in Abhängigkeit vom Beitrag des jeweiligen Items zum Konstrukt oder auf Basis von IRT-ermittelten itemspezifischen Schwierigkeiten. Wie der Gesamtscore einer Person für ein zu erfassendes Merkmal gebildet wird, scheint jedoch nur geringe Unterschiede zu ergeben (Bjorner 2019, Fan 1998), und der durch Unterschiede in der Methode zur Bildung von Gesamtscores entstehende Messfehler fällt sehr wahrscheinlich im Vergleich zu allen anderen Messfehlerquellen (Zeitpunkt, Rater, Kontext etc.) kaum ins Gewicht. Allerdings existiert hierzu bereits eine langanhaltende Diskussion unter Datenanalysten.

LITERATUR

Altman DG, Bland JM. Statistical Notes: Diagnostic tests 3: receiver operating characteristic plots. BMJ 1994; 309(6948): 188. https://doi.org/10.1136/bmj.309.6948.188.

Atkinson TM, et al. Using confirmatory factor analysis to evaluate construct validity of the Brief Pain Inventory (BPI). J Pain Symptom Manage 2011; 41(3): 558–565. https://doi.org/10.1016/j.jpainsymman.2010.05.008.

Bachmann LM, et al. The accuracy of the Ottawa knee rule to rule out knee fractures: A systematic review. Ann Intern Med 2004; 140(2): 121–124.

Beaton DE, et al. Guidelines for the process of cross-cultural adaptation of self-report measures. Spine (Phila PA 1976) 2000; 25(24): 3186–3191.

Berque P, Gray H, McFadyen A. Development and psychometric evaluation of the Musculoskeletal Pain Intensity and Interference Questionnaire for professional orchestra musicians. Man Ther 2014; 19(6): 575–588.

Biele C, et al. Validity of increasing the number of motor control tests within a test battery for discrimination of low back pain conditions in people

attending a physiotherapy clinic: A case-control study. BMJ Open 2019; 9: 1–8. https://doi.org/10.1136/bmjopen-2019-032340.
Bjorner JB. State of the psychometric methods: Comments on the ISOQOL SIG psychometric papers. J Patient Rep Outcomes 2019; 3: 49. https://doi.org/10.1186/s41687-019-0134-1.
de Vet HCW, et al. Minimally important change determined by a visual method integrating an anchor-based and a distribution-based approach. Qual Life Res 2007; 16(1): 131–142. https://doi.org/10.1007/s11136-006-9109-9.
de Vet HCW, et al. Measurement in Medicine: A Practical Guide. Cambridge University Press, 2011.
Döring N, Bortz J. Forschungsmethoden und Evaluation in den Sozial- und Humanwissenschaften. 5. Aufl. Springer-Verlag, 2016.
Fabio RPD. Essentials of Rehabilitation Research: A Statistical Guide to Clinical Practice. F.A. Davis, 2012.
Fagan TJ. Letter: Nomogram for Bayes theorem. N Engl J Med 1975; 293(5): 257.
Fan X. Item response theory and classical test theory: An empirical comparison of their item/person statistics. Educ Psychol Meas 1998; 58(3): 357–381.
Franchignoni F, et al. Enhancing the usefulness of the Mini-BESTest for measuring dynamic balance: a Rasch validation study. Eur J Phys Rehabil Med 2015; 51(4): 429–437.
Grant JS, Kinney MR. Using the Delphi technique to examine the content validity of nursing diagnoses. Nurs Diagn 1992; 3(1): 12–22.
Hays RD, Hadorn D. Responsiveness to change: an aspect of validity, not a separate dimension. Qual Life Res 1992; 1(1): 73–75.
Jaeschke R, Guyatt G, Sackett D; for the Evidence-Based Medicine Working Group. Users' guides to the medical literature. III. How to use an article about a diagnostic test. B. What are the results and will they help me in caring for my patients? JAMA 1994; 271: 703–707.
Jaeschke R, Singer J, Guyatt GH. Measurement of health status. Ascertaining the minimal clinically important difference. Control Clin Trials 1989; 10(4), 407–415.
Jensen MP, Karoly P, Braver S. The measurement of clinical pain intensity: A comparison of six methods. Pain 1986; 27(1): 117–126.
Kontodimopoulos N, et al. Validity of SF-12 summary scores in a Greek general population. Health Qual Life Outcomes 2007; 5: 55. https://doi.org/10.1186/1477-7525-5-55.
Kreienbrock L, Pigeot I, Ahrens W. Epidemiologische Methoden. Springer-Verlag, 2012.
Krupp LB. (1989). The fatigue severity scale: Application to patients with multiple sclerosis and systemic lupus erythematosus. Arch Neurol 1989; 46(10): 1121–1123.
Kyte DG, et al. An introduction to patient-reported outcome measures (PROMs) in physiotherapy. Physiotherapy 2015; 101(2): 119–125. https://doi.org/10.1016/j.physio.2014.11.003.
Lamontagne V, Bélanger C. Development and Validation of a Questionnaire on Musculoskeletal Pain in Musicians. Med Probl Perform Art 2012; 27(1): 37–42.
Luedtke K, et al. Concurrent validity and reliability of measuring range of motion during the cervical flexion rotation test with a novel digital goniometer. BMC Musculoskelet Disord 2020; 21(1): 535. https://doi.org/10.1186/s12891-020-03525-6.
Mokkink LB, et al. (2010). The COSMIN checklist for assessing the methodological quality of studies on measurement properties of health status measurement instruments: An international Delphi study. Qual Life Res 2010: 19(4): 539–549. https://doi.org/10.1007/s11136-010-9606-8.
Möller D, Ballenberger N, Zalpour C. The German version of the musculoskeletal pain intensity and interference questionnaire for musicians (MPI-IQM-G): Translation and validation in professional orchestral musicians. Musculoskelet Sci Pract 2018; 37: 1–7.
Moosbrugger H, Kelava A (Hrsg.). Testtheorie und Fragebogenkonstruktion. 2. Aufl. Springer-Verlag, 2012.
Rolke R, et al. Quantitative sensory testing in the German Research Network on Neuropathic Pain (DFNS): Standardized protocol and reference values. Pain 2006a; 123(3): 231–243.
Rolke R, et al. Quantitative sensory testing: A comprehensive protocol for clinical trials. Eur J Pain 2006b; 10(1): 77–88.
Rothman K, Lash TL. Modern Epidemiology. 4th ed. Lippincott Williams & Wilkins, 2020.
Rutjes AWS, Reitsma, et al. Evidence of bias and variation in diagnostic accuracy studies. CMAJ 2006; 174(4): 469–476. https://doi.org/10.1503/cmaj.050090.
Sattelmayer M, et al. Use of Rasch analysis to investigate structural validity of a set of movement control tests for the neck. Musculoskelet Sci Pract 2017; 27: 131–136.
Schisterman EF, et al. Optimal cut-point and its corresponding Youden index to discriminate individuals using pooled blood samples. Epidemiology 2005; 16(1): 73–81. https://doi.org/10.1097/01.ede.0000147512.81966.ba.
Sims JI, Chau MT, Davies JR. (2020). Diagnostic accuracy of the Ottawa Knee Rule in adult acute knee injuries: A systematic review and meta-analysis. Eur Radiol 2020; 30(8): 4438–4446.
von Piekartz H, et al. International consensus on the most useful assessments used by physical therapists to evaluate patients with temporomandibular disorders: a Delphi study. J Oral Rehabil 2020; 47(6): 685–702.

KAPITEL

5

Nikolaus Ballenberger

Übertragbarkeit von Studienergebnissen

Im folgenden Kapitel wird beschrieben, wie Studienergebnisse auf die Grundgesamtheit übertragen werden und wie zufällige sowie systematische Fehler die Validität und die Reliabilität von Studienergebnissen beeinflussen. Des Weiteren werden die grundlegenden Verzerrungsmechanismen im Rahmen empirischer Forschung, vor allem im Kontext der Assessmentvalidierung, erklärt.

5.1 Grundprinzip empirischer Forschung

Das Ziel empirischer Forschung liegt darin, dass man Theorien und Hypothesen zu bestimmten Sachverhalten hinsichtlich ihrer Gültigkeit in einer bestimmten Grundgesamtheit evaluiert. Da man aus Mangel an Ressourcen nicht die komplette Grundgesamtheit untersuchen kann, schafft man sich ein möglichst genaues Abbild davon, indem man eine oder mehrere **Stichproben aus der Grundgesamtheit** zieht (Repräsentativität) und in diesen die Gültigkeit der zu untersuchenden Hypothesen und Theorien untersucht. Anschließend werden die Ergebnisse mithilfe statistischer Methoden (*p*-Wert und Konfidenzintervall [KI]) auf die Grundgesamtheit übertragen.

Folgendes Gedankenexperiment soll das Grundprinzip empirischer Forschung illustrieren: Angenommen, man möchte herausfinden, wie hoch die gesundheitsbezogene körperliche Lebensqualität bei Personen mit einer Totalendoprothese (TEP) der Hüfte ist, und hätte dafür die komplette Grundgesamtheit (alle Personen mit Hüft-TEP) und unerschöpfliche Ressourcen zur Verfügung. Dann könnte man unendlich viele Stichproben ziehen, die jeweils aus einer bestimmten Anzahl an repräsentativen Individuen bestehen, und in jeder einzelnen Stichprobe jeweils den Mittelwert (MW) und die Standardabweichung (SD) eines Parameters für die Lebensqualität ermitteln. Das Prinzip ist in ➤ Abb. 5.1 dargestellt.

Wie in der Abbildung erkennbar ist (beispielhaft sind die Ergebnisse aus vier Stichproben dargestellt), sind die Werte (MW und SD) in den einzelnen Stichproben unterschiedlich. Das ist durch das Zufallsprinzip zu erklären (sofern die Studie ohne Verzerrung durchgeführt wurde), da ja jede Stichprobe aus anderen Individuen besteht und, wie bereits bekannt, Messfehler beim Erfassen von Daten vorkommen, wodurch Schwankungen im Ergebnis der jeweiligen Stichproben entstehen.

Das Interessante ist nun folgender Umstand: Bildet man (wie hier sehr vereinfacht dargestellt) den MW aus den einzelnen Mittelwerten aller Stichproben, so erhält man den wahren Mittelwert (MW_{ges}) der Grundgesamtheit, aus der die Stichproben stammen.

$$MW_{ges} = \frac{(\text{MW SP1} + \text{MW SP2} + \ldots)}{(\text{Anzahl der Stichproben})} = \frac{(44 + 45 + 47 + 43)}{4} = 44{,}75$$

Durch das Ziehen von Stichproben und Mitteln der Parameter aus diesen kann man also den wahren Wert der Grundgesamtheit „messen“. Das gilt jedoch streng genommen nur für den Fall, dass sehr viele Stichproben gemittelt werden. In der empirischen Forschung stehen allerdings häufig nur eine oder wenige Stichproben zur Verfügung, aus denen man auf die Grundgesamtheit schließen kann, z. B. Stichprobe 1 mit dem MW 44. Es ist offensichtlich, dass der MW einer einzelnen Stichprobe in der Regel vom wahren Wert der Grundgesamtheit abweicht (➤ Abb. 5.1). Für den Rückschluss von einer oder wenigen Stichproben auf die Grundgesamtheit werden die Konzepte des *p*-Werts und des Konfidenzintervalls (KI) verwendet (➤ Kap. 5.3).

Die Berechnung mithilfe der obigen vereinfachten Formel sowie der daraus resultierende Rückschluss auf die Grundgesamtheit gelten nur unter der strengen Annahme, dass die Einzelstudien möglichst fehlerarm durchgeführt wurden (➤ Kap. 5.2) und dass die Stichproben aus derselben Grundgesamtheit stammen und gleich groß sind. Für die Berechnung im Detail sei auf die Fachliteratur verwiesen (Bortz und Schuster 2016, Döring und Bortz 2016). Wenn die komplette Grundgesamtheit (hier: sämtliche Personen mit Hüft-TEP) verfügbar ist, würde man in der Realität natürlich niemals so vorgehen (Ziehen vieler Stichproben), sondern die Grundgesamtheit in Form einer Vollerhebung erfassen.

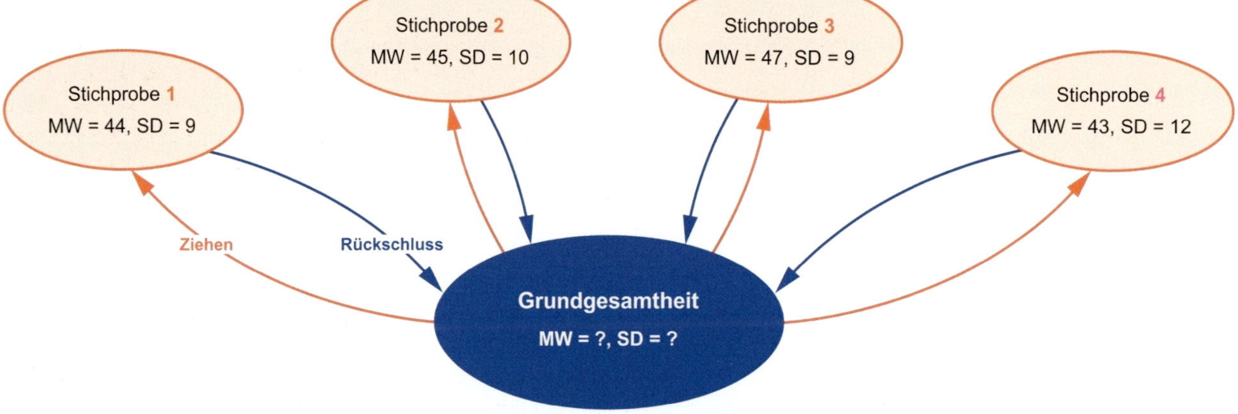

Abb. 5.1 Grundgesamtheit und Stichproben (MW: Mittelwert, SD: Standardabweichung) [L157]

5.2 Zufälliger und systematischer Fehler von Studien

Die Übertragung von Studienergebnissen auf die Grundgesamtheit 📖 kann nur dann erfolgen, wenn die Studiendurchführung fehlerarm und die Qualität empirischer Forschung 📖 entsprechend hoch ist – wenn also die Studienergebnisse zum einen valide (gültig) und zum anderen reliabel (wiederholbar) sind.

- Die **Validität** ist hoch, wenn das gemittelte Ergebnis der einzelnen Stichproben 📖 (z. B. in ➤ Abb. 5.1) dem wahren Ergebnis in der Grundgesamtheit möglichst nahe kommt. Liegt eine gerichtete Abweichung zum Ergebnis der Grundgesamtheit vor, spricht man von einem **systematischen Fehler (Verzerrung, Bias)**. Das Ergebnis ist nicht valide. Die Höhe des systematischen Fehlers kann in der Realität jedoch nicht exakt bestimmt werden, da ja der wahre Wert (z. B. der tatsächliche Mittelwert 📖 der Lebensqualität in der Grundgesamtheit) nicht bekannt ist.
- Die **Reliabilität** ist hoch, wenn die Ergebnisse aus den einzelnen Stichproben wenig schwanken, also wiederholbar sind. Liegt eine Schwankung vor, spricht man von einem **zufälligen Fehler.** Die Höhe des zufälligen Fehlers ist erkennbar an der Streuung der Ergebnisse aus den einzelnen Stichproben und errechenbar aus der Streuung der Messwerte der Individuen innerhalb einer Stichprobe.

Anhand von jeweils fünf Studienergebnissen sind beide Fehlertypen in ➤ Abb. 5.2 schematisch dargestellt.

Links ist zu erkennen, dass die Ergebnisse der einzelnen Studien im Durchschnitt über dem wahren Wert liegen und die Streuung der Ergebnisse gering ist. Dementsprechend liegt vor allem ein systematischer Fehler zugrunde. Rechts ist zu sehen, dass die Ergebnisse der einzelnen Studien im Durchschnitt dem wahren Wert der Grundgesamtheit entsprechen, jedoch eine höhere Streuung aufweisen. Dementsprechend liegt ein hoher zufälliger Fehler vor.

Das Prinzip des systematischen und zufälligen Fehlers ist analog zu den Messungen an Individuen (➤ Kap. 2.2.1): Der wahre Wert in der Grundgesamtheit (hier MW der Lebensqualität bei Personen mit Hüft-TEP) entspricht dem wahren klinischen Zustand des Patienten, und die Studienergebnisse (hier MW der einzelnen Studien) den einzelnen Messwerten der Individuen.

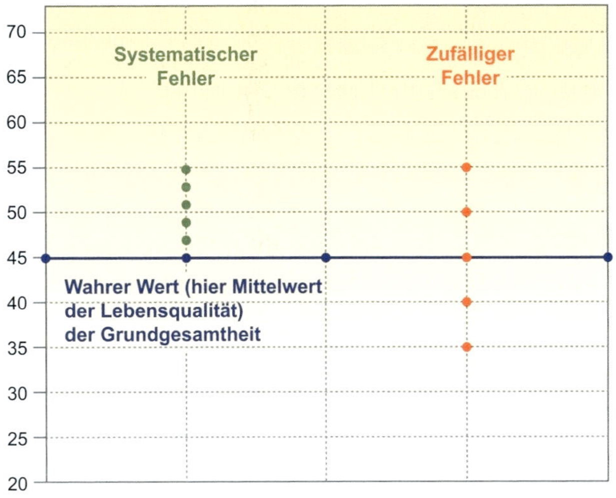

Abb. 5.2 Systematischer und zufälliger Fehler von Studienergebnissen [L157]

5.3 *p*-Wert und Konfidenzintervall

Da man in der Realität den wahren Wert der Grundgesamtheit 📖 nicht kennt, diesen (z. B. den wahren Mittelwert 📖) aber ermitteln möchte, behilft man sich, wie zuvor beschrieben, mit repräsentativen Studien. In der Regel liegt dem Forscher (s)eine Studie mit Studienergebnis vor. Da dieses eine Studienergebnis (wie oben beschrieben) durch das Zufallsprinzip bedingt sehr wahrscheinlich nicht exakt mit dem wahren Wert übereinstimmt, kann man die Studienergebnisse nicht 1 : 1 auf die Grundgesamtheit übertragen, d. h., der wahre Wert kann nur abgeschätzt werden und man kann nur angeben, in welchem Wertebereich man den wahren Wert der Grundgesamtheit mit einer bestimmten Wahrscheinlichkeit erwartet.

Grundlage hierzu ist der **Stichprobenmessfehler,** der sich grundsätzlich aus dem zufälligen und dem systematischen Fehler zusammensetzt. Das Prinzip ist analog zur Bestimmung des Standardmessfehlers (SEM) im Kontext von Assessments, z. B. von Gelenkwinkelmessungen (➤ Kap. 3.1.1). Allerdings kann die Höhe des systematischen Fehlers bei der Bestimmung des Stichprobenmessfehlers nicht ermittelt werden (wahrer Wert in der Grundgesamtheit ist unbekannt). Daher verwendet man lediglich den zufälligen Fehler zur Stichprobenmessfehlerbestimmung. Der Stichprobenmessfehler ist also nichts anderes als die Streuung der Ergebnisse der Einzelstudien (➤ Abb. 5.3). Da aber auch hierzu in der Regel nicht ausreichend Einzelstudien verfügbar sind, sondern lediglich die eine selbst durchgeführte Studie, muss man (und kann man auch) den Stichprobenmessfehler aus der einen verfügbaren Studie ableiten. Dies ist die Grundlage, auf welcher sowohl der *p*-Wert als auch das Konfidenzintervall berechnet werden

5.3.1 Konfidenzintervall

Beispielsweise soll in einer Studie der Intraklassen-Korrelationskoeffizient (ICC) für die Intertester-Reliabilität bei Durchführung eines Assessments durch zwei Untersucher bestimmt werden, um aus den Ergebnissen auf die tatsächliche Intertester-Reliabilität in der Grundgesamtheit zu schließen. Der ermittelte ICC-Wert liegt in der Studie bei 0,76. Da es sich hier um eine Studie handelt und nicht um die Grundgesamtheit, kann man das Ergebnis nicht exakt auf die Grundgesamtheit übertragen. Allerdings kann man angeben, in welchem Wertebereich man den wahren ICC in der Grundgesamtheit mit 95%iger Wahrscheinlichkeit erwartet. Dies geschieht durch die Berechnung des Konfidenzintervalls.

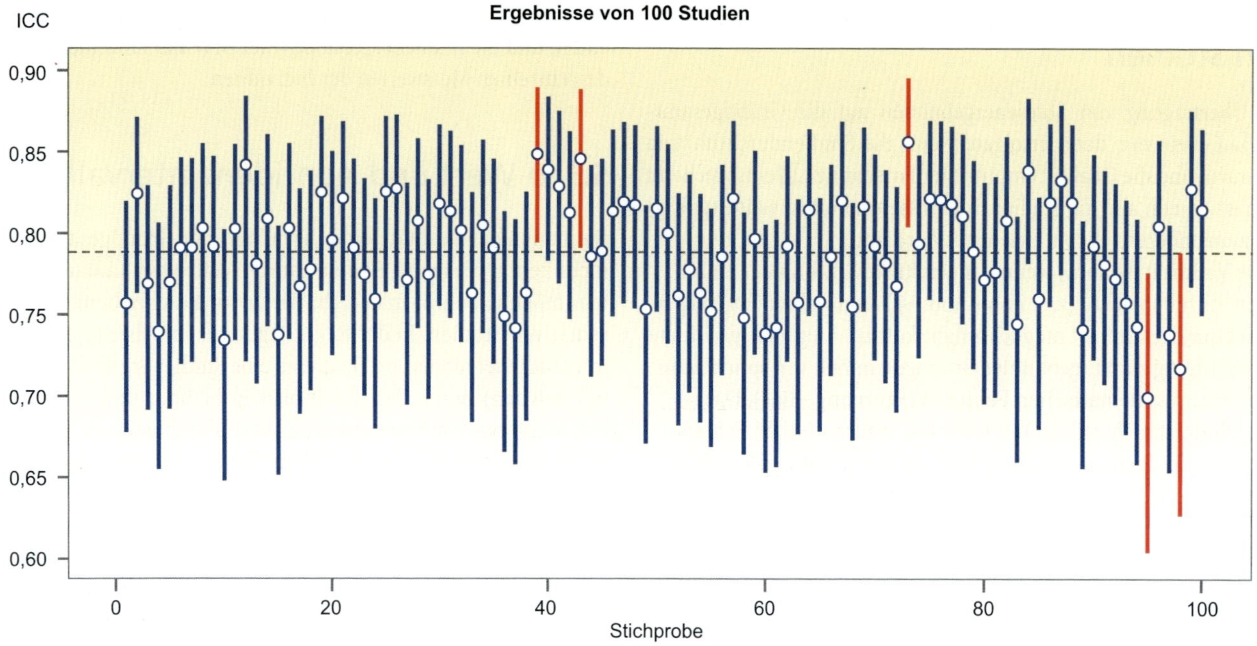

Abb. 5.3 Grafische Darstellung der Bedeutung des Konfidenzintervalls [L157]

Konfidenzintervall

Das **Konfidenzintervall (KI)** gibt an, in welchem Wertebereich man den wahren Wert in der Grundgesamtheit mit einer bestimmten Wahrscheinlichkeit erwartet. Grundlage dafür ist der Stichprobenmessfehler (auch Standardfehler genannt). In den meisten Fällen ist der Wahrscheinlichkeitsbereich auf 95 % gesetzt (95 %-KI).

Mithilfe des Stichprobenmessfehlers (hier 0,04) lassen sich der obere und der untere Wert des KIs (95%iger Wahrscheinlichkeitsbereich) berechnen – in unserem Beispiel 0,82 und 0,67. Dies erlaubt folgende Aussage: Mit 95%iger Wahrscheinlichkeit liegt der wahre Wert des ICC (Intertester-Reliabilität des untersuchten Assessments) in der Grundgesamtheit zwischen 0,67 und 0,82. Für die statistischen Berechnungen sei auf entsprechende Fachliteratur verwiesen (Bortz und Schuster 2016, Fabio 2012, Field 2013).

In ➤ Abb. 5.3 ist das Prinzip grafisch dargestellt. Das Ergebnis unserer Studie ist als Studie 1 ganz links abgebildet. Der Punkt repräsentiert den ICC in der Studie (0,76), das obere und untere Ende der Linie den oberen bzw. unteren Wert des KIs (0,82 bzw. 0,67).

Man nehme nun (rein hypothetisch) an, man würde die Studie unendlich oft wiederholen und jeweils den ICC inklusive KI berechnen. Der wahre ICC soll (hypothetisch) bei 0,79 in der Grundgesamtheit liegen. In der Abbildung sind die Ergebnisse aus 100 Studien dargestellt. Zu sehen ist, dass erstens die Werte des ICC und des KI erwartungsgemäß entsprechend dem Zufallsprinzip variieren, und dass zweitens fünf von 100 Studien (rot markiert) den (hypothetischen!) wahren Wert des ICC in der Grundgesamtheit (0,79; durch die gestrichelte waagrechte Linie repräsentiert) nicht im KI enthalten. Das heißt, 95 % aller durchgeführten Studien machen korrekte Abschätzungen bezüglich des wahren ICC-Werts in der Grundgesamtheit.

Liegt nun, wie es in der Realität häufig der Fall ist, nur das Ergebnis aus einer Studie zugrunde, kann man mit gewisser Präzision angeben, in welchem Bereich der wahre Wert der Grundgesamtheit sehr wahrscheinlich zu erwarten ist (ausgedrückt durch das KI). Je geringer der Stichprobenmessfehler ausfällt, desto schmäler ist das resultierende KI und desto präziser kann der wahre Wert in der Grundgesamtheit abgeschätzt werden. Die Breite des KIs ist demnach ein Indikator für die Höhe des zufälligen Fehlers.

Der Stichprobenmessfehler ist unter anderem abhängig von der Größe der Stichprobe 📖. Größere Stichproben weisen kleinere Stichprobenmessfehler auf und erlauben dadurch eine präzisere Abschätzung des wahren Werts. Das ist einer der Gründe, warum Stichproben ausreichend groß sein sollten. Das KI kann für jeden statistischen Parameter, der in der Stichprobe erfasst wird, bestimmt werden, d. h. für sämtliche vorgestellte Konzepte (SE, SP, LR^+, LR^-, Kappa etc.) können KI berechnet werden. Für die genaue statistische/mathematische Berechnung sei auf die Fachliteratur verwiesen (Bortz und Schuster 2016, Fabio 2012, Field 2013).

5.3.2 *p*-Wert

Ein eng mit dem KI verwandtes Konzept stellt der ***p*-Wert** dar. Auch der *p*-Wert wird aus dem Stichprobenmessfehler berechnet und zielt darauf ab, von der Stichprobe aus eine Aussage über die Grundgesamtheit zu treffen. Dem *p*-Wert liegt das Prinzip des Typ-1- und Typ-2-Fehlers zugrunde, vergleichbar dem Prinzip von Typ-1- und Typ-2-Fehlern bei klinischen Urteilen (➤ Kap. 2.2.2), wo aufgrund von Testergebnissen entschieden wird, ob ein Patient eine bestimmte Diagnose aufweist oder nicht. Analog dazu soll anhand von Studienergebnissen entschieden werden, ob in der Grundgesamtheit ein bestimmtes Phänomen – wie z. B. ein Zusammenhang, ein Unterschied zwischen zwei Gruppen, eine Übereinstimmung etc. – vorliegt oder nicht.

Das Prinzip lässt sich am besten anhand eines Beispiels erläutern: Eine Studie untersucht, ob das Konstrukt „motorische Kontrolle" für Patienten mit chronischen Rückenschmerzen bedeutsam ist, indem gezeigt werden soll, dass Patienten mit chronischen Rückenbeschwerden eine schlechtere motorische Kontrolle aufweisen als Patienten ohne Rückenschmerzen (diskriminative Validität). Aus den Ergebnissen einer Studie soll ein Rückschluss auf die Grundgesamtheit gezogen werden. Da allerdings wieder nur die Stichprobenergebnisse *einer* Studie vorliegen, besteht bei dem Rückschluss eine gewisse Unsicherheit. Folgende Szenarien sind nun denkbar:

1. Die Studie zeigt einen Unterschied auf, der in der Grundgesamtheit auch so vorzufinden ist (korrekt positive Entscheidung).
2. Die Studie zeigt einen Unterschied auf, der in der Grundgesamtheit nicht vorzufinden ist (falsch positive Entscheidung oder **Typ-1-Fehler**).
3. Die Studie zeigt keinen Unterschied auf und in der Grundgesamtheit ist auch kein Unterschied vorzufinden (korrekt negative Entscheidung).
4. Die Studie zeigt keinen Unterschied auf, jedoch in der Grundgesamtheit ist ein Unterschied vorzufinden (falsch negative Entscheidung oder **Typ-2-Fehler**).

Das Prinzip ist exemplarisch anhand eines Gruppenunterschieds in ➤ Tab. 5.1 dargestellt. Der *p*-Wert wird aus Informationen der Stichprobe berechnet (z. B. Stichprobenmessfehler) und gibt die Wahrscheinlichkeit an, dass man (irrtümlicherweise) ein bestimmtes Phänomen (z. B. Gruppenunterschied bei der motorischen Kontrolle) in der Grundgesamtheit annimmt, obwohl dieses dort eigentlich nicht vorhanden ist (Typ-1-Fehler).

p-Wert

Der *p*-Wert ist die Wahrscheinlichkeit, dass man (irrtümlicherweise) auf Basis der Studie ein bestimmtes Phänomen – wie z. B. Gruppenunterschied, Zusammenhang, Übereinstimmung etc. – annimmt, obwohl dieses Phänomen in der Grundgesamtheit tatsächlich nicht vorhanden ist (Typ-1-Fehler).

Alternative (nur im Wortlaut unterschiedliche, inhaltlich und statistisch aber gleichbedeutende) Interpretationen des *p*-Werts lauten:

- die Wahrscheinlichkeit, dass das Ergebnis der Studie dem Zufall zuzuschreiben ist,

  oder

- die Wahrscheinlichkeit, dass das Ergebnis der Studie dem Stichprobenmessfehler zuzuschreiben ist.

Tab. 5.1 Typ-1- und Typ-2-Fehler

	Tatsächlich ein Gruppenunterschied in der Grundgesamtheit	**Tatsächlich kein Gruppenunterschied in der Grundgesamtheit**
Gruppenunterschied in der Studie ($p < 0,05$) Entscheidung: In der Grundgesamtheit besteht ein Unterschied.	Richtig positiv	Falsch positiv Typ-1 Fehler 5 %
Kein Gruppenunterschied in der Studie ($p \geq 0,05$) Entscheidung: In der Grundgesamtheit besteht kein Unterschied.	Falsch negativ Typ-2-Fehler	Richtig negativ 95 %

Der *Typ-1-Fehler* oder *p*-Wert wird auch **Irrtumswahrscheinlichkeit** genannt. Ist der *p*-Wert kleiner als 5 % (das ist der in der Regel verwendete Schwellenwert), spricht man von einem **signifikanten** Ergebnis und nimmt auch in der Grundgesamtheit einen Gruppenunterschied an. Liegt er darüber, geht man davon aus, dass in der Grundgesamtheit kein Unterschied vorliegt.

Verwendet man den Schwellenwert von 0,05 (5 %), so akzeptiert man damit einen Typ-1-Fehler von maximal 5 %: Läge das untersuchte Phänomen in der Grundgesamtheit tatsächlich nicht vor, würde man es aufgrund des Stichprobenergebnisses mit maximal 5%iger Wahrscheinlichkeit irrtümlicherweise in der Grundgesamtheit annehmen. Entsprechend kommt man bei einem *p*-Wert (oder Typ-1-Fehler) von 5 % in 95 % zu einer korrekt negativen Entscheidung, d. h. man entscheidet sich mit 95%iger Wahrscheinlichkeit richtigerweise gegen die Annahme des zu untersuchenden Phänomens, falls das Phänomen in der Grundgesamtheit tatsächlich nicht vorliegt.

Mithilfe von *p*-Wert und Signifikanz wird also eine Entscheidung getroffen, ob ein bestimmtes Phänomen – wie z. B. Zusammenhang, Übereinstimmung oder Unterschied – in der Grundgesamtheit anzunehmen ist oder nicht. Was tatsächlich korrekt ist, ist unbekannt, da die Information der Grundgesamtheit ja nicht bekannt ist. (Läge sie vor, wären Studien hinfällig.) Der Schwellenwert von 0,05 (5 %) wird üblicherweise in der empirischen Forschung eingesetzt, kann aber u. U. nach oben oder unten verschoben werden.

Die Höhe des *Typ-2-Fehlers* kann nie ermittelt werden, da dazu bekannt sein müsste, ob ein bestimmtes Phänomen, z. B. ein Gruppenunterschied, tatsächlich in der Grundgesamtheit vorliegt, und wenn ja, wie stark es ausgeprägt ist. Der gewünschte bzw. maximal tolerierte Typ-2-Fehler wird in der Regel für die Kalkulation der Stichprobengröße verwendet.

p-Wert und KI gehören zur **schließenden (induktiven) Statistik** 🕮 und sind Verfahren, mit denen man von der Stichprobe auf die Grundgesamtheit schließt. *p*-Wert und KI können unabhängig vom statistischen Verfahren und Parameter immer berechnet werden. Die in den vorhergehenden Kapiteln beschriebenen statistischen Verfahren (ICC, Kappa-Koeffizient, Sensitivität, Spezifität etc.) gehören zur **deskriptiven Statistik** 🕮, da sie ausschließlich zur Beschreibung der Stichprobe dienen. Wird also in einer Studie ein bestimmter ICC ermittelt, gilt dieser Wert lediglich für die Stichprobe (deskriptive Statistik). Wird zusätzlich das KI ermittelt, erlaubt dies die Übertragung auf die Grundgesamtheit (induktive Statistik).

5.4 Formen von Bias

Wie zuvor beschrieben, unterliegen Studienergebnisse, ebenso wie Messungen am Individuum, zufälligen und systematischen Fehlern. Während für den zufälligen Fehler insbesondere die Stichprobengröße 📖 und die Streuung der Messwerte der Individuen verantwortlich sind, sind für den systematischen Fehler vor allem bestimmte Verzerrungsmechanismen (Bias) die Ursache.

Verzerrung von Studienergebnissen entsteht durch fehlerhafte Studiendurchführung. Grundsätzlich lassen sich drei übergeordnete Formen von Bias klassifizieren, denen viele Subtypen zugeordnet werden können. Im Folgenden werden nur die drei übergeordneten Formen mittels einiger Beispiele vorgestellt, wie sie häufig im Kontext der Assessmentvalidierung vorkommen.

Bias/Verzerrungsmechanismen

Selektionsbias: Verzerrung durch nicht zufällige oder nicht repräsentative Auswahl der Stichprobe.
Informationsbias: Verzerrung durch fehlerhafte Erfassung gesundheitsrelevanter Informationen und Messungen.
Confounding Bias: Verzerrung durch mangelhafte Berücksichtigung von Störgrößen.

- *Selektionsbias* liegt beispielsweise vor, wenn die Studienteilnehmer (Probanden, Tester) nicht repräsentativ für die Grundgesamtheit 📖 sind, für die eine Aussage getroffen werden soll. *Beispiel:* In einer Studie soll die Reliabilität eines Assessments erhoben werden. Dazu werden Untersucher ausgewählt, die einschlägige Fortbildungen für die Nutzung des Assessments erhalten haben. Wird die so ermittelte Reliabilität auf eine Grundgesamtheit von Untersuchern übertragen, die i. d. R. keine Fortbildung erhalten, führt das sehr wahrscheinlich zu einer Überschätzung der tatsächlichen Reliabilität.
  Werden in einer Studie, welche die Kriteriumsvalidität untersucht, auf Basis eines Fall-Kontroll-Studiendesigns 📖 nur Fälle und Gesunde mit ganz klar abgesteckten Ein- und Ausschlusskriterien hinsichtlich ihres Krankheitszustands untersucht, so werden die ermittelte Sensitivität und Spezifität sehr wahrscheinlich die wahre Sensitivität und Spezifität deutlich überschätzen, da Patienten mit unklaren Diagnosen – für die der Test ja oft besonders relevant ist – nicht eingeschlossen wurden. Insbesondere bei diesen Gruppen von Patienten ist die Kriteriumsvalidität von zu validierenden Assessments oft ungenau (➤ Kap. 4.3.8).
- *Informationsbias* liegt vor, wenn die Messungen der Zielvariablen in der Studie fehlerhaft sind, z. B. wenn die Annahme der Unabhängigkeit 📖 verletzt ist. Dies führt i. d. R. zu einer Überschätzung der erhobenen Gütekriterien. Beispielsweise ist das der Fall, wenn keine oder nur eine mangelhafte Verblindung 📖 stattgefunden hat (➤ Kap. 4.3.8, ➤ Kap. 3.4).
- *Confounding Bias* liegt vor, wenn Störgrößen nicht beachtet werden, welche das gefundene Ergebnis beeinflussen. *Beispiel:* Das Ziel einer Studie ist es, zu untersuchen, ob Patienten mit chronischen Schmerzen eine schlechtere motorische Kontrolle aufweisen als Patienten mit akuten oder subakuten Beschwerden (diskriminative Validität). Angenommen die Studienpopulation 📖 ist repräsentativ (es liegt kein Selektionsbias vor) und entspricht der Grundgesamtheit, kann folgendes Problem entstehen: Chronisch erkrankte Patienten sind im Durchschnitt älter als akut oder subakut erkrankte Patienten. Wenn sich nun ein Unterschied zwischen den Gruppen zeigt, liegt das möglicherweise nicht daran, dass chronisch kranke Patienten eine veränderte motorische Kontrolle aufweisen, sondern an der Tatsache, dass sie älter sind und Alter und motorische Kontrolle miteinander korrelieren (je älter, desto geringere motorische Kontrolle). Sind die Störgrößen bekannt und wurden ausreichend erhoben, lässt sich ihr Einfluss in statistischen Analysen bereinigen.

Confounding Bias ist im Gegensatz zum Informations- und Selektionsbias streng genommen keine Konsequenz aus mangelhafter methodisch-wissenschaftlicher Vorgehensweise, sondern ein Phänomen, das sowohl in der Stichprobe als auch in der Grundgesamtheit vorzufinden ist und lediglich dann ein Problem wird, wenn man es in der statistischen Analyse nicht berücksichtigt. Das heißt, die Ergebnisse sind – sofern durch statistische Verfahren korrekt bereinigt – auf die Grundgesamtheit übertragbar. Im Falle von Selektions- und Informationsbias gilt das nicht. Ergebnisse auf Basis fehlerhafter Messungen (z. B. durch mangelnde Verblindung) und nicht repräsentativer Studienteilnehmer können in der Regel weder korrigiert noch auf die Grundgesamtheit übertragen werden.

Die zugrunde liegenden Verzerrungsmechanismen variieren in Abhängigkeit davon, welches Gütekriterium untersucht wird (Inter-/Intratester-Reliabilität, Kriteriums-/Konstruktvalidität). Wie sich Gütekriteriums-spezifische Verzerrungsmechanismen vermeiden lassen, ist jeweils dem Abschnitt „Design" der entsprechenden Kapitel zu entnehmen.

Wie hoch das individuelle Verzerrungsrisiko einer Studie ist, kann durch Risk-of-Bias-Bewertungsinstrumente (Checklisten) erhoben werden, die sich aus mehreren Items zusammensetzen. In Abhängigkeit vom Ziel der Studie (Erfassung der Reliabilität, Validität etc.) sind unterschiedliche Checklisten anzuwenden (Lucas et al. 2010, Mokkink et al. 2010, Whiting et al. 2011). Dabei erfassen die Items 📖 durch Leitfragen verschiedene potenziell auftretende Formen von Bias im Kontext von Assessmentvalidierungen. *COnsensus-based standards for the Selection of health Measurements INstruments* (COSMIN) (Mokkink et al. 2010) hat Checklisten für sämtliche vorgestellten Konzepte der Assessmentvalidierung entwickelt. *QUality Appraisal tool for studies of diagnostic RELiability* (QUAREL) (Lucas et al. 2010) wurde für Reliabilitätsstudien und *Quality Assessment of Diagnostic Accuracy Studies* (QUADAS-2; Whiting et al. 2011) für diagnostische Studien erarbeitet. Diese Checklisten werden hier allerdings nicht im Detail vorgestellt.

➤ Tab. 5.2 zeigt eine Übersicht, welche Quellen zufällige bzw. systematische Fehler verursachen und anhand welcher Indikatoren diese detektiert werden können.

Tab. 5.2 Fehlerquellen

	Zufälliger Fehler (Stichprobenmessfehler)	Systematischer Fehler (Bias)
Quelle	Stichprobengröße Streuung der Messwerte der Individuen	Selektionsbias Informationsbias Confounding-Bias
Beurteilung	Inspektion von statistischen Parametern (Stichprobenmessfehler, Konfidenzintervall)	Checklisten (COSMIN, QUAREL, QUADAS-2, etc.)

5.5 Bedeutung für die Klinik

Die hier vorgestellten Konzepte der induktiven Statistik (*p*-Wert und KI) sind wichtige Parameter bei der Interpretation von Studienergebnissen. Sie erlauben den Rückschluss von der Stichprobe auf die Grundgesamtheit. Allerdings kann anhand dieser Parameter nicht beurteilt werden, ob ein Assessment die Gütekriterien für die Klinik ausreichend erfüllt. Häufig wird ein signifikanter *p*-Wert fälschlicherweise als Argument dafür verwendet, dass das Assessment ausreichend valide oder reliabel für den klinischen Alltag ist. Diese Aussage ist jedoch nur in Kombination mit den in der Stichprobe ermittelten Parametern für das entsprechende Gütekriterium (deskriptive Statistik, z. B. Sensitivität, Spezifität, Kappa etc.) möglich. Die Parameter der induktiven Statistik wie *p*-Wert und KI beantworten lediglich die Frage, ob die in der Stichprobe ermittelten Werte eher dem Zufall zuzuschreiben bzw. auf hohe Irrtumswahrscheinlichkeit zurückzuführen sind (*p*-Wert), und demnach, ob und in welchem Bereich die Werte in der Grundgesamtheit zu erwarten sind (KI).

Neben dem KI, welches beschreibt, in welchem Bereich der wahre Durchschnittswert der Grundgesamtheit zu erwarten ist, existiert noch ein weiteres Intervall, das sogenannte **Konfidenzintervall für das Individuum,** auch **Prädiktionsintervall** genannt (Fahrmeir et al. 2016). Da Messungen beim Individuum stets fehlerbehaftet sind, entspricht der ermittelte sehr wahrscheinlich nicht exakt dem wahren Wert des Individuums (➤ Kap. 3.1.1). Es stellt sich also die Frage, in welchem Bereich der wahre Wert mit einer bestimmten Wahrscheinlichkeit zu erwarten ist, wenn ein bestimmter individueller Wert gemessen wurde.

Hierzu gibt es zwei Szenarien: Entweder stammt das untersuchte Individuum aus der Stichprobe, in der der SEM ermittelt wurde, oder aber es entstammt der Grundgesamtheit, aus der die Stichprobe entnommen wurde. Für Ersteres kann das KI für den individuellen Probandenmesswert aus ➤ Kap. 3.1.1 verwendet werden. Für Letzteres muss zusätzlich der Stichprobenmessfehler berücksichtigt werden, was dazu führt, dass das Intervall breiter und die Vorhersage für das Individuum unpräziser wird. Ist jedoch die Stichprobe ausreichend groß (etwa ab $n > 30$), kann der Stichprobenmessfehler vernachlässigt werden.

Obwohl das Prädiktionsintervall aus klinischer Sicht viel bedeutender ist als das KI, wird es erstaunlicherweise sehr selten angegeben (In der Regel werden der SEM, das KI und der kleinste messbare Unterschied angegeben). Allerdings kann es ermittelt oder zumindest abgeschätzt werden, wenn in der Studie Informationen wie der SEM und/oder ICC und/oder die Standardabweichung der Messungen und/oder die Stichprobengröße angegeben sind. Die Berechnungen hierfür sind jedoch kompliziert. Hier sei auf Fachliteratur verwiesen (Fahrmeir et al. 2016).

Bei der Beurteilung möglicher Verzerrungen (Bias) der Studienergebnisse ist wichtig zu erwähnen, dass nie beurteilt werden kann, ob tatsächlich ein bestimmter Bias vorliegt und wie stark dadurch die Untersuchungsergebnisse tatsächlich verzerrt werden. Dazu müssten die Studienergebnisse mit denen der Grundgesamtheit verglichen werden, was natürlich unmöglich ist, da die Ergebnisse der Grundgesamtheit unbekannt sind. Es kann lediglich beurteilt werden, ob aufgrund der wissenschaftlichen/methodischen Vorgehensweise ein bestimmtes Bias-*Risiko* besteht.

In ➤ Tab. 5.3 findet sich eine Übersicht über die vorgestellten Konzepte und deren Bedeutung für den klinischen Alltag.

Tab. 5.3 Konzepte empirischer Forschung und deren Definition und Bedeutung für den klinischen Alltag

Konzept	Definition	Klinische Bedeutung
KI für einen bestimmten Parameter der Stichprobe (z. B. ICC)	Intervall, in dem der wahre Parameter (z. B. ICC) in der Grundgesamtheit zu erwarten ist	Erlaubt die (statistische) Übertragung der Studienergebnisse (z. B. ICC) auf die Grundgesamtheit
KI für den individuellen Messwert eines Individuums aus der Stichprobe (Prädiktionsintervall)	Intervall, in dem der wahre Wert eines Individuums in der Grundgesamtheit zu erwarten ist	Erlaubt die Vorhersage des wahren Werts eines Individuums aus der Grundgesamtheit
p-Wert	Irrtumswahrscheinlichkeit hinsichtlich der Studienergebnisse bzw. Wahrscheinlichkeit der Zufallsbedingtheit der Studienergebnisse	Erlaubt die (statistische) Übertragung der Ergebnisse der Studie auf die Grundgesamtheit
Bias	Verzerrung der Studienergebnisse durch mangelhafte methodische/wissenschaftliche Qualität oder Störgrößen	Erlaubt die Beurteilung, ob die Studienergebnisse möglicherweise fehlerhaft sind und ob die wahren Ergebnisse in der Grundgesamtheit möglicherweise (!) systematisch über-/unterschätzt wurden

LITERATUR

Bortz J, Schuster C. Statistik für Human- und Sozialwissenschaftler. 7. A. Springer-Verlag, Berlin Heidelberg, 2016.

Döring N, Bortz J. Forschungsmethoden und Evaluation in den Sozial- und Humanwissenschaften. 5. A. Springer-Verlag, Berlin Heidelberg, 2016.

Fabio RPD. Essentials of Rehabilitation Research: A Statistical Guide to Clinical Practice. F. A. Davis, 2012.

Fahrmeir L, et al. Statistik: Der Weg zur Datenanalyse. 8. A. Springer-Verlag, Berlin Heidelberg, 2016.

Field A. Discovering Statistics Using IBM SPSS Statistics. 4th ed. Sage Publications, 2013.

Lucas NP, Macaskill P, Irwig L, Bogduk N. The development of a quality appraisal tool for studies of diagnostic reliability (QAREL). J Clin Epidemiol 2010; 63: 854–861.

Mokkink LB, et.al. The COSMIN checklist for assessing the methodological quality of studies on measurement properties of health status measurement instruments: an international Delphi study. Qual Life Res 2010; 19: 539–549. https://www.ncbi.nlm.nih.gov/pmc/articles/PMC2852520/.

Whiting PF et al, QUADAS-2 Group. QUADAS-2: a revised tool for the quality assessment of diagnostic accuracy studies. Ann Intern Med 2011; 155: 529–536. https://doi.org/10.7326/0003-4819-155-8-201110180-00009.

KAPITEL

6

Nikolaus Ballenberger

Grundlage für Empfehlungen

Dieses Kapitel beschreibt den Aufbau der Kapitel im zweiten Teil des Buchs. Es wird dargelegt, nach welchen Kriterien die Assessments ein- bzw. ausgeschlossen wurden, welche Kriterien für die Beurteilung der Evidenz zugrunde gelegt wurden und wie daraus Empfehlungen für den klinischen Einsatz der entsprechenden Assessments abgeleitet wurden.

6.1 Literaturrecherche

Die Auswahl für die hier im Buch behandelten Assessments erfolgte zunächst auf Basis einer umfangreichen systematischen, zweistufigen Literaturrecherche. Im ersten Schritt wurden Assessments einer bestimmten Körperregion identifiziert, zu denen wissenschaftliche Publikationen vorliegen. Im zweiten Schritt wurde gezielt nach Studien gesucht, die die Gütekriterien des identifizierten Assessments untersuchen. In ➤ Tab. 6.1 ist die Struktur der zweistufigen Literaturrecherche am Beispiel von segmentalen Bewegungstests an der Lendenwirbelsäule gezeigt.

6.2 Auswahlkriterien für Assessments

Um hier im Buch berücksichtigt zu werden, mussten die identifizierten Assessments sowohl inhaltliche klinische als auch wissenschaftlich-methodische Kriterien erfüllen: Es wurden nur Assessments aufgenommen, die zur Abklärung spezifischer muskuloskelettaler Beschwerden bei Erwachsenen angewendet werden und potenziell Rückschlüsse auf pathologisch veränderte und/oder schmerzhafte Strukturen und/oder körperregionsspezifische Dysfunktionen zulassen. Je nach Verfügbarkeit wurden nicht nur „Einzeltests" berücksichtigt, sondern auch Testbatterien, Patient-Reported Outcome Measures (PROMs) (➤ Kap. 18) und klinische Vorhersageregeln (Clinical Prediction Rules; CPRs) (➤ Kap. 17). Zudem wurden lediglich Assessments eingeschlossen, die sich im klinischen Alltag eines Physiotherapeuten als praktikabel erweisen, d. h. mit einem akzeptablen Zeit- und Kostenaufwand verbunden sind. Nicht berücksichtigt wurden unspezifische Assessments der allgemeinen physiotherapeutischen Befundung, sofern diese keine Rückschlüsse auf bestimmte veränderte und/oder schmerzhafte Strukturen und/oder körperregionsspezifische Dysfunktionen zulassen, wie z. B. Kraftmessungen, Untersuchungen des Gangbilds oder Koordinationstests. Zudem wurden keine Assessments zur differenzialdiagnostischen Abklärung gelistet und keine Assessments zu muskuloskelettalen Beschwerden, die auf systemischen Erkrankungen (wie z. B. einer rheumatoiden Arthritis) basieren.

Neben den inhaltlich-klinischen Kriterien musste ein wissenschaftlich-methodischer Mindeststandard eingehalten werden. Studien mit hohem Verzerrungsrisiko (➤ Kap. 6.3.2) wurden ausgeschlossen; z. B. musste im Kontext der Kriteriumsvalidität ein akzeptabler Referenzstandard beim Validierungsprozess verwendet werden.

Tab. 6.1 Struktur der zweistufigen Literaturrecherche am Beispiel von segmentalen Bewegungstests der Lendenwirbelsäule

Schritt 1: Identifikation von potenziellen Assessments			Schritt 2: Identifikation von relevanten Studien zu einem bestimmten Assessment		
Körperregion (Synonyme)		Assessment (Synonyme)	Name des Assessments (Synonyme)		Gütekriterien (Synonyme)
Lumbar spine		Measurement instrument	Passive intervertebral motion		Validity
OR		**OR**	**OR**		**OR**
Low back	AND	Assessment	Passive physiological intervertebral movements	AND	Reliability
OR		**OR**	**OR**		**OR**
Lower back		Clinical test	Segmental intervertebral motion test		Reproducibility
OR		**OR**	**OR**		**OR**
…		…	…		…

AND, OR: Boole'sche Operatoren (siehe Glossar)

6.3 Beurteilung der Evidenz und Stärke der Empfehlung

Im folgenden Abschnitt wird beschrieben, wie das Verzerrungsrisiko (Bias) evaluiert wurde, wie die statistischen Parameter zu den Gütekriterien (klinischer Nutzen) interpretiert wurden und wie die Stärke der Empfehlung ausgesprochen wurde. Die hier beschriebene Vorgehensweise orientiert sich an Stolz et al. (2020).

6.3.1 Klinische Relevanz

Die klinische Relevanz (klinischer Nutzen) eines Assessments für einen bestimmten klinischen Zweck (z. B. Ausschluss einer Diagnose) wurde anhand der erhobenen statistischen Parameter ermittelt und farblich nach der Stärke in drei Kategorien markiert: grün für „gegebenen klinischen Nutzen", gelb für „bedingt gegebenen klinischen Nutzen" und rot für „nicht gegebenen klinischen Nutzen". Die Schwellenwerte für die Kategorien sind in Anlehnung an die Literatur in ➤ Tab. 6.2 zusammengefasst (Cicchetti 1994, Jaeschke et al. 1994). Da in der Literatur die Anzahl der Kategorien für die Beurteilung des klinischen Nutzens in Abhängigkeit von Gütekriterien und statistischen Verfahren variiert, wurden für das vorliegende Buch drei Kategorien für die Klassifikation gewählt, sodass ein einheitliches Klassifikationssystem hinsichtlich der Beurteilung des klinischen Nutzens über alle Gütekriterien und statistischen Verfahren hinweg möglich war. Beispielsweise wurde der klinische Nutzen eines Assessments mit einem ICC $\geq 0{,}6$ als „gegeben" in Bezug auf die Reliabilität erachtet. Dieses Verfahren wurde aus Stolz et al. (2020) entnommen. Gegenüber der ursprünglichen Einteilung

Tab. 6.2 Schwellenwerte für den klinischen Nutzen

Klinischer Nutzen	Gegeben	Bedingt gegeben	Nicht gegeben
LR^+ LR^-	≥5 ≤0,2	2–<5 >0,2–0,5	<2 >0,5
Pearson, Spearman Cronbachs Alpha	≥|0,7| ≥0,8	≥|0,5–<0,7| ≥0,7–<0,8	<|0,5| <0,7
ICC/Kappa	≥0,6	0,4–<0,6	<0,4
Effektstärke nach Cohen	≥0,8	0,5–<0,8	<0,5
AUC	≥0,8	0,7–<0,8	<0,7

AUC: Fläche unter der Kurve, ICC: Intraklassen-Korrelationskoeffizient, $LR^{+/-}$: positive/negative Likelihood-Ratio

dieser Autoren wurden die zwei obersten Kategorien (gut und exzellent) zu einer Kategorie vereint (➤ Tab. 6.2).

6.3.2 Verzerrungsrisiko

Das Verzerrungsrisiko (engl.: *risk of bias,* RoB) der relevanten Studien wurde auf Basis von Checklisten ermittelt, die je nach untersuchtem Gütekriterium angewendet wurden. Die Anwendung der Checklisten erfolgte, wie in der Literatur vorgeschlagen (Lucas et al. 2010, Mokkink et al. 2010, Whiting et al. 2011). Unabhängig davon, welche Checkliste verwendet wurde, erfolgte die Einteilung des Bias-Risikos in die Kategorien „gering", „hoch" und „unklar". Entsprechend wurde in der Evidenztabelle ein grüner, roter oder gelber Punkt eingetragen (vgl. ➤ Tab. 6.4).

Die Bestimmung des Verzerrungsrisikos ist essenziell, um zu beurteilen, ob die berichteten statistischen Parameter zur Bestimmung des klinischen Nutzens in den jeweiligen Studien vertrauenswürdig sind oder ob sie u. U. auf eine mangelhafte Studiendurchführung zurückzuführen sind und so die tatsächliche Stärke des untersuchten Gütekriteriums falsch einschätzen (meist überschätzen).

6.3.3 Stärke der Empfehlung

Der Grad der Empfehlungen für ein Assessment hinsichtlich eines bestimmten klinischen Einsatzzwecks wurde auf Basis des klinischen Nutzens (Stärke der statistischen Parameter) und der Höhe des Verzerrungsrisikos getroffen und erfolgte in vier Kategorien nach folgenden Kriterien:

1. Mindestens 2 Studien mit geringem Verzerrungsrisiko UND gegebenem klinischem Nutzen → starke Empfehlung für den klinischen Einsatz (+++)
2. Mindestens 1 Studie mit geringem Verzerrungsrisiko oder 2 Studien mit unklarem Verzerrungsrisiko UND jeweils gegebenem klinischem Nutzen → moderate Empfehlung für den klinischen Einsatz (++)
3. Mindestens 1 Studie mit unklarem Verzerrungsrisiko UND bedingt gegebenem klinischem Nutzen → geringe Empfehlung für den klinischen Einsatz (+)
4. Assessment ohne klinischen Nutzen, unabhängig vom Verzerrungsrisiko → keine Empfehlung für den klinischen Einsatz (–)
5. Im Falle einer widersprüchlichen Studienlage hinsichtlich des klinischen Nutzens bzw. des Verzerrungsrisikos wird eine geteilte Empfehlung ausgesprochen, analog zu den o. g. Erläuterungen beispielsweise ++/– oder +/–.

Studien mit hohem Verzerrungsrisiko wurden a priori ausgeschlossen. Entsprechend wurden Assessments, zu denen nur Studien mit hohem Verzerrungsrisiko existieren, nicht berücksichtigt.

Die klinischen Einsatzzwecke eines Assessments richten sich nach den Kategorien der klinischen Urteile und Entscheidungen, die im physiotherapeutischen Kontext getroffen werden (Diagnose, Prognose, Maßnahmen, klinischer Verlauf). Diese werden verknüpft mit den für diese Kategorien relevanten Gütekriterien und statistischen Maßzahlen. Beispielsweise muss für die Einschätzung der Empfehlungsstärke eines Assessments für die klinische Kategorie „Ausschließen/Einschließen einer Diagnose" die Evidenzlage zur Kriteriumsvalidität dieses Assessments berücksichtigt werden. Eine Übersicht darüber, welches Gütekriterium und welche statistische Maßzahl mit welcher klinischen Kategorie verbunden ist, gibt ➤ Tab. 6.3.

6.4 Aufbau der Kapitel

Die Assessments werden kapitelweise nach ihrer Zugehörigkeit zu einer bestimmten Körperregion eingeteilt. Zusätzlich gibt es ein Kapitel mit CPRs (➤ Kap. 17) sowie ein Kapitel mit PROMs (➤ Kap. 18) zu den Körperregionen.

Die Kapitel sind entweder nach zu erfassenden Pathologien (z. B. ➤ Kap. 10 *Ellenbogen* oder ➤ Kap. 11 *Hand*) oder nach Assessments bzw. klinischen Dimensionen (z. B. ➤ Kap. 7 *Halswirbelsäule* oder ➤ Kap. 12 *Lendenwirbelsäule*) gegliedert. Das liegt daran, dass in einigen Köperbereichen viele Beschwerden inklusive der Tests sehr pathologiespezifisch sind (wie z. B. bei Hand oder Ellenbogen), wohingegen in anderen Bereichen (wie z. B. der Hals- oder Lendenwirbelsäule) viele Beschwerden unspezifisch, also ohne eindeutigen Bezug zu einer klaren pathobiologischen Ursache sind. In letzterem Fall werden durch die Assessments häufig nur mit den Beschwerden assoziierte klinische Dimensionen erfasst, wie z. B. die aktive/passive Beweglichkeit oder die Mechanosensitivität.

Unabhängig davon werden in allen Kapiteln die erfassten Assessments zunächst hinsichtlich ihrer Durchführung am Patienten beschrieben. Es folgt eine Tabelle – ähnlich der Beispieltabelle (➤ Tab. 6.4) –, in der die Evidenz zu einem oder mehreren Gütekriterien des Assessments für einen bestimmten klinischen Zweck zusammengefasst ist. Das beinhaltet Angaben zu den Studien selbst (untersuchte Studienpopulation, verwendeter Referenzstandard 📖 etc.) und zum Verzerrungsrisiko sowie die Werte der erhobenen statistischen Parameter für das jeweilige Gütekriterium. Wie das Verzerrungsrisiko ermittelt und die Höhe der erhobenen statistischen Parameter (klinischer Nutzen) interpretiert wurden, ist in ➤ Kap. 6.3 beschrieben.

Die nachfolgende Beispieltabelle zeigt die Evidenz zur Testung der passiven intervertebralen akzessorischen Bewegungen (*Passive*

Tab. 6.3 Grundlage für Empfehlungen: Zugehörigkeit von Gütekriterium, klinischem Zweck und statistischen Maßzahlen

Gütekriterium	Klinischer Zweck	Zugrundeliegende statistische Verfahren und Maßzahlen
Kriteriumsvalidität	Ausschließen/Einschließen einer Diagnose Erstellen einer Prognose	Sensitivität/Spezifität, LR^+/LR^-, ICC, ROC
Änderungssensitivität/MCID	Verlaufskontrolle: Erfassen von klinisch bedeutsamen Veränderungen anhand von Schwellenwerten	Sensitivität/Spezifität, LR^+/LR^-, ROC
Konstruktvalidität	Erfassen von klinisch bedeutsamen Konstrukten/Merkmalen Struktur und Dimensionalität von Konstrukten	Korrelationen, Faktorenanalyse, IRT
Intertester-Reliabilität	Übereinstimmung zwischen Untersuchern hinsichtlich klinischer Urteile/Entscheidungen (v. a. Diagnose, Prognose)	ICC, Kappa-Koeffizient, SEM, Prognoseintervall
Intratester-Reliabilität, Test-Retest-Reliabilität, Messfehler	Verlaufskontrolle: • Übereinstimmung bei mehreren Zeitpunkten hinsichtlich klinischer Urteile/Entscheidungen (v. a. Diagnose, Prognose) • Erfassen von statistisch messbaren Veränderungen anhand von Schwellenwerten (Bestimmung auf Messfehlerbasis)	ICC, Kappa-Koeffizient, SEM, Prognoseintervall, IRT
Interne Konsistenz	Präzision bei Messungen von Konstrukten (v. a. Multi-Item-Assessments wie z. B. Fragebögen)	Cronbachs Alpha, IRT

ICC: Intraklassen-Korrelationskoeffizient, IRT: Item-Response-Theorie, MCID: Minimal Clinically Important Difference (minimaler klinisch relevanter Unterschied), LR^+/LR^-: positive/negative Likelihood-Ratio, ROC: Receiver-Operating-Charakteristik, SEM: Standard Error of Measurement (Standardmessfehler)

Tab. 6.4 Beispiel für eine Evidenztabelle: Passive Accessory Intervertebral Movements (PAIVMs) an der LWS *[untersuchtes Assessment/Indextest]*

Studie	Studienpopulation	Referenz	Risk of Bias (RoB)	Maßzahl
Kriteriumsvalidität *[untersuchtes Gütekriterium]*				
Identifikation einer lumbalen segmentalen Instabilität [klinischer Zweck des Assessments]				
Fritz et al. 2005	n = 49 (28 w), Alter (ø): 39; LBP	Flexions-Extensions-Radiografie	•	LR^+: 2,40 LR^-: 0,66
Studie	**Studienpopulation**	**Risk of Bias (RoB)**	**Intratester**	**Intertester**
Reliabilität				
Fritz et al. 2005	n = 38 (28 w), Alter (ø): 39; LBP	•	k.A.	$\kappa = 0{,}48$

Alter (ø): mittleres Alter in Jahren, κ: Kappa-Koeffizient, k.A.: keine Angaben in der Literatur, LBP: Low Back Pain, LR^+: positive Likelihood-Ratio, LR^-: negative Likelihood-Ratio, n: Anzahl der untersuchten Personen, w: weiblich
☐: hohes Risiko/klinisch nicht relevant, ☐: geringes Risiko/klinisch relevant, ☐: unklares Risiko/moderat klinisch relevant

Accessory Intervertebral Movements, PAIVMs) für die Identifikation einer segmentalen Instabilität an der LWS. Es wurde eine Studie gefunden (Fritz et al. 2005), in der untersucht wurde, inwieweit das Ergebnis eines PAIVM-Tests (Indextest 📖) ein valides Kriterium zur Identifikation einer lumbalen segmentalen Instabilität bei Patienten mit Schmerzen im unteren Rücken ist (klinischer Zweck). Als Referenztest 📖 (Test, der zeigt, ob tatsächlich eine Instabilität vorliegt) wurde bei der Prüfung der Kriteriumsvalidität die Flexions-Extensions-Radiografie verwendet. Das Verzerrungsrisiko war in der Validitätsstudie von Fritz et al. gering (erkennbar am grünen Punkt). Im Ergebnis zeigte die positive Likelihood-Ratio (LR^+; Verhältnis der Quote positiver Testergebnisse bei Erkrankten zur Quote positiver Testergebnisse bei Nichterkrankten), dass die Kriteriumsvalidität des PAIVM-Tests zur Bestätigung einer lumbalen Instabilität bedingten klinischen Nutzen hat (LR^+ zwischen 2 und 5), also PAIVMs in der Studie nur bedingt zum Nachweis einer lumbalen segmentalen Instabilität beitragen konnten. Die negative Likelihood-Ratio (LR^-; Verhältnis der Quote negativer Testergebnisse bei Erkrankten zur Quote negativer Testergebnisse bei Nichterkrankten) erwies sich als so hoch, dass der klinische Nutzen der PAIVMs für den Ausschluss einer segmentalen Instabilität als gering angesehen werden muss. In der Reliabilitätsstudie von Fritz et al. (2005) war das Verzerrungsrisiko unklar (gelber Punkt) und der ermittelte Kappa-Koeffizient zeigte eine mäßige Übereinstimmung bei der Testung durch verschiedene Untersucher an.

Anschließend folgt eine Tabelle mit Empfehlungen zu den Assessments für den jeweiligen klinischen Einsatzweck (ein Beispiel zeigt ➤ Tab. 6.5). Die Stärke der Empfehlungen basiert, wie in ➤ Kap. 6.3.3 beschrieben, auf der Anzahl der Studien, deren methodischer Qualität und der Stärke der statistischen Parameter (klinischer Nutzen); d. h., die Tabelle für die Empfehlungen wurde aus der Gesamtheit aller Einzelstudien zu dem Thema (wie z. B. Fritz et al. 2005) erstellt.

➤ Tab. 6.5 ist zu entnehmen, dass für die Bestätigung einer lumbalen segmentalen Instabilität PAIVMs gering empfohlen werden (erkennbar durch +). Für den Ausschluss einer lumbalen segmentalen Instabilität können PAIVMs nicht empfohlen werden (erkennbar durch –). Zur Reproduzierbarkeit bei Verlaufskontrollen durch ein- und denselben Untersucher kann keine Empfehlung formuliert werden, weil keine Daten vorliegen („k. A."). Bezüglich der Intertester-Reliabilität resultierte aufgrund des unklaren Verzer-

Tab. 6.5 Beispieltabelle: Empfehlungen zu Passive Accessory Intervertebral Movements (PAIVMs) *[Assessment]* zur Identifikation einer lumbalen Instabilität *[klinischer Zweck]*

Kriteriumsvalidität	Bestätigung	Ausschluss
Identifikation einer lumbalen segmentalen Instabilität	+ *[Stärke der Empfehlung]*	–
Reliabilität	**Intratester**	**Intertester**
Übereinstimmende Beurteilung des Tests	k.A.	+

–: keine, +: geringe, ++: moderate, +++: starke Empfehlung, k.A.: keine Angaben in der Literatur

rungsrisikos und der mäßigen Übereinstimmung nur eine geringe Empfehlung (+).

Im Anschluss an die Empfehlungstabellen folgen zusätzliche Informationen zu Besonderheiten im Kontext bestimmter Assessments, wie z. B. zur Durchführung, zu Schwierigkeiten beim Studiendesign, Auflistung von ausgeschlossenen Assessments, Hauptgründe für den Ausschluss bestimmter Studien oder Assessments etc.

Die verwendete Methodik ist natürlich nur eine von vielen Möglichkeiten, Empfehlungen für die Verwendung von Assessments auszusprechen. Auch können die Empfehlungen dem Anwender nicht die Entscheidung abnehmen, welche(s) Assessment(s) letztendlich zu wählen ist/sind, sondern lediglich eine Hilfestellung dazu geben.

Die verwendeten Schwellenwerte für die Klassifizierung der Relevanz sind nur als Orientierung zu sehen. Ob ein bestimmter Wert tatsächlich ausreichend hoch oder ein Assessment überhaupt geeignet für den klinischen Zweck ist, ist ggf. für den Einzelfall zu überprüfen. Möglicherweise ist eine LR^- von 0,2 für den Ausschluss einer Kreuzbandruptur ausreichend, jedoch nicht für einen bestimmten Screening-Test zur Erkennung einer Krebserkrankung. Des Weiteren ist die Wahl der vermeintlich besten Assessments nie eine Garantie dafür, dass stets korrekte klinische Urteile und Entscheidungen getroffen werden. Als Therapeut muss man sich immer darüber im Klaren sein, dass jedes klinische Urteil und jede Entscheidung fehlerhaft sein kann (➤ Kap. 2.2).

Auch wenn die Evidenzlage zu den Assessments für viele Körperregionen (noch) nicht sehr stark ist und der Empfehlungsgrad nicht zuletzt deshalb oft nicht sehr hoch ausfällt, sollte man nicht davon absehen, die Assessments zu verwenden. Wie in ➤ Kap. 1.4 beschrieben, haben Physiotherapeuten die (berufs)ethische und gesetzliche Verpflichtung und Verantwortung, die dem Patienten zustehende bestmögliche Versorgung zu gewährleisten (Swisher et al. 2010). Das beinhaltet, das klinische Handeln auf neueste wissenschaftliche Erkenntnisse zu stützen. Selbst die Verwendung von Assessments mit geringer Empfehlung sollte der Verwendung von Assessments ohne Evidenz vorgezogen werden.

Umso wichtiger ist es jedoch dabei, als Physiotherapeut die getroffenen klinischen Urteile und Entscheidungen bezüglich ihrer Aussagekraft, Verlässlichkeit und Güte einschätzen zu können. Diese hängen zu einem Großteil von der zugrunde liegenden Evidenz ab. Wird beispielsweise ein klinisches Urteil auf der Basis eines evidenzschwachen Assessments getroffen, sollte abgewogen werden, ob möglicherweise andere Vertreter der Gesundheitsberufe zu vertrauenswürdigeren klinischen Urteilen kommen, da ihnen u. U. bessere Assessments zu Verfügung stehen, um so eine optimale Versorgung für den Patienten gewährleisten zu können. Dementsprechend liegt eine Kernkompetenz von Physiotherapeuten darin, zu beurteilen, wann getroffene klinische Urteile und Entscheidungen vertrauenswürdig, bzw. vor allem, wann sie nicht vertrauenswürdig sind. Dadurch wird das Risiko für fehlerhafte Entscheidungen minimiert. Insbesondere beim Anwenden von Schlüsselfragen zum Erkennen von Red Flags ist dies von großer Bedeutung.

LITERATUR

Cicchetti DV. Guidelines, criteria, and rules of thumb for evaluating normed and standardized assessment instruments in psychology. Psychological Assessment 1994; 6: 284–290.

Fritz JM, Piva SR, Childs JD. Accuracy of the clinical examination to predict radiographic instability of the lumbar spine. Eur Spine J 2005; 14(8): 743–750. https://doi.org/10.1007/s00586-004-0803-4.

Jaeschke R, Guyatt G, Sackett DL. Users' guides to the medical literature. III. How to use an article about a diagnostic test. B. What are the results and will they help me in caring for my patients? The Evidence-Based Medicine Working Group. JAMA 1994; 271(9): 703–707.

Lucas NP, et al. The development of a quality appraisal tool for studies of diagnostic reliability (QAREL). J Clin Epidemiol 2010; 63: 854–861.

Mokkink LB, et al. The COSMIN checklist for assessing the methodological quality of studies on measurement properties of health status measurement instruments: an international Delphi study. Qual Life Res 2010; 19: 539–549. https://doi.org/10.1007/s11136-010-9606-8.

Stolz M, et al. Evidence and recommendations for the use of segmental motion testing for patients with LBP – A systematic review. Musculoskelet Sci Pract 2020; 45: 102076.

Swisher LL, Hiller P, APTA Task Force to Revise the Core Ethics Documents. The revised APTA code of ethics for the physical therapist and standards of ethical conduct for the physical therapist assistant: theory, purpose, process, and significance. Phys Ther 2010; 90(5): 803–824. https://doi.org/10.2522/ptj.20090373.

Whiting PF, et al., QUADAS-2 Group. QUADAS-2: a revised tool for the quality assessment of diagnostic accuracy studies. Ann Intern Med 2011; 155: 529–536. https://doi.org/10.7326/0003-4819-155-8-201110180-00009.

II Assessments

KAPITEL

7

Sarah Lesjak und Stefan Ernst

Halswirbelsäule

7.1 Nackenschmerz

Ein häufiges Beschwerdebild in physiotherapeutischen Praxen ist der Nackenschmerz. Dabei handelt es sich um Schmerzen, welche im Bereich zwischen der Linea nuchalis superior und dem ersten Brustwirbelkörper bzw. den Ansätzen des Musculus trapezius auftreten (Scherer und Chenot 2016).

Bei einer Befragung (von der Lippe et al. 2021) gaben 45,7 % der 5.009 Befragten an, innerhalb eines Jahres eine Nackenschmerzepisode erlebt zu haben. Von den Betroffenen erlebten 21,2 % zusätzlich Schmerzen im unteren Rücken sowie 29,9 % im oberen Rücken und Nacken. Frauen waren mit 54,9 % häufiger betroffen als Männer. Sowohl die Häufigkeit der Schmerzattacken als auch die Dauer der Schmerzen nahmen mit dem Alter zu. Die Intensität lag in dieser Befragung für 24 % der Betroffenen bei „stark" und 4,6 % gaben „sehr starke Schmerzen" an, wobei sich im Altersverlauf und zwischen den Geschlechtern kaum Unterschiede abzeichneten.

Das Beschwerdebild wird nach der Dauer oder Ätiologie eingeteilt. Innerhalb der ersten drei Wochen spricht man von einem **akuten** Ereignis, **subakut** entspricht dem Zeitraum 4–12 Wochen, und eine länger andauernde Problematik wird als **chronisch** klassifiziert (Scherer und Chenot 2016).

Ätiologisch wird der Schmerz als *spezifisch* oder *nicht spezifisch* kategorisiert, wobei Hinweise auf eindeutige Ursachen der Symptomatik für den **spezifischen** Nackenschmerz stehen. Dazu zählen unter anderem Verdacht auf radikuläre Reizungen, Trauma, Operationen oder Systemerkrankungen (Scherer und Chenot 2016). Im Gegensatz zu den unspezifischen Schmerzen wird bei Verdacht auf sogenannte „ernste Ursachen" eine weiterführende Diagnostik (wie z. B. ein bildgebendes Verfahren) früher empfohlen, um eine mögliche Nervenwurzelbeteiligung oder strukturelle Schäden frühzeitig auszuschließen bzw. zu bestätigen und spezifisch behandeln zu können (Pohl 2017, Tegenthoff 2020).

Der **unspezifische** Nackenschmerz ist im Praxisalltag häufiger vertreten. Nackenschmerzen weisen eine gute Prognose mit hoher Besserungstendenz auf. Dennoch sind Rezidive nicht ungewöhnlich (Scherer und Chenot 2016). Im Allgemeinen wird sowohl bei spezifischen als auch bei unspezifischen Nackenschmerzen ein nichtoperatives Management bevorzugt. Ausgenommen sind eindeutige OP-Indikationen wie Hinweise auf ernste Ursachen oder abwendbar gefährliche Verläufe (Neurologie, Trauma, Systemerkrankung) (Pohl 2017, Scherer und Chenot 2016, Tegenthoff 2020).

Die Physiotherapie ist im Gesamtmanagement ein essenzieller Bestandteil des Behandlungsprozederes. Sowohl aktive als auch passiv-manuelle Interventionen werden empfohlen. Ruhigstellung und medikamentöse Therapie werden in den ersten Wochen zur Unterstützung des aktiven Managements geraten, von einer langfristigen Immobilisation oder Behandlung mit ausschließlich physikalischen Anwendungen wird – insbesondere in den späteren Phasen – abgeraten. Ziel ist die rasche Wiederaufnahme der Aktivität und Wiederherstellung der Selbstständigkeit der Betroffenen (Blanpied et al. 2017, Pohl 2017, Scherer und Chenot 2016, Tegenthoff 2020).

Physiotherapeutische Diagnostik

Die Physiotherapie ist zudem wesentlicher Bestandteil im diagnostischen Prozess. Deshalb ist die Auswahl evidenzbasierter und validierter Assessments unabdingbar (Blanpied et al. 2017). Ziel der Anamnese und körperlichen Untersuchung ist neben der Erhebung der Schmerzcharakteristika und der Identifikation möglicher Hinweise auf einen ernsthaften Verlauf (wie Schmerzausstrahlung, radikuläre Zeichen, Trauma/Unfallhergang) auch das Erkennen bestimmter klinischer Muster und Mechanismen, welche im weiteren Behandlungsverlauf das therapeutische Handeln steuern. Diese Informationen bilden die Grundlage des Clinical-Reasoning-Prozesses, mit dessen Hilfe die nachstehend beschriebenen Assessments ausgewählt werden und der so letztendlich auch die Auswahl der therapeutischen Intervention beeinflusst. Die Auswahl der Assessments und Interventionen hängt zudem ab vom allgemeinen Gesundheitszustand inklusive der Erfassung von Nebenerkrankungen, Medikation, bisherigen Therapien und der allgemeinen körperlichen Verfassung (Scherer und Chenot 2016).

Handlungsempfehlungen bzw. konkret zu befolgende Maßnahmen können auch durch sogenannte **Vorhersageregeln** (Clinical Prediction Rules bzw. Clinical Decision Rules; ➤ Kap. 17) vorgegeben werden. Diagnostische Vorhersageregeln für die Halswirbelsäule (HWS) nach stumpfem Trauma werden in ➤ Kap. 17.2.4 beschrieben, prognostische Vorhersageregeln für die HWS nach Schleudertrauma finden sich in ➤ Kap. 17.3.3. Die Evidenzlage und Empfehlungen zu den Assessments nach Schleudertrauma (*engl.:* whiplash associated disorder, WAD) sind ➤ Kap. 7.4, ➤ Kap. 7.6, ➤ Kap. 7.6 sowie ➤ Kap. 7.10.2 zu entnehmen.

Kapitelübersicht

Im folgenden Kapitel werden Assessments und klinische Tests entsprechend ihrer Untersuchungsreihenfolge im klinischen Setting gelistet und hinsichtlich ihrer Evidenz und des entsprechenden Empfehlungsgrads beschrieben.

Dimensionen Die Testungen dieses Kapitels sind den Dimensionen *Haltung* (➤ Kap. 7.2), *Bewegungsausmaß* (➤ Kap. 7.4), *Symptomreproduktion bzw. -provokation* (➤ Kap. 7.3, ➤ Kap. 7.5 und ➤ Kap. 7.7), *zervikale Instabilität* (➤ Kap. 7.6), *Sensibilität* (➤ Kap. 7.8), *Neurodynamik* (➤ Kap. 7.9), *muskuläre Stabilisation* (➤ Kap. 7.10.1) und *zervikale Bewegungskontrolle* (➤ Kap. 7.10.2) zugeordnet. Es werden also sowohl Assessments spezifischer Pathologien und Strukturen als auch übergeordnete Assessments der körperlichen Untersuchung von Patienten mit Beschwerden im Bereich der HWS dargestellt.

Evidenzlage Für viele Assessments konnte nur eine geringe Anzahl an Studien identifiziert werden, sodass nicht immer eine Beurteilung sowohl der Validität als auch der Reliabilität möglich war. Hinzu kommt ein überwiegend unklares Verzerrungsrisiko der hier aufgeführten Studien, was unter anderem in einer mangelhaften Berichtsqualität begründet liegt. Zudem werden in den meisten Veröffentlichungen keine Vergleiche zu Goldstandard-Untersuchungen gezogen, wodurch die diagnostischen Eigenschaften der meisten HWS-Assessments nicht eruiert werden konnten.

Empfehlungen Die Empfehlungen für den Einsatz in der physiotherapeutischen Praxis sind heterogen. Testungen der Haltungsanalyse, des Bewegungsausmaßes und der Symptomprovokation können in moderatem Maß zum Einsatz als Verlaufsparameter empfohlen werden. Testungen zum Ausschluss oder zur Bestätigung einer zervikalen Instabilität oder einer Nervenwurzelproblematik können ebenso in moderatem Maß empfohlen werden. Neurodynamische Tests erhielten zum Ein- bzw. Ausschluss einer zervikalen Radikulopathie moderate bis starke Empfehlungen. Eine Empfehlung, Sensibilitätstestungen an der HWS als Verlaufsparameter oder in Rückschluss auf funktionelle Einschränkungen oder den Schmerzzustand anzuwenden, kann nur in geringem Maß gegeben werden. Gleiches gilt für die Bewegungskontrolle der HWS, die durch unterschiedliche Testkonzepte beurteilt werden kann. Die Tests zeigten nur einen geringen oder keinen Zusammenhang mit Funktionseinschränkungen oder Schmerz.

Besonderheiten Die häufigsten Beschwerden der HWS in der physiotherapeutischen Praxis sind als unspezifische Nackenschmerzen einzuordnen. Diesen Beschwerden sind keine eindeutigen problemauslösenden Strukturen zuzuordnen. Häufig spielen auch psychosoziale Faktoren eine Rolle. Auf die unterschiedlichen biomechanischen Eigenschaften zwischen der oberen HWS (C1 bis C2) und der mittleren bzw. unteren HWS (C3 bis C7) wurde in den meisten Veröffentlichungen keine Rücksicht genommen.

Praktikabilität Die Durchführung aller hier vorgestellten Tests ist mit einem geringen Zeit- und Kostenaufwand verbunden.

➤ Tab. 7.1 zeigt eine Übersicht der Dimensionen und der dazu untersuchten Assessments. Am Ende der einzelnen Abschnitte finden Sie jeweils eine zusammenfassende Übersicht der Empfehlungen zu allen zugehörigen Assessments.

Tab. 7.1 Dimensionen mit inkludierten Assessments

Haltung
• Haltungsanalyse (➤ Kap. 7.2.)
Bewegungsausmaß
• Aktive Beweglichkeit (➤ Kap. 7.4)
Symptomreproduktion und -provokation
• Palpation (➤ Kap. 7.3) • Passive Physiological Intervertebral Movements (➤ Kap. 7.5) • Passive Accessory Intervertebral Movements (➤ Kap. 7.5) • Provokationstests bei Nervenwurzel-Problematik (➤ Kap. 7.7)
Zervikale Instabilität
• Passive Intervertebral Movements (➤ Kap. 7.6) • Tests zur Überprüfung der Ligamenta alaria (➤ Kap. 7.6) • Test zur Überprüfung des Ligamentum transversum (➤ Kap. 7.6)
Zervikale Sensibilität
• Druckschmerzschwelle (➤ Kap. 7.8.1) • Temperaturschmerzschwelle (➤ Kap. 7.8.2)
Neurodynamik
• Upper Limb Neurodynamic Test 1 (➤ Kap. 7.9) • Upper Limb Neurodynamic Test 2 (➤ Kap. 7.9) • Upper Limb Neurodynamic Test 3 (➤ Kap. 7.9)
Muskuläre Stabilisation
• Cranio-Cervical Flexor Test (➤ Kap. 7.10.1) • Deep Neck Flexor Endurance Test (➤ Kap. 7.10.1) • Deep Cervical Extensor Test (➤ Kap. 7.10.1)
Zervikale Bewegungskontrolle
• Joint Position Sense (➤ Kap. 7.10.2) • Bewegungskontrolltests (➤ Kap. 7.10.3)

7.2 Haltungsanalyse

Synonyme/Englisch/Schlüsselbegriffe Posture, postural analysis, Forward Head Posture (FHP), Forward Head Translation (FHT), Anterior Head Translation (AHT), kraniovertebraler Winkel/cranio-vertebral angle (CV-Winkel, CVA).

Die Haltungsanalyse dient der Erhebung erster Hinweise für eine Beteiligung der HWS am bestehenden Beschwerdebild. Bei der Inspektion wird die Kopfposition in Relation zum Brustkorb bzw. Körperlot beurteilt. Dafür kann in der Sagittalebene der **kraniovertebrale Winkel (CV-Winkel)** gemessen werden. Mit zunehmender Vorwärtsversetzung des Kopfes, auch als Forward Head Posture (FHP) oder Forward Head Translation (FHT) bezeichnet (Lau HMC et al. 2010), nimmt der CV-Winkel ab.

Zusätzlich zum CV-Winkel kann die Vorwärtstranslation des Kopfes **(Anterior** oder **Forward Head Translation)** mittels Röntgen gemessen werden und ergibt sich aus der Distanz zwischen der hinteren Fläche des Wirbelkörpers C2 zur hinteren Fläche des Wirbelkörpers C7 (Lau HMC et al. 2010). Alternativ ist eine Messung im Sitz oder Stand mit dem Rücken an die Wand gelehnt möglich.

Durchführung

Die spontane Haltung bzw. Kopfposition kann im Stehen (Gallego-Izquierdo et al. 2020, Lau HMC et al. 2010) oder Sitzen (Lau KT et al. 2010, Subbarayalu und Ameer 2017) erhoben werden. Von lateral betrachtet liegt der CV-Winkel zwischen einer waagrechten Linie durch den Processus spinosus von C7 und einer Linie von C7 zum Mittelpunkt des Ohrs, dem Tragus (Gallego-Izquierdo et al. 2020, Lau KT et al. 2010, Subbarayalu und Ameer 2017).

Der CV-Winkel kann anhand einer Fotoaufnahme (Lau KT et al. 2010) oder mithilfe eines Messgerätes (Lau HMC et al. 2010) gemessen werden. Für Smartphones wurde eine App entwickelt, die den CVA bestimmt und auf Basis eines Schwellenwerts von 50° das Vorhandensein (CVA $< 50°$) oder Nichtvorhandensein (CVA $> 50°$) einer Ventraltranslation des Kopfes klassifiziert (Gallego-Izquierdo et al. 2020). Als Goldstandard-Methode gilt die Messung anhand einer (digitalen) Fotoaufnahme von lateral, bei der mittels Computersoftware der CVA bestimmt wird (Gallego-Izquierdo et al. 2020).

Alternativ kann eine Abweichung der Kopfposition aus der Lotlinie mit an die Wand gelehntem Rücken im Sitz oder Stand erhoben werden. Hierbei soll der Patient die Mittelstellung zwischen zusammengesunkener und aufgerichteter Haltung einnehmen, und mittels eines Lineals wird dann der Abstand in Zentimetern zwischen dem Hinterkopf und der Wand erfasst. Hierbei muss darauf geachtet werden, dass der Patient mit der Brustwirbelsäule Kontakt zur Wand hat.

Zusammenfassung der Evidenz

➢ Tab. 7.2
➢ Tab. 7.3

Empfehlungen

➢ Tab. 7.4

Die Haltungsanalyse anhand des CVA kommt auch bei diversen Kopfschmerzformen zum Einsatz. Die Empfehlungen dazu sind ➢ Kap. 8.2.1 zu entnehmen.

- Der CVA ist mit moderater Empfehlung ein valides Messinstrument zur Beurteilung der Vorwärtstranslation des Kopfes bei unspezifischen Nackenschmerzen. Mit geringer Empfehlung kann der CVA bei gemischten Populationen (mit unspezifischen Nackenschmerzen oder gesund) zur Erkennung bzw. zum Ausschluss einer Ventraltranslation des Kopfes eingesetzt werden.
- Bei Patienten mit unspezifischen Nackenschmerzen zeigt die Haltungsveränderung im Sinne einer Ventraltranslation des Kopfes (ermittelt mit dem CVA) eine moderate Assoziation mit dem Schmerzstatus (moderater Empfehlungsgrad) und eine geringe Assoziation mit dem Ausmaß funktioneller Einschränkungen (geringer Empfehlungsgrad).
- Im Hinblick auf die Übereinstimmung der Messergebnisse zwischen mehreren Untersuchern kann der CVA sowohl bei Nackenschmerzen als auch bei gemischten Populationen (Nackenschmerz oder gesund) nur in geringem Maße empfohlen werden.

Tab. 7.2 Validität der Haltungsanalyse mittels CVA

Studie	Studienpopulation	Referenz	RoB	Maßzahl
Kriteriumsvalidität				
Übereinstimmung CVA-Messung mit alternativer Messmethode				
Lau HMC et al. 2010	n = 30 (16 w), Alter (ø): 46,7; unspezifischer Nackenschmerz	Messgerät vs. AHT in mm (Röntgen)	▣ (geringes Risiko)	r = –0,71*
Gallego-Izquierdo et al. 2020	n = 44 (21 w), Alter (ø): 23,3; Gesunde (n = 22); unspezifischer Nackenschmerz (n = 22)	FHP in ° (Smartphone-Messung vs. Fotografie)	▣ (unklares Risiko)	ICC = 0,85–0,88
Vorhandensein einer FHP (korrekte Erhebung des CVA-Schwellenwerts)				
Gallego-Izquierdo et al. 2020	n = 44 (21 w), Alter (ø): 23,3; Gesunde: n = 22, unspez. Nackenschmerz: n = 22	CVA < 50° (Smartphone-Messung vs. Fotoaufnahme)	▣ (unklares Risiko)	AUC = 0,93 Schwellenwert: < 50°: LR^+ = 6,12 LR^- = 0,07
Konstruktvalidität				
Assoziation mit Schmerz				
Lau KT et al. 2010	n = 30 (20 w), Alter (ø): 36,8 ± 9,8; unspez. Nackenschmerz	NPRS	▣ (unklares Risiko)	r = –0,36
Lau HMC et al. 2010	n = 30 (16 w), Alter (ø): 46,7; unspezifischer Nackenschmerz	NPRS	▣ (geringes Risiko)	r = –0,70
Subbarayalu und Ameer 2017	n = 84 (27 w), Alter: 20–40; unspezifischer Nackenschmerz	VAS	▣ (unklares Risiko)	r = –0,54
Assoziation mit funktionellen Einschränkungen				
Lau KT et al. 2010	n = 30 (20 w), Alter (ø): 36,8 ± 9,8; unspez. Nackenschmerz	NPQ	▣ (unklares Risiko)	r = –0,37
Lau HMC et al. 2010	n = 30 (16 w), Alter (ø): 46,7; unspez. Nackenschmerz	NPQ	▣ (geringes Risiko)	r = –0,67
Subbarayalu und Ameer 2017	n = 84 (27 w), Alter: 20–40; unspez. Nackenschmerz	NPQ	▣ (unklares Risiko)	r = –0,39

AHT: Anterior Head Translation (Vorwärtstranslation des Kopfes), Alter (ø): mittleres Alter in Jahren, AUC: Area Under the Curve (Fläche unter der Kurve), CVA: Cranio-Vertebral Angle (kraniovertebraler Winkel), FHP: Forward Head Posture (Vorwärtsversetzung des Kopfes), LR^+: positive Likelihood-Ratio, LR^- negative Likelihood-Ratio, n: Anzahl der untersuchten Personen, NPQ: Northwick Park Neck Pain Questionnaire, NPRS: Numeric Pain Rating Scale (numerische Schmerzskala), RoB: Risk of Bias, VAS: Visual Analogue Scale (visuelle Analogskala), w: weiblich

* r anstatt ICC als Assoziationsmaß aufgrund unterschiedlicher Messeinheiten plausibel

■ : hohes Risiko/klinisch nicht relevant, ■ : geringes Risiko/klinisch relevant, ■ : unklares Risiko/moderat klinisch relevant

Tab. 7.3 Reliabilität der Haltungsanalyse mittels CVA (weitere Studien siehe ➤ Kap. 8, ➤ Tab. 8.41)

Studie	Studienpopulation	RoB	Intratester	Intertester
Reliabilität				
Lau KT et al. 2010	n = 17 (12 w), Alter: 23–46; unspezifischer Nackenschmerz	•	ICC = 0,87	ICC = 0,86
Gallego-Izquierdo et al. 2020	n = 44 (21 w), Alter (ø): 23,3; Gesunde (n = 22), unspezifischer Nackenschmerz (n = 22)	•	ICC = 0,85–0,88	ICC = 0,88–0,89
Messfehler				
Lau KT et al. 2010	n = 17 (12 w), Alter: 23–46; unspezifischer Nackenschmerz	•	SEM = 1,3° MDC = 3,6°	
Gallego-Izquierdo et al. 2020	n = 44 (21 w), Alter (ø): 23,3; Gesunde (n = 22), unspezifischer Nackenschmerz (n = 22)	•	SEM: 1,8°–2,1° MDC: 5,0°–5,9°	SEM: 1,6°–1,9° MDC: 4,5°–5,4°

Alter (ø): mittleres Alter in Jahren, CVA: Craniovertebral Angle (kraniovertebraler Winkel), ICC: Intraklassen-Korrelationskoeffizient, MDC: Minimal Detectable Change, n: Anzahl der untersuchten Personen, RoB: Risk of Bias, SEM: Standard Error of Measurement, w: weiblich
■: hohes Risiko/klinisch nicht relevant, ■: geringes Risiko/klinisch relevant, ■: unklares Risiko/moderat klinisch relevant

Tab. 7.4 Empfehlungen zur Haltungsanalyse mittels CVA

Konstruktvalidität		
Klinisch bedeutsame Zusammenhänge zwischen CVA und → Schmerz → funktionellen Einschränkungen bei Patienten mit unspezifischen Nackenschmerzen	 ++ +	
Kriteriumsvalidität		
Korrelation mit anderem Messverfahren → bei Pat. mit unspezifischem Nackenschmerz → in einer gemischten Population*	 ++ +	
Identifikation einer Forward Head Posture → bei Pat. mit unspezifischem Nackenschmerz → in einer gemischten Population*	*Bestätigung* k.A. +	*Ausschluss* k.A. +
Reliabilität	**Intratester**	**Intertester**
Übereinstimmende Beurteilung der Haltungsanalyse → bei Pat. mit unspezifischem Nackenschmerz → in einer gemischten Population*	 + +	 + +

CVA: Cranio-Vertebral Angle (kraniovertebraler Winkel)
–: keine, +: geringe, ++: moderate, +++: starke Empfehlung, k.A.: keine Angabe
* Pat. mit unspezifischem Nackenschmerz und Gesunde

- Die Haltungsanalyse anhand des CVA (in Winkelgraden) als Verlaufsparameter kann bei unspezifischen Nackenschmerzen sowie in gemischten Populationen (Nackenschmerz oder gesund) nur in geringem Maß empfohlen werden.

7.3 Palpation

Die Palpation ist Teil der passiven manuellen Untersuchung. Sie wird zur Feststellung möglicher Tonusveränderungen der lokalen Muskulatur oder als Schmerzprovokationstest an Muskulatur und/oder Wirbelsäulensegmenten eingesetzt (Hariharan et al. 2021, Maigne et al. 2009, Schöps et al. 2000).

Durchführung

Die Untersuchung zur Feststellung von Tonusänderungen kann sowohl im Sitzen als auch in der Bauchlage durchgeführt werden. Dabei erhebt der Untersuchende das Vorkommen von Hartspannsträngen (*engl.:* taut bands). Neben der Anzahl und Lokalisation dieser „taut bands" wird zudem festgestellt, ob es bei der Palpation zu einer Schmerzreaktion kommt (Hariharan et al. 2021, Maigne et al. 2009, Schöps et al. 2000). Diese kann quantifiziert werden und soll erste Hinweise geben, ob der betroffene Körperabschnitt bzw. die betroffene Struktur am Beschwerdebild beteiligt ist.

Die segmentale Schmerzprovokation wird in Bauchlage durchgeführt. Es werden die Facettengelenke palpiert und beurteilt, ob sie im Sinne einer Druckdolenz auf die Untersuchung reagieren (Hariharan et al. 2021, Schöps et al. 2000). Im Gegensatz zur passiven Bewegungsuntersuchung wird dabei die HWS nicht bewegt. Informationen zur Untersuchung der passiven Bewegungen sind in ➤ Kap. 7.4 (Flexions-Rotations-Test, Zusatzbewegungen) ausgeführt.

Zusammenfassung der Evidenz

➤ Tab. 7.5
➤ Tab. 7.6

Empfehlungen

➤ Tab. 7.7
- Zur Übereinstimmung der Ergebnisse der Palpation zwischen mehreren Untersuchern bei Patienten mit traumatisch bedingten Nackenschmerzen zur Befundung des Muskeltonus kann eine geringe Empfehlung gegeben werden.
- Eine moderate Empfehlung besteht für die Übereinstimmung der Ergebnisse mehrerer Untersucher zur Beurteilung schmerzhafter

Tab. 7.5 Validität der Palpation

Studie	Studienpopulation	Referenz	RoB	Maßzahl
Konstruktvalidität				
Assoziation mit funktionellen Einschränkungen				
Maigne et al. 2009	n = 59 (33 w), Alter (ø): 46,3; unspezifischer Nackenschmerz	INDIC	▪	r_P = 0,35

Alter (ø): mittleres Alter in Jahren, INDIC: Indice de douleur et d'incapacite cervicale (validierter, französischer NDI), n: Anzahl der untersuchten Personen, NDI: Neck Disability Index, r_P: Pearson-Korrelationskoeffizient, RoB: Risk of Bias, w: weiblich
▪ : hohes Risiko/klinisch nicht relevant, ▪ : geringes Risiko/klinisch relevant, ▪ : unklares Risiko/moderat klinisch relevant

Tab. 7.6 Reliabilität der Palpation

Studie	Studienpopulation	RoB	Intratester	Intertester
Beurteilung der Tonuserhöhung der HWS-Muskulatur				
Hariharan et al. 2021	n = 51 (33 w), Alter (ø): 33; verletzungsbedingter Nackenschmerz	▪	k.A.	κ = 0,58
Schöps et al. 2000	n = 40 Gesunde: n = 20 (10 w), Alter (ø): 33; unspezifischer Nackenschmerz: n = 20 (12 w), Alter (ø): 37	▪	k.A.	*Kappa-Koeffizient:* Scaleni R/L: 0,35/0,39 SCM R/L: 0,22/0,37 Trapezius R/L: 0,20/0,30 Levator scapulae R/L: 0,16/0,23 Semispinalis capitis R/L: 0,23/0,35
Beurteilung schmerzhafter Muskulatur an der HWS				
Hariharan et al. 2021	n = 51 (33 w), Alter (ø): 33; verletzungsbedingter Nackenschmerz	▪	k.A.	κ = 0,64
Maigne et al. 2009	n = 59 (33 w), Alter (ø): 46,3; unspezifischer Nackenschmerz	▪	k.A.	κ = 0,44
Schöps et al. 2000	n = 40 Gesunde: n = 20 (10 w), Alter (ø): 33; unspezifischer Nackenschmerz: n = 20 (12 w), Alter (ø): 37	▪	k.A.	*Kappa-Koeffizient:* Scaleni R/L: 0,23/0,37 SCM R/L: 0,46/0,63 Trapezius R/L: 0,31/0,37 Levator scapulae R/L: 0,26/0,45 Semispinalis capitis R/L: 0,52/0,69
Beurteilung schmerzhafter Segmente an der HWS				
Maigne et al. 2009	n = 49; unspezifischer Nackenschmerz	▪	k.A.	κ = 0,53
Schöps et al. 2000	n = 40; Gesunde: n = 20 (10 w), Alter (ø): 33; unspezifischer Nackenschmerz: n = 20 (12 w), Alter (ø): 37	▪	k.A.	*Kappa-Koeffizient:* R: 0,29–0,66 L: 0,28–0,61

Alter (ø): mittleres Alter in Jahren, κ: Kappa-Koeffizient, k.A.: keine Angabe, L: links, n: Anzahl der untersuchten Personen, R: rechts, RoB: Risk of Bias, SCM: Sternocleidomastoideus, w: weiblich
▪ : hohes Risiko/klinisch nicht relevant, ▪ : geringes Risiko/klinisch relevant, ▪ : unklares Risiko/moderat klinisch relevant

Muskulatur bei verletzungsbedingten Nackenschmerzen und eine geringe Empfehlung bei unspezifischen Nackenschmerzen.

- Eine geringe Empfehlung wird für die Übereinstimmung der Ergebnisse der Palpation im Rahmen der lokalen Schmerzprovokation, sowohl segmental als auch muskulär, gegeben.
- Es bestehen lediglich klinisch irrelevante Assoziationen zwischen der segmentalen Schmerzprovokation mittels Palpation und den funktionellen Einschränkungen durch Nackenschmerzen, sodass auf Basis dieser statistischen Parameter und des unklaren Verzerrungsrisikos der inkludierten Studie keine Empfehlung für das Assessment ausgesprochen werden kann.
- Trotz klinischer Merkmale, die mittels Palpation erhoben werden, eignet sich die Palpation nicht als diagnostisches Mittel zur Unterscheidung von Gesunden und Patienten, da Untersuchungen zur Kriteriumsvalidität fehlen.
- Mit Ausnahme der traumatisch bedingten Nackenschmerzen wurde in der gesichteten Literatur keine Population mit anderweitig spezifischen Nackenschmerzen untersucht. Empfehlungen zum Einsatz des Assessments bei dieser Patientengruppe können daher nicht getroffen werden.

Tab. 7.7 Empfehlungen zur Palpationsuntersuchung

Konstruktvalidität		
Assoziation des Palpationsbefunds mit funktionellen Einschränkungen		
→ Befund Tonuserhöhung		k.A.
→ Befund muskuläre Schmerzprovokation		k.A.
→ Befund segmentale Schmerzprovokation		–
Reliabilität	**Intratester**	**Intertester**
Übereinstimmende Beurteilung der Palpation bezüglich:		
→ Tonuserhöhung + traumatischer Nackenschmerz	k.A.	++
→ Tonuserhöhung ± unspezifischer Schmerz	k.A.	+
→ Schmerzprovokation muskulär	k.A.	+
→ Schmerzprovokation segmental	k.A.	+
–: keine, +: geringe, ++: moderate, +++: starke Empfehlung, k.A.: keine Angabe		

7.4 Aktive Beweglichkeit

Synonyme/Englisch Active Range of Motion (AROM), Cervical Range of Motion (CROM).

Die Überprüfung der aktiven Beweglichkeit dient dazu, Bewegungseinschränkungen in der HWS zu quantifizieren. Hierbei wird das Bewegungsausmaß in Grad (°) der verschiedenen Freiheitsgrade (Flexion, Extension, Lateralflexion, Rotation) quantifiziert. Zudem können die Qualität der Bewegung und das Auftreten von bekannten Symptomen oder vergleichbaren Zeichen während der Bewegungsüberprüfung beurteilt werden (Swinkels und Swinkels-Meewisse 2014).

Das Ausmaß der Bewegungseinschränkung kann als Indikator für zugrunde liegende oder assoziierte Funktionseinschränkungen oder Schmerzen im Bereich der HWS dienen (Bevilaqua-Grossi et al. 2009, Ernst et al. 2015, Hagen et al. 1997, Jørgensen et al. 2014). Zudem findet die aktive Beweglichkeitsüberprüfung der HWS auch bei diversen Kopfschmerzformen Anwendung. Die Evidenzlage und Empfehlungen dazu sind ➤ Kap. 8.2.2 zu entnehmen.

Es gibt unterschiedliche Messinstrumente, um das Bewegungsausmaß zu erheben. In den aufgeführten Studien wird überwiegend ein sogenanntes **CROM-Device** verwendet (CROM = Cervical Range Of Motion). Dabei handelt es sich um ein Gerät, welches auf den Kopf des zu Untersuchenden platziert wird und mit mehreren Neigungsmessern (Inklinometer, *engl.:* inclinometer) ausgestattet ist. Je nach Hersteller messen die Geräte die Winkelgrade in den unterschiedlichen Bewegungsebenen nach dem Wasserwaagen-Prinzip oder magnetisch (Bevilaqua-Grossi et al. 2009, Ernst et al. 2015, Fletcher und Bandy 2008, Ghorbani et al. 2020, Jørgensen et al. 2014, Williams et al. 2012). Weitere Möglichkeiten zur Erhebung der Winkelgrade sind Handy-Applikationen oder handelsübliche Neigungsmesser, welche vom Untersuchenden während der Untersuchung am Kopf des Patienten gehalten werden (Ghorbani et al. 2020).

Tab. 7.8 Normwerte für die aktiven Bewegungen der HWS (nach Swinkels und Swinkels-Meewisse 2014)

Bewegungsrichtung	Norm (Mittelwert ± SD)
Flexion	58° ± 9,3°
Extension	68,5° ± 10,2°
Lateralflexion	42° ± 7,4°
Rotation	76,5° ± 8,9°
HWS: Halswirbelsäule, SD: Standardabweichung	

Durchführung

Zur Beurteilung des aktiven Bewegungsausmaßes der HWS sitzen die Patienten aufrecht am kurzen Bankende. Zur Beurteilung der Flexionsbewegung werden die Patienten aufgefordert, den Kopf so weit wie möglich Richtung Brustbein zu bewegen. Bei der Extensionsbewegung soll der Kopf so weit wie möglich nach hinten bewegt werden. Bei der Lateralflexionsbewegung sollen die Patienten das Ohr so weit wie möglich Richtung Schulter bewegen (den Kopf zur Seite neigen) und für die Rotation sollen die Patienten den Kopf so weit wie möglich in beide Richtungen drehen. Hierbei wird beurteilt, wie weit die Patienten den Kopf in die einzelnen Richtungen bewegen können. Zudem kann die Qualität der einzelnen Bewegungsrichtungen beurteilt und ggf. korrigiert werden und es wird auf Symptomreproduktionen geachtet, die während der Überprüfung der Beweglichkeit auftreten. Falls starke Symptome auftreten, sollte die Bewegung nicht bis zum Ende getestet werden, sondern lediglich bis zum Auftreten der Symptome (Maitland et al. 2008).

Die Messung mittels CROM-Device findet ebenfalls im Sitzen statt und das Messgerät wird am Kopf platziert, bevor die Bewegung durchgeführt wird. Das Bewegungsende ist erreicht, sobald Schmerzen auftreten oder die Bewegung durch Gewebewiderstand limitiert wird. Die Untersuchenden lesen die Winkelgrade am Gradmesser ab (Bevilaqua-Grossi et al. 2009, Ernst et al. 2015, Fletcher und Bandy 2008, Ghorbani et al. 2020, Hagen et al. 1997, Jørgensen et al. 2014, Williams et al. 2012).

Swinkels und Swinkels-Meewisse (2014) erhoben im Rahmen einer Untersuchung Normwerte für das Bewegungsausmaß der HWS in verschiedenen Altersdekaden. Die Ergebnisse dieser Forschung sind gemittelt in ➤ Tab. 7.8 dargestellt.

Zusammenfassung der Evidenz

➤ Tab. 7.9

➤ Tab. 7.10

7

Tab. 7.9 Validität der Testung der aktiven Beweglichkeit

Studie	Studienpopulation	Referenz	RoB	Maßzahl
Konstruktvalidität				
Assoziation der Bewegungseinschränkung mit Schmerz				
Jørgensen et al. 2014	n = 42, Alter (ø): 45; Gesunde, WAD, unspezifischer Nackenschmerz	NRS (Intensität)	▪	Flex: r = –0,46 Ext: r = –0,74 LF-R: r = –0,67 LF-L: r = –0,66 Rot-R: r = –0,53 Rot-L: r = –0,51
Hagen et al. 1997	n = 49 (49 m), Alter (ø): 37,4; kein Nackenschmerz (n = 19), unspezifischer Nackenschmerz	NRS (Intensität)	▪	Flex: r_P = –0,28 Ext: r_P = –0,39 LF-R: r_P = –0,32 LF-L: r_P = –0,26 Rot-R: r_P = –0,45 Rot-L: r_P = –0,52
Assoziation mit funktionellen Einschränkungen				
Ernst et al. 2015	WAD: n = 30 (17 w), Alter: (ø): 41,6; unspezifischer Nackenschmerz: n =20 (17 w), Alter: (ø): 32	NDI	▪	*Obere HWS:* Flex: r_P = –0,31 Ext: r_P = 0,44 *HWS gesamt:* Flex: r_P = –0,12 Ext: r_P = 0,19
Jørgensen et al. 2014	n = 42, Alter: (ø): 45; Gesunde, WAD und unspezifischer Nackenschmerz	NDI	▪	Flex: r_P = –0,47 Ext: r_P = –0,65 LF-R: r_P = –0,62 LF-L: r_P = –0,64 Rot-R: r_P = –0,54 Rot-L: r_P = –0,47
		SF36-PCS		Flex: r_P = 0,31 Ext: r_P = 0,46 LF-R: r_P = 0,45 LF-L: r_P = 0,46 Rot-R: r_P = 0,47 Rot-L: r_P = 0,46

Alter (ø): mittleres Alter in Jahren, Flex: Flexion, Ext: Extension, L: links, LF: Lateralflexion, m: männlich, n: Anzahl der untersuchten Personen, NDI: Neck Disability Index, NRS: Numeric Rating Scale (numerische Beurteilungsskala), R: rechts, r_P: Pearson-Korrelationskoeffizient, RoB: Risk of Bias, Rot: Rotation, SF-36-PCS: Medical Outcomes Study Short Form – Physical Component Score, w: weiblich, WAD: Whiplash Associated Disorder

▯: hohes Risiko/klinisch nicht relevant, ▯: geringes Risiko/klinisch relevant, ▯: unklares Risiko/moderat klinisch relevant

Empfehlungen

➢ Tab. 7.11

- Eine moderate Empfehlung besteht für die Übereinstimmung der Messergebnisse mehrerer Untersucher bei der Untersuchung mittels CROM-Device bei Patienten mit WAD oder unspezifischen Nackenschmerzen. Eine geringe Empfehlung besteht für die Übereinstimmung der Untersuchungsergebnisse auf Basis von Smartphone-Messungen.
- Die Beweglichkeitsprüfung mittels CROM-Device als Verlaufsparameter eines Untersuchers zu mehreren Messzeitpunkten (Intratester-Reliabilität) kann mit moderater Empfehlung bei WAD-Patienten und mit hoher Empfehlung bei unspezifischen Nackenschmerzen angewandt werden.
- Eine Beurteilung des klinischen Zusammenhangs zwischen der aktiven Rotationsbeweglichkeit und dem Schmerzstatus wird bei WAD oder unspezifischen Nackenschmerzen in geringem Maß empfohlen. Für Flexion, Extension oder Lateralflexion gibt es keine Empfehlung hierfür.
- Eine Beurteilung des klinischen Zusammenhangs zwischen einer Einschränkung der aktiven Beweglichkeit und funktionellen Einschränkungen kann bei WAD oder Patienten mit unspezifischen Nackenschmerzen nicht empfohlen werden.
- Die Messfehler des CROM-Device erstrecken sich über einen breiten Bereich: der SEM liegt zwischen 1,4° und 9,6°, der MDC zwischen 5,8° und 18,9°.
- Im Zuge der Literaturrecherche wurden keine Untersuchungen zur Kriteriumsvalidität oder diskriminativen Validität identifiziert. Daraus ergibt sich, dass trotz gemessener Unterschiede zwischen Erkrankten und Gesunden keine diagnostischen Schwellenwerte auf Basis eines Vergleichs mit dem Goldstandard ermittelt wurden.

Tab. 7.10 Reliabilität der Testung der aktiven Beweglichkeit

Studie	Studienpopulation	RoB	Intratester	Intertester
Übereinstimmung bei der Beurteilung der HWS-Mobilität				
Fletcher und Bandy 2008	n = 22 (15 w), Alter: (ø): 33,6; Nackenschmerz	⊡	*ICC:* Flex: 0,88 Ext: 0,92 LF-R: 0,93 LF-L: 0,89 Rot-R: 0,92 Rot-L: 0,96	k.A.
Ghorbani et al. 2020	n = 19, Alter: (ø): 26; unspezifischer Nackenschmerz	⊡	*ICC CROM:* Flex: 0,88 Ext: 0,91 LF-R: 0,93 LF-L: 0,88 ROT-R: 0,48 ROT-L: 0,85 *ICC digitales Inklinometer:* 0,53–0,84 *ICC iPhone:* 0,65–0,93 *ICC Android:* Flex/Ext/LF: 0,84–0,90 Rot: 0,13–0,51	k.A.
	n = 20 (13 w), Alter: (ø): 25,9; unspezifischer Nackenschmerz			*ICC CROM-Device:* Flex: 0,83 Ext: 0,93 LF-R: 0,96 LF-L: 0,94 Rot-R: 0,83 Rot-L: 0,82 *ICC digitales Inklinometer:* 0,73–0,89 *ICC iPhone:* 0,74–0,91 *ICC Android:* Flex/Ext/LF: 0,90–0,92 Rot: 0,17–0,47
Williams et al. 2012	n = 38 (19 w), Alter: (ø): 38; WAD Grad 1–3	⊡	*ICC:* Flex: 0,99 Ext: 0,99 LF-R: 0,98 LF-L: 0,98 Rot-R: 0,98 Rot-L: 0,99 Total*: 0,99	
	n = 19 (12 w), Alter (ø): 41; WAD Grad 1–3			*ICC:* Flex: 0,83 Ext: 0,88 LF-R: 0,82 LF-L: 0,88 Rot-R: 0,92 Rot-L: 0,87 Total*: 0,95

(*Forts.*)

Tab. 7.10 Reliabilität der Testung der aktiven Beweglichkeit *(Forts.)*

Studie	Studienpopulation	RoB	Intratester	Intertester
Jørgensen et al. 2014	n = 42, Alter: (ø): 45; Gesunde, WAD und unspezifischer Nackenschmerz	●	*ICC:* Flex: 0,81–0,86 Ext: 0,81–0,82 LF-R: 0,84–0,85 LF-L: 0,84–0,85 Rot-R: 0,88–0,89 Rot-L: 0,87–0,90	*ICC:* Flex: 0,82–0,83 Ext: 0,80–0,92 LF-R: 0,80–0,84 LF-L: 0,83–0,85 Rot-R: 0,93 Rot-L: 0,92–0,94
Messfehler				
Fletcher und Bandy 2008	n = 22 (15 w), Alter: (ø): 33,6; Nackenschmerz	●	*SEM:* Flex: 4,1° Ext: 3,0° LF-R: 2,5° LF-L: 3,9° Rot-R: 3,3° Rot-L: 2,9° *MDC:* Flex: 9,6° Ext: 7,0° LF-R: 5,9° LF-L: 9,1° Rot-R: 7,6° Rot-L: 6,7°	
Ghorbani et al. 2020	n = 19, Alter: (ø): 26; unspezifischer Nackenschmerz	●	*SEM CROM-Device:* Flex: 3,9° Ext: 3,9° LF-R: 2,1° LF-L: 2,5° Rot-R: 3,7° Rot-L: 2,6° *SEM digitales Inklinometer:* 2,68°–6,3° *SEM iPhone:* 1,9°–3,5° *SEM Android:* Flex/Ext/LF: 2,5°–4,4° Rot-R: 8,6° Rot-L: 11,8°	
			MDC CROM-Device: Flex: 11,07° Ext: 10,9° LF-R: 5,8° LF-L: 7,1° Rot-R: 10,4° Rot-L: 7,4° *MDC digitales Inklinometer:* 7,5°–17,5° *MDC iPhone:* 5,2°–9,7° *MDC Android:* Flex/Ext/LF: 6,9°–12° Rot: 24°–32°	
Jørgensen et al. 2014	n = 42, Alter (ø): 45; Gesunde, WAD und unspezifischer Nackenschmerz	●	*MDC:* Flex: 14,7°–15° Ext: 12,6°–18,9° LF-R: 9,3°–10° LF-L: 8,3°–9,3° Rot-R: 10,1°–10,7° Rot-L: 9,4°–11,2°	

(Forts.)

Tab. 7.10 Reliabilität der Testung der aktiven Beweglichkeit *(Forts.)*

Studie	Studienpopulation	RoB	Intratester	Intertester
Williams et al. 2012	n = 38 (19 w), Alter (ø): 38; WAD Grad 1–3	•	*SEM (Intratester):* Flex: 1,4° Ext: 1,6° LF-R: 1,3° LF-L: 1,4° Rot-R: 2° Rot-L: 1,5° Total*: 6,6°	
	n = 19 (12 w), Alter (ø): 41; WAD Grad 1–3		*SEM (Intertester):* Flex: 6,5° Ext: 6,3° LF-R: 3,7° LF-L: 3,7° Rot-R: 4,9° Rot-L: 6,5° Total*: 17,7°	

Alter (ø): mittleres Alter in Jahren, CROM: Cervical Range of Motion (Bewegungsausmaß der Halswirbelsäule), Ext: Extension, Flex: Flexion, ICC: Intraklassen-Korrelationskoeffizient, k.A.: keine Angabe, L: links, LF: Lateralflexion, MDC: Minimal Detectable Change, n: Anzahl der untersuchten Personen, R: rechts, RoB: Risk of Bias, Rot: Rotation, SEM: Standard Error of Measurement, w: weiblich, WAD: Whiplash Associated Disorder
* Total: ICC-Wert bzw. SEM für die Beurteilung der gesamten aktiven Beweglichkeitstestung
□: hohes Risiko/klinisch nicht relevant, □: geringes Risiko/klinisch relevant, □: unklares Risiko/moderat klinisch relevant

Tab. 7.11 Empfehlungen zur Testung der aktiven Beweglichkeit

Konstruktvalidität		
Assoziation zwischen Rotationseinschränkung und Schmerz → bei Patienten mit WAD → bei unspezifischem Nackenschmerz		 + +
Assoziation zwischen Flexions-/Extensions-/Lateralflexionseinschränkung und Schmerz → bei Patienten mit WAD → bei unspezifischem Nackenschmerz		 – –
Assoziation zwischen Bewegungseinschränkung und funktionellen Einschränkungen → bei Patienten mit WAD → bei unspezifischem Nackenschmerz		 – –
Reliabilität	**Intratester**	**Intertester**
Übereinstimmende Beurteilung der aktiven Beweglichkeit → bei Patienten mit WAD → bei unspezifischem Nackenschmerz: Untersuchung mittels CROM-Device Untersuchung mittels Smartphone-App	 ++ +++	 ++ ++ +

CROM: Cervical Range of Motion (Bewegungsausmaß der Halswirbelsäule), WAD: Whiplash Associated Disorder (Schleudertrauma)
–: keine, +: geringe, ++: moderate, +++: starke Empfehlung, k.A.: keine Angabe

7.5 Passive segmentale Beweglichkeit

Dysfunktionen einzelner HWS-Facettengelenke werden mit verschiedenen klinischen Mustern wie Nackenschmerz, zervikogenem Kopfschmerz und Beschleunigungstrauma assoziiert (Blanpied et al. 2017, Jull et al. 1988, Zito et al. 2006). Darum wird neben der aktiven auch die segmentale Beweglichkeit untersucht. Dadurch sollen Bewegungsdysfunktionen möglichst genau auf einzelne Bewegungssegmente der Wirbelsäule eingegrenzt werden.

Grundsätzlich wird bei der Untersuchung zwischen physiologischen **(PPIVMs)** und akzessorischen **(PAIVMs)** Bewegungen unterschieden. Physiologische Bewegungen entsprechen den Freiheitsgraden eines Gelenks (Flexion, Extension, …). Als **akzessorische** oder **Zusatzbewegungen** werden Bewegungen innerhalb des Gelenks bezeichnet, die durch das Gelenkspiel möglich sind. Sie entsprechen nicht den Freiheitsgraden des Gelenks und können vom Patienten nicht aktiv ausgeführt werden (Maitland et al. 2008).

Bei der Untersuchung beurteilt der Therapeut folgende Aspekte (Westerhuis und Wiesner 2013):

- Auftreten von Symptomen
- Steifigkeit (der Anstieg des Widerstands)
- Bewegungsausmaß
- Neutrale Zone
- Auftreten von Schutzspasmus

Die **neutrale Zone** ist ein Bereich, in dem Bewegung zwischen Wirbelkörpern mit minimalem Widerstand stattfinden kann. Sie liegt meist nahe der Nullstellung des Gelenks. Der Widerstand gegen passive Bewegung wird sowohl von passiven Strukturen als auch von der Muskulatur beeinflusst. Eine vergrößerte neutrale Zone kann ein Hinweis auf eine segmentale Instabilität sein (Panjabi 1992).

Nach der Definition von Jull und Koautoren besteht eine Dysfunktion bei Auftreten eines oder mehrerer der folgenden Kriterien: abnormales Endgefühl, abnormales Widerstandsverhalten während der Bewegung, Symptomreproduktion (Jull et al. 1988).

7

PPIVMs

Synonyme/Englisch Passive Physiologic Intervertebral Movements, passive physiologische intervertebrale Bewegungen, Spinal motion palpation.

Passive physiologische intervertebrale Bewegungen (PPIVMs) werden eingesetzt, um die physiologische Beweglichkeit auf segmentaler Ebene zu bewerten (van Minnen 2013).

Hierbei bewegt der Therapeut einen Teil der HWS des Patienten so, dass eine physiologische Bewegung entsprechend den HWS-Freiheitsgraden (Flexion, Extension, Lateralflexion oder Rotation) stattfindet. Diese Bewegung sollte möglichst lokalisiert, also auf zwei Wirbelkörper begrenzt, stattfinden (Westerhuis und Wiesner 2013).

Durchführung

Die folgenden Techniken beruhen auf dem manualtherapeutischen Konzept nach Maitland (Maitland et al. 2008).

Der Patient liegt in Rückenlage, der Kopf wird im Überhang vom Therapeuten in Neutralstellung der HWS gehalten. Die Finger des Therapeuten liegen seitlich an den Wirbelkörpern und palpieren den Spalt zwischen den Laminae. Das Gewicht des Kopfes wird auf dem Bauch des Therapeuten abgelegt, sodass die Hände möglichst wenig Gewicht tragen. Die Finger des Therapeuten palpieren unterhalb, der Daumen oberhalb des Zielsegments. Die Bewegungen werden langsam und schrittweise-oszillierend ausgeführt.

- *Flexion/Extension:* Durch Beugen und Strecken der Knie hebt bzw. senkt der Therapeut die HWS des Patienten. Die Bewegung verläuft um eine frontotransversale Achse. Der kraniale Teil der HWS wird durch die Therapeutenfinger geschient, sodass oberhalb des Zielsegments keine intersegmentale Bewegung stattfindet. In den Segmenten unterhalb des untersuchten Segments sollte ebenfalls keine Bewegung stattfinden.
- *Lateralflexion:* Für die Überprüfung der Lateralflexion sollte das Zielsegment in der Mittelstellung zwischen Extension und Flexion eingestellt sein. Durch eine seitliche Bewegung seines Beckens kippt der Therapeut die HWS des Patienten um eine sagittotransversale Achse. Der Drehpunkt dieser Bewegung sollte im Zielgelenk liegen. In den übrigen Segmenten sollte keine Bewegung stattfinden.
- *Rotation:* Für die Überprüfung der Lateralflexion sollte das Zielsegment in der Mittelstellung zwischen Extension und Flexion eingestellt sein. Der Therapeut rotiert den Kopf des Patienten um eine gedachte frontosagittale Achse, bis die Bewegung des Kopfes am Zielsegment einen Bewegungsausschlag auslöst. Dies wird mit Daumen und Zeigefinger an den Procc. transversi auf der zu testenden Seite palpiert.

Für die obere HWS werden Griffvariationen verwendet, wobei die Ausgangsstellungen für Patient und Therapeut gleich bleiben:

- C0-C1:
  - *Flexion/Extension:* Die Daumenspitzen des Therapeuten palpieren beidseitig die Procc. transversi von C1 direkt vor dem Proc. mastoideus. Die Finger liegen locker am Okziput an. Der Kopf wird um eine durch C1 verlaufende Flexions-Extensions-Achse bewegt. Der Scheitel bleibt verhältnismäßig ruhig. Beurteilt wird der Abstand zwischen dem Proc. mastoideus und dem Proc. transversus von C1. Bei Flexion sollte sich dieser vergrößern, bei Extension schiebt sich der Proc. mastoideus vor C1.
  - *Lateralflexion (z. B. für Lateralflexion nach rechts):* Das Segment C0-C1 wird in die Mittelstellung zwischen Flexions- und Extensionsposition eingestellt. Mit der rechten Daumenspitze palpiert der Therapeut den Proc. spinosus. Die Finger liegen am Okziput über die Mittellinie hinaus. Die linke Hand liegt flächig an der Gesichtsseite des Patienten. Die Finger sind zur Mandibula ausgerichtet.
    Der Therapeut neigt nun durch eine Bewegung seines Beckens den Scheitel des Patienten zur Seite. Dabei sollte keine Bewegung in der mittleren oder unteren Halswirbelsäule stattfinden.
  - *Rotationsbewegung (z. B. für Rotation nach rechts):* Das Segment C0-C1 wird in die Mittelstellung zwischen Flexions- und Extensionsposition eingestellt. Mit der linken Daumenspitze palpiert der Therapeut den Abstand zwischen Proc. mastoideus und Proc. spinosus. Mit der rechten Hand wird der Kopf des Patienten unterstützt und die Rotation eingeleitet. Diese kann im mittleren Bewegungsbereich mehrere Male hin und her ausgeführt werden.

Der Therapeut beurteilt, wann sich der Abstand zwischen Proc. mastoideus und Proc. transversus verändert. Bei einer Rechtsrotation ist eine Verkleinerung des Abstands auf der linken Seite zu erwarten. Diese ist am Ende der Bewegung spürbar.

Tab. 7.12 Validität der PPIVMs und PAIVMs

Studie	Studienpopulation	Referenz	RoB	Maßzahl
Kriteriumsvalidität				
Identifikation einer Gelenkdysfunktion (Gelenkzeichen) mit PPIVMs und PAIVMs in Kombination*				
Jull et al. 1988	n = 20 (13 w); Nacken- und Kopfschmerz: n = 14; Nacken- und Armschmerz: n = 3; Nackenschmerz: n = 3	Lokale Anästhesie des Facettengelenks („diagnostic nerve block")	•	$LR^+ = \infty$ $LR^- = 0$
Identifikation einer Hypomobilität mit PPIVMs				
Humphreys et al. 2004	n = 3, mit je 6 intakten Segmenten und einem kongenitalen Blockwirbel	Radiologisch nachgewiesener Blockwirbel	•	$LR^+ = 13{,}00$ $LR^- = 0{,}35$

C2–3: Segment zwischen zweitem und drittem Halswirbel, C5–6: Segment zwischen fünftem und sechstem Halswirbel, LR^+: positive Likelihood-Ratio; LR^-: negative Likelihood-Ratio, n: Anzahl der untersuchten Personen, PAIVMs: Passive Accessory Intervertebral Movements, PPIVMs: Passive Physiological Intervertebral Movements, RoB: Risk of Bias

* Gelenkzeichen nach der Definition von Jull et al. 1988: 1. abnormales Endgefühl, 2. abnormaler Widerstand, 3. Reproduktion von Symptomen

■ : hohes Risiko/klinisch nicht relevant, ■ : geringes Risiko/klinisch relevant, ■ : unklares Risiko/moderat klinisch relevant

Beim Zurückbewegen des Kopfes sollte sich der Abstand wieder normalisieren.

- C0-C2:
  - *Flexion:* Der Therapeut palpiert mit den Daumenspitzen den Abstand zwischen Proc. mastoideus und C1. Mit den Mittelfingern wird beidseitig das Okziput, mit den Zeigefingern der Proc. spinosus palpiert. Beurteilt wird der Abstand zwischen diesen Punkten.
    Extension: Der Therapeut legt seine Fingerspitzen direkt unterhalb des Okziput auf den Nacken auf. Während der Bewegung wird der Abstand zwischen Okziput und C2 beurteilt.
  - *Rotation:* Der Therapeut fixiert mit einem Zangengriff den Proc. spinosus von C2 und rotiert den Kopf des Patienten passiv um eine frontosagittale Achse.
    Variation im Sitz: Im Sitz fixiert der Therapeut mit einem Zangengriff den Proc. spinosus von C2 und rotiert den Kopf des Patienten passiv.

PAIVMs

Synonyme/Englisch Passive Accessory Intervertebral Movements, passive akzessorische intervertebrale Bewegungen, passive intervertebrale Zusatzbewegungen.

Es gibt unterschiedliche Techniken, um ein Segment mit Zusatzbewegungen zu untersuchen. In den inkludierten Studien wurde überwiegend die postero-anteriore Bewegung (P/A) verwendet. Im Maitland-Konzept finden noch weitere Untersuchungstechniken regelmäßige Anwendung (Maitland et al. 2008), die hier nicht näher beschrieben werden. Die Traktion als Untersuchungstechnik wird im ➤ Kap. 7.6 *Provokationstests bei Nervenwurzelproblematik* erläutert.

Durchführung

Der Patient liegt in Bauchlage mit den Handflächen unter der Stirn. Der Therapeut steht kopfseitig. Mit leichter Oberkörpervorneigung bringt er seine Schultern über die Halswirbelsäule. Die Arme sind locker gestreckt und senkrecht über dem Zielwirbel. Die Finger umschließen sanft und flächig beide Halsseiten und unterstützen die Bewegung. Durch leichtes Anheben der HWS wird eine mögliche Lordose bzw. Hyperlordose aufgehoben. Danach üben die aneinander gelegten Daumen Druck nach unten auf die zu untersuchenden Wirbelkörper aus. Dabei können die Daumen für eine zentrale P/A-Bewegung über dem Proc. spinosus oder für eine unilaterale Bewegung einseitig über einem der Procc. transversi aufgesetzt werden.

Im ersten Durchgang wird, Wirbel für Wirbel, mit je zwei bis drei oszillierenden Bewegungen die zentrale P/A-Bewegung getestet.

Tab. 7.13 Reliabilität der PPIVMs und PAIVMs

Studie	Studienpopulation	RoB	Intratester	Intertester
Identifikation einer Gelenkdysfunktion mit PPIVMs in der gesamten HWS				
Schöps et al. 2000	n = 40, Alter (ø): 32; Nackenschmerz und ROM-Defizit; Tester: 5	▪	k.A.	*Hypomobilität:* κ = 0,03–0,44 *Schmerz:* κ = 0,09–0,59
Humphreys et al. 2004	n = 3; mit 6 intakten Segmenten und einem kongenitalen Blockwirbel	▪	k.A.	κ = 0,68
Identifikation einer Gelenkdysfunktion mit PAIVMs in der mittleren HWS				
Hariharan et al. 2021	n = 51, Alter (ø): 33; Nackenschmerz mit Trauma; Tester: 7 (Paare)	▪	k.A.	*Mit Schmerzäußerung:* κ = 0,46 PABAK = 0,53 *Ohne Schmerzäußerung des Patienten:* κ = 0,45 PABAK = 0,45
Identifikation einer Gelenkdysfunktion mit PAIVMs in der unteren HWS				
Hariharan et al. 2021	n = 51, Alter (ø): 33; Nackenschmerz mit Trauma; Tester: 7 (Paare)	▪	k.A.	*Mit Schmerzäußerung:* κ = 0,75 PABAK = 0,76 *Ohne Schmerzäußerung des Patienten:* κ = 0,35 PABAK = 0,53
Identifikation einer Gelenkdysfunktion in der oberen Halswirbelsäule mit PPIVMS und PAIVMs (kombiniert)				
Jull et al. 1997	n = 40 (28 w), Alter (ø): 38; Nackenschmerz/ Kopfschmerz, Kontrollgruppe; Tester: 5	▪	k.A.	C0-C1: κ = 0,34–0,78 C1-C2: κ = 0,37–1,00 C2-C3: κ = 0,25–0,78

Alter (ø): mittleres Alter in Jahren, κ: Kappa-Koeffizient, k.A.: keine Angabe, n: Anzahl der untersuchten Personen, PABAK: Prevalence-and-Bias-Adjusted Kappa, PAIVMs: Passive Accessory Intervertebral Movements, PPIVMs: Passive Physiological Intervertebral Movements, RoB: Risk of Bias
▪ : hohes Risiko/klinisch nicht relevant, ▪ : geringes Risiko/klinisch relevant, ▪ : unklares Risiko/moderat klinisch relevant

Die Bewegung bleibt dabei eher oberflächlich. Durch Vergleiche der Wirbelkörper untereinander erhält der Therapeut einen ersten Eindruck von deren Bewegungsverhalten. Darauf folgen vergleichende Durchgänge mit größerem Druck und ggf. mit unilateralen P/A-Bewegungen. Damit sollen Bewegungsverhalten und Endgefühl genauer untersucht werden.

Diese Techniken lassen sich in abgewandelter Form auch für die obere HWS anwenden. Das Prinzip der senkrechten Druckapplikation auf den Proc. transversus oder Proc. spinosus bleibt dabei gleich (Maitland et al. 2008).

Zusammenfassung der Evidenz

➤ Tab. 7.12
➤ Tab. 7.13

Empfehlungen

➤ Tab. 7.14

- Insbesondere die Kombination PPIVMs und PAIVMs kann für die Bestätigung und den Ausschluss einer Gelenkdysfunktion moderat empfohlen werden.
- Ein Problem bei der Ermittlung der Validität ist das Fehlen eines geeigneten Goldstandards. Jull und Koautoren (Jull et al. 1988) verwendeten eine diagnostische Nervenblockade (Lokalanästhesie des Facettengelenks). Humphrey und Koautoren führten die Untersuchungen an Patienten mit kongenitalem Blockwirbel durch, da bei diesen eine röntgenologisch nachweisbare knöcherne Veränderung zu einer Hypomobilität führt (Humphreys et al. 2004). Ob diese Hypomobilität mit den bei Nackenschmerz vorkommenden Dysfunktionen des Facettengelenks vergleichbar ist, ist umstritten.
- Die Untersuchung von Segmenten der HWS auf Hypomobilität mit PPIVMs kann gering empfohlen werden. Für eine Kombination von PPIVMs und PAIVMs zur Detektion von Gelenkdysfunktionen besteht eine moderate Empfehlung.
- Bezüglich der Übereinstimmung bei mehreren Untersuchungen kann für PPIVMs oder PAIVMs eine geringe Empfehlung ausgesprochen werden.
- Die Übereinstimmung war dann größer, wenn neben dem Widerstand auch die Symptomreproduktion mitbeurteilt wurde.

Flexions-Rotations-Test

Im Zuge der segmentalen Beweglichkeitsprüfung kann ebenfalls der Flexions-Rotations-Test durchgeführt werden. Vornehmlich kommt dieser bei Kopfschmerz-Symptomatik zum Einsatz und wird in ➤ Kap. 8.2.6 näher beschrieben.

7.6 Instabilitätstests

Die Ligamente der HWS sind wichtige Stabilisatoren. Bei einer Verletzung ergeben sich möglicherweise Konsequenzen in der Entscheidungsfindung hinsichtlich der Auswahl geeigneter Behandlungsstrategien. Eine zuverlässige Bestimmung der Integrität dieser Bänder ist darum essenziell (von Piekartz et al. 2019, Swingels und Ostendorp 1996, Westerhuis und Wiesner 2013). Die Stabilität der Bänder in der oberen HWS kann bei Unfällen, stumpfen Traumata, Infektionen, rheumatoider Arthritis, Trisomien oder anderen anlagebedingten Fehlbildungen beeinträchtigt sein (Swingels und Ostendorp 1996).

Es existiert eine Vielzahl von Tests für diese Strukturen, von denen nur ein geringer Teil wissenschaftlich untersucht wurde (Hutting et al. 2013).

Tab. 7.14 Empfehlungen zu PPIVMs und PAIVMs bei Nackenschmerz (gesamte HWS)

Kriteriumsvalidität	Bestätigung	Ausschluss
Identifikation einer Gelenkdysfunktion mit PPIVMs und PAIVMs in Kombination	++	++
Identifikation einer Hypomobilität mit PPIVMs bei vorhandenem Blockwirbel	+	+
Reliabilität	**Intratester**	**Intertester**
Übereinstimmende Beurteilung einer Gelenkdysfunktion mit PPIVMs (gesamte HWS) → Hypomobilität → Schmerz	 k.A. k.A.	 + +
Übereinstimmende Beurteilung einer Gelenkdysfunktion mit PPIVMs und PAIVMs in Kombination (obere HWS)	k.A.	+
Übereinstimmende Beurteilung einer Gelenkdysfunktion mit PAIVMs (mittlere HWS) → mit Schmerzäußerung des Patienten → ohne Schmerzäußerung des Patienten	 k.A. k.A.	 + +
Übereinstimmende Beurteilung einer Gelenkdysfunktion mit PAIVMs (untere HWS) → mit Schmerzäußerung des Patienten → ohne Schmerzäußerung des Patienten	 k.A. k.A.	 ++ +

HWS: Halswirbelsäule, PAIVMs: Passive Accessory Intervertebral Movements, PPIVMs: Passive Physiological Intervertebral Movements
–: keine, +: geringe, ++: moderate, +++: starke Empfehlung, k.A.: keine Angabe

Passive Intervertebral Movements (PIMs)

Kaale und Koautoren verwendeten nicht die von Maitland beschriebenen hochzervikalen PPIVMs, sondern wählten Techniken in sitzender Position (Kaale et al. 2008):

- *Test der Ligg. alaria:* Der Test überprüft die Bewegungsqualität der Rotation in der oberen HWS. Der Therapeut fixiert C2 mit zwei Fingern durch Druck auf die lateralen Procc. transversi. Er übt zudem von lateral mit zwei Fingern der zweiten Hand einen aufwärts gerichteten Zug an C1 und dem Mastoid aus. Dies wird in verschiedenen Graden der HWS-Rotation getestet, um den größtmöglichen Bewegungsspielraum zu detektieren. Bei einem abnormal vergrößerten Bewegungsspielraum ist der Test positiv.
- *Test für das Lig. transversum:* Der Test überprüft das Ventralgleiten des Atlas gegenüber dem Axis. C2 wird von ventral am Proc. transversus mit einem Finger fixiert. C1 wird von dorsal mit einem Schub am lateralen Anteil des Wirbelkörpers nach ventral geschoben. Das Okziput folgt dieser Bewegung. Bei Insuffizienz des Lig. transversum kommt es zu einer exzessiven Translation des Atlas nach ventral.
- *Test für die Membrana tectoria:* Das Okziput wird nach ventral und kranial geschoben, sodass zusätzlich zur horizontalen Bewegung auch eine vertikale Traktionsbewegung entsteht. C1 folgt der Bewegung des Okziputs. C2 wird an den Procc. transversi von ventral stabilisiert. Bei Insuffizienz kommt es zu einer exzessiven Translation von Okziput und Atlas nach ventral.
- *Test der posterioren atlanto-okzipitalen Membran:* Der Test überprüft die Stabilität des dorsalen Anteils der oberen Halswirbelsäule. Der Therapeut fixiert C1 mit einem abwärts gerichteten Zug beidseitig im Bereich der Massae laterales. Mit der zweiten Hand wird ein entgegengesetzter Zug am Okziput ausgeführt. Dieser wird in verschiedenen Graden der Flexion ausgeführt. Bei einem abnormal vergrößerten Bewegungsspielraum ist der Test positiv.

Tests zur Überprüfung der Ligamenta alaria

Lateral Shear Test (LST) Der Patient liegt in Rückenlage. Der Therapeut fixiert C2 von posterior-lateral. Mit der anderen Hand wird das Os occiput und C1 orthogonal zur Körperlängsachse nach links (für das linke Lig. alare) bzw. rechts (für das rechte Lig. alare) verschoben. Der Test ist positiv, wenn eine Verschiebung möglich ist (Cattrysse et al. 1997, von Piekartz et al. 2019). Tritt im Seitenvergleich eine deutliche Asymmetrie auf, kann dies ebenfalls als positiver Test gewertet werden (Hariharan et al. 2021).

Side-Bending Stress Test (SST) Der Patient sitzt. Der Therapeut palpiert mit der einen Hand den Proc. spinosus von C2. Mit der zweiten Hand führt er (für die Testung des linken Lig. alare) eine Seitneigung in der oberen HWS nach rechts durch. Der Proc. spinosus sollte dabei direkt nach links rotieren. Der Test ist positiv, wenn die Rotation des Proc. spinosus von C2 zu gering ist oder gar nicht stattfindet (Cattrysse et al. 1997, von Piekartz et al. 2019).

Rotation Stress Test (RST) Der Patient liegt in Rückenlage. Der Therapeut fixiert mit einer Hand den Proc. spinosus von C2. Mit der zweiten Hand dreht er den Kopf des Patienten nach links (für das linke Lig. alare) bzw. rechts (für das rechte Lig. alare). Das Bewegungsausmaß der Rotation sollte weniger als 20° zu jeder Seite betragen. Der Test ist positiv, wenn die mögliche Kopfrotation größer als 20° ist (Cattrysse et al. 1997, von Piekartz et al. 2019).

Test zur Überprüfung des Ligamentum transversum

Sharp-Purser Test Der Patient sitzt aufrecht. Der Therapeut flektiert die HWS des Patienten passiv um 20–30° und erkundigt sich nach Taubheit, Kribbeln oder anderen neurologischen Symptomen in den Armen und Beinen. Danach fixiert der Therapeut mit einer Hand C2 mit einem Schneuzgriff/Zangengriff und bewegt den Kopf des Patienten mit einem Anterior-posterior-Schub. Der Test ist positiv, wenn bei der Flexion myelopathische Symptome auftreten, die durch die Fixation von C2 durch den Therapeuten und die Kopfbewegung gelindert werden, oder wenn ein posteriores Gleiten des Schädels gegenüber C2 wahrgenommen wird (Mansfield et al. 2020, Sharp und Purser 1961).

Zusammenfassung der Evidenz

➢ Tab. 7.15
➢ Tab. 7.16

Empfehlungen

➢ Tab. 7.17

- Instabilitätstests der oberen HWS können überwiegend in geringem Maße zur korrekten Identifikation einer ligamentären Insuffizienz empfohlen werden.
- Die vorliegenden Studien weisen auf eine ausreichende Sensitivität und Spezifität der beschriebenen Tests hin. Für eine stärkere Empfehlung sind noch mehr Studien mit geringem RoB notwendig.
- Unterschiedliche Protokolle für die MRT-Untersuchung können die Werte für Sensitivität und Spezifität der untersuchten Tests beeinflussen. Dies sollte bei der Interpretation von Studien in diesem Bereich berücksichtigt werden.
- Aufgrund methodischer Mängel wurden Studien zum Sharp-Purser-Test nicht inkludiert.

Tab. 7.15 Validität der Instabilitätstests

Studie	Studienpopulation	Referenz	RoB	Maßzahl
Kriteriumsvalidität				
Identifikation einer Verletzung der hochzervikalen Band- und Membranstrukturen mit PIMs				
Kaale et al. 2008	n = 122; WAD Grad 2 (n = 92); Kontrollen (n = 30)	MRT	▪	*Einteilung der Läsion in 4 Stufen:* κ = 0,45–0,60 *Einteilung in abnormal – normal:* κ = 0,69–0,97 LR^+ = 40,50 LR^- = 0,19
Identifikation einer Verletzung der Ligg. alaria mit LST, RST und SBST				
von Piekartz et al. 2019	n = 18, Alter (ø): 50/52; Ligg.-alaria-Ruptur (n = 7); Kontrollen (n = 11)	MRT in Rückenlage (Standard)/in aufrechter Position	▪	*Lateral Shear Test:* LR^+ = 3,46/9,43* LR^- = 0,26/0,16* *Side-Bending Stress Test:* LR^+ = 3,46/9,43* LR^- = 0,26/0,16 *Rotation Stress Test* LR^+ = 2,60/4,71* LR^- = 0,29/0,17* *Cluster aus diesen 3 Tests:* LR^+ = ∞ LR^- = 0,15

Alter (ø): mittleres Alter in Jahren, κ: Kappa-Koeffizient, LR^+: positive Likelihood-Ratio; LR^-: negative Likelihood-Ratio, MRT: Magnetresonanztomografie, n: Anzahl der untersuchten Personen, PIMs: Passive Intervertebral Movements, RoB: Risk of Bias, RST: Rotation Stress Test, SBST: Side-Bending Stress Test, WAD: Whiplash Associated Disorder (Schleudertrauma)

* Abhängig von Art der MRT-Untersuchung ergeben sich unterschiedliche Werte. Hier dargestellt als Wert für Rückenlage/aufrechte Position).

▪ : hohes Risiko/klinisch nicht relevant, ▪ : geringes Risiko/klinisch relevant, ▪ : unklares Risiko/moderat klinisch relevant

Tab. 7.16 Reliabilität der Instabilitätstests

Studie	Studienpopulation	RoB	Intratester	Intertester
Hariharan et al. 2021	n = 51, Alter (ø): 33; traumatisch bedingter Nackenschmerz; Tester: 7	▪	k.A.	*Modified LST:* κ = 0,31–0,41 PABAK = 0,69 Bilaterale Untersuchung, Test auf Asymmetrie: κ = 0,77 PABAK= 0,88 *SBST:* Bilaterale Untersuchung, Test auf Asymmetrie: κ = 0,93 PABAK = 0,96

Alter (ø): mittleres Alter in Jahren, κ = Kappa-Koeffizient, LST: Lateral Shear Test, n: Anzahl der untersuchten Personen, PABAK = Prevalence-and-Bias-Adjusted Kappa, RoB = Risk of Bias, SBST: Side-Bending Stress Test

▪ : hohes Risiko/klinisch nicht relevant, ▪ : geringes Risiko/klinisch relevant, ▪ : unklares Risiko/moderat klinisch relevant

Tab. 7.17 Empfehlungen zu Instabilitätstests bei Nackenschmerzen

Kriteriumsvalidität	Bestätigung	Ausschluss
Identifikation einer hochzervikalen Bandverletzung		
→ anhand von PIMs (obere HWS)	+	+
→ anhand des Lateral Shear Test (LST)	+	+
→ anhand des Side-Bending Stress Test (SBST)	+	+
→ anhand des Rotation Stress Test (RST)	+	+
→ anhand des Testclusters (LST + SBST + RST)	+	+
Reliabilität	**Intratester**	**Intertester**
Übereinstimmende Beurteilung des Lateral Shear Test		
→ unilateral	k.A.	+
→ bilateral	k.A.	++
Übereinstimmende Beurteilung des Side-Bending Stress Test		
→ unilateral	k.A.	+
→ bilateral	k.A.	++

HWS: Halswirbelsäule, LST: Lateral Shear Test, PIMs: Passive Intervertebral Movements, RST: Rotations Stress Test, SBST: Side-Bending Stress Test

–: keine, +: geringe, ++: moderate, +++: starke Empfehlung, k.A.: keine Angabe

7.7 Tests bei Nervenwurzelproblematik

Bei diesen Tests handelt es sich um Untersuchungsmethoden zur Abklärung einer radikulären Beteiligung an einem Nackenproblem. Dies ist vor allem bei Patienten mit in den Arm ausstrahlenden Symptomen von Interesse. Aktuell besteht kein Konsens bezüglich des Goldstandards zur Bestätigung einer zervikalen Radikulopathie. Das Vorhandensein typischer Zeichen und Symptome und eine mit MRT bestätigte Nervenwurzelkompression im passenden Segment sind häufig verwendete Kriterien (Sleijser-Koehorst et al. 2021).

Die typischen Symptome wurden von Bogduk (2009) wie folgt unterteilt:

- **Radikulärer Schmerz** wird als von der Hinterwurzel eines Segments oder dessen Ganglion ausgehendes Symptom verstanden. Ein Bandscheibenprolaps gilt als häufigste Ursache und ein entzündlicher Prozess am betroffenen Nerv scheint ein wesentlicher Faktor bei der Entstehung zu sein (Bogduk 2009).
- Bei der **Radikulopathie** handelt es sich um eine Blockade der Nervenleitfähigkeit, die zu Minussymptomen (Sensibilitätsverlust, motorische Defizite, Reflexabschwächung) führt. Der Begriff Radikulopathie wird allerdings in der Literatur oft als Überbegriff für beide Phänomene verwendet (Bogduk 2009, Sleijser-Koehorst et al. 2021).

Aufgrund der Tatsache, dass es während der Testung zur Provokation der Symptomatik kommt, gilt es zu beachten, dass die Tests nicht bei Patienten angewendet werden sollen, deren Symptome leicht irritierbar oder sehr stark sind.

Durchführung

Spurling-Test *Engl.:* Spurling Compression Test. Bei diesem Provokationstest verkleinert der Therapeut über Bewegungen des Nackens in Kombination mit axialer Kompression das Foramen intervertebrale. Bei einer radikulären Beteiligung soll dieses Manöver die bekannten Symptome des Patienten auslösen.

In der Literatur werden unterschiedliche Versionen des Spurling-Tests beschrieben. In einer vergleichenden Untersuchung von Anekstein et al. (2012) wird folgende Variante empfohlen, da sie am deutlichsten die Symptome reproduziert (höchster VAS-Wert, distalste Symptome): Der Patient sitzt frei. Der Therapeut steht hinter dem Patienten und stützt mit einer Hand die BWS, um weiterlaufende Bewegungen zu minimieren. Mit der anderen Hand führt er die HWS in eine passive Extension und zusätzlich in eine Lateralflexion zur Testseite. Anschließend übt der Therapeut eine axiale Kompression auf die HWS aus. Der Test ist positiv bei einer Symptomreproduktion (Anekstein et al. 2012).

Zervikaler Distraktionstest *Engl.:* Axial Manual Traction Test. Dieser Test ist ein Linderungstest, bei dem durch axiale Traktion der intraforaminale Durchmesser vergrößert wird. Der Patient liegt in Rückenlage. Der Therapeut übt an der HWS eine manuelle Traktion mit einer Zugkraft von etwa 10–15 kg aus. Werden die Symptome bei der Traktion gelindert und kehren mit Ende der Traktion zurück, gilt der Test als positiv (Anekstein et al. 2012, Thoomes et al. 2018).

Shoulder Abduction Relief Test *Syn.:* Abduktionszeichen. Der Patient liegt in Rückenlage und legt eine Hand auf den Kopf. Der Test ist positiv, wenn sich durch dieses Manöver die Symptome deutlich verringern (Viikari-Juntura 1987).

Der Shoulder Abduction Relief Test und der zervikale Distraktionstest sind Teil einer Vorhersageregel (Clinical Prediction Rule) zur Behandlung von Patienten mit Nervenwurzelproblematik. Diese wird im ➤ Kap. 17.4.4 genauer beschrieben.

Zusammenfassung der Evidenz

➤ Tab. 7.18
➤ Tab. 7.19

Empfehlungen

➤ Tab. 7.20

- Zur Bestätigung einer zervikalen Radikulopathie kann der Spurling-Test in geringem Maße empfohlen werden. Bezüglich der Wiederholbarkeit, wenn unterschiedliche Untersucher denselben Patienten testen, kann eine geringe Empfehlung für den Spurling- und den zervikalen Distraktionstest ausgesprochen werden.
- Thoomes und Koautoren sehen die Ursache für variierende Sensitivitätswerte des Spurling-Tests zwischen den von ihnen berücksichtigten Studien in den unterschiedlichen Testausführungen (Thoomes et al. 2018). Für die Testbeschreibung in diesem Kapitel wurde daher die Variante gewählt, die in einer Untersuchung von Anekstein (2012) die Symptome am besten reproduzieren konnte.

7.8 Sensibilitätstestung

Synonyme/Englisch Sensory testing.

Die nachfolgenden Sensibilitätstestungen dienen der Beurteilung möglicher zugrundeliegender Schmerzmechanismen bei muskuloskelettalen Beschwerden. Zur Einschätzung, ob es sich um eine lokale oder generalisierte Veränderung handelt, wird neben dem betroffenen Körperabschnitt zusätzlich ein entfernter, nicht betroffener Körperabschnitt getestet. Die nachfolgenden Tests stammen aus einer umfangreichen Testbatterie, welche zur Evaluierung einer möglichen nervalen Beteiligung bei muskuloskelettalen Beschwerden eingesetzt wird (Mücke et al. 2016).

Im Körperabschnitt Nacken werden als Untersuchungsmethoden die Druckschmerzschwelle (*engl.:* pressure pain threshold) und die Temperaturschmerzschwelle (*engl.:* temperature pain threshold) eingesetzt (Jørgensen et al. 2014, Knapstad et al. 2018, Prushansky et al. 2007, Scott et al. 2005, Walton et al. 2011, 2014).

Die einzelnen Assessments dienen außerdem zur Verlaufskontrolle. Die Untersuchungsmethoden sowie die zugehörige Evidenz werden in den folgenden Abschnitten beschrieben.

Tab. 7.18 Validität der Nervenwurzeltests

Studie	Studienpopulation	Referenz	RoB	Maßzahl
Kriteriumsvalidität				
Spurling-Test (Identifikation einer zervikalen Radikulopathie)				
Sleijser-Koehorst et al. 2021	n = 134, Alter (ø): 50; Verdacht auf zervikale Radikulopathie	MRT	▪	LR^+ = 3,46 LR^- = 0,47
Viikari-Juntura et al. 1989	n = 43 (16 w), Alter (ø): 52 (33–80); Diagnose zervikaler Bandscheibenschaden	Myelografie + neurologische Untersuchung + subjektive Symptomatik	▪	LR^+ = 13,00 LR^- = 0,50
Zervikaler Distraktionstest (Identifikation einer zervikalen Radikulopathie)				
Sleijser-Koehorst et al. 2021	n = 134, Alter (ø): 50; Verdacht auf zervikale Radikulopathie	MRT	▪	LR^+ = 1,45 LR^- = 0,77
Viikari-Juntura et al. 1989	n = 43, Alter (ø): 52 (33–80); Diagnose zervikaler Bandscheibenschaden	Myelografie + neurologische Untersuchung + subjektive Symptomatik	▪	$LR^+ = \infty$ LR^- = 0,57
Shoulder Abduction Relief Test (Identifikation einer zervikalen Radikulopathie)				
Sleijser-Koehorst et al. 2021	n = 134, Alter (ø): 50; Verdacht auf zervikale Radikulopathie	MRT	▪	LR^+ = 1,88 LR^- = 0,64
Viikari-Juntura et al. 1989	n = 43, Alter (ø): 52 (33–80); Diagnose: zervikaler Bandscheibenschaden	Myelografie + neurologische Untersuchung + subjektive Symptomatik	▪	LR^+ = 4,60 LR^- = 0,60

Alter (ø): mittleres Alter in Jahren, L: links, LR^+: positive Likelihood-Ratio, LR^-: negative Likelihood-Ratio, MRT: Magnetresonanztomografie, n: Anzahl der untersuchten Personen, R: rechts, RoB: Risk of Bias

▪: hohes Risiko/klinisch nicht relevant, ▪: geringes Risiko/klinisch relevant, ▪: unklares Risiko/moderat klinisch relevant

Tab. 7.19 Reliabilität der Nervenwurzeltests

Studie	Studienpopulation	RoB	Intratester	Intertester
Viikari-Juntura 1987	n = 52, Alter (ø): (48 m/53 w); Pat. mit Überweisung für neurochirurgische Evaluation und Myelografie	▪	k.A.	*Spurling-Test (Standard):* κ = 0,40–0,77 *Spurling-Test (in RL):* κ = 0,28–0,63 *Shoulder Abduction Relief Test* (rechter/linker Arm): κ = 0,21–0,40 *Axial Manual Traction:* κ = 0,50

Alter (ø): mittleres Alter in Jahren, κ: Kappa-Koeffizient, k.A.: keine Angabe, m: männlich, n: Anzahl der untersuchten Personen, RL: Rückenlage, RoB: Risk of Bias, w: weiblich

▪: hohes Risiko/klinisch nicht relevant, ▪: geringes Risiko/klinisch relevant, ▪: unklares Risiko/moderat klinisch relevant

Tab. 7.20 Empfehlungen zu Nervenwurzeltests bei zervikaler Radikulopathie

Kriteriumsvalidität	Bestätigung	Ausschluss
Identifikation einer zervikalen Radikulopathie		
→ anhand des Spurling-Tests	+	+
→ anhand des zervikalen Distraktionstests	+	–
→ anhand des Shoulder Abduction Relief Test	–	–
Reliabilität	**Intratester**	**Intertester**
Übereinstimmende Beurteilung		
→ des Spurling-Tests	k.A.	+
→ des zervikalen Distraktionstests	k.A.	+
→ des Shoulder Abduction Relief Test	k.A.	–

–: keine, +: geringe, ++: moderate, +++: starke Empfehlung, k.A.: keine Angabe

7.8.1 Druckschmerzschwelle

Synonyme/Englisch Pressure Pain Threshold (PPT), Mechanical Pain Threshold.

Das Gerät für die Messung der Druckschmerzschwelle ist ein handgehaltenes Algometer, welches die Schmerzempfindlichkeit auf mechanischen Druck in einem Körperabschnitt misst. Die Untersuchten geben Rückmeldung, ab welcher Stärke der angewandte Druck als Schmerz empfunden wird. Dabei wird neben der betroffenen Körperstelle zusätzlich die Schmerzschwelle an einem entfernten Körperabschnitt ermittelt, um mögliche individuelle Abweichungen in Relation setzen zu können und eine Einschätzung über eine mögliche generalisierte Sensibilitätsänderung zu erhalten. Außerdem dienen die erhobenen Werte als Verlaufsparameter.

Die Untersuchungsmethode kommt ebenfalls bei diversen Beschwerdebildern am Körperabschnitt Kopf zum Einsatz und ist im ➤ Kap. 8.2.3 ausführlich beschrieben.

Praktikabilität Der Zeitaufwand für die Untersuchung der Druckschmerzschwelle ist gering. Die Anschaffung eines Druckalgometers ist mit Kosten verbunden.

Durchführung

Das Messgerät besteht aus einem gummierten runden Kopf und einem Anzeigegerät. Der Kopf wird an der betroffenen Körperstelle platziert und mit kontinuierlich steigender Intensität wird Druck ausgeübt, bis die Schmerzschwelle erreicht ist. Die Testung kann in Bauchlage (Bisset et al. 2015, Jørgensen et al. 2014, Ylinen et al. 2007) oder im Sitzen (Walton et al. 2011) durchgeführt werden. Je nach Protokoll wird die Messung dreimal hintereinander an einer Stelle („Cluster"-Messung) oder einmal pro Stelle in drei Zyklen („Circuit"-Messung) durchgeführt. Zwischen diesen Durchführungsvarianten gibt es keinen signifikanten Unterschied und eine hohe Übereinstimmung (Bisset et al. 2015).

Bei der Messung von myofaszialen Triggerpunkten werden diese im Vorfeld anhand der entsprechenden Diagnosekriterien aufgesucht. Für die Diagnostik eines myofaszialen Triggerpunktes ist minimal das Vorhandensein eines Hartspannstrangs im Muskel erforderlich, der einen schmerzhaften, festen Punkt enthält. Reproduziert die Palpation des Punktes, ggf. anhand eines gehaltenen Drucks, bekannte Symptome, so wird der myofasziale Triggerpunkt als *aktiv* klassifiziert. Andernfalls handelt es sich um einen *latenten* myofaszialen Triggerpunkt (Simons und Travell 1999, Fernandez-de-las-Peñas et al. 2006).

Zusammenfassung der Evidenz

➤ Tab. 7.21
➤ Tab. 7.22

Tab. 7.21 Validität der PPT-Messung

Studie	Studienpopulation	Referenz	RoB	Maßzahl
Konstruktvalidität				
Assoziation mit Schmerz				
Jørgensen et al. 2014	n = 21, Alter (ø): 46,1; WAD oder unspezifische chronische Nackenschmerzen	NRS	unklar	*C3/4 Proc. transversus:* r_P = –0,37 *Infraspinatus:* r_P = –0,43 *Tibialis anterior:* r_P = –0,34
Knapstad et al. 2018	n = 22; Schwindel-Patienten mit Nackenschmerz	NRS	gering	*Obere HWS R/L:* r_P = –0,66/–0,62 *Untere HWS R/L:* r_P = –0,52/–0,63
Assoziation mit funktionellen Einschränkungen				
Scott et al. 2005	WAD Grad 2: n = 30, Alter (ø): 41,6; chronische Nackenschmerzen: n = 20 (33 w), Alter (ø): 32	NDI	unklar	*C2/3:* r_P = –0,23 *C5/6:* r_P = –0,3
Walton et al. 2014	n = 206 (50 w), Alter (ø): 44,2; Nackenschmerzen (traumatisch und nichttraumatisch)	NDI	unklar	*Oberer Trapezius:* r_P = –0,25 *Tibialis anterior:* r_P = –0,21
Jørgensen et al. 2014	n = 42; WAD oder unspezifische chronische Nackenschmerzen: n = 21, Alter (ø): 46,1; Gesunde: n = 21, Alter (ø): 44,7	NDI	unklar	*C3/4 Proc. transversus:* r_P = –0,41 *Infraspinatus:* r_P = –0,33 *Tibialis anterior:* r_P = –0,28
		SF36-PCS		*C3/4 Proc. transversus:* r_P = 0,31 *Infraspinatus:* r_P = 0,25 *Tibialis anterior:* r_P = 0,13

Alter (ø): mittleres Alter in Jahren, HWS: Halswirbelsäule, L: links, n: Anzahl der untersuchten Personen, NDI: Neck Disability Index, NRS: Numeric Rating Scale, PPT: Pain Pressure Threshold, R: rechts, r_P: Pearson-Korrelationskoeffizient, RoB: Risk of Bias, SF36-PCS: Short Form 36-Physical Component Score w: weiblich, WAD: whiplash associated disorder

■: hohes Risiko/klinisch nicht relevant, ■: geringes Risiko/klinisch relevant, ■: unklares Risiko/moderat klinisch relevant

Empfehlungen

➤ Tab. 7.23

- Eine geringe Empfehlung besteht für den klinischen Zusammenhang zwischen den Messergebnissen der Druckschmerzschwelle und Schmerzen im Alltag bei Schwindelpatienten mit Nackenschmerzen. Keine Empfehlung besteht hier bei Patienten mit entweder spezifischen oder unspezifischen Nackenschmerzen.
- Keine Empfehlung besteht für den klinischen Zusammenhang der PPT-Messergebnisse mit funktionellen Einschränkungen bei WAD oder unspezifischen oder traumatisch bedingten Nackenschmerzen. Dies gilt sowohl für die Messungen direkt an der HWS als auch für symptomferne Körperabschnitte.
- Eine geringe Empfehlung kann für die Übereinstimmung zwischen mehreren Untersuchern anhand der Ergebnisse der Messungen der Druckschmerzschwelle bei WAD-Patienten bzw. spezifischen oder chronisch-unspezifischen Nackenschmerzen gegeben werden.
- Eine moderate Empfehlung kann für die PPT-Messung als Verlaufsparameter bei Schwindelpatienten mit und ohne Nackenschmerzen gegeben werden. Mit geringer Empfehlung können PPT-Ergebnisse als Verlaufsparameter bei WAD oder Nackenschmerzen (sowohl chronisch-unspezifisch als auch spezifisch) herangezogen werden.

Es wurden Normwerte von asymptomatischen jungen Erwachsenen (21–24 Jahre) erfasst (Waller et al. 2016). Schwellenwerte wurden anhand von Perzentilen angegeben. Diese Schwellen stellen allerdings lediglich eine Orientierungshilfe dar. Ein Goldstandard als Referenzwert für die Sensibilität und entsprechende Untersuchungen zur Kriteriumsvalidität liegen in der gesichteten Literatur nicht vor. Somit können die ermittelten Schwellenwerte nicht als diagnostisches Mittel zur Unterscheidung zwischen Gesunden und Erkrankten herangezogen werden.

Tab. 7.22 Reliabilität der PPT-Messung

Studie	Studienpopulation	RoB	Intratester	Intertester
Prushansky et al. 2007	n = 73 (26 w), Alter (ø): 43,5; WAD Grad 2	▪	*ICC:* C2 R/L: 0,85/0,86 C4: R/L: 0,90/0,91 C6:R/L: 0,90/0,89 Gesamt*-ICC = 0,91	*ICC:* C2 R/L: 0,88/0,93 C4 R/L: 0,90/0,96 C6 R/L: 0,97/0,96
Jørgensen et al. 2014	n = 42; WAD oder unspezifische chronische Nackenschmerzen: n = 21, Alter (ø): 46,1; Gesunde: n = 21, Alter (ø): 44,7	▪	*ICC:* C3/4: 0,89 Infraspinatus: 0,83 Tibialis anterior: 0,86	k.A.
Walton et al. 2014	n = 35; traumatische und nichttraumatische Nackenschmerzen ohne Veränderung nach 1 Woche	▪	*ICC:* Oberer Trapezius: 0,83 Tibialis anterior: 0,95	k.A.
Walton et al. 2014	n = 73, Alter (ø): 41,7; traumatische und nichttraumatische Nackenschmerzen	▪	k.A.	*ICC:* Oberer Trapezius: 0,89 Tibialis anterior: 0,88
Knapstad et al. 2018	n = 50 (31 w), Alter (ø): 46 ± 12; Schwindel mit/ohne Nackenschmerz	▪	*Obere HWS:* L: ICC = 0,94 R: ICC = 0,91 *Untere HWS:* L: ICC = 0,81 R: ICC = 0,94 *Obere HWS:* L: Test-Retest-ICC = 0,90 R: Test-Retest-ICC = 0,87 *Untere HWS:* L: Test-Retest-ICC = 0,85 R: Test-Retest-ICC = 0,86	k.A.
Bisset et al. 2015	n = 13 (8 w), Alter (ø): 22,3 ± 2,3; Gesunde	▪	k.A.	*HWS:* R: ICC = 0,83 L: ICC = 0,85 Gesamt*-ICC = 0,86 Protokoll-Vergleich „Circuit" vs. „Cluster" *Nur HWS:* R: ICC = 0,86 L: ICC = 0,84 Gesamt*-ICC = 0,77

Tab. 7.22 Reliabilität der PPT-Messung *(Forts.)*

Studie	Studienpopulation	RoB	Intratester	Intertester
Messfehler				
Prushansky et al. 2007	n = 21 (13 w), Alter (ø): 40,5; WAD Grad 2	•	*SEM:* C2 R/L: 15,3/14,5 kPa C4 R/L: 17,6/16,7 kPa C6 R/L: 21,3/21,7 kPa *MDC:* C2 R/L: 42,2/40,2 kPa C4 R/L: 48,7/46,3 kPa C6 R/L: 58,9/58,4 kPa	
Walton et al. 2014	n = 35; traumatische und nichttraumatische Nackenschmerzen	•	*MDC:* Oberer Trapezius: 155,73 kPa Tibialis anterior: 103,84 kPa	
Jørgensen et al. 2014	n = 42; WAD oder unspezifische chronische Nackenschmerzen: n = 21, Alter (ø): 46,1; Gesunde: n = 21, Alter (ø): 44,7	•	*MDC:* C3/4 Proc. trans.: 88,3 kPa (0,9 kgf) Infraspinatus: 161,8 kPa (1,65 kgf) Tibialis anterior: 186,3 kPa (1,9 kgf)	
Knapstad et al. 2018	n = 50 (31 w), Alter (ø): 46 ± 12; Schwindel mit/ohne Nackenschmerz	•	*MDC Intratester:* Obere HWS R/L: 72,6/67,5 kPa Untere HWS R/L: 44,5/86,1 kPa *MDC Test-Retest:* Obere HWS R/L: 88,2/85,4 kPa Untere HWS R/L: 69,4/77,7 kPa	

Alter (ø): mittleres Alter in Jahren, C: Halswirbelsäulensegmente, HWS: Halswirbelsäule, ICC: Intraklassen-Korrelationskoeffizient, k.A.: keine Angabe, kgf: kilogram-force (Kraftaufwand in kg), kPa: Kilopascal, L: links, MDC: Minimal Detectable Change, n: Anzahl der untersuchten Personen, PPT: Pain Pressure Threshold, Proc.trans.: Processus transversus, R: rechts, RoB: Risk of Bias, SEM: Standard Error of Measurement, SF-36-PCS: Medical Outcomes Study Short Form – Physical Component Score w: weiblich, WAD: Whiplash Associated Disorder

* Gesamt: bezieht sich auf den Summenscore der HWS-Untersuchung

■ : hohes Risiko/klinisch nicht relevant, ■ : geringes Risiko/klinisch relevant, ■ : unklares Risiko/moderat klinisch relevant

Tab. 7.23 Empfehlungen zur PPT-Messung

Konstruktvalidität		
Klinisch bedeutsame Zusammenhänge zwischen PPT und Schmerz: → bei Nackenschmerz (spezifisch und unspezifisch) → bei Schwindel (mit und ohne Nackenschmerz)	 – +	
Klinisch bedeutsame Zusammenhänge zwischen PPT und funktionellen Einschränkungen: → bei WAD → bei chronisch-unspezifischem Nackenschmerz → bei Nackenschmerz (spezifisch und unspezifisch) → in einer gemischten Population*	 – – – –	
Reliabilität	**Intratester**	**Intertester**
Übereinstimmende Beurteilung der PPT-Messung		
→ bei WAD	+	+
→ bei chronisch-unspezifischem Nackenschmerz	+	k.A.
→ bei Nackenschmerz (spezifisch und unspezifisch)	+	+
→ bei Schwindel (mit und ohne Nackenschmerz)	++	k.A.
→ in einer gemischten Population*	+	k.A.

PPT: Pain Pressure Threshold (Druckschmerzschwelle), WAD: Whiplash Associated Disorder (Schleudertrauma)

–: keine, +: geringe, ++: moderate, +++: starke Empfehlung, k.A.: keine Angabe

* Nackenschmerz oder gesund

7.8.2 Temperaturschmerzschwelle

Synonyme/Englisch Thermal Pain Threshold, Heat/Cold Pain Threshold, Heat/Cold Pain Sensitivity.

Die Testung der Temperaturschmerzschwelle findet bei Verdacht auf Vorliegen einer Veränderung der Sensibilität im betroffenen Körperabschnitt statt. Diese wird als vermindertes Schmerzempfinden **(Hyposensibilität)** oder gesteigerte Schmerzempfindlichkeit bei niedrigen Reizschwellen **(Hypersensibilität)** definiert. Zur Einschätzung, ob es sich dabei um eine lokale oder generalisierte Veränderung handelt, wird neben der betroffenen Körperstelle zusätzlich ein entfernter, nicht betroffener Abschnitt getestet (Scott et al. 2005).

Im Vergleich zu Gesunden oder Personen mit unspezifischen Nackenschmerzen weisen Patienten mit Schleudertrauma (*engl.:* Whiplash Associated Disorder, WAD) sensitivere Schwellen auf. Diese waren sowohl symptomnahe als auch symptomfern signifikant niedriger und deuten somit auf eine frühere und generalisierte Schmerzempfindlichkeit hin (Scott et al. 2005, Wallin et al. 2012).

Praktikabilität Die Untersuchung der Temperaturschmerzschwelle ist je nach verwendetem Protokoll mit einem moderaten Zeitaufwand verbunden und erfordert ein spezielles Gerät.

Durchführung

Das Messgerät besteht aus einer Thermode und einem Anzeigegerät. Die Thermode, welche den Wärme- bzw. Kältereiz setzt, wird auf den betroffenen Körperabschnitt platziert und bleibt bis zum Erreichen des Schwellenwerts in Kontakt mit der Haut. Der Schwellenwert ist der Wert, an dem das Temperaturempfinden in ein Schmerzempfinden übergeht (Scott et al. 2005).

Hitzeschmerzschwelle (Heat Pain Threshold, HPT) Ausgehend von einer Temperatur von 30 °C wird die Temperatur kontinuierlich um 1 °C/s erhöht. Die maximal angewandte Temperatur beträgt 50 °C (Scott et al. 2005).

Kälteschmerzschwelle (Cold Pain Threshold, CPT) Ausgehend von 30 °C wird die Temperatur kontinuierlich um 1 °C/s gesenkt, bis ein Minimum von 4,5 °C erreicht ist (Scott et al. 2005).

Zusammenfassung der Evidenz

➢ Tab. 7.24

Empfehlungen

➢ Tab. 7.25

- Eine Assoziation zwischen der Temperaturschmerzschwelle und funktionellen Einschränkungen wurde bei WAD oder Nackenschmerzen nicht gefunden.
- In der vorliegenden Studie wurden neben der Kälteschmerzschwelle auch die Hitzeschmerzschwelle untersucht. Die Ergebnisse zu möglichen Zusammenhängen der Werte mit dem NDI wurden nicht veröffentlicht.
- Die Messwerte an HWS, M. deltoideus und M. tibialis anterior lagen in der WAD-Gruppe durchschnittlich bei 15°–18 °C (Kälte) bzw. 39–43 °C (Wärme). Die Gruppe mit idiopathischen Nackenschmerzen wies Werte von rund 8°–10 °C (Kälte) und 42°–44 °C (Wärme) auf. Im Vergleich dazu lagen die Werte bei Gesunden bei 6°–8 °C (Kälte) und 42°–44 °C (Wärme). Die Unterschiede zwischen der WAD-Gruppe und der Gruppe mit idiopathischen Nackenschmerzen sind statistisch signifikant. Nicht signifikant ist der Unterschied zwischen Gesunden und Patienten mit idiopathischen Nackenschmerzen (Scott et al. 2005). Trotz der erhobenen Unterschiede zwischen den Patientengruppen sind aufgrund fehlender Untersuchungen zur Kriteriumsvalidität keine Aussagen über den Einsatz der Temperaturschmerzschwelle als diagnostisches Untersuchungsverfahren möglich.
- In der gesichteten und evaluierten Literatur gab es zudem keine Veröffentlichungen zu Reliabilitätsstudien. Eine Aussage über die Vergleichbarkeit zwischen Therapeuten oder die Einsetzbarkeit als Verlaufsparameter kann nicht getroffen werden.
- Die Hypothese, wonach mittels der Sensibilitätstestungen ein Hinweis auf den zugrunde liegenden Schmerzmechanismus ermittelt werden kann, ist aus vorliegender Evidenz nicht zu bestätigen. Diese Einschätzung basiert auf den niedrigen Korrelationsmaßen der an symptomfernen Stellen erhobenen Messwerte mit Schmerz-Scores und dem durchschnittlich moderaten Bias-Risiko in der vorliegenden Literatur.

7.9 Testung der neuralen Mechanosensitivität

Synonyme/Englisch Testung der Neurodynamik, Upper Limb Neurodynamic Test (ULNT), Upper Limb Tension Test (ULTT).

Neurodynamische Testungen sind ein Teil der Untersuchung der Anpassungsfähigkeit an Bewegung. Sie prüfen die Beweglichkeit und Mechanosensitivität des peripheren Nervensystems (Butler 1998, Shacklock 1995). Das Konzept beruht auf der Grundlage, dass das gesamte Nervensystem des Körpers ein Kontinuum ist, in dem weiterlaufende Bewegungen stattfinden können. So ist es möglich, dass kleine Läsionen peripherer Nerven (z. B. eine Nervenwurzelkompression durch eine Diskushernie) eine reduzierte

Tab. 7.25 Empfehlungen zur Messung der Temperaturschmerzschwelle

Konstruktvalidität		
Assoziation der Temperaturschmerzschwelle mit funktionellen Einschränkungen		
→ bei Patienten mit WAD		–
→ bei Patienten mit Nackenschmerz		–
Reliabilität	**Intratester**	**Intertester**
Übereinstimmende Beurteilung des Tests	k.A.	k.A.

WAD: Schleudertrauma (Whiplash Associated Disorder)
–: keine, +: geringe, ++: moderate, +++: starke Empfehlung, k.A.: keine Angabe

Tab. 7.24 Validität der Messung der Temperaturschmerzschwelle

Studie	Studienpopulation	Referenz	RoB	Maßzahl
Konstruktvalidität				
Assoziation mit funktionellen Einschränkungen				
Scott et al. 2005	WAD: n = 30 (17 w), Alter (ø): 41,6; Nackenschmerz: n = 20 (17 w), Alter (ø): 32; Gesunde: n = 20 (12 w), Alter (ø): 31	NDI (CPT)	● (unklares Risiko)	HWS: r_P = 0,40 Deltoideus: r_P = 0,25 Tibialis anterior: r_P = 0,26

Alter (ø): mittleres Alter in Jahren, CPT: Cold Pain Threshold, HWS: Halswirbelsäule, n: Anzahl der untersuchten Personen, NDI: Neck Disability Index, RoB: Risk of Bias, r_P: Pearson-Korrelationskoeffizient, w: weiblich, WAD: Whiplash Associated Disorder
■ : hohes Risiko/klinisch nicht relevant, ■ : geringes Risiko/klinisch relevant, ■ : unklares Risiko/moderat klinisch relevant

Beweglichkeit und Veränderungen der Sensitivität verursachen (Bucher-Dollenz 2013, Moog und von Piekartz 2004).

Zum Assessment der neuralen Mechanosensitivität zählen Sensibilitätstestungen (der Extremitäten), Überprüfung der Beweglichkeit (der Extremitäten), Nervenpalpation (an den Extremitäten) und die sogenannten neurodynamischen Tests (Tampin und Schmid 2020).

Die *Upper Limb Neurodynamic Tests* wurden 1986 von Bob Elvey erstmals beschrieben. Sie bestehen aus stufenweisen Manövern, bei denen über eine Bewegung der oberen Extremität verschiedene Anteile des Plexus brachialis und die dazugehörigen peripheren Nerven getestet werden sollen. Je nach Manöver sollen bestimmte Anteile dabei betont werden (Butler 2006, Manvell et al. 2015). Für die Bewertung eines positiven Tests werden verschiedene Kriterien in der Literatur diskutiert. Häufig beinhalten sie die Merkmale Symptomreproduktion, verringertes Bewegungsausmaß und Veränderung der Symptome durch Differenzierungsbewegung (Wainner et al. 2005). Die Ausführung und Evidenz der einzelnen Manöver wird in den folgenden Abschnitten beschrieben.

ULNT 1

Der ULNT 1 testet in erster Linie den Plexus brachialis. Dominant wird der N. medianus betont. Der Test ist Teil einer Vorhersageregel (Clinical Prediction Rule) zur Behandlung von Patienten mit Nervenwurzelproblematik. Diese wird in ➤ Kap. 17.4.4 genauer beschrieben.

Durchführung

Der Patient liegt mit geschlossenen Beinen flach nahe der Bankkante. Das Kopfteil ist waagrecht gestellt. Die Hände werden locker auf dem Bauch abgelegt.

1. *Überprüfung der freien Beweglichkeit:* Der Therapeut prüft alle Bewegungskomponenten des Tests einzeln und achtet jeweils auf das Auftreten möglicher Symptome oder Bewegungseinschränkungen.
2. *Patienteninstruktion:* Der Patient wird angeleitet, aktiv eine Lateralflexion der Halswirbelsäule durchzuführen, falls eine Differenzierung über Schulter oder Handgelenk nicht möglich ist. Alternativ kann der Test auch mit einer passiv eingestellten Lateralflexion ein zweites Mal durchgeführt werden. Eine Veränderung der Bewegungsreichweite oder der Symptome kann dann wie eine Differenzierungsbewegung gewertet werden.
3. *Test auf der nicht betroffenen Seite:*
   - Schulterabduktion bis 90°
   - Handgelenksdorsalextension
   - Unterarmsupination
   - (Transversale) Schulteraußenrotation bis 90°
   - Ellenbogenextension

Bei Auftreten von Symptomen sollte eine Differenzierungsbewegung an einem Gelenk stattfinden, das von dem Symptom mindestens ein Gelenk entfernt liegt. Dies soll sicherstellen, dass keine muskuläre Längenveränderung für die Symptomveränderung verantwortlich ist.

4. Die Schritte 1 und 3 werden auf der betroffenen Seite wiederholt.

(Butler 2006, Westerhuis et al. 2013).

ULNT 2

- Der ULNT 2a betont vor allem den N. medianus.
- Der ULNT 2b betont den N. radialis. Er wird auch zur Differenzierung bei lateraler Epikondylopathie verwendet.

Ein Vorteil dieser beiden Tests ist, dass – im Gegensatz zum ULNT 1 oder ULNT 3 – eine Durchführung möglich ist, wenn die Schulterbeweglichkeit keine Abduktion über 90° zulässt (Butler 2006, Manvell et al. 2015, Westerhuis et al. 2013).

Durchführung des ULNT 2a

Der Patient liegt mit geschlossenen Beinen flach auf der Behandlungsbank. Er ist dabei diagonal ausgerichtet, sodass der Schultergürtel auf der zu testenden Seite über die Bankkante hinausragt. Das Kopfteil ist waagrecht gestellt. Die Hände werden locker auf dem Bauch abgelegt.

1. Überprüfung der freien Beweglichkeit: Der Therapeut bewegt passiv alle Bewegungskomponenten des Tests einzeln, um das Auftreten möglicher Symptome oder Bewegungseinschränkungen zu überprüfen.
2. Test auf der nicht betroffenen Seite:
   - Schultergürteldepression
   - Ellenbogenextension
   - Schulteraußenrotation
   - Handgelenksdorsalextension mit Finger- und Daumenextension
   - Schulterabduktion

   Bei Auftreten von Symptomen sollte eine Differenzierungsbewegung an einem Gelenk stattfinden, das von dem Symptom mindestens ein Gelenk entfernt liegt. Dies soll sicherstellen, dass keine muskuläre Längenveränderung für die Symptomveränderung verantwortlich ist.
3. Die Schritte 1 und 2 werden auf der betroffenen Seite wiederholt.

(Butler 2006, Westerhuis und Wiesner 2013).

Durchführung des ULNT 2b

Ausgangsstellung wie bei ULNT 2a.

1. Überprüfung der freien Beweglichkeit: wie bei ULNT 2a.
2. Test auf der nicht betroffenen Seite:
   - Schultergürteldepression
   - Ellenbogenextension
   - Schulterinnenrotation
   - Handgelenkspalmarflexion und aktiver Faustschluss
   - Schulterabduktion

   Bei Auftreten von Symptomen sollte eine Differenzierungsbewegung an einem Gelenk stattfinden, das von dem Symptom mindestens ein Gelenk entfernt liegt. Dies soll sicherstellen, dass keine muskuläre Längenveränderung für die Symptomveränderung verantwortlich ist.
3. Die Schritte 1 und 2 werden auf der betroffenen Seite wiederholt.

(Butler 2006, Westerhuis und Wiesner 2013).

ULNT 3

Dominant wird der N. ulnaris betont (Butler 2006, Westerhuis und Wiesner 2013).

Durchführung

Der Patient liegt mit geschlossenen Beinen flach nahe der Bankkante. Das Kopfteil ist waagrecht gestellt. Die Hände werden locker auf dem Bauch abgelegt.

1. Überprüfung der freien Beweglichkeit: Der Therapeut bewegt alle Bewegungskomponenten des Tests einzeln, um das Auftreten möglicher Symptome oder Bewegungseinschränkungen zu überprüfen.
2. Testen der nicht betroffenen Seite:
   - Start aus leichter Schulterabduktion
   - Handgelenksdorsalextension
   - Ellenbogenflexion
   - Schultergelenksaußenrotation
   - Schultergürteldepression
   - Schulterabduktion
3. Die Schritte 1 und 2 werden auf der betroffenen Seite wiederholt.

(Butler 2006, Westerhuis und Wiesner 2013).

Zusammenfassung der Evidenz

➤ Tab. 7.26
➤ Tab. 7.27

Zur Kriteriumsvalidität des ULNT 1 siehe auch ➤ Kap. 11, ➤ Tab. 11.79 und ➤ Tab. 11.70.

Tab. 7.26 Validität der ULNTs 1/2a/2b/3

Studie	Studienpopulation	Referenz	RoB	Maßzahl
Kriteriumsvalidität				
ULNT (1–3 + Cluster) zur Identifikation einer zervikalen Radikulopathie				
Apelby-Albrecht et al. 2013	n = 51, Alter (ø): 51; Verdacht auf zervikale Radikulopathie	MRT + Anamnese + klinische Untersuchung	•	*ULNT 1:* AUC: 0,79 LR⁺ = 3,32 LR⁻ = 0,23 *ULNT 2a:* AUC: 0,70 LR⁺ = 2,64 LR⁻ = 0,45 *ULNT 2b:* AUC: 0,59 LR⁺ = 1,72 LR⁻ = 1,02 *ULNT 3:* AUC: 0,80 LR⁺ = 5,46 LR⁻ = 0,33 *Cluster ULNT 1–3:* AUC: 0,83 LR⁺ = 3,13 LR⁻ = 0,04
Grondin et al. 2021	n = 85, Alter (ø): 44; CR, Nackenschmerzen mit nichtradikulären Armschmerzen/ periphere Nervenkompression/diffuse Schulterschmerzen	MRT + Anamnese	•	*ULNT 1:* LR⁺ = 2,46 LR⁻ = 0,54 *ULNT 2a:* LR⁺ = 2,55 LR⁻ = 0,41 *ULNT 2b:* LR⁺ = 2,30 LR⁻ = 0,59 *ULNT 3:* LR⁺ = 5,91 LR⁻ = 0,64 *Cluster ULNT 1–3:* 1 der 4 Tests positiv: LR⁺ = 1,80 LR⁻ = 0,08 2 der 4 Tests positiv: LR⁺ = 3,29 LR⁻ = 0,20 3 der 4 Tests positiv: LR⁺ = 12,89 LR⁻ = 0,58 4 der 4 Tests positiv: LR⁺ = ∞ LR⁻ = 0,89

Alter (ø): mittleres Alter in Jahren, AUC: Area Under the Curve, CR: zervikale Radikulopathie, LR⁺, positive Likelihood-Ratio, LR⁻: negative Likelihood-Ratio, MRT: Magnetresonanztomografie, n: Anzahl der untersuchten Personen, RoB: Risk of Bias, ULNT: Upper Limb Neurodynamic Test

□ : hohes Risiko/klinisch nicht relevant, □ : geringes Risiko/klinisch relevant, □ : unklares Risiko/moderat klinisch relevant

Empfehlungen

➤ Tab. 7.28

- Aus der Gruppe der ULNT sind der ULNT3 allein oder ein Cluster aus allen 4 Tests empfehlenswert für die Untersuchung von Patienten mit einer zervikalen Radikulopathie. Durch die Kombination von Tests (Cluster ULNT 1–3) steigt die Aussagekraft der Tests (Grondin et al. 2021).
- Apelby-Albrecht und Koautoren (2013) empfehlen, zum Ausschluss einer Radikulopathie mit dem ULNT3 zu beginnen (moderate Empfehlung). Ist dieser Test positiv, ist die Wahrscheinlichkeit für eine Radikulopathie hoch. Bei negativem Testergebnis für den ULNT3 kann mit den übrigen drei Tests aus dem Cluster eine Radikulopathie weiter ausgeschlossen bzw. eingeschlossen werden (starke Empfehlung) (Apelby-Albrecht et al. 2013).
- In der Studie von Coppieters et al. (2002) konnte gezeigt werden, dass die Tests unter für die physiotherapeutische Praxis üblichen Bedingungen ähnlich verlässlich wie unter Laborbedingungen sind (Coppieters et al. 2002).

Tab. 7.27 Reliabilität des ULNT 1

Studie	Studienpopulation	RoB	Intratester	Intertester
Coppieters et al. 2002	n = 15, Alter (ø): 48; unilaterale zervikogene Armschmerzen (Praxisbedingungen*)	●	*ICC:* 1 Wiederholung: 0,98 3 Wiederholungen: 0,99	k.A.
	n = 10, Alter (ø): 23; Gesunde	●	*ICC:* P1: 0,98 P2: 0,99	*ICC P1:* In 1 Sitzung: 0,96 In > 1 Sitzung: 0,86 *ICC P2:* In 1 Sitzung: 0,98 In > 1 Sitzung: 0,89
	n = 12, Alter (ø): 41; unilaterale zervikogene Armschmerzen (Praxisbedingungen*); Tester: 2	●	k.A.	ICC = 0,98
Wainner et al. 2003	n = 50; Verdacht auf KTS oder CR	●	k.A.	κ = 0,76
Messfehler				
Coppieters et al. 2002	n = 10, Alter (ø): 23; Gesunde	●	*SEM:* P1: 2,9° P2: 1,7°	*SEM P1:* In 1 Sitzung: 3,7° In > 1 Sitzung: 6,7° *SEM P2:* In 1 Sitzung: 2,2° In > 1 Sitzung: 5,1° *MDC:* 1 Wdh.: 7,7° 3 Wdh.: 4,4°
	n = 12, Alter (ø): 41; unilaterale zervikogene Armschmerzen (*Praxisbedingungen); Tester: 2		k.A.	*SEM:* 1 Wdh.: 2,6°

95 %-CI: 95 %-Konfidenzintervall, Alter (ø): mittleres Alter in Jahren, KTS: Karpaltunnelsyndrom, CR: cervikale Radikulopathie, ICC: Intraklassen-Korrelationskoeffizient, κ: Kappa-Koeffizient, k.A.: keine Angabe, n: Anzahl der untersuchten Personen, P1: erstes Auftreten von Symptomen, P2: submaximal tolerierbarer Schmerz, RoB: Risk of Bias, SEM: Standard Error of Measurement, Wdh.: Wiederholung der Testausführung

■ : hohes Risiko/klinisch nicht relevant, ■ : geringes Risiko/klinisch relevant, ■ : unklares Risiko/moderat klinisch relevant

* Praxisbedingungen: Die Tests wurden von Therapeuten unter für die physiotherapeutische Praxis üblichen Bedingungen durchgeführt, d. h. ohne zusätzliche Apparate oder Fixationen, wie sie zur Standardisierung bei Tests unter „Laborbedingungen" verwendet werden.

Tab. 7.28 Empfehlungen zu neurodynamischen Tests der HWS (ULNT1–3)

Kriteriumsvalidität	Bestätigung	Ausschluss
Identifikation einer zervikalen Radikulopathie		
→ anhand des ULNT 1	+	+
→ anhand des ULNT 2a	+	+
→ anhand des ULNT 2b	+	–
→ anhand des ULNT 3	+++	+
→ anhand des Clusters ULNT 1–3	+++	+++
Reliabilität	**Intratester**	**Intertester**
Übereinstimmende Beurteilung		
→ des ULNT 1		
bei Patienten mit Verdacht auf KTS	k.A.	+
bei Patienten mit zervikogenem Armschmerz	++	+
→ des ULNT 2a	k.A.	k.A.
→ des ULNT 2b	k.A.	k.A.
→ des ULNT 3	k.A.	k.A.
→ des Clusters ULNT 1–3	k.A.	k.A.

KTS: Karpaltunnelsyndrom; ULNT: Upper Limb Neurodynamic Test

–: keine, +: geringe, ++: moderate, +++: starke Empfehlung, k.A.: keine Angabe

- Weitere Ergebnisse zum Einsatz der ULNTs bei der Untersuchung eines Karpaltunnelsyndroms sind in ➤ Kap. 11.5.13 aufgeführt.

7.10 Spezielle Tests

Nackenschmerz kann zu veränderten Bewegungsmustern (*engl.:* altered movement patterns) in der HWS führen (Woodhouse und Vasseljen 2008). Dies ist bei Patienten mit unspezifischen Nackenschmerzen, aber auch nach einem Beschleunigungstrauma und bei zervikogenem Kopfschmerz zu beobachten (Falla 2004, Jull et al. 2004). Woodhouse und Vasseljen (2008) schlussfolgerten in ihrer Studie, dass diese Veränderungen weniger durch ein Trauma in der Vorgeschichte oder den aktuellen Schmerz als vielmehr von lang anhaltenden Schmerzen verursacht werden.

In der Literatur werden unterschiedliche Terminologien und Konzepte verwendet, um Veränderungen der Bewegungsmuster zu beschreiben (Zoete et al. 2017). Häufig verwendete Begriffe sind „movement impairment syndrome" und „relative flexibility" (Sahrmann et al. 2017) „motor control deficit" (Woodhouse und Vasseljen 2008) und „control impairment" (O'Sullivan 2005). In diesem Kapitel wird im Folgenden stellvertretend der Begriff **Bewegungskontrollstörung** verwendet.

Elsig und Koautoren definierten Bewegungskontrolle als die Fähigkeit, während aktiver Bewegungen ein harmonisches Alignment der Segmente erhalten zu können (Elsig et al. 2014). Typische Defizite sind eine geringere Kraftentwicklung, schnellere Ermüdbarkeit und veränderte Aktivierungsmuster. Bei den betroffenen Patienten konnte eine erhöhte Aktivität der oberflächlichen Nackenmuskeln (primäre Mobilisatoren) nachgewiesen werden (Falla 2004); gleichzeitig zeigt sich eine reduzierte Kraftentwicklung der tiefer liegenden Nackenmuskeln (primäre Stabilisatoren) (O'Leary et al. 2007).

Primäre Mobilisatoren der HWS:

- M. sternocleidomastoideus
- Mm. scaleni
- M. trapezius

Primäre Stabilisatoren der HWS:

- Mm. longi capitis et colli (= tiefe Nackenflexoren)
- M. rectus capitis anterior und lateralis
- M. semispinalis cervicis, M. splenius capitis, Mm. multifidi

(Falla 2004, Westerhuis und Wiesner 2013).

Zusätzlich kommt es zu biochemischen Veränderungen der Halswirbelsäulenmuskulatur, die unter anderem den oxidativen Stoffwechsel und die intramuskuläre Mikrozirkulation beeinträchtigen (Falla und Farina 2007).

Die afferenten Informationen des sensomotorischen Systems der HWS entstammen drei Subsystemen:

- Propriozeption und Stellungssinn
- Visuomotorisches System
- Vestibuläres System

Störungen der afferenten Informationen in der zervikalen Region können Schwindel, Gangunsicherheit, visuelle Beeinträchtigungen, z. B. in Form einer gestörten Koordination zwischen Kopf- und Augenbewegungen zur Folge haben (Kristjansson und Treleaven 2009).

7

Zervikale Bewegungskontrolle

Die Untersuchung der zervikalen Bewegungskontrolle beinhaltet die Erfassung von möglichen Störungen aller afferenten und efferenten Informationswege und ihrer (zentralen) Verarbeitung (Zoete et al. 2017, Riemann und Lephart 2002). In der Literatur wird eine große Zahl an Tests diskutiert, die dieses Ziel verfolgen sollen. Es besteht jedoch aktuell noch kein Konsens für eine einheitliche Vorgehensweise (Pinsault et al. 2008, Zoete et al. 2017, 2020). Vereinfacht können die unterschiedlichen Ansätze wie folgt zusammengefasst werden:

- *Spezifische Muskeltests:* Die Aktivität der primären Stabilisatoren wird erfasst. Dazu sollen diese Muskeln möglichst isoliert und „präzise" angespannt werden. Gleichzeitig wird beurteilt, wie stark die primären Mobilsatoren zum Erreichen des Bewegungsziels mit eingesetzt werden (Falla 2004, Jull et al. 2008).
- *Gelenkstellungssinn (Joint Position Sense, JPT):* Überprüft wird die Fähigkeit des Patienten, den Kopf im Raum möglichst präzise einzustellen bzw. zu bewegen. Damit soll primär der Stellungs- und Bewegungssinn des Patienten erfasst werden (Vries et al. 2015).
- *Bewegungskontrolltests:* Bei der Ausführung einer aktiven Bewegung wird die Bewegungskontrolle beurteilt. Dabei wird die Bewegungsqualität und vor allem die Erhaltung eines harmonischen Alignments beurteilt (Elsig et al. 2014, Sahrmann 2010).
- *Prüfung der Auge-Nacken-Koordination:* Der Patient führt Aufgaben aus, die kontrollierte Augenbewegung erfordern. Dies kann zusätzlich durch veränderte Ausgangsstellungen oder Bewegungsaufgaben für die HWS ergänzt werden. Beurteilt wird die Bewegungsqualität der Augenbewegung und das Auftreten von assoziierten Symptomen (Schwindel, Sehstörungen, …) (Della Casa et al. 2014, Treleaven et al. 2011).

7.10.1 Spezifische Muskeltests

Cranio-Cervical Flexor Test (CCFT)

Synonyme/Englisch Deep Neck Flexor Test, kraniozervikaler Flexionstest.

Der CCFT testet die neuromuskuläre Ansteuerung und Ausdauer der tiefen Nackenflexoren, indem die Fähigkeit für eine isolierte kraniozervikale Flexion überprüft wird (Falla et al. 2003). Nackenschmerzpatienten zeigen im Vergleich zu Gesunden verringerte Kraft und höhere Ermüdbarkeit bei Aufgaben mit kraniozervikaler Flexion (Jull et al. 2008). Die Ergebnisse zum Einsatz des CCFT bei Patienten mit Kopfschmerzen werden in ➤ Kap. 8.2.4 aufgeführt.

Der CCFT wird in verschiedenen Versionen beschrieben. Allen gemeinsam ist die Messung der Aktivität der tiefen Nackenflexoren mittels Druckmanschette.

Praktikabilität Die Durchführung des CCFT ist mit einem moderaten Zeitaufwand verbunden und erfordert eine geeignete Druckmanschette.

Durchführung

Nach dem Protokoll von Jull et al. (2008) wird der Test wie folgt durchgeführt: Zunächst wird der Patient informiert, dass die Testung der Erhebung der Präzision und nicht der Kraft dient. Während des Tests sollten keine Symptome in Kopf oder Nacken auftreten.

Eine Kontraktion der tiefen Nackenflexoren führt zu einer Abflachung der HWS-Lordose. Die dabei verwendete Kraft wird mit einer Druckmanschette, auch Pressure Biofeedback Unit (PBU) genannt, erfasst. Der Patient liegt dazu mit angestellten Beinen auf einer Behandlungsliege, das Kopfteil ist flachgestellt. Unter dem Nacken wird die Druckmanschette platziert und auf 20 mmHg aufgepumpt. Der Therapeut hält die Anzeige der Druckmanschette so, dass sowohl der Therapeut als auch der Patient die Messung mitverfolgen können.

Phase 1: Beurteilung der Bewegungsqualität

Durch eine Nickbewegung („Ja"-Bewegung) soll der Druck auf die Manschette stufenweise von 20 auf 30 mmHg erhöht werden. Dies wird in Stufen zu je 2 mmHg durchgeführt, wobei jede Stufe 2–3 Sekunden gehalten wird, um dann wieder zum Ausgangswert

20 mmHg zurückzukehren. Danach wird der Druck bis zur nächsten Stufe ausgeübt.

Dabei wird das Bewegungsmuster des Patienten analysiert. Dazu können ggf. auch die oberflächlich gelegenen Muskeln palpiert werden.

Erwünscht ist die Verstärkung der kraniozervikalen Flexion mit jeder Stufe, bei gleichzeitig möglichst geringer Aktivität der oberflächlichen Muskeln. Zeichen für eine inadäquate Aktivierung der tiefen Nackenflexoren sind:

- Retraktion oder das Anheben des Kopfes zur Drucksteigerung (beides an einer fehlenden kraniozervikalen Flexion zu erkennen)
- Palpierbare Aktivität in den oberflächlichen Muskeln innerhalb der ersten 3 Stufen
- Hohe Geschwindigkeit
- Der Patient kann den Druck nicht zurück auf 20 mmHg sinken lassen. Dies kann ein Hinweis auf fehlende Entspannungsfähigkeit sein.

Phase 2: Beurteilung der Kraft und Ausdauer der tiefen Nackenflexoren

Voraussetzung für die Phase 2 ist, dass der Patient zumindest die erste Stufe (22 mmHg) ohne Zeichen für inadäquate Aktivierung erreicht. Der Therapeut überprüft, ob der Patient Stufe 1 für 10 Sekunden ohne Abweichungen halten kann. Ist der Patient in der Lage, dies dreimal zu wiederholen, wird die nächsthöhere Stufe getestet.

Zusätzlich zu den oben genannten Merkmalen achtet der Therapeut auf folgende Zeichen für eine Ermüdung der tiefen Flexoren:

- Druckabfall trotz gehaltener kraniozervikaler Flexion
- Zusätzliche Rekrutierung der oberflächlichen Flexoren
- Ruckartige Bewegungsausführung

Dokumentiert wird die letzte Stufe des Tests, die der Patient ohne Zeichen einer inadäquaten Aktivierung oder Ermüdung wiederholt für 10 Sekunden halten konnte (Jull et al. 2008).

Zusammenfassung der Evidenz

➢ Tab. 7.29
➢ Tab. 7.30
➢ Tab. 7.31

Empfehlungen

➢ Tab. 7.32

- Für die Erfassung einer klinisch relevanten Veränderung mittels CCFT kann bei chronisch-unspezifischem Nackenschmerz keine Empfehlung gegeben werden.
- Der CCFT kann für Patienten mit unspezifischen Nackenschmerzen moderat und für Patienten mit chronischen Nackenbeschwerden stark empfohlen werden, um Ergebnisse über mehrere Messzeitpunkte oder zwischen Untersuchern zu vergleichen.
- Die minimale detektierbare Differenz (MDC) liegt bei ca. 4–5 mmHg. Dies entspricht zwei bis drei Stufen innerhalb des Tests.
- Anhand der inkludierten Studien konnte kein klinisch relevanter Zusammenhang zwischen CCFT-Ergebnissen, Funktionseinschränkungen und Schmerz sowie Bewegungsangst und Katastrophisieren festgestellt werden.

Tab. 7.29 Validität des Cranio-Cervical Flexor Test

Studie	Studienpopulation	Referenz	RoB	Maßzahl
Konstruktvalidität				
Assoziation mit Funktionseinschränkungen und Schmerz				
Martins et al. 2018	n = 66, Alter (ø): 36; chron. idiopathische Nackenschmerzen (n = 33), Kontrollen (n = 33)	VAS, NDI	• (gelb)	*CCFT1:* VAS: r_P = (–0,14) – (–0,35) NDI: r_P = (–0,15) – (–0,38) *CCFT2:* VAS: r_P = 0,03 – (–0,33) NDI: r_P = (–0,16) – (–0,24)
Jørgensen et al. 2014	n = 42, Alter (ø): 45; chron. Nackenschmerz (n = 21), Kontrollen (n = 21)	NDI, SF36, NRS	• (grün)	NDI: r_P = –0,40 SF36-PCS: r_P = 0,56 NRS: r_P = –0,37
Assoziation mit Katastrophisieren und Kinesiophobie				
Martins et al. 2018	n = 66, Alter (ø): 36; chron. idiopathische Nackenschmerzen (n = 33), Kontrollen (n = 33)	PCS, TSK	• (gelb)	*CCFT1:* PCS: r_P = (–0,25) – (–0,38) TSK: r_P = (–0,16) – (–0,22) *CCFT2:* PCS: r_P = (–0,22) – (–0,34) TSK: r_P = (–0,14) – (–0,21)

Alter (ø): mittleres Alter in Jahren, CCFT1/2: Craniocervicaler Flexionstest, Phase 1/2, n: Anzahl der untersuchten Personen, NDI: Neck Disability Index, PCS: Pain Catastrophizing Scale, r_P: Pearson-Korrelationskoeffizient, RoB: Risk of Bias, SF-36-PCS: Medical Outcomes Study Short Form, Physical Component Score, TSK: Tampa Scale of Kinesiophobia, VAS: Visual Analogue Scale

▇ : hohes Risiko/klinisch nicht relevant, ▇ : geringes Risiko/klinisch relevant, ▇ : unklares Risiko/moderat klinisch relevant

Tab. 7.30 Reliabilität des Cranio-Cervical Flexor Test

Studie	Studienpopulation	RoB	Intratester	Intertester
Martins et al. 2018	n = 66 (56 w), Alter (ø): 36; chron. idiopathische Nackenschmerzen (n = 33), Kontrollen (n = 33)	▪	*ICC:* CCFT1: 0,81–0,83 CCFT2: 0,89–0,90	*ICC:* CCFT1: 0,70 CCFT2: 0,90
Juul et al. 2013	n = 63 (42 w), Alter (ø): 34; unspezifischer Nackenschmerz (n = 30), Gesunde (n = 33)	▪	ICC: 0,69–0,81	ICC: 0,85–0,86
Jørgensen et al. 2014	n = 42, Alter (ø): 45; chron. Nackenschmerz (n = 21), Kontrollen (n = 21)	▪	ICC: 0,70–0,86	ICC: 0,63–0,82
Messfehler				
Martins et al. 2018	n = 66 (56 w), Alter (ø): 36; chron. idiopathische Nackenschmerzen (n = 33), Kontrollen (n = 33)	▪	*SEM:* CCFT1: 1,55–1,62 mmHg CCFT2: 1,3–1,55 mmHg *MDC:* CCFT1: 4,3–4,49 mmHg CCFT2: 3,13–4,3 mmHg	*SEM:* CCFT1: 1,79 mmHg CCFT2: 0,90 mmHg *MDC:* CCFT1: 4,96 mmHg CCFT2: 2,49 mmHg
Juul et al. 2013	n = 63 (42 w), Alter (ø): 34; unspezifischer Nackenschmerz (n = 30), Gesunde (n = 33)	▪	SEM = 1,48–1,84 MDC = 4,11–5,11	SEM = 1,55–1,64 MDC = 4,30–4,54
Jørgensen et al. 2014	n = 42, Alter (ø): 45; chron. Nackenschmerz (n = 21), Kontrollen (n = 21)	▪	MDC = 2,94–3,99	MDC = 3,12–4,70

Alter (ø): mittleres Alter in Jahren, CCFT1/2 = Craniocervicaler Flexionstest, Phase 1/2, ICC: Intraklassen-Korrelationskoeffizient, MDC: Minimal Detectable Change, N: Anzahl der untersuchten Personen, RoB: Risk of Bias, SEM: Standard Error of Measurement, w: weiblich
▪ : hohes Risiko/klinisch nicht relevant, ▪ : geringes Risiko/klinisch relevant, ▪ : unklares Risiko/moderat klinisch relevant

Tab. 7.31 Änderungssensitivität des Cranio-Cervical Flexor Test

Studie	Studienpopulation	Referenz	RoB	Maßzahl
*Assoziation mit Veränderungen der Funktionseinschränkungen im Alltag und Schmerz** nach 4 Monaten*				
Jørgensen et al. 2017	n = 128, Alter (ø): 45; chron. Nackenschmerz (>6 Monate)	NDI	▪	r_P = 0,19 AUC = 0,54 MCID = 2,00 mmHg LR^+ = 1,10 LR^- = 0,90

Alter (ø): mittleres Alter in Jahren, AUC: Area Under the Curve, LR^+: positive Likelihood-Ratio, LR^-: negative Likelihood-Ratio, MCID: Minimal Clinical Important Difference, NDI = Neck Disability Index, n: Anzahl der untersuchten Personen, RoB: Risk of Bias, r_P: Pearson-Korrelationskoeffizient
▪ : hohes Risiko/klinisch nicht relevant, ▪ : geringes Risiko/klinisch relevant, ▪ : unklares Risiko/moderat klinisch relevant
** = gemessen mit dem Neck Disability Index

Tab. 7.32 Empfehlungen zum Cranio-Cervical Flexor Test (CCFT)

Konstruktvalidität		
Klinisch bedeutsame Zusammenhänge des CCFT → mit Funktionseinschränkung und Schmerz → mit Bewegungsangst und Katastrophisieren bei Patienten mit chronisch-unspezifischem Nackenschmerz		 – –
Reliabilität	**Intratester**	**Intertester**
Übereinstimmende Beurteilung des Tests → bei Pat. mit unspezifischem Nackenschmerz → bei Pat. mit chronisch-unspezifischem Nackenschmerz	 ++ +++	 ++ +++
Änderungssensitivität		
Korrekte Detektion einer klinisch relevanten Veränderung von Funktionseinschränkung und Schmerz bei chron.-unspezifischem Nackenschmerz		–

–: keine, +: geringe, ++: moderate, +++: starke Empfehlung, k.A.: keine Angabe

Deep Neck Flexor Endurance Test (DNFET)

Beim Anheben des Kopfes wird laut einem Computermodell die Arbeit zu 83 % von den oberflächlichen Nackenflexoren geleistet. Es wird daher infrage gestellt, inwiefern der DNFET eine Aussage über die tiefen Nackenflexoren zulässt (Jull et al. 2008).

Durchführung

Der Patient liegt mit angestellten Beinen in Rückenlage auf der Behandlungsbank, deren Kopfteil flachgestellt wird. Der Therapeut hält eine Hand unter dem Hinterkopf des Patienten und leitet den Patienten an, eine kraniozervikale Flexion einzustellen („leichtes Nicken" oder „Ja-Bewegung"). Danach soll der Patient den Kopf um ca. 2,5 cm anheben, währenddessen sollte die kraniozervikale Flexion erhalten bleiben.

Der Therapeut beobachtet, wie lange die korrekte Testposition gehalten werden kann und stoppt die Zeit bis zum Abbruch.

Abbruchkriterien des Tests sind die Veränderung der Kopfhöhe und/oder ein Verlust der kraniozervikalen Flexion (Martins et al. 2018).

Zusammenfassung der Evidenz

➤ Tab. 7.33
➤ Tab. 7.34

Empfehlungen

➤ Tab. 7.35

- Der DNFET kann bei chron.-unspezifischen Nackenbeschwerden zum Vergleich zwischen Untersuchern und zur Verlaufskontrolle gering empfohlen werden.
- Anhand der inkludierten Studien konnte kein klinisch relevanter Zusammenhang zwischen DNFET-Ergebnissen, Funktionseinschränkungen und Schmerz sowie Bewegungsangst und Katastrophisieren festgestellt werden.

Deep Cervical Extensor Test (DCET)

Synonyme/Englisch Deep Neck Extensor Test, DNET (Harris et al. 2005), Neck Extensor Test, NET (Juul et al. 2013).

Tab. 7.33 Validität des Deep Neck Flexor Endurance Test (DNFET)

Studie	Studienpopulation	Referenz	RoB	Maßzahl
Konstruktvalidität				
Assoziation mit Funktionseinschränkungen im Alltag und Schmerz				
Martins et al. 2018	n = 66 (56 w), Alter (ø): 36; chron. idiopathische Nackenschmerzen (n = 33), Kontrollen (n = 33)	VAS, NDI	● (gelb)	NDI: r_P = (–0,19) – (–0,36) VAS: r_P = 0,04 – (–0,12)
Assoziation mit Katastrophisieren und Kinesiophobie				
Martins et al. 2018	n = 66 (56 w), Alter (ø): 36; chron. idiopathische Nackenschmerzen (n = 33), Kontrollen (n = 33)	PCS, TSK	● (gelb)	PCS: r_P = (–0,01) – (–0,33) TSK: r_P = 0,06 – (–0,14)

Alter (ø): mittleres Alter in Jahren, n: Anzahl der untersuchten Personen, NDI: Neck Disability Index, PCS: Pain Catastrophising Scale, RoB: Risk of Bias, r_P: Pearson-Korrelationskoeffizient, TSK: Tampa Scale of Kinesiophobia, VAS: Visual Analogue Scale
■ : hohes Risiko/klinisch nicht relevant, ■ : geringes Risiko/klinisch relevant, ■ : unklares Risiko/moderat klinisch relevant

Tab. 7.34 Reliabilität des Deep Neck Flexor Endurance Test (DNFET)

Studie	Studienpopulation	RoB	Intratester	Intertester
Martins et al. 2018	n = 66 (56 w), Alter (ø): 36; chron. idiopathische Nackenschmerzen (n = 33), Kontrollen (n = 33)	● (gelb)	ICC = 0,69–0,73	ICC = 0,89
Edmondston et al. 2008	n = 63 (42 w), Alter (ø): 34; unspezifischer Nackenschmerz (n = 30), Gesunde (n = 33)	● (gelb)	k.A.	ICC = 0,88
Messfehler				
Martins et al. 2018	n = 66 (56 w), Alter (ø): 36; chron. idiopathische Nackenschmerzen (n = 33), Kontrollen (n = 33)	● (gelb)	MDC = 23 Sek. SEM = 8,3 Sek.	MDC = 44,5–48,5 Sek. SEM= 16,0–17,5 Sek.
Juul et al. 2013	n = 63 (42 w), Alter (ø): 34; unspezifischer Nackenschmerz (n = 30), Gesunde (n = 33)	● (grün)	SEM = 14,57–16,35 Sek. MDC = 40,4–45,3 Sek.	SEM = 15,25–15,92 Sek. MDC = 42,26–44,12 Sek.

Alter (ø): mittleres Alter in Jahren, ICC: Intraklassen-Korrelationskoeffizient, k.A.: keine Angabe, MDC: Minimal Detectable Change, n: Anzahl der untersuchten Personen, RoB: Risk of Bias, Sek.: Sekunde, SEM: Standard Error of Measurement, w: weiblich
■ : hohes Risiko/klinisch nicht relevant, ■ : geringes Risiko/klinisch relevant, ■ : unklares Risiko/moderat klinisch relevant

Tab. 7.35 Empfehlungen zum Deep Neck Flexor Endurance Test (DNFET)

Konstruktvalidität		
Klinisch bedeutsame Zusammenhänge des DNFET → mit Funktionseinschränkung und Schmerz → mit Bewegungsangst und Katastrophisieren bei chronisch-unspezifischem Nackenschmerz		 – –
Reliabilität	**Intratester**	**Intertester**
Übereinstimmende Beurteilung des Tests → bei Pat. mit unspezifischem Nackenschmerz → bei Pat. mit chronisch-unspezifischem Nackenschmerz	 k.A. +	 + +

–: keine, +: geringe, ++: moderate, +++: starke Empfehlung, k.A.: keine Angabe

Der Test beruht auf der Annahme, dass eine veränderte Aktivität der tiefen Nackenextensoren durch eine Überaktivität der oberflächlichen Extensoren (M. trapezius u. a.) kompensiert wird. Diese zeigt sich bei Haltearbeit der Extensoren gegen die Schwerkraft durch eine vermehrten Lordosierung der HWS.

Praktikabilität Die Durchführung des DCET ist mit einem moderaten Zeitaufwand verbunden und erfordert eine Stoppuhr, einen Laserpointer oder ein Inklinometer sowie einen Behandlungsgurt.

Durchführung

Der Patient liegt in Bauchlage mit dem Kopf im Überhang auf einer Behandlungsliege. Der Oberkörper wird mittels eines Gurts an der Bank fixiert. Der Patient wird instruiert, eine kraniozervikale Flexion durchzuführen und diese Position so lange wie möglich beizubehalten.

Der Therapeut beurteilt, wie lange die korrekte Testposition gehalten werden kann, und stoppt die Zeit. Dazu wird die Verwendung eines Inklinometers empfohlen. Alternativ kann auch ein Laserpointer verwendet werden. Dieser wird so am Kopf des Patienten angebracht, dass er bei korrekter Position lotgerecht auf eine Markierung am Boden direkt unter dem Kopf des Patienten zeigt.

Ein Verlassen oder Abweichen von der Testposition gilt als Abbruchkriterium.

Zusammenfassung der Evidenz

➤ Tab. 7.36
➤ Tab. 7.37
➤ Tab. 7.38

Empfehlungen

➤ Tab. 7.39

- Der DCET kann zum Vergleich zwischen Untersuchern und für einen Untersucher mit mehreren Messzeitpunkten moderat empfohlen werden.

Tab. 7.36 Validität des Deep Cervical Extensor Test (DCET)

Studie	Studienpopulation	Referenz	RoB	Maßzahl
Konstruktvalidität				
Assoziation mit Funktionseinschränkungen im Alltag und Schmerz				
Jørgensen et al. 2014	n = 42, Alter (ø): 45; chron. Nackenschmerz (n = 21), Kontrollen (n = 21)	NDI, SF36-PCS	▪ (geringes Risiko)	NDI: r_P = –0,33 SF36-PCS: r_P = 0,14 NRS (P. P.): r_P = –0,36

Alter (ø): mittleres Alter in Jahren, n: Anzahl der untersuchten Personen, NDI: Neck Disability Index, NRS: Numeric Rating Scale, P. P.: Present Pain, RoB: Risk of Bias, r_P: Pearson-Korrelationskoeffizient, SF-36-PCS: Medical Outcomes Study Short Form, Physical Component Score
▪ : hohes Risiko/klinisch nicht relevant, ▪ : geringes Risiko/klinisch relevant, ▪ : unklares Risiko/moderat klinisch relevant

Tab. 7.37 Reliabilität des Deep Cervical Extensor Test (DCET)

Studie	Studienpopulation	RoB	Intratester	Intertester
Edmondston et al. 2008	n = 21 (14 w), Alter (ø): 36; unspezifischer Nackenschmerz	▪ (unklar)	k.A.	ICC = 0,88
Juul et al. 2013	n = 63 (42 w), Alter (ø): 44; unspezifischer Nackenschmerz (n = 33), Gesunde (n = 30)	▪ (gering)	ICC = 0,14–0,41	ICC = 0,19–0,25
Jørgensen et al. 2014	n = 42, Alter (ø): 45; chron. Nackenschmerz (n = 21), Kontrollen (n = 21)	▪ (gering)	ICC = 0,77–0,90	ICC = 0,75–0,76
Harris et al. 2005	n = 41 (25 w), Alter (ø): 38/33; unspezifischer Nackenschmerz (n = 20), Gesunde (n = 21)	▪ (unklar)	ICC = 0,67	k.A.
Messfehler				
Edmondston et al. 2008	n = 21 (14 w), Alter (ø): 36; unspezifischer Nackenschmerz	▪ (unklar)	SEM = 25,8 Sek. MDC = 71,3 Sek.	
Juul et al. 2013	n = 63 (42 w), Alter (ø): 44; unspezifischer Nackenschmerz (n = 33), Gesunde (n = 30)	▪ (gering)	SEM = 20,7–23,0 Sek. MDC = 57,3–63,9 Sek.	SEM = 21,9–23,6 Sek. MDC = 60,6–65,4 Sek.
Jørgensen et al. 2014	n = 42, Alter (ø): 45; chron. Nackenschmerz (n = 21), Kontrollen (n = 21)	▪ (unklar)	MDC = 37,3–59,3 Sek.	MDC = 57,4–58,0 Sek.
Harris et al. 2005	n = 41 (25 w), Alter (ø): 38/33; unspezifischer Nackenschmerz (n = 20), Gesunde (n = 21)	▪ (unklar)	k.A.	SEM = 11,5 Sek.

Alter (ø): mittleres Alter, ICC: Intraklassen-Korrelationskoeffizient, k.A.: keine Angabe, MDC: Minimal Detectable Change, n: Anzahl der untersuchten Personen, RoB: Risk of Bias, Sek.: Sekunden, SEM: Standard Error of Measurement, w: weiblich
▪ : hohes Risiko/klinisch nicht relevant, ▪ : geringes Risiko/klinisch relevant, ▪ : unklares Risiko/moderat klinisch relevant

Tab. 7.38 Änderungssensitivität des Deep Cervical Extensor Test (DCET)

Studie	Studienpopulation	Referenz	RoB	Maßzahl
Assoziation mit Veränderungen der Lebensqualität nach 4 Monaten				
Jørgensen et al. 2017	n = 128, Alter (ø): 45; chron. Nackenschmerz (> 6 Monate)	NDI	•	r_P = 0,09 AUC= 0,54 MCID = 73 Sek. LR⁺ = 2,10 LR⁻ = 0,90

Alter (ø): mittleres Alter in Jahren, AUC: Area Under the Curve, LR⁺: positive Likelihood-Ratio, LR⁻: negative Likelihood-Ratio, MCID: Minimal Clinically Important Difference, n: Anzahl der untersuchten Personen, NDI: Neck Disability Index, RoB: Risk of Bias, r_P: Pearson-Korrelationskoeffizient
■ : hohes Risiko/klinisch nicht relevant, □ : geringes Risiko/klinisch relevant, □ : unklares Risiko/moderat klinisch relevant

Tab. 7.39 Empfehlungen zum Deep Cervical Extensor Test (DCET)

Konstruktvalidität		
Klinisch bedeutsame Zusammenhänge des DCET mit Funktionseinschränkung und Schmerz bei Pat. mit unspezifischem Nackenschmerz	–	
Reliabilität	**Intratester**	**Intertester**
Übereinstimmende Beurteilung des Tests bei Pat. mit unspezifischem Nackenschmerz	++	++
Änderungssensitivität		
Korrekte Detektion des klinischen Verlaufs (Verbesserung der Lebensqualität) bei Pat. mit chron.-unspezifischem Nackenschmerz	–	

–: keine, +: geringe, ++: moderate, +++: starke Empfehlung, k.A.: keine Angabe

- Er eignet sich nicht zur Erfassung des klinischen Verlaufs bei Patienten mit chronischem Nackenschmerz.
- Die Annahme eines klinischen Zusammenhangs zwischen DCET-Ergebnis und Funktionseinschränkung und Schmerz bei chronischen Nackenschmerzen kann nicht empfohlen werden.

7.10.2 Joint Position Sense (JPS)

Synonyme/Englisch Joint Position Error (JPE), Wahrnehmung der Gelenkstellung/-position, Gelenkspropriozeption, Gelenkwinkelreproduktionstest.
Eine Möglichkeit, die Bewegungskontrolle zu testen, ist die Erfassung der propriozeptiven Fähigkeiten. Eine gängige Methode ist, zu überprüfen, wie präzise ein Patient den Kopf aus einer veränderten Position zurück in die Nullstellung bewegen kann (Zoete et al. 2020, Gonçalves und Silva 2019). Kristjansson und Koautoren (2003) vermuten, dass bei einer einfachen Winkelreproduktionsaufgabe statt Propriozeption primär die Gedächtnisleistung des Patienten getestet wird, und empfehlen darum Alternativen mit komplexeren Bewegungsaufgaben.

Es existieren verschiedene Tests zu Ermittlung des Joint Position Sense. Im Folgenden werden lediglich die Versionen dargestellt, die auch in den eingeschlossenen Studien verwendet wurden.

Praktikabilität Die Untersuchung des Joint Position Sense ist je nach Protokoll mit einem moderaten Zeitaufwand verbunden und erfordert spezielle Apparaturen.

Winkelreproduktion mit Laserpointer

Synonyme/Englisch Head repositioning to neutral.

Getestet wird die Fähigkeit des Patienten, ohne visuelle Kontrolle eine bestimmte Kopfposition einzunehmen. Oft soll die Nullstellung nach einer aktiven Bewegung der HWS wieder eingenommen werden. Gemessen wird, wie präzise dies gelingt.

Durchführung

Der Patient sitzt auf einem Stuhl, seine Füße haben Bodenkontakt und seine Augen sind während des ganzen Tests geschlossen. Auf dem Kopf trägt er eine Vorrichtung mit Zentimetermarkierungen. Hinter dem Patienten wird ein Laserpointer so aufgestellt, dass er auf die Null-Zentimeter-Markierung ausgerichtet ist, wenn der Patient den Kopf in Nullstellung hält. Diese Position soll sich der Patient zu Anfang für einige Sekunden einprägen.

Der Patient wird nun aufgefordert, nacheinander eine aktive Bewegung in Flexion, Extension, Lateralflexion und Rotation in seinem vollen Bewegungsausmaß durchzuführen. Danach soll er jeweils möglichst präzise wieder zur Nullstellung zurückkehren. Signalisiert der Patient verbal, dass er die Nullstellung erreicht hat, liest der Therapeut die Abweichung zwischen Laserpointermarkierung und Null-Zentimeter-Markierung ab. Der ganze Durchlauf wird dreimal wiederholt, ohne dass der Therapeut Feedback zu den Ergebnissen des Patients gibt (Jørgensen et al. 2014, Juul et al. 2013).

Zielbewegung mit Laserpointer

Mithilfe eines am Kopf befestigten Laserpointers soll der Patient ein vorgegebenes Muster durch Kopfbewegungen nachzeichnen.

Durchführung

Der Patient sitzt auf einem Stuhl. Auf seinem Kopf wird ein Laserpointer so befestigt, dass er in Nullstellung gerade vor den Patienten zeigt. In 100 cm Abstand zum Patienten ist die Abbildung eines Musters aufgehängt. Als Muster verwendeten Werner und Koautoren eine liegende 8 (Figure of 8, „F8" – Unendlichkeitszeichen) und ein Zickzack-Muster („ZZ" – zwei Dreiecke, die an der Spitze verbunden aufeinanderstehen). Die Muster sind 13 cm hoch, das „F8"-Muster ist 34,5 cm und das „ZZ"-Muster 23,4 cm breit.

7

Der Patient wird aufgefordert, das jeweilige Muster so präzise wie möglich mit dem Laserpointer nachzufahren. Dabei soll er in der Mitte der Form starten und jeden Durchlauf in beiden Richtungen (im Uhrzeigersinn und gegen den Uhrzeigersinn) ausführen. Zusätzlich kann ein weiterer Durchlauf getestet werden, bei dem der Patient dieselbe Aufgabe so schnell *und* präzise wie möglich lösen soll.

Mit „Error Magnitude" (Fehlergröße) wurde in der Studie von Werner et al. (2018) ein Score beschrieben, bei dem die Fehlerhäufigkeit mit der Fehlergrößenzone multipliziert wird. Die Autoren kamen jedoch zu dem Schluss, dass die Anwendbarkeit für die Echtzeitanalyse nicht gegeben ist.

Zusammenfassung der Evidenz

➤ Tab. 7.40
➤ Tab. 7.41
➤ Tab. 7.42

Tab. 7.40 Validität der Messung des Joint Position Sense

Studie	Studienpopulation	Referenz	RoB	Maßzahl
Konstruktvalidität				
Assoziation mit Funktionseinschränkungen im Alltag und Schmerz				
Jørgensen et al. 2014	n = 42, Alter (ø): 45; chronische Nackenschmerzen (n = 21), Kontrollen (n = 21)	NDI, SF36-PCS	▣	*NDI:* Flex: r = 0,05, p = 0,75 Ext: r = 0,04, p = 0,82 Flex-L: r_S = 0,25, p = 0,11 Flex-R: r_S = 0,23, p = 0,14 *SF36-PCS:* Flex: r_S = –0,17, p = 0,27 Ext: r_S = 0,07, p = 0,65 Flex-L: r_S = –0,20, p = 0,20 Flex-R: r_S = 0,11, p = 0,51 *NRS (P.P.):* Flex: r_S = –0,02, p = 0,90 Ext: r_S = –0,13, p = 0,40 Flex-L: r_S = 0,20, p = 0,20 Flex-R: r_S = 0,15, p = 0,36

Alter (ø): mittleres Alter in Jahren, Ext: Extension, Flex: Flexion, L: links, n: Anzahl der untersuchten Personen, NDI: Neck Disability Index, NRS (P.P.) = Numeric Rating Scale (Present Pain), R: rechts, RoB: Risk of Bias, r_S: Spearman-Korrelationskoeffizient, SF36-PCS: Physical Component Score des SF36
▢ : hohes Risiko/klinisch nicht relevant, ▢ : geringes Risiko/klinisch relevant, ▢ : unklares Risiko/moderat klinisch relevant

Tab. 7.41 Reliabilität der Zielbewegung (Muster nachzeichnen)

Studie	Studienpopulation	RoB	Intratester	Intertester
Werner et al. 2018	n = 20 (w = 13), Alter (ø): 40; WAD (Grad II) oder unspezifischer Nackenschmerz > 3 Monate	▣	ICC: *Zeit:* F8: 1,00 ZZ: 1,00 *Fehlerhäufigkeit:* F8: 0,81–097 ZZ: 0,95–0,99 *Fehlergröße:* F8: 0,83–0,97 ZZ: 0,97–1,00	ICC: *Zeit:* F8: – Genau: 1,00 – Genau u. schnell: 1,00 ZZ: – Genau: 1,00 – Genau u. schnell: 1,00 *Fehlerhäufigkeit:* F8: – Genau: ICC = 0,76 – Genau u. schnell: ICC = 0,91 ZZ: – Genau: 0,80 – Genau u. schnell: ICC = 0,84 *Fehlergröße:* F8: – Genau: 0,78 – Genau u. schnell: 0,87 ZZ: – Genau: ICC = 0,88 – Genau u. schnell: 0,94

(Forts.)

Tab. 7.41 Reliabilität der Zielbewegung (Muster nachzeichnen) *(Forts.)*

Studie	Studienpopulation	RoB	Intratester	Intertester
Übereinstimmung zwischen Realtime- und Slowmotion-Videoanalyse				
Werner et al. 2018	n = 20 (w = 13), Alter (ø): 40; WAD (Grad II) oder unspezifischer Nackenschmerz > 3 Monate	▣	ICC Vergleich Realtime vs. Slowmotion-Video: *Zeit:* F8: – Genau: 1,00 – Genau u. schnell: 1,00 ZZ: – Genau: 1,00 – Genau u. schnell: 0,99–1,00 *Fehlerhäufigkeit:* F8: – Genau: 0,67–0,73 – Genau u. schnell: 0,67–0,75 ZZ: – Genau: 0,74–0,84 – Genau u. schnell: 0,54–0,56	
Messfehler				
Werner et al. 2018	n = 20 (w = 13), Alter (ø): 40; WAD (Grad II) oder unspezifischer Nackenschmerz > 3 Monate	▣	*Zeit:* F8: – Genau: MW = 28,9 Sek., SD = 11,3 Sek. – Genau u. schnell: MW = 11,4 Sek., SD = 6,2 Sek. ZZ: – Genau: MW = 24,9 Sek., SD = 12,7 Sek. – Genau u. schnell: MW = 9,7 Sek. SD = 4,7 Sek. *Fehlerhäufigkeit:* F8: – Genau: MW = 29,0 Sek., SD = 7,6 Sek. – Genau u. schnell: MW = 16,0 Sek. SD = 4,1 Sek. ZZ: – Genau: MW = 14,0 Sek., SD = 6,3 Sek. – Genau u. schnell: MW = 10,5 Sek., SD = 2,8 Sek. *Fehlergröße:* F8: – Genau: MW = 36,4 Sek., SD = 8,7 Sek. – Genau u. schnell: MW = 28,3 Sek., SD = 6,9 Sek. ZZ: – Genau: MW = 16,6 Sek., SD = 8,9 Sek. – Genau u. schnell: MW = 17,7 Sek., SD = 8,3 Sek.	

Alter (ø): mittleres Alter in Monaten, F8: Unendlichkeitszeichen, ICC: Intraklassen-Korrelationskoeffizient, MW: Mittelwert, n: Anzahl der untersuchten Personen, RoB: Risk of Bias, SD: Standardabweichung, w: weiblich, WAD: Whiplash Associated Disorder, ZZ: Zickzack-Muster
▢ : hohes Risiko/klinisch nicht relevant, ▢ : geringes Risiko/klinisch relevant, ▢ : unklares Risiko/moderat klinisch relevant

Tab. 7.42 Reliabilität des Joint Position Sense (Head Reposition to Neutral)

Studie	Studienpopulation	RoB	Intratester	Intertester
Juul et al. 2013	n = 63 (41 w), Alter (ø): 44; unspez. Nackenschmerz (n = 33); Gesunde (n = 30)	▣	*ICC:* Rot: 0,66–0,70 Flex: 0,64–0,82 Ext: 0,48–0,80	*ICC:* Rot: 0,51–0,57 Flex: 0,71–0,75 Ext: 0,51–0,69
Jørgensen et al. 2014	n = 42, Alter (ø): 45; chron. Nackenschmerz (n = 21), Kontrollen (n = 21)	▣	*ICC:* Flex: 0,23–0,42 Ext: 0,50 L-Rot: 0,18–0,66 R-Rot: 0,05–0,35	*ICC:* Flex: 0,11–0,54 Ext: 0,35–0,36 L-Rot: 0,02–0,58 R-Rot: 0,04–0,27

(Forts.)

Tab. 7.42 Reliabilität des Joint Position Sense (Head Reposition to Neutral) *(Forts.)*

Studie	Studienpopulation	RoB	Intratester	Intertester
Messfehler				
Juul et al. 2013	n = 63 (42 w), Alter (ø): 44; unspez. Nackenschmerz (n = 33), Gesunde (n = 30)	■	k.A.	*SEM:* Rot: 0,20–0,50 cm Flex: 0,22–0,25 cm Ext: 0,27 cm *MDC:* Rot: 0,55–0,69 cm Flex: 0,61–0,70 cm Ext: 0,75 cm
Jørgensen et al. 2014	n = 42, Alter (ø): 45; chron. Nackenschmerz (n = 21), Kontrollen (n = 21)	■	*MDC:* Flex: 7,71–10,12° Ext: 7,58–8,35° L-Rot: 5,76–7,54° R-Rot: 6,16–6,16°	*MDC:* Flex: 7,59–9,14° Ext: 8,22–9,26° L-Rot: 6,99–7,97° R-Rot: 8,32–9,10°

Alter (ø): mittleres Alter in Monaten, Ext: Extension, Flex: Flexion, ICC: Intraklassen-Korrelationskoeffizient, JPE: Joint Position Error, k.A.: keine Angabe, L: links, MDC: Minimal Detectable Change, n: Anzahl der untersuchten Personen, R: rechts, RoB: Risk of Bias, Rot: Rotation, SEM: Standard Error of Measurement, w: weiblich
■ : hohes Risiko/klinisch nicht relevant, ■ : geringes Risiko/klinisch relevant, ■ : unklares Risiko/moderat klinisch relevant

Empfehlungen

➤ Tab. 7.43

- Bei der Beurteilung des Joint Position Sense zeigen die genannten Tests überwiegend gute Übereinstimmung zwischen wiederholten Messungen eines Untersuchers, wie auch beim Vergleich zwischen mehreren Untersuchern (moderate Empfehlung).
- Die Untersuchung von Zielbewegungen (ZZ und Figure of Eight) zeigte bessere ICC-Werte als die Head-Repositioning-to-Neutral-Methode. Kristjansson und Koautoren (2003) vermuten, dass bei der einfachen Repositionierung in Nullstellung überwiegend eine Gedächtnisleistung anstatt der Bewegungswahrnehmung getestet wird. Daher scheint eine Überprüfung mit Zielbewegungen einer einfachen Winkelreproduktion überlegen.
- Anhand der inkludierten Studien konnte kein klinisch relevanter Zusammenhang zwischen einem gestörten Joint Position Sense und Einschränkungen im Alltag oder Schmerz festgestellt werden. De Vries und Koautoren fanden in ihrem systematischen Review ebenfalls, dass Schmerzintensität und Einschränkung des JPE nicht korrelierten. Vor diesem Hintergrund bleibt fraglich, ob der JPE als einzelner Test geeignet ist, um Nackenschmerzpatienten zu identifizieren (Vries et al. 2015, Jørgensen et al. 2014).

Tab. 7.43 Empfehlungen zum Joint Position Error (JPE)

Konstruktvalidität		
Klinisch bedeutsame Zusammenhänge des JPE mit Funktionseinschränkung, Schmerz und gesundheitsbezogener LQ bei chronischem Nackenschmerz	–	
Reliabilität	**Intratester**	**Intertester**
Übereinstimmende Beurteilung des JPE mit Zielbewegung (ZZ und Figure of Eight): → präzise Ausführung → präzise und schnelle Ausführung	 ++ ++	 ++ ++
Übereinstimmende Beurteilung des JPE mit Head Reposition to Neutral → für Flexion → für Extension → für Rotation	 ++ ++ ++	 ++ ++ ++
Übereinstimmende Beurteilung des JPE mit Zielbewegung (ZZ und Figure of Eight) zwischen Realtime- und Slowmotion-Videoanalyse: → präzise Ausführung → präzise und schnelle Ausführung	 k.A. k.A.	 ++ ++

LQ: Lebensqualität, ZZ: Zickzack-Muster
–: keine, +: geringe, ++: moderate, +++: starke Empfehlung, k.A.: keine Angabe

7.10.3 Bewegungskontrolltests

Die qualitative Bewegungsanalyse stellt einen wichtigen Teil der Untersuchung bei Bewegungskontrollstörungen dar. Defizite der zervikalen Bewegungskontrolle können während der problematischen Handlung bzw. Haltung des Patienten beobachtet werden. Zusätzlich wurde eine Vielzahl von standardisierten Bewegungsmanövern beschrieben, die eine standardisiertere Beurteilung erlauben (Allofs et al. 2018, O'Leary et al. 2005).

Der Patient erhält dabei Instruktionen für Bewegungen, die dann mehrfach ausgeführt werden. Der Therapeut beurteilt, inwieweit bestimmte Qualitätskriterien bei der Bewegung eingehalten werden können und ob unerwünschte Kompensationsmechanismen auftreten.

Sahrman beschrieb in diesem Zusammenhang das Auftreten eines „Giving way“ oder „Give“. Damit ist der Verlust des harmonischen Alignments in einer spezifischen Richtung gemeint. Patienten mit einer Bewegungskontrollstörung haben oft Schwierigkeiten, diese Bewegungsabweichung zu verhindern. Bei den im folgenden beschriebenen Bewegungstests sind sie ein Erkennungszeichen für eine Kontrollstörung (Sahrmann et al. 2017, Westerhuis und Wiesner 2013).
In der Literatur ist eine große Anzahl an Tests beschrieben:

- HWS Bewegungen im Sitz:
  - Flexion/Lateralflexion
  - Extension/Rückweg von Extension
  - Rotation

- Pro-/Retraktion
- Hochzervikale Lateralflexion mit kontralateraler Rotation
- Extension im cervico-thorakalen Übergang (CTÜ)

• Oberkörperbewegungen
- Rumpfvorneige im Sitz/Stand
- Rumpfvorneige im Stand

• Armbewegungen
- Unilaterale Armelevation im Sitz/Stand
- Bilaterale Schultergürtelelevation im Sitz
- Bilaterale Armelevation mit Gewicht

• Andere Ausgangsstellungen
- Nickbewegung an der Wand
- HWS-Flexion in Rückenlage/im Vierfüßlerstand
- HWS-Rotation im Vierfüßlerstand
- Obere-HWS-Extension im Vierfüßlerstand
- Rocking im Vierfüßlerstand

Für die LWS wurden Bewegungskontrolltests zu einer Testbatterie zusammengefasst. Patroncini und Koautoren empfehlen analog eine Batterie von 8 Tests für die HWS (Patroncini et al. 2014):

1. Extension im zervikothorakalen Übergang
2. Oberkörpervorneige im Sitz
3. Oberkörpervorneige im Stand
4. Bilaterales Schulterhochziehen (shoulder elevation)
5. Unilaterale Armflexion
6. Bilaterale Armflexion bis 90° mit Gewicht
7. Nackenflexion aus Rückenlage
8. Pro-/Retraktion.

Die Auswahl beruht auf auf den Untersuchungsergebnissen der Autoren zur Reliabilität bei Nackenschmerzpatienten, die der Subgruppe „Movement Control Impairment" nach O'Sullivan angehörten. Weitere Untersuchungen zur Validität und Reliabilität sind notwendig, um den klinischen Nutzen dieser Testauswahl zu ermitteln.

Durchführung

Nachfolgend soll in einer Tabelle eine Übersicht über alle Tests gegeben werden, die in den inkludierten Studien untersucht wurden (➤ Tab. 7.44).

Tab. 7.44 Übersicht: Bewegungskontrolltests für die HWS (Bewegungen im Sitz)

Test	Bewegungsauftrag	Korrekt	Nicht korrekt
Aktive Bewegungen der HWS im Sitz			
HWS-Flexion/Extension im vollen Bewegungsausmaß*	„Bringen Sie ihr Kinn zum Brustbein. Bewegen Sie Ihren Kopf danach in Nackenstreckung nach oben hinten."	Sichtbare Verlängerung im Bereich der mittleren HWS. Rotationsachse im Ohr lokalisiert. Runde Bewegung ohne Protraktion.	Ventraltranslation des Kopfes während Extension. Insuffiziente hochzervikale Flexion.
HWS-Extension**	„Schauen Sie zur Decke und so weit nach hinten wie möglich."	Kopfneigung 15°–20° hinter die Frontalebene. Gleichmäßige, flüssige Nackenstreckung in der oberen, mittleren und unteren Halswirbelsäule.	Überwiegend hochzervikale Extension, keine oder nur sehr geringe Kopfbewegung nach posterior. Kopf bewegt sich nach posterior bis zu einem Punkt, ab dem er scheinbar absackt oder nach posterior gleitet.
Rückweg aus HWS-Extension**	„Schauen Sie zur Decke und kommen Sie zur neutralen Position zurück."	Rückweg startet mit kraniozervikaler Flexion und setzt sich mit Flexion der unteren HWS fort.	Bewegung startet mit Sternocleidomastoideus- und Scalenus-Aktivität mit Flexion der unteren HWS. Hochzervikale Flexion kommt zuletzt.
Lateralflexion*	„Neigen Sie Ihren Kopf zu einer Seite und kehren Sie wieder zur Mitte zurück. Neigen Sie jetzt Ihren Kopf nacheinander zu beiden Seiten ohne Stopp in der Mitte."	Nase bleibt nach vorne ausgerichtet. Keine Rotation. Keine Schulterelevation. Flüssige Bewegung.	Rotation. Schulterelevation. Unrhythmische Bewegung, Stakkato.
Rotation*	„Drehen Sie Ihren Kopf einmal nach rechts und kehren Sie zur Mitte zurück. Danach ebenso für die linke Seite. Drehen Sie jetzt den Kopf ohne Stopp in der Mitte auf beide Seiten."	Keine Lateralflexion. Kontinuierliche Bewegung. Nase bleibt auf einer horizontalen Linie.	Ausweichbewegungen in Protraktion, Extension/Lateralflexion, Rotation. Unrhythmische Bewegung, Stakkato.
Zusätzliche und kombinierte Bewegungen der HWS im Sitz			
HWS-Extension im zervikothorakalen Übergang (CTÜ)*	„Ziehen Sie Ihr Kinn mit einer leichten Nickbewegung ein. Versuchen Sie jetzt zur Decke zu schauen." (Ohne Verlust der hochzervikalen Flexion)	Keine hochzervikale Extension. Leichte globale Extension im CTÜ. Keine besonders starke Extension in einzelnen Segmenten.	Kopfprotraktion. Hochzervikale Extension. Schulterelevation/-protraktion.
Pro-/Retraktion*	„Bewegen Sie Ihr Kinn vor und zurück."	Horizontale Nasen-Ohr-Linie. Keine HWS-Extension während Retraktion.	Schulterelevation/-protraktion. BWS-Flexion. Vor-/Rückbewegung des Oberkörpers.
Hochzervikale Lateralflexion mit kontralateraler Rotation*	„Neigen Sie Ihren Kopf zur Seite und rotieren Sie ihn zur Decke."	Sichtbare HWS-Lateralflexion und Rotation. Kein Verlust der HWS-Lateralflexion.	Kopfprotraktion. Schultergürtelelevation. Weiterlaufende Bewegung in der HWS.

(Forts.)

Tab. 7.44 Übersicht: Bewegungskontrolltests für die HWS (Bewegungen im Sitz) *(Forts.)*

Test	Bewegungsauftrag	Korrekt	Nicht korrekt
Arm-, Schultergürtel- und Oberkörperbewegungen im Sitz			
Unilaterale Armflexion rechts/links*	„Heben Sie den gestreckten linken/rechten Arm." *(Kann alternativ auch im Stand durchgeführt werden.)*	Minimales Anheben des Kinns. Keine Ausweichbewegungen der BWS. Keine Bewegung in der HWS.	HWS- oder BWS-Flexion/Extension. Schultergürtelelevation/-protraktion. Ausweichbewegung und Kopfrotation.
Bilaterale Schulterelevation*	„Heben Sie beide Schultern zu den Ohren."	Minimales Anheben des Kinns. Bilateral symmetrische Schultergürtelelevation.	Kopfprotraktion. Jegliche Ausweichbewegung.
Oberkörpervor-/-rückneige im Sitz*	„Lehnen Sie sich mit geradem Oberkörper nach vorne und nach hinten."	Minimales Anheben des Kinns. Keine Ausweichbewegungen der BWS. Keine Bewegung in der HWS.	BWS-Flexion/Extension. HWS-Flexion/Extension. Schultergürtelelevation/-protraktion
Tests im Stand			
Oberkörpervorneige im Stand*	„Beugen Sie sich nach vorne und richten Sie sich dann wieder auf."	Rücken, Nacken und Kopf bleiben neutral. Minimale Schultergürtelprotraktion. Blick zum Boden.	Kopfprotraktion. HWS-Extension.
Arme anheben bis 90° mit Gewicht*	„Heben Sie das Gewicht in Brusthöhe (90° Flexion im GHG) und legen Sie es wieder ab. Lassen Sie Ihre Arme dabei durchgehend gestreckt."	Keine Schultergürtelelevation. Keine Kopfbewegung. Blickrichtung bleibt horizontal.	Kopfprotraktion. Anheben des Kinns. HWS-Extension. Schultergürtelelevation.
Nickbewegung an der Wand*	„Lehnen Sie sich gegen die Wand und machen Sie eine kleine Nickbewegung (‚Ja'-Bewegung), aber lassen Sie den Kopf an der Wand."	Kopf bewegt sich an der Wand entlang nach oben. Das Kinn wird eingezogen. Die HWS-Lordose flacht ab.	Kopfprotraktion. Kopf verlässt die Wand. Schultergürtelelevation/-protraktion. Unfähigkeit, das Kinn einzuziehen.
Tests in anderen Ausgangsstellungen			
Extension im Vierfüßlerstand**	„Stellen Sie sich vor, Sie hätten ein Buch zwischen den Händen. Beugen Sie den Nacken (und Kopf) so weit wie möglich nach vorne. Richten Sie den Nacken dann, soweit Sie können, auf, aber halten Sie den Blick auf das ‚Buch' gerichtet."	Extension der mittleren und unteren HWS bis 20° mit oberer HWS in Neutralstellung.	Unfähigkeit, die mittlere und untere HWS unabhängig von der oberen HWS zu bewegen. Weniger als 20° Extension. Exzessiver Einsatz von oberflächlichen Muskeln, erkennbar an Extension der oberen HWS, sichtbare Aktivität der Mm. semispinales capitis.
Flexion im Vierfüßlerstand**	„Beugen Sie im Vierfüßlerstand die Halswirbelsäule und den Kopf so weit sie können."	Bewegung findet als nach anterior gerichtete Rotation in der Sagittalebene statt.	Kopftranslation nach ventral bei verringerter Rotation in der Sagittalebene. Flexion der unteren HWS ist stärker als die Flexion in der oberen BWS.
Hochzervikale Rotation im Vierfüßlerstand**	„Führen Sie im Vierfüßlerstand eine kleine Kopfrotation aus (max. 40°)." *(In einem Übungsdurchlauf fixiert der Therapeut C2 sanft.)*	Rotation der oberen HWS bis 40° ohne Bewegung in der mittleren und unteren HWS.	Patient kann die obere HWS nicht getrennt von der restlichen HWS rotieren.
Rocking backwards im Vierfüßlerstand **	„Bewegen Sie im Vierfüßlerstand den Oberkörper nach hinten, so weit Sie können."	HWS bleibt in Nullstellung.	Ausweichbewegungen. Exzessive HWS-Extension.
Nackenflexion aus Rückenlage*	„Ziehen Sie das Kinn ein und heben Sie den Kopf von der Unterlage."	Runde Bewegung. Kein Tremor. Kein Verlust der hochzervikalen Flexion.	Kopfprotraktion. Anheben des Kinns. Tremor. Unfähigkeit, den Kopf abzuheben. Unfähigkeit, das Kinn einzuziehen.

BWS: Brustwirbelsäule, CTÜ: zervikothorakaler (= BWS-HWS-)Übergang, GHG: Glenohumeralgelenk, HWS: Halswirbelsäule
* Beschrieben bei Patroncini et al. (2014)
** beschrieben bei Segarra et al. (2015)

7

Zusammenfassung der Evidenz

➤ Tab. 7.45

Empfehlungen

➤ Tab. 7.46

Tab. 7.45 Reliabilität der Bewegungskontrolltests

Studie	Studienpopulation	RoB	Intratester	Intertester
Patroncini et al. 2014	n = 45; traumatisch bedingte/idiopathische Nackenschmerzen (n = 31), Gesunde (n = 14)	▣ (gelb)	k.A.	*Kappa-Koeffizient:* HWS-Rot im Sitz: 0,47 (rot) HWS-LF im Sitz: 0,77 (grün) Extension CTÜ: 0,68 (grün) Nickbewegung an der Wand: 0,80 (grün) Rot/LF obere HWS: 0,68 (grün) Flex/Ext volles ROM: 0,69 (grün) Oberkörpervor-/-rückneige im Sitz: 0,84 (grün) Bilaterale Schultergürtelelevation: 1,00 (grün) Unilaterale Armflexion: 0,74 (grün) Bilaterale Armflexion mit Gewichten: 0,85 (grün) Oberkörpervor-/-rückneige im Stand: 1,00 (grün) HWS-Flexion in RL: 0,81 (grün) Pro-/Retraktion: 0,91 (grün)
Segarra et al. 2015	n = 32; chron. unspezifische Nackenschmerzen (n = 15), Gesunde (n = 17)	▣ (gelb)	*ICC:* Ext obere HWS im Vierfüßlerstand: 0,92 (grün) HWS-Rot im Vierfüßlerstand: 0,94 (grün) HWS-Flex im Vierfüßlerstand: 0,85 (grün) HWS-Ext im Sitz: 0,91 (grün) Rückweg von HWS-Ext zur Nullstellung im Sitz: 0,82 (grün) Bilaterale Armelevation im Stand: 0,93 (grün) Rocking im Vierfüßlerstand: 0,70 (grün) Unilaterale Armelevation im Stand: 0,79 (grün) HWS-Rot im Sitz: 0,94 (grün)	*Kappa-Koeffizient:* Extension obere HWS im Vierfüßlerstand: 0,67 (grün) HWS-Rotation im Vierfüßlerstand: 0,80 (grün) HWS-Flexion im Vierfüßlerstand: 0,52 (gelb) HWS-Extension im Sitz: 0,73 (grün) Rückweg von HWS-Extension zur Nullstellung im Sitz: 0,69 (grün) Bilaterale Armelevation im Stand: 0,71 (grün) Rocking im Vierfüßlerstand: 0,36 (rot) Unilaterale Armelevation im Stand: 0,32 (rot) HWS-Rotation im Sitz: 0,81 (grün)

Alter (ø): mittleres Alter in Jahren, CTÜ: zervikothorakaler Übergang, Ext: Extension, Flex: Flexion, HWS: Halswirbelsäule, ICC: Intraklassen-Korrelationskoeffizient, k.A.: keine Angabe, LF: Lateralflexion, MDC: Minimal Detectable Change, n: Anzahl der untersuchten Personen, RL: Rückenlage, RoB: Risk of Bias, ROM: Bewegungsausmaß, Rot: Rotation, SEM: Standard Error of Measurement, w: weiblich
■ (rot): hohes Risiko/klinisch nicht relevant, ■ (grün): geringes Risiko/klinisch relevant, ■ (gelb): unklares Risiko/moderat klinisch relevant

Tab. 7.46 Empfehlungen zu Bewegungskontrolltests

Reliabilität	Intratester	Intertester
Übereinstimmende Beurteilung von HWS-Bewegungen im Sitz:		
→ Flexion	k.A.	+
→ Lateralflexion	k.A.	+
→ Extension	+	+
→ Rückweg von Extension	+	+
→ Rotation	+	++
→ Pro-/Retraktion	k.A.	+
→ Hochzervikale Lateralflexion mit kontralateraler Rotation	k.A.	+
→ CTÜ-Extension	k.A.	+
Übereinstimmende Beurteilung von Oberkörperbewegungen:		
→ Rumpfvorneige im Sitz	k.A.	+
→ Rumpfvorneige im Stand	k.A.	+
Übereinstimmende Beurteilung von Armbewegungen:		
→ Unilaterale Armelevation im Sitz	k.A.	+
→ Unilaterale Armelevation im Stand	+	–
→ Bilaterale Schultergürtelelevation im Sitz	k.A.	+
→ Bilaterale Armelevation mit Gewicht	k.A.	+

(*Forts.*)

Tab. 7.46 Empfehlungen zu Bewegungskontrolltests *(Forts.)*

Reliabilität	Intratester	Intertester
Übereinstimmende Beurteilung von Bewegungen in anderen Ausgangsstellungen:		
→ Nickbewegung an der Wand	k.A.	+
→ HWS-Flexion in Rückenlage	k.A.	+
→ HWS-Rotation im Vierfüßlerstand	+	+
→ HWS-Flexion im Vierfüßlerstand	+	+
→ Obere-HWS-Extension im Vierfüßlerstand	+	+
→ Rocking im Vierfüßlerstand	+	–

CTÜ: zervikothorakaler Übergang, HWS: Halswirbelsäule
–: keine, +: geringe, ++: moderate, +++: starke Empfehlung, k.A.: keine Angabe

- Die untersuchten Tests sind bezüglich ihrer Reliabilität überwiegend gering zu empfehlen. Dies gilt sowohl für die Übereinstimmung zwischen Untersuchern als auch die Verlaufskontrollen eines Untersuchers.
- Die Empfehlungen beinhalten keine Aussage zur Validität. In einer Fall-Kontroll-Studie von Elsig und Koautoren (2014) konnten drei der Bewegungskontrolltests (Pro-/Retraktion, CTÜ-Extension und Rotation im Vierfüßler) signifikant Nackenschmerzpatienten von Gesunden unterscheiden. Segarra et al. (2015) konnten keinen signifikanten Gruppenunterschied bezüglich der positiven Bewegungskontrolltests zwischen Gesunden und Nackenschmerzpatienten feststellen. Für eine genauere Beurteilung der Validität sind weitere Untersuchungen mit größeren Fallzahlen und hoher Qualität notwendig.

7.10.4 Zusammenfassung: Messung der Bewegungskontrolle

- Die spezifischen Muskeltests (CCFT, DNFET, DCET), die Tests zum Joint Position Sense und die Bewegungskontrolltests können überwiegend gering bis moderat bei der Übereinstimmung zwischen Untersuchern und teilweise auch bei der Verlaufskontrolle empfohlen werden. Der CCFT kann dafür moderat bis stark empfohlen werden.
- Anhand der inkludierten Studien konnte kein klinisch relevanter Zusammenhang zwischen den genannten Assessments und Schmerz, Funktionseinschränkung, Bewegungsangst oder Katastrophisieren festgestellt werden.
- Die geringe Anzahl an Validierungsstudien spielt dabei möglicherweise eine Rolle. Es besteht noch kein Konsens für einen Goldstandard-Test zur Validierung von Bewegungskontrolltests (Segarra et al. 2015).

7.11 Zusammenfassung: Assessments für die HWS-Region

Die folgende ➤ Tab. 7.47 gibt eine Übersicht zu den evidenzbasierten Empfehlungen für den Einsatz der inkludierten Assessments der einzelnen Untersuchungs-Dimensionen an der HWS. Aus Gründen der Übersichtlichkeit werden nur die zentralen Ergebnisse von häufig zu untersuchenden Populationen und häufigen Beschwerden dargestellt. Für spezifische Informationen sei auf die ausführlichen Beschreibungen in ➤ Kap. 7.1 bis ➤ Kap. 7.10 verwiesen.

Der Empfehlungsgrad für Assessments im HWS-Bereich erstreckt sich überwiegend auf den Bereich zwischen „gering" und „moderat". Vereinzelt, wie z. B. für die UNLTs zur Erkennung einer Radikulopathie, kann eine starke Empfehlung ausgesprochen werden.

Manualtherapeutische Untersuchungstechniken wie PPIVMs, PAIVMs oder Instabilitätstests der oberen HWS erhielten überwiegend geringe Empfehlungen und zeigten in Kombination meist bessere Ergebnisse als einzeln angewandt.

Zur Untersuchung der Bewegungskontrolle stehen für die Halswirbelsäule eine Reihe von Tests zur Verfügung, die überwiegend gute Reliabilität aber einen geringen Zusammenhang zu Schmerz oder Funktion aufweisen.

Es existiert eine Reihe von Assessments und Veröffentlichungen, die jedoch aus Mangel an Evidenz und/oder aufgrund unzureichender statistischer Parameter nicht berücksichtigt werden konnten. Folgende Assessments, Untersuchungsmethoden und/oder Pathologien wurden ausgeschlossen:

- Untersuchung der neuralen Mechanosensitivität: Nervenpalpation, passive Nackenflexion, Slump-Test und zervikaler Slump-Test
- Provokationstest bei radikulärer Problematik: Tornadotest
- Spezifische Muskeltests mittels EMG-Ableitung und Ultraschallmessung
- Tests zur Bewegungskontrolle: Postural Sway, Smooth Pursuit Neck Torsion, Subjective Visual Vertical, Head Steadiness, The Fly® Test sowie Skapula-Test (Edmondston et al. 2011)
- Assessments und Untersuchungsmethoden bei Thoracic-Outlet-Syndrom und für die BWS

Die Gründe hierzu waren zahlreich. Zum einen zeigte sich, dass zahlreiche Untersuchungen zu den Assessments der Halswirbelsäule zwischen diversen Patientengruppen und Gesunden Unterschiede in Bezug auf bestimmte klinische Parameter aufzeigen, die mit potenziell relevanten Assessments erhoben werden. Jedoch fehlen häufig entsprechende statistische Parameter, die dies über den *p*-Wert hinaus quantifizieren, und somit ist keine Interpretation von der Art möglich, die die Grundlage für die Empfehlungen in diesem Buch bildet ($LR^{+/-}$, Effektstärke, Korrelation etc.) (Chien und Sterling 2010, Dunleavy et al. 2015, Guerrero-Peral et al. 2018, Hall et al. 2010, Kauther et al. 2012, Kocur et al. 2019, Maigne et al. 2009, Mathews 1969, Piva et al. 2006, Zhu et al. 2019, Zito et al. 2006).

Tab. 7.47 Pathologien mit Empfehlungen zu den inkludierten Assessments

Haltungsanalyse
• *CV-Winkel bei V. a. Haltungsabweichung (Ventraltranslation des Kopfes)* Bestätigung: + Ausschluss: + Zusammenhang zu Schmerz: ++ Zusammenhang zu funktionellen Einschränkungen: + Verlaufskontrolle (Intratester-Reliabilität): + Übereinstimmung zwischen Untersuchern: +
Symptomreproduktion und -provokation
• *Palpation bei Nackenschmerz* Zusammenhang zu funktionellen Einschränkungen: – Verlaufskontrolle (Intratester-Reliabilität): k.A. Übereinstimmung zwischen Untersuchern: + (Tonuserhöhung), + (Schmerzprovokation unspezif. Nackenschmerz), ++ (Schmerzprovokation traumatisch bedingter Nackenschmerz) • *Passive Physiological (PPIVMs) und Passive Accessory Intervertebral Movements (PAIVMs) bei V. a. Gelenkdysfunktion* Bestätigung: + (PPIVMs), k.A. (PAIVMs), ++ (PPIVMs + PAIVMs) Ausschluss: + (PPIVMs), k.A. (PAIVMs), ++ (PPIVMs + PAIVMs) Verlaufskontrolle (Intratester-Reliabilität): k.A. Übereinstimmung zwischen Untersuchern: k.A. (PPIVMs), +/++ (PAIVMs), k.A. (PPIVMs + PAIVMs) • *Spurling-Test bei V. a. zervikale Radikulopathie* Bestätigung: ++ Ausschluss: + Verlaufskontrolle (Intratester-Reliabilität): k.A. Übereinstimmung zwischen Untersuchern: + • *Zervikaler Distraktionstest bei V. a. zervikale Radikulopathie* Bestätigung/Ausschluss: k.A. Verlaufskontrolle (Intratester-Reliabilität): k.A. Übereinstimmung zwischen Untersuchern: + • *Shoulder Abduction Relief Test bei V. a. zervikale Radikulopathie* Bestätigung: – Ausschluss: + Verlaufskontrolle (Intratester-Reliabilität): k.A. Übereinstimmung zwischen Untersuchern: –
Bewegungsausmaß
• *Aktive HWS-Beweglichkeit* Zusammenhang zu Schmerz: + (Nackenschmerz) Zusammenhang zu funktionellen Einschränkungen: – Verlaufskontrolle (Intratester-Reliabilität): ++ (WAD), +++ (unspez. Nackenschmerz) Übereinstimmung zwischen Untersuchern: ++ (CROM), + (Smartphone)
Zervikale Instabilität
• *Passive Intervertebral Movements (PIMs) bei V. a. hochzervikale Bandverletzung* Bestätigung: + Ausschluss: + Verlaufskontrolle (Intratester-Reliabilität): k.A. Übereinstimmung zwischen Untersuchern: k.A. • *Lateral Shear Test (LST) bei V. a. Verletzung der Ligg. alaria* Bestätigung: + Ausschluss: + Verlaufskontrolle (Intratester-Reliabilität): k.A. Übereinstimmung zwischen Untersuchern: + (unilat.), ++ (bilat.) • *Side-Bending Stress Test (SBST) bei V. a. Verletzung der Ligg. alaria* Bestätigung: + Ausschluss: + Verlaufskontrolle (Intratester-Reliabilität): k.A. Übereinstimmung zwischen Untersuchern: + (unilat.), ++ (bilat.) • *Rotation Stress Test (RST) bei V. a. Verletzung der Ligg. alaria* Bestätigung: + Ausschluss: + Verlaufskontrolle (Intratester-Reliabilität): k.A. Übereinstimmung zwischen Untersuchern: k.A.

(*Forts.*)

Tab. 7.47 Pathologien mit Empfehlungen zu den inkludierten Assessments *(Forts.)*

- *Cluster LST + SBST + RST bei V. a. Verletzung der Ligg. alaria*
  Bestätigung: ++
  Ausschluss: ++
  Verlaufskontrolle (Intratester-Reliabilität): k.A.
  Übereinstimmung zwischen Untersuchern: k.A.

Zervikale Sensibilität

- *Druckschmerzschwelle*
  Bestätigung/Ausschluss einer spezifischen Pathologie: k.A.
  Zusammenhang zu Schmerz: – (Nackenschmerz), + (Schwindel ± Nackenschmerz)
  Zusammenhang zu funktionellen Einschränkungen: –
  Verlaufskontrolle (Intratester-Reliabilität): + (Nackenschmerz), ++ (Schwindel ± Nackenschmerz)
  Übereinstimmung zwischen Untersuchern: +
- *Temperaturschmerzschwelle*
  Bestätigung/Ausschluss einer spezifischen Pathologie: k.A.
  Zusammenhang zu Schmerz: k.A.
  Zusammenhang zu funktionellen Einschränkungen: –
  Verlaufskontrolle (Intratester-Reliabilität): k.A.
  Übereinstimmung zwischen Untersuchern: k.A.

Neurodynamik

- *Upper Limb Neurodynamic Test (ULNT) 1–3 bei V. a. zervikale Radikulopathie*
  Bestätigung: + (ULNT1), + (ULNT2a), + (ULNT2b), +++ (ULNT3), +++ (Cluster ULNT1–3)
  Ausschluss: + (ULNT1), + (ULNT2a), – (ULNT2b), + (ULNT3), +++ (Cluster ULNT 1–3)
  Verlaufskontrolle (Intratester-Reliabilität): ++ (ULNT1), k.A. (ULNT 2a, ULNT2b, ULNT3)
  Übereinstimmung zwischen Untersuchern: + (ULNT1), k.A. (ULNT 2a, ULNT2b, ULNT3)

Zervikale Bewegungskontrolle und muskuläre Stabilisation

- *Cranio-Cervical Flexor Test (CCFT) bei chron.-unspezifischen Nackenschmerz*
  Bestätigung/Ausschluss einer spezifischen Pathologie: k.A.
  Zusammenhang zu Schmerz: –
  Zusammenhang zu funktionellen Einschränkungen: –
  Verlaufskontrolle (Intratester-Reliabilität): +++
  Übereinstimmung zwischen Untersuchern: +++
- *Deep Neck Flexor Endurance Test (DNFET) bei chron.-unspezifischen Nackenschmerz*
  Bestätigung/Ausschluss einer spezifischen Pathologie: k.A.
  Zusammenhang zu Schmerz: –
  Zusammenhang zu funktionellen Einschränkungen: –
  Zusammenhang zu Bewegungsangst und Katastrophisieren: –
  Verlaufskontrolle (Intratester-Reliabilität): +
  Übereinstimmung zwischen Untersuchern: ++
- *Deep Cervical Extensor Test (DCET) bei chron.-unspezifischem Nackenschmerz*
  Bestätigung/Ausschluss einer spezifischen Pathologie: k.A.
  Zusammenhang zu Schmerz: –
  Zusammenhang zu funktionellen Einschränkungen: –
  Zusammenhang zu Bewegungsangst und Katastrophisieren: –
  Verlaufskontrolle (Intratester-Reliabilität): +
  Übereinstimmung zwischen Untersuchern: k.A.
- *Joint Position Sense*
  Bestätigung/Ausschluss einer spezifischen Pathologie: k.A.
  Zusammenhang zu Schmerz: –
  Zusammenhang zu Funktionseinschränkung: –
  Zusammenhang zu gesundheitsbezogener Lebensqualität: –
  Verlaufskontrolle (Intratester-Reliabilität): ++
  Übereinstimmung zwischen Untersuchern: ++
- *Bewegungskontrolltests*
  Bestätigung/Ausschluss einer spezifischen Pathologie: k.A.
  Zusammenhang zu Schmerz: k.A.
  Zusammenhang zu Funktionseinschränkung: k.A.
  Übereinstimmung zwischen Untersuchern: +/++

CROM: Cervical Range of Motion, CVA: Cranio-Vertebral Angle (kraniovertebraler Winkel), FHT: Forward Head Translation (Kopfvorwärtsversetzung), HWS: Halswirbelsäule, k.A.: keine Angabe in der Literatur, V. a.: Verdacht auf, WAD: Whiplash Associated Disorder

Außerdem wurden Assessments exkludiert, deren Durchführungsmethode vom klinischen Standard abweicht, deren Testbeschreibung fehlt oder für die zusätzliche technische Hilfsmittel verwendet werden müssen, die im klinischen Alltag in der Regel selten vorzufinden sind (EMG, Ultraschall etc.) (Do et al. 2020, Dunleavy et al. 2015, O'Leary et al. 2005, van der Heide et al. 2006, Williams et al. 2017).

Diverse Publikationen mussten außerdem aus methodischen Gründen ausgeschlossen werden. Dazu zählen: ungeeignete Validitätsstudiendesigns mit hohem Verzerrungsrisiko sowie methodische Mängel wie z. B. fehlende Verblindung oder inakzeptable Referenztests (Amiri et al. 2007, Anekstein et al. 2012, Catley et al. 2013, Dunleavy et al. 2015, Florencio et al. 2015, Ghasemi et al. 2013, King et al. 2007, Kumbhare et al. 2005, López-de-Uralde Villanueva et al. 2016, 2017, Mártinez-Merinero et al. 2017, Park et al. 2017, Sebastian et al. 2015, Shabat et al. 2012, Shah und Rajshekhar 2004, Staud et al. 2012, Tong et al. 2002, van der Heide et al. 2006, Zito et al. 2006).

LITERATUR

Allofs J, et al. Intra- und Intertester-Reliabilität klinischer Tests zur Untersuchung der Bewegungskontrolle bei Patienten mit Nackenschmerzen. Physioscience 2018; 14(01): 22–33. https://doi.org/10.1055/s-0044-100533.

Amiri M, et al. Cervical musculoskeletal impairment in frequent intermittent headache. Part 2: subjects with concurrent headache types. Cephalalgia 2007; 27(8): 891–898. https://doi.org/10.1111/j.1468-2982.2007.01346.x.

Anekstein Y, et al. What is the best way to apply the Spurling test for cervical radiculopathy? Clin Orthop Relat Res 2012; 470(9): 2566–2572. https://doi.org/10.1007/s11999-012-2492-3.

Apelby-Albrecht M, et al. Concordance of upper limb neurodynamic tests with medical examination and magnetic resonance imaging in patients with cervical radiculopathy: a diagnostic cohort study. J Manip Physiol Ther 2013; 36(9), 626–632. https://doi.org/10.1016/j.jmpt.2013.07.007.

Bevilaqua-Grossi D, et al. Cervical mobility in women with migraine. Headache 2009; 49(5): 726–731. https://doi.org/10.1111/j.1526-4610.2008.01233.x.

Bisset LM, Evans K, Tuttle N. Reliability of 2 protocols for assessing pressure pain threshold in healthy young adults. J Manip Physiol Ther 2015; 38(4): 282–287. https://doi.org/10.1016/j.jmpt.2015.03.001.

Blanpied PR, et al. Neck Pain: Revision 2017. J Orthop Sports Phys Ther 2017; 47(7): A1–A83. https://doi.org/10.2519/jospt.2017.0302.

Bogduk N. On the definitions and physiology of back pain, referred pain, and radicular pain. Pain 2009; 147(1): 17–19. https://doi.org/10.1016/j.pain.2009.08.020.

Bucher-Dollenz G. Neurodynamik. In: Westerhuis P, Wiesner R (Hrsg.), Klinische Muster in der manuellen Therapie. 2. A. Thieme, 2014: S. 39–103.

Bueno-Gracia E, et al. Validity of the Upper Limb Neurodynamic Test 1 for the diagnosis of carpal tunnel syndrome. The role of structural differentiation. Man Ther 2016; 22: 190–195. https://doi.org/10.1016/j.math.2015.12.007.

Butler DS. Mobilisation des Nervensystems. 2. A. Rehabilitation und Prävention Bd. 29. Springer-Verlag, 1998.

Butler DS. The sensitive nervous system. Noigroup Publications, 2006.

Catley MJ, et al. Assessing tactile acuity in rheumatology and musculoskeletal medicine – how reliable are two-point discrimination tests at the neck, hand, back and foot? Rheumatology 2013; 52(8): 1454–1461. https://doi.org/10.1093/rheumatology/ket140.

Cattrysse E, et al. Upper cervical instability: are clinical tests reliable? Man Ther 1997; 2(2): 91–97. https://doi.org/10.1054/math.1997.0290.

Chien A, Sterling M. Sensory hypoaesthesia is a feature of chronic whiplash but not chronic idiopathic neck pain. Man Ther 2010; 15(1): 48–53. https://doi.org/10.1016/j.math.2009.05.012.

Chiu TTW, Lo Sing K. Evaluation of cervical range of motion and isometric neck muscle strength: reliability and validity. Clin Rehab 2002: 16(8), 851–858. https://doi.org/10.1191/0269215502cr550oa.

Coppieters M, et al. Reliability of detecting ‚onset of pain' and ‚submaximal pain' during neural provocation testing of the upper quadrant. Physiother Res Int 2002; 7(3): 146–156. https://doi.org/10.1002/pri.251.

Della Casa E, et al. Head-eye movement control tests in patients with chronic neck pain; inter-observer reliability and discriminative validity. BMC Musculoskelet Disord 2014; 15: 16. https://doi.org/10.1186/1471-2474-15-16.

de Vries J, et al. Joint position sense error in people with neck pain: A systematic review. Man Ther 2015; 20(6): 736–744. https://doi.org/10.1016/j.math.2015.04.015.

de Zoete RMJ, et al. Sensorimotor control in individuals with idiopathic neck pain and healthy individuals: a systematic review and meta-analysis. Arch Phys Med Rehabil 2017; 98(6): 1257–1271. https://doi.org/10.1016/j.apmr.2016.09.121.

de Zoete RMJ, et al. Seven cervical sensorimotor control tests measure different skills in individuals with chronic idiopathic neck pain. Braz J Phys Ther 2020; 24(1): 69–78. https://doi.org/10.1016/j.bjpt.2018.10.013.

Do K, et al. Correlation and reliability analyses among the upper cervical rotation-flexion test, upper cervical flexion-extension test, and upper cervical flexion angle measurement using radiography. Int J Environ Res Public Health 2020; 17(14): 5262. https://doi.org/10.3390/ijerph17145262.

Dunleavy K, et al. Reliability and validity of cervical position measurements in individuals with and without chronic neck pain. J Man Manip Ther 2015; 23(4): 188–196. https://doi.org/10.1179/2042618614Y.0000000070.

Edmondston SJ, et al. Reliability of isometric muscle endurance tests in subjects with postural neck pain. J Manip Physiol Ther 2008; 31(5), 348–354. https://doi.org/10.1016/j.jmpt.2008.04.010.

Elizagaray-Garcia I, et al. Chronic primary headache subjects have greater forward head posture than asymptomatic and episodic primary headache sufferers: systematic review and meta-analysis. Pain Med 2020; 21(10): 2465–2480. https://doi.org/10.1093/pm/pnaa235.

Elsig S, et al. Sensorimotor tests, such as movement control and laterality judgment accuracy, in persons with recurrent neck pain and controls. A case-control study. Man Ther 2014; 19(6), 555–561. https://doi.org/10.1016/j.math.2014.05.014.

Ernst MJ, et al. Extension and flexion in the upper cervical spine in neck pain patients. Man Ther 2015; 20(4): 547–552. https://doi.org/10.1016/j.math.2014.12.005.

Falla D. Unravelling the complexity of muscle impairment in chronic neck. Man Ther 2004; 9(3): 125–133.

Falla D, Farina D. Neural and muscular factors associated with motor impairment in neck pain. Curr Rheumatol Rep 2007; 9(6): 497–502. https://doi.org/10.1016/j.math.2004.05.003.

Fernandez-de-las-Peñas C, et al. Performance of the craniocervical flexion test, forward head posture, and headache clinical parameters in patients with chronic tension-type headache: a pilot study. J Orthop Sports Phys Ther 2007; 37(2): 33–39. https://doi.org/10.2519/jospt.2007.2401.

Ferracini GN, et al. Cervico-occipital posture in women with migraine: a case-control study. J Orthop Sports Phys Ther 2016; 46(4): 251–257. https://doi.org/10.2519/jospt.2016.6166.

Ferreira MC, et al. Body posture changes in women with migraine with or without temporomandibular disorders. Braz J Phys Ther 2014; 18(1): 19–29. https://doi.org/10.1590/s1413-35552012005000137.

Fletcher JP, Bandy WD. Intrarater reliability of CROM measurement of cervical spine active range of motion in persons with and without neck pain. J Orthop Sports Phys Ther 2008; 38(10): 640–645. https://doi.org/10.2519/jospt.2008.2680.

Florencio LL, et al. generalized pressure pain hypersensitivity in the cervical muscles in women with migraine. Pain Med 2015; 16(8): 1629–1634. https://doi.org/10.1111/pme.12767.

Gallego-Izquierdo T, et al. Psychometric proprieties of a mobile application to measure the craniovertebral angle a validation and reliability study. Int J Environ Res Public Health 2020; 17(18): 6521. https://doi.org/10.3390/ijerph17186521.

Ghasemi M, et al. The value of provocative tests in diagnosis of cervical radiculopathy. J Res Med Sci 2013; 18(Suppl 1): S35–358.
Ghorbani F, Kamyab M, Azadinia F. Smartphone applications as a suitable alternative to CROM device and inclinometers in assessing the cervical range of motion in patients with nonspecific neck pain. J Res Med Sci 2020; 19(1): 38–48. https://doi.org/10.1016/j.jcm.2019.10.004.
Gonçalves C, Silva AG. Reliability, measurement error and construct validity of four proprioceptive tests in patients with chronic idiopathic neck pain. Musculoskelet Sci Pract 2019; 43: 103–109. https://doi.org/10.1016/j.msksp.2019.07.010.
Grondin F, et al. Diagnostic accuracy of upper limb neurodynamic tests in the diagnosis of cervical radiculopathy. Musculoskelet Sci Pract 2021; 55: 102427. https://doi.org/10.1016/j.msksp.2021.102427.
Guerrero-Peral ÁL, et al. Roller pressure algometry as a new tool for assessing dynamic pressure sensitivity in migraine. Cephalalgia 2018; 38(7): 1257–1266. https://doi.org/10.1177/0333102417729114.
Hagen KB, et al. Relationship between subjective neck disorders and cervical spine mobility and motion-related pain in male machine operators. Spine (Phila Pa 1976) 1997; 22(13): 1501–1507. https://doi.org/10.1097/00007632-199707010-00015.
Hall TM, et al. The relationship between cervicogenic headache and impairment determined by the flexion-rotation test. J Manip Physiol Ther 2010; 33(9): 666–671. https://doi.org/10.1016/j.jmpt.2010.09.002.
Hariharan KV, et al. Inter-examinerreliability study of physical examination procedures to assess the cervical spine. Chiropr Man Therap 2021; 29(1): 20. https://doi.org/10.1186/s12998-021-00377-2.
Harris KD, et al. Reliability of a measurement of neck flexor muscle endurance. Phys Ther 2005; 85(12): 1349–1355. https://doi.org/10.1093/ptj/85.12.1349.
Humphreys BK, Delahaye M, Peterson CK. An investigation into the validity of cervical spine motion palpation using subjects with congenital block vertebrae as a ‚gold standard'. BMC Musculoskelet Disord 2004; 5: 19. https://doi.org/10.1186/1471-2474-5-19.
Hutting N, et al. Diagnostic accuracy of upper cervical spine instability tests: a systematic review. Phys Ther 2013; 93(12): 1686–1695. https://doi.org/10.2522/ptj.20130186.
Jørgensen R, et al. Reliability, construct and discriminative validity of clinical testing in subjects with and without chronic neck pain. BMC Musculoskelet Disord 2014; 15: 408. https://doi.org/10.1186/1471-2474-15-408.
Jørgensen R, et al. Responsiveness of clinical tests for people with neck pain. BMC Musculoskelet Disord 2017; 18(1): 548. https://doi.org/10.1186/s12891-017-1918-1.
Jull G, Bogduk N, Marsland A. The accuracy of manual diagnosis for cervical zygapophysial joint pain syndromes. Med J Aust 1988; 148(5): 233–236. https://doi.org/10.5694/j.1326-5377.1988.tb99431.x.
Jull G, et al. Inter-examiner reliability to detect painful upper cervical joint dysfunction. Aust J Physiother 1997; 43(2): 125–129. https://doi.org/10.1016/s0004-9514(14)60406-2.
Jull G, Kristjansson E, Dall'Alba P. Impairment in the cervical flexors: a comparison of whiplash and insidious onset neck pain patients. Man Ther 2004; 9(2): 89–94. https://doi.org/10.1016/s1356-689x(03)00086-9.
Jull G, et al. Cervical musculoskeletal impairment in frequent intermittent headache. Part 1: Subjects with single headaches. Cephalalgia 2007; 27(7): 793–802. https://doi.org/10.1111/j.1468-2982.2007.01345.x.
Jull GA, O'Leary SP, Falla DL. Clinical assessment of the deep cervical flexor muscles: the craniocervical flexion test. J Manip Physiol Ther 2008; 31(7): 525–533. https://doi.org/10.1016/j.jmpt.2008.08.003.
Juul T, et al. The intra- and inter-rater reliability of five clinical muscle performance tests in patients with and without neck pain. BMC Musculoskelet Disord 2013; 14(1): 339. https://doi.org/10.1186/1471-2474-14-339.
Kaale BR, et al. Clinical assessment techniques for detecting ligament and membrane injuries in the upper cervical spine region- -a comparison with MRI results. Man Ther 2008; 13(5): 397–403. https://doi.org/10.1016/j.math.2007.03.007.
Kauther MD, et al. Cervical range of motion and strength in 4,293 young male adults with chronic neck pain. Eur Spine J 2012; 21(8): 1522–1527. https://doi.org/10.1007/s00586-012-2369-x.
King W, et al. The validity of manual examination in assessing patients with neck pain. Spine J 2007; 7(1): 22–26. https://doi.org/10.1016/j.spinee.2006.07.009.
Knapstad MK, et al. Measuring pressure pain threshold in the cervical region of dizzy patients -the reliability of a pressure algometer. Physiother Res Int 2018; 23(4): e1736. https://doi.org/10.1002/pri.1736.
Kocur P, et al. Female office workers with moderate neck pain have increased anterior positioning of the cervical spine and stiffness of upper trapezius myofascial tissue in sitting posture. PM R 2019; 11(5): 476–482. https://doi.org/10.1016/j.pmrj.2018.07.002.
Kristjansson E, Dall'Alba P, Jull G. A study of five cervicocephalic relocation tests in three different subject groups. Clin Rehab 2003; 17(7): 768–774. https://doi.org/10.1191/0269215503cr676oa.
Kristjansson E, Treleaven J. Sensorimotor function and dizziness in neck pain: implications for assessment and management. J Orthop Sports Phys Ther 2009; 39(5): 364–377. https://doi.org/10.2519/jospt.2009.2834.
Kumbhare DA, et al. Measurement of cervical flexor endurance following whiplash. Disabil Rehabil 2005; 27(14): 801–807. https://doi.org/10.1080/09638280400020615.
Lau HMC, Chiu TTW, Lam TH. Measurement of craniovertebral angle with Electronic Head Posture Instrument: Criterion validity. J Rehab Res Dev 2010a; 47(9): 911–918. https://doi.org/10.1682/JRRD.2010.01.0001.
Lau KT, et al. Relationships between sagittal postures of thoracic and cervical spine, presence of neck pain, neck pain severity and disability. Man Ther 2010b; 15(5): 457–462. https://doi.org/10.1016/j.math.2010.03.009.
von der Lippe E et al., BURDEN 2020 Study Group. Prävalenz von Rücken- und Nackenschmerzen in Deutschland. Ergebnisse der Krankheitslast-Studie BURDEN 2020. J Health Monit 2021; 6: 1–14. https://doi.org/10.25646/7854.
López-de-Uralde-Villanueva I, et al. Differences in neural mechanosensitivity between patients with chronic nonspecific neck pain with and without neuropathic features. A descriptive cross-sectional study. Pain Med 2016; 17(1): 136–148. https://doi.org/10.1111/pme.12856.
López-de-Uralde-Villanueva I, et al. Reliability and minimal detectable change of a modified passive neck flexion test in patients with chronic nonspecific neck pain and asymptomatic subjects. Musculoskelet Sci Pract 2017; 28: 10–17. https://doi.org/10.1016/j.msksp.2017.01.004.
Luedtke K, et al. Upper cervical two-point discrimination thresholds in migraine patients and headache-free controls. J Headache Pain 2018; 19(1): 47. https://doi.org/10.1186/s10194-018-0873-z.
Maigne JY, Chantelot F, Chatellier G. Interexaminer agreement of clinical examination of the neck in manual medicine. Ann Phys Rehabil Med 2009; 52(1): 41–48. https://doi.org/10.1016/j.rehab.2008.11.001.
Maitland G, Hengefeld E, Banks K, English K. Maitland Manipulation der Wirbelsäule. 4. A. Springer-Verlag, 2008.
Mansfield CJ, et al. Systematic review of the diagnostic accuracy, reliability, and safety of the sharp-purser test. J Man Manip Ther 2020; 28(2): 72–81. https://doi.org/10.1080/10669817.2019.1667045.
Manvell JJ, et al. Improving the radial nerve neurodynamic test: An observation of tension of the radial, median and ulnar nerves during upper limb positioning. Man Ther 2015; 20(6): 790–796. https://doi.org/10.1016/j.math.2015.03.007.
Martínez-Merinero P, et al. The influence of a depressed scapular alignment on upper limb neural tissue mechanosensitivity and local pressure pain sensitivity. Musculoskelet Sci Pract 2017; 29: 60–65. https://doi.org/10.1016/j.msksp.2017.03.001.
Martins F, Bento A, Silva AG. Within-session and between-session reliability, construct validity, and comparison between individuals with and without neck pain of four neck muscle tests. PMR 2018; 10(2): 183–193. https://doi.org/10.1016/j.pmrj.2017.06.024.
Mathews JA. Atlanto-axial subluxation in rheumatoid arthritis. Ann Rheum Dis 1969; 28(3): 260–266. https://doi.org/10.1136/ard.28.3.260.
Moberg E. Two-point discrimination test. A valuable part of hand surgical rehabilitation, e. g. in tetraplegia. Scan J Rehabil Med 1990; 22(3): 127–134.
Moog M, von Piekartz H. Den Nerven auf der Spur. physiopraxis 2004; 2(11/12): 32–37. https://doi.org/10.1055/s-0032-1307720.

Mücke M, et al. Quantitative sensorische Testung (QST). English version. Schmerz 2021; 35: 153–160. Vorab-Onlinepublikation 2016. https://doi.org/10.1007/s00482-015-0093-2.

Nolan MF. Quantitative measure of cutaneous sensation. Two-point discrimination values for the face and trunk. Phys Ther 1985; 65(2): 181–185. https://doi.org/10.1093/ptj/65.2.181.

O'Leary SP, Vicenzino BT, Jull GA. A new method of isometric dynamometry for the craniocervical flexor muscles. Phys Ther 2005; 85(6): 556–564. https://doi.org/10.1093/ptj/85.6.556.

O'Leary S, et al. Cranio-cervical flexor muscle impairment at maximal, moderate, and low loads is a feature of neck pain. Man Ther 2007; 12(1): 34–39. https://doi.org/10.1016/j.math.2006.02.010.

O'Leary S, et al. Muscle dysfunction in cervical spine pain: implications for assessment and management. J Orthop Sports Phys Ther 2009; 39(5): 324–333. https://doi.org/10.2519/jospt.2009.2872.

O'Sullivan P. Diagnosis and classification of chronic low back pain disorders: maladaptive movement and motor control impairments as underlying mechanism. Man Ther 2005; 10(4): 242–255. https://doi.org/10.1016/j.math.2005.07.001.

Panjabi M. The stabilizing system of the spine. Part II. Neutral zone and instability hypothesis. J Spinal Disord 1992; 5(4): 390–396. https://www.researchgate.net/profile/manohar-panjabi/publication/21665756_the_stabilizing_system_of_the_spine_part_ii_neutral_zone_and_instability_hypothesis/links/5a7c2ffd458515c95de557e5/the-stabilizing-system-of-the-spine-part-ii-neutral-zone-and-instability-hypothesis.pdf.

Park J, et al. Diagnostic accuracy of the Neck Tornado Test as a new screening test in cervical radiculopathy. Int J Med Sci 2017; 14(7): 662–667. https://doi.org/10.7150/ijms.19110.

Patroncini M, et al. Reliability of movement control tests on the cervical spine. BMC Musculoskelet Disord 2014; 15: 402. https://doi.org/10.1186/1471-2474-15-402.

Piekartz H. von, et al. Diagnostic accuracy and validity of three manual examination tests to identify alar ligament lesions: results of a blinded case-control study. J Man Manip Ther 2019; 27(2): 83–91. https://doi.org/10.1080/10669817.2018.1539434.

Pinsault N, et al. Test-retest reliability of cervicocephalic relocation test to neutral head position. Physiother Theory Pract 2008; 24(5): 380–391. https://doi.org/10.1080/09593980701884824.

Piva SR, et al. Inter-tester reliability of passive intervertebral and active movements of the cervical spine. Man Ther 2006; 11(4): 321–330. https://doi.org/10.1016/j.math.2005.09.001.

Pohl M, et al. S2k-Leitlinie Zervikale Radikulopathie. 2017. In: Deutsche Gesellschaft für Neurologie (Hrsg.). Leitlinien für Diagnostik und Therapie in der Neurologie. https://dgn.org/leitlinien/ll-030-082-2017-zervikale-radikulopathie/.

Prushansky T, Handelzalts S, Pevzner E. (2007). Reproducibility of pressure pain threshold and visual analog scale findings in chronic whiplash patients. Clin J Pain 2007; 23(4): 339–345. https://doi.org/10.1097/AJP.0b013e31803157ff.

Richards KV, et al. Is neck posture subgroup in late adolescence a risk factor for persistent neck pain in young adults? A prospective study. Phys Ther 2021; 101(3): pzab007. https://doi.org/10.1093/ptj/pzab007.

Riemann BL, Lephart SM. The sensorimotor system, part I: The physiologic basis of functional joint stability. J Athlet Training 2002; 37(1): 71–79. https://www.uky.edu/chs/sites/chs.uky.edu/files/SMRI/Publications/RiemannBL_2002_JAthlTrain_The%20sensorimotor%20system%2C%20part%20I-the%20physiologic%20basis%20of%20functional%20joint%20stability.pdf.

Rodrigues A, et al. Craniocervical flexion test in patients with migraine: Discriminative validity and accuracy. Int J Clin Pract 2021; 75(7): e14248. https://doi.org/10.1111/ijcp.14248.

Sahrmann S. Movement system impairment syndromes of the extremities, cervical and thoracic spines. Elsevier Health Sciences, 2010.

Sahrmann S, Azevedo DC, van Dillen L. Diagnosis and treatment of movement system impairment syndromes. Braz J Phys Ther 2017; 21(6): 391–399. https://doi.org/10.1016/j.bjpt.2017.08.001.

Scherer M, Chenot JF. DEGAM S1 Handlungsempfehlung. Nackenschmerzen. DEGAM-Leitlinie Nr. 13; AWMF-Register-Nr. 053-007. Deutsche Gesellschaft für Allgemeinmedizin und Familienmedizin, 2016. https://www.degam.de/files/Inhalte/Leitlinien-Inhalte/Dokumente/DEGAM-S1-Handlungsempfehlung/053-007_Nackenschmerz/053-007l_DEGAM%20LL%20Nackenschmerz_170110.pdf.

Schöps P, Pfingsten M, Siebert U. Reliabilität manualmedizinischer Untersuchungstechniken an der Halswirbelsäule. Studie zur Qualitätssicherung in der manuellen Diagnostik. Z Orthop Ihre Grenzgeb 2000; 138(1): 2–7. https://doi.org/10.1055/s-2000-10105.

Scott D, Jull G, Sterling M. Widespread sensory hypersensitivity is a feature of chronic whiplash-associated disorder but not chronic idiopathic neck pain. Clin J Pain 2005; 21(2): 175–181. https://doi.org/10.1097/00002508-200503000-00009.

Sebastian D, Chovvath R, Malladi R. Cervical extensor endurance test: a reliability study. J Bodyw Mov Ther 2015; 19(2): 213–216. https://doi.org/10.1016/j.jbmt.2014.04.014.

Segarra V, et al. Inter-and intra-tester reliability of a battery of cervical movement control dysfunction tests. Man Ther 2015; 20(4): 570–579. https://doi.org/10.1016/j.math.2015.01.007.

Shabat S, et al. The correlation between Spurling test and imaging studies in detecting cervical radiculopathy. J Neuroimaging 2012; 22(4): 375–378. https://doi.org/10.1111/j.1552-6569.2011.00644.x.

Shacklock M. Neurodynamics. Physiotherapy 1995; 81(1): 9–16. https://doi.org/10.1016/S0031-9406(05)67024-1.

Shah KC, Rajshekhar V. Reliability of diagnosis of soft cervical disc prolapse using Spurling's test. Br J Neurosurg 2004; 18(5): 480–483. https://doi.org/10.1080/02688690400012350.

Sharp J, Purser. (1961). Spontaneous atlantoaxial dislocation in rheumatoid arthritis and ankylosing spondylitis. Ann Rheumat Dis 1961; 20: 47–77. https://ard.bmj.com/content/annrheumdis/20/1/47.full.pdf.

Sleijser-Koehorst MLS, et al. Diagnostic accuracy of patient interview items and clinical tests for cervical radiculopathy. Physiotherapy 2021; 111: 74–82. https://doi.org/10.1016/j.physio.2020.07.007.

Staud R, et al. Mechanical and heat hyperalgesia highly predict clinical pain intensity in patients with chronic musculoskeletal pain syndromes. J Pain 2012; 13(8): 725–735. https://doi.org/10.1016/j.jpain.2012.04.006.

Sterling M, et al. Characterization of Acute Whiplash-Associated Disorders. Spine 2004; 29(2): 182–188. https://doi.org/10.1097/01.BRS.0000105535.12598.AE.

Stochkendahl MJ, et al. Manual examination of the spine: a systematic critical literature review of reproducibility. J Manip Physiol Ther 2006; 29(6): 475–85, 485.e1–10. https://doi.org/10.1016/j.jmpt.2006.06.011.

Subbarayalu AV, Ameer MA. Relationships among head posture, pain intensity, disability and deep cervical flexor muscle performance in subjects with postural neck pain. J Taibah Univ Med Sci 2017; 12(6): 541–547. https://doi.org/10.1016/j.jtumed.2017.07.001.

Swingels RA, Ostendorp RA. Upper cervical instability: fact or fiction? J Manip Physiol Ther 1996; 19(3): 185–194.https://europepmc.org/article/med/8728462.

Swinkels RA, Swinkels-Meewisse IE. Normal values for cervical range of motion. Spine 2014; 39(5): 362–367. https://doi.org/10.1097/BRS.0000000000000158.

Talebi GA, Oskouei AE, Shakori SK. Reliability of upper limb tension test 1 in normal subjects and patients with carpal tunnel syndrome. J Back Musculoskelet Rehabil 2012; 25(3): 209–214. https://doi.org/10.3233/BMR-2012-0330.

Tampin B, Schmid A. Neurodynamik – Was wissen wir heute? manuelletherapie 2020; 24(01): 9–14. https://doi.org/10.1055/a-1080-7945.

Tegenthoff M, et al. Beschleunigungstrauma der Halswirbelsäule. S1-Leitlinie, 2020. In: Deutsche Gesellschaft für Neurologie (Hrsg.). Leitlinien für Diagnostik und Therapie in der Neurologie. https://dgn.org/wp-content/uploads/2020/11/030095_LL_HWS_2020_V2.pdf.

Thoomes EJ, et al. Value of physical tests in diagnosing cervical radiculopathy: a systematic review. Spine J 2018; 18(1): 179–189. https://doi.org/10.1016/j.spinee.2017.08.241.

Tong HC, Haig AJ, Yamakawa K. The Spurling test and cervical radiculopathy. Spine 2002; 27(2): 156–159. https://doi.org/10.1097/00007632-200201150-00007.

Treleaven J, Jull G, Grip H. (2011). Head eye co-ordination and gaze stability in subjects with persistent whiplash associated disorders. Man Ther 2011; 16(3): 252–257. https://doi.org/10.1016/j.math.2010.11.002.

Trillos MC, Soto F, Briceno-Ayala L. (2018). Upper limb neurodynamic test 1 in patients with clinical diagnosis of carpal tunnel syndrome: A diagnostic accuracy study. J Hand Ther 2018; 31(3): 333–338. https://doi.org/10.1016/j.jht.2017.05.004.

van der Heide B, et al. Test-retest reliability and face validity of a modified neural tissue provocation test in patients with cervicobrachial pain syndrome. J Man Manip Ther 2006; 14(1): 30–36. https://doi.org/10.1179/106698106790820863.

van Minnen JH. (2013). Funktionelle lumbale Instabilität. In: Westerhuis P, Wiesner R (Hrsg.). Klinische Muster in der manuellen Therapie. 2. A. Thieme: S. 399–434.

Vanti C, et al. Upper Limb Neurodynamic Test 1 and symptoms reproduction in carpal tunnel syndrome. A validity study. Man Ther 2011; 16(3): 258–263. https://doi.org/10.1016/j.math.2010.11.003.

Vanti C, et al. Relationship between interpretation and accuracy of the upper limb neurodynamic test 1 in carpal tunnel syndrome. J Manip Physiol Ther 2912; 35(1): 54–63. https://doi.org/10.1016/j.jmpt.2011.09.008.

Viikari-Juntura E. Interexaminer reliability of observations in physical examinations of the neck. Phys Ther 1987; 67(10): 1526–1532. https://doi.org/10.1093/ptj/67.10.1526.

Viikari-Juntura E, Porras M, Laasonen EM. Validity of clinical tests in the diagnosis of root compression in cervical disc disease. Spine (Phil Pa 1976) 1989; 14(3): 253–257. https://doi.org/10.1097/00007632-198903000-00003.

Wainner RS, et al. Reliability and diagnostic accuracy of the clinical examination and patient self-report measures for cervical radiculopathy. Spine (Phil Pa 1976) 2003; 28(1): 52–62. https://doi.org/10.1097/00007632-200301010-00014.

Wainner RS, et al. (2005). Development of a clinical prediction rule for the diagnosis of carpal tunnel syndrome. Arch Phys Med Rehabil 2005; 86(4): 609–618. https://doi.org/10.1016/j.apmr.2004.11.008.

Waller R, et al. Pressure and cold pain threshold reference values in a large, young adult, pain-free population. Scand J Pain 2016; 13: 114–122. https://doi.org/10.1016/j.sjpain.2016.08.003.

Wallin M, et al. (2012). Thermal detection and pain thresholds but not pressure pain thresholds are correlated with psychological factors in women with chronic whiplash-associated pain. Clin J Pain 2012; 28(3): 211–221. https://doi.org/10.1097/AJP.0b013e318226c3fd.

Walton DM, et al. Reliability, standard error, and minimum detectable change of clinical pressure pain threshold testing in people with and without acute neck pain. J Orthop Sports Phys Ther 2011; 41(9): 644–650. https://doi.org/10.2519/jospt.2011.3666.

Walton DM, et al. Clinical pressure pain threshold testing in neck pain: comparing protocols, responsiveness, and association with psychological variables. Phys Ther 2014; 94(6): 827–837. https://doi.org/10.2522/ptj.20130369.

Werner IM, et al. Intra and interrater reliability and clinical feasibility of a simple measure of cervical movement sense in patients with neck pain. BMC Musculoskelet Disord 2018; 19(1): 358. https://doi.org/10.1186/s12891-018-2287-0.

Westerhuis P, Wiesner R (Hrsg.). Klinische Muster in der Manuellen Therapie; 2. Aufl. Georg Thieme Verlag, 2013.

Williams MA, et al. Reproducibility of the cervical range of motion (CROM) device for individuals with sub-acute whiplash associated disorders. Eur Spine J 2012; 21(5): 872–878. https://doi.org/10.1007/s00586-011-2096-8.

Williams K, Tarmizi A, Treleaven J. Use of neck torsion as a specific test of neck related postural instability. Musculoskelet Sci Pract 2017; 29: 115–119. https://doi.org/10.1016/j.msksp.2017.03.012.

Woodhouse A, Vasseljen O. Altered motor control patterns in whiplash and chronic neck pain. BMC Musculoskelet Disord 2008; 9(1): 90. https://doi.org/10.1186/1471-2474-9-90.

Ylinen J, et al. Evaluation of repeatability of pressure algometry on the neck muscles for clinical use. Man Ther 2007;12(2): 192–197. https://doi.org/10.1016/j.math.2006.06.010.

Zhu GC, et al. Concurrent validity of a low – cost and time – efficient clinical sensory test battery to evaluate somatosensory dysfunction. Eur J Pain 2019; 23(10): 1826–1838. https://doi.org/10.1002/ejp.1456.

Zito G, Jull G, Story I. Clinical tests of musculoskeletal dysfunction in the diagnosis of cervicogenic headache. Man Ther 2006; 11(2): 118–129. https://doi.org/10.1016/j.math.2005.04.007.

KAPITEL

8

Natalie Pankrath, Svenja Nilsson und Kai Schnieder

Kiefer- und Kopfregion

8.1 Kiefer

Der Begriff **temporomandibuläre Dysfunktionen (TMD)** ist definiert als eine Reihe von Störungen und Dysfunktionen, die mit Veränderungen der Struktur, Funktion oder auch Physiologie des mastikatorischen Systems zusammenhängen. Es werden in der Regel zwei große Gruppen unterschieden: häufige TMDs mit validierten diagnostischen Kriterien und seltenere Formen der TMD ohne validierte diagnostische Kriterien (Ohrbach und Dworkin 2016). Die Angaben bezüglich der Prävalenzschätzung von TMD haben eine große Spannweite und schwanken je nach angewandter Untersuchungstechnik und Klassifikation zwischen 24 % und 79 % innerhalb der Bevölkerung (Cooper et al. 2007, Nassif et al. 2003).

Da eine TMD häufig der Ausdruck maladaptiver Verarbeitung von Alltagsbelastungen und Stress ist, ist neben einer klinischen Untersuchung des Kiefergelenks (Temporomandibulargelenks, TMJ) eine biopsychosoziale Betrachtung der Beschwerden von hoher Relevanz. Diese beiden Aspekte werden in den 2014 revidierten Diagnosekriterien für TMD (Diagnostic Criteria for Temporomandibular Disorders – DC/TMD) berücksichtigt. Die „Achse I" der DC/TMD erfasst dabei über die klinische Untersuchung die somatischen Funktionsstörungen und Beeinträchtigungen des Kausystems. Emotionale, kognitive, verhaltensbedingte und psychosoziale Faktoren hingegen werden über die „Achse II" der DC/TMD erhoben (Schiffman et al. 2014). Durch die DC/TMD erfolgt zudem die Diagnosestellung und Klassifizierung der TMD. Neben der DC/TMD gibt es noch weitere Einzeltests oder auch Testcluster, die im Rahmen einer Untersuchung von Patienten mit Verdacht auf TMD angewendet werden.

Kapitelübersicht

Im Rahmen dieses Kapitels werden die einzelnen Untersuchungselemente für Patienten mit Beschwerden in der temporomandibulären Region vorgestellt. Zunächst werden die einzelnen Aspekte des Untersuchungsvorgangs bezogen auf die Durchführung vorgestellt. Die Zusammenfassung der Evidenzen zu den jeweiligen physikalischen Untersuchungsverfahren erfolgt gesammelt in einer Tabelle und ist mit dem jeweiligen klinischen Zielparameter, der mittels des Untersuchungsverfahrens aufgedeckt werden soll, verknüpft.

Dimensionen Die Testungen dieses Kapitels sind in folgende Dimensionen gegliedert *Testungen des Bewegungsausmaßes zur Identifikation einer TMD* (➤ Kap. 8.1.1, ➤ Kap. 8.1.5), *Identifikation von Gelenkgeräuschen* (➤ Kap. 8.1.2), *Sensibilitätstestungen* (➤ Kap. 8.1.3), *Schmerzprovokationstests* (➤ Kap. 8.1.4), *orofaziale Bewegungskontrolle* (➤ Kap. 8.1.4), *Palpation* (➤ Kap. 8.1.6), *Gelenktests* (➤ Kap. 8.1.7).

Evidenzlage Für viele klinische Tests konnte nur eine geringe Anzahl an Studien identifiziert werden, sodass eine Beurteilung der Validität und Reliabilität nicht immer möglich ist. Zudem besteht überwiegend ein unklares Verzerrungsrisiko.

Empfehlungen Die Empfehlungen verschiedener klinischer Testungen in der physiotherapeutischen Praxis sind für die multiplen Subklassifikationen der TMD heterogen. Am Ende jedes Abschnitts finden Sie eine Übersicht der Empfehlungen bezüglich des untersuchten Assessments.

Praktikabilität Die Durchführung aller hier vorgestellten Tests ist mit einem geringen Zeit- und Kostenaufwand verbunden.

➤ Tab. 8.1 zeigt eine Übersicht der Dimensionen und der dazu untersuchten Assessments.

Tab. 8.1 Dimensionen mit inkludierten Assessments

Testungen des Bewegungsausmaßes zur Identifikation einer TMD
• Aktive Bewegungsüberprüfung (➤ Kap. 8.1.1) • Passive Bewegungsüberprüfung (➤ Kap. 8.1.5)
Identifikation von Gelenkgeräuschen
• Klicken/Knacken (➤ Kap. 8.1.2) • Krepitation (➤ Kap. 8.1.2) • Eliminationstest (➤ Kap. 8.1.2) • Manipulationstest (➤ Kap. 8.1.2)
Sensibilitätstestung
• Druckschmerzschwelle (Pressure Pain Threshold, PPT) (➤ Kap. 8.1.3)
Schmerzprovokationstest
• Dental Stick Test (➤ Kap. 8.1.4) • Isometrischer Widerstandstest (➤ Kap. 8.1.4)
Orofaziale Bewegungskontrolle
• Thorakale Extension (➤ Kap. 8.1.4) • Nackenextension mit entspanntem Unterkiefer (➤ Kap. 8.1.4) • Isolierte Protrusion (➤ Kap. 8.1.4) • Isolierte Propulsion der Zunge (➤ Kap. 8.1.4) • Mundöffnung (➤ Kap. 8.1.4) • Isolierte Laterotrusion (➤ Kap. 8.1.4) • Kontrollierte Protrusion (➤ Kap. 8.1.4) • Statischer Stabilisierungstest des Unterkiefers (➤ Kap. 8.1.4)
Palpation
• Palpation des Temporomandibulargelenks (➤ Kap. 8.1.6)
Gelenktests
• Gelenkprovokationstest (➤ Kap. 8.1.7) • Gelenkmobilitätstest (➤ Kap. 8.1.7) • Kompressionstest (➤ Kap. 8.1.7) • Kondylentranslation (➤ Kap. 8.1.7) • Gelenkspieltest (➤ Kap. 8.1.7)
Testcluster
• Testcluster für intraartikuläre Störungen (➤ Kap. 8.1.8) • Testcluster für Diskusverlagerung ohne Reduktion (➤ Kap. 8.1.8) • Testcluster für Diskusverlagerung mit Redukation (➤ Kap. 8.1.8) • Testcluster für temporomandibuläre Dysfunktion (TMD) allgemein (➤ Kap. 8.1.8) • Testcluster für Gelenkserguss (➤ Kap. 8.1.8) • Testcluster für Synovitis (➤ Kap. 8.1.8)

8.1.1 Aktive Bewegungsüberprüfung

Für die aktive Bewegungsüberprüfung des Kiefergelenks ist die Inspektion folgender Bewegungsrichtungen notwendig: **Depression** (Mundöffnung), **Protrusion** (Vorwärtsbewegung der Mandibula), **Retrusion** (Rückwärtsbewegung der Mandibula) und **Laterotrusion**

(Seitverschiebung der Mandibula). Das Bewegungsausmaß wird mittels eines Lineals gemessen und in mm angegeben. Während der Ausführung der Bewegungen sollte neben der Quantität auch die Qualität der Bewegungen sowie die Reproduktion von (bekannten) Symptomen erfasst und dokumentiert werden. Die aktive Bewegungsüberprüfung wird verwendet, um Rückschluss auf eine Reihe von Pathologien und Beschwerdebilder im Kieferbereich zu erhalten.

Praktikabilität Die Anschaffung eines Metalllineals zur Quantifizierung ist mit vergleichsweise geringen Kosten verbunden.

Durchführung

Zur standardisierten Messung des aktiven Bewegungsausmaßes (AROM) sitzen die Patienten auf dem kurzen Ende der Behandlungsliege und nehmen die sog. „upright position of the mandible" (UPPM) ein (Hertling und Kessler 2006). Eine Übersicht zu den durchschnittlichen Bewegungsausmaßen gesunder Menschen in den unterschiedlichen Bewegungsrichtungen kann ➢ Tab. 8.2 entnommen werden.

Mundöffnungsmuster Zur qualitativen Beurteilung der Mundöffnungsbewegung steht der Therapeut vor dem Patienten und bittet ihn den Mund zu öffnen. Hierbei wird differenziert in ein „normales" Öffnungsmuster (es findet eine gerade Bewegung statt) und eine Deviation (Shift). Eine Deviation kann entweder korrigiert oder unkorrigiert auftreten. Bei einer **korrigierten Deviation** findet eine Abweichung der Mandibula von der Mittellinie Richtung Laterotrusion statt. Diese Abweichung wird jedoch bis zur Vollendung der maximalen Mundöffnung korrigiert. Eine **unkorrigierte Deviation** bedeutet folglich, dass eine abweichende Laterotrusionsbewegung von der Mittellinie stattfindet, die bis zur maximalen Mundöffnung bestehen bleibt (Schiffman et al. 2014).

AROM Depression Zur Quantifizierung des maximalen Mundöffnungsausmaßes steht der Therapeut seitlich zu dem Patienten. Zur Vermeidung einer weiterlaufenden kompensatorischen Bewegung in die Halswirbelsäule (HWS) sollte der Therapeut eine Hand an das Okziput des Patienten legen und den Unterarm parallel zur HWS des Patienten einstellen. Mit der anderen Hand wird zur Messung des Bewegungsausmaßes das Lineal an die Oberkante der mandibulären Schneidezähne angelegt und zur Unterkante der maxillären Schneidezähne geführt (Schiffman et al. 2014, von Piekartz 2015).

AROM Protrusion Zur Messung der Protrusion steht der Therapeut seitlich neben dem Patienten und bittet diesen, den Unterkiefer so weit wie möglich nach vorne zu schieben. Auch hier sollte die HWS kontrolliert werden, indem der Therapeut die HWS in eine Neutralstellung korrigiert (siehe Depression). Ebenfalls sollte die Qualität der Bewegungsausführung bewertet werden. Ein Ausweichen des Kinns aus der Sagittalebene bei der Protrusionsbewegung wird als Abweichung angesehen und sollte im Rahmen der Befundaufnahme dokumentiert werden. Zur Messung des Bewegungsausmaßes wird mittels eines Lineals der Abstand zwischen den Schneidezähnen der unteren und oberen Zahnreihe gemessen. Zuvor muss die Protrusion in der Ruhestellung erfasst werden. Das Maß der protrusiven Ruhestellung (in mm) wird zu dem Wert der maximalen protrusiven Bewegung hinzugerechnet (Schiffman et al. 2014, von Piekartz 2015).

AROM Retrusion Zur Messung der Retrusion steht der Therapeut seitlich neben dem Patienten und bittet diesen, den Unterkiefer so weit wie möglich nach hinten zu schieben. Auch hier sollte die HWS kontrolliert werden, indem der Therapeut die HWS in eine Neutralstellung korrigiert (s. Depression). Ebenfalls sollte die Qualität der Bewegungsausführung bewertet werden (von Piekartz 2015).

AROM Laterotrusion Bei der Laterotrusionsbewegung wird der Patient dazu aufgefordert, mit leicht separierten Zähnen eine Seitverschiebung des Unterkiefers auszuführen. Zur Messung des Bewegungsausmaßes wird bei Verschiebung des Unterkiefers zu einer Seite der Abstand zwischen den Schneidezähnen oder oberen und unteren Zahnreihe gemessen. Zuvor sollte jedoch geschaut werden, ob die Mittellinien des Ober- und Unterkiefers in der Ruhestellung senkrecht übereinanderstehen. Wenn dies nicht der Fall ist, muss die Verschiebung der Mittellinie erfasst werden und zum/vom gemessenen Bewegungsausmaß (je nach Verschiebung und Richtung, die gemessen wird) addiert bzw. subtrahiert werden. Die Laterotrusion muss im Seitenvergleich betrachtet und interpretiert werden (Schiffman et al. 2014, von Piekartz 2015).

Tab. 8.2 Bewegungsausmaß der Mandibula (Celic et al. 2003)

Bewegungsrichtung	Bewegungsausmaß
Depression:	50,8 (± 5) mm, Minimum 40 mm, Maximum 63 mm
Protrusion:	7,9 mm (± 2,5) mm, Minimum 3 mm, Maximum 13 mm
Laterotrusion:	*Rechts:* 10 (± 2,8) mm, Minimum 4 mm, Maximum 15 mm *Links:* 10,1 (± 3) mm, Minimum 3 mm, Maximum 15 mm

Zusammenfassung der Evidenz

➢ Tab. 8.3
➢ Tab. 8.4

Empfehlungen

➢ Tab. 8.5

- Die alleinige Testung des Bewegungsausmaßes zur Bestätigung einer TMD reicht nicht aus, um zwischen Personen mit TMD und Asymptomatischen zu differenzieren. Die alleinige Testung des Bewegungsausmaßes kann hingegen in geringem Maß für den Ausschluss einer TMD empfohlen werden. Diese Empfehlung basiert jedoch nur auf einer einzigen Publikation, weshalb mehr Studien mit geringem Verzerrungsrisiko und klinisch bedeutsamen Parametern benötigt werden.
- Aufgrund des geringen Verzerrungsrisikos und der moderaten klinischen Evidenz kann Schmerz während verschiedener Mandibulabewegungen als Identifikationsmerkmal für einen Gelenkserguss in geringem Ausmaß für den klinischen Alltag empfohlen werden. Es ist jedoch zu beachten, dass sich diese Empfehlung nur auf eine Studie mit geringem Verzerrungsrisiko stützt.

Tab. 8.3 Validität der aktiven Bewegungsuntersuchung

Studie	Studienpopulation	Referenz	RoB	Maßzahl
Kriteriumsvalidität				
Identifikation intraartikulärer Störungen				
Holmlund und Axelsson 1996	n = 200, Alter (ø): 42	Arthroskopie	•	*Reduzierte Protrusion als Zeichen für Adhäsionen:* LR^+ = 1,50 LR^- = 0,25 *Reduzierte kontralaterale Beweglichkeit als Zeichen für Gelenksdysfunktion:* LR^+ = 1,30 LR^- = 0,74
Identifikation eines temporomandibulären Gelenksergusses				
Manfredini et al. 2003	n = 61	MRT	•	*Schmerz während Mandibulabewegung:* LR^+ = 3,35 LR^- = 0,48
Identifikation einer Diskusverlagerung ohne Reduktion (DD-nR)				
Julsvoll et al. 2016	n = 35 (31 w), Alter (ø): 44 ± 13	MRT	•	*Laterotrusion (R/L):* LR^+ = 1,73/0,79 LR^- = 0,49/1,19 *Deviation (R/L):* LR^+ = 2,48/2,71 LR^- = 0,56/0,52
Yatani et al. 1998a	n = 273 (221 w), Alter (ø): 33,2	MRT	•	*Limitierte MÖ:* LR^+ = 2,64 LR^- = 0,68 *Deviation (ohne Korrektur):* LR^+ = 8,18 LR^- = 0,75
Stegenga et al. 1992	n = 70 (62 w), Alter (ø): 26 (± 7,5)	MRT	•	*Deviation (mit Korrektur):* LR^+ = 0,33 LR^- = 1,51 *Deviation ohne Korrektur:* LR^+ = 3,88 LR^- = 0,41 *Reduzierte MÖ:* LR^+ = 2,26 LR^- = 0,23 *Reduzierte Protrusion:* LR^+ = 1,72 LR^- = 0,59 *Reduzierte kontralaterale Laterotrusion:* LR^+ = 2,75 LR^- = 0,45 *Gelenkschmerz bei Öffnung:* LR^+ = 1,72 LR^- = 0,46 *Schmerz bei kontralateraler Laterotrusion:* LR^+ = 4,86 LR^- = 0,71
Orsini et al. 1999	TMD: n = 146 (115 w), Alter (ø): 33,7 (± 16,8); asymptomatisch: n = 23 (20 w), Alter (ø): 22,5 (± 0,65)	MRT	•	*Schmerz während assistierter MÖ:* LR^+ = 6,02 LR^- = 0,49 *Deviation der Mandibula:* LR^+ = 2,49 LR^- = 0,78 *Limitierte MÖ:* LR^+ = 1,93 LR^- = 0,81

Tab. 8.3 Validität der aktiven Bewegungsuntersuchung *(Forts.)*

Studie	Studienpopulation	Referenz	RoB	Maßzahl
Identifikation einer Diskusverlagerung mit Reduktion (DD-R)				
Orsini et al. 1999	TMD: n = 146 (115 w), Alter (ø): 33,7 (± 16,8); asymptomatisch: n = 23 (20 w), Alter (ø): 22,5 (± 0,65)	MRT	•	*Deviation bei MMO:* LR⁺ = 0,20 LR⁻ = 1,05 *Schmerz bei assistierter MÖ:* LR⁺ = 0,84 LR⁻ = 1,04 *Limitierte MÖ:* LR⁺ = 0,91 LR⁻ = 1,90
Stegenga et al. 1992	n = 70 (62 w), Alter (ø): 26 (± 7,5)	MRT	•	*Deviation mit Korrektur:* LR⁺ = 2,59 LR⁻ = 0,67 *Deviation ohne Korrektur:* LR⁺ = 0,31 LR⁻ = 2,00 *Reduzierte MÖ:* LR⁺ = 0,48 LR⁻ = 2,95 *Reduzierte Protrusion:* LR⁺ = 0,47 LR⁻ = 1,87 *Reduzierte kontralaterale Laterotrusion:* LR⁺ = 0,23 LR⁻ = 2,50 *Gelenkschmerz bei Öffnung:* LR⁺ = 0,64 LR⁻ = 1,81 *Schmerz bei kontralateraler Laterotrusion:* LR⁺ = 0,19 LR⁻ = 1,36
Kriteriumsvalidität				
Assoziation mit einer TMD				
Lobbezoo-Scholte et al. 1993	n = 765; TMD: n = 621 (491 w), Alter (ø): 34 (± 14); gesunde Kontrollgruppe: n = 144 (99 w), Alter (ø): 35 (± 14)	Leitlinien der American Academy of Craniomandibular Disorders	•	*AROM (Schmerz bei MÖ, Deviation bei MÖ, MMÖ):* LR⁺ = 1,73 LR⁻ = 0,11

Alter (ø): mittleres Alter in Jahren, AROM: aktives Bewegungsausmaß, DD-nR: Diskusverlagerung ohne Reduktion, DD-R: Diskusverlagerung mit Reduktion, L: links, LR⁺: positive Likelihood-Ratio, LR⁻: negative Likelihood-Ratio, MÖ: Mundöffnung, MMÖ: maximale Mundöffnung, MRT: Magnetresonanztomografie, n: Anzahl der untersuchten Personen, R: rechts, RoB: Risk of Bias, TMD: temporomandibuläre Dysfunktion, w: weiblich

▢ : hohes Risiko/klinisch nicht relevant, ▢ : geringes Risiko/klinisch relevant, ▢ : unklares Risiko/moderat klinisch relevant

Tab. 8.4 Reliabilität klinischer Zeichen bei der aktiven Bewegungsuntersuchung

Studie	Studienpopulation	RoB	Intratester	Intertester
Dworkin et al. 1990	n = 64; TMD-Gruppe: 60 %; gesunde Kontrollgruppe: 40 %	•	k.A.	*ICC:* AROM: – Vertikal: 0,90–0,98 – Laterotrusion: 0,70 – Protrusion: 0,68 *Kappa-Koeffizient:* Öffnungsmuster: 0,70 Protrusionsmuster: 0,38 Schmerz bei: – Kauen/Beißen: 0,46 – Laterotrusion: 0,71 – Protrusion: 0,73

(Forts.)

Tab. 8.4 Reliabilität klinischer Zeichen bei der aktiven Bewegungsuntersuchung *(Forts.)*

Studie	Studienpopulation	RoB	Intratester	Intertester
Walker et al. 2000	n = 30; TMD: n = 15 (13 w), Alter (ø): 35,2; asymptomatisch: n = 15 (12 w), Alter (ø): 42,9	●	*ICC:* AROM: Depression: 0,94 Laterotrusion L: 0,85–0,92 Laterotrusion R: 0,75–0,82 Protrusion: 0,89–0,93 Overbite: 0,90–0,97 Overjet: 0,98–0,99	*ICC:* AROM: Depression: 0,99 Laterotrusion L: 0,94 Laterotrusion R: 0,96 Protrusion: 0,98 Overbite: 0,98 Overjet: 0,99
Julsvoll et al. 2017	TMD: n = 40 (36 w), Alter (ø): 44 (± 13)	●	k.A.	*Kappa-Koeffizient:* AROM (Schmerz): – MÖ: 0,79 – Protrusion: 0,44 – Laterotrusion R: 0,75 – Laterotrusion L: 0,64

Alter (ø): mittleres Alter in Jahren, AROM: aktives Bewegungsausmaß, ICC: Intraklassen-Korrelationskoeffizient, k.A.: keine Angabe, L: links, MÖ: Mundöffnung, n: Anzahl der untersuchten Personen, R: rechts, RoB: Risk of Bias, TMD: temporomandibuläre Dysfunktion, w: weiblich
□ : hohes Risiko/klinisch nicht relevant, □ : geringes Risiko/klinisch relevant, □ : unklares Risiko/moderat klinisch relevant

Tab. 8.5 Empfehlungen zur aktiven Bewegungsuntersuchung

Kriteriumsvalidität	Bestätigung	Ausschluss
Identifikation einer TMD (allgemein) anhand des AROM	–	+
Identifikation eines Gelenksergusses anhand von Schmerz bei Mandibulabewegung	+	+
Identifikation von Adhäsionen anhand einer reduzierten Protrusion	–	+
Identifikation einer DD-nR		
→ anhand reduzierter Mundöffnung	+	–
→ anhand reduzierter Protrusion	–	–
→ anhand reduzierter Laterotrusion	+	+
→ anhand von Schmerz bei der Laterotrusion	+	–
→ anhand einer Deviation ohne Korrektur	+	–
→ anhand einer Deviation mit Korrektur	+	–
→ anhand von Schmerzen bei der Mundöffnung (aktiv/assistiv)	+	+
Identifikation einer DD-R		
→ anhand reduzierter Mundöffnung	–	–
→ anhand reduzierter Protrusion	–	–
→ anhand reduzierter Laterotrusion	–	–
→ anhand von Schmerz bei der Laterotrusion	–	–
→ anhand einer Deviation ohne Korrektur	–	–
→ anhand einer Deviation mit Korrektur	+	–
→ anhand von Schmerzen bei der Mundöffnung (aktiv/assistiv)	–	–
Reliabilität	**Intratester**	**Intertester**
Übereinstimmende Beurteilung der klinischen Zeichen bei der aktiven Bewegungsuntersuchung zur Identifikation einer TMD	+	++

AROM: aktives Bewegungsausmaß, DD-nR: Diskusverlagerung ohne Reduktion, DD-R: Diskusverlagerung mit Reduktion, MÖ: Mundöffnung, TMD: temporomandibuläre Dysfunktion
–: keine, +: geringe, ++: moderate, +++: starke Empfehlung, k.A.: keine Angabe

- Für die Bestätigung einer DD-R kann lediglich die Deviation mit Korrektur in geringem Maße für den klinischen Einsatz empfohlen werden. Hier gilt es jedoch zu beachten, dass sich diese Empfehlung nur auf eine Publikation mit moderatem Verzerrungsrisiko stützt. Die alleinige Untersuchung verschiedener Bewegungsrichtungen ist nicht geeignet für die Identifikation einer DD-R. Durch Reduktion einzelner Bewegungsrichtungen bzw. Schmerz während einzelner Bewegungsrichtungen kann eine DD-R nicht ausgeschlossen werden.
- Zur Bestätigung einer DD-nR kann die alleinige Testung einer reduzierten Mundöffnung oder eine reduzierte Laterotrusionsbewegung oder ein Schmerz während einer Laterotrusionsbewegung, eine korrigierte Deviation, eine Deviation ohne Korrektur oder ein Schmerz bei aktiver oder assistiver Mundöffnung in

geringem Maße für den klinischen Alltag empfohlen werden. Für den Ausschluss einer DD-nR kann lediglich Schmerz bei Mundöffnung in geringem Ausmaß empfohlen werden.
- Die Testungen zur Beurteilung des Bewegungsausmaßes der Mandibula bei Patienten mit einer TMD können in Bezug auf die Zuverlässigkeit (Intertester-Reliabilität) in moderatem Ausmaß für den klinischen Einsatz empfohlen werden. Die statistischen Werte für die Übereinstimmung liegen überwiegend im exzellenten Bereich.
- Die Empfehlungen zur Validität der Testung des Bewegungsausmaßes in Bezug auf die jeweiligen klinischen Parameter basieren überwiegend auf Einzelstudien, die ein moderates bis geringes Bias-Risiko aufweisen. Einzeltests zur Beurteilung des Bewegungsausmaßes haben in der Klassifikation einer TMD keinen hohen diagnostischen Wert, da sie lediglich zeigen, dass eine Reduktion des Bewegungsausmaßes vorliegen bzw. ein Schmerz während Bewegung bei bestimmten TMD-Formen auftreten kann. Sie können aber nicht eine bestimmte TMD-Form diagnostizieren und unterscheiden. Hierzu ist es sinnvoller, Klassifikationssysteme wie die DC/TMD zu nutzen, welche diagnostische Kriterien zur Identifikation verschiedener TMD-Formen beinhaltet (siehe Kap. 8.1.9).

8.1.2 Identifikation von Gelenkgeräuschen

Die Untersuchung von Gelenkgeräuschen wird verwendet, um Rückschluss auf eine Reihe von Pathologien und Beschwerdebilder im Kieferbereich zu erhalten. Bei der Untersuchung von Gelenkgeräuschen können folgende Geräusche voneinander differenziert werden:
- **Klicken (Syn.: Schnappen, Knacken):** ein klares, präzises Geräusch mit klarem Beginn, dass sich wie ein Klicken anhört. Beim Klicken bzw. Knacken wird nochmals unterschieden in initiales Knacken, terminales Knacken, intermediäres Knacken und reziprokes Knacken.
- **Krepitation:** kann über eine längere oder auch die gesamte Dauer der verschiedenen Kieferbewegungen auftreten. Es wird auch als knirschendes, reibendes oder mahlendes Geräusch bezeichnet (Fink et al. 2001, Schiffman et al. 2014).

Praktikabilität Unter alleiniger Nutzung der Palpation fallen keine Kosten an. Die Anschaffung eines Stethoskops ist mit vergleichsweise geringen Kosten verbunden.

Durchführung

Die Aufnahme von Gelenkgeräuschen kann mittels Palpation und/oder Auskultation erfolgen. Zudem kann eine bilaterale oder unilaterale Beurteilung durchgeführt werden. Bei der Palpation wird der Finger des Therapeuten entweder uni- oder bilateral am lateralen Pol des Kiefergelenks platziert. Der Patient soll nun den Kiefer öffnen und wieder schließen und dem Therapeuten rückmelden, ob Gelenkgeräusche gehört oder wahrgenommen wurden. Bei der Untersuchung mittels eines Stethoskops wird dieses direkt auf der Haut am Kiefergelenk angelegt. Während langsamer Öffnungs- und Schließbewegungen (auch während Protrusions- und Laterotrusionsbewegungen beurteilbar) wird auskultiert und überprüft, ob ein Geräusch auftritt, und der Klang sowie die Dauer und der Zeitpunkt des Auftretens des Geräusches werden beurteilt.

Eliminationstest Wenn bei der Palpation des TMJ ein Gelenkgeräusch identifiziert wurde, kann der sog. Eliminationstest durchgeführt werden. Hierzu bewegt der Patient den Unterkiefer in Richtung Protrusion und führt erneut eine Öffnungs- und Schließbewegung aus. Der Test wird als positiv gewertet, wenn das Klicken durch die Protrusion der Mandibula eliminiert wird (Farrar 1971).

Manipulationstest Für den Manipulationstest wird Druck aufgebaut, um die Kondylen während der Öffnungs- und Schließbewegung des Mundes nach anterior-superior in Richtung der posterioren Eminenz zu bewegen. Der Untersucher muss bewerten, ob das Klicken während des Tests lauter wird oder wegen einer Blockierung verschwindet (Dawson 1985).

Zusammenfassung der Evidenz

➢ Tab. 8.6
➢ Tab. 8.7

Empfehlungen

➢ Tab. 8.8

- Zur Bestätigung einer DD-R ist Klicken moderat, reziprokes Klicken sowie der Eliminationstest und die Kombination aus Geräuschen und Eliminations- bzw. Manipulationstest gering zu empfehlen. Dieselben Kriterien sowie der alleinige Manipulationstests sind für den Ausschluss einer DD-R in geringem Maße empfehlenswert. Allerdings gibt es einzelne Hinweise darauf, dass das Klicken für den Ausschluss einer DD-R eher nicht relevant ist. Auf Basis der Ergebnisse von Yatani et al. (1998b) scheint der Eliminationstest eher zum Ausschluss einer DD-R geeignet, hingegen sind Orsini et al. (1999) der Meinung, dass dieser Test zur Bestätigung einer DD-R geeignet ist.
- Bei der Identifikation einer DD-nR kann ein Klickgeräusch zur Bestätigung und zum Ausschluss nicht empfohlen werden.
- Krepitationsgeräusche können bei der Identifikation einer Osteoarthrose in moderatem Maße zur Bestätigung empfohlen werden. Für den Ausschluss einer Osteoarthrose sind Krepitationsgeräusche nur in geringem Maß empfehlenswert. Jedoch besteht aufgrund der Ergebnisse von Holmlund und Axelsson (1996) die Annahme, dass die Untersuchung von Krepitationsgeräuschen im Rahmen einer fortgeschrittenen Arthrose (OA Stadium 2) vor allem für den Ausschluss einer OA sinnvoll ist.
- In Bezug auf die Zuverlässigkeit (Intertester-Reliabilität) kann die Testung von Gelenkgeräuschen bei Patienten mit einer TMD in moderatem Ausmaß für den klinischen Einsatz empfohlen werden. Die statistischen Werte für die Übereinstimmung liegen überwiegend im exzellenten Bereich.

Tab. 8.6 Validität der Identifizierung und Charakterisierung von Gelenkgeräuschen

Studie	Studienpopulation	Referenz	RoB	Maßzahl
Kriteriumsvalidität				
Identifikation einer Osteoarthrose (OA)				
Holmlund und Axelsson 1996	n = 200, Alter (ø): 42	Arthroskopie	•	*Krepitation als Zeichen für OA:* LR⁺ = 3,21 LR⁻ = 0,64 *Krepitation als Zeichen für OA (Stadium 2):* LR⁺ = 4,19 LR⁻ = 0,39
Israel et al. 1998	n = 84 (71w), Alter (ø): 35	Arthroskopie	•	*Krepitation als Zeichen für OA:* LR⁺ = 30,74 LR⁻ = 0,30
Identifikation einer DD-nR				
Julsvoll et al. 2016	n = 35 (31 w), Alter (ø): 44 (± 13)	MRT	•	*Gelenkgeräusche (R/L):* LR⁺ = 3,09/2,63 LR⁻ = 0,38/0,49
Yatani et al. 1998a	n = 273 (221 w), Alter (ø): 33,2	MRT	•	*Gelenkgeräusche in der Vorgeschichte:* LR⁺ = 4,46 LR⁻ = 0,48 *Krepitationen:* LR⁺ = 4,67 LR⁻ = 0,87
Stegenga et al. 1992	n = 70 (62 w), Alter (ø): 26 (± 7,5)	MRT	•	*Reproduzierbares Klicken:* LR⁺ = 0,17 LR⁻ = 2,25 *Reziprokes Klicken:* LR⁺ = 0,08 LR⁻ = 1,85
Manfredini et al. 2008	n = 194 (153 w), Alter (ø): 55,3	MRT	•	*Klicken:* LR⁺ = 1,28 LR⁻ = 0,83
Orsini et al. 1999	TMD: n = 146 (115 w), Alter (ø): 33,7 (± 16,8); asymptomatisch: n = 23 (20 w), Alter (ø): 22,5 (± 0,65)	MRT	•	*Klicken:* LR⁺ = 0,96 LR⁻ = 1,01
Identifikation einer DD-R				
Orsini et al. 1999	TMD: n = 146 (115 w), Alter (ø): 33,7 (± 16,8); asymptomatisch: n = 23 (20 w), Alter (ø): 22,5 (± 0,65)	MRT	•	*Klicken:* LR⁺ = 3,01 LR⁻ = 0,59 *Elimination des Klickens in anteriorer Position:* LR⁺ = 3,70 LR⁻ = 0,63
Yatani et al. 1998b	n = 273 (221 w), Alter (ø): 33,2	MRT	•	*Gelenkgeräusche in der Vorgeschichte:* LR⁺ = 7,79 LR⁻ = 0,16 *Eliminationstest:* LR⁺ = 1,77 LR⁻ = 0,23 *Manipulationstest:* LR⁺ = 1,86 LR⁻ = 0,35

8

Tab. 8.6 Validität der Identifizierung und Charakterisierung von Gelenkgeräuschen *(Forts.)*

Studie	Studienpopulation	Referenz	RoB	Maßzahl
Stegenga et al. 1992	n = 70 (62 w), Alter (ø): 26 (± 7,5)	MRT	•	*Reproduzierbares Klicken:* LR^+ = 7,10 LR^- = 0,32 *Reziprokes Klicken:* LR^+ = 15,20 LR^- = 0,25
Manfredini et al. 2008	n = 194 (153 w), Alter (ø): 55,3	MRT	•	*Klicken:* LR^+ = 1,12 LR^- = 0,92

Alter (ø): mittleres Alter in Jahren, DD-nR, Diskusverlagerung ohne Reduktion, L: links, LR^+: positive Likelihood-Ratio, LR^-: negative Likelihood-Ratio, n: Anzahl der untersuchten Personen, OA: Osteoarthrose, R: rechts, RoB: Risk of Bias, TMD: temporomandibuläre Dysfunktion, w: weiblich

■ : hohes Risiko/klinisch nicht relevant, ■ : geringes Risiko/klinisch relevant, ■ : unklares Risiko/moderat klinisch relevant

Tab. 8.7 Reliabilität der Identifizierung und Charakterisierung von Gelenkgeräuschen

Studie	Studienpopulation	RoB	Intratester	Intertester
Dworkin et al. 1990	n = 64; TMD-Gruppe: 60 %; gesunde Kontrollgruppe: 40 %	•	k.A.	*ICC bzw. Kappa:* Gelenkgeräusche bei: – Palpation: κ = 0,62 – Auskultation: κ = 0,61 – Öffnung: ICC = 0,74 – Laterotrusion: κ = 0,30 – Protrusion: κ = 0,44 Jegliches Gelenkgeräusch: ICC = 0,68
Julsvoll et al. 2017	TMD: n = 40 (35 w), Alter (ø): 44 (± 13)	•	k.A.	*Kappa-Koeffizient:* Gelenkgeräusche bei: MÖ: – Klicken: 0,94 – Krepitation: 0,95 Mundschluss: – Klicken: 0,87 – Krepitation: 0,88 Protrusion: – Klicken: 0,66 Krepitation: 0,81 Laterotrusion R: – Klicken: 0,87 – Krepitation: 0,92 Laterotrusion L: – Klicken: 0,47 – Krepitation: 0,80

Alter (Alter (ø)): mittleres Alter in Jahren, ICC: Intraklassen-Korrelationskoeffizient, κ: Kappa-Koeffizient, k.A.: keine Angabe, MÖ: Mundöffnung, n: Anzahl der untersuchten Personen, RoB: Risk of Bias, TMD: temporomandibuläre Dysfunktion, w: weiblich

■ : hohes Risiko/klinisch nicht relevant, ■ : geringes Risiko/klinisch relevant, ■ : unklares Risiko/moderat klinisch relevant

8.1.3 Sensibilitätstestungen

Synonyme/Englisch/Schlüsselbegriffe Pain Sensitivity Testing, Mechanical Sensitivity Testing.

Die Bestimmung der Druckschmerzschwelle (Pressure Pain Threshold) wird in der Literatur sowohl als Diagnostikum – etwa für ein myofasziales Syndrom im orofazialen Bereich bzw. für eine temporomandibuläre Arthralgie – als auch zur Verlaufskontrolle beschrieben, um das klinische Outcome verschiedener Therapiemodalitäten zu quantifizieren (Reeves et al. 1986). Die Druckschmerzschwelle ist der kleinste Stimulus, der zu einer schmerzhaften Sensation führt (Gomes et al. 2008).

Praktikabilität Die Anschaffung eines Druckalgometers zur Bestimmung der Druckschmerzschwelle ist mit Kosten verbunden.

Tab. 8.8 Empfehlungen zur Identifizierung und Charakterisierung von Gelenkgeräuschen

Kriteriumsvalidität	Bestätigung	Ausschluss
Identifikation einer OA anhand von Krepitation	++	+
Identifikation einer DD-nR → anhand von Klicken → anhand vom reziprokem Klicken	 – –	 – –
Identifikation einer DD-R → anhand von Klicken → anhand von reziprokem Klicken → anhand der Elimination des Klickens in anteriorer Position → anhand des Manipulationstests	 ++ + + –	 + + + +
Reliabilität	**Intratester**	**Intertester**
Übereinstimmende Identifikation und Charakterisierung von Gelenkgeräuschen bei Patienten mit TMD	k.A.	++

DD-nR: Diskusverlagerung ohne Reduktion, DD-R: Diskusverlagerung mit Reduktion, OA: Osteoarthrose, TMD: temporomandibuläre Dysfunktion
–: keine, +: geringe, ++: moderate, +++: starke Empfehlung, k.A.: keine Angabe

Durchführung

Das Algometer wird lotrecht zum Messpunkt aufgesetzt. In der Literatur finden sich unterschiedliche Angaben in Bezug auf das Gewicht und die Geschwindigkeit der Druckaufnahme bei Messungen im orofazialen Bereich. Das Spektrum reicht von 0,5 kg (Cunha et al. 2014) bis 2,0 kg pro Quadratzentimeter (cm^2) konstantem Druck (Visscher et al. 2004). Es gilt der Wert, den das Algometer bei der Äußerung des ersten Schmerzes durch die Patienten anzeigt. Der Wert wird in kg/cm^2 angegeben. Vgl. auch ➢ Kap. 8.2.3.

Zusammenfassung der Evidenz

➢ Tab. 8.9
➢ Tab. 8.10

Tab. 8.9 Validität der Druckschmerzschwellenbestimmung

Studie	Studienpopulation	Referenz	RoB	Maßzahl
Kriteriumsvalidität				
Identifikation einer temporomandibulären Arthralgie				
Cunha et al. 2014	Kontrollgruppe: n = 15 (w), Alter (ø): 27; Gruppe IIa RDC/TMD (DD-R): n = 14, Alter (ø): 31; Gruppe IIIa RDC/TMD (Arthralgie): n = 20, Alter (ø): 37	MRT bei geöffnetem und geschlossenem Mund	▪	Bei 1,36 kgf/cm^2: AUC = 0,90 LR^+ = 6,77 LR^- = 0,33
Identifikation eines myofaszialen Syndroms mithilfe der PPT				
Farella et al. 2000	Myofasziales Syndrom: n = 40 (w), Alter (ø): 31,8 (±10,4); Kontrollgruppe: n = 40, Alter (ø): 31,9 (± 10,3)	Myofasziales Syndrom anhand der RDC/TMD	▪	*M. masseter:* LR^+ = 4,47 LR^- = 0,39 *M. temporalis:* LR^+ = 5,92 LR^- = 0,26
Identifikation einer TMD anhand der PPT				
Gomes et al. 2008	TMD-Gruppe: n = 40 (38 w), Alter (ø): 34,2 (± 9,5); asymptomatische Kontrollgruppe: n = 40 (38 w), Alter (ø): 32,8 (± 10,0)	Klassifikation nach der RDC/TMD	▪	*M. temporalis (rechts):* LR^+ = 5,40 LR^- = 0,37 *M. temporalis (links):* LR^+ = 6,25 LR^- = 0,42 *TMJ (rechts):* LR^+ = 11,28 LR^- = 0,46 *TMJ (links):* LR^+ = 15,00 LR^- = 0,26 *M. masseter (rechts):* LR^+ = 7,50 LR^- = 0,28 *M. masseter (links):* LR^+ = 7,25 LR^- = 0,25

Tab. 8.9 Validität der Druckschmerzschwellenbestimmung *(Forts.)*

Studie	Studienpopulation	Referenz	RoB	Maßzahl
Więckiewicz et al. 2015	n = 174 (93 w), Alter (ø): 21,50 ± 0,97	Clinical Index of Temporomandibular Dysfunction	•	AUC = 0,86 LR⁺ = 2,90 LR⁻ = 0,74

Alter (ø): mittleres Alter in Jahren, AUC: Area Under the Curve, DD-R: Diskusverlagerung mit Reduktion, MRT: Magnetresonanztomografie, kgf/cm²: Kilogram-force/cm², LR⁺: positive Likelihood-Ratio, LR⁻: negative Likelihood-Ratio, n: Anzahl der untersuchten Personen, RDC/TMD: Research Diagnostic Criteria of Temporomandibular Disorders, RoB: Risk of Bias, TMD: temporomandibuläre Dysfunktion, TMJ: Kiefergelenk, w: weiblich

▪: hohes Risiko/klinisch nicht relevant, ▪: geringes Risiko/klinisch relevant, ▪: unklares Risiko/moderat klinisch relevant

Tab. 8.10 Reliabilität der PPT

Studie	Studienpopulation	RoB	Intratester	Intertester
Bernhardt et al. 2007	TMD-Patienten: n = 15 (14 w), Alter (ø): 33 (± 11,3); asymptomatische Gruppe: n = 15, Alter (ø): 38 (± 10,8)	•	*ICC PAP und Somedic-Algometer:* Rechts: M. frontalis: 0,73–0,82 M. temporalis: 0,73–0,98 M. masseter: 0,82–0,96 TMJ: 0,80–0,93 Links: M. frontalis: 0,87 M. temporalis 0,82–0,96 M. masseter: 0,80–0,96 TMJ: 0,93–0,96	k.A.
Gomes et al. 2008	TMD-Patienten: n = 40 (38 w), Alter (ø) 34,2 (± 9,5); gesunde Kontrollgruppe: n = 40 (38 w), Alter (ø) 32,8 (± 10,0)	•	k.A.	*ICC:* Kontrollpersonen: 0,68–0,80 (ø: 0,74) TMD-Gruppe: 0,51–0,69 (ø: 0,62)
Goulet et al. 1998	TMD-Patienten: n = 72 (62 w), Alter (ø): 29,0 (± 6); gematchte asymptomatische Probanden	•	*ICC M. masseter (ø):* PAP: 0,61–0,85 FPP: 0,62–0,70	k.A.

Alter (ø): mittleres Alter in Jahren, AROM: aktives Bewegungsausmaß, FPP: Fingertip Pressure Pain, ICC: Intra-Klassen-Koeffizient, κ: Kappa-Koeffizient, ICC: Intraklassen-Korrelationskoeffizient, M.: Musculus, n: Anzahl der untersuchten Personen, PAP: Pessure Algometer for Palpation, RoB: Risk of Bias, TMD: temporomandibuläre Dysfunktion, TMJ: Kiefergelenk, w: weiblich

▪: hohes Risiko/klinisch nicht relevant, ▪: geringes Risiko/klinisch relevant, ▪: unklares Risiko/moderat klinisch relevant

Empfehlungen

➢ Tab. 8.11

- Insgesamt sind die Studien zur diagnostischen Validität der PPT sehr heterogen und zielen jeweils auf unterschiedliche Dysfunktionen ab, darunter Arthralgie (Cunha et al. 2014), myofasziales Syndrom (Farella et al. 2000) bzw. temporomandibuläre Dysfunktion (Gomes et al. 2008, Wieckiewic et al. 2014).
- Die Druckschmerzschwelle eignet sich aufgrund einer Studie mit mittlerem RoB moderat zur Bestätigung einer Arthralgie und ist zum Ausschluss bedingt geeignet (Cunha et al. 2014).
- Der auf den RDC/TMD und der Reproduktion der bekannten Symptome basierende Einschluss eines myofaszialen Syndroms ist auf der Basis von einer Studie mit mittlerem RoB in Bezug auf die Druckschmerzschwelle am M. masseter und M. temporalis moderat geeignet. Zum Ausschluss eines myofaszialen Syndroms ist die PPT-Bestimmung nicht geeignet (Farella 2000).
- Gomes et al. (2008) zeigen mit einem moderaten RoB, dass eine TMD über die PPT der Kiefer-/Kaumuskulatur mit einer hohen Likelihood-Ratio bestimmt werden kann. Allerdings ist die Ausschlussfähigkeit moderat. Auch nach Wieckiewic et al. (2014) lässt sich eine TMD über die Druckschmerzschwelle mit mittlerer LR⁺ einschließen, allerdings ist die Ausschlussmöglichkeit der TMD

Tab. 8.11 Empfehlungen zur Bestimmung der Druckschmerzschwelle (PPT)

Kriteriumsvalidität	Bestätigung	Ausschluss
Identifikation einer Arthralgie anhand der PPT	+	+
Identifikation eines myofaszialen Syndroms anhand der PPT	+	+
Identifikation einer TMD anhand der PPT	++	+
Reliabilität	**Intratester**	**Intertester**
Übereinstimmende Beurteilung des Tests	++	+

TMD: temporomandibuläre Dysfunktion

–: keine, +: geringe, ++: moderate, +++: starke Empfehlung, k.A.: keine Angabe

über die PPT gering. Für die Bestätigung einer TMD kann die PPT in moderatem Ausmaß empfohlen werden. Für den Ausschluss kann nur eine geringe Empfehlung ausgesprochen werden.

- Die PPT kann zur Verkaufskontrolle (Intratester-Reliabilität) in moderatem Ausmaß empfohlen werden. In Bezug auf die Übereinstimmung zwischen Untersuchern kann lediglich eine geringe Empfehlung ausgesprochen werden.
- Um in Bezug auf die diagnostische Güte starke Empfehlungen aussprechen zu können, ist weitere Evidenz mit geringem Verzerrungspotenzial und einheitlichem Zielkriterium erforderlich.
- Die Arbeiten von Chung et al. (1993) und List et al. (1989) mussten ausgeschlossen werden, da die Reliabilitätswerte auf dem Korrelationskoeffizienten nach Pearson basieren.

8.1.4 Spezielle Tests

Im Folgenden werden Tests aufgeführt, die in der klinischen Untersuchung als Schmerzprovokationstests dienen. Zudem werden Tests zur Beurteilung der motorischen Kontrolle der orofazialen Region beschrieben.

Schmerzprovokationstests

Dental Stick Test Der Patient sitzt auf dem kurzen Ende der Behandlungsbank in der UPPM. Er wird aufgefordert, einen Mundspatel einseitig auf den Molaren zu platzieren und zuzubeißen. Der Test wird als positiv gewertet, wenn während des Zubeißens ein Schmerz im ipsilateralen und kontralateralen TMJ reproduziert wird. Der Test wird als negativ bewertet, wenn kein Schmerz oder aber ein Schmerz in der Umgebung des TMJ ausgelöst wird (Julsvoll et al. 2016).

Isometrischer Widerstandstest (Laterotrusion) Bei dem isometrischen Widerstandstest liegt der Patient in Rückenlage auf der Behandlungsbank. Die Hand des Therapeuten wird kontralateral seitlich am Unterkiefer des Patienten platziert. Nun bekommt der Patient den Auftrag, gegen die Hand des Therapeuten anzuspannen, ohne eine Bewegung des Kiefers in Richtung Laterotrusion auszuführen. Der Test wird als positiv bewertet, wenn durch die isometrische Kontraktion in Richtung kontralaterale Laterotrusion ein Schmerz im ipsilateralen TMJ ausgelöst wird (Julsvoll et al. 2016).

Praktikabilität Die Anschaffung eines Mundspatels für den Dental Stick Test ist mit geringen Kosten verbunden.

Zusammenfassung der Evidenz

➤ Tab. 8.12
➤ Tab. 8.13

Empfehlungen

➤ Tab. 8.14

- Der Dental Stick Test kann in geringem Ausmaß zur Bestätigung und in moderatem Außmaß zum Ausschluss einer DD-nR empfohlen werden. Jedoch ist zu beachten, dass die Ergebnisse lediglich auf einer Studie mit geringem Verzerrungsrisiko beruhen.
- Schmerz während isometrischer Widerstandstests kann in geringem Maße zur Bestätigung einer TMD empfohlen werden. Jedoch ist auch hier zu beachten, dass die Ergebnisse lediglich auf einer Studie mit unklarem Verzerrungsrisiko beruhen.
- In Bezug auf die Intertester-Reliabiliät können die Schmerzprovokationstests in moderatem Ausmaß empfohlen werden.

Tab. 8.12 Validität der Schmerzprovokationstests

Studie	Studienpopulation	Referenz	RoB	Maßzahl
Kriteriumsvalidität				
Identifikation einer DD-nR				
Julsvoll et al. 2016	n = 35 (31 w), Alter (ø): 44 (± 13)	MRT	▪	*Dental Stick Test (R/L):* LR⁺ = 3,09/2,97 LR⁻ = 0,38/0,20 *Isometrischer Test (R/L):* LR⁺ = 1,78/1,00 LR⁻ = 0,63/1,00
Konstruktvalidität				
Assoziation mit einer TMD				
Lobbezoo-Scholte et al. 1993	n = 765; TMD-Patienten: n = 621 (491 w), Alter (ø): 34 (± 14); gesunde Kontrollgruppe: n = 144 (99 w), Alter (ø): 35 (± 14)	Leitlinien der American Academy of Craniomandibular Disorders	▪	Schmerz bei Widerstandstest (Schmerz bei lateralem Widerstand, Ermüdung bei Widerstand gegen Mundschluss): LR⁺ = 5,75 LR = 0,59

Alter (ø): mittleres Alter in Jahren, DD-nR: Diskusverlagerung ohne Reduktion, MRT: Magnetresonanztomografie, L: links, LR⁺: positive Likelihood-Ratio, LR⁻: negative Likelihood-Ratio, n: Anzahl der untersuchten Personen, R: rechts, RoB: Risk of Bias, TMD: temporomandibuläre Dysfunktion, w: weiblich
▪ : hohes Risiko/klinisch nicht relevant, ▪ : geringes Risiko/klinisch relevant, ▪ : unklares Risiko/moderat klinisch relevant

Tab. 8.13 Reliabilität der Schmerzprovokationstests

Studie	Studienpopulation	RoB	Intratester	Intertester
Julsvoll et al. 2017	n = 40 (35 w), Alter (ø): 44 (± 13), TMD-Patienten	▪	k.A.	*Kappa-Koeffizient:* Dental Stick Test: 0,88 Isometrischer Test: 0,78

Alter (ø): mittleres Alter in Jahren, k.A.: keine Angabe, n: Anzahl der untersuchten Personen, RoB: Risk of Bias, TMD: temporomandibuläre Dysfunktion, w: weiblich
▪ : hohes Risiko/klinisch nicht relevant, ▪ : geringes Risiko/klinisch relevant, ▪ : unklares Risiko/moderat klinisch relevant

Tab. 8.14 Empfehlungen zu Schmerzprovokationstests

Kriteriumsvalidität	Bestätigung	Ausschluss
Identifikation einer DD-nR → anhand des Dental Stick Test → anhand der isometrischen Tests	 + –	 ++ –
Konstruktvalidität		
Assoziation mit einer TMD durch Schmerz bei Widerstand (isometrische Tests)	+	–
Reliabilität	**Intertester**	**Intratester**
Übereinstimmende Beurteilung der Tests bei Patienten mit TMD	k.A.	++

DD-nR: Diskusverlagerung ohne Reduktion, TMD: temporomandibuläre Dysfunktion
–: keine, +: geringe, ++: moderate, +++: starke Empfehlung, k.A.: keine Angabe

Motorische Kontrolltests für die orofaziale Region

In der Literatur wurde bisher eine Testbatterie zur Evaluation der motorischen Kontrolle der orofazialen Region vorgestellt. Störungen der motorischen Kontrolle implizieren eine verminderte Kontrolle der aktiven Bewegungen während funktioneller Aktivitäten. Ansteuerungsschwierigkeiten der Kaumuskulatur werden vor allem bei Personen mit einer chronischen TMD beobachtet (Ferreira CL et al. 2014). Wissenschaftliche Untersuchungen zeigen, dass persistierende Schmerzzustände Veränderungen der motorischen Kontrolle zur Folge haben.

Durchführung

Die Testbatterie besteht aus acht verschiedenen Testungen. Die Patienten bekommen eine verbale Instruktion, wie die einzelnen Tests durchgeführt werden sollen. Die Bewertung jedes einzelnen Tests erfolgt auf Basis eines Scores zwischen 1 und 6, wobei ein geringer Wert einem niedrigen und ein hoher Score einem hohen Level der motorischen Kontrolle entspricht. Potenzielle assoziierte Aktivitäten während der einzelnen Tests sollen beschrieben werden.

Thorakale Extension Isolierte thorakale Extension ohne kompensatorische Aktivität der HWS und der orofazialen Region. Verbale Instruktion: „Stellen Sie sich vor, dass ein Pfeil direkt durch Ihre Brust geht und die Wand vor Ihnen trifft."

Nackenextension mit entspanntem Unterkiefer Kraniozervikale Extension ohne vermehrten Einsatz der Kaumuskulatur (Selbstkontrolle durch die ausführende Person mit dem Zeigefinger am Unterkiefer). Verbale Instruktion: „Schauen Sie in einer langsamen Bewegung Richtung Himmel und kontrollieren Sie die Spannung Ihres Unterkiefers."

Isolierte Protrusion des Unterkiefers Isolierte, kontrollierte Protrusion des Unterkiefers ohne kompensatorische Bewegungen der Gesichtsmuskulatur und der kraniozervikalen Region. Verbale Instruktion: „Es regnet, halten Sie den Kopf auf der Stelle, bewegen Sie den Kiefer nach vorne und fangen Sie so viele Regentropfen auf, wie Sie können."

Isolierte Zungenbewegung Isoliertes Herausstrecken der Zunge mit Kontrolle des Zungenbeins. Dabei sollen keine kompensatorischen Aktivität der Lippen und der ventralen Nackenmuskulatur auftreten. Verbaler Hinweis: „Versuchen Sie Ihre Zunge so weit wie möglich nach vorne zu bewegen, ohne Bewegung von Hals, Kopf und Zungenbein, und entspannen Sie die Zunge wieder in Ihrer Mundhöhle."

Mundöffnung ohne Knacken oder Klicken Die Bewegung wird durch die eigene taktile Rückmeldung gesteuert, um zu verhindern, dass ein Geräusch auftritt. Es sollte lediglich in dem Bewegungsausmaß bewegt werden, in dem das Geräusch nicht auftritt. Verbale Instruktion: „Versuchen Sie den Mund zu öffnen, wobei die Zunge am Gaumen positioniert ist, und stoppen Sie die Bewegung, bevor Sie ein Klicken oder Knacken hören" (falls vorhanden).

Isolierte Laterotrusionsbewegung Versuch einer isolierten Seitverschiebung des Unterkiefers in beide Richtungen ohne übermäßige Gesichts- und Nackenaktivität. Verbaler Hinweis: „Legen Sie Ihren Finger auf die Wange und versuchen Sie sich vorzustellen, dass Sie in Ihren Finger beißen wollen, ohne Kopf und Hals zu bewegen."

Kontrollierte Protrusion Versuch, den Unterkiefer kontrolliert nach anterior zu führen, ohne den Kopf zu bewegen. Verbaler Hinweis: „Ihr Finger ist der Chef, Ihr Unterkiefer ist der Hund. Also folgt der Hund genau dem Chef, ohne den Hals und den Kopf zu bewegen."

Statischer Stabilisierungstest des Unterkiefers Versuch, den Mund ca. 20 mm zu öffnen und mit dem Zeigefinger seitlich gegen den Unterkiefer zu drücken, um die Laterotrusionsbewegung zu verhindern (5 Mal nach links und 5 Mal nach rechts). Der Unterkiefer sollte hierbei in einer neutrales Position gehalten werden (isometrische Kontraktion) und es sollte keine Aktivität der Gesichtsmuskulatur und kraniozervikalen Region stattfinden. Verbale Instruktion: „Ihre Finger erzeugen einen leichten Druck auf einer Seite Ihres Unterkiefers, aber der Unterkiefer widersetzt sich diesem Druck und bleibt an der gleichen Stelle."

Zusammenfassung der Evidenz

➤ Tab. 8.15

Tab. 8.15 Validität der Testbatterie zur motorischen Kontrolle der orofazialen Region

Studie	Studienpopulation	Referenz	RoB	Maßzahl
Konstruktvalidität				
Identifikation einer TMD anhand von orofazialen Bewegungskontrolltests				
Von Piekartz et al. 2017	n = 95 (64 w); TMD-Gruppe: n = 25, Alter (ø): 33 (± 10,2); asymptomatische Gruppe: n = 70, Alter (ø): 36,1 (± 11,7)	Conti Anamnestic Questionnaire	•	Durchschnittswert beider Tester: LR^+ = 61,33 LR^- = 0,08 AUC = 0,94

Alter (ø): mittleres Alter in Jahren, ICC: Intra-Klassen-Koeffizient, n: Anzahl der untersuchten Personen, RoB: Risk of Bias, TMD: temporomandibuläre Dysfunktion, w: weiblich

▪: hohes Risiko/klinisch nicht relevant, ▪: geringes Risiko/klinisch relevant, ▪: unklares Risiko/moderat klinisch relevant

Tab. 8.16 Reliabilität der Testbatterie zur motorischen Kontrolle der orofazialen Region

Studie	Studienpopulation	RoB	Intratester	Intertester
Von Piekartz et al. 2017	n = 95 (64 w); TMD-Gruppe: n = 25; asymptomatische Gruppe: n = 70	•	k.A.	*ICC:* Thorakale Extension: 0,96 Nackenextension mit entspanntem Unterkiefer: 0,93 Isolierte Protrusion: 0,89 Isolierte Propulsion der Zunge: 0,92 MÖ: 0,97 Isolierte Laterotrusion: 0,86 Kontrollierte Protrusion: 0,89 Statischer Stabilisierungstest des Unterkiefers: 0,92 Gesamt: ICC = 0,97 *MDC* = 0,42

Alter (ø): Mittelwert des Alters, ICC: Intraklassen-Korrelationskoeffizient, MDC: minimal detectable change, MÖ: Mundöffnung, n: Anzahl der untersuchten Personen, RoB: Risk of Bias, w: weiblich

▪: hohes Risiko/klinisch nicht relevant, ▪: geringes Risiko/klinisch relevant, ▪: unklares Risiko/moderat klinisch relevant

➢ Tab. 8.16

Empfehlungen

➢ Tab. 8.17

- Aufgrund lediglich einer Studie mit moderatem RoB kann eine geringe Empfehlung zur Anwendung der Testbatterie ausgesprochen werden, um Patienten mit muskuloskelettalen Störungen in der zervikalen und orofazialen Region mit hoher Wahrscheinlichkeit korrekt zu erkennen bzw. diagnostisch korrekt auszuschließen.
- Die Testbatterie zur Beurteilung der motorischen Kontrolle kann auf Basis des Verzerrungsrisikos und der statistischen Parameter für die Beurteilung der Zuverlässigkeit (Reliabilität) in geringem Maße für den klinischen Alltag empfohlen werden. Anzumerken ist jedoch, dass es bisher nur eine Studie gibt, die die Reliabilität dieses Testclusters bewertet hat. Die Ergebnisse deuten aber darauf hin, dass die Übereinstimmung zwischen zwei Untersuchern für jeden einzelnen Test im exzellenten Bereich liegt.

Tab. 8.17 Empfehlungen zur Testbatterie zur motorischen Kontrolle der orofazialen Region

Validität	Bestätigung	Ausschluss
Identifikation einer orofazialen Bewegungkontrollstörung	+	+
Reliabilität	**Intratester**	**Intertester**
Thorakale Extension	k.A.	+
Nackenextension mit entspanntem Unterkiefer	k.A.	+
Isolierte Protrusion	k.A.	+
Isolierte Zungenpropulsion	k.A.	+
Mundöffnung	k.A.	+
Isolierte Laterotrusion	k.A.	+
Kontrollierte Protrusion	k.A.	+
Statischer Stabilisierungstest des Unterkiefers	k.A.	+
Gesamt	k.A.	+

–: keine, +: geringe, ++: moderate, +++: starke Empfehlung, k.A.: keine Angabe

8

Tab. 8.18 Validität der passiven Bewegungsüberprüfung

Studie	Studienpopulation	Referenz	RoB	Maßzahl
Kriteriumsvalidität				
Identifikation einer DD-nR				
Stegenga et al. 1992	n = 70 (62 w), Alter (ø): 26 (± 7,5)	MRT	•	*Reduzierte passive MÖ:* LR^+ = 2,45 LR^- = 0,35 *Empfindlichkeit bei passivem Stretch:* LR^+ = 1,81 LR^- = 0,39
Identifikation einer DD-R				
Stegenga et al. 1992	n = 70 (62 w), Alter (ø): 26 (± 7,5)	MRT	•	*Reduzierte passive MÖ:* LR^+ = 0,41 LR^- = 2,45 *Empfindlichkeit bei passivem Stretch:* LR^+ = 0,66 LR^- = 1,83
Identifikation von TMD-Patienten				
Lobbezoo-Scholte et al. 1993	n = 765; TMD-Patienten: n = 621 (491 w), Alter (ø): 34 (± 14); gesunde Kontrollgruppe: n = 144 (99 w), Alter (ø): 35 (± 14)	Leitlinien der American Academy of Craniomandibular Disorders	•	*Passive Mundöffnung (Unterschied zwischen aktiver und passiver MMÖ, Endgefühl bei MMÖ):* LR^+ = 1,75 LR^- = 0,09

Alter (ø): mittleres Alter in Jahren, DD-nR: Diskusverlagerung ohne Reduktion, DD-R: Diskusverlagerung mit Reduktion, MÖ: Mundöffnung, MRT: Magnetresonanztomografie, LR^+: positive Likelihood-Ratio, LR^-: negative Likelihood-Ratio, n: Anzahl der untersuchten Personen, RoB: Risk of Bias, TMD: temporomandibuläre Dysfunktion, w: weiblich

■ : hohes Risiko/klinisch nicht relevant, ■ : geringes Risiko/klinisch relevant, ■ : unklares Risiko/moderat klinisch relevant

8.1.5 Passive Bewegungsüberprüfung

Für die passive Bewegungsüberprüfung des Kiefergelenks ist die Inspektion folgender Bewegungsrichtungen notwendig: Depression (Mundöffnung), Protrusion (Vorwärtsbewegung der Mandibula), Retrusion (Rückwärtsbewegung der Mandibula) und Laterotrusion (Seitverschiebung der Mandibula). Das Bewegungsausmaß wird mittels eines Lineals (in mm) angegeben.

Praktikabilität Die Anschaffung eines Metalllineals zur Quantifizierung ist mit vergleichsweise geringen Kosten verbunden.

Zusammenfassung der Evidenz

➢ Tab. 8.18

Empfehlungen

➢ Tab. 8.19

- Für die Bestätigung und den Ausschluss einer DD-nR ist eine reduzierte passive Mundöffnung in geringem Maße empfehlens-

Tab. 8.19 Empfehlungen zur passiven Bewegungsüberprüfung

Kriteriumsvalidität	Bestätigung	Ausschluss
Identifikation einer DD-R		
→ anhand einer reduzierten passiven MÖ	–	–
→ anhand einer Empfindlichkeit bei passivem Stretch	–	–
Identifikation einer DD-nR		
→ anhand einer reduzierten passiven MÖ	+	+
→ anhand einer Empfindlichkeit bei passivem Stretch	–	+
Identifikation einer TMD (allgemein) anhand der MÖ-Charakteristika	–	+
Reliabilität	**Intratester**	**Intertester**
Übereinstimmende Beurteilung des Tests	k.A.	k.A.

DD-nR: Diskusverlagerung ohne Reduktion, DD-R: Diskusverlagerung mit Reduktion, MÖ: Mundöffnung, TMD: temporomandibuläre Dysfunktion
–: keine, +: geringe, ++: moderate, +++: starke Empfehlung, k.A.: keine Angabe

wert. Eine Empfindlichkeit bei einem passiven Stretch kann auf Basis der inkludierten Literatur nur für den Ausschluss einer DD-nR in geringem Maße empfohlen werden. Für die Empfehlung dieser passiven Untersuchungselemente liegt jedoch nur eine Studie mit unklarem Bias-Risiko vor.

- Die passive Mundöffnung kann für den klinischen Alltag in geringem Ausmaß zum Ausschluss einer TMD empfohlen werden.

8.1.6 Palpation

Bei der Untersuchung von kiefergelenksassoziierten Beschwerden ist im Rahmen der Palpation eine extraorale und eine intraorale Palpation vorgesehen. Dies beinhaltet die Palpation des Kiefergelenks sowie der posterioren und submandibulären mastikatorischen Muskulatur.

Zusammenfassung der Evidenz

➢ Tab. 8.20
➢ Tab. 8.21

Tab. 8.20 Validität der Palpation

Studie	Studienpopulation	Referenz	RoB	Maßzahl
Kriteriumsvalidität				
Identifikation einer Synovitis				
Holmlund und Axelsson 1996	n = 200, Alter (ø): 42	Arthroskopie	unklar	*Gelenksempfindlichkeit:* LR^+ = 1,38 LR^- = 0,33
Identifikation eines temporomandibulären Gelenksergusses				
Manfredini et al. 2003	n = 61	MRT	gering	*Schmerz während posteriorer Palpation:* LR^+ = 4,20 LR^- = 0,44
Identifikation einer DD-nR				
Stegenga et al. 1992	n = 70 (62 w), Alter (ø): 26 (± 7,5)	MRT	unklar	*Gelenksempfindlichkeit:* LR^+ = 2,00 LR^- = 0,51
Identifikation einer DD-R				
Stegenga et al. 1992	n = 70 (62 w), Alter (ø): 26 (± 7,5)	MRT	unklar	*Gelenksempfindlichkeit:* LR^+ = 0,64 LR^- = 1,51
Identifikation von TMD-Patienten				
Lobbezoo-Scholte et al. 1993	n = 765; TMD-Patienten: n = 621 (491 w), Alter (ø): 34 (± 14); gesunde Kontrollgruppe: n = 144 (99 w), Alter (ø): 35 (± 14)	Leitlinien der American Academy of Craniomandibular Disorders	unklar	*Palpation M. masseter, laterales TMJ (geschlossene und offene Position):* LR^+ = 2,36 LR^- = 0,23

Alter (ø): mittleres Alter in Jahren, DD-nR: Diskusverlagerung ohne Reduktion, DD-R: Diskusverlagerung mit Reduktion, MRT: Magnetresonanztomografie, LR^+: positive Likelihood-Ratio, LR^-: negative Likelihood-Ratio, n: Anzahl der untersuchten Personen, RoB: Risk of Bias, TMD: temporomandibuläre Dysfunktion, w: weiblich
■ : hohes Risiko/klinisch nicht relevant, ■ : geringes Risiko/klinisch relevant, ■ : unklares Risiko/moderat klinisch relevant

Tab. 8.21 Reliabilität der Palpation

Studie	Studienpopulation	RoB	Intratester	Intertester
Dworkin et al. 1990	n = 64; TMD-Gruppe: 60 %; gesunde Kontrollgruppe: 40 %	unklar	k.A.	*Kappa-Koeffizient:* Schmerz bei ... – Palpation extraoral: 0,65 – Palpation intraoral: 0,61 – Palpation TMJ: 0,52

n: Anzahl der untersuchten Personen, RoB: Risk of Bias, TMJ: Kiefergelenk
■ : hohes Risiko/klinisch nicht relevant, ■ : geringes Risiko/klinisch relevant, ■ : unklares Risiko/moderat klinisch relevant

Empfehlungen

➢ Tab. 8.22

- Für die Bestätigung einer DD-nR durch eine Gelenksempfindlichkeit bei Palpation kann eine geringe Empfehlung für den klinischen Einsatz gegeben werden. Es muss berücksichtigt werden, dass die Empfehlung auf Basis einer Studie mit unklarem Bias-Risiko erfolgt.
- Der Ausschluss einer Synovitis durch eine Prüfung der Gelenksempfindlichkeit bei Palpation kann in geringem Maße empfohlen werden. Diese Empfehlung basiert lediglich auf einer Studie mit unklarem Bias-Risiko.
- Die Palpation kann sowohl zur Bestätigung als auch zum Ausschluss einer TMD in geringem Maße für den klinischen Einsatz empfohlen werden.
- Schmerz bei posteriorer Palpation kann für den klinischen Alltag in geringem Ausmaß sowohl für die Bestätigung als auch für den Ausschluss eines Gelenksergusses empfohlen werden.

8.1.7 Gelenktests am TMJ

Die Rubrik der Gelenktests umfasst verschiedene Gruppen von physikalischen Assessments zur Beurteilung des Gelenkstatus. Hierzu gehören Zusatzbewegungen (auch oft unter dem Begriff Gelenkspieltests zu finden), Gelenkprovokationstests oder auch Palpationstests zur Beurteilung der Kondylentranslation.

Durchführung

Gelenkprovokationstest Beim Gelenkprovokationstest liegt der Patient in Rückenlage auf der Behandlungsbank. Der Therapeut steht am Kopfteil der Bank, platziert seinen kleinen Finger im äußeren Gehörgang des Patienten und übt ein bis zwei Sekunden lang einen Druck von maximal 2 kg aus. Wenn Schmerzen ausgelöst werden, kann der Test als positiv gewertet werden (Julsvoll et al. 2016).

Gelenkmobilitätstest: Kondylentranslation Beim Gelenkmobilitätstest liegt der Patient in Rückenlage auf der Behandlungsbank. Der Therapeut steht am Kopfteil der Bank und palpiert entweder bilateral oder unilateral mit dem Zeigefinger das Caput mandibulae im präaurikulären Bereich. Der Patient wird aufgefordert, verschiedene aktive Bewegungen auszuführen. Hierbei wird die anteriore Translation beurteilt. Der Test wird als positiv eingestuft, wenn ein reduziertes Gleiten nach anterior wahrgenommen wird (Yatani et al. 1998a, Julsvoll et al. 2016).

Kompressionstest des TMJ Während des Kompressionstests liegt der Patient in Rückenlage auf der Behandlungsbank. Es wird ein Druck Richtung kranial gegen den Mandibulawinkel ausgeübt, um die Belastung auf die intraartikulären Strukturen zu erhöhen. Während des Tests sollte darauf geachtet werden, dass die Aktivität der mastikatorischen Muskulatur minimal gehalten wird. Der Test wird als positiv gewertet, wenn ein Schmerz auftritt (Lobbezoo-Scholte et al. 1993).

Zusatzbewegungen/Gelenkspieltests Von Piekartz (2015) beschreibt die folgenden Gelenkspieltests und Mobilisationen:

- *Longitudinal nach kaudal, bilateral (extraoral):* Der Patient liegt in Rückenlage auf der Behandlungsbank. Der der Therapeut sitzt am Kopfteil der Behandlungsbank und legt seine Hände großflächig an den lateralen Anteil des Schädels (temporal/parietal). Zeige-, Ring- und Mittelfinger palpieren beidseits die Rami mandibulae. Durch eine Extension der Interphalangealgelenke beider Hände des Therapeuten kann bei leicht geöffnetem Mund des Patienten eine Kaudalbewegung des Kiefers eingeleitet werden.
- *Longitudinal nach kaudal, unilateral:* Zur Mobilisation des rechten Gelenks platziert sich der Therapeut auf der linken Seite in Kopfhöhe des Patienten. Er legt seinen rechten Unterarm auf der Behandlungsbank ab und fixiert den Kopf des Patienten, während er mit Mittel- und Zeigefinger das Caput mandibulae der rechten Seite palpiert. Seinen linken Daumen platziert der Therapeut intraoral auf den Backenzähnen im Unterkiefer des Patienten, die übrigen Finger umgreifen den Unterkiefer. Der linke Unterarm wird senkrecht auf dem Brustkorb des Patienten abgelegt. Die Mobilisation erfolgt durch eine Rumpfrotation des Therapeuten nach links.
- *Transversal nach lateral (hier: rechts):* Der Therapeut steht links neben dem Patienten und fixiert mit seinem rechten Unterarm und der rechten Hand den Kopf des Patienten. Der rechte Mittel- und Zeigefinger palpieren das rechte Caput mandibulae. Der linke Daumen des Therapeuten wird intraoral dorsal der oberen Molaren am Collum mandibulae unmittelbar unterhalb des Caput mandibulae platziert. Die anderen Finger umgreifen von lateral den rechten Unterkiefer. Dies ermöglicht durch sanften Druckaufbau mittels einer transversalen Bewegung eine Mobilisation des Kiefergelenks nach lateral.
- *Transversal nach medial (hier: links):* Der Kopf des Patienten befindet sich in leichter Rechtsrotation bei leicht geöffnetem Mund. Der Therapeut steht links des Patienten. Seine rechte Hand liegt auf der Stirn (frontal) und Schläfe des Patienten,

Tab. 8.22 Empfehlungen zur Palpation

Kriteriumsvalidität	Bestätigung	Ausschluss
Identifikation einer DD-R anhand einer Gelenksempfindlichkeit	–	–
Identifikation einer DD-nR anhand einer Gelenksempfindlichkeit	+	–
Identifikation einer Synovitis anhand einer Gelenksempfindlichkeit	–	+
Identifikation einer TMD (allgemein) anhand des Palpationsbefunds	+	+
Identifikation eines temporomandibulären Gelenksergusses anhand von Schmerz bei posteriorer Palpation	+	+
Reliabilität	**Intratester**	**Intratester**
Übereinstimmende Beurteilung des Palpationsbefunds	+	+

DD-nR: Diskusverlagerung ohne Reduktion, DD-R: Diskusverlagerung mit Reduktion, TMD: temporomandibuläre Dysfunktion
–: keine, +: geringe, ++: moderate, +++: starke Empfehlung, k.A.: keine Angabe

8

die linke Hand im Bereich des Kinns. Beide Daumen liegen unmittelbar unterhalb des Caput mandibulae nebeneinander auf dem linken Collum mandibulae. Mittels einer Rumpfbewegung des Therapeuten (Flexion/Extension) wird über die Daumen eine transversale Bewegung des linken Kiefergelenks initiiert. Bei dieser Technik werden sowohl das linke (transversal medial nach rechts) als auch das rechte Kiefergelenk (indirekt transversal lateral nach rechts) mobilisiert.

- *Anteroposteriore Bewegung (hier: rechts):*
  - Extraoral: Der Therapeut befindet sich hinter dem Patienten am Kopfende der Behandlungsbank. Mit der rechten Hand stabilisiert er von dorsal die HWS des Patienten, während der rechte Daumen auf dem rechten Angulus mandibulae platziert wird. Der linke Daumen liegt neben dem rechten Daumen auf dem Angulus mandibulae, die linke Hand umgreift das Kinn des Patienten. Die Mobilisation erfolgt durch eine Körperbewegung des Therapeuten und wird primär über die linke Hand und Daumen ausgeführt, während die rechte Hand hauptsächlich zur Stabilisierung der Bewegung dient.
  - Intraoral: Der Therapeut fixiert mit seiner rechten Hand und dem rechten Unterarm den Kopf des Patienten. Zeige- und Mittelfinger der rechten Hand palpieren das rechte Caput mandibulae. Der linke Daumen des Therapeuten liegt intraoral auf den rechten Molaren, der Zeigefinger parallel dazu auf dem rechten Corpus mandibulae. Der linke Ellenbogen des Therapeuten sollte senkrecht in Richtung Decke zeigen. Mittels einer Körperbewegung des Therapeuten kann nun eine anteroposteriore Bewegung des rechten Kiefergelenks ausgeführt werden.
- *Posteroanteriore Bewegung:*
  - Extraoral: Der Therapeut steht auf der rechten Seite des Patienten. Der Kopf des Patienten liegt in einer leichten Linksrotation, die er selber mit der Hand stabilisiert. Die Hände des Therapeuten liegen auf der Stirn und dem Kinn des Patienten, die Daumen auf dem Collum mandibulae kaudal des Caput mandibulae. Durch eine Körperbewegung seitens des Therapeuten wird eine posteroanteriore Bewegung des Kiefergelenks ausgelöst. Die rechte Hand des Therapeuten ist dabei die primär mobilisierende, während die linke Hand hauptsächlich der Stabilisierung des Schädels dient.
  - Intraoral: Ausgangsposition und Grifftechnik sind identisch zu der anteroposterioren Bewegung. Es unterscheiden sich nur die Bewegungsrichtungen, da bei der posteroanterioren Bewegung die Mandibula nach anterior statt nach posterior mobilisiert wird.

Zusammenfassung der Evidenz

➤ Tab. 8.23
➤ Tab. 8.24

Empfehlungen

➤ Tab. 8.25

- Der Gelenkspieltest sowie der Kompressionstest eignen sich in geringem Maße für die Identifikation einer TMD. Bei negativem Test (Kompressions- sowie Gelenkspieltest) kann eine TMD jedoch nicht ausgeschlossen werden. Die Angaben sind jedoch nur auf eine Studie zurückzuführen.
- Zur Identifikation einer DD-R kann weder für die Bestätigung noch für den Ausschluss eine Empfehlung für die oben genannten Gelenktests ausgesprochen werden.
- Für die Bestätigung einer DD-nR kann eine limitierte Kondylentranslation in geringem Ausmaß empfohlen werden. Der Gelenkmobilitätstest sowie eine nicht limitierte Kondylentranslation können in geringem Ausmaß zum Ausschluss einer DD-nR dienen. Der Gelenkprovokationstest kann in moderatem Ausmaß zum Ausschluss einer DD-nR empfohlen werden.
- Gelenkspieltests (hier: Distraktionstests) zur Schmerzprovokation und -reduktion können in Bezug auf die Intertester-Reliabilität in moderatem Maße empfohlen werden.

8.1.8 Testcluster

In mehreren Studien wurden verschiedene Kombinationen (Cluster) von Tests zur Bestätigung bzw. zum Ausschluss von TMD untersucht.

Zusammenfassung der Evidenz

➤ Tab. 8.26

Empfehlungen

➤ Tab. 8.27

- Die Kombination *AROM + Palpation des TMJ und der Kaumuskulatur + Provokationstests der Kaumuskulatur + Identifikation von Gelenkgeräuschen (Stethoskop und Palpation bei Bewegung) + Beurteilung der Okklusion (nach der Angle-Klassifikation)* kann in geringem Maße für die Bestätigung einer DD-R, DD-nR und OA empfohlen werden. Diese Kombination kann lediglich in geringem Ausmaß zum Ausschluss einer DD-R empfohlen werden. Sie weist klinisch bedeutsame statistische Parameter in Bezug auf die diagnostische Genauigkeit auf, ist jedoch lediglich im Rahmen einer Studie untersucht worden.
- Das Testcluster *Dental Stick Test + Isometrischer Test + Gelenkprovokationstest + Vorhandensein von Gelenkgeräuschen + Gelenkmobilitätstest + Beurteilung der Deviation und der Laterotrusion* wurde zur Identifikation einer DD-nR untersucht. Die Verwendung dieses Testclusters kann bei fünf oder mehr positiven Tests in moderatem Ausmaß sowohl zur Bestätigung als auch zum Ausschluss einer DD-nR empfohlen werden.
- Aus dem Testcluster *Restriktion der Kondylentranslation + Schmerz bei assistierter MÖ + Kein Klicken + Limitierte MÖ + Deviation* kann die Kombination von *Restriktion der Kondylentranslation + Schmerz bei assistierter Mundöffnung* in geringem

Tab. 8.23 Validität der TMJ-Gelenktests

Studie	Studienpopulation	Referenz	RoB	Maßzahl
Kriteriumsvalidität				
Identifikation einer DD-nR				
Julsvoll et al. 2016	n = 35 (31 w), Alter (ø): 44 (± 13)	MRT	●	*Gelenkprovokationstest (R/L):* LR^+ = 1,36/1,23 LR^- = 0,00/0,00 *Gelenkmobilitätstest (R/L):* LR^+ = 2,39/2,05 LR^- = 0,22/0,21
Yatani et al. 1998a	n = 273 (221 w), Alter (ø): 33,2	MRT	●	*Limitierte Translation:* LR^+ = 4,45 LR^- = 0,27
Stegenga et al. 1992	n = 70 (62 w), Alter (ø): 26 (± 7,5)	MRT	●	*Reduzierte Translation:* LR^+ = 3,47 LR^- = 0,42
Orsini et al. 1999	TMD-Patienten: n = 146 (115 w), Alter (ø): 33,7 (± 16,8); Asymptomatische: n = 23 (20 w), Alter (ø): 22,5 (± 0,65)	MRT	●	*Eingeschränkte Kondylentranslation:* LR^+ = 3,57 LR^- = 0,39
Identifikation einer DD-R				
Orsini et al. 1999	TMD-Patienten: n = 146 (115 w), Alter (ø): 33,7 (± 16,8); Asymptomatische: n = 23 (20 w), Alter (ø): 22,5 (± 0,65)	MRT	●	*Reduzierte Kondylentranslation:* LR^+ = 0,73 LR^- = 1,21
Stegenga et al. 1992	n = 70 (72 w), Alter (ø): 26 (± 7,5)	MRT	●	*Reduzierte Translation:* LR^+ = 0,24 LR^- = 2,24
Identifikation von TMD-Patienten				
Lobbezoo-Scholte et al. 1993	n = 765; TMD-Patienten: n = 621 (491 w), Alter (ø): 34 (± 14); gesunde Kontrollgruppe: n = 144 (99), Alter (ø): 35 (± 14)	Leitlinien der American Academy of Craniomandibular Disorders	●	*Gelenkspiel (Schmerz, Gelenkgeräusche, Endgefühl):* LR^+ = 3,29 LR^- = 0,53 *Kompressionstest (Schmerz):* LR^+ = 14,00 LR^- = 0,87

Alter (ø): mittleres Alter in Jahren, DD-R: Diskusverlagerung mit Reduktion, DD-nR: Diskusverlagerung ohne Reduktion, L: links, LR^+: positive Likelihood-Ratio, LR^-: negative Likelihood-Ratio, MRT: Magnetresonanztomografie, n: Anzahl der untersuchten Personen, RoB: Risk of Bias, TMD: temporomandibuläre Dysfunktion, TMJ: Kiefergelenk, R: rechts w: weiblich

□ : hohes Risiko/klinisch nicht relevant, □ : geringes Risiko/klinisch relevant, □ : unklares Risiko/moderat klinisch relevant

Tab. 8.24 Reliabilität der TMJ-Gelenktests

Studie	Studienpopulation	RoB	Intratester	Intertester
Julsvoll et al. 2017	n = 40 (35 w), Alter (ø): 44 (± 13)	●	k.A.	*Kappa-Koeffizient:* *Funktionelle Tests:* Gelenkmobilität: 0,54 Anteriores Gleiten: 0,79 *Schmerzprovokationstests:* Gelenkprovokationstest: 0,81 Anteriores Gleiten: 0,80 Distraktionstest: – Schmerzreduktion: 0,73 – Schmerzprovokation: 0,54

Alter (ø): mittleres Alter in Jahren, n: Anzahl der untersuchten Personen, RoB: Risk of Bias, TMJ: Kiefergelenk, w: weiblich

□ : hohes Risiko/klinisch nicht relevant, □ : geringes Risiko/klinisch relevant, □ : unklares Risiko/moderat klinisch relevant

8

Tab. 8.25 Empfehlungen zu TMJ-Gelenktests

Kriteriumsvalidität	Bestätigung	Ausschluss
Identifikation einer TMD → anhand des Gelenkspieltests → anhand des Kompressionstests	 + +	 – –
Identifikation einer DD-nR → anhand des Gelenkprovokationstests → anhand des Gelenkmobilitätstests → anhand einer limitierten Kondylentranslation	 – + +	 – ++ ++
Identifikation einer DD-R anhand einer limitierten Kondylentranslation	–	–
Reliabilität	**Intratester**	**Intertester**
Übereinstimmende Beurteilung der Gelenkspieltests bei TMD	k.A.	++

DD-nR: Diskusverlagerung ohne Reduktion, DD-R: Diskusverlagerung mit Reduktion, TMD: temporomandibuläre Dysfunktion, TMJ: Temporomandibulargelenk
–: keine, +: geringe, ++: moderate, +++: starke Empfehlung, k.A.: keine Angabe

Maße für den klinischen Alltag zur Bestätigung und zum Ausschluss einer DD-nR empfohlen werden. Die Kombination aus *Restriktion der Kondylentranslation + Kein Klicken + Schmerz bei assistierter MÖ* kann nur für die Bestätigung einer DD-nR in geringem Ausmaß empfohlen werden. Für die Empfehlung wurden nur die Kombinationen aus Tests genannt, die gemäß den statistischen Werten den höchsten klinischen Nutzen aufweisen.

- Nur die Kombination *Keine Deviation + Klicken*, die Kombination *Keine Deviation + Eliminationstest* sowie die Kombination *Keine Deviation + Kein Schmerz bei MÖ + Keine reduzierte MÖ + Keine Reduktion der Kondylentranslation + Klicken* und die Kombination aus *Keine Deviation + Kein Schmerz bei MÖ + Keine reduzierte MÖ + Keine Reduktion der Kondylentranslation + Klicken + Eliminationstest* kann in geringem Maße für die Bestätigung einer DD-R genutzt werden. Dieses Testcluster ist jedoch für den Ausschluss einer DD-R nicht empfehlenswert.
- Die Kombinationen aus *AROM + Palpation, AROM + Palpation + passive Mundöffnung* sowie *Passive Mundöffnung + Gelenkspieltests + Kompressionstest + Schmerz bei Widerstand* und *AROM + Palpation + passive Mundöffnung + Gelenkspieltests*

Tab. 8.26 Validität von Testclustern

Studie	Studienpopulation	Referenz	RoB	Maßzahl
Kriteriumsvalidität				
Identifikation intraartikulärer Störungen				
Marguelles-Bonnet et al. 1995	n = 242 (198 w), Alter (ø): 28,4	MRT	▪	*Testcluster: AROM + Palpation (TMJ und Kaumuskulatur) + Provokationstests Kaumuskulatur + Gelenkgeräusche (Stethoskop + Palpation bei Bewegung) + Angle-Klassifikation (Malokklusion) (alle Tests positiv):* Normales TMJ: $LR^+ = 3{,}06$ $LR^- = 0{,}54$ DD-R: $LR^+ = 3{,}01$ $LR^- = 0{,}46$ DD-nR: $LR^+ = 4{,}14$ $LR^- = 0{,}51$ „Stuck Disc": $LR^+ = 3{,}83$ $LR^- = 0{,}89$ OA: $LR^+ = 14{,}07$ $LR^- = 0{,}53$
Identifikation eines temporomandibulären Gelenksergusses				
Manfredini et al. 2003	n = 61	MRT	▪	*Testcluster: Kombination aus Schmerz bei lateraler Palpation + Schmerz bei posteriorer Palpation + Schmerz bei Mandibulabewegungen + Schmerz bei maximaler assistierter MÖ + Krepitations- und Klickgeräusche (alle Tests positiv):* $LR^+ = 5{,}38$ $LR^- = 0{,}34$
Identifikation einer DD-nR				
Julsvoll et al. 2016	n =35 (31 w), Alter (ø): 44 (± 13)	MRT	▪	*Testcluster*: Dental Stick Test + Isometrischer Test + Gelenkprovokationstest + Gelenkgeräusche + Gelenkmobilitätstest + Deviation + Laterotrusion (≥ 5 positive Tests):* $LR^+ = 7{,}89$ $LR^- = 0{,}32$

Tab. 8.26 Validität von Testclustern *(Forts.)*

Studie	Studienpopulation	Referenz	RoB	Maßzahl
Orsini et al. 1999	TMD-Patienten: n = 146 (115 w), Alter (ø): 33,7 (± 16,8) Asymptomatische: n = 23 (20 w), Alter (ø): 22,5 (± 0,65)	MRT	•	*Kombination aus zwei Tests*: Restriktion der Kondylentranslation + Schmerz bei assistierter MÖ (beide Tests positiv):* LR^+ = 8,07 LR^- = 0,49 *Testcluster*: Restriktion der Kondylentranslation + Kein Klicken + Schmerz bei assistierter MÖ (alle Tests positiv):* LR^+ = 7,78 LR^- = 0,57
Identifikation einer DD-R				
Orsini et al. 1999	TMD-Patienten: n = 146 (115 w), Alter (ø): 33,7 (± 16,8); Asymptomatische: n = 23 (20 w), Alter (ø): 22,5 (± 0,65)	MRT	•	*Kombination aus zwei Tests*: Keine Deviation + Klicken (beide Tests positiv):* LR^+ = 3,32 LR^- = 0,58 *Keine Deviation + Elimination des Klickens (beide Tests positiv):* LR^+ = 4,11 LR^- = 0,62 *Testcluster*: Keine Deviation + Kein Schmerz + Keine limitierte MÖ (>40 mm) + Keine Restriktion der Kondylentranslation + Klicken (alle Tests positiv):* LR^+ = 3,24 LR^- = 0,64 *Keine Deviation + Kein Schmerz + Keine limitierte MÖ (>40 mm)+ Keine Restriktion der Kondylentranslation + Klicken + Elimination des Klickens (alle Tests positiv):* LR^+ = 3,81 LR^- = 0,69
Yatani et al. 1998b	n = 273 (221 w), Alter (ø): 33,2	MRT	•	*Gelenkgeräusche + Eliminationstest (beide Tests positiv):* LR^+ = 14,56 LR^- = 0,26 *Gelenkgeräusche und Manipulationstest (beide Tests positiv):* LR^+ = 15,72 LR^- = 0,34
Identifikation einer Synovitis				
Israel et al. 1998	n = 84 (71 w), Alter (ø): 35	Arthroskopie	•	*Empfindlichkeit laterale und posteriore TMJ-Region + Schmerz bei AROM (beide Tests positiv):* LR^+ = 1,17 LR^- = 0,37
Kriteriumsvalidität				
Identifikation von TMD-Patienten				
Lobbezoo-Scholte et al. 1993	n = 765 TMD-Patienten: n = 621 (491 w), Alter (ø): 34 (± 14) Gesunde Kontrollgruppe: n = 144 (99 w), Alter (ø): 35 (± 14)	Leitlinien der American Academy of Craniomandibular Disorders	•	*AROM + Palpation (beste klinische Zeichen zur Detektion einer Auffälligkeit: Schmerzintensität bei MÖ, MMÖ, Deviation bei MÖ, Gelenkgeräusche bei MÖ) (beide Tests positiv):* LR^+ = 2,50 LR^- = 0,08 *Passive MÖ + Gelenkspiel + Kompression + Schmerz bei Widerstandstest (beste klinische Zeichen zur Detektion einer Auffälligkeit: Differenz zwischen aktiver und passiver MMÖ, Endgefühl bei passiver MÖ, Schmerz bei lateralem Widerstand, Schmerz bei Translation, Gelenkgeräusche bei Translation):* LR^+ = 2,14 LR^- = 0,17 *Kombination aller sechs Tests (AROM, Palpation, passive MÖ, Gelenkspieltest, Kompressionstest, Widerstandstest):* LR^+ = 2,79 LR^- = 0,08

Alter (ø): mittleres Alter in Jahren, AROM: aktives Bewegungsausmaß, DD-nR: Diskusverlagerung ohne Reduktion, DD-R: Diskusverlagerung mit Reduktion, LR^+: positive Likelihood-Ratio, LR^-: negative Likelihood-Ratio, (M)MÖ: (maximale) Mundöffnung, MRT: Magnetresonanztomografie, n: Anzahl der untersuchten Personen, OA: Osteoarthrose, RoB: Risk of Bias, TMD: temporomandibuläre Dysfunktion, TMJ: Kiefergelenk, w: weiblich

■: hohes Risiko/klinisch nicht relevant, ■: geringes Risiko/klinisch relevant, ■: unklares Risiko/moderat klinisch relevant

* Im Rahmen dieser Tabelle wird darauf verzichtet, jegliche Kombinationen von klinischen Tests darzustellen. Es wurden lediglich die Testkombinationen ausgewählt, die die klinisch relevantesten statistischen Maßzahlen aufweisen.

Tab. 8.27 Empfehlungen zu den Testclustern

Kriteriumsvalidität	Bestätigung	Ausschluss
Testcluster: AROM + Palpation TMJ und Kaumuskulatur + Provokationstests Kaumuskulatur + Gelenkgeräusche (Stethoskop und Palpation bei Bewegung) + Angle-Klassifikation (Malokklusion) (alle 5 Tests positiv)		
Identifikation einer DD-R Identifikation einer DD-nR Identifikation einer OA	+ + +	+ – –
Testcluster: Dental Stick Test + Isometrischer Test + Gelenkprovokationstest + Gelenkgeräusche + Gelenkmobilitätstest + Deviation + Laterotrusion (≥ 5 positive Tests)		
Identifikation einer DD-nR	++	++
Testcluster: Restriktion der Kondylentranslation + Schmerz bei assistierter MÖ + Kein Klicken + Limitierte MÖ + Deviation der Mandibula		
Identifikation einer DD-nR → anhand der Kriterien Restriktion der Kondylentranslation + Schmerz bei assistierter MÖ → anhand der Kriterien Restriktion der Kondylentranslation + Kein Klicken + Schmerz bei assistierter MÖ	 + +	 + –
Testcluster: Keine Deviation + Kein Schmerz bei MÖ + Keine reduzierte MÖ + Keine Reduktion der Kondylentranslation + Klicken + Elimination des Klickens		
Identifikation einer DD-R → anhand der Kriterien Keine Deviation + Klicken → anhand der Kriterien Keine Deviation + Elimination des Klickens → anhand der Kriterien Keine Deviation + Kein Schmerz bei MÖ + Keine reduzierte MÖ + Keine Reduktion der Kondylentranslation + Klicken → anhand der Kriterien Keine Deviation + Kein Schmerz bei MÖ + Keine reduzierte MÖ + Keine Reduktion der Kondylentranslation + Klicken + Elimination des Klickens	 + + + +	 – – – –
Testcluster: AROM + Palpation + Passive MÖ + Gelenkspiel + Kompressionstest + Schmerz bei Widerstand		
Identifikation einer TMD (allg.) → anhand der Kriterien AROM + Palpation → anhand der Kriterien AROM + Palpation + Passive MÖ → anhand der Kriterien Passive MÖ + Gelenkspiel + Kompressionstest + Schmerz bei Widerstand → anhand der Kriterien AROM + Palpation + Passive MÖ + Gelenkspiel + Kompressionstest + Schmerz bei Widerstand	 + + + +	 + + + +
Testcluster: Laterale Palpation + Posteriore Palpation + Schmerz bei AROM + Schmerz bei assistierter MÖ + Krepitation/Klicken (alle Tests positiv)		
Identifikation eines Gelenksergusses	++	+
Testcluster: Empfindlichkeit laterale und posteriore TMJ-Region + Schmerz bei AROM (alle Tests positiv)		
Identifikation einer Synovitis	–	+

+ *Kompressionstest* + *Schmerz bei Widerstand* sind in geringem Maße zur Bestätigung und zum Ausschluss einer TMD geeignet.

- Das Testcluster *Laterale und posteriore Palpation* + *Schmerz bei AROM* + *Schmerz bei assistierter Mundöffnung* + *Krepitation/Klicken* ist in moderatem Maß zur Bestätigung und in geringem Maß zum Ausschluss eines Gelenksergusses geeignet.
- Die oben genannten Testcluster sind jeweils im Rahmen einer Untersuchung getestet worden. Trotz der überwiegend moderaten bis relevanten klinischen Relevanz muss dies beim klinischen Einsatz dieser Testcluster zur Identifikation der jeweiligen Pathologien berücksichtigt werden.

8.1.9 Klassifikation von TMD-assoziierten Beschwerden

In diesem Abschnitt werden Systeme vorgestellt, die der Klassifikation von TMD-assoziierten Beschwerden dienen. Hierzu zählen die **Diagnostic Criteria for Temporomandibular Disorders (DC/TMD)** bzw. die ursprünglichen Versionen der **Research Diagnostic Criteria for Temporomandibular Disorders (RDC/TMD)** und der **Clinical Diagnostic Criteria for Temporomandibular Disorders (CDC/TMD).**

Die DC/TMD ist ein international anerkanntes Klassifikationsinstrument für Beschwerden in der orofazialen Region und gilt für Kliniker, insbesondere für Physiotherapeuten und Zahnärzte als Standardmethode zur Beurteilung von Patienten mit Beschwerden, die ihren Ursprung in der temporomandibulären Region haben. Dieses Klassifikationssystem wird sowohl in der Wissenschaft als auch im Praxisalltag eingesetzt (Schiffman et al. 2014).

Eine erste, auf dem biopsychosozialen Modell von Schmerz basierende Version wurde bereits 1992 durch die Forschungsgruppe um Schiffman veröffentlicht. Die RDC/TMD sind in dieser Version in zwei Achsen unterteilt, wobei die erste körperliche Assessments und die zweite psychosoziale Aspekte der Beschwerden sowie Aspekte der Beeinträchtigung durch Schmerzen berücksichtigt. Ziel ist es, sowohl eine auf der Achse I fußende körperliche Diagnose zu formulieren als auch – basierend auf den Assessments aus der

Achse II – psychosoziale Merkmale des Individuums zu identifizieren. Die Ergebnisse der Achsen I und II stellen die Grundlage der Managementstrategie für den Patienten dar (Schiffman et al. 2010, 2014).

Um die Validität und den klinischen Nutzen des Klassifikationssystems zu erhöhen, wurde dieses im Zeitraum von 1992 bis 2013 von Experten weiterentwickelt, validiert und schlussendlich in „DC/TMD" umbenannt. Im Rahmen dieses Kapitels wird nur die aktuelle Version (DC/TMD) bezüglich der Durchführung vorgestellt.

Durchführung

Dieses Kapitel schließt lediglich die Beschreibung der körperlichen Assessments der Achse I aus der DC/TMD ein. Diese Achse gliedert sich in verschiedene Dimensionen. Die erste Dimension stellt der **„TMD Pain Screener"** dar, ein praktikables Instrument zur Schmerzerfassung für jede Art einer schmerzbezogenen TMD. Die zweite Dimension ist der **„Symptom Questionnaire"**. In diesem Fragebogen wird das Auftreten jeglicher Art von Symptomen (Schmerz, Kopfschmerz, Kiefergelenkgeräusche sowie Kiefergelenkblockaden in geöffneter und geschlossener Position) abgefragt und nachfolgend im Rahmen der nächsten Dimension demografische Daten bzgl. Lebensstatus, Ethnizität, Herkunft, Bildungsstatus und Einkommen der Patienten erfasst (Schiffman et al. 2014).

Die Durchführung der körperlichen Untersuchung unterliegt einem standardisierten Protokoll, welches durch Schiffman et al. (2014) festgelegt wurde. Im Rahmen dieses Kapitels werden die einzelnen Untersuchungsschritte kurz vorgestellt. Bei der Anwendung des Instruments ist es jedoch für den Kliniker aus Standardisierungsgründen ratsam, die detaillierte Beschreibung der einzelnen Elemente aus der DC/TMD zu nutzen (Ohrbach 2016).

- Zunächst werden die Symptome im Bereich des Gesichts und der Kiefergelenke sowie auch Kopfschmerzen genau lokalisiert. Hierzu wird der Patient aufgefordert, jeden schmerzenden Bereich anzuzeigen. Der Therapeut überprüft im Anschluss die Angaben des Patienten, indem er mit leichter Berührung die genannten Lokalisationen nachverfolgt und schon erste strukturelle Differenzierungen vornimmt. Diese Befunde werden auf dem Befundbogen notiert.
- Folgend wird die Stellung der Frontzähne beurteilt. Zunächst wird überprüft, ob die Mittellinie zwischen oberer und unterer Zahnreihe im Bereich der Frontzähne senkrecht übereinandersteht oder verschoben ist. Ist Letzteres der Fall, wird die Verschiebung mittels eines Lineals (in mm) ausgemessen und dokumentiert. Anschließend wird die horizontale und vertikale Überlappung der Frontzähne ausgemessen und dokumentiert.
- Der nächste Untersuchungsschritt ist die Inspektion des Öffnungsmusters der Kiefergelenke. Hierzu wird ein Lineal an den Frontzähnen platziert und bei langsamem Öffnen des Kiefers geschaut, inwieweit die Mandibula zu einer Seite abweicht. Zudem wird beobachtet, ob es sich um eine korrigierte oder eine unkorrigierte Deviation handelt.
- Bei der Beurteilung des aktiven Bewegungsausmaßes der Kiefergelenke werden die Depression (Mundöffnung), Laterotrusion rechts und links (Seitverschiebung des Unterkiefers), Protrusion (Vorwärtsbewegung des Unterkiefers) beurteilt. Bei allen Bewegungsrichtungen wird angegeben, ob ein (bekannter) Gesichts- oder auch Kopfschmerz auftritt und ggf. dessen Lokalisation vermerkt. Bei der Depression werden zudem (in mm) das maximale schmerzfreie, das maximale unassistierte und das maximale assistierte Bewegungsausmaß angegeben.
- In der nächsten Rubrik wird überprüft, ob Gelenkgeräusche vorliegen. Hierbei wird differenziert in Klicken bzw. Knacken und Krepitationsgeräusche. Dazu platziert der Untersucher seine(n) Zeigefinger entweder uni- oder bilateral am Kiefergelenk. Das Auftreten von Gelenkgeräuschen wird bei Mundschluss und -öffnung, Laterotrusion und Protrusion beurteilt. Zudem wird abgefragt, ob dabei ein (bekannter) Schmerz auftritt.
- Des Weiteren wird beurteilt, ob während der Untersuchung eine Blockade auftritt, und bei Vorliegen zudem, wie und durch wen (Patient/Untersucher) diese aufgelöst wurde.
- Als nächster Schritt folgt die extraorale Palpation (M. masseter, M. temporalis und TMJ). Für den M. masseter und M. temporalis sind je drei Palpationszonen vorgesehen. Es wird ein Druck von 1 kg/cm^2 ausgeübt (zuvor sollte eine Kalibrierung des Palpationsfingers mittels eines Druckalgometers vorgenommen werden). Das TMJ (lateraler Pol des Condylus mandibulae) wird zunächst mit 0,5 kg/cm^2 in der habituellen Position bei geschlossenem Mund palpiert. Im Anschluss wird eine dynamische Palpation dieser Region mit 1 kg/cm^2 ausgeführt, wobei der Unterkiefer während der Palpation eine Protrusionsbewegung ausführt und der Condylus langsam nach vorne gleitet.
- Die posteriore und submandibuläre mastikatorische Muskulatur wird mit einem Druck von 0,5 kg/cm^2 palpiert.
- Im Rahmen der intraoralen Palpation werden der M. pterygoideus lateralis und die Sehne des M. temporalis mit einem Druck von 0,5 kg/cm^2 palpiert.

Die Befunde aus der subjektiven und körperlichen Befundaufnahme zeigen das individuelle Muster der auffälligen Untersuchungsparameter, das dann wird mit den typischen Symptomkonstellationen der möglichen TMD-Formen (➤ Tab. 8.28 bis ➤ Tab. 8.37) abgeglichen und entsprechend klassifiziert wird. Eine andere Möglichkeit ist die Nutzung des „Entscheidungsbaums". Hier werden bestimmte Pfade aufgezeigt, die mit den Untersuchungsbefunden abgeglichen werden können und abschließend auch zu einer Klassifikation der TMD führen. Beide Vorgehensweisen führen gleichermaßen zum Ziel und werden von der Forschungsgruppe um Schiffman zur Eingruppierung der individuellen Symptome vorgeschlagen.

Die folgenden Tabellen beinhalten die am häufigsten vorkommenden Formen der TMD. ➤ Tab. 8.28 und ➤ Tab. 8.29 zur Myalgie, ➤ Tab. 8.30 zur Arthralgie und ➤ Tab. 8.31 zum TMD-bezogenen Kopfschmerz zeigen die schmerzbezogenen TMD-Formen und beinhalten die dazugehörigen Kriterien. ➤ Tab. 8.32, ➤ Tab. 8.33, ➤ Tab. 8.34, ➤ Tab. 8.35 und ➤ Tab. 8.36 zu den verschiedenen Formen der Diskusverlagerung sowie ➤ Tab. 8.37 zur Subluxation zeigen die Kriterien für die verschiedenen intraartikulären TMD-Formen. Wie die Beschreibung der Untersuchungsschritte stellen auch die Tabellen nur eine Skizzierung der Kriterien dar; diese sind näher im Manual zur DC/TMD nachzulesen (Ohrbach 2016).

Tab. 8.28 Myalgie

Beschreibung		Der Schmerzursprung liegt in der mastikatorischen Muskulatur und wird durch Kiefergelenkbewegungen und Parafunktionen beeinflusst. Eine Reproduktion der Symptome erfolgt durch Provokation der Kaumuskulatur.
Kriterien	Subjektive Befunderhebung	• Schmerz im Kiefergelenk, in der Schläfenregion, im Ohr oder vor dem Ohr *und* • Schmerzauslösung durch Kiefergelenkbewegungen, Funktionen oder Parafunktionen
	UND	
	Körperliche Untersuchung	• Lokalisation der Schmerzen im Bereich des M. temporalis oder des M. masseter *und* • Reproduktion des bekannten Schmerzes durch: – Palpation der o. g. Muskulatur *oder* – Maximale assistierte oder unassistierte Mundöffnung

Tab. 8.29 Subtypen der Myalgie

Lokale Myalgie		
Beschreibung		Schmerz mit Ursprung in der mastikatorischen Muskulatur, wie bei der Myalgie beschrieben. Lokalisation des Schmerzes lediglich an der Palpationsstelle.
Kriterien	Subjektive Befunderhebung	• Schmerz im Kiefergelenk, in der Schläfenregion, im Ohr oder vor dem Ohr *und* • Schmerzauslösung durch Kiefergelenkbewegungen, Funktionen oder Parafunktionen
	UND	
	Körperliche Untersuchung	• Lokalisation der Schmerzen im Bereich des M. temporalis oder des M. masseter *und* • Reproduktion der Symptome durch Palpation der o. g. Muskulatur *und* • Schmerz an der Palpationsstelle
Myofaszialer Schmerz		
Beschreibung		Schmerz mit Ursprung in der mastikatorischen Muskulatur, wie bei der Myalgie beschrieben. Schmerz strahlt von der Palpationsstelle entlang der muskulären Grenzen aus.
Kriterien	Subjektive Befunderhebung	• Schmerz im Kiefergelenk, in der Schläfenregion, im Ohr oder vor dem Ohr *und* • Schmerzauslösung durch Kiefergelenkbewegungen, Funktionen oder Parafunktionen
	UND	
	Körperliche Untersuchung	• Lokalisation der Schmerzen im Bereich des M. temporalis oder des M. masseter *und* • Reproduktion des bekannten Schmerzes durch Palpation der o. g. Muskulatur *und* • Ausstrahlung des Schmerzes von der Palpationsstelle entlang der muskulären Grenzen
Myofaszialer Schmerz mit Übertragung		
Beschreibung		Schmerz mit Ursprung in der mastikatorischen Muskulatur, wie bei der Myalgie beschrieben. Schmerzausstrahlung bei Palpation über die Grenzen der palpierten Muskulatur hinaus.
Kriterien	Subjektive Befunderhebung	• Schmerz im Kiefergelenk, in der Schläfenregion, im Ohr oder vor dem Ohr *und* • Schmerzauslösung durch Kiefergelenkbewegungen, Funktionen oder Parafunktionen
	UND	
	Körperliche Untersuchung	• Lokalisation der Schmerzen im Bereich des M. temporalis oder des M. masseter *und* • Reproduktion des bekannten Schmerzes durch Palpation der o. g. Muskulatur *und* • Schmerzausstrahlung über die Grenzen der palpierten Muskulatur hinaus

Tab. 8.30 Arthralgie

Beschreibung		Der Schmerz hat seinen Ursprung im TMJ und ist beeinflusst durch Kiefergelenkbewegungen, Funktionen oder Parafunktionen. Die Reproduktion des Schmerzes geschieht durch Provokation des TMJ.
Kriterien	Subjektive Befunderhebung	• Schmerz im Kiefergelenk, in der Schläfenregion, im Ohr oder vor dem Ohr *und* • Schmerzauslösung durch Kiefergelenkbewegungen, Funktionen oder Parafunktionen
	UND	
	Körperliche Untersuchung	• Lokalisation der Schmerzen im Bereich des TMJ • Reproduktion des bekannten Schmerzes durch einen der folgenden Provokationstests: – Palpation des lateralen TMJ-Pols und der Region um den lateralen TMJ-Pol *oder* – Maximale assistierte oder unassistierte Mundöffnung, Laterotrusion oder Protrusion

Tab. 8.31 TMD-bezogener Kopfschmerz

Beschreibung		Kopfschmerz in der Schläfenregion, der durch Kiefergelenkbewegungen, Funktionen oder Parafunktionen beeinflusst wird. Reproduktion der Symptome durch Provokationstestungen des mastikatorischen Systems.
Kriterien	Subjektive Befunderhebung	• Kopfschmerz in der Schläfenregion *und* • Kopfschmerzauslösung durch Kiefergelenkbewegungen, Funktionen oder Parafunktionen
	UND	
	Körperliche Untersuchung	• Lokalisation des Kopfschmerzes im Bereich des M. temporalis *und* • Reproduktion des bekannten Kopfschmerzes durch: – Palpation des M. temporalis *oder* – Maximale assistierte oder unassistierte Mundöffnung, Laterotrusion oder Protrusion

Tab. 8.32 Diskusverlagerung mit Reduktion

Beschreibung		Intrakapsuläre biomechanische Dysfunktion, die den Kondylen-Diskus-Komplex einschließt. Bei geschlossenem Mund ist der Diskus in Bezug zur Mandibulakondyle in einer anterioren Position. Der Diskus zieht sich bei Mundöffnung zurück. Zudem kann eine mediale und laterale Verschiebung vorliegen. Klick-, Knack- oder Schnappgeräusche können bei einer Diskusverlagerung mit Reduktion auftreten. Eine Vorgeschichte mit Blockierung in geschlossener Position in Verbindung mit einer Störung der Kaufunktion vervollständigt die Diagnose.
Kriterien	Subjektive Befunderhebung	• In den letzten 30 Tagen Gelenkgeräusche bei Kiefergelenkbewegungen und Funktionen *oder* • Bericht von Gelenkgeräuschen während der Untersuchung
	UND	
	Körperliche Untersuchung	• Klicken, Knacken oder Schnappen der Kiefergelenke während der Mundöffnung oder -schließung bei mindestens einer von drei Wiederholungen *oder* • Klick-, Knack- oder Schnappgeräusche bei der Palpation während Öffnungs- oder Schließbewegungen bei mindestens einer von drei Wiederholungen *und* • Klick-, Knack- oder Schnappgeräusche bei der Palpation während Laterotrusions- oder Protrusionsbewegungen bei mindestens einer von drei Wiederholungen

Tab. 8.33 Diskusverlagerung mit Reduktion und intermittierendem Blockieren

Beschreibung		Intrakapsuläre biomechanische Dysfunktion, die den Kondylen-Diskus-Komplex einschließt. Der Diskus ist bei geschlossenem Mund in Bezug zur Mandibulakondyle in einer anterioren Position und zieht sich beim Öffnen des Mundes zurück. Wenn sich der Diskus bei der Mundöffnung nicht zurückzieht, ist die Mundöffnung limitiert. In diesem Fall muss ein Manöver eingesetzt werden, das das TMJ deblockiert. Zudem können mediale und laterale Verschiebungen des Diskus auftreten. Klick-, Knack- und Schnappgeräusche können bei Diskusverlagerung vorhanden sein.
Kriterien	Subjektive Befunderhebung	• In den letzten 30 Tagen Gelenkgeräusche bei Kiefergelenkbewegungen und Funktionen *oder* • Bericht über Gelenkgeräusche in der Untersuchung *und* • In den letzten 30 Tagen temporäre Kiefergelenksblockierungen mit limitierter Mundöffnung, die sich wieder lösen
	UND	
	Körperliche Untersuchung	• Klicken, Knacken oder Schnappen der Kiefergelenke während der Mundöffnung oder -schließung. Wahrnehmung während Palpation bei mindestens einer von drei Wiederholungen der Mundöffnung oder -schließung *oder* • Klick-, Knack- oder Schnappgeräusche bei der Palpation während Öffnungs- oder Schließbewegungen bei mindestens einer von drei Wiederholungen *und* • Klick-, Knack- oder Schnappgeräusche bei der Palpation während Laterotrusions- oder Protrusionsbewegungen bei mindestens einer von drei Wiederholungen

Tab. 8.34 Diskusverlagerung ohne Reduktion und mit limitierter Mundöffnung

Beschreibung		Intrakapsuläre biomechanische Dysfunktion, die den Kondylen-Diskus-Komplex einschließt. Der Diskus ist bei geschlossener Mundposition in Bezug zur Mandibulakondyle in einer anterioren Position und zieht sich beim Öffnen des Mundes *nicht* zurück. Mediale und laterale Verschiebungen des Diskus können zusätzlich auftreten. Diese Dysfunktion ist mit persistierender limitierter Mundöffnung verbunden, die sich mit einem manipulativen Manöver seitens der Kliniker oder der Patienten nicht beheben lässt. Dies wird auch als „Closed Lock" bezeichnet. Klick-, Knack- und Schnappgeräusche können bei Diskusverlagerung vorhanden sein.
Kriterien	Subjektive Befunderhebung	• Blockierung des Kiefers, sodass der Mund sich in keiner Weise öffnen lässt • Die Limitation der Mundöffnung ist so ausgeprägt, dass eine Unfähigkeit zu essen besteht
	UND	
	Körperliche Untersuchung	• Maximale assistierte Mundöffnung mit vertikaler inzisaler Distanz von < 40 mm

Tab. 8.35 Diskusverlagerung ohne Reduktion und ohne limitierte Mundöffnung

Beschreibung		Intrakapsuläre biomechanische Dysfunktion, die den Kondylen-Diskus-Komplex einschließt. Der Diskus ist bei geschlossener Mundposition in Bezug zur Mandibulakondyle in einer anterioren Position und zieht sich beim Öffnen des Mundes nicht zurück. Mediale und laterale Verschiebungen des Diskus können zusätzlich auftreten. Diese Dysfunktion ist *nicht* mit limitierter Mundöffnung verbunden.
Kriterien	Subjektive Befunderhebung	• Frühere Blockierung des Kiefers, sodass der Mund sich in keiner Weise öffnen ließ • Die Einschränkung war so schwer ausgeprägt, dass eine Unfähigkeit zu essen bestand
	UND	
	Körperliche Untersuchung	• Maximale assistierte Mundöffnung mit vertikaler inzisaler Distanz von ≥ 40 mm

8

Tab. 8.36 Degenerative Gelenkserkrankung

Beschreibung		Eine degenerative Gelenkserkrankung beinhalt eine Zerstörung des artikulären Gewebes mit ossären Veränderungen der Kondyle und/oder der Eminentia articularis.
Kriterien	Subjektive Befunderhebung	• In den letzten 30 Tagen Gelenkgeräusche bei Kiefergelenkbewegungen und Funktionen *oder* • Bericht über Kiefergelenkgeräusche bei der Untersuchung
	UND	
	Körperliche Untersuchung	• Wahrnehmung von Krepitation bei Palpation während mindestens einer der folgenden Bewegungen: Mundöffnung, -schließung, Laterotrusion oder Protrusion

Tab. 8.37 Subluxation

Beschreibung		Hypermobile Dysfunktion, die den Diskus-Kondylen-Komplex und die Eminentia articularis einschließt: Bei geöffnetem Mund befindet sich der Diskus-Kondylen-Komplex anterior der Eminenz und kehrt ohne ein manipulatives Manöver beim Mundschluss nicht in die normale Position zurück. Die Dislokation kann kurzzeitig oder anhaltend bestehen. Wenn die Dislokation durch die betroffene Person ausgelöst werden kann, wird dies als Subluxation bezeichnet, wenn sie durch den Kliniker aufgehoben werden muss, als Luxation. Diese Dysfunktion wird auch als „Open Lock" betitelt.
Kriterien	Subjektive Befunderhebung	• In den letzten 30 Tagen momentane Blockierung bei weit geöffnetem Mund mit Unfähigkeit, den Mund aus dieser Position zu schließen, *und* • Unfähigkeit, den Mund aus weit geöffneter Position ohne ein Selbst-Manöver zu schließen
	UND	
	Körperliche Untersuchung	• Obwohl kein Untersuchungsbefund erforderlich ist, wenn diese Dysfunktion klinisch auftritt, gilt es als positiv, wenn der Mund ohne ein manipulatives Manöver nicht geschlossen werden kann.

Zusammenfassung der Evidenz

➤ Tab. 8.38
➤ Tab. 8.39

Empfehlungen

➤ Tab. 8.40

- Für die DC/TMD kann zur Bestätigung oder zum Ausschluss einer Diskusverlagerung eine moderate Empfehlung für den klinischen Einsatz gegeben werden. Die Empfehlung für die Bestätigung einer Diskusverlagerung basiert auf den Ergebnissen der Studien von Goyal et al. (2020) und Schiffman et al. (2014). Aufgrund der geringen Prävalenz von verschiedenen Subtypen der Diskusverlagerung in der Studienpopulation von Goyal et al. (2020) werden lediglich statistische Maßzahlen für die allgemeine Diagnosefähigkeit einer Diskusverlagerung angeben und keine differenzierte Darstellung einzelner Subtypen angeführt. Für den Ausschluss einer Diskusverlagerung anhand der DC/TMD wurde insgesamt eine geringe Empfehlung ausgesprochen. Jedoch muss beachtet werden, dass lediglich eine Studie die Subtypen der Diskusverlagerung differenziert und dass die statistischen Parameter zum Ausschluss der Diskusverlagerungstypen DD-R, DD-R mit intermittierendem Blockieren und DD-nR ohne limitierte Mundöffnung klinisch irrelevant sind.
- Für die schmerzbezogenen und intraartikulären TMD-Formen kann die DC/TMD in ihrer Gesamtheit in geringem Maße für die Bestätigung und den Ausschluss im klinischen Alltag empfohlen werden. Auch wenn die Ergebnisse zur Validität klinisch bedeutsam sind, fällt die Empfehlung hierzu gering aus, da die Publikation von Schiffman et al. (2014) die einzige ist, die auf Basis der Einschlusskriterien aufgenommen werden konnte und eine Differenzierung in verschiedene schmerzbezogene TMD-Formen vornimmt.
- In Bezug auf die schmerzbezogenen TMD-Formen deuten die Ergebnisse der Autoren darauf hin, dass die DC/TMD sowohl zum Ausschluss als auch zur Bestätigung einer schmerzbezogenen TMD auf Basis klinisch bedeutsamer Parameter geeignet ist.
- Die Gesamtempfehlung für die intraartikulären TMD-Formen ist in Bezug auf die Bestätigung und den Ausschluss nicht konsistent mit der Empfehlung für die einzelnen Subgruppen. Die DC/TMD kann zur Bestätigung einer degenerativen Gelenkserkrankung nicht empfohlen werden. Die TMD-Formen DD-R, DD-R mit intermittierendem Blockieren, DD-nR ohne limitierte Mundöffnung und degenerative Gelenkserkrankungen können allein durch das Klassifikationsinstrument DC/TMD nicht ausgeschlossen werden.
- Für die DC/TMD kann in Bezug auf die Intertester-Reliabilität eine moderate Empfehlung für den therapeutischen Alltag ausgesprochen werden.
- Aufgrund der Inklusionskriterien in Bezug auf die diagnostischen Fähigkeiten der DC/TMD konnten lediglich zwei Artikel identifiziert werden, die den Anforderungen gerecht werden. Weitere im Recherche- und Auswahlprozess gefundene Publika-

Tab. 8.38 Validität der DC/TMD

Studie	Studienpopulation	Referenz	RoB	Maßzahl
Kriteriumsvalidität				
Identifikation einer Dysfunktion durch Diskusverlagerung				
Goyal et al. 2020	n = 55 (42 w, 110 Kiefergelenke), Alter (ø): 31,2 (± 12)	MRT	unklar	LR^+ = 4,12 LR^- = 0,11 κ = 0,69
Klassifikation einer TMD anhand der DC/TMD				
Schiffman et al. 2014	n = 705 Alter (ø): 39,4; TMD-Fälle: n = 614; Asymptomatische: n = 91	Expertenkonsens Nutzung von Angaben aus der subjektiven und körperlichen Befunderhebung und aus bildgebenden Verfahren (Röntgen, MRT, CT)	unklar	*Schmerzassoziierte TMD:* Myalgie: LR^+ = 90,00 LR^- = 0,10 Myofaszialer Schmerz mit Übertragung: LR^+ = 43,00 LR^- = 0,14 Arthralgie: LR^+ = 44,50 LR^- = 0,11 TMD-Kopfschmerz: LR^+ = 6,85 LR^- = 0,13 *Intraartikuläre TMD:* DD-R: LR^+ = 4,25 LR^- = 0,72 DD-R mit intermittierendem Blockieren: LR^+ = 19,00 LR^- = 0,63 DD-NR mit limitierter Mundöffnung: LR^+ = 26,67 LR^- = 0,21 DD-nR ohne limitierte Mundöffnung: LR^+ = 2,57 LR^- = 0,58 Degenerative Gelenkserkrankungen: LR^+ = 1,41 LR^- = 0,74 Subluxation: LR^+ = ∞ LR^- = 0,02

Alter (ø): mittleres Alter in Jahren, CT: Computertomografie, DC/TMD: Diagnostic Criteria for Temporomandibular Disorders, DD-nR: Diskusverlagerung ohne Reduktion, DD-R: Diskusverlagerung mit Reduktion, κ: Kappa-Koeffizient, k.A.: keine Angabe, LR^+: positive Likelihood-Ratio, LR^-: negative Likelihood-Ratio, MRT: Magnetresonanztomografie, n: Anzahl der untersuchten Personen, w: weiblich, RoB: Risk of Bias, TMD: temporomandibuläre Dysfunktion

■ : hohes Risiko/klinisch nicht relevant, ■ : geringes Risiko/klinisch relevant, ■ : unklares Risiko/moderat klinisch relevant

tionen mussten wegen methodischer Schwächen (ungeeigneter Referenzstandard, hohes Verzerrungsrisiko) ausgeschlossen werden. Zudem wurden Publikationen zur Validierung der CDC/TMD und RDC/TMD nicht berücksichtigt, da diese Klassifikationen Vorläuferversionen der DC/TMD sind und die DC/TMD gegenüber diesen Vorläufern verbesserte diagnostische Fähigkeiten aufweist.

- Im Recherche- und Auswahlprozess wurden auch Artikel identifiziert, welche die diagnostischen Fähigkeiten der DC/TMD bei Kindern untersuchen und die Inklusionskriterien erfüllen. Da die Übertragbarkeit der Ergebnisse auf Erwachsene jedoch unklar ist, wurden diese Artikel nicht berücksichtigt.

Tab. 8.39 Reliabilität der DC/TMD

Studie	Studienpopulation	RoB	Intratester	Intertester
Asendorf et al. 2021	n = 16	•	k.A.	*ICC:* Einzelne Messungen: – Schmerzfreie MÖ: 0,96 – Max. nicht assistierte MÖ: 0,99 – Max. assistierte MÖ: 0,99 – Laterotrusion R: 0,87 – Laterotrusion L: 0,85 – Protrusion: 0,90 *Kappa-Koeffizient:* DC/TMD-Diagnosen: – Myalgie: 1,00 – Myofaszialer Schmerz mit Ausstrahlung: 0,85 – Arthralgie: 1,00 – TMD zugeschriebener Kopfschmerz: 1,00 – DD-R: 1,00 – DD-nR ohne eingeschränkte MÖ: 1,00 – Degenerative Gelenkveränderungen: 0,64
Österlund et al. 2018	n = 32; Obligatorische Kommandos vs. Keine obligatorischen Kommandos	•	k.A.	*Kappa-Koeffizient:* Obligatorische Kommandos: – Myalgie: ≈ 0,86 – Arthralgie: ≈ 0,79 – TMD-vermittelter Kopfschmerz: ≈ 0,93 Keine obligatorischen Kommandos: – Myalgie: ≈ 1,00 – Arthralgie: ≈ 0,83 – TMD-vermittelter Kopfschmerz: ≈ 0,94
Skeie et al. 2018	n = 32	•	k.A.	*ICC:* Mundöffnung: – Schmerzfreie MÖ: 0,96 – Max. nicht assistierte MÖ: 0,98 – Max. assistierte MÖ: 0,98 *Laterale und protrusive Bewegungen:* Nach R: 0,89 Nach L: 0,76 Protrusion: 0,91 Schmerz bei Palpation: – M. temporalis: 0,54 – M. masseter: 0,50 Gelenkgeräusch (Knacken): – Öffnen: 0,59 – Schließen: 0,78 – Latero-/Protrusion: 0,59
Schiffman et al. 2014	n = 27	•	k.A.	*Kappa-Koeffizient:* Myalgie: 0,94 Myofaszialer Schmerz mit Ausstrahlung: 0,85 Arthralgie: 0,86 DD-R: 0,58 DD-nR ohne limitierte MÖ: 0,84 Degenerative Gelenkserkrankungen: 0,33 Krepitation: 0,30

Alter (ø): mittleres Alter in Jahren, DC/TMD: Diagnostic Criteria of Temporomandibular Disorders, DD-nR: Diskusverlagerung ohne Reduktion, DD-R: Diskusverlagerung mit Reduktion, ICC: Intraklassen-Korrelationskoeffizient, k.A.: keine Angabe, L: links, M.: Musculus, MÖ: Mundöffnung, n: Anzahl der untersuchten Personen, R: rechts, RoB: Risk of Bias, w: weiblich
▪: hohes Risiko/klinisch nicht relevant, ▪: geringes Risiko/klinisch relevant, ▪: unklares Risiko/moderat klinisch relevant

8

Tab. 8.40 Empfehlungen zu den DC/TMD

Kriteriumsvalidität	Bestätigung	Ausschluss
Identifikation einer Dysfunktion durch Diskusverlagerung	++	+
Klassifikation der TMD		
Identifikation einer schmerzbezogenen TMD mittels DC/TMD		
→ Myalgie	+	+
→ Myofaszialer Schmerz mit Übertragung	+	+
→ Arthralgie	+	+
→ TMD-bezogener Kopfschmerz	+	+
Identifikation einer intraartikulären Dysfunktion mittels DC/TMD		
→ DD-R	+	–
→ DD-R mit intermittierendem Blockieren	+	–
→ DD-nR ohne limitierte Mundöffnung	+	–
→ DD-nR mit limitierter Mundöffnung	+	+
→ Degenerative Gelenkserkrankungen	–	–
→ Subluxation	+	+
Reliabilität	**Intratester**	**Intertester**
Übereinstimmende Beurteilung der DC/TMD	k.A.	++

DC/TMD: Diagnostic Criteria of Temporomandibular Disorders, DD-nR: Diskusverlagerung ohne Reduktion, DD-R: Diskusverlagerung mit Reduktion, TMD: temporomandibuläre Dysfunktion
–: keine, +: geringe, ++: moderate, +++: starke Empfehlung, k.A.: keine Angabe

8.1.10 Zusammenfassung: Kieferregion

➤ Tab. 8.41 fasst die Empfehlungen zu den inkludierten Assessments zur Kieferregion zusammen.

Tab. 8.41 Pathologien mit Empfehlungen zu den inkludierten Assessments

DD-R

- *Testungen des aktiven Bewegungsausmaßes bei V. a. DD-R*
  Bestätigung: – (reduzierte MÖ, reduzierte Protrusion, reduzierte Laterorusion, Schmerz bei Laterotrusion, Deviation ohne Korrektur, Deviation bei MMÖ, Schmerz bei MÖ, Schmerz bei assistierter MÖ), + (Deviation mit Korrektur)
  Ausschluss: – (reduzierte Mundöffnung, reduzierte Protrusion, reduzierte Laterotrusion, Schmerz bei Laterotrusion, Deviation ohne Korrektur, Deviation mit Korrektur, Schmerz bei MÖ, Schmerz bei assistierter MÖ)
  Verlaufskontrolle (Intratester-Reliabilität): k.A.
  Übereinstimmung zwischen Untersuchern: k.A.
- *Gelenkgeräusche bei V. a. DD-R*
  Bestätigung: – (Manipulationstest), + (reziprokes Klicken, Elimination des Klickens in anteriorer Position), ++ (Klicken)
  Ausschluss: + (Klicken, reziprokes Klicken, Elimination des Klickens in anteriorer Position, Manipulation)
  Verlaufskontrolle (Intratester-Reliabilität): k.A.
  Übereinstimmung zwischen Untersuchern: k.A.
- *Passive Bewegungsüberprüfung bei V. a. DD-R*
  Bestätigung: – (reduzierte passive MÖ, Empfindlichkeit bei passivem Stretch)
  Ausschluss: – (reduzierte passive MÖ, Empfindlichkeit bei passivem Stretch)
  Verlaufskontrolle (Intratester-Reliabilität): k.A.
  Übereinstimmung zwischen Untersuchern: k.A.
- *Palpation bei V. a. DD-R*
  Bestätigung: – (palpatorische Gelenksempfindlichkeit)
  Ausschluss: – (palpatorische Gelenksempfindlichkeit)
  Verlaufskontrolle (Intratester-Reliabilität): k.A.
  Übereinstimmung zwischen Untersuchern: k.A.
- *Manuelle Gelenktests bei V. a. DD-R*
  Bestätigung: – (limitierte Kondylentranslation)
  Ausschluss: – (limitierte Kondylentranslation)
  Verlaufskontrolle (Intratester-Reliabilität): k.A.
  Übereinstimmung zwischen Untersuchern: k.A.
- *Testcluster AROM + Palpation (TMJ, Kaumuskulatur) + Provokationstest Kaumuskulatur + Gelenkgeräusche + Malokklusion bei V. a. DD-R*
  Bestätigung einer DD-R: +
  Ausschluss einer DD-R: +
  Verlaufskontrolle (Intratester-Reliabilität): k.A.
  Übereinstimmung zwischen Untersuchern: k.A.

Tab. 8.41 Pathologien mit Empfehlungen zu den inkludierten Assessments *(Forts.)*

DD-R
• *Testcluster Keine Deviation + Kein Schmerz bei Mundöffnung + Keine reduzierte Mundöffnung + Keine Reduktion der Kondylentranslation + Klicken + Elimination des Klickens* bei V. a. DD-R* Bestätigung einer DD-R: + Ausschluss einer DD-R: – Verlaufskontrolle (Intratester-Reliabilität): k.A. Übereinstimmung zwischen Untersuchern: k.A.
DD-nR
• *Testungen des aktiven Bewegungsausmaßes bei V. a. DD-nR* Bestätigung: – (reduzierte Protrusion), + (reduzierte Mundöffnung, reduzierte Laterotrusion, Schmerz bei Laterotrusion, Deviation ohne Korrektur, Deviation mit Korrektur, Deflektion, Schmerz bei MÖ) Ausschluss: – (reduzierte MÖ, reduzierte Protrusion, Schmerz bei Laterotrusion, Deviation mit Korrektur, Deflektion), + (reduzierte Laterotrusion, Deviation ohne Korrektur, Schmerz bei MÖ) Verlaufskontrolle (Intratester-Reliabilität): k.A. Übereinstimmung zwischen Untersuchern: k.A. • *Gelenkgeräusche bei V. a. DD-nR* Bestätigung: – (reziprokes Klicken), + (Klicken) Ausschluss: – (reziprokes Klicken), + (Klicken) Verlaufskontrolle (Intratester-Reliabilität): k.A. Übereinstimmung zwischen Untersuchern: k.A. • *Schmerzprovokationstests bei V. a. DD-nR* Bestätigung: – (isometrische Tests), + (Dental Stick Test) Ausschluss: – (isometrische Tests), ++ (Dental Stick Test) Verlaufskontrolle (Intratester-Reliabilität): k.A. Übereinstimmung zwischen Untersuchern: k.A. • *Passive Bewegungsüberprüfung bei V. a. DD-nR* Bestätigung: – (Empfindlichkeit bei passivem Stretch), + (reduzierte passive MÖ) Ausschluss: – (reduzierte passive MÖ, Empfindlichkeit bei passivem Stretch) Verlaufskontrolle (Intratester-Reliabilität): k.A. Übereinstimmung zwischen Untersuchern: k.A. • *Palpation bei V. a. DD-nR* Bestätigung: + (palpatorische Gelenksempfindlichkeit) Ausschluss: – (palpatorische Gelenksempfindlichkeit) Verlaufskontrolle (Intratester-Reliabilität): k.A. Übereinstimmung zwischen Untersuchern: k.A. • *Manuelle Gelenktests bei V. a. DD-nR* Bestätigung: – (Gelenkprovokationstests), + (Gelenkmobilitätstests, limitierte Kondylentranslation) Ausschluss: + (Gelenkmobilitätstest, limitierte Kondylentranslation), ++ (Gelenkprovokationstests) Verlaufskontrolle (Intratester-Reliabilität): k.A. Übereinstimmung zwischen Untersuchern: k.A.
Adhäsionen
• *Testungen des Bewegungsausmaßes bei V. a. Adhäsionen* Bestätigung: – (reduzierte Protrusion) Ausschluss: + (reduzierte Protrusion) Verlaufskontrolle (Intratester-Reliabilität): k.A. Übereinstimmung zwischen Untersuchern: k.A. • *Testcluster AROM + Palpation (TMJ, Kaumuskulatur) + Provokationstest Kaumuskulatur + Gelenkgeräusche + Malokklusion bei V. a. DD-nR* Bestätigung: + Ausschluss: – Verlaufskontrolle (Intratester-Reliabilität): k.A. Übereinstimmung zwischen Untersuchern: k.A. • *Testcluster Dental Stick Test + Isometrischer Test+ Gelenkprovokationstest + Gelenkgeräusche + Gelenkmobilitätstest + Deviation + Laterotrusion bei V. a. DD-nR* Bestätigung durch 5 oder mehr positive Tests: ++ Ausschluss durch 5 oder mehr positive Tests: ++ Verlaufskontrolle (Intratester-Reliabilität): k.A. Übereinstimmung zwischen Untersuchern: k.A.

(Forts.)

Tab. 8.41 Pathologien mit Empfehlungen zu den inkludierten Assessments *(Forts.)*

DD-R
• *Testcluster Restriktion der Kondylentranslation + Schmerz bei assistierter Mundöffnung + Deviation der Mandibula + Limitierte Mundöffnung + Kein Klicken bei V. a. DD-nR* Bestätigung: + (Restriktion der Kondylentranslation + Schmerz bei assistierter Mundöffnung; Restriktion der Kondylentranslation + Kein Klicken + Schmerz bei assistierter Mundöffnung) Ausschluss: – (Restriktion der Kondylentranslation + Kein Klicken + Schmerz bei assistierter Mundöffnung), + (Restriktion der Kondylentranslation + Schmerz bei assistierter Mundöffnung) Verlaufskontrolle (Intratester-Reliabilität): k. A. Übereinstimmung zwischen Untersuchern: k. A.
Gelenkserguss
• *Testungen des Bewegungsausmaßes bei V. a. Gelenkserguss* Bestätigung: + (Schmerz bei Mandibulabewegung) Ausschluss: + (Schmerz bei Mandibulabewegung) Verlaufskontrolle (Intratester-Reliabilität): k. A. Übereinstimmung zwischen Untersuchern: k. A. • *Palpation bei V. a. Gelenkserguss* Bestätigung: + (Schmerz bei posteriorer Palpation) Ausschluss: + (Schmerz bei posteriorer Palpation) Verlaufskontrolle (Intratester-Reliabilität): k. A. Übereinstimmung zwischen Untersuchern: k. A.
Osteoarthrose
• *Gelenkgeräusche bei V. a. Osteoarthrose* Bestätigung: ++ (Krepitationen) Ausschluss: + (Krepitationen) Verlaufskontrolle (Intratester-Reliabilität): k. A. Übereinstimmung zwischen Untersuchern: k. A. • *AROM + Palpation (TMJ, Kaumuskulatur) + Provokationstest Kaumuskulatur + Gelenkgeräusche + Malokklusion bei V. a. Osteoarthrose* Bestätigung: + Ausschluss: – Verlaufskontrolle (Intratester-Reliabilität): k. A. Übereinstimmung zwischen Untersuchern: k. A.
Synovitis
• *Palpation bei V. a. Synovitis* Bestätigung: – (palpatorische Gelenksempfindlichkeit) Ausschluss: + (palpatorische Gelenksempfindlichkeit) Verlaufskontrolle (Intratester-Reliabilität): k. A. Übereinstimmung zwischen Untersuchern: k. A.
TMD allgemein
• *Testungen des Bewegungsausmaßes bei V. a. TMD* Bestätigung: – (AROM) Ausschluss: + (AROM) Verlaufskontrolle (Intratester-Reliabilität): + Übereinstimmung zwischen Untersuchern: ++ • *Gelenkgeräusche bei V. a. TMD* Bestätigung: k. A. Ausschluss: k. A. Verlaufskontrolle (Intratester-Reliabilität): k. A. Übereinstimmung zwischen Untersuchern: ++ • *Schmerzprovokationstests bei V. a. TMD* Bestätigung einer TMD durch Schmerz bei Widerstand: + Ausschluss einer TMD durch Schmerz bei Widerstand: – Verlaufskontrolle (Intratester-Reliabilität): k. A. Übereinstimmung zwischen Untersuchern: ++ • *Testbatterie zur motorischen Kontrolle der orofazialen Region* Diskriminationsfähigkeit zwischen Patienten mit TMD und Gesunden: + Bestätigung einer orofazialen Störung: + Ausschluss einer orofazialen Störung: – Verlaufskontrolle (Intratester-Reliabilität): k. A. Übereinstimmung zwischen Untersuchern: +

Tab. 8.41 Pathologien mit Empfehlungen zu den inkludierten Assessments *(Forts.)*

DD-R
• *Passive Bewegungsüberprüfung bei V. a. TMD* Bestätigung: – (passive Mundöffnung) Ausschluss: + (passive Mundöffnung) Verlaufskontrolle (Intratester-Reliabilität): k.A. Übereinstimmung zwischen Untersuchern: k.A. • *Palpation bei V. a. TMD* Bestätigung: + (Palpation), ++ (PPT) Ausschluss: + (Palpation, PPT) Verlaufskontrolle (Intratester-Reliabilität): k.A. Übereinstimmung zwischen Untersuchern: k.A. • *Manuelle Gelenktests bei V. a. TMD* Bestätigung: + (Gelenkspieltest, Kompressionstest) Ausschluss: – (Gelenkspieltest, Kompressionstest) Verlaufskontrolle (Intratester-Reliabilität): k.A. Übereinstimmung zwischen Untersuchern: ++ (Gelenkspieltest)

* Einzelne Testkombinationen wurden auch getestet, wegen der Übersichtlichkeit aber hier nicht alle genannt.
AROM: Active Range of Motion, DD-nR: Diskusverlagerung ohne Reduktion, DD-R: Diskusverlagerung mit Reduktion, k.A.: keine Angaben in der Literatur, MMÖ: maximale Mundöffnung, MÖ: Mundöffnung, PPT: Pressure Pain Threshold, TMD: temporomandibuläre Dysfunktion, TMJ: Temporomandibulargelenk

8.2 Kopf

Epidemiologische Untersuchungen zur Schätzung der Prävalenz von Kopfschmerzerkrankungen haben gezeigt, dass Kopfschmerzen sowohl bei Frauen als auch bei Männern weit verbreitet sind. **Migräne** und **Spannungskopfschmerzen** (TTH) stellen hierbei die am häufigsten vorkommenden Kopfschmerzerkrankungen dar. Die Prävalenz von Migräne liegt auf Basis unterschiedlicher Untersuchungen zwischen 15,6 % und 23,9 % und für TTH zwischen 14,5 % und 31,7 % (Berger 2014, Radtke und Neuhauser 2009, Pfaffenrath et al. 2009, Yoon et al. 2012). Auch im Bereich der neuromuskuloskelettalen Therapie werden Physiotherapeuten häufig mit diesen Kopfschmerzarten konfrontiert.

Eine weitere wichtige Kopfschmerzerkrankung bilden die **zervikogenen Kopfschmerzen.** Im Gegensatz zu den *primären* Kopfschmerzerkrankungen Migräne und TTH sind sie den *sekundären* Kopfschmerzarten zuzuordnen (International Headache Society 2021).

Die Klassifikation von Kopfschmerzen erfolgt anhand der durch die **International Headache Society (IHS)** definierten diagnostischen Kriterien. Diese Kriterien wurden im Rahmen verschiedener Projekte validiert und werden in regelmäßigen Abständen überprüft und ggf. ergänzt (IHS 2021). Sie können als akzeptabler Goldstandard angesehen werden, der sowohl von Physiotherapeuten als auch von Ärzten zur Kopfschmerzklassifizierung genutzt wird. Da sich diese diagnostischen Kriterien zumeist auf die charakteristischen Symptome einer Kopfschmerzerkrankung beziehen, stellt die ärztliche sowie physiotherapeutische subjektive Befundaufnahme bzw. Anamnese einen zentralen Bestandteil der Klassifikation des Kopfschmerzes dar (Lüdtke und Schäfer 2020).

Zudem werden in der Fachliteratur verschiedene Testverfahren bzw. Assessments beschrieben, die bei der körperlichen Untersuchung von Kopfschmerzpatienten angewendet werden. Diese können die kriterienbasierte Klassifikation unterstützen bzw. potenziell zur Differenzierung zwischen unterschiedlichen Kopfschmerzarten dienen. Falls bei der subjektiven und/oder körperlichen Untersuchung Zeichen oder Symptome auftreten, die auf eine ernsthafte Pathologie hindeuten („Red Flag"), sollten weitere Untersuchungen (bildgebende Verfahren, Laboruntersuchungen etc.) in Erwägung gezogen werden (Ramanayake et al. 2018).

Kapitelübersicht

Dimensionen Die Testungen dieses Kapitels können in folgende Dimensionen gegliedert werden: *Haltungsanalyse der Kopf- und Nackenregion* (➤ Kap. 8.2.1), *Aktive Bewegungen* (➤ Kap. 8.2.2), *Sensibilitätstestungen* (➤ Kap. 8.2.3), *Spezielle Tests* (➤ Kap. 8.2.4), *Neurodynamik* (➤ Kap. 8.2.5), *Passive und akzessorische Untersuchung der HWS* (➤ Kap. 8.2.6).

Evidenzlage Für viele klinische Tests konnte nur eine geringe Anzahl an Studien identifiziert werden, sodass eine Beurteilung der Validität und Reliabilität nicht immer möglich war. Zudem bestand überwiegend ein unklares Verzerrungsrisiko.

Empfehlungen Die Empfehlungen verschiedener klinischer Testungen in der physiotherapeutischen Praxis sind innerhalb der oben genannten Dimensionen sehr heterogen. Aufgrund eingeschränkter Evidenzlage können Empfehlungen für einzelne Assessments nur bedingt ausgesprochen werden.

Praktikabilität: Die Durchführung aller hier vorgestellten Tests ist mit einem geringen Zeit- und Kostenaufwand verbunden.

➤ Tab. 8.42 zeigt eine Übersicht der Dimensionen und der dazu untersuchten Assessments. Am Ende der jeweiligen Abschnitte finden Sie eine Übersicht der Empfehlungen bezüglich der untersuchten Assessments.

Tab. 8.42 Dimensionen mit inkludierten Assessments

Haltungsanalyse der Kopf- und Nackenregion
• Forward Head Posture (FHP) (➤ Kap. 8.2.1) • Kraniovertebraler Winkel (CVA) (➤ Kap. 8.2.1)
Aktive Bewegungen
• Aktive Bewegungsüberprüfung der HWS (➤ Kap. 8.2.2)
Sensibilitätstestungen
• PPT (➤ Kap. 8.2.3)
Spezielle Tests
• Kraniozervikaler Flexionstest (CCFT) (➤ Kap. 8.2.4) • Krafttest für die Nackenflexoren und -extensoren (➤ Kap. 8.2.4)
Neurodynamik
• Occipitalis Long Sitting Slump (OLSS) (➤ Kap. 8.2.5)
Passive und akzessorische Untersuchung der HWS
• Flexions-Rotations-Test (FRT) (➤ Kap. 8.2.6) • PPIVMs (➤ Kap. 8.2.6) • PAIVMs (➤ Kap. 8.2.6)

8.2.1 Haltungsanalyse der Kopf- und Nackenregion

Kraniovertebraler Winkel (CVA) und Forward Head Posture (FHP)

Synonyme/Englisch Kraniozervikaler Winkel, craniocervical angle, craniovertebral angle.

Der CVA und die FHP zählen zu den Inspektionsbefunden der körperlichen Untersuchung. Der **kraniozervikale Winkel** beurteilt die Ventraltranslation des Kopfes und kann mittels Gradeinteilung quantifiziert werden. Der CVA beschreibt die Schnittstelle und den daraus resultierenden Winkel zwischen einer horizontalen Linie durch den Halswirbelsäulenkörper C7 und der Linie, die den Tragus des Ohrs und den Processus spinosus von C7 verbindet. Eine **Forward Head Posture** ist dadurch gekennzeichnet, dass es zu einer Hyperextension der oberen HWS kommt und dass der Kopf im Vergleich zur HWS nach ventral verschoben ist (Fernández-de-las-Peñas et al. 2007a).

Praktikabilität Für die Messung der FHP oder des CVA wird lediglich ein Lineal bzw. eine Kamera für die laterale Aufnahme der Patienten benötigt.

Durchführung

Der CVA und die FHP können im klinischen Alltag auf zwei verschiedene Weisen beurteilt werden, die im ➤ Kap. 7.1 näher beschrieben werden. Im klinischen Alltag ist es sinnvoll, immer die gleiche Ausgangsstellung (ASTE) und das gleiche Verfahren zu wählen, um die Verlaufsdokumentation zu standardisieren.

Der durchschnittliche CVA beträgt bei einer Gruppe von gesunden Probanden 52,7° ± 2,8° (Shaghayeghfard et al 2016). Laut Studienresultaten ist der CVA bei Patienten mit chronischen Kopfschmerzen, TTH, Migräne und zervikogenem Kopfschmerz (CEH) kleiner (Fernández-de-las-Peñas et al. 2007, Ferreira MC et al. 2014).

Zusammenfassung der Evidenz

➤ Tab. 8.43

Empfehlungen

➤ Tab. 8.44

- Auf Grundlage der Validitätskriterien (Kriteriums- und Konstruktvalidität) für den Einschluss von Artikeln konnten keine geeigneten Artikel identifiziert werden. Somit kann hinsichtlich

8

Tab. 8.43 Reliabilität der FHP/CVA-Bestimmung

Studie	Studienpopulation	RoB	Intratester	Intertester
Fernández-de-las-Peñas et al. 2007a	n = 20, Alter (ø): 37 (± 5); chronischer TTH: n = 10 (8 w), Alter (ø): 38 (± 5); gesunde Kontrollen: n = 10 (7 w), Alter (ø): 36 (± 5)	▪	*ICC:* FHP im Sitz: 0,90 FHP im Stand: 0,95	k.A.
Ferracini et al. 2016	Migräne-Gruppe: n = 33 (33 w), Alter (ø): 32 (± 11,3); asymptomatische Gruppe: n =33 (33 w), Alter (ø): 33 (± 12,6)	▪	CVA: ICC = 0,93	CVA: ICC = 0,99
Ferreira MC et al. 2014	n = 66; Migräne + TMD (MTMD): n = 22 (22 w), Alter (ø): 30,3 (± 11,5); Migräne (MG): n = 22 (22 w), Alter (ø): 31,7 (± 9,8); Kontrolle (CG): n = 22 (22 w), Alter (ø): 24,4 (± 6,9) Reliabilitätsanalyse wurde an einer zufälligen Auswahl von 15 Probanden durchgeführt.	▪	FHP: ICC = 0,96 MID (ES: 0,5) MTMD vs. CG: 10,44 cm MG vs. CG: 12,04 cm MTMD vs. MG: 7,71 cm	k.A.

Alter (ø): mittleres Alter in Jahren, CG: control group, CVA: Craniovertebral Angle, ES: Effektstärke, ICC: Intraklassen-Korrelationskoeffizient, k.A.: keine Angabe, MG: Migränegruppe, MID: Minimal Important Difference, MTMD: Migräne mit temporomandibulärer Dysfunktion, n: Anzahl der untersuchten Personen, TTH: Tension-Type Headache, FHP: Forward Head Posture, w: weiblich, RoB: Risk of Bias, TMD: temporomandibuläre Dysfunktion

▪ : hohes Risiko/klinisch nicht relevant, ▪ : geringes Risiko/klinisch relevant, ▪ : unklares Risiko/moderat klinisch relevant

Tab. 8.44 Empfehlungen zu FHP/CVA

Reliabilität	Intratester	Intertester
Übereinstimmende Beurteilung des Tests	++	+
CVA: kraniovertebraler Winkel, FHP: Forward Head Posture –: keine, +: geringe, ++: moderate, +++: starke Empfehlung, k.A.: keine Angabe		

der diagnostischen Fähigkeit keine Empfehlung für bzw. gegen den Einsatz des CVA bzw. der FHP in der körperlichen Untersuchung von Patienten mit Kopfschmerzen ausgesprochen werden. Es finden sich lediglich Hinweise darauf, dass Kopfschmerzpatienten mit chronischem TTH einen kleineren CVA aufweisen als asymptomatische Kontrollen (Fernández-de-las-Penas et al. 2007). Evidenz für diese Hypothese konnte für andere Kopfschmerzformen (Migräne und zervikogener Kopfschmerz) im Rahmen verschiedener wissenschaftlicher Untersuchungen jedoch nicht gefunden werden (Zito et al. 2006, Lüdtke et al. 2018). Eine Metaanalyse von Elizagaray-Garcia et al. (2020) konnte eine moderate bis starke Evidenz dafür finden, dass Patienten mit chronischen primären Kopfschmerzen eine größere FHP aufweisen als asymptomatische Individuen, und eine moderate Evidenz dafür, dass Patienten mit chronischen primären eine größere FHP aufweisen als diejenigen mit episodischen Kopfschmerzen. Die eingeschlossenen Studien dieser Metaanalyse konnten aus methodischen Gründen nicht berücksichtigt werden (erhöhtes Verzerrungsrisiko bzw. ungenügender Referenzstandard).

- Bezüglich der Intertester-Reliabilität kann eine geringe und bezüglich der Intratester-Reliabilität eine moderate Empfehlung ausgesprochen werden.

8.2.2 Aktive Bewegungsüberprüfung

Die aktive Bewegungsüberprüfung der HWS dient der Beurteilung des Bewegungsausmaßes, welches aktiv durch die Patienten ausgeführt werden kann (nähere Informationen siehe ➤ Kap. 7.2).

Praktikabilität Zur Quantifizierung des Bewegungsausmaßes der verschiedenen Bewegungsrichtungen kann das CROM-Device (➤ Kap. 7.2) verwendet werden.

Durchführung

Eine Anleitung zur Durchführung der aktiven Bewegungsüberprüfung der HWS kann ➤ Kap. 7.2 entnommen werden. Zusätzlich findet sich dort eine Angabe zu Normwerten für die einzelnen Bewegungsrichtungen nach Swinkels und Swinkels-Meewisse (2014).

Zusammenfassung der Evidenz

➤ Tab. 8.45
➤ Tab. 8.46

Empfehlungen

➤ Tab. 8.47

- Auf Grundlage der Validitätskriterien (Kriteriums- und Konstruktvalidität) für den Einschluss von Artikeln konnten keine geeigneten Artikel identifiziert werden. Somit kann hinsichtlich

Tab. 8.45 Validität des HWS-AROM

Studie	Studienpopulation	Referenz	RoB	Maßzahl
Konstruktvalidität				
Assoziation zwischen Migräne und der Beeinträchtigung durch Nackenschmerzen				
Carvalho et al. 2014	n = 125; episodische Migräne: n = 91 (82 w), Alter (ø): 37 (± 10); chronische Migräne: n = 34 (32 w), Alter (ø): 39 (± 9)	NDI	•	*Flexion:* EM: r_P = –0,45 CM: r_P = –0,28 *Extension:* EM: r_P = –0,44 CM: r_P = –0,60 *Lateralflexion R:* EM: r_P = –0,48 CM: r_P = –0,29 *Lateralflexion L:* EM: r_P = –0,12 CM: r_P = –0,39 *Rotation R:* EM: r_P = –0,28 CM: r_P = –0,41 *Rotation L:* EM: r_P = –0,17 CM: r_P = –0,55

Alter (ø): mittleres Alter in Jahren, AROM: aktives Bewegungsausmaß, CM: chronische Migräne, EM: episodische Migräne, HWS: Halswirbelsäule, n: Anzahl der untersuchten Personen, r_P: Pearson-Korrelationskoeffizient, RoB: Risk of Bias, w: weiblich
□: hohes Risiko/klinisch nicht relevant, □: geringes Risiko/klinisch relevant, □: unklares Risiko/moderat klinisch relevant

Tab. 8.46 Reliabilität des HWS-AROM

Studie	Studienpopulation	RoB	Intratester	Intertester
Blizzard et al. 2000	Zervikogener Kopfschmerz: n = 93 (38 w)	•	*ICC:* Lateralflexion: 0,96 Extension: 0,96	k.A.
Hall und Robinson 2004	n = 56; CEH: n = 28 (20 w), Alter (ø): 43,3 (± 11,5); asymptomatisch: n = 28 (20 w), Alter (ø): 43 (± 13,5)	•	*ICC:* Flexion: 0,92 Extension: 0,99	
Oliveira-Souza et al. 2020	Migräne: n = 25, Alter (ø): 35 (± 10); asymptomatisch: n =25, Alter (ø): 32 (± 11)	•	*ICC:* Flexion: 0,87 Extension: 0,79 Lateralflexion R: 0,72 Lateralflexion L: 0,77 Rotation R: 0,86 Rotation L: 0,72	*ICC:* Flexion: 0,90 Extension: 0,83 Lateralflexion R: 0,69 Lateralflexion L: 0,65 Rotation R: 0,88 Rotation L: 0,89
Elizagaray-García et al. 2021	n = 20 (14 w), Alter (ø): 48,05 (± 15,55); chronische Migräne: n = 13; chronischer TTH: n = 4; chronischer Clusterkopfschmerz: n = 3	•	*ICC:* Flexion: 0,89 Extension: 0,96 Rotation R: 0,91 Rotation L: 0,89 LF-R: 0,86 LF-L: 0,72 *SEM:* Flexion: 2,71° Extension: 2,76° Rotation R: 2,66° Rotation L: 3,74° LF-R: 2,41° LF-L: 3,72° *MDC:* Flexion: 6,32° Extension: 6,44° Rotation R: 6,26° Rotation L: 8,72° LF-R: 5,63° LF-L: 8,69°	*ICC:* Flexion: 0,87 Extension: 0,93 Rotation R: 0,96 Rotation L: 0,95 LF-R: 0,85 LF-L: 0,87 *SEM:* Flexion: 2,56° Extension: 3,29° Rotation R: 1,68° Rotation L: 2,26° LF-R: 2,3° LF-L: 2,18° *MDC:* Flexion: 5,98° Extension: 7,67° Rotation R: 3,93° Rotation L: 5,27° LF-R: 5,37° LF-L: 5,08°
Van Suijlekom et al. 2000	n = 24 (11 w), Alter (ø): 43 (29–59); Patienten mit CEH, TTH oder Migräne	•	k.A.	*Kappa-Koeffizient:* Reduzierte Beweglichkeit der HWS: – Flexion: 0,27 – Extension: 0,28 – Rotation R: 0,44 – Rotation L: 0,46 Kopfschmerzprovokation: – Flexion: 0,53 – Extension: 0,67 – Rotation R: 0,65 – Rotation L: 0,54

Alter (ø): mittleres Alter in Jahren, CEH: zervikogener Kopfschmerz, ICC: Intraklassen-Korrelationskoeffizient, k.A.: keine Angabe, L: links, LF: Lateralflexion, MDC: Minimal Detectable Change, n: Anzahl der untersuchten Personen, R: rechts, SEM: Standard Error of the Measurement, RoB: Risk of Bias, TTH: Spannungskopfschmerz, w: weiblich

▪ : hohes Risiko/klinisch nicht relevant, ▪ : geringes Risiko/klinisch relevant, ▪ : unklares Risiko/moderat klinisch relevant

der diagnostischen Fähigkeit keine Empfehlung für bzw. gegen die Messung des aktiven Bewegungsausmaßes der HWS in der körperlichen Untersuchung von Patienten mit Kopfschmerzen ausgesprochen werden. Die Klassifikationskriterien für zervikogene Kopfschmerzen implizieren, dass im Rahmen der körperlichen Untersuchung ein reduziertes Bewegungsausmaß vorliegt. Zudem können die verschiedenen Bewegungsrichtungen die bekannten Kopfschmerzen auslösen. Jull et al. (2007), Amiri et al. (2007), Zito et al. (2006), Huber et al. (2013) und Uthaikhup et al. (2009) konnten im Rahmen ihrer Untersuchungen

Tab. 8.47 Empfehlungen zur Bestimmung des HWS-AROM

Konstruktvalidität		
Klinisch bedeutsame Zusammenhänge zwischen HWS-AROM und Beeinträchtigung durch Nackenschmerz	–	
Reliabilität	**Intratester**	**Intertester**
Übereinstimmende Beurteilung des Tests	++	++
AROM: aktives Bewegungsausmaß, HWS: Halswirbelsäule –: keine, +: geringe, ++: moderate, +++: starke Empfehlung, k.A.: keine Angabe		

Hinweise dafür feststellen, dass Patienten mit CEH ein reduziertes Bewegungsausmaß der HWS aufweisen.
- Für die Reliabilität kann sowohl bezüglich der Intertester-Reliabilität als auch bezüglich der Intratester-Reliabilität eine moderate Empfehlung ausgesprochen werden.

8.2.3 Sensibilitätstestungen

Pain Pressure Threshold

Die Pain Pressure Threshold (PPT) ist definiert als die minimal erforderliche Menge an Druck, die zu einer Veränderung der Druckwahrnehmung in einen Schmerz bzw. in ein unangenehmes Gefühl führt (Fischer et al. 1987). Castien et al. (2018) gelangen in ihrem systematischen Review zu der Schlussfolgerung, dass die durchschnittliche Druckschmerzschwelle des M. trapezius bei Migräne und chronischem TTH verringert ist, doch sie fanden keine Assoziation mit den Paramatern Frequenz, Dauer und Intensität von Kopfschmerzen. Auch nach den Ergebnissen von Andersen et al. (2015) weisen Patienten mit TTH und Migräne geringere PPT-Werte auf als gesunde Kontrollpersonen. Als eine Unterform von muskulären PPT-Assessments können die Messungen von myofaszialen Triggerpunkten angesehen werden.

Ein systematisches Review kommt zu folgenden Empfehlungen für eine bessere Standardisierung von PPT-Assessments speziell im orofazialen Bereich (Andersen et al. 2015):

1. Es sollte eine kleinere Algometerspitze (1 cm^2) verwendet werden.
2. Die Rate der Druckaufnahme sollte mit 20–50 kPa/s erfolgen.
3. Es sollte bilateral getestet werden, bei größeren Muskeln an mehreren Stellen. Es sollten Palpationsrichtlinien erstellt werden.
4. Das PPT-Assessment sollte in ruhigen Räumlichkeiten ohne Störfaktoren erfolgen.
5. Die Druckschmerzschwelle sollte mit 3 aufeinanderfolgenden Messungen bestimmt werden.
6. Bei Frauen sollte die Zyklusphase angegeben werden.
7. Es sollte eine Stratifizierung der Probanden nach Alter erfolgen.
8. Bei der Beurteilung sollte die Migränephase beachtet werden.
9. Weitere kraniofaziale Muskeln sollten inkludiert werden, um ggf. zwischen Kopfschmerztypen zu unterscheiden.
10. Bei Mehrfachmessungen sollte die Tageszeit zur besseren Reproduzierbarkeit beachtet werden.
11. Als konfundierende Faktoren sollten Rauchen, Diät und sportliche Aktivität beachtet werden.

Durchführung

Die Druckaufnahmerate für die Algometrie liegt in den meisten Studien zu orofazialen Muskeln bei 20–49 kPa/s (Andersen et al. 2015). Die Größe der Algometerspitze variiert zwischen 0,28 und 2 cm (ebd.). In den Studien, welche die Sensitivität des Muskelgewebes messen, werden die zu messenden Stellen in der Regel im Studienprotokoll definiert. Die Messungen erfolgen standardisiert in einer entspannten Position des Muskels.

Bei der Messung von myofaszialen Triggerpunkten werden diese im Vorfeld anhand der entsprechenden Diagnosekriterien aufgesucht. Für die Diagnostik eines myofaszialen Triggerpunkts ist minimal das Vorhandensein eines Hartspannstrangs im Muskel erforderlich, der einen schmerzhaften, festen Punkt enthält. Reproduziert die Palpation des Punktes, ggf. anhand eines gehaltenen Drucks, bekannte Symptome, so wird der myofasziale Triggerpunkt als *aktiv* klassifiziert, andernfalls handelt es sich um einen *latenten* myofaszialen Triggerpunkt (Simons und Travell 1999, Fernandez-de-las-Penas et al. 2006). In Bezug auf Kopfschmerzen wie TTH finden sich Angaben, dass durch die Palpation des Triggerpunkts zumindest partiell das Schmerzmuster des Kopfschmerzes reproduzierbar sein sollte, um in diesem Zusammenhang als „aktiv" klassifiziert zu werden (Palacios-Cena et al. 2016).

Zusammenfassung der Evidenz

➤ Tab. 8.48

Empfehlungen

➤ Tab. 8.49

- Die Druckschmerzschwelle weist bei Kopfschmerzpatienten mit unterschiedlichen Migräne- und TTH-Formen auf der Basis der ausgewerteten Literatur eine hohe Intratester-Reliabilität auf. Unter Berücksichtigung des Verzerrungsrisikos ist die Implementierung eines PPT-Assessments somit moderat empfehlenswert, was die Übereinstimmung der Messergebnisse angeht. Auch für die Bestimmung der Druckschmerzschwelle speziell in Bezug auf myofasziale Triggerpunkte liegen gute bis exzellente ICC- und Kappa-Werte für Messungen durch einen Untersucher vor. Für die Bestimmung der PPT kann auf Basis des Verzerrungsrisikos und der o. g. statistischen Werte auch für myofasziale Triggerpunkte eine moderate Empfehlung zur Anwendung ausgesprochen werden.
- Allerdings liegen keine ausreichenden Daten zur Validität der Druckschmerzschwelle vor, weder in Bezug auf die Muskulatur im Allgemeinen noch in Bezug auf myofasziale Triggerpunkte als klinisches Phänomen. Somit lässt sich keine Empfehlung dafür aussprechen, anhand der PPT eine bestimmte Kopfschmerzdiagnose unterstützend zu bestätigen oder auszuschließen.

Zweipunktdiskrimination (TPD)

Die TPD ist ein neurosensorischer Test, der die Sensitivität der Mechanorezeptoren erfasst. Die Bestimmung ist aufgrund der ein-

Tab. 8.48 Reliabilität der PPT bei Kopfschmerzen

Studie	Studienpopulation	RoB	Intratester	Intertester
PPT-Assessments für primär muskuläre Lokalisationen:				
Castien et al. 2021	Migränepatienten: n = 29 (26 w), Alter (ø): 47,8 (± 10,8); gesunde Kontrollgruppe: n = 26 (18 w), Alter (ø): 42,8 (± 14,3)	•	*ICC:* Dominante Seite: – M. temporalis: 0,86 – C1 (paraspinal): 0,94 – M. trapezius: 0,95 – ECR: 0,82 – TA: 0,97 Nicht dominante Seite: – M. temporalis: 0,93 – C1 (paraspinal): 0,94 – M. trapezius: 0,95 – ECR: 0,80 – TA: 0,97	k.A.
Grossi et al. 2011	n = 44; episodische Migräne: n = 15 (15 w), Alter (ø): 36,3 (± 10,3); chronische Migräne: n = 14 (14 w), Alter (ø): 38 (± 10,4); gesunde Kontrollgruppe: n = 15 (15 w), Alter (ø): 39,9 (± 10,5)	•	*ICC:* M. frontalis R/L: 0,74/0,93 M. temporalis R/L: 0,93–0,95/0,98–0,99 M. masseter R/L: 0,91–0,98/0,85–0,93 M. trapezius R/L: 0,96–0,98/0,98–0,99 SCM R/L: 0,98/0,96	*ICC:* M. frontalis R/L: 0,90/0,96 M. temporalis R/L: 0,88–0,97/0,96–0,97 M. masseter R/L: 0,82–0,91/0,84–0,91 M. trapezius R/L: 0,97–0,99/0,93–0,93 SCM R/L: 0,98/0,92
Sand et al. 1997	Kopfschmerzpatienten (n = 30): • Migräne: n =10 (9 w), Alter (ø): 38,2; • TTH: n = 10 (7 w), Alter (ø): 40,7; • CEH: n = 10 (7 w), Alter (ø): 46,6 Gesunde Kontrollgruppe: n = 10 (7 w), Alter (ø): 36,5	•	*ICC:* Durchschnitt Kopfschmerzgruppen: – M. temporalis: 0,61–0,69 – M. frontalis: 0,43 – M. masseter: 0,65 – SCM: 0,63 – N. occpitalis major: 0,78 – Durchschnitt: 0,66	k.A.
Van Suijlekom et al. 2000	n = 24 (11 w), Alter (ø): 43 (29–59); Patienten mit CEH, TTH oder Migräne	•	k.A.	*Kappa-Koeffizient* Druckschmerz an der Insertion des SCM R/L (C3): 0,68/0,35 Druckschmerz vor dem SCM R/L (C4): 0,52/0,42 Druckschmerz hinter dem SCM R/L (C6): 0,60/0,87 Druckschmerz 3–4 cm hinter dem SCM R/L (C7): 0,68/0,77
Fernandez-de-las-Penas et al. 2008b	CTTH: n = 15, Alter (ø): 40 (± 7); asymptomatische Kontrollpersonen: n = 10, Alter (ø): 40 (± 6)	•	*ICC:* 9 PPT-Punkte am M. temporalis: – Patienten: 0,90–0,92 – Kontrollpersonen: 0,92–0,93	k.A.
Fernandez-de-las-Penas et al. 2009b	Migräne: n = 15, Alter (ø): 36 (± 10); gesunde Kontrollpersonen: n = 15, Alter (ø): 37 (± 6)	•	*ICC:* 9 Punkte am M. temporalis: – Migräne-Gruppe: 0,93–0,96 – Kontrollpersonen: 0,95–0,97	k.A.
Fernandez-de-las-Penas et al. 2008a	Migräne: n = 25 (8 m, 17 w), Alter (ø): 32 (± 7); asymptomatische Kontrollpersonen: n = 25 (10 m, 15 w), Alter (ø): 31 (± 9)	•	*ICC:* Bilaterale Messungen am vorderen M. temporalis, am oberen M. trapezius, nahe C7 und am Akromion: 0,91–0,94	k.A.

Tab. 8.48 Reliabilität der PPT bei Kopfschmerzen *(Forts.)*

Studie	Studienpopulation	RoB	Intratester	Intertester
PPT-Assessments myofaszialer Triggerpunkte				
Fernandez-de-las-Penas et al. 2007b	CTTH-Gruppe: n = 20 (11 m, 9 w), Alter (ø): 36 (± 11); gesunde Kontrollgruppe : n = 20 (13 m, 7 w), Alter (ø): 35 (± 9)	•	*ICC:* Myofasziale Triggerpunkte im oberen M. trapezius: 0,93–0,97	k.A.
Mayoral Del Moral et al. 2018	MPS-Gruppe: n = 20, Alter (ø): 30,1 (± 8,8); gesunde Kontrollgruppe: n = 20, Alter (ø): 30,1 (± 10)	•	*ICC:* Für TTH relevante Muskeln extrahiert (vgl. Fernandez-de-las-Penas et al. 2006): M. splenius capitis R/L: 0,96/0,95 SCM R/L: 0,85/0,91 M. trapezius pars descendens R/L: 0,91/0,91	*Kappa-Koeffizient:* M. splenius capitis R/L: 0,69/0,55 SCM R/L: 1,00/0,93 Oberer Trapezius R/L: 0,70/0,78

Alter (ø): mittleres Alter in Jahren, C1: 1. Halswirbel, C7: 7. Halswirbel, CEH: zervikogener Kopfschmerz, CTTH: Chronic Tension-Type Headache, ECR: M. extensor carpi radialis, ICC: Intraklassen-Korrelationskoeffizient, L: links, m: männlich, MPS: Myofascial Pain Syndrome, n: Anzahl der Studienteilnehmer, R: rechts, RoB: Risk of Bias, SCM: M. sternocleidomastoideus, TA: M. tibialis anterior, TTH: Tension-Type Headache, w: weiblich

: hohes Risiko/klinisch nicht relevant, : geringes Risiko/klinisch relevant, : unklares Risiko/moderat klinisch relevant

Tab. 8.49 Empfehlungen zur PPT bei Kopfschmerzen

Reliabilität	Intratester	Intertester
Übereinstimmende Beurteilung des Tests	++	++

PPT: Pain Pressure Threshold
–: keine, +: geringe, ++: moderate, +++: starke Empfehlung, k.A.: keine Angabe

fachen Handhabung ein vielfach verwendetes Mittel für die Evaluation einer peripheren Nervenverletzung und der sensorischen Erholung nach einer Nervenschädigung oder -reparatur (Won et al. 2017). Hierbei wird die Fähigkeit beurteilt, zwei taktile Reize räumlich voneinander zu unterscheiden.

Aus bestehenden Forschungsarbeiten sind aktuell viele Faktoren bekannt, die die TPD-Werte beeinflussen können, u. a. die Testseite, das Geschlecht, die Testmodalität, das Alter oder die bei der Durchführung applizierte Kraft (Kaneko et al. 2005, Vriens and van der Glas 2009, Won et al. 2017).

Praktikabilität Die Anschaffung einer Schieblehre oder eines Ästhesiometers ist mit vergleichsweise geringen Kosten verbunden.

Durchführung

In der Forschungsarbeit von Lüdtke et al. (2018) wird der Vorgang zur TPD-Bestimmung wie folgt beschrieben: Die Probanden sitzen während der Testdurchführung auf einem Stuhl und legen den Kopf mit der Stirn auf der Behandlungsbank ab. Mittels manueller Untersuchung wird der dritte Halswirbel (C3) lokalisiert und mit einem Stift markiert. Die mittlere Spitze des Messschiebers wird immer in einem Radius von 2 cm um die Mitte von C3 platziert. Im Rahmen dieser Untersuchung wurde die TPD horizontal auf der Höhe von C3 durchgeführt.

Zunächst wird mit einem Abstand von 50 mm begonnen. Die Reduktion des Abstands erfolgt in Schritten von 5 mm. Die Patienten müssen bei der Messung angeben, ab wann sie die Punkte nicht mehr separat voneinander spüren, d. h. nur noch einen Punkt wahrnehmen. Im Anschluss wird der Abstand in 1-mm-Schritten erhöht, bis wieder zwei Punkte wahrgenommen werden. Danach wird der Abstand nochmals in 1-mm-Schritten reduziert, bis nur noch ein Punkt wahrgenommen wird. Dieser Prozess wird so lange wiederholt, bis vier Werte dokumentiert sind. Der Mittelwert dieser vier Werte stellt die TPD-Schwelle des untersuchten Bereichs dar.

Zusammenfassung der Evidenz

➤ Tab. 8.50

Tab. 8.50 Reliabilität der Zweipunktdiskrimination bei Kopfschmerzen

Studie	Studienpopulation	RoB	Intratester	Intertester
Lüdtke et al. 2018	Migränepatienten: n = 28 (27 w), Alter (ø): 34,4 (± 11,9); asymptomatische Kontrollgruppe: n = 21 (17 w), Alter (ø): 39,8 (± 13,6)	•	Links: ICC = 0,83 SEM = 3,1 mm Rechts: ICC = 0,82 SEM = 3,1 mm	Links: ICC = 0,75 SEM = 4,34 mm Rechts: ICC= 0,70 SEM = 4,46 mm

ICC: Intraklassen-Korrelationskoeffizient, n: Anzahl der untersuchten Personen, RoB: Risk of Bias, SEM: Standard Error of the Mean, w: weiblich

: hohes Risiko/klinisch nicht relevant, : geringes Risiko/klinisch relevant, : unklares Risiko/moderat klinisch relevant

Empfehlungen

➤ Tab. 8.51

- Hinsichtlich der Intertester- und Intratester-Reliabilität kann für die Verwendung der Zweipunktdiskrimination im klinischen Alltag mit/bei Kopfschmerzpatienten trotz klinisch bedeutsamer statistischer Parameter lediglich eine geringe Empfehlung ausgesprochen werden, da nur eine Publikation inkludiert werden konnte.
- Nach Ergebnissen von Lüdtke et al. (2018) kann eine exzellente Intratester-Reliabilität angenommen werden. Diese Untersuchung fand jedoch an asymptomatischen Probanden statt. Bei einer strikten Einhaltung der standardisierten Ausführung der Zweipunktdiskriminationsmessung sind jedoch auch bei Kopfschmerzpatienten vergleichbare Ergebnisse möglich. Dies müsste jedoch im Rahmen von Reliabilitätsstudien untersucht werden.

Tab. 8.51 Empfehlungen zur Zweipunktdiskrimination

Reliabilität	Intratester	Intertester
Übereinstimmende Beurteilung des Tests	+	+

–: keine, +: geringe, ++: moderate, +++: starke Empfehlung, k.A.: keine Angabe

8.2.4 Spezielle Tests

Kraniozervikaler Flexionstest (CCFT)

Mit dem CCFT kann die neuromuskuläre Kontrolle der tiefen zervikalen Flexoren M. longus colli und M. longus capitis beurteilt werden. Zugleich wird auch die Ausdauerfähigkeit dieser Muskeln und das Zusammenspiel mit den oberflächlichen zervikalen Flexoren, wie z. B. dem M. sternocleidomastoideus oder dem M. scalenus anterior, bewertet (Jull et al. 2004).

Praktikabilität Die Anschaffung einer Pressure Biofeedback Unit (PBU) zur Quantifizierung der Testresultate des CCFT ist mit vergleichsweise geringen Kosten verbunden.

Durchführung

Konkrete Anweisungen zur Durchführung des CCFT erfolgen im ➤ Kap. 7.9.1.

Zusammenfassung der Evidenz

➤ Tab. 8.52

Tab. 8.52 Validität des kraniozervikalen Flexionstests (CCFT)

Studie	Studienpopulation	Referenz	RoB	Maßzahl
Kriteriumsvalidität				
Diskriminationsfähigkeit des CCFT bei Patienten mit Migräne				
Rodrigues et al. 2021	Kontrollgruppe: n = 51, Alter (ø): 27,9 (± 6) Migräne: n = 102, Alter (ø): 31 (± 12) • Migräne mit Nackenschmerz: n = 68, Alter (ø): 30,5 (± 11) • Migräne ohne Beeinträchtigung (MIDAS): n = 17, Alter (ø): 31 (± 12) • Migräne mit Beeinträchtigung (MIDAS): n = 85, Alter (ø): 31 (± 13) • Migräne ohne Beeinträchtigung (NDI): n = 40, Alter (ø): 31,5 (± 14) • Migräne mit Beeinträchtigung (NDI): n = 62, Alter (ø): 31 (± 11)	IHS-Kriterien	unklares Risiko	LR^+ = 1,09–1,79 LR^- = 0,50–0,83 Differenzierung Asymptomatisch vs. Migräne: AUC = 0,63 Differenzierung Asymptomatisch vs. Migräne mit Nackenschmerz: AUC = 0,58
Konstruktvalidität				
Beeinträchtigung durch Migräne				
Rodrigues et al. 2021	s. o.	IHS-Kriterien Beeinträchtigung/keine Beeinträchtigung gemäß MIDAS	unklares Risiko	Differenzierung Migräne mit Beeinträchtigung (MIDAS) vs. ohne Beeinträchtigung (MIDAS): AUC = 0,69
Beeinträchtigung durch Nackenbeschwerden				
Rodrigues et al. 2021	s. o.	IHS-Kriterien Beeinträchtigung/keine Beeinträchtigung gemäß NDI	unklares Risiko	Differenzierung Migräne mit Beeinträchtigung (NDI) vs. ohne Beeinträchtigung (NDI): AUC = 0,57

Alter (ø): mittleres Alter in Jahren, AUC: Area Under the Curve, CCFT: kraniozervikaler Flexionstest, IHS: International Headache Society, LR^+: positive Likelihood-Ratio, LR^-: negative Likelihood-Ratio, MIDAS: Migraine Disability Assessment, n: Anzahl der untersuchten Personen, NDI: Neck Disability Index, RoB: Risk of Bias, w: weiblich
■: hohes Risiko/klinisch nicht relevant, ■: geringes Risiko/klinisch relevant, ■: unklares Risiko/moderat klinisch relevant

8

Empfehlungen

➤ Tab. 8.53

- In Bezug auf die Diskriminationsfähigkeit des CCFT zwischen Patienten mit Migräne und asymptomatischen Kontrollen kann keine Empfehlung ausgesprochen werden. Zudem bestehen auch keine Assoziationen zwischen den Ergebnissen des CCFT und einer Beeinträchtigung durch die Migräne oder durch Nackenbeschwerden.
- In Bezug auf die Zuverlässigkeit (Reliabilität) des CCFT konnten für Patienten mit Kopfschmerzen keine Studien identifiziert werden, jedoch liegen Untersuchungen zur Reliabilität des CCFT bei asymptomatischen Personen und Patienten mit Nackenschmerzen vor (Chiu et al. 2005, Ernst et al. 2009, James und Doe 2010, Juul et al. 2013, Kotwani et al. 2018, Martins et al. 2018, Jørgensen et al. 2014). Die Ergebnisse dieser Untersuchungen deuten darauf hin, dass dem CCFT eine moderate bis exzellente Intratester- und Intratester-Reliabilität zuzuschreiben ist. Der von Jull (2000) beschriebene CCFT ist ein standardisierter Test, dessen Ausführung sich bei der Anwendung für Patienten mit Kopfschmerzen nicht verändert, sodass davon ausgegangen werden kann, dass bei stringenter Einhaltung des standardisierten Ablaufs auch bei Kopfschmerzpatienten vergleichbare Ergebnisse möglich sind. Dies müsste jedoch im Rahmen von Reliabilitätsstudien untersucht werden.

Krafttests der Nackenflexoren und -extensoren

Zur Beurteilung der maximalen isometrischen willkürlichen zervikalen Kontraktion (MIVC) kann ein Handheld-Dynamometer eingesetzt werden. Die Bewegungsrichtungen Flexion, Extension und Lateralflexion können hierbei beurteilt werden.

Praktikabilität Die Anschaffung eines Handheld-Dynamometers ist mit vergleichsweise hohen Kosten verbunden. Eine Alternative zur Beurteilung der MIVC ist die Einstufung auf Basis der Muskelfunktionsüberprüfung (Stufe 1–5).

Durchführung

Um zu gewährleisten, dass bei der Ausführung ausschließlich die Muskulatur der HWS getestet wird, sollten die Beine und der Rumpf der Patienten mittels Gurten auf der Behandlungsbank fixiert werden. Zur Quantifizierung der MIVC wird ein Handheld-Dynamometer verwendet, welches – ebenfalls mithilfe eines Gurts – am Kopf des Patienten befestigt werden kann. Für die isometrische Kontraktion in Flexion werden die Patienten in Rückenlage gelagert und aufgefordert, eine statische Kontraktion Richtung Flexion auszuführen. Die Extension wird in Bauchlage getestet und die Lateralflexion in Seitenlage (Florencio et al. 2015).

Tab. 8.53 Empfehlungen zum CCFT

Kriteriumsvalidität	Ausschluss	Bestätigung
Diskriminationsfähigkeit des CCFT bei Patienten mit Migräne	–	–
Konstruktvalidität		
Klinisch bedeutsame Zusammenhänge zwischen Test und: → Beeinträchtigung durch Migräne → Beeinträchtigung durch Nackenschmerzen		 – –

CCFT: kraniozervikaler Flexionstest
–: keine, +: geringe, ++: moderate, +++: starke Empfehlung, k.A.: keine Angabe

Zusammenfassung der Evidenz

➤ Tab. 8.54
➤ Tab. 8.55

Empfehlungen

➤ Tab. 8.56

- Auf Basis der beiden inkludierten Studien kann für die Kraft- und Ausdauertests der zervikalen Muskulatur lediglich bezüglich der Intratester-Reliabilität eine moderate Empfehlung für den klinischen Alltag ausgesprochen werden. Eine weitere Studie (Carnevalli et al. 2018) wurde exkludiert, da die Untersucher gegenüber dem Kopfschmerzstatus nicht verblindet waren. Die statistischen Maßzahlen dieser Untersuchung zur Reliabilität sind jedoch ebenfalls klinisch relevant.
- Bezüglich der Kriteriumsvalidität konnten keine Studien identifiziert werden. Es bestehen lediglich klinisch irrelevante Assoziationen zwischen Maximalkraft und Schmerzintensität, sodass auf Basis dieser statistischen Parameter und des Verzerrungsrisikos der inkludierten Studien keine Empfehlung für das Assessment zur Untersuchung von Kopfschmerzpatienten ausgesprochen werden kann.

Tab. 8.54 Validität der Krafttests der Nackenflexoren

Studie	Studienpopulation	Referenz	RoB	Maßzahl
Konstruktvalidität				
Assoziation zwischen Kraft und Schmerzintensität				
Florencio et al. 2015	n = 83; asymptomatisch: n = 31, Alter (ø): 31; episodische Migräne: n = 31, Alter (ø): 33; chronische Migräne: n = 21, Alter (ø): 34	VAS	•	Assoziation zwischen Schmerzintensität und Maximalkraft der Nackenmuskulatur: Flexion: $r_S = 0,19$ Extension: $r_S = 0,03$ LF-R: $r_S = 0,06$ LF-L: $r_S = 0,06$

Alter (ø): mittleres Alter in Jahren, L: links, LF: Lateralflexion, MIDAS: Migraine Disability Assessment, n: Anzahl der untersuchten Personen, NDI: Neck Disability Index, R: rechts, RoB: Risk of Bias, r_S: Rangkorrelationskoeffizient nach Spearman
▭: hohes Risiko/klinisch nicht relevant, ▭: geringes Risiko/klinisch relevant, ▭: unklares Risiko/moderat klinisch relevant

Tab. 8.55 Reliabilität der Krafttests der Nackenflexoren und -extensoren mit einem Handheld-Dynamometer

Studie	Studienpopulation	RoB	Intratester	Intertester
Florencio et al. 2015	n = 83; asymptomatisch: n = 31, Alter (ø): 31; episodische Migräne: n = 31, Alter (ø): 33; chronische Migräne: n = 21, Alter (ø): 34	•	k.A.	*ICC:* Flexion: 0,78 Extension: 0,81 LF-R: 0,79 LF-L: 0,59
Blizzard et al. 2000	n = 93 (38 w); zervikogener Kopfschmerz	•	k.A.	*ICC:* Ausdauerfähigkeit kurze Nackenflexoren: 0,96

Alter (ø): mittleres Alter in Jahren, ICC: Intraklassen-Korrelationskoeffizient, L: links, LF: Lateralflexion, n: Anzahl der untersuchten Personen, R: rechts, RoB: Risk of Bias, w: weiblich,
■: hohes Risiko/klinisch nicht relevant, ■: geringes Risiko/klinisch relevant, ■: unklares Risiko/moderat klinisch relevant

Tab. 8.56 Empfehlungen zu Krafttests der Nackenflexoren und -extensoren

Konstruktvalidität		
Klinisch bedeutsame Zusammenhänge zwischen Test und Schmerzintensität	–	
Reliabilität	**Intratester**	**Intertester**
Übereinstimmende Beurteilung des Tests	++	k.A.

–: keine, +: geringe, ++: moderate, +++: starke Empfehlung, k.A.: keine Angabe

8.2.5 Beurteilung der Mechanosensitivität neuraler Strukturen

Klinisch zeigt sich eine erhöhte neurale Mechanosensitivität als schmerzhafte Reaktion auf Bewegungen der Extremitäten und erhöhte Berührungsempfindlichkeit, wenn die Nerven in ihrem Verlauf palpiert werden. Eine Sensibilisierung des Nervengewebes kann sowohl durch mechanische als auch durch chemische oder entzündliche Einwirkungen entstehen, wodurch die Reaktion auf mechanische Stimulation erhöht wird. Eine erhöhte neurale Mechanosensitivität kann ohne Anzeichen einer Nervenschädigung (sensorische oder motorische Ausfallerscheinungen) auftreten (Pacheco et al. 2018, Nee und Butler 2006).

Die Testung der neuralen Mechanosensitivität beruht auf der Grundlage, dass das Nervensystem ein Kontinuum ist. Das Nervensystem ist so aufgebaut, dass es die Fähigkeit besitzt, sich an verschiedene Positionen und Bewegungen anzupassen. Zudem kann es mechanische Kräfte abfangen und übertragen. Demnach sind Testungen der neuralen Mechanosensitivität indiziert, um die mechanische und physiologische Adaptationsfähigkeit des Nervensystems zu beurteilen. Die Evaluation der Testergebnisse muss immer in Relation zu der mechanischen Berührungsfläche und zum individuellen klinischen Bild gesetzt werden (Butler 2000, Bucher-Dollenz 2011, Allison et al. 2002, Elvey 1997).

Neurodynamische Testungen

Long Sitting Slump (LSS) mit Betonung des N. occipitalis major (OLSS)

Durchführung

Die ASTE des Occipitalis Long Sitting Slump (OLSS) ist im Langsitz auf der Bank mit extendierten Kniegelenken. Die Hände des Patienten sind mit dem Handrücken aufliegend hinter dem Rücken nebeneinander abgelegt. Das Knie des Therapeuten kann zur Stabilisierung der Position des Sakrums hinter dem Patienten platziert werden. Der Patient sollte zunächst aufrecht sitzen. Die erste Testbewegung ist das Zusammensinken des Oberkörpers, wobei der Therapeut den Kopf des Patienten so fixiert, dass der Kopf weiterhin nach vorne gerichtet ist. Danach wird der Oberkörper so weit nach vorn geneigt, dass das Sakrum vertikal steht, und danach lateralflektiert und rotiert der Therapeut den Kopf des Patienten zu sich hin. Der Therapeut befindet sich dabei auf der nicht zu testenden Seite. Zudem kann über Zug an den Haaren oberhalb des N. occipitalis major ein longitudinaler Zug aufgebaut werden. Während der Testbewegung, explizit nach der Addition der Bewegung in der Kopf- und Nackenregion, wird das Auftreten der Symptome abgefragt. Der Test wird als positiv bewertet, wenn mittels des sensibilisierenden Manövers (Knieflexion) eine Veränderung der Symptome hervorgerufen werden kann (von Piekartz 2015).

Zusammenfassung der Evidenz

➤ Tab. 8.57

Empfehlungen

➤ Tab. 8.58

- Die zusammenfassenden Empfehlungen für den OLSS gelten für Patienten mit unilateralen seitendominanten Kopf- und Nackenschmerzen. Auf Basis der inkludierten Literatur kann der OLSS bei Patienten mit unilateralem seitendominantem Kopf- und Nackenschmerz weder für die Bestätigung noch für den Ausschluss einer veränderten neuralen Mechanosensitivität empfohlen werden. Es muss jedoch berücksichtigt werden, dass diese Empfehlung lediglich auf einer Studie mit unklarem Bias-Risiko beruht.

Tab. 8.57 Validität des OLSS (Occipitalis Long Sitting Slump)

Studie	Studienpopulation	Referenz	RoB	Maßzahl
Kriteriumsvalidität				
Diagnostische Genauigkeit des OLSS bei Patienten mit seitendominanten Kopf- und Nackenschmerzen				
Szikszay et al. 2018	n = 76; SDHNP: n = 38 (32 w), Alter (ø): 41,8 (± 12,2); asymptomatische Kontrollgruppe: n = 38 (30 w), Alter (ø): 38 (± 12,1)	IHS	•	LR^+ = 1,88 LR^- = 0,71
Alter (ø): mittleres Alter in Jahren, IHS: International Headache Association, LR^+: positive Likelihood-Ratio, LR^-: negative Likelihood-Ratio, n: Anzahl der untersuchten Personen, RoB: Risk of Bias, SDHNP: Side-Dominant Head and Neck Pain, w: weiblich □: hohes Risiko/klinisch nicht relevant, □: geringes Risiko/klinisch relevant, □: unklares Risiko/moderat klinisch relevant				

Tab. 8.58 Empfehlungen zur Testung der neuralen Mechanosensitivität (Occipitalis Long Sitting Slump, OLSS)

Kriteriumsvalidität	Bestätigung	Ausschluss
Identifikation einer veränderten Mechanosensitivität des N. occipitalis major bei Patienten mit seitendominanten Kopf- und Nackenschmerzen	–	–
–: keine, +: geringe, ++: moderate, +++: starke Empfehlung, k.A.: keine Angabe		

Druckschmerzschwelle neuraler Strukturen

Die Vorgehensweise zur Bestimmung der Druckschmerzschwelle an neuralen Strukturen ist im Wesentlichen identisch mit dem Prozedere an muskulären Stellen. Es empfiehlt sich grundsätzlich, drei Messungen vorzunehmen.

Durchführung

N. occipitalis major Der N. occipitalis major ist im Bereich des Okziputs gut palpabel und an diesen Stellen auch einer Messung der Druckschmerzschwelle zugänglich. Das Algometer wird rechtwinklig zur Messstelle über dem N. occipitalis major aufgesetzt (Lüdtke und Schäfer 2020). Zu beachten ist, dass nach dem Aufsetzen des Algometers der Druck nur noch tangential erfolgt, damit kein Zug am Haaransatz entsteht.

N. trigeminus Die Druckschmerzschwelle des N. trigeminus lässt sich an mehreren Stellen bestimmen. Cuadrado et al. (2017) nehmen die Messungen nahe der Incisura supraorbitalis, an der Austrittsstelle am Forman infraorbitale und am Foramen mentale vor.

N. supraorbitalis Der N. supraorbitalis wird an der Incisura supraorbitalis palpiert. Das PPT-Assessment erfolgt auch an dieser Position. Bei der Platzierung der Algometerspitze ist aufgrund der Augennähe besonders zu beachten, dass die Finger der anderen Hand das Algometer fixieren, um ein potenzielles Verrutschen zu vermeiden (Fernandez-de-las-Penas et al. 2009).

Zusammenfassung der Evidenz

➢ Tab. 8.59

Empfehlungen

➢ Tab. 8.60

- Für den N. trigeminus, den N. supraorbitalis und den N. occipitalis major konnten gute bis exzellente ICC-Werte für die Intratester-Reliabilität gefunden werden (Cuadrado et al. 2017, Szikszay et al. 2018, Sand et al. 1997), sodass insgesamt unter Einschluss des Bias-Risikos der inkludierten Studien eine moderate Empfehlung zur klinischen Nutzung im Sinne eines Verlaufsparameters ausgesprochen werden kann.
- Lediglich für den N. occipitalis major konnten auf der Basis einer Studie mit unklarem Bias-Risiko (Szikszay et al. 2018) auch zum Teil gute Intertester-Reliabilitätswerte (ICC) gefunden werden. Eine weitere Studie konnte bei der Untersuchung der Intertester-Reliabilität nur ein geringes Übereinstimmungsmaß feststellen (Van Suijlekom et al. 2000). Diese gegensätzlichen Ergebnisse führen dazu, dass diesbezüglich keine klare Empfehlung ausgesprochen werden kann.

8.2.6 Passive und akzessorische Untersuchung

Flexions-Rotations-Test (FRT)

Der FRT kann als klinischer Test einfach in die physikalische Untersuchung integriert werden. Er dient dazu, Dysfunktionen im Segment C1/C2 zu identifizieren, indem das Bewegungsausmaß und die Schmerzprovokation beurteilt werden (Dvorak 1998, Ogince et al. 2007, Hall et al. 2008).

Durchführung

Für die Durchführung des FRT wird der Patient in Rückenlage mit dem Kopf im Überhang positioniert. Der Therapeut befindet sich am Kopfende der Behandlungsbank, umfasst den Kopf mit beiden Händen und bewegt ihn zunächst passiv in die endgradige Flexion der gesamten HWS, sodass der Kopf des Patienten am Bauch des Untersuchers stabilisiert werden kann. In dieser Position wird der Kopf anschließend passiv und langsam in Rotation nach rechts und links weiterbewegt (Hall und Robinson 2004, Hall et al. 2008, Lüdtke und Schäfer 2020).

Bei der Beurteilung des Bewegungsausmaßes gibt es zwei mögliche limitierende Aspekte. Zum einen kann überprüft werden, ob ein bekannter Schmerz reproduziert wird, und zum anderen kann die Beweglichkeit der oberen HWS im Seitenvergleich bezüglich etwaiger Einschränkungen beurteilt werden (Hall et al. 2008).

Tab. 8.59 Reliabilität der Druckschmerzschwelle bei Kopfschmerzen

Studie	Studienpopulation	RoB	Intratester	Intertester
PPT-Assessments für primär neurale Strukturen:				
Fernandez-de-las-Penas et al. 2008c	CTTH-Gruppe: n = 20 (12 w), Alter (ø): 35,9 (± 9); gesunde Kontrollgruppe: n = 20 (10 w), Alter (ø): 33 (± 6)	•	*ICC:* N. supraorbitalis: 0,90–0,92	k.A.
Fernandez-de-las-Penas et al. 2009a	Unilaterale Migräne: n = 20 (10 w), Alter (ø): 36 (± 11); asymptomatische Kontrollen: n = 20 (10 w), Alter (ø) 35 (± 8)	•	*ICC:* N. supraorbitalis: 0,90	k.A.
Szikszay et al. 2018	n = 76; SDHNP: n = 38 (32 w), Alter (ø): 41,8 (± 12,2); asymptomatische Kontrollgruppe: n = 38 (30 w), Alter (ø): 38 (± 12,1)	•	*ICC:* N. occipitalis major: 0,83	*ICC:* N. occipitalis major: 0,79
Cuadrado et al. 2017	n = 36, Alter (ø): 35,8 (± 11,1); chronische Migräne	•	*ICC:* N. supraorbitalis, N. trigeminus (V1–3) und entfernte Referenzpunkte: 0,80–0,98	k.A.
Fernandez-de-las-Penas et al. 2011	Cluster-Headache: n = 16 (0 w), Alter (ø): 43 (±); asymptomatische Kontrollen: n =16 (16 m), Alter (ø): 42 (± 11)	•	*ICC:* N. trigeminus: 0,92–0,93 (betroffene Seite), 0,94–0,96 (nicht betroffene Seite)	k.A.
Van Suijlekom et al. 2000	n = 24 (11 w), Alter (ø): 43 (29–59); Patienten mit CEH, TTH oder Migräne	•	k.A.	*Kappa-Koeffizient:* Okziput (N. occipitalis major) R/L: 0,00/0,16
Sand et al. 1997	Kopfschmerzpatienten (n = 30): • Migräne: n = 10 (9 w), Alter (ø) 38,2 • TTH: n = 10 (7 w), Alter (ø): 40,7 • CEH: n = 10 (7 w), Alter (ø): 46,6 Gesunde Kontrollgruppe: n = 10 (7 w), Alter (ø): 36,5	•	*ICC:* N. occpitalis major: 0,78	k.A.

Alter (ø): mittleres Alter in Jahren, CCTH: Chronic Tension-Type Headache, CEH: zervikogener Kopfschmerz, ICC: Intra-Klassen-Koeffizient, k.A.: keine Angabe, m: männlich, n: Anzahl der untersuchten Personen, RoB: Risk of Bias, SDHNP: Side-Dominant Head and Neck Pain, TTH: Tension-Type Headache, w: weiblich
□: hohes Risiko/klinisch nicht relevant, □: geringes Risiko/klinisch relevant, □: unklares Risiko/moderat klinisch relevant

8

Tab. 8.60 Empfehlungen zur Druckschmerzschwelle (PPT)

Reliabilität	Intertester	Intratester
Übereinstimmende Beurteilung der PPT am		
→ N. supraorbitalis	++	k.A.
→ N. trigeminus	++	k.A.
→ N. occipitalis major	++	+

PPT: Pain Pressure Threshold
–: keine, +: geringe, ++: moderate, +++: starke Empfehlung, k.A.: keine Angabe

Bei der Interpretation des FRT wird das Bewegungsausmaß im Segment C1/C2 beurteilt, indem durch die Flexion der HWS versucht wird, die Rotation ober- und unterhalb dieses Segments zu verhindern/blockieren. Eine Abweichung von 10° oder mehr von dem antizipierten Bewegungsausmaß von 44° gilt nach Hall und Robinson (2004) als positives Testergebnis. Das Bewegungsausmaß wird jedoch in der Literatur unterschiedlich beschrieben, sodass es Schwankungen bezüglich dieser Angabe gibt.

Zusammenfassung der Evidenz

➤ Tab. 8.61
➤ Tab. 8.62

Empfehlungen

➤ Tab. 8.63

- Der FRT kann in moderatem Ausmaß für den klinischen Alltag eingesetzt werden, wenn es darum geht, bei der Untersuchung von Patienten mit verschiedenen Kopfschmerztypen eine Mobilitätseinschränkung der oberen HWS zu identifizieren. Die Diagnosekriterien für einen zervikogenen Kopfschmerz (CEH) beinhalten laut der IHS unter anderem eine Reduktion der HWS-Beweglichkeit. Auf Basis der inkludierten Studien, die die Beteiligung der oberen HWS bei CEH untersuchten, kann für die Bestätigung sowie für den Ausschluss einer Beteiligung eine moderate Empfehlung ausgesprochen werden.

Tab. 8.61 Validität des Flexions-Rotations-Tests (FRT)

Studie	Studienpopulation	Referenz	RoB	Maßzahl
Kriteriumsvalidität				
Identifikation einer Mobilitätseinschränkung der oberen HWS bei Kopfschmerzpatienten				
Schäfer et al. 2018	n = 43 (34 w), Alter (ø): 35,1 (± 13,26); Kopfschmerz (Migräne: n = 23, TTH: n = 4, multiple Kopfschmerzformen: n = 16)	FRT in Verbindung mit einem ultraschallgestützten System (Zebris GmbH)	●	LR^+ = 9,08 LR^- = 0,04 AUC = 0,96
Konstruktvalidität				
Diskriminierungsfähigkeit: Bedeutung hochzervikaler Dysfunktionen bei Patienten mit Kopfschmerzen				
Hall et al. 2010a	n = 60; CEH: n = 20 (11 w), Alter (ø): 35 (± 10,9); Migräne: n = 20 (12 w), Alter (ø): 30 (± 6,5); multiple Kopfschmerzformen: n = 20 (15 w), Alter (ø): 33 (± 9,4)	IHS-Kriterien	●	LR^+ = 2,33 LR^- = 0,43 AUC = 0,85 Cut-off: 30°
Hall et al. 2010b	n = 92; CEH: n = 72 (52 w), Alter (ø): 39 (± 12,8); asymptomatische Probanden: n = 20, Alter (ø): 35 (± 9,2)	Kriterien für CEH nach Sjaastad et al. (1998) und Antonaci et al. (2001)	●	LR^+ = 5,18 LR^- = 0,26
Hall et al. 2010c	n = 24; CEH: n = 12 (7 w), Alter (ø): 42,2 (± 12,2); Schmerzen untere HWS: n = 12 (4 w), Alter (ø): 52,1 (± 5,5)	Kriterien für CEH nach Sjaastad et al. (1998) und Antonaci et al. (2001)	●	LR^+ = 9,38 LR^- = 0,27 AUC = 0,90 Cut-off: 32°
Assoziation mit Kopfschmerzintensität				
Hall und Robinson 2004	n = 56; asymptomatisch: n = 28 (20 w), Alter (ø): 43 (± 13,5); CEH: n = 28 (20 w), Alter (ø): 43,3 (± 11,5)	Headache Index	●	r_p = –0,80

Alter (ø): mittleres Alter in Jahren, AUC: Area Under the Curve, C1/C2: Segment zwischen erstem und zweitem Halswirbel, CEH: zervikogener Kopfschmerz, FRT: Flexions-Rotations-Test, IHS: International Headache Society, LR^+: positive Likelihood-Ratio, LR^-: negative Likelihood-Ratio, n: Anzahl der untersuchten Personen, r_p: Pearson-Korrelationskoeffizient, RoB: Risk of Bias, TTH: Tension Type Kopfschmerz, w: weiblich

□: hohes Risiko/klinisch nicht relevant, □: geringes Risiko/klinisch relevant, □: unklares Risiko/moderat klinisch relevant

Tab. 8.62 Reliabilität des Flexions-Rotations-Tests (FRT)

Studie	Studienpopulation	RoB	Intratester	Intertester
Oliveira-Souza et al. 2020	Migräne: n = 25, Alter (ø): 35 (± 10); asymptomatisch: n = 25, Alter (ø): 32 (± 11)	●	*Migräne:* ICC = 0,83–0,87 SEM = 2,6–2,85 SDC = 7,2–7,9	*Migräne:* ICC = 0,76–0,77 SEM = 4,05–4,08 SDC = 11,22–11,31
Schäfer et al. 2018	n = 43 (34 w), Alter (ø): 35 (± 13,3); Kopfschmerz (Migräne: 23, TTH: 4, multiple Kopfschmerzformen: 16)	●	ICC = 0,95–0,97 SEM = 2,3°–3,1°	k.A.
Hall et al. 2010e	Chronische-CEH-Gruppe: n = 15, Alter (ø): 33 (± 6,3); asymptomatische Gruppe: n = 10	●	ICC = 0,95–0,97 κ = 0,92 MDC = 4,7°–7° SEM = 2°–3°	k.A.
Hall et al. 2008	CEH-Gruppen: • Primäre C1/C2-Dysfunktion: n = 20 (14 w), Alter (ø): 37 (± 13) • Keine primäre C1/C2-Dysfunktion: n = 10 (6 w), Alter (ø): 38 (± 13) Asymptomatische Probanden: n =10 (8 w), Alter (ø): 38 (± 13)	●	*ICC:* Novizen: 0,84–0,89	*ICC:* Experten: 0,93 Experten und Novizen: 0,76–0,84

Alter (ø): mittleres Alter in Jahren, C1/C2: Bewegungssegment aus erstem und zweitem Halswirbel, CEH: zervikogener Kopfschmerz, ICC: Intraklassen-Korrelationskoeffizient, κ: Kappa-Koeffizient, n: Anzahl der untersuchten Personen, MDC: minimal detectable change, RoB: Risk of Bias, SDC: Smallest Detectable Change, SEM: Standard Error of the Measurement, TTH: Tension-Type Headache, w: weiblich

□: hohes Risiko/klinisch nicht relevant, □: geringes Risiko/klinisch relevant, □: unklares Risiko/moderat klinisch relevant

Tab. 8.63 Empfehlungen zum Flexions-Rotations-Test (FRT)

Kriteriumsvalidität	Bestätigung	Ausschluss
Identifikation einer Mobilitätseinschränkung der oberen HWS bei Kopfschmerzpatienten	++	++
Identifikation einer hochzervikalen Dysfunktion bei Patienten mit Kopfschmerz	++	++
Konstruktvalidität		
Klinisch bedeutsame Zusammenhänge zwischen FRT und Kopfschmerzintensität		+
Reliabilität	**Intratester**	**Intertester**
Übereinstimmende Beurteilung des Tests	++	++

FRT: Flexions-Rotations-Test, HWS: Halswirbelsäule
–: keine, +: geringe, ++: moderate, +++: starke Empfehlung, k.A.: keine Angabe

- Hall et al. (2008) und Ogince et al. (2007) untersuchten ebenfalls die Beteiligung einer hochzervikalen Dysfunktion bei Patienten mit CEH. Jedoch konnten diese Studien nicht berücksichtigt werden, da sie ein hohes Verzerrungsrisiko aufweisen. Dennoch sind die erhobenen statistischen Maßzahlen des FRT klinisch relevant und konsistent mit den Ergebnissen der eingeschlossenen Publikationen. Zudem ist zu berücksichtigen, dass sowohl bei den in- als auch bei den exkludierten Studien verschiedene Cut-off-Werte genutzt wurden.
- Die eingeschlossenen Studien zur Untersuchung der Zuverlässigkeit des FRT bei Kopfschmerzpatienten zeigen, dass dieser sowohl bei der Wiederholung von Messungen durch einen Untersucher als auch bei Messungen, die von mehreren Untersuchern durchgeführt werden, reliable Ergebnisse liefert. Der Test kann aufgrund des unsicheren Verzerrungsrisikos und gegebenen klinischen Nutzens moderat für den Einsatz im klinischen Alltag empfohlen werden.

PPIVMs und PAIVMs

Synonyme/Englisch Passive physiological intervertebral movements, passive physiologische intervertebrale Bewegungen, intervertebrale Zusatzbewegungen, passive akzessorische Bewegungen.
PPIVMs Mittels PPIVMs soll die physiologische Beweglichkeit einzelner Segmente passiv beurteilt werden. Hierbei wird sowohl die Quantität als auch die Qualität der Segmentbeweglichkeit beurteilt. Für die Halswirbelsäule, besonders aber in Zusammenhang mit Kopfschmerzen, wird die segmentale Beurteilung der oberen drei Segmente in die Richtungen Flexion, Extension, Lateralflexion und Rotation durchgeführt (Maitland et al. 2008).
PAIVMs Mittels PAIVMs wird, wie bei den PPIVMs, die segmentale Beweglichkeit beurteilt. Jedoch geschieht dies in Form von Zusatzbewegungen, die vom Patienten nicht aktiv ausgeführt werden können (Maitland et al. 2008). Zudem sollte bei der Durchführung auf eine eventuelle Symptomreproduktion geachtet werden.

Durchführung

Priorität hat im Kontext von Kopfschmerzen zunächst die Beurteilung der Segmente Okziput/C1, C1/C2 und C2/C3. Alle weiteren Segmente der HWS können im weiteren Verlauf der Behandlungen überprüft werden.
PPIVMs Eine ausführliche Beschreibung der Durchführung kann ➤ Kap. 7.5 entnommen werden. Wichtig bei der Durchführung ist die Einhaltung der Bewegungsachse, um sicherzustellen, dass bei der oberen HWS ausschließlich die Kopf-auf-Nacken-Bewegung beurteilt wird.
PAIVMs Der Patient befindet sich in Bauchlage. Die PAIVMs können sowohl zentral auf den Processus spinosi der oberen HWS als auch unilateral an der HWS durchgeführt werden. Eine detaillierte Beschreibung der Ausführung erfolgt in ➤ Kap. 7.5.

Zusammenfassung der Evidenz

➤ Tab. 8.64
➤ Tab. 8.65

Empfehlungen

➤ Tab. 8.66
- Dynamisch ausgeführte PAIVMs können zur Bestätigung einer Beteiligung von hochzervikalen Dysfunktionen bei Kopfschmerzen nicht empfohlen werden und für den Ausschluss lediglich in geringem Maße empfohlen werden. Gehaltene PAIVMs hingegen können für die Bestätigung einer Beteiligung von hochzervikalen Dysfunktionen bei Kopfschmerzen in geringem Maße empfohlen werden und für den Ausschluss nicht empfohlen werden. Diese Empfehlungen basieren jedoch nur auf einer Studie und liefern lediglich moderate Evidenz für die Bestätigung und den Ausschluss einer hochzervikalen Dysfunktion bei Kopfschmerzen.
- Für die Segmente C0/C1 bis C3/C4 kann hinsichtlich der Intertester-Reliabilität bei Kopfschmerzpatienten eine moderate Empfehlung ausgesprochen werden.
- Aus Untersuchungen zur Kombination von verschiedenen Testungen bei Kopfschmerzpatienten ergeben sich Hinweise dafür, dass das aktive Bewegungsausmaß der HWS, eine Palpation der oberen HWS, die Kraft der HWS-Muskulatur und die Leistung beim CCFT zwischen Patienten mit CEH, Migräne, TTH und asymptomatischen Kontrollen differieren (Amiri et al. 2007, Jull et al. 2007). Zito et al. (2006) stellten zudem fest, dass CEH-Patienten eine größere Limitierung des zervikalen Bewegungsausmaßes und eine erhöhte Empfindlichkeit der Schulter-Nacken-Muskulatur aufweisen sowie im Vergleich zu einer asymptomatischen Kontrollgruppe und Migräne-Patienten mit Aura eine geringere Leistung beim CCFT erbringen.

Tab. 8.64 Validität von PPIVMs/PAIVMs

Studie	Studienpopulation	Referenz	RoB	Maßzahl
Kriteriumsvalidität				
Identifikation einer hochzervikalen Dysfunktion bei Kopfschmerzen mittels PAIVMs				
Luedtke und May (2017)	Migräne-Gruppe: n = 179 (165 w), Alter (ø): 40 (± 15); asymptomatische Gruppe: n =73 (61 w), Alter (ø): 40 (± 13)	IHS-Klassifikation	●	Dynamische PAIVMs: LR^+ = 1,80 LR^- = 0,22 Gehaltene PAIVMs: LR^+ = 3,01 LR^- = 0,63
Identifikation des symptomatischen Segments durch eine manuelle Untersuchung der HWS				
Jull et al. 1988	n = 20 (13 w); Nacken- und Kopfschmerz: n = 14; Nacken- und Armschmerz: n = 3; Nackenschmerz: n = 3	Diagnostische Blocks	●	$LR^+ = \infty$ LR^- = 0,00

Alter (ø): mittleres Alter in Jahren, HWS: Halswirbelsäule, IHS: International Headache Society, LR^+: positive Likelihood-Ratio, LR^-: negative Likelihood-Ratio, n: Anzahl der untersuchten Personen, PAIVMs: Passive Accessory Intervertebral Movements, PPIVMs: Passive Physiological Intervertebral Movements, RoB: Risk of Bias, w: weiblich

▢: hohes Risiko/klinisch nicht relevant, ▢: geringes Risiko/klinisch relevant, ▢: unklares Risiko/moderat klinisch relevant

Tab. 8.65 Reliabilität von PPIVMs/PAIVMs

Studie	Studienpopulation	RoB	Intratester	Intertester
Jull et al. 1997	n = 40 (28 w), Alter (ø): 38,3; Kopfschmerzpatienten und asymptomatische Probanden	●	k.A.	*Kappa-Koeffizient:* C0/C1: 0,34–0,78 C1/C2: 0,37–1,00 C2/C3: 0,25–0,78
Hall et al. 2010d	n = 80; CEH-Gruppe: n = 60 (39 w), Alter (ø): 33 (± 8,5); asymptomatische Gruppe: n = 20 (13 w), Alter (ø): 34 (± 11,5)	●	k.A.	*Kappa-Koeffizient:* Alle Segmente (C0 – C4): 0,20 C0/C1: 0,64 C1/C2: 0,71 C2/C3: 0,70 C3/C4: 0,61

Alter (ø): mittleres Alter in Jahren, C: Zervikalsegmente, k.A.: keine Angabe, n: Anzahl der untersuchten Personen, PAIVMs: Passive Accessory Intervertebral Movements, PPIVMs: Passive Physiological Intervertebral Movements, RoB: Risk of Bias, w: weiblich

▢: hohes Risiko/klinisch nicht relevant, ▢: geringes Risiko/klinisch relevant, ▢: unklares Risiko/moderat klinisch relevant

Tab. 8.66 Empfehlungen zu PPIVMs/PAIVMs

Kriteriumsvalidität	Bestätigung	Ausschluss
Identifikation einer Beteiligung von hochzervikalen Dysfunktionen bei Kopfschmerzen → anhand von dynamischen PAIVMs → anhand von gehaltenen PAIVMs	 – +	 + –
Klassifizierung als symptomatisches Segment	++	++
Reliabilität	**Intratester**	**Intertester**
Übereinstimmende Beurteilung des Tests	k.A.	++

PAIVMs: Passive Accessory Intervertebral Movements, PPIVMs: Passive Physiological Intervertebral Movements

–: keine, +: geringe, ++: moderate, +++: starke Empfehlung, k.A.: keine Angabe

8

8.2.7 Zusammenfassung

➤ Tab. 8.67

Tab. 8.67 Dimensionen mit Empfehlungen zu den inkludierten Assessments

Haltungsanalyse der Kopf- und Nackenregion
• *Forward Head Posture (FHP) und Kraniovertebraler Winkel (CVA)* Bestätigung/Ausschluss einer spezifischen Pathologie: k.A. Verlaufskontrolle (Intratester-Reliabilität): ++ Übereinstimmung zwischen Untersuchern: +
Aktive Bewegungen
• *AROM* Bestätigung/Ausschluss einer spezifischen Pathologie: k.A. Assoziation mit Beeinträchtigung durch Nackenschmerzen (Patienten mit episodischer und chronischer Migräne): – Verlaufskontrolle (Intratester-Reliabilität): ++ Übereinstimmung zwischen Untersuchern: ++
Sensibilitätstestungen
• *Zweipunktdiskrimination* Bestätigung/Ausschluss einer spezifischen Pathologie: k.A. Verlaufskontrolle (Intratester-Reliabilität): + Übereinstimmung zwischen Untersuchern: + • *PPT* Bestätigung/Ausschluss einer spezifischen Pathologie: k.A. Verlaufskontrolle (Intratester-Reliabilität): + Übereinstimmung zwischen Untersuchern: +
Spezielle Tests
• *Kraniozervikaler Flexionstest (CCFT)* Diskriminationsfähigkeit bei Migränepatienten: – Klinisch bedeutsame Zusammenhänge zu Beeinträchtigung durch Migräne: – Klinisch bedeutsame Zusammenhänge zu Beeinträchtigung durch Nackenbeschwerden: – Verlaufskontrolle (Intratester-Reliabilität): k.A. Übereinstimmung zwischen Untersuchern: k.A. • *Krafttest für die Nackenflexoren und -extensoren* Bestätigung/Ausschluss einer spezifischen Pathologie: k.A. Assoziation zwischen Kraft der Nackenmuskultur und Schmerzintensität: – Verlaufskontrolle (Intratester-Reliabilität): ++ Übereinstimmung zwischen Untersuchern: k.A.
Neurodynamik
• *Occipitalis Long Sitting Slump (OLSS)* Bestätigung einer veränderten Mechanosensitivität des N. occipitalis major bei Patienten mit seitendominanten Kopfschmerzen: – Ausschluss einer veränderten Mechanosensitivität des N. occipitalis major bei Patienten mit seitendominanten Kopfschmerzen: – Verlaufskontrolle (Intratester-Reliabilität): k.A. Übereinstimmung zwischen Untersuchern: k.A.
Passive und akzessorische Untersuchung der HWS
• *Flexions-Rotations-Test (FRT)* Bestätigung einer Mobilitätseinschränkung der oberen HWS: ++ Ausschluss einer Mobilitätseinschränkung der oberen HWS: ++ Bestätigung einer hochzervikalen Dysfunktion bei Patienten mit Kopfschmerz: ++ Ausschluss einer hochzervikalen Dysfunktion bei Patienten mit Kopfschmerz: ++ Klinisch bedeutsame Zusammenhänge zwischen FRT und Kopfschmerzintensität: + Verlaufskontrolle (Intratester-Reliabilität): ++ Übereinstimmung zwischen Untersuchern: ++ • *PPIVMs und PAIVMs* Bestätigung einer Beteiligung von hochzervikalen Dysfunktionen bei Kopfschmerzen (dynamische PAIVMs): – Ausschluss einer Beteiligung von hochzervikalen Dysfunktionen bei Kopfschmerzen (dynamische PAIVMs): + Bestätigung einer Beteiligung von hochzervikalen Dysfunktionen bei Kopfschmerzen (gehaltene PAIVMs): + Ausschluss einer Beteiligung von hochzervikalen Dysfunktionen bei Kopfschmerzen (gehaltene PAIVMs): – Bestätigung des symptomatischen Segments: ++ Ausschluss des symptomatischen Segments: ++ Verlaufskontrolle (Intratester-Reliabilität): k.A. Übereinstimmung zwischen Untersuchern: ++

LITERATUR

Allison GT, Nagy BM, Hall T. A randomized clinical trial of manual therapy for cervico-brachial pain syndrome – a pilot study. Man Ther 2002; 7(2): 95–102. https://doi.org/10.1054/math.2002.0453.

Amiri M, et al. Cervical musculoskeletal impairment in frequent intermittent headache. Part 2: subjects with concurrent headache types. Cephalalgia 2007; 27(8): 891–898. https://doi.org/10.1111/j.1468-2982.2007.01346.x.

Andersen S, et al. Pressure pain thresholds assessed over temporalis, masseter, and frontalis muscles in healthy individuals, patients with tension-type headache, and those with migraine – a systematic review. Pain 2015; 156(8): 1409–1423. https://doi.org/10.1097/j.pain.0000000000000219.

Asendorf A, et al. Interexaminer reliability of the German version of the DC/TMD. J Oral Rehabil 2021; 48(1): 28–34. https://doi.org/10.1111/joor.13054.

Berger K. Volkskrankheit Kopfschmerzen. Bundesgesundheitsbl. 2014; 57: 913–918. https://doi.org/10.1007/s00103-014-1993-5.

Bernhardt O, Schiffman EL, Look JO. Reliability and validity of a new fingertip-shaped pressure algometer for assessing pressure pain thresholds in the temporomandibular joint and masticatory muscles. J Orofac Pain 2007; 21(1): 29–38.

Blizzard L, Grimmer KA, Dwyer T. Validity of a measure of the frequency of headaches with overt neck involvement, and reliability of measurement of cervical spine anthropometric and muscle performance factors. Arch Phys Med Rehabil 2000; 81(9): 1204–1210. https://doi.org/10.1053/apmr.2000.7168.

Butler DS. The sensitive nervous system. Adelaide: NOI Group Publications, 2000.

Carnevalli A, et al. Intrarater and inter-rater reliability of maximal voluntary neck muscle strength assessment using a handheld dynamometer in women with headache and healthy women. J Manipulative Physiol Ther 2018; 41(7): 621–627. https://doi.org/10.1016/j.jmpt.2018.01.006.

Castien RF, van der Wouden JC, De Hertogh W. Pressure pain thresholds over the cranio-cervical region in headache: a systematic review and meta-analysis. J Headache Pain 2018; 19(1): 9. https://doi.org/10.1186/s10194-018-0833-7.

Castien RF, et al. High concurrent validity between digital and analogue algometers to measure pressure pain thresholds in healthy participants and people with migraine: a cross-sectional study. J Headache Pain 2021; 22(1): 69. https://doi.org/10.1186/s10194-021-01278-8.

Carvalho GF, et al. Comparison between neck pain disability and cervical range of motion in patients with episodic and chronic migraine: a cross-sectional study. J Manipulative Physiol Ther 2014; 37(9): 641–646. https://doi.org/10.1016/j.jmpt.2014.09.002.

Celić R, et al. Measurement of mandibular movements in patients with temporomandibular disorders and in asymptomatic subjects. Coll Antropol. 2003; 27 Suppl 2: 43–39. PMID: 12971170.

Chiu TT, Law EY, Chiu TH. Performance of the craniocervical flexion test in subjects with and without chronic neck pain. J Orthop Sports Phys Ther 2005; 35(9): 567–571. https://doi.org/10.2519/jospt.2005.35.9.567.

Chung SC, Kim JH, Kim HS. Reliability and validity of the pressure pain thresholds (PPT) in the TMJ capsules by electronic algometer. Cranio 1993: 11(3): 171–177. https://doi.org/10.1080/08869634.1993.11677961.

Cooper BC, Kleinberg I. Examination of a large patient population for the presence of symptoms and signs of teporomandibular disorders. Cranio 2007; 25(2): 114–126. https://doi.org/10.1179/crn.2007.018.

Cuadrado ML, et al. Short-term effects of greater occipital nerve blocks in chronic migraine: A double-blind, randomised, placebo-controlled clinical trial. Cephalalgia 2017; 37(9): 864–872. https://doi.org/10.1177/0333102416655159.

Cunha CO, et al. Determination of a pressure pain threshold cut-off value for the diagnosis of temporomandibular joint arthralgia. J Oral Rehabil 2014; 41(5): 323–329. https://doi.org/10.1111/joor.12158.

Dawson PE. Optimum TMJ condyle position in clinical practice. Int J Periodontics Restorative Dent 1985; 5(3): 10–31. PMID: 3862655.

Dworkin SF, et al. Assessing clinical signs of temporomandibular disorders: reliability of clinical examiners. J Prosthet Dent 1990; 63(5): 574–579. https://doi.org/10.1016/0022-3913(90)90079-r.

Elizagaray-Garcia I, et al. Chronic primary headache subjects have greater forward head posture than asymptomatic and episodic primary headache sufferers: systematic review and meta-analysis. Pain Med 2020; 21(10): 2465–2480. https://doi.org/10.1093/pm/pnaa235.

Elizagaray-García I, et al. Inter, intra-examiner reliability and validity of inertial sensors to measure the active cervical range of motion in patients with primary headache. EXCLI J 2021; 20: 879–893. https://doi.org/10.17179/excli2021-3799.

Elvey RL. Physical evaluation of the peripheral nervous system in disorders of pain and dysfunction. J Hand Ther 1997; 10(2): 122–129. https://doi.org/10.1016/s0894-1130(97)80066-x.

Ernst M, et al. Intertester-Reliabilität des kraniozervikalen Flexionstests. manuelletherapie 2009; 13(4): 147–151. https://doi.org/10.1055/s-0028-1109721.

Farrar WB. Diagnosis and treatment of anterior dislocation of the articular disc. N Y J Dent 1971; 41(10), 348–351. PMID: 5288441.

Farella M, et al. The diagnostic value of pressure algometry in myofascial pain of the jaw muscles. J Oral Rehabil 2000; 27(1): 9–14. https://doi.org/10.1046/j.1365-2842.2000.00526.x.

Fernández-de-Las-Peñas C, et al. Myofascial trigger points and their relationship to headache clinical parameters in chronic tension-type headache. Headache 2006; 46(8): 1264–1272. https://doi.org/10.1111/j.1526-4610.2006.00440.x.

Fernandez-de-las-Peñas C, et al. Performance of the craniocervical flexion test, forward head posture, and headache clinical parameters in patients with chronic tension-type headache: a pilot study. J Orthop Sports Phys Ther 2007; 37(2): 33–39. https://doi.org/10.2519/jospt.2007.2401.

Fernández-de-Las-Peñas C, et al. Referred pain from trapezius muscle trigger points shares similar characteristics with chronic tension type headache. Eur J Pain 2007; 11(4): 475–482. https://doi.org/10.1016/j.ejpain.2006.07.005.

Fernández-de-Las-Peñas C, et al. Side-to-side differences in pressure pain thresholds and pericranial muscle tenderness in strictly unilateral migraine. Eur J Neurol 2008a; 15(2): 162–168. https://doi.org/10.1111/j.1468-1331.2007.02020.x.

Fernández-de-las-Peñas C, et al. Bilateral pressure pain sensitivity mapping of the temporalis muscle in chronic tension-type headache. Headache 2008; 48(7): 1067–1075. https://doi.org/10.1111/j.1526-4610.2007.01005.x.

Fernández-de-Las-Peñas C, et al. Patients with chronic tension-type headache demonstrate increased mechano-sensitivity of the supra-orbital nerve. Headache 2008c; 48(4): 570–577. https://doi:https://doi.org/10.1111/j.1526-4610.2008.00856.x.

Fernández-de-las-Peñas C, et al. Generalized mechanical pain sensitivity over nerve tissues in patients with strictly unilateral migraine. Clin J Pain 2009a; 25(5): 401–406. https://doi.org/10.1097/AJP.0b013e31819655b3.

Fernández-de-las-Peñas C, et al. Pressure pain sensitivity mapping of the temporalis muscle revealed bilateral pressure hyperalgesia in patients with strictly unilateral migraine. Cephalalgia 2009b; 29(6): 670–676. https://doi.org/10.1111/j.1468-2982.2008.01831.x.

Fernández-de-Las-Peñas C, et al. Bilateral widespread mechanical pain hypersensitivity as sign of central sensitization in patients with cluster headache. Headache 2011; 51(3): 384–391. https://doi.org/10.1111/j.1526-4610.2010.01791.x.

Ferracini GN, et al. Cervico-occipital posture in women with migraine: a case-control study. J Orthop Sports Phys Ther 2016; 46(4): 251–257. https://doi.org/10.2519/jospt.2016.6166.

Ferreira MC, et al. Body posture changes in women with migraine with or without temporomandibular disorders. Braz J Phys Ther 2014a; 18(1): 19–29. https://doi.org/10.1590/s1413-35552012005000137.

Ferreira CL, et al. Impaired orofacial motor functions on chronic temporomandibular disorders. J Electromyogr Kinesiol 2014b; 24(4): 565–571. https://doi.org/10.1016/j.jelekin.2014.04.005.

Fink MG, et al. Physikalische Medizin in der Zahnheilkunde – Klassifizierung der Myarthropathien. Physikalische Medizin, Rehabilitationsmedizin und Kurortmedizin, 2001; 11(6), 221–228.

Fischer AA. Pressure algometry over normal muscles. Standard values, validity and reproducibility of pressure threshold. Pain 1987; 30(1): 115–126. https://doi.org/10.1016/0304-3959(87)90089-3.
Florencio LL, et al. Cervical muscle strength and muscle coactivation during isometric contractions in patients with migraine: a cross-sectional study. Headache 2015; 55(10): 1312–1322. https://doi.org/10.1111/head.12644.
Gomes MB, et al. Palpation and pressure pain threshold: reliability and validity in patients with temporomandibular disorders. Cranio 2008; 26(3): 202–210. https://doi.org/10.1179/crn.2008.027.
Goulet JP, et al. The reproducibility of muscle and joint tenderness detection methods and maximum mandibular movement measurement for the temporomandibular system. J Orofacial Pain 1998; 12(1): 17–26.
Goyal SN, Karjodkar FR, Sansare K. Validity of diagnostic criteria for temporomandibular joint disorder in the diagnosis of disc displacement disorders of temporomandibular joint. Contemp Clin Dent, 2020; 11(4): 332–335. https://doi.org/10.4103/ccd.ccd_237_18.
Grossi DB, et al. Pressure pain threshold in the craniocervical muscles of women with episodic and chronic migraine: a controlled study. Arq Neuropsiquiatr 2011; 69(4), 607–612. https://www.scielo.br/j/anp/a/XwqjVHWZbwL8kgCDBWTjyyJ/?lang=en.
Hall T, Robinson K. The flexion-rotation test and active cervical mobility – a comparative measurement study in cervicogenic headache. Man Ther 2004; 9(4): 197–202. https://doi.org/10.1016/j.math.2004.04.004.
Hall TM, et al. Intertester reliability and diagnostic validity of the cervical flexion-rotation test. J Manipulative Physiol Ther 2008; 31(4): 293–300. https://doi.org/10.1016/j.jmpt.2008.03.012.
Hall TM, et al. Comparative analysis and diagnostic accuracy of the cervical flexion-rotation test. J Headache Pain 2010a; 11(5): 391–397. https://doi.org/10.1007/s10194-010-0222-3.
Hall TM, et al. The relationship between cervicogenic headache and impairment determined by the flexion-rotation test. J Manipulative Physiol Ther 2010b; 33(9): 666–671. https://doi.org/10.1016/j.jmpt.2010.09.002.
Hall T, et al. The influence of lower cervical joint pain on range of motion and interpretation of the flexion-rotation test. J Manipulative Physiol Ther 2010c; 18(3): 126–131. https://doi.org/10.1179/106698110X12640740712293.
Hall T, et al. Reliability of manual examination and frequency of symptomatic cervical motion segment dysfunction in cervicogenic headache. Man Ther 2010d; 15(6): 542–546. https://doi.org/10.1016/j.math.2010.06.002.
Hall T, et al. Long-term stability and minimal detectable change of the cervical flexion-rotation test. J Orthop Sports Phys Ther 2010e; 40(4): 225–229. https://doi.org/10.2519/jospt.2010.3100.
Headache Classification Committee of the International Headache Society (IHS). The International Classification of Headache Disorders, 3rd ed. Cephalalgia 2018; 38(1): 1–211. https://doi.org/10.1177/0333102417738202.
Hertling D, Kessler R. Management of Common Muscular Disorders. Physical Therapy. Principles and Methods. 4th ed. Philadelphia: Lippincott Williams and Wilkins, 2006.
Holmlund AB, Axelsson S. Temporomandibular arthropathy: correlation between clinical signs and symptoms and arthroscopic findings. Int J Oral Maxillofac Surg 1996; 25(3), 178–181. https://doi.org/10.1016/s0901-5027(96)80024-5.
Huber J, Lisiński P, Polowczyk A. Reinvestigation of the dysfunction in neck and shoulder girdle muscles as the reason of cervicogenic headache among office workers. Disabil Rehabil 2013; 35(10): 793–802. https://doi.org/10.3109/09638288.2012.709306.
International Headache Society (IHS). Klassifikation 2021. https://ichd-3.org/de/klassifikation/.
Israel HA, et al. Osteoarthritis and synovitis as major pathoses of the temporomandibular joint: comparison of clinical diagnosis with arthroscopic morphology. J Oral Maxillofac Surg 1998; 56(9): 1023–1028. https://doi.org/10.1016/s0278-2391(98)90246-4.
James G, Doe T. The craniocervical flexion test: intra-tester reliability in asymptomatic subjects. Physiother Res Int 2010; 15(3): 144–149. https://doi.org/10.1002/pri.456.
Jull GA. Deep cervical flexor muscle dysfunction in whiplash. J Musculoskelet Pain 2000; 8:1–2, 143–154. https://doi.org/10.1300/J094v08n01_12.
Jull G, et al. Cervical musculoskeletal impairment in frequent intermittent headache. Part 1: Subjects with single headaches. Cephalalgia 2007; 27(7): 793–802. https://doi.org/10.1111/j.1468-2982.2007.01345.x.
Jull G, Bogduk N, Marsland A. The accuracy of manual diagnosis for cervical zygapophysial joint pain syndromes. Med J Australia 1988; 148(5): 233–236. https://doi.org/10.5694/j.1326-5377.1988.tb99431.x.
Jull G, et al. Inter-examiner reliability to detect painful upper cervical joint dysfunction. Austral J Physiother 1997; 43(2): 125–129. https://doi.org/10.1016/s0004-9514(14)60406-2.
Jull GA, Falla D, Treleaven J. A therapeutic exercise approach for cervical disorders. In: Boyling JD, Jull GA (eds). Grieve's Modern Manual Therapy. Edinburgh: Elsevier, 2004.
Julsvoll EH, Vøllestad NK, Robinson HS. Validation of clinical tests for patients with long-lasting painful temporomandibular disorders with anterior disc displacement without reduction. Man Ther 2016; 21: 109–119. https://doi.org/10.1016/j.math.2015.06.005.
Julsvoll EH, et al. Inter-tester reliability of selected clinical tests for long-lasting temporomandibular disorders. J Man Manip Ther 2017; 25(4): 182–189. https://doi.org/10.1080/10669817.2017.1322346.
Juul T, et al. The intra- and inter-rater reliability of five clinical muscle performance tests in patients with and without neck pain. BMC Musculoskelet Disord 2013; 14: 339. https://doi.org/10.1186/1471-2474-14-339.
Kaneko A, Asai N, Kanda T. The influence of age on pressure perception of static and moving two-point discrimination in normal subjects. J Hand Ther 2005; 18(4): 421–425. https://doi.org/10.1197/j.jht.2005.09.010.
Kotwani S, et al. Determining the reliability of craniocervical flexion test in asymptomatic individuals. Hong Kong Physiother J (Wu li chih liao) 2018; 38(1): 33–40. https://doi.org/10.1142/S101370251850004X.
List T, Helkimo M, Falk G. Reliability and validity of a pressure threshold meter in recording tenderness in the masseter muscle and the anterior temporalis muscle. Cranio 1989; 7(3): 223–229. https://doi.org/10.1080/08869634.1989.11678288
Lobbezoo-Scholte AM, et al. Diagnostic value of orthopedic tests in patients with temporomandibular disorders. J Dent Res 1993; 72(10): 1443–1453. https://doi.org/10.1177/00220345930720101501.
Luedtke K, May A. Stratifying migraine patients based on dynamic pain provocation over the upper cervical spine. J Headache Pain 2017; 18(1): 97. https://doi.org/10.1186/s10194-017-0808-0.
Luedtke K, et al. Upper cervical two-point discrimination thresholds in migraine patients and headache-free controls. J Headache Pain 2018; 19(1): 47. https://doi.org/10.1186/s10194-018-0873-z.
Lüdtke K, Schäfer B. Physiotherapie bei Kopfschmerzen und Migräne. 1. Aufl. Stuttgart: Thieme, 2020.
Maitland GD, Hengeveld E, Banks K. Manipulation der Wirbelsäule. 7. Aufl. Springer Verlag, 2008.
Manfredini D, et al. Predictive value of clinical findings for temporomandibular joint effusion. Oral Surg Oral Med Oral Pathol Oral Radiol Endod 2003; 96(5): 521–526. https://doi.org/10.1016/s1079-2104(03)00475-x.
Manfredini D, et al. Temporomandibular joint click sound and magnetic resonance-depicted disk position: which relationship? J Dent 2008; 36(4): 256–260. https://doi.org/10.1016/j.jdent.2008.01.002.
Marguelles-Bonnet RE, et al. Clinical diagnosis compared with findings of magnetic resonance imaging in 242 patients with internal derangement of the TMJ. J Orofac Pain 1995; 9(3): 244–253.
Mayoral Del Moral O, et al. Validity and reliability of clinical examination in the diagnosis of myofascial pain syndrome and myofascial trigger points in upper quarter muscles. Pain Med 2018; 19(10): 2039–2050; erratum in: Pain Med 2019; 20(8): 1644. https://doi:10.1093/pm/pnx315.
Nassif NJ, Al-Salleeh F, Al-Admawi M. The prevalence and treatment needs of symptoms and signs of temporomandibular disorders among young adult males. J Oral Rehabil 2003; 30(9): 944–950.
Nee RJ, Butler D. Management of peripheral neuropathic pain: Integrating neurobiology, neurodynamics and clinical evidence. Phys Ther Sport 2006; 7(1): 36–49. https://doi.org/10.1016/j.ptsp.2005.10.002.

Oginice M, et al. The diagnostic validity of the cervical flexion-rotation test in C1/2-related cervicogenic headache. Man Ther 2007; 12(3): 256–262. https://doi.org/10.1016/j.math.2006.06.016.

Ohrbach R, Dworkin SF. The evolution of TMD diagnosis: past, present, future. J Dent Res. 2016; 95(10): 1093–1101. https://doi.org/10.1177/0022034516653922.

Ohrbach R (ed). Diagnostic Criteria for Temporomandibular Disorders: Assessment Instruments. https://buffalo.app.box.com/s/y4et4t256no06nrj-qvrd4yqf79j1gfvu (letzter Zugriff am 22.06.2023).

Oliveira-Souza A, et al. Intrarater and interrater reliability of the flexion rotation test and cervical range of motion in people with migraine. J Manip Physiol Ther 2020; 43(9): 874–881. https://doi.org/10.1016/j.jmpt.2019.11.005.

Orsini MG, et al. Clinical predictability of temporomandibular joint disc displacement. J Dent Res 1999; 78(2): 650–660. https://doi.org/10.1177/00220345990780020401.

Österlund C, et al. Diagnostic criteria for temporomandibular disorders: Diagnostic accuracy for general dentistry procedure without mandatory commands regarding myalgia, arthralgia and headache attributed to temporomandibular disorder. J Oral Rehabil 2018; 45(7): 497–503. https://doi.org/10.1111/joor.12643.

Pacheco J, et al. Forward head posture is associated with pressure pain threshold and neck pain duration in university students with subclinical neck pain. Somatosens Mot Res. 2018; 35(2): 103–108. https://doi.org/10.1080/08990220.2018.1475352.

Palacios-Ceña M, et al. Trigger points are associated with widespread pressure pain sensitivity in people with tension-type headache. Cephalalgia 2018; 38(2): 237–245. https://doi.org/10.1177/0333102416679965.

Pfaffenrath V, et al. Regional variations in the prevalence of migraine and tension-type headache applying the new IHS criteria: the German DMKG Headache Study. Cephalalgia 2009; 29(1): 48–57. https://doi.org/10.1111/j.1468-2982.2008.01699.x.

Radtke A, Neuhauser H. Prevalence and burden of headache and migraine in Germany. Headache 2009; 49(1): 79–89. https://doi.org/10.1111/j.1526-4610.2008.01263.x.

Ramanayake RPJC, Basnayake BMTK. Evaluation of red flags minimizes missing serious diseases in primary care. J Family Med Prim Care 2018; 7(2): 315–318. https://doi.org/10.4103/jfmpc.jfmpc_510_15.

Rodrigues A, et al. Craniocervical flexion test in patients with migraine: Discriminative validity and accuracy. Int J Clin Pract 2021; 75(7): e14248. https://doi.org/10.1111/ijcp.14248.

Sand T, et al. The reproducibility of cephalic pain pressure thresholds in control subjects and headache patients. Cephalalgia 1997; 17(7): 748–755. https://doi.org/10.1046/j.1468-2982.1997.1707748.x.

Schäfer A, et al. Validity of eyeball estimation for range of motion during the cervical flexion rotation test compared to an ultrasound-based movement analysis system. Physiother Theory Pract 2018;34(8): 622–628. https://doi.org/10.1080/09593985.2017.1423523.

Schiffman EL, et al. The Research Diagnostic Criteria for Temporomandibular Disorders. V: methods used to establish and validate revised Axis I diagnostic algorithms. J Orofac Pain 2010; 24(1): 63–78. https://www.ncbi.nlm.nih.gov/pmc/articles/PMC3115779/.

Schiffman E, et al; International RDC/TMD Consortium Network, Orofacial Pain Special Interest Group, International Association for the Study of Pain. Diagnostic Criteria for Temporomandibular Disorders (DC/TMD) for Clinical and Research Applications: recommendations of the International RDC/TMD Consortium Network* and Orofacial Pain Special Interest Group†. J Oral Facial Pain Headache 2014; 28(1): 6–27. https://doi.org/10.11607/jop.1151.

Shaghayegh Fard B et al. Evaluation of forward head posture in sitting and standing positions. Eur Spine J. 2016 Nov;25(11):3577–3582. https:/doi.org/10.1007/s00586-015-4254-x.

Simons DG, Travell JG, Simons LS. Travell & Simons' Myofascial Pain And Dysfunction: The Trigger Point Manual. Baltimore: Lippincott Williams & Wilkins, 1999.

Skeie MS, et al. DC/TMD Examiner protocol: longitudinal evaluation on interexaminer reliability. Pain Res Manag 2018; 7474608. https://doi.org/10.1155/2018/7474608.

Stegenga B, et al. Classification of temporomandibular joint osteoarthrosis and internal derangement. 1. Diagnostic significance of clinical and radiographic symptoms and signs. Cranio 1992; 10(2): 96–117. https://doi.org/10.1080/08869634.1992.11677897.

Swinkels RA, Swinkels-Meewisse IE. Normal values for cervical range of motion. Spine 2014; 39(5): 362–367. https://doi.org/10.1097/BRS.0000000000000158.

Szikszay TM, Luedtke K, von Piekartz HJM. Increased mechanosensitivity of the greater occipital nerve in subjects with side-dominant head and neck pain – a diagnostic case-control study. J Manual Manip Ther 2018; 26(4): 237–248. https://doi.org/10.1080/10669817.2018.1480912.

Uthaikhup S, Sterling M, Jull G. Cervical musculoskeletal impairment is common in elders with headache. Man Ther 2009; 14(6): 636–641. https://doi.org/10.1016/j.math.2008.12.008

Van Suijlekom HA, et al. Interobserver reliability in physical examination of the cervical spine in patients with headache. Headache 2000; 40(7): 581–586. https://doi.org/10.1046/j.1526-4610.2000.00090.x.

Visscher CM, Lobbezoo F, Naeije M. Comparison of algometry and palpation in the recognition of temporomandibular disorder pain complaints. J Orofac Pain 2004; 18(3): 214–219.

von Piekartz HJM. Kiefer- Gesichts- und Zervikalregion – Neuromuskuloskelettales Assessment und Behandlungsstrategien. 2. Aufl. New York/ Stuttgart: Georg Thieme, 2015.

von Piekartz H, et al. Psychometric evaluation of a motor control test battery of the craniofacial region. J Oral Rehabil 2017; 44(12): 964–973. https://doi.org/10.1111/joor.12574.

Vriens JP, van der Glas HW. Extension of normal values on sensory function for facial areas using clinical tests on touch and two-point discrimination. Int J Oral Maxillofac Surg 2009; 38(11): 1154–1158. https://doi.org/10.1016/j.ijom.2009.06.006.

Walker N, Bohannon RW, Cameron D. Discriminant validity of temporomandibular joint range of motion measurements obtained with a ruler. J Orthopaedic Sports Phys Ther 2000; 30(8): 484–492. https://doi.org/10.2519/jospt.2000.30.8.484.

Więckiewicz W, et al. The diagnostic value of pressure algometry for temporomandibular disorders. Biomed Res Int 2015; 575038. https://doi.org/10.1155/2015/575038.

Won SY, et al. Two-point discrimination values vary depending on test site, sex and test modality in the orofacial region: a preliminary study. J Appl Oral Sci 2017; 25(4): 427–435. https://doi.org/10.1590/1678-7757-2016-0462.

Yatani H, et al. The validity of clinical examination for diagnosing anterior disk displacement without reduction. Oral Surg Oral Med Oral Pathol Oral Radiol Endodont 1998a; 85(6): 654–660. https://doi.org/10.1016/s1079-2104(98)90031-2.

Yatani H, et al. The validity of clinical examination for diagnosing anterior disk displacement with reduction. Oral Surg Oral Med Oral Pathol Oral Radiol Endodont 1998b; 85(6): 647–653. https://doi.org/10.1016/s1079-2104(98)90030-0.

Yoon MS, et al. Prevalence of primary headaches in Germany: results of the German Headache Consortium Study. J Headache Pain 2012; 13(3): 215–223. https://doi.org/10.1007/s10194-012-0425-x.

Zito G, Jull G, Story I. Clinical tests of musculoskeletal dysfunction in the diagnosis of cervicogenic headache. Man Ther 2006; 11(2): 118–129. https://doi.org/10.1016/j.math.2005.04.007.

KAPITEL

9 Schulterregion

Sabine Janning und Veronika Hinz

Die Schulter ist der beweglichste Gelenkkomplex des menschlichen Körpers. Ihre große Bewegungsfreiheit wird durch eine geringe knöcherne Führung bei komplexer Stabilisation durch den Muskel-, Sehnen- und Bandapparat ermöglicht. Dieser Mechanismus aus Weichteilstabilisatoren birgt jedoch das Risiko von Fehlfunktionen, Verletzungen und Degeneration (Doyscher und Scheibel 2013).

Diagnosen aus der Gruppe der Schulterläsionen der *International Classification of Diseases 10* (ICD10) fanden sich im Jahr 2021 an elfter Stelle der am häufigsten angegebenen Arbeitsunfähigkeitsdiagnosen bei Versicherten der Techniker Krankenkasse (TK) und auf Top acht der fehlzeitenrelevanten Diagnosen bei der BARMER Krankenkasse (Grobe und Braun 2022, Grobe und Bessel 2022). Auch bildeten im Jahr 2020 Pathologien der Schulter die zweithäufigste Ursache für physiotherapeutische Verordnungen zulasten der Allgemeinen Ortskrankenkasse (AOK) (Waltersbacher 2022). Die Betroffenen stellen somit in der muskuloskelettalen Physiotherapie eine große Gruppe von Patientinnen und Patienten.

Eine wichtige Voraussetzung für ein gutes Clinical Reasoning bei Patienten mit Beschwerden in der Schulterregion ist die ausführliche Untersuchung der Schulter. Die Beurteilung der einzelnen Strukturen, welche auf einem kleinen Raum viele Bewegungen ermöglichen, wird durch die hohe Zahl an Verletzungen, die inner- und außerhalb der Gelenke auftreten können, erschwert. Durch eine systematische Anamnese und Untersuchung der Schulter kann sichergestellt werden, dass wichtige Aspekte der Erkrankung erfasst sowie Erkrankungen nicht übersehen werden. Die dabei gewonnenen Informationen können bei der Entscheidungsfindung über die Notwendigkeit weiterer Assessments und die weitere Behandlung helfen.

Die **Rotatorenmanschette** ist eine funktionelle Einheit aus den Muskeln M. supraspinatus, M. infraspinatus, M. teres minor und M. subscapularis. Sie spielt als dynamischer Stabilisator sowohl bei der aktiven Beweglichkeit als auch bei der Stabilisierung und Zentrierung des Glenohumeralgelenks eine Rolle (Schwegler und Lucius 2015). Um Veränderungen der Rotatorenmanschette in Form von Entzündungen, vollständigen oder Teilrupturen zu entdecken bzw. auszuschließen, werden im klinischen Alltag physiotherapeutische Assessments verwendet.

Neben Defekten der Rotatorenmanschette wird häufig ein **Impingement-Syndrom** diagnostiziert (Garving et al. 2017). Der Begriff „Impingement-Syndrom" wurde 1972 erstmals durch Neer verwendet. Die häufigste Form des Schulter-Impingements ist das **subakromiale Impingement.** Hierbei werden die Symptome durch den Kontakt zwischen dem Akromion und dem Sehnenbereich der Rotatorenmanschette bei der aktiven Elevation der Schulter verursacht oder verschlimmert (Neer 1972, 1983). Der hypothetische Mechanismus des „Impingement-Syndroms" konnte durch moderne Bildgebung oder arthroskopische Techniken allerdings nicht untermauert werden. Der traditionelle Begriff des „Impingement-Syndroms" wurde in jüngerer Literatur zur besseren Beschreibung der typischen Symptome durch **„subakromiales Schmerzsyndrom" (SAPS)** oder **„Subakromialsyndrom" (SAS)** ersetzt. Da in den recherchierten Primärstudien fast ausschließlich der Begriff Impingement verwendet wird, wird im weiteren Verlauf des Kapitels dieser Begriff übernommen.

Eine **Verletzung des M. biceps brachii** kann sich sowohl am Ursprung als auch im Verlauf des Muskels äußern. Neben der Testung auf Läsionen hat auch die Untersuchung von Labrumverletzungen eine große Bedeutung. Insbesondere die Läsion des superioren Labrum glenoidale des Schulterblatts, welche von anterior bis nach posterior reicht **(SLAP-Läsion)**, geht auf eine starke Krafteinwirkung auf die Bicepssehne – z. B. bei Überkopf-Wurfsportarten – zurück (Wülker et al. 2015). Des Weiteren ist die Untersuchung von superioren, posterioren und posterior-inferioren Labrumverletzungen möglich.

Die **Schulterblätter** bilden den posterioren Teil des Schultergürtels und tragen als Gelenkpartner sowie als Ansatzpunkte zahlreicher Muskeln und Bänder zur Mobilität und Stabilität des Schultergürtels bei. Eine eingeschränkte Beweglichkeit der Skapula und ein veränderter skapulohumeraler Rhythmus verringern den Aktionsradius des Schultergürtels. Bewegungsanomalien des Skapula werden als **skapuläre Dyskinesien** bezeichnet. Die Skapuladyskinesie kann üblich sein und ist nicht auf spezifische Pathologien zurückzuführen (Kibler et al. 2003, Koslow et al. 2003, Uhl et al. 2009). Sie kann jedoch ebenfalls mit glenohumeralen Instabilitäten, Rotatorenmanschettenerkrankungen oder Labrumverletzungen assoziiert sein (Kibler et al. 2013).

Kapitelübersicht

Dimensionen In diesem Kapitel sind die Assessments in zwei Abschnitte unterteilt. Zunächst sind zunächst die Testungen für die Rotatorenmanschette (➤ Kap. 9.1) aufgeführt. Es folgen die Testungen für die Art. glenohumeralis, welche die Kapsel und das Labrum umfassen sowie den M. biceps brachii und die lange Bicepssehne (➤ Kap. 9.2). Anschließend werden die Tests für die Skapula zusammengefasst (➤ Kap. 9.3).

Evidenzlage Insgesamt existiert für viele Assessments nur eine geringe Zahl an Studien, weshalb nicht für alle Assessments eine Bewertung der Validität und Reliabilität möglich war. Das Risk of Bias war in 53 % der identifizierten Studien hoch. Daraus resultierte der Ausschluss vieler Studien und Tests (➤ Kap. 9.4). Lediglich 16 % der hier aufgeführten Validitätsstudien haben ein geringes Risk of Bias, von den Reliabilitätsstudien wurden 25 % mit einem geringen Risk of Bias beurteilt.

Empfehlungen Für den Großteil der Assessments der Schulterregion ist keine struktur- oder pathologiespezifische Empfehlung für den klinischen Alltag auszusprechen. Das Ausmaß der Empfehlung für den klinischen Alltag liegt ausschließlich im geringen bis moderaten Bereich. Unter den Assessments für die Rotatorenmanschette kann für den M. subscapularis bei vier Tests eine moderate Empfehlung für den klinischen Alltag ausgesprochen werden, während für den M. supraspinatus nur in einem Fall eine umfassende moderate Empfehlung ausgesprochen werden kann. Tests für den M. teres minor und M. infraspinatus können maximal gering für den klinischen Alltag empfohlen werden. Tests für das subakromiale oder interne Impingement-Syndrom können maximal gering empfohlen werden. Ebenso verhält es sich bei den Empfehlungen hinsichtlich der Tests für den M. biceps brachii. Lediglich zur Identifikation von Veränderungen der langen Bicepssehne ergaben sich zu Teilen Empfehlungen im moderaten Maße. Eine moderate Empfehlung für den klinischen Alltag kann zur Identifikation von SLAP-Läsionen gegeben werden. Moderate Empfehlungen resultieren außerdem für vier Tests zur Identifikation posteriorer Labrumläsionen. Unter den Skapula-Assessments können lediglich für den Lateral Scapular Slide Test, den modifizierten Lateral Scapular Slide Test, den modifizierten Scapular Assistance Test und den Scapular Dyskinesis Test moderate Empfehlung im Hinblick auf die Reliabilität ausgesprochen werden.

Besonderheiten Für einige Assessments der Schulterregion ist eine geringe Spezifität auf Strukturebene festzustellen. Dies wird dadurch deutlich, dass die diagnostische Genauigkeit der Tests nicht allein bezüglich derjenigen Pathologie zu empfehlen ist, für die sie ursprünglich entwickelt wurden, sondern auch für weitere Pathologien. Daraus resultiert für den klinischen Alltag, dass die Assessments das Potenzial haben, die jeweiligen Pathologien zu erkennen, nicht aber zwischen ihnen zu differenzieren.

Praktikabilität Die Durchführung aller hier vorgestellten Tests ist mit einem geringen Zeit-und Kostenaufwand verbunden.

➤ Tab. 9.1 bietet eine Übersicht der Dimensionen der Schulterpathologien und der dafür beschriebenen Tests. Am Ende des Kapitels werden die Ergebnisse struktur- und pathologiespezifisch in einer weiteren Tabelle zusammengefasst (➤ Tab. 9.134).

Tab. 9.1 Dimensionen mit inkludierten Assessments

Veränderungen der Rotatorenmanschette	
Allgemeine Veränderungen der Rotatorenmanschette • Rent Test (➤ Kap. 9.1.19)	*Veränderung des M. teres minor* • External Rotation Lag Sign (➤ Kap. 9.1.7)
Veränderungen des M. subscapularis	*Veränderung des M. supraspinatus*
• Bear Hug Test (➤ Kap. 9.1.1) • Belly-off Sign (➤ Kap. 9.1.2) • Belly Press Test (➤ Kap. 9.1.3) • Internal Rotation Lag Sign (➤ Kap. 9.1.11) • Internal Rotation Resistance Test (➤ Kap. 9.1.12) • Lift-off Test (➤ Kap. 9.1.14) • Napoleon Sign (➤ Kap. 9.1.15) • Supine Napoleon Sign (➤ Kap. 9.1.15) *Veränderung des M. infraspinatus* • Drop Sign (➤ Kap. 9.1.5) • External Rotation Lag Sign (➤ Kap. 9.1.7) • Infraspinatus Strength Test (➤ Kap. 9.1.10) • Patte Test (➤ Kap. 9.1.18)	• Drop Arm Test (➤ Kap. 9.1.4) • Empty Can Test (➤ Kap. 9.1.6) • External Rotation Lag Sign (➤ Kap. 9.1.7) • Full Can Test (➤ Kap. 9.1.8) • Hawkins Test (➤ Kap. 9.1.9) • Internal Rotation Lag Sign (➤ Kap. 9.1.11) • Neer Impingement Test (➤ Kap. 9.1.16) • Patte Test (➤ Kap. 9.1.18) • Whipple Test (➤ Kap. 9.1.20) • Yocum Test (➤ Kap. 9.1.21) • Testcluster: Full Can Test, Jobe Test, Zero-Degree Abduction Test, Whipple Test, Scapular Retraction Test, Drop Arm Test (➤ Kap. 9.1.22)
Subakromiales Impingement-Syndrom	
• Empty Can Test (➤ Kap. 9.1.6) • Hawkins Test (➤ Kap. 9.1.9) • Lift-off Test (➤ Kap. 9.1.14) • Painful Arc (➤ Kap. 9.1.17) • Speed's Test (➤ Kap. 9.2.19) • Yergason's Test (➤ Kap. 9.2.22) • Testcluster: Neer Impingement Test, Hawkins Test, Horizontal Adduction Test, Painful Arc, Drop Arm Test, Yergason's Test, Speed's Tests (➤ Kap. 9.1.22)	
Internes Impingement:	
• Internal Rotation Resistance Strength Test (➤ Kap. 9.1.13)	

Tab. 9.1 Dimensionen mit inkludierten Assessments *(Forts.)*

Veränderungen des M. biceps brachii	
• Active Compression Test (➤ Kap. 9.2.1) • Anterior Slide Test (➤ Kap. 9.2.2) • Bear Hug Test (➤ Kap. 9.1.1) • Belly Press Test (➤ Kap. 9.1.3) • Modified Dynamic Labral Shear Test (➤ Kap. 9.2.13) • Speed's Test (➤ Kap. 9.2.19) • Upper Cut Test (➤ Kap. 9.2.21) • Yergason's Test (➤ Kap. 9.2.22) *Veränderungen der langen Bicepssehne:* • Modified Biceps Resisted Flexion Test (➤ Kap. 9.2.6) • Speed's Test (➤ Kap. 9.2.19) • Upper Cut Test (➤ Kap. 9.2.21) • Yergason's Test (➤ Kap. 9.2.22)	
Labrumläsionen	
SLAP-Läsion	*Superiore Labrumläsion*
• Active Compression Test (➤ Kap. 9.2.1) • Anterior Slide Test (➤ Kap. 9.2.2) • Apprehension Test (➤ Kap. 9.2.3) • Bear Hug Test (➤ Kap. 9.1.1) • Belly Press Test (➤ Kap. 9.1.3) • Biceps Load Test (➤ Kap. 9.2.4) • Biceps Load Test II (➤ Kap. 9.2.5) • Crank Test (➤ Kap. 9.2.7) • Empty Can Test (➤ Kap. 9.1.6) • Hawkins Test (➤ Kap. 9.1.9) • Lift-off Test (➤ Kap. 9.1.14) • Modified Dynamic Labral Shear Test (➤ Kap. 9.2.13) • Neer Impingement Test (➤ Kap. 9.1.16) • Passive Compression Test (➤ Kap. 9.2.14) • Pain Provocation Test (➤ Kap. 9.2.16) • Relocation Test (➤ Kap. 9.2.18) • Speed's Test (➤ Kap. 9.2.19) • Yergason's Test (➤ Kap. 9.2.22) • Testcluster: Apprehension Test, Jobe Test, O'Brien Test (➤ Kap. 9.2.23) • Testcluster: Active Compression Test, Dynamic Labral Shear Test, Relocation test, Resisted Lift-off Test (➤ Kap. 9.2.23)	• Active Compression Test (➤ Kap. 9.2.1) • Crank Test (➤ Kap. 9.2.7) • Forced Abduction Test (➤ Kap. 9.2.8) • Hawkins Test (➤ Kap. 9.1.9) • Neer Impingement Test (➤ Kap. 9.1.16) • Painful Arc (➤ Kap. 9.1.17) • Relocation Test (➤ Kap. 9.2.18) • Speed's Test (➤ Kap. 9.2.19) • Sulcus Sign (➤ Kap. 9.2.20) • Yergason's Test (➤ Kap. 9.2.22) *Posteriore Labrumläsion* • Active Compression Test (➤ Kap. 9.2.1) • Jerk Test (➤ Kap. 9.2.10) • Kim Test (➤ Kap. 9.2.11) • Load-and-Shift Test (➤ Kap. 9.2.12) • Porcellini Test (➤ Kap. 9.2.15) *Posterior-inferiore Labrumläsion* • Jerk Test (➤ Kap. 9.2.10) • Kim Test (➤ Kap. 9.2.11)
Skapulaspezifische Assessments	
• 4-Type-Classification (➤ Kap. 9.3.1) • Lateral Scapular Slide Test (➤ Kap. 9.3.2) • Modified Lateral Scapular Slide Test (➤ Kap. 9.3.3) • Modified Scapular Assistance Test (➤ Kap. 9.3.4) • Scapula Backward Tipping Test (➤ Kap. 9.3.5) • Scapular Dyskinesis Test (➤ Kap. 9.3.6) • Scapular Retraction Test (➤ Kap. 9.3.7) • Shoulder Flexion Test (➤ Kap. 9.3.8) • Shoulder Extension Test (➤ Kap. 9.3.9) • Shoulder lateral Rotation Test (➤ Kap. 9.3.10) • Wall Push-up Test (➤ Kap. 9.3.11)	

9.1 Tests für die Rotatorenmanschette

9.1.1 Bear Hug Test

Barth et al. (2006) entwickelten den Bear Hug Test mit dem Ziel einer zuverlässigeren Diagnose der Schädigung der oberen Anteile der Subscapularis-Sehne ohne die Notwendigkeit eines operativen Eingriffs.

Durchführung

Im aufrechten Stand legt der Patient die Handfläche der zu testenden Seite mit gestreckten Fingern auf die gegenüberliegende Schulter und richtet den Ellenbogen waagerecht vor dem Körper aus (90° Schulterflexion). Der Therapeut greift den distalen Unterarm des zu testenden Arms und versucht die Hand des Patienten am distalen Unterarm durch forcierte Außenrotation in der Schulter zu lösen. Der Patient wird aufgefordert, die Position zu halten (Anspannung in Innenrotationsrichtung). Wenn der Patient die Hand nicht auf der Schulter halten kann oder sich im Vergleich zur gegenüberliegenden Seite ein Kraftdefizit zeigt, wird der Test als positiv bewertet (Barth et al. 2006).

Zusammenfassung der Evidenz

➢ Tab. 9.2

Empfehlungen

➢ Tab. 9.3

9.1.2 Belly-off Sign

Synonyme Belly-off-Zeichen, Belly-off-Test.

Das Belly-off Sign wurde zur klinischen Untersuchung der Muskel-Sehnen-Einheit des M. subscapularis entwickelt (Scheibel et al. 2005).

Durchführung

Der Patient sitzt aufrecht, der Therapeut befindet sich auf der zu testenden Seite. Er unterstützt den zu testenden Arm des Patienten mit einer Hand am Ellenbogen und führt ihn in Flexion und maximale Innenrotation, während das Ellenbogengelenk um 90° gebeugt wird. Mit der anderen Hand hält er das Handgelenk des Patienten von dorsal und positioniert die Hand des Patienten auf dessen Bauch. Der Patient wird aufgefordert, die Position aktiv zu halten, während der Therapeut die Hand des Patienten loslässt. Der Ellenbogen wird weiterhin assistiv unterstützt. Der Test wird als positiv bewertet, wenn es dem Patienten nicht möglich ist, die Hand auf dem Bauch zu halten (Scheibel et al. 2005).

Zusammenfassung der Evidenz

➢ Tab. 9.4

Empfehlungen

➢ Tab. 9.5

Tab. 9.2 Validität des Bear Hug Test

Studie	Studienpopulation	Referenz	RoB	Maßzahl
Kriteriumsvalidität				
Identifikation einer Läsion des M. subscapularis				
Barth et al. 2006	n = 68 (49 w), Alter (ø): 45,1; Schulterschmerzen präoperativ	Arthroskopie	▪	LR^+ = 7,22* LR^- = 0,43*
Kappe et al. 2018	n = 106 (40 w), Alter (ø): 57,3; Schulterschmerzen präoperativ	Arthroskopie	▪	LR^+ = 3,50 LR^- = 0,60
Lin et al. 2013	n = 235 (128 w), Alter (ø): 51; Verletzung der Rotatorenmanschette	Arthroskopie	▪	LR^+ = 3,49* LR^- = 0,37*
Takeda et al. 2016	n = 130 (32 w), Alter (ø): 64,5; Verletzung der Rotatorenmanschette präoperativ	Arthroskopie	▪	LR^+ = 28,40 LR^- = 0,27
Identifikation einer Läsion des M. biceps brachii				
Kibler et al. 2009	n = 101 (42 w), Alter (ø): 49; Schulterschmerzen	Schulteroperation	▪	LR^+ = 1,95* LR^- = 0,36*
Identifikation einer SLAP-Läsion				
Kibler et al. 2009	n = 101 (42 w), Alter (ø): 49: Schulterschmerzen	Schulteroperation	▪	LR^+ = 0,54* LR^- = 1,98*

Alter (ø): mittleres Alter in Jahren, n: Anzahl der untersuchten Personen, LR^+: positive Likelihood-Ratio, LR^-: negative Likelihood-Ratio, RoB: Risk of Bias, SLAP: superiores Labrum von anterior nach posterior, w: weiblich

▪ : hohes Risiko/klinisch nicht relevant, ▪ : geringes Risiko/klinisch relevant, ▪ : unklares Risiko/moderat klinisch relevant

* Ermittelt anhand der Sensitivität und Spezifität in der Primärstudie

Tab. 9.3 Empfehlungen zum Bear Hug Test

Kriteriumsvalidität	Bestätigung	Ausschluss
Identifikation einer Läsion des M. subscapularis	++	+
Identifikation einer Läsion des M. biceps brachii	–	+
Identifikation einer SLAP-Läsion	–	–
–: keine, +: geringe, ++: moderate, +++: starke Empfehlung, k.A.: keine Angabe		

9.1.3 Drop Arm Test

Synonyme Drop Arm Sign, Codman's Sign.

Dem Drop Arm Test nach Codman liegt die Erkenntnis zugrunde, dass ein Patient den passiv abduzierten Arm bei vollständiger Ruptur des M. supraspinatus zwar in über 140° Abduktion halten, ihn jedoch weder aktiv aus der Neutral-Null-Stellung dorthin führen noch die Abduktionsposition gegen geringen Widerstand halten kann (McFarland und Kim 2006).

Durchführung

Der Patient sitzt aufrecht und legt die Hand der zu testenden Seite auf den Bauch. Der Therapeut steht auf der zu testenden Seite und bringt den Arm des Patienten in maximale Innenrotation. Der Patient erhält die Anweisung, die Handfläche gegen seinen Bauch zu drücken und die Position des Arms beizubehalten. Der Test wird als positiv bewertet, wenn der Patient die Innenrotation nicht aufrechterhalten kann, sodass der Arm nach hinten fällt und/oder sich eine Flexion im Handgelenk einstellt (Lin et al. 2013).

Varianten

A) Der Therapeut führt den Arm in 90° Abduktion und der Patient führt ihn langsam zurück. Als positives Testergebnis wird zudem das Auftreten von Schmerz gewertet (Nanda et al. 2008).

B) Der Patient führt den Arm in 160° Abduktion, dann langsam zurück in 90° Abduktion. Dort wird der Patient angewiesen, den Arm für 10 Sekunden zu halten (Sgroi et al. 2018).

Zusammenfassung der Evidenz

➤ Tab. 9.6
➤ Tab. 9.7

Empfehlungen

➤ Tab. 9.8

Tab. 9.4 Validität des Belly-off Sign

Studie	Studienpopulation	Referenz	RoB	Maßzahl
Kriteriumsvalidität				
Identifikation einer Läsion des M. subscapularis				
Bartsch et al. 2010	n = 50 (17 w), Alter (ø): 58; Schulterschmerzen	Arthroskopie	●	LR^+ = 9,56* LR^- = 0,15*
Kappe et al. 2018	n = 106 (40 w), Alter (ø): 57,3; Schulterschmerzen präoperativ	Arthroskopie	●	LR^+ = 10,30 LR^- = 0,70

Alter (ø): mittleres Alter in Jahren, LR^+: positive Likelihood-Ratio, LR^-: negative Likelihood-Ratio, n: Anzahl der untersuchten Personen, RoB: Risk of Bias, w: weiblich
▪: hohes Risiko/klinisch nicht relevant, ▪: geringes Risiko/klinisch relevant, ▪: unklares Risiko/moderat klinisch relevant
* Ermittelt anhand der Sensitivität und Spezifität in der Primärstudie

Tab. 9.5 Empfehlungen zum Belly-off Sign

Kriteriumsvalidität	Bestätigung	Ausschluss
Identifikation einer Läsion des M. subscapularis	++	+
–: keine, +: geringe, ++: moderate, +++: starke Empfehlung, k.A.: keine Angabe		

Tab. 9.6 Validität des Drop Arm Test

Studie	Studienpopulation	Referenz	RoB	Maßzahl
Kriteriumsvalidität				
Identifikation einer Läsion des M. supraspinatus				
Caliş et al. 2000	n = 120 (72 w), Alter (ø): 51,6; Schulterschmerzen	MRT	●	LR^+ = 2,79* LR^- = 0,94*
Identifikation einer Läsion des M. supraspinatus: Variante Sgroi 2018				
Sgroi et al. 2018	n = 91 (46 w), Alter (ø): 57,3; Schulterschmerzen	Arthroskopie	●	LR^+ = 1,06 LR^- = 0,98

Alter (ø): mittleres Alter in Jahren, LR^+: positive Likelihood-Ratio, LR^-: negative Likelihood-Ratio, MRT: Magnetresonanztomografie, n: Anzahl der untersuchten Personen, RoB: Risk of Bias, w: weiblich
▪: hohes Risiko/klinisch nicht relevant, ▪: geringes Risiko/klinisch relevant, ▪: unklares Risiko/moderat klinisch relevant
* Ermittelt anhand der Sensitivität und Spezifität in der Primärstudie.

Tab. 9.7 Reliabilität des Drop Arm Test

Studie	Studienpopulation	RoB	Intratester	Intertester
Übereinstimmende Beurteilung des M. supraspinatus				
Cadogan et al. 2011	n = 40 (17 w), Alter (ø): 49; Schulterschmerzen	▣	k.A.	κ = 0,57
Übereinstimmende Beurteilung des M. supraspinatus: Variante Nanda 2008				
Nanda et al. 2008	n = 63 (24 w), Alter (ø): 52	▣	k.A.	κ = 0,35

Alter (ø): mittleres Alter in Jahren, κ: Kappa-Koeffizient, k.A.: keine Angabe, n: Anzahl der untersuchten Personen, w: weiblich
□ : hohes Risiko/klinisch nicht relevant, □ : geringes Risiko/klinisch relevant, □ : unklares Risiko/moderat klinisch relevant

9.1.4 Belly Press Test

Synonyme Press Belly Test, Abdominaldrucktest.

Der Belly Press Test nach Gerber bewertet die Integrität des M. subscapularis und wurde für Patienten entwickelt, die keine maximale Innenrotation im Arm ausführen können (McFarland und Kim 2011).

Tab. 9.8 Empfehlungen zum Drop Arm Test

Kriteriumsvalidität	Bestätigung	Ausschluss
Identifikation einer Läsion des M. supraspinatus	+	–
→ Variante Sgroi 2018	–	–
Reliabilität	**Intratester**	**Intertester**
Übereinstimmende Beurteilung des Tests	k.A.	+
→ Variante Nanda 2008	k.A.	–

–: keine, +: geringe, ++: moderate, +++: starke Empfehlung, k.A.: keine Angabe

Durchführung

Der Patient sitzt aufrecht und legt die Hand der zu testenden Seite auf den Bauch. Der Therapeut steht auf der zu testenden Seite und bringt den Arm des Patienten in maximale Innenrotation. Der Patient erhält die Anweisung, die Handfläche gegen seinen Bauch zu drücken und die Position des Arms beizubehalten. Der Test wird als positiv bewertet, wenn es dem Patienten nicht gelingt, die Innenrotation aufrechtzuerhalten, sodass der Arm nach hinten fällt oder sich eine Flexion im Handgelenk einstellt (Lin et al. 2013).

Zusammenfassung der Evidenz

➤ Tab. 9.9
➤ Tab. 9.10

Empfehlungen

➤ Tab. 9.11

Tab. 9.9 Validität des Belly Press Test

Studie	Studienpopulation	Referenz	RoB	Maßzahl
Kriteriumsvalidität				
Identifikation einer Läsion des M. subscapularis				
Barth et al. 2006	n = 68 (49 w), Alter (ø): 45,1; Schulterschmerzen präoperativ	Arthroskopie	▣	LR^+ = 19,04* LR^- = 0,61*
Kappe et al. 2018	n = 106 (40 w), Alter (ø): 57,3; Schulterschmerzen präoperativ	Arthroskopie	▣	LR^+ = 8,50 LR^- = 0,70
Lin et al. 2013	n = 235 (128 w), Alter (ø): 51; Verletzung der Rotatorenmanschette	Arthroskopie	▣	LR^+ = 3,17* LR^- = 0,45*
Identifikation einer Verletzung des M. biceps brachii				
Kibler et al. 2009	n = 101 (42 w), Alter (ø): 49; Schulterschmerzen	Schulteroperation	▣	LR^+ = 2,10* LR^- = 0,81*
Identifikation einer SLAP-Läsion				
Kibler et al. 2009	n = 101 (42 w), Alter (ø): 49; Schulterschmerzen	Schulteroperation	▣	LR^+ = 0,61* LR^- = 1,13*

Alter (ø): mittleres Alter in Jahren, n: Anzahl der untersuchten Personen, LR^+: positive Likelihood-Ratio, LR^-: negative Likelihood-Ratio, RoB: Risk of Bias, SLAP: superiores Labrum von anterior nach posterior, w: weiblich
□ : hohes Risiko/klinisch nicht relevant, □ : geringes Risiko/klinisch relevant, □ : unklares Risiko/moderat klinisch relevant
* Ermittelt anhand der Sensitivität und Spezifität in der Primärstudie

9

Tab. 9.10 Reliabilität des Belly Press Test

Studie	Studienpopulation	RoB	Intratester	Intertester
Cadogan et al. 2011	n = 40 (17 w), Alter (ø): 49; Schulterschmerzen	•	k.A.	κ = 0,31

Alter (ø): mittleres Alter in Jahren, κ: Kappa-Koeffizient, k.A.: keine Angabe, n: Anzahl der untersuchten Personen, RoB: Risk of Bias, w: weiblich
■: hohes Risiko/klinisch nicht relevant, ■: geringes Risiko/klinisch relevant, ■: unklares Risiko/moderat klinisch relevant

Tab. 9.11 Empfehlungen zum Belly Press Test

Kriteriumsvalidität	Bestätigung	Ausschluss
Identifikation einer Läsion des M. subscapularis	+	+
Identifikation einer Läsion des M. biceps brachii	+	–
Identifikation einer SLAP-Läsion	–	–
Reliabilität	**Intratester**	**Intertester**
Übereinstimmende Beurteilung des Tests	k.A.	–

SLAP: superiores Labrum von anterior nach posterior
–: keine, +: geringe, ++: moderate, +++: starke Empfehlung, k.A.: keine Angabe

9.1.5 Drop Sign

Synonyme Infraspinatus Drop Sign.

Das Infraspinatus Drop Sign gehört mit dem External Rotation Lag Sign (➤ Kap. 9.1.7) und dem Internal Rotation Lag Sign (➤ Kap. 9.1.11) zu den **Lag Signs (Verzögerungszeichen)**. Merkmal dieser Assessments ist die Untersuchung der Rotatorenmanschettenmuskulatur in nahezu maximaler Kontraktion. Eine Verzögerung der Muskelkontraktion weist auf eine mögliche Insuffizienz hin. Es wird ein Vergleich mit der kontralateralen Seite empfohlen, um ein falsch positives Testergebnis aufgrund von Hyperlaxizität auszuschließen (Castoldi et al. 2009).

Durchführung

Der Patient sitzt aufrecht auf der Behandlungsbank. Der Therapeut steht hinter dem Patienten und führt den Arm der zu untersuchenden Seite in der Skapulaebene mit 90° gebeugtem Ellenbogen in 90° Elevation. Eine Hand dient der Unterstützung des Ellenbogens, die andere bringt an der Hand des Patienten den Arm in eine submaximale Außenrotation (um einen elastischen Rückstoß zu vermeiden, werden 5° von der maximalen Rotation abgezogen). Der Patient wird aufgefordert, die Position zu halten. Der Therapeut gibt die Hand des Patienten frei, wobei die assistive Unterstützung am Ellenbogen bestehen bleibt. Das Drop Sign wird als positiv bewertet, wenn der Arm um mindestens 5° zurückfällt (Hertel et al. 1996).

Zusammenfassung der Evidenz

➤ Tab. 9.12

Empfehlungen

➤ Tab. 9.13

9.1.6 Empty Can Test

Synonyme Jobe-Test, Jobe's Empty Can Test, Supraspinatus-Test nach Jobe, Supraspinatus Strength Test, Thumb-Down Supraspinatus Stress Test, Jobe's Test

Tab. 9.12 Validität des Drop Sign

Studie	Studienpopulation	Referenz	RoB	Maßzahl	
Kriteriumsvalidität					
Identifikation einer Läsion des M. infraspinatus					
Sgroi et al. 2019	n = 91 (46 w), Alter (ø): 57,3; Schulterschmerzen	Arthroskopie	•	LR^+ = 2,25 LR^- = 0,71	
				Teilruptur LR^+ = 1,30 LR^- = 0,90	*Ruptur* LR^+ = 2,20 LR^- = 0,66
Identifikation einer Läsion des M. infraspinatus oder M. supraspinatus					
Miller et al. 2008	n = 37 (21 w), Alter (ø): 55,5; Verletzung der Rotatorenmanschette	Arthroskopie	•	LR^+ = 3,20 LR^- = 0,30	

Alter (ø): mittleres Alter in Jahren, LR^+: positive Likelihood-Ratio, LR^-: negative Likelihood-Ratio, n: Anzahl der untersuchten Personen, RoB: Risk of Bias, w: weiblich
■: hohes Risiko/klinisch nicht relevant, ■: geringes Risiko/klinisch relevant, ■: unklares Risiko/moderat klinisch relevant

Tab. 9.13 Empfehlungen zum Drop Sign

Kriteriumsvalidität	Bestätigung	Ausschluss
Identifikation einer Läsion des M. infraspinatus	++	+
Identifikation einer Ruptur des M. infraspinatus	++	–
Identifikation einer Teilruptur des M. infraspinatus	–	–
Identifikation einer Läsion des M. infraspinatus oder M. supraspinatus	+	+
–: keine, +: geringe, ++: moderate, +++: starke Empfehlung, k.A.: keine Angabe		

Jobe und Moynes (1982) stellten mithilfe von EMG-Messungen fest, dass der M. supraspinatus die höchste isolierte Aktivität zeigt, wenn der Arm 90° abduziert, 30° horizontal flektiert und maximal innenrotiert wird. Diese Position diente als Basis zur Entwicklung des Empty Can Test. Auf Grundlage des Empty Can Test wurden der Scapular Retraction Test (➤ Kap. 9.3.7) und der Whipple-Test (➤ Kap. 9.1.20) entwickelt.

Durchführung

Im aufrechten Sitz oder Stand führt der Patient den zu testenden Arm (bilaterale Testung: beide Arme) aktiv in 90° Abduktion, 30° horizontale Flexion sowie maximale Innenrotation im Schultergelenk, mit extendiertem und proniertem Ellenbogengelenk (Jobe und Moynes 1982). Für eine unilaterale Messung befindet sich der Therapeut auf der betroffenen Seite des Patienten und richtet sich zum betroffenen Arm aus. Die proximale Hand des Untersuchers fixiert das Schultergelenk von kranial, um Ausweichbewegungen wahrzunehmen und zu verhindern (Johansson und Ivarson 2009). Für eine bilaterale Testung stellt sich der Untersucher vor den Patienten, um am distalen Unterarm symmetrischen Widerstand zu geben (Sgroi et al. 2018). Der Patient wird aufgefordert, gegen den Widerstand des Untersuchers den Arm aktiv zu abduzieren bzw. dem Druck standzuhalten. Schmerz in der anterolateralen Schulter oder Kraftdefizit im Seitenvergleich wird als positives Testergebnis gewertet.

Zusammenfassung der Evidenz

➤ Tab. 9.14
➤ Tab. 9.15

Tab. 9.14 Validität des Empty Can Test

Studie	Studienpopulation	Referenz	RoB	Maßzahl	
Kriteriumsvalidität					
Identifikation einer Läsion des M. supraspinatus					
Itoi et al. 1999	n = 136 (31 w), Alter (ø): 43; Schulterschmerzen	MRT	▪	*Schmerz* $LR^+ = 1{,}40$* $LR^- = 0{,}67$*	*Schwäche* $LR^+ = 2{,}41$* $LR^- = 0{,}34$*
				Schmerz + Schwäche $LR^+ = 1{,}78$* $LR^- = 0{,}22$*	
Kim et al. 2007b	n = 120 (92 w), Alter (ø): 59; Schulterschmerzen	Ultraschall	▪	$LR^+ = 0{,}64$* $LR^- = 1{,}34$*	
Salaffi et al. 2010	n = 203 (139 w), Alter (ø): 58; Schulterschmerzen	Ultraschall	▪	$LR^+ = 1{,}14$ $LR^- = 0{,}85$	
Sgroi et al. 2018	n = 91 (46 w), Alter (ø): 57,3; Schulterschmerzen präoperativ	Arthroskopie	▪	*Schmerz* $LR^+ = 1{,}40$ $LR^- = 0{,}75$	*Schwäche* $LR^+ = 1{,}67$ $LR^- = 0{,}22$
				Schmerz + Schwäche $LR^+ = 1{,}39$ $LR^- = 0{,}13$	
				Teilruptur $LR^+ = 1{,}65$ $LR^- = 0{,}25$	*Ruptur* $LR^+ = 1{,}70$ $LR^- = 0{,}20$
Villafañe et al. 2015	n = 100 (52 w), Alter (ø): 51,5; Schulterschmerzen	MRT	▪	Teilruptur $LR^+ = 9{,}50$ $LR^- = 0{,}26$	
Identifikation einer Tendinitis des M. supraspinatus					
Fodor et al. 2009	n = 100 (64 w), Alter (ø): 56,8; Schulterschmerzen	Ultraschall	▪	$LR^+ = 2{,}94$* $LR^- = 0{,}60$*	
Identifikation eines subakromialen Impingement-Syndroms					
Fowler et al. 2010	n = 101 (19 w), Alter (ø): 40,8; aktivitätsbedingte Schulterschmerzen	MRT	▪	$LR^+ = 1{,}33$* $LR^- = 0{,}56$*	

Tab. 9.14 Validität des Empty Can Test *(Forts.)*

Studie	Studienpopulation	Referenz	RoB	Maßzahl
Identifikation einer SLAP-Läsion				
Fowler et al. 2010	n = 101 (19 w), Alter (ø): 40,8; aktivitätsbedingte Schulterschmerzen	MRT	geringes Risiko	LR^+ = 0,93* LR^- = 1,12*
Identifikation einer Labrum-Läsion				
Fowler et al. 2010	n = 101 (19 w), Alter (ø): 40,8; aktivitätsbedingte Schulterschmerzen	MRT	geringes Risiko	LR^+ = 0,92* LR^- = 1,14*

Alter (ø): mittleres Alter in Jahren, LR^+: positive Likelihood-Ratio, LR^-: negative Likelihood-Ratio, MRT: Magnetresonanztomografie, n: Anzahl der untersuchten Personen, RoB: Risk of Bias, SLAP: superiores Labrum von anterior nach posterior, w: weiblich

(rot): hohes Risiko/klinisch nicht relevant, (grün): geringes Risiko/klinisch relevant, (gelb): unklares Risiko/moderat klinisch relevant

* Ermittelt anhand der Sensitivität und Spezifität in der Primärstudie

Tab. 9.15 Reliabilität des Empty Can Test

Studie	Studienpopulation	RoB	Intratester	Intertester
Übereinstimmende Beurteilung hinsichtlich Testergebnis: Schmerz				
Holtby und Razmjou 2004	n = 152 (65 w), Alter (ø): 50; Schulterschmerzen	unklares Risiko	k.A.	κ = 0,43
Johansson und Ivarson 2009	n = 33, Alter (ø): 32; Schulterschmerzen	unklares Risiko	κ = 1,00	κ = 0,94
Nanda et al. 2008	n = 63 (24 w), Alter (ø): 52; Schulterschmerzen	unklares Risiko	k.A.	κ = 0,44
Vind et al. 2011	n = 44 (14 w), Alter (ø): 19,6; subakromiales Impingement-Syndrom	unklares Risiko	k.A.	κ = 0,90

Alter (ø): mittleres Alter in Jahren, κ: Kappa-Koeffizient, k.A.: keine Angabe, LR^+: positive Likelihood-Ratio, LR^-: negative Likelihood-Ratio, n: Anzahl der untersuchten Personen, RoB: Risk of Bias, w: weiblich

(rot): hohes Risiko/klinisch nicht relevant, (grün): geringes Risiko/klinisch relevant, (gelb): unklares Risiko/moderat klinisch relevant

Tab. 9.16 Empfehlungen zum Empty Can Test

Kriteriumsvalidität	Bestätigung	Ausschluss
Identifikation einer Läsion des M. supraspinatus	–	–
→ mit dem Testergebnis „Schmerz"	–	–
→ mit dem Testergebnis „Schwäche"	–	+
→ mit dem Testergebnis „Schmerz und Schwäche"	–	+
Identifikation einer Tendinitis des M. supraspinatus	+	–
Identifikation einer Teilruptur des M. supraspinatus	++	+
Identifikation einer Ruptur des M. supraspinatus	–	+
Identifikation eines subakromialen Impingement-Syndroms	–	–
Identifikation einer Labrumläsion	–	–
Identifikation einer SLAP-Läsion	–	–
Reliabilität	**Intratester**	**Intertester**
Übereinstimmende Beurteilung des Tests	+	++

SLAP: superiores Labrum von anterior nach posterior
–: keine, +: geringe, ++: moderate, +++: starke Empfehlung, k.A.: keine Angabe

Empfehlungen

➤ Tab. 9.16

9.1.7 External Rotation Lag Sign

Synonyme Hertel's External Rotation Lag Sign, ARO Lag Sign.

Das External Rotation Lag Sign gehört mit dem Internal Rotation Lag Sign (➤ Kap. 9.1.11) und dem Drop Sign (➤ Kap. 9.1.5) zu den Lag Signs (Verzögerungszeichen). Merkmal dieser Assessments ist die Untersuchung der Rotatorenmanschettenmuskulatur in nahezu maximaler Kontraktion. Eine Verzögerung der Muskelkontraktion weist auf eine mögliche Insuffizienz hin. Es wird ein Vergleich mit der kontralateralen Seite empfohlen, um ein falsch positives Testergebnis aufgrund von Hyperlaxizität auszuschließen (Castoldi et al. 2009).

Durchführung

Der Patient sitzt auf der Behandlungsbank. Der Therapeut steht hinter dem Patienten und führt den Arm der zu untersuchenden Seite in 90° Ellenbogenflexion und 20° Schulterelevation in der Skapulaebene sowie in eine submaximale Außenrotation (um einen elastischen Rückstoß zu vermeiden, werden 5° von der maximalen Rotation abgezogen). Dabei wird der Ellenbogen von der einen, die Hand des Patienten von der anderen Hand des Therapeuten unterstützt. Der Patient wird nun gebeten, die Position zu halten. Der Therapeut gibt die Hand des Patienten frei, wobei die Unterstützung am Ellenbogen bestehen bleibt. Das External Rotation Lag Sign wird als positiv bewertet, wenn eine Verzögerung in der Muskelspannung

Tab. 9.17 Validität des External Rotation Lag Sign

Studie	Studienpopulation	Referenz	RoB	Maßzahl	
Kriteriumsvalidität					
Identifikation einer Läsion des M. supraspinatus					
Castoldi et al. 2009	n = 395 (169 w), Alter (ø): 50,4; Schulterschmerzen	Arthroskopie/offene Operation	▪	Teilruptur LR^+ = 6,00* LR^- = 0,90*	Ruptur LR^+ = 28,00* LR^- = 0,45*
Identifikation einer Läsion des M. teres minor					
Castoldi et al. 2009	n = 395 (169 w), Alter (ø): 50,4; Schulterschmerzen	Arthroskopie/offene Operation	▪	LR^+ = 14,29* LR^- = 0,00*	
Identifikation einer Läsion des M. infraspinatus					
Sgroi et al. 2019**	n = 91 (46 w), Alter (ø): 57,3; Schulterschmerzen	Arthroskopie	▪	Teilruptur LR^+ = 2,60 LR^- = 0,85	Ruptur LR^+ = 3,00 LR^- = 0,85
Identifikation einer Läsion des M. infraspinatus und M. supraspinatus					
Miller et al. 2008	n = 37 (21 w), Alter (ø): 55,5; Verletzung der Rotatorenmanschette	Arthroskopie	▪	LR^+ = 7,02 LR^- = 0,60	

Alter (ø): mittleres Alter in Jahren, LR^+: positive Likelihood-Ratio, LR^-: negative Likelihood-Ratio, n: Anzahl der untersuchten Personen, RoB: Risk of Bias, w: weiblich
▪: hohes Risiko/klinisch nicht relevant, ▪: geringes Risiko/klinisch relevant, ▪: unklares Risiko/moderat klinisch relevant
* Ermittelt anhand der Sensitivität und Spezifität in der Primärstudie, ** Testergebnis positiv bei einem Winkel > 10°

sichtbar wird oder der Arm zurückfällt. Der Winkel des zurückfallenden Arms wird in 5°-Schritten gemessen, ein größerer Winkel deutet auf eine schwerere Verletzung hin (Hertel et al. 1996).

Zusammenfassung der Evidenz

➢ Tab. 9.17

Empfehlungen

➢ Tab. 9.18

Tab. 9.18 Empfehlungen zum External Rotation Lag Sign

Kriteriumsvalidität	Bestätigung	Ausschluss
Identifikation einer Läsion des M. supraspinatus		
→ Ruptur	+	+
→ Teilruptur	+	–
Identifikation einer Läsion des M. teres minor	+	+
Identifikation einer Läsion des M. infraspinatus		
→ Ruptur	+	–
→ Teilruptur	–	–
Identifikation einer Läsion des M. infraspinatus und M. supraspinatus	+	–

–: keine, +: geringe, ++: moderate, +++: starke Empfehlung, k.A.: keine Angabe

9.1.8 Full Can Test

Synonyme Supraspinatus Strength Test, Thumb-up Supraspinatus Stress Test.

Der Full Can Test macht im Vergleich zum Empty Can Test (➢ Kap. 9.1.6) eine isoliertere Testung des M. supraspinatus möglich, da die Aktivität des M. infraspinatus durch die veränderte Rotationsstellung vermindert wird. Zusätzlich ist durch die veränderte Rotation eine geringere Schmerzprovokation bei Patienten mit subakromialem Impingement-Syndrom gegeben (Kelly et al. 1996).

Durchführung

Der Patient befindet sich im aufrechten Sitz oder Stand. Der Therapeut steht frontal vor dem Patienten. Es ist eine unilaterale oder bilaterale Testung möglich. Der Patient eleviert die gestreckten Arme um 90° in der Skapulaebene. Die Arme werden um 45° nach außen rotiert, sodass die Daumen nach oben zeigen. In dieser Position gibt der Therapeut am distalen Unterarm einen Widerstand gegen die Elevation. Der Test ist positiv, wenn ein Schmerz in der anterolateralen Schulter auftritt oder ein Kraftdefizit im Seitenvergleich festzustellen ist (Kelly et al. 1996).

Zusammenfassung der Evidenz

➢ Tab. 9.19

Empfehlungen

➢ Tab. 9.20

Tab. 9.19 Validität des Full Can Test

Studie	Studienpopulation	Referenz	RoB	Maßzahl	
Kriteriumsvalidität					
Identifikation einer Läsion des M. supraspinatus					
Itoi et al. 1999	n = 136 (31 w), Alter (ø): 43; Schulterschmerzen	MRT	▣ (gelb)	*Schmerz* LR⁺ = 1,83* LR⁻ = 0,53*	*Schwäche* LR⁺ = 2,96* LR⁻ = 0,31*
				Schmerz + Schwäche LR⁺ = 2,00* LR⁻ = 0,25*	
Sgroi et al. 2018	n = 91 (46 w), Alter (ø): 57,3	Arthroskopie	▣ (gelb)	*Schmerz* LR⁺ = 1,25 LR⁻ = 0,79	*Schwäche* LR⁺ = 2,58 LR⁻ = 0,30
				Schmerz + Schwäche LR⁺ = 1,48 LR⁻ = 0,23	
				Teilruptur LR⁺ = 2,58 LR⁻ = 0,30	*Ruptur* LR⁺ = 2,59 LR⁻ = 0,30

Alter (ø): mittleres Alter in Jahren, LR^+: positive Likelihood-Ratio, LR^-: negative Likelihood-Ratio, MRT: Magnetresonanztomografie, n: Anzahl der untersuchten Personen, RoB: Risk of Bias, w: weiblich

■ (rot): hohes Risiko/klinisch nicht relevant, ■ (grün): geringes Risiko/klinisch relevant, ■ (gelb): unklares Risiko/moderat klinisch relevant

* Ermittelt anhand der Sensitivität und Spezifität in der Primärstudie

Tab. 9.20 Empfehlungen zum Full Can Test

Kriteriumsvalidität	Bestätigung	Ausschluss
Identifikation einer Läsion des M. supraspinatus		
→ mit dem Testergebnis „Schwäche"	+	+
→ mit dem Testergebnis „Schmerz"	–	–
→ mit der Kombination „Schmerz und Schwäche"	–	+
→ Teilruptur	+	+
→ Ruptur	+	+

–: keine, +: geringe, ++: moderate, +++: starke Empfehlung, k.A.: keine Angabe

9.1.9 Hawkins Test

Synonyme Hawkins Impingement Test, Hawkins Impingement Sign, Hawkins Sign, Hawkins Impingement Manöver, Hawkins Kennedy Sign, Hawkins-Kennedy Test, Impingement-Zeichen nach Hawkins und Kennedy.

Der Hawkins Test nach Hawkins und Kennedy wurde als Impingement-Zeichen im Jahr 1980 von Hawkins beschrieben (McFarland und Kim 2006).

Durchführung

Der Patient befindet sich im aufrechten Sitz oder Stand. Der Therapeut steht vor dem Patienten und stabilisiert mit der einen Hand die Skapula der zu testenden Seite. Mit der anderen Hand positioniert er den Arm der Patienten in 90° Schulter- und Ellenbogenflexion und provoziert eine Innenrotationsbewegung des Schultergelenks. Der Test wird als positiv bewertet, wenn diese Bewegung einen Schmerz auslöst (Park et al. 2005).

Zusammenfassung der Evidenz

➤ Tab. 9.21
➤ Tab. 9.22

Empfehlungen

➤ Tab. 9.23

9.1.10 Infraspinatus Strength Test (IST)

Synonyme Infraspinatus Muscle Strength Test, External Rotation Resistance Strength Test, External Rotation Resistance Test, Resisted External Rotation Test.

Die Testung des M. infraspinatus aus der Neutral-Null-Position stellt sich nach Cyriax als beste Testposition heraus, da Stress auf die internen Strukturen des Schultergelenks (Kapsel, Ligamente und Bursae) vermieden wird (Razmjou et al. 2017).

Durchführung

Der Patient befindet sich im aufrechten Sitz oder Stand. Die Ellenbogen des Patienten sind um 90° flektiert, die Arme sind eng an den Rumpf abduziert und um 0° rotiert. Der Therapeut steht vor dem Patienten und übt an beiden distalen Unterarmen Druck in die Innenrotation aus, während der Patient versucht, dem Druck standzuhalten. Der Test wird als positiv bewertet, wenn ein Kraftdefizit im Seitenvergleich festzustellen ist.

Tab. 9.21 Validität des Hawkins Test

Studie	Studienpopulation	Referenz	RoB	Maßzahl	
Kriteriumsvalidität					
Identifikation einer Läsion des M. supraspinatus					
Villafañe et al. 2015	n = 100 (52 w), Alter (ø): 51,5; Schulterschmerzen	MRT	geringes Risiko	*Teilruptur* LR^+ = 10,25 LR^- = 0,20	
Identifikation eines subakromialen Impingement-Syndroms					
Çaliş et al. 2000	n = 120 (72 w), Alter (ø): 51,6; Schulterschmerzen	MRT	unklares Risiko	LR^+ = 1,23* LR^- = 0,32*	
Fowler et al. 2010	n = 101 (19 w), Alter (ø): 40,8; aktivitätsbedingte Schulterschmerzen	MRT	geringes Risiko	LR^+ = 2,00* LR^- = 0,57*	
Salaffi et al. 2010	n = 203 (139 w), Alter (ø): 58; Schulterschmerzen	Ultraschall	unklares Risiko	LR^+ = 2,15 LR^- = 0,51	
Identifikation einer Läsion des superioren Labrums					
Nakagawa et al. 2005	n = 54 (2 w), Alter (ø): 23; Schulterschmerzen	Arthroskopie	unklares Risiko	LR^+ = 1,52* LR^- = 0,75*	
Identifikation einer Labrumläsion					
Fowler et al. 2010	n = 101 (19 w), Alter (ø): 40,8; aktivitätsbedingte Schulterschmerzen	MRT	geringes Risiko	LR^+ = 0,65* LR^- = 1,24*	
Identifikation einer SLAP-Läsion					
Fowler et al. 2010	n = 101 (19 w), Alter (ø): 40,8; aktivitätsbedingte Schulterschmerzen	MRT	geringes Risiko	LR^+ = 0,64* LR^- = 1,31*	
Parentis et al. 2006	n = 98 (34 w), Alter (ø): 42; Schulterschmerzen	Arthroskopie	unklares Risiko	*Typ II*** LR^+ = 0,94* LR^- = 1,15*	*Typ I +II* LR^+ = 0,97* LR^- = 1,07*

Alter (ø): mittleres Alter in Jahren, LR^+: positive Likelihood-Ratio, LR^-: negative Likelihood-Ratio, MRT: Magnetresonanztomografie, n: Anzahl der untersuchten Personen, RoB: Risk of Bias, SLAP: superiores Labrum von anterior nach posterior, w: weiblich
■ : hohes Risiko/klinisch nicht relevant, ■ : geringes Risiko/klinisch relevant, ■ : unklares Risiko/moderat klinisch relevant
* Ermittelt anhand der Sensitivität und Spezifität in der Primärstudie. ** Snyder et al. (1990) teilen die SLAP-Läsionen in Typ I–IV ein.

Tab. 9.22 Reliabilität des Hawkins Test

Studie	Studienpopulation	RoB	Intratester	Intertester
Cadogan et al. 2011	n = 40 (17 w), Alter (ø): 49; Schulterschmerzen	unklares Risiko	k.A.	κ = 0,38
Johansson und Ivarson 2009	n = 33, Alter (ø): 32; Schulterschmerzen	unklares Risiko	κ = 1,00	κ = 0,91
Nanda et al. 2008	n = 63 (24 w), Alter (ø): 52; Schulterschmerzen	unklares Risiko	k.A.	κ = 0,55
Vind et al. 2011	n = 44 (14 w), Alter (ø): 19,6; subakromiales Impingement	unklares Risiko	k.A.	κ = 0,60

Alter (ø): mittleres Alter in Jahren, κ: Kappa-Koeffizient, k.A.: keine Angabe, n: Anzahl der untersuchten Personen, RoB: Risk of Bias, w: weiblich
■ : hohes Risiko/klinisch nicht relevant, ■ : geringes Risiko/klinisch relevant, ■ : unklares Risiko/moderat klinisch relevant

Tab. 9.23 Empfehlungen zum Hawkins Test

Kriteriumsvalidität	Bestätigung	Ausschluss
Identifikation einer Läsion des M. supraspinatus	++	++
Identifikation eines subakromialen Impingement-Syndroms	+	–
Identifikation einer SLAP-Läsion	–	–
Identifikation einer superioren Labrumläsion	–	–
Identifikation einer Labrumläsion	–	–
Reliabilität	**Intratester**	**Intertester**
Übereinstimmende Beurteilung des Tests	+	++

SLAP: superiores Labrum von anterior nach posterior
–: keine, +: geringe, ++: moderate, +++: starke Empfehlung, k.A.: keine Angabe

Tab. 9.24 Validität des Infraspinatus Strength Test

Studie	Studienpopulation	Referenz	RoB	Maßzahl	
Kriteriumsvalidität					
Identifikation einer Läsion des M. infraspinatus mit dem IST					
Sgroi et al. 2019	n = 91 (46 w), Alter (ø): 57,3; Schulterschmerzen	Arthroskopie	•	*Schmerz* LR⁺ = 1,18 LR⁻ = 0,92	*Schwäche* LR⁺ = 1,73 LR⁻ = 0,34
				Schmerz + Schwäche LR⁺ = 1,50 LR⁻ = 0,19	
				Teilruptur LR⁺ = 1,16 LR⁻ = 0,78	*Ruptur* LR⁺ = 1,79 LR⁻ = 0,21

Alter (ø): mittleres Alter in Jahren, IST: Infraspinatus Strength Test, LR^+: positive Likelihood-Ratio, LR^-: negative Likelihood-Ratio, n: Anzahl der untersuchten Personen, RoB: Risk of Bias, w: weiblich

■ : hohes Risiko/klinisch nicht relevant, ■ : geringes Risiko/klinisch relevant, ■ : unklares Risiko/moderat klinisch relevant

Tab. 9.25 Reliabilität des Infraspinatus Strength Test

Studie	Studienpopulation	RoB	Intratester	Intertester
Nanda et al. 2008	n = 63 (24 w), Alter (ø): 52; Schulterschmerzen	•	k.A.	κ = 0,44

Alter (ø): mittleres Alter in Jahren, κ: Kappa-Koeffizient, k.A.: keine Angabe, n: Anzahl der untersuchten Personen, RoB: Risk of Bias, w: weiblich

■ : hohes Risiko/klinisch nicht relevant, ■ : geringes Risiko/klinisch relevant, ■ : unklares Risiko/moderat klinisch relevant

Varianten Der Test wird als positiv bewertet, wenn Schmerzen in der Schulter auftreten (Sgroi et al. 2019).

Zusammenfassung der Evidenz

➢ Tab. 9.24
➢ Tab. 9.25

Empfehlungen

➢ Tab. 9.26

9.1.11 Internal Rotation Lag Sign

Synonyme IRO Lag Sign.

Das Internal Rotation Lag Sign gehört mit dem External Rotation Lag Sign (➢ Kap. 9.1.7) und dem Drop Sign (➢ Kap. 9.1.5) zu den Lag Signs (Verzögerungszeichen). Merkmal dieser Assessments ist die Untersuchung der Rotatorenmanschettenmuskulatur in nahezu maximaler Kontraktion. Eine Verzögerung der Muskelkontraktion weist auf eine mögliche Insuffizienz hin. Es wird ein Vergleich zu der kontralateralen Seite empfohlen, um ein falsch positives Testergebnis aufgrund von Hyperlaxizität auszuschließen (Castoldi et al. 2009).

Durchführung

Der Patient sitzt auf der Behandlungsbank. Der Therapeut steht hinter dem Patienten und führt den Arm der zu untersuchenden Seite in 90° Ellenbogenflexion und maximale Innenrotation, sodass der Handrücken des Patienten vom Rücken abgehoben wird (um einen elastischen Rückstoß zu vermeiden, werden 5° von der maximalen Rotation abgezogen). Der Patient wird nun gebeten, die Position zu halten. Der Therapeut gibt die Hand des Patienten frei, wobei die assistive Unterstützung am Ellenbogen bestehen bleibt. Das Internal Rotation Lag Sign wird als positiv bewertet, wenn der Arm um mindestens 5° zurückfällt. Der zurückgelegte Winkel wird auf 5° genau dokumentiert und gibt Aufschluss über die Schwere der Verletzung (Hertel et al. 1996).

Zusammenfassung der Evidenz

➢ Tab. 9.27

Tab. 9.26 Empfehlungen zum Infraspinatus Strength Test

Kriteriumsvalidität	Bestätigung	Ausschluss
Identifikation einer Läsion des M. infraspinatus		
→ mit dem Testergebnis „Schwäche"	–	+
→ mit dem Testergebnis „Schmerz"	–	–
→ mit dem Testergebnis „Schmerz und Schwäche"	–	+
→ Teilruptur	–	–
→ Ruptur	–	+
Reliabilität	**Intratester**	**Intertester**
Übereinstimmende Beurteilung des Tests	k.A.	+

–: keine, +: geringe, ++: moderate, +++: starke Empfehlung, k.A.: keine Angabe

Tab. 9.27 Validität des Internal Rotation Lag Sign

Studie	Studienpopulation	Referenz	RoB	Maßzahl
Kriteriumsvalidität				
Identifikation einer Läsion des M. subscapularis				
Bartsch et al. 2010	n = 50 (17 w), Alter (ø): 58; Schulterschmerzen	Arthroskopie	▪	LR^+ = 1,78* LR^- = 0,48*
Kappe et al. 2018	n = 106 (40 w), Alter (ø): 57,3; Schulterschmerzen präoperativ	Arthroskopie	▪	LR^+ = 4,60 LR^- = 0,60
Lin et al. 2013	n = 235 (128 w), Alter (ø): 51; Verletzung der Rotatorenmanschette	Arthroskopie	▪	LR^+ = 4,21* LR^- = 0,74*
Miller et al. 2008	n = 37 (21 w), Alter (ø): 55,5; Verletzung der Rotatorenmanschette	Arthroskopie	▪	LR^+ = 6,20 LR^- = 0,00

Alter (ø): mittleres Alter in Jahren, LR^+: positive Likelihood-Ratio, LR^-: negative Likelihood-Ratio, n: Anzahl der untersuchten Personen, RoB: Risk of Bias, w: weiblich
▪: hohes Risiko/klinisch nicht relevant, ▪: geringes Risiko/klinisch relevant, ▪: unklares Risiko/moderat klinisch relevant
* Ermittelt anhand der Sensitivität und Spezifität in der Primärstudie

Empfehlungen

➢ Tab. 9.28

9.1.12 Internal Rotation Resistance Tests (IRRTs)

Als Subscapularis-Test entwickelten Lin et al. den Internal Rotation Resistance Test (IRRT) in zwei Ausführungen. Sie unterscheiden zwischen dem Internal Rotation Resistance Test in der Neutral-Null-Position (IRRT 0°) sowie den Test in maximaler Abduktion und maximaler Außenrotation (IRRT M) (Lin et al. 2013).

Durchführung

IRRT 0° Der Patient befindet sich im aufrechten Stand, die Arme des Patienten liegen in Neutral-Null-Position am Körper und die Ellenbogengelenke sind um 90° flektiert. Der Therapeut steht vor dem Patienten und gibt an den distalen Unterarmen bilateralen Druck von medial in die Außenrotation. Der Patient wird aufgefordert, dem Druck standzuhalten.

IRRT M Der Patient befindet sich im aufrechten Stand, er hält den zu testenden Arm aktiv in 90° Abduktion und maximaler Außenrotation des Schultergelenks, der Ellenbogen ist 90° flektiert. Der Therapeut steht vor dem Patienten und übt unilateral am distalen Unterarm Druck von medial in die Außenrotation aus. Der Patient wird aufgefordert, dem Druck standzuhalten.

Sowohl der IRRT 0° als auch der IRRT M werden als positiv bewertet, wenn der Patient dem Druck nicht standhalten kann oder sich eine unilaterale Schwäche im Seitenvergleich bemerkbar macht. Tritt ausschließlich ein Schmerz auf, wird der Test als negativ bewertet (Lin et al. 2013).

Tab. 9.28 Empfehlungen zum Internal Rotation Lag Sign

Kriteriumsvalidität	Bestätigung	Ausschluss
Identifikation einer Läsion des M. subscapularis	+	+

–: keine, +: geringe, ++: moderate, +++: starke Empfehlung, k.A.: keine Angabe

Zusammenfassung der Evidenz

➢ Tab. 9.29

Empfehlungen

➢ Tab. 9.30

Tab. 9.29 Validität der Internal Rotation Resistance Tests

Studie	Studienpopulation	Referenz	RoB	Maßzahl
Kriteriumsvalidität				
Identifikation einer Läsion des M. subscapularis mit dem IRRT 0°				
Lin et al. 2013	n = 235 (128 w), Alter (ø): 51; Verletzung der Rotatorenmanschette	Arthroskopie	▪	LR^+ = 2,65* LR^- = 0,49*
Identifikation einer Läsion des M. subscapularis mit dem IRRT M				
Lin et al. 2013	n = 235 (128 w), Alter (ø): 51; Verletzung der Rotatorenmanschette	Arthroskopie	▪	LR^+ = 3,90* LR^- = 0,29*

Alter (ø): mittleres Alter in Jahren, LR^+: positive Likelihood-Ratio, LR^-: negative Likelihood-Ratio, n: Anzahl der untersuchten Personen, RoB: Risk of Bias, w: weiblich
▪: hohes Risiko/klinisch nicht relevant, ▪: geringes Risiko/klinisch relevant, ▪: unklares Risiko/moderat klinisch relevant
* Ermittelt anhand der Sensitivität und Spezifität in der Primärstudie

Tab. 9.30 Empfehlungen zu den IRRTs

Kriteriumsvalidität	Bestätigung	Ausschluss
Identifikation einer Läsion des M. subscapularis mit dem IRRT 0°	+	+
Identifikation einer Läsion des M. subscapularis mit dem IRRT M	+	+
–: keine, +: geringe, ++: moderate, +++: starke Empfehlung, k.A.: keine Angabe		

9.1.13 Internal Rotation Resistance Strength Test (IRRST)

Zaslav entwickelte im Jahr 2001 den Internal Rotation Resistance Strength Test (IRRST). Das Assessment wird ergänzend zu einem positiven Impingement-Test durchgeführt und dient der Differenzierung zwischen den zwei Formen des primären subakromialen Impingement-Syndroms: dem *Outlet-Impingement* und dem *intraartikulären* bzw. *Non-Outlet-Impingement* mit Kompression innerhalb des Glenohumeralgelenks (Zaslav 2001, Garving et al. 2017, Buckup und Buckup 2012).

Durchführung

Der Patient befindet sich im aufrechten Stand. Der zu testende Arm wird in 90° Abduktion und 80° Außenrotation gehalten, der Ellenbogen ist um 90° flektiert. Der Therapeut steht hinter dem Patienten und stützt mit einer Hand assistiv den Ellenbogen des Patienten. Mit der anderen Hand gibt er zunächst am distalen Unterarm Widerstand gegen die Außenrotation und fordert den Patienten auf, die maximale isometrische Kraft gegen die Hand aufzubauen. Im Anschluss wird die isometrische Kraft mit Widerstand am distalen Unterarm gegen die Innenrotation getestet. Der Test wird als positiv bewertet, wenn bei der Innenrotation eine Muskelschwäche in Relation zur Außenrotation festzustellen ist (Zaslav et al. 2001).

Zusammenfassung der Evidenz

➢ Tab. 9.31

Empfehlungen

➢ Tab. 9.32

9.1.14 Lift-off Test

Synonyme Lift-off Sign, Lift Off Test, Gerber's Test, Gerber-Test, Gerber's Lift-off test, Gerber's Push-off, Gerber's Sign.

Der Lift-off Test wurde von Gerber und Krushell im Jahr 1991 als klinisches Manöver für die Diagnose von Verletzungen des M. subscapularis entwickelt (Takeda et al. 2016, Barth et al. 2006).

Durchführung

Der Patient steht oder sitzt aufrecht und hält den Arm der zu untersuchenden Seite in maximaler Innenrotation, sodass der Handrücken auf dem Rücken liegt. Der Therapeut befindet sich hinter dem Patienten. Der Patient wird aufgefordert, die Hand vom Rücken abzuheben und die Endposition aktiv zu halten. Der Test wird als positiv bewertet, wenn es dem Patienten nicht möglich ist, die Hand abzuheben und dort zu halten (Gerber und Krushell 1991).

Varianten: Beim **Resisted Lift-off Test** wird zusätzlich ein Widerstand gegen die Hand des Patienten gegeben. Der Test wird als positiv bewertet, wenn das Manöver einen Schmerz auslöst (Sodha et al. 2017).

Zusammenfassung der Evidenz

➢ Tab. 9.33
➢ Tab. 9.34

Empfehlungen

➢ Tab. 9.35

Tab. 9.32 Empfehlungen zum Internal Rotation Resistance Strength Test

Kriteriumsvalidität	Bestätigung	Ausschluss
Identifikation eines internen Impingements	+	+
–: keine, +: geringe, ++: moderate, +++: starke Empfehlung, k.A.: keine Angabe		

Tab. 9.31 Validität des IRRST

Studie	Studienpopulation	Referenz	RoB	Maßzahl
Kriteriumsvalidität				
Identifikation eines internen Impingements				
Zaslav et al. 2001	n = 110 (45 w), Alter (ø): 44; Schulterbeschwerden	Arthroskopie	▪ (gelb)	LR^+ = 22,00 LR^- = 0,13

Alter (ø): mittleres Alter in Jahren, IRRST: Internal Rotation Resistance Strength Test, LR^+: positive Likelihood-Ratio, LR^-: negative Likelihood-Ratio, n: Anzahl der untersuchten Personen, RoB: Risk of Bias, w: weiblich
▪: hohes Risiko/klinisch nicht relevant, ▪: geringes Risiko/klinisch relevant, ▪: unklares Risiko/moderat klinisch relevant

Tab. 9.33 Validität des Lift-off Test

Studie	Studienpopulation	Referenz	RoB	Maßzahl
Kriteriumsvalidität				
Identifikation einer Läsion des M. subscapularis				
Barth et al. 2006	n = 68 (49 w), Alter (ø): 45,1; Schulterschmerzen präoperativ	Arthroskopie	▪	LR+ = ∞* LR− = 0,82*
Bartsch et al. 2010	n = 50 (17 w), Alter (ø): 58; Schulterschmerzen	Arthroskopie	▪	LR+ = 1,90* LR− = 0,76*
Kappe et al. 2018	n = 106 (40 w), Alter (ø): 57,3; Schulterschmerzen präoperativ	Arthroskopie	▪	LR+ = 17,50 LR− = 0,70
Kim et al. 2007b	n = 120 (92 w), Alter (ø): 59; Schulterschmerzen	Ultraschall	▪	LR+ = 0,08* LR− = 4,17*
Lin et al. 2013	n = 235 (128 w), Alter (ø): 51; Verletzung der Rotatorenmanschette	Arthroskopie	▪	LR+ = 1,90* LR− = 0,59*
Salaffi et al. 2010	n = 203 (139 w), Alter (ø): 58; Schulterschmerzen	Ultraschall	▪	LR+ = 1,45 LR− = 0,85
Takeda et al. 2016	n = 130 (32 w), Alter (ø): 64,5; Verletzung der Rotatorenmanschette präoperativ	Arthroskopie	▪	LR+ = 11,90 LR− = 0,37
Identifikation eines subakromialen Impingement-Syndroms				
Fowler et al. 2010	n = 101 (19 w), Alter (ø): 40,8; aktivitätsbedingte Schulterschmerzen	MRT	▪	LR+ = 0,97* LR− = 1,00*
Identifikation einer SLAP-Läsion				
Sodha et al. 2017[1]	Variante: Resisted Lift Off Test; n = 774 (317 w), Alter (ø): 40,9; Schulterbeschwerden	Arthroskopie	▪	LR+ = 1,50 LR− = 0,86
Fowler et al. 2010	n = 101 (19 w), Alter (ø): 40,8; aktivitätsbedingte Schulterschmerzen	MRT	▪	LR+ = 0,92* LR− = 1,01*
Identifikation einer Labrumläsion				
Fowler et al. 2010	n = 101 (19 w), Alter (ø): 40,8; aktivitätsbedingte Schulterschmerzen	MRT	▪	LR+ = 1,80* LR− = 0,90*

Alter (ø): mittleres Alter in Jahren, LR+: positive Likelihood-Ratio, LR−: negative Likelihood-Ratio, MRT: Magnetresonanztomografie, n: Anzahl der untersuchten Personen, RoB: Risk of Bias, SLAP: superiores Labrum von anterior nach posterior, w: weiblich

▪: hohes Risiko/klinisch nicht relevant, ▪: geringes Risiko/klinisch relevant, ▪: unklares Risiko/moderat klinisch relevant

* Ermittelt anhand der Sensitivität und Spezifität in der Primärstudie.

[1] LR ist in der Studie fehlerhaft angegeben und wurde neu berechnet.

Tab. 9.34 Reliabilität des Lift-off Test

Studie	Studienpopulation	RoB	Intratester	Intertester
Nanda et al. 2008	n = 63 (24 w), Alter (ø): 52; Schulterschmerzen	▪	k.A.	κ = 0,48

Alter (ø): mittleres Alter in Jahren, κ: Kappa-Koeffizient, k.A.: keine Angabe, LR+: positive Likelihood-Ratio, LR−: negative Likelihood-Ratio, n: Anzahl der untersuchten Personen, RoB: Risk of Bias, w: weiblich

▪: hohes Risiko/klinisch nicht relevant, ▪: geringes Risiko/klinisch relevant, ▪: unklares Risiko/moderat klinisch relevant

9.1.15 Napoleon Sign

Synonyme Napoleon-Zeichen, Modified Belly Press Test, Napoleon Test.

Das Napoleon Sign ist eine modifizierte Version des Belly Press Test. Es ist nach der Haltung benannt, die Napoleon Bonaparte auf Portraits zeigt: mit der Hand auf dem Bauch (Burkhart und Tehrany 2002). Der Test dient der Identifikation von Verletzungen des M. subscapularis (Barth et al. 2006).

Durchführung

Der Patient befindet sich im aufrechten Sitz oder Stand, legt seine Hände auf den Bauch und hält die Ellenbogen eng am Körper. Der Therapeut sitzt oder steht vor dem Patienten. Er fordert den Patienten auf, die Ellenbogen nach vorne zu bewegen, sodass die Handgelenke gestreckt werden (die finale Handgelenksflexion kann an dieser Stelle mit einem Goniometer gemessen werden). Der Test wird als positiv bewertet, wenn die Differenz des gemessenen Winkels im Seitenvergleich über 10° beträgt (Bartsch et al. 2010).

Tab. 9.35 Empfehlungen zum Lift-off Test

Kriteriumsvalidität	Bestätigung	Ausschluss
Identifikation einer Läsion des M. subscapularis	++	+
Identifikation eines subakromialen Impingement-Syndroms	–	–
Identifikation einer Labrumläsion	–	–
Identifikation einer SLAP-Läsion	–	–
Reliabilität	**Intratester**	**Intertester**
Übereinstimmende Beurteilung des Tests	k.A.	+

SLAP: superiores Labrum von anterior nach posterior
–: keine, +: geringe, ++: moderate, +++: starke Empfehlung, k.A.: keine Angabe

Variante: Supine Napoleon Test Der Patient befindet sich in Rückenlage auf der Behandlungsbank und legt die Hand der zu untersuchenden Seite auf den Bauch. Der Therapeut steht auf der zu testenden Seite neben dem Patienten und fixiert die Hand des Patienten mit einer Hand. Mit der anderen Hand wird die Schulter des Patienten fixiert, um Ausweichbewegungen nach anterior zu vermeiden. Der Patient wird aufgefordert, den Ellenbogen der zu testenden Seite von der Behandlungsbank abzuheben. Der Test wird als positiv bewertet, wenn diese Bewegung dem Patienten nicht möglich ist oder der Abstand zwischen Behandlungsbank und Ellenbogen weniger als 5 cm beträgt (Takeda et al. 2016).

Zusammenfassung der Evidenz

➢ Tab. 9.36

Empfehlungen

➢ Tab. 9.37

Tab. 9.37 Empfehlungen zum Napoleon Sign

Kriteriumsvalidität	Bestätigung	Ausschluss
Detektion einer Läsion des M. subscapularis (Napoleon Sign)	++	+
Detektion einer Läsion des M. subscapularis (Supine Napoleon Sign)	+	+

–: keine, +: geringe, ++: moderate, +++: starke Empfehlung, k.A.: keine Angabe

9.1.16 Neer Impingement Test

Synonyme Neer-Test, Neer Impingement Sign, Neer Sign, Neer and Welsh Impingement Test, Impingement-Zeichen nach Neer, Neer-Impingement-Zeichen, Neer.

Der Neer Impingement Test wurde erstmals von Neer im Jahr 1972 beschrieben und ursprünglich zur Diagnose eines subakromialen Impingement-Syndroms entwickelt (McFarland und Kim 2006).

Durchführung

Der Patient befindet sich im aufrechten Sitz. Der Therapeut steht hinter dem Patienten und stabilisiert mit der einen Hand die Schulter der zu untersuchenden Seite, um eine Rotationsbewegung der Skapula zu verhindern. Dann führt er den Arm des Patienten assistiv in maximale Flexion. Der Test wird als positiv bewertet, wenn bei dieser Bewegung (in einem Winkel von 120°) Schmerzen auftreten (Villafañe et al. 2015).

Varianten Folgende Varianten werden in der Literatur beschrieben:

- Der Arm wird passiv in Abduktion geführt (Nomden et al. 2009).
- Die Schulter wird in Innenrotation ausgerichtet, sodass der Daumen nach unten zeigt, und der Arm in maximale Flexion bewegt. Dabei fixiert der Therapeut das Akromion mit Druck von anterior in Depression (Johansson und Ivarson 2009).

Tab. 9.36 Validität des Napoleon Sign

Studie	Studienpopulation	Referenz	RoB	Maßzahl
Kriteriumsvalidität				
Identifikation einer Läsion des M. subscapularis mit dem Napoleon Sign				
Barth et al. 2006	n = 68 (49 w), Alter (ø): 45,1; Schulterschmerzen präoperativ	Arthroskopie	▪ (gelb)	LR⁺ = 11,90* (grün) LR⁻ = 0,76* (rot)
Bartsch et al. 2010	n = 50 (17 w), Alter (ø): 58; Schulterschmerzen	Arthroskopie	▪ (gelb)	LR⁺ = 6,67* (gelb) LR⁻ = 0,23* (gelb)
Takeda et al. 2016	n = 130 (32 w), Alter (ø): 64,5; Verletzung der Rotatorenmanschette präoperativ	Arthroskopie	▪ (gelb)	LR⁺ = 6,10 (gelb) LR⁻ = 0,42 (gelb)
Identifikation einer Läsion des M. subscapularis mit dem Supine Napoleon Test				
Takeda et al. 2016	n = 130 (32 w), Alter (ø): 64,5; Verletzung der Rotatorenmanschette präoperativ	Arthroskopie	▪ (gelb)	LR⁺ = 21,90 (grün) LR⁻ = 0,16 (grün)

Alter (ø): mittleres Alter in Jahren, LR⁺: positive Likelihood-Ratio, LR⁻: negative Likelihood-Ratio, n: Anzahl der untersuchten Personen, RoB: Risk of Bias, w: weiblich
■ : hohes Risiko/klinisch nicht relevant, ■ : geringes Risiko/klinisch relevant, ■ : unklares Risiko/moderat klinisch relevant
* Ermittelt anhand der Sensitivität und Spezifität in der Primärstudie

9

Tab. 9.38 Validität des Neer Impingement Test

Studie	Studienpopulation	Referenz	RoB	Maßzahl	
Kriteriumsvalidität					
Identifikation einer Läsion des M. supraspinatus					
Çaliş et al. 2000	n = 120 (72 w), Alter (ø): 51,6; Schulterschmerzen	MRT	▣	LR^+ = 1,28* LR^- = 0,37*	
Villafañe et al. 2015	n = 100 (52 w), Alter (ø): 51,5; Schulterschmerzen	MRT	▣	Teilruptur LR^+ = 7,00 LR^- = 0,75	
Identifikation einer superioren Labrumläsion					
Nakagawa et al. 2005	n = 54 (2 w), Alter (ø): 23; Schulterschmerzen	Arthroskopie	▣	LR^+ = 0,83* LR^- = 1,12*	
Identifikation einer SLAP-Läsion					
Parentis et al. 2006	n = 98 (34 w), Alter (ø): 42; Schulterschmerzen	Arthroskopie	▣	Typ II[1] LR^+ = 0,98* LR^- = 1,02*	Typ I + II LR^+ = 1,05* LR^- = 0,96*

Alter (ø): mittleres Alter in Jahren, LR^+: positive Likelihood-Ratio, LR^-: negative Likelihood-Ratio, MRT: Magnetresonanztomografie, n: Anzahl der untersuchten Personen, RoB: Risk of Bias, SLAP: superiores Labrum von anterior nach posterior, w: weiblich

□: hohes Risiko/klinisch nicht relevant, □: geringes Risiko/klinisch relevant, □: unklares Risiko/moderat klinisch relevant

* Ermittelt anhand der Sensitivität und Spezifität in der Primärstudie.

[1] Snyder et al. (1990) teilen die SLAP-Läsionen in Typ I–IV ein.

Tab. 9.39 Reliabilität des Neer Impingement Test

Studie	Studienpopulation	RoB	Intratester	Intertester
Übereinstimmende Beurteilung des Neer Impingement Test				
Nanda et al. 2008	n = 63 (24 w), Alter (ø): 52; Schulterschmerzen	▣	k.A.	κ = 0,10
Vind et al. 2011	n = 44 (14 w), Alter (ø): 19,6; subakromiales Impingement	▣	k.A.	κ = 0,95
Übereinstimmende Beurteilung der Variante nach Johansson und Ivarson 2009				
Johansson und Ivarson 2009	n = 33, Alter (ø): 32; Schulterschmerzen	▣	κ = 1,00	κ = 1,00
Übereinstimmende Beurteilung der Variante nach Nomden 2009				
Nomden et al. 2009	n = 91 (48 w), Alter (ø): 48,5; Schulterschmerzen	▣	k.A.	κ = 0,62

Alter (ø): mittleres Alter in Jahren, κ: Kappa-Koeffizient, k.A.: keine Angabe, n: Anzahl der untersuchten Personen, RoB: Risk of Bias, w: weiblich

□: hohes Risiko/klinisch nicht relevant, □: geringes Risiko/klinisch relevant, □: unklares Risiko/moderat klinisch relevant

Zusammenfassung der Evidenz

➤ Tab. 9.38
➤ Tab. 9.39

Empfehlungen

➤ Tab. 9.40

Tab. 9.40 Empfehlungen zum Neer Impingement Test

Kriteriumsvalidität	Bestätigung	Ausschluss
Identifikation einer Läsion des M. supraspinatus → Teilruptur → Ruptur	 ++ –	 – +
Identifikation einer Läsion des superioren Labrums	–	–
Identifikation einer SLAP-Läsion	–	–
Reliabilität	**Intratester**	**Intertester**
Übereinstimmende Beurteilung des Tests	k.A.	+
→ Variante: Johansson und Ivarson 2009	+	+
→ Variante: Nomden 2009	k.A.	+

–: keine, +: geringe, ++: moderate, +++: starke Empfehlung, k.A.: keine Angabe

9.1.17 Painful Arc

Synonyme Painful Arc Sign, Arc of Pain, Bow, schmerzhafter Bogen.

Der Painful Arc Test wurde für die Diagnostik eines subakromialen Impingement-Syndroms entwickelt. Er basiert auf den häufig auftretenden, bewegungsabhängigen Schmerzen während der Abduktion

Tab. 9.41 Validität des Painful Arc

Studie	Studienpopulation	Referenz	RoB	Maßzahl
Kriteriumsvalidität				
Identifikation eines subakromialen Impingement-Syndroms				
Çaliş et al. 2000	n = 120 (72 w), Alter (ø): 51,6; Schulterschmerzen	MRT	•	LR^+ = 1,66* LR^- = 0,83*
Identifikation einer superioren Labrumläsion				
Nakagawa et al. 2005	n = 54 (2 w), Alter (ø): 23; Schulterschmerzen	Arthroskopie	•	LR^+ = 0,78* LR^- = 1,08*

Alter (ø): mittleres Alter in Jahren, LR^+: positive Likelihood-Ratio, LR^-: negative Likelihood-Ratio, n: Anzahl der untersuchten Personen, RoB: Risk of Bias, w: weiblich
□: hohes Risiko/klinisch nicht relevant, □: geringes Risiko/klinisch relevant, □: unklares Risiko/moderat klinisch relevant
* Ermittelt anhand der Sensitivität und Spezifität in der Primärstudie

Tab. 9.42 Reliabilität des Painful Arc

Studie	Studienpopulation	RoB	Intratester	Intertester
Nanda et al. 2008	n = 63 (24 w), Alter (ø): 52; Schulterschmerzen	•	k.A.	κ = 0,48
Nomden et al. 2009	n = 91 (48 w), Alter (ø): 48,5; Schulterschmerzen	•	k.A.	Aktiv: κ = 0,46 Passiv: κ= 0,52

Alter (ø): mittleres Alter in Jahren, κ: Kappa-Koeffizient, k.A.: keine Angabe, n: Anzahl der untersuchten Personen, RoB: Risk of Bias, w: weiblich
□: hohes Risiko/klinisch nicht relevant, □: geringes Risiko/klinisch relevant, □: unklares Risiko/moderat klinisch relevant

in der Frontalebene. Das Assessment wird dichotom mit der An- oder Abwesenheit eines Symptoms bewertet (Kessel und Watson 1977).

Durchführung

Der Patient sitzt oder steht aufrecht, der Therapeut befindet sich auf der zu testenden Seite. Der Patient wird aufgefordert, den nach außen rotierten, gestreckten Arm der zu testenden Seite langsam in endgradige Abduktion zu bewegen. Während der Bewegung (und ebenso bei der langsamen Bewegung zurück in die Neutral-Null-Position) informiert der Patient den Therapeuten, sobald ein Schmerz auftritt, sowie darüber, wie sich der Schmerz im Bewegungsverlauf verhält. Der Test wird als positiv bewertet, wenn ein Schmerz in Abduktion zwischen 60° und 120° auftritt sowie > 120° und < 60° abnimmt (Park et al. 2005).

Varianten Beim passiven Painful Arc wird die Bewegung durch den Therapeuten ausgeführt (Nomden et al. 2009).

Zusammenfassung der Evidenz

➢ Tab. 9.41
➢ Tab. 9.42

Empfehlungen

➢ Tab. 9.43

Tab. 9.43 Empfehlungen zum Painful Arc

Kriteriumsvalidität	Bestätigung	Ausschluss
Identifikation eines subakromialen Impingement-Syndroms	–	–
Identifikation einer Läsion des superioren Labrums	–	–
Reliabilität	**Intratester**	**Intertester**
Übereinstimmende Beurteilung des Tests	k.A.	+
Übereinstimmende Beurteilung der Variante Passiver Painful Arc	k.A.	+

–: keine, +: geringe, ++: moderate, +++: starke Empfehlung, k.A.: keine Angabe

9.1.18 Patte Test

Synonyme Patte-Manöver, Patte Sign, Patte-Zeichen.

Der Patte Test wurde im Jahr 1986 von dem orthopädischen Chirurgen Didier Patte beschrieben. Der Test wurde ursprünglich entwickelt, um Verletzungen des M. infraspinatus und M. teres minor zu diagnostizieren (McFarland und Kim 2006).

Durchführung

Der Patient befindet sich im Stand, der zu testende Arm wird in 90° Elevation in der Skapulaebene, 90° Außenrotation und 90° Ellenbogenflexion gehalten. Der Therapeut befindet sich auf der zu testenden Seite. Eine Hand stützt assistiv den Ellenbogen, die andere Hand hält von dorsal gegen den distalen Unterarm. Der Patient wird aufgefordert, den Arm gegen den Widerstand des Therapeuten

Tab. 9.44 Validität des Patte Test

Studie	Studienpopulation	Referenz	RoB	Maßzahl
Kriteriumsvalidität				
Identifikation einer Läsion des M. infraspinatus				
Salaffi et al. 2010	n = 203 (139 w), Alter (ø): 58; Schulterschmerzen	Ultraschall	● (gelb)	LR^+ = 2,43 LR^- = 0,50
Identifikation einer Tendinopathie des M. supraspinatus				
Villafañe et al. 2015	n = 100 (52 w), Alter (ø): 51,5; Schulterschmerzen	MRT	● (grün)	LR^+ = 19,00 LR^- = 0,63

Alter (ø): mittleres Alter in Jahren, LR^+: positive Likelihood-Ratio, LR^-: negative Likelihood-Ratio, n: Anzahl der untersuchten Personen, RoB: Risk of Bias, w: weiblich
■ (rot): hohes Risiko/klinisch nicht relevant, ■ (grün): geringes Risiko/klinisch relevant, ■ (gelb): unklares Risiko/moderat klinisch relevant

Tab. 9.45 Reliabilität des Patte Test

Studie	Studienpopulation	RoB	Intratester	Intertester
Übereinstimmende Beurteilung der Variante nach Johansson und Ivarson 2009				
Johansson und Ivarson 2009	n = 33, Alter (ø): 32; Schulterschmerzen	● (gelb)	κ = 1,00	κ = 1,00

Alter (ø): mittleres Alter in Jahren, κ: Kappa-Koeffizient, n: Anzahl der untersuchten Personen, RoB: Risk of Bias, w: weiblich
■ (rot): hohes Risiko/klinisch nicht relevant, ■ (grün): geringes Risiko/klinisch relevant, ■ (gelb): unklares Risiko/moderat klinisch relevant

nach außen zu rotieren. Der Test wird als positiv bewertet, wenn ein Kraftdefizit im Seitenvergleich festzustellen ist oder ein Schmerz auftritt (Johansson und Ivarson 2009, Villafane et al. 2015).

Varianten Der Arm wird vom Therapeuten in 90° Abduktion, 90° Ellenbogenflexion und maximale Innenrotation geführt. Der Patient wird aufgefordert, gegen den Widerstand des Therapeuten den Arm nach außen zu rotieren (Johansson und Ivarson 2009).

Zusammenfassung der Evidenz

> Tab. 9.44
> Tab. 9.45

Empfehlungen

> Tab. 9.46

Tab. 9.46 Empfehlungen zum Patte Test

Kriteriumsvalidität	Bestätigung	Ausschluss
Identifikation einer Tendinopathie des M. supraspinatus	++	–
Identifikation einer Läsion des M. infraspinatus	+	+
Reliabilität	**Intratester**	**Intertester**
Übereinstimmende Beurteilung des Tests (Variante nach Johansson und Ivarson 2009)	+	+

–: keine, +: geringe, ++: moderate, +++: starke Empfehlung, k.A.: keine Angabe

9.1.19 Rent Test

Synonyme Transdeltoid Palpation Test.

Durchführung

Der Patient sitzt aufrecht und lässt den Arm der zu testenden Seite entspannt hängen. Der Therapeut befindet sich hinter dem Patienten auf der zu testenden Seite. Er hält den Unterarm des Patienten in Ellenbogenflexion, um die Rotation des Schultergelenks zu kontrollieren. Die andere Hand des Therapeuten liegt für die Palpation auf der Schulter des Patienten. Der Patient wird aufgefordert, die Schulter und den Arm zu entspannen. Der Therapeut führt den Arm des Patienten in die maximale Extension. Während der Bewegung des Arms in Innen- und Außenrotation palpiert der Therapeut die Sehnen der Rotatorenmanschettenmuskulatur und achtet dabei auf das Relief der Sehnenstruktur: Verdickungen, Erhebungen, Vorwölbungen oder auch auf ein auffallendes Hervorragen des Tuberculum majus im Vergleich zur asymptomatischen Seite. Eine Teilruptur kann identifiziert werden, wenn Unebenheiten im Verlauf der Sehne palpiert werden. Bei einer vollständigen Ruptur sind die Enden der rupturierten Sehnenanteile palpierbar (Wolf et al. 2001).

Zusammenfassung der Evidenz

> Tab. 9.47

Empfehlungen

> Tab. 9.48

Tab. 9.47 Validität des Rent Test

Studie	Studienpopulation	Referenz	RoB	Maßzahl
Kriteriumsvalidität				
Identifikation einer Läsion der Rotatorenmanschette				
Wolf et al. 2001	n = 109 (42 w), Alter (ø): 51,2; Schulterschmerzen und Schwäche	Arthroskopie	•	LR^+ = 29,91* LR^- = 0,04*

Alter (ø): mittleres Alter in Jahren, LR^+: positive Likelihood-Ratio, LR^-: negative Likelihood-Ratio, n: Anzahl der untersuchten Personen, RoB: Risk of Bias, w: weiblich
▯: hohes Risiko/klinisch nicht relevant, ▯: geringes Risiko/klinisch relevant, ▯: unklares Risiko/moderat klinisch relevant
* Ermittelt anhand der Sensitivität und Spezifität in der Primärstudie

Tab. 9.48 Empfehlungen zum Rent Test

Kriteriumsvalidität	Bestätigung	Ausschluss
Identifikation einer Läsion des Rotatorenmanschette	+	+

–: keine, +: geringe, ++: moderate, +++: starke Empfehlung, k.A.: keine Angabe

Zusammenfassung der Evidenz

➤ Tab. 9.49

Empfehlungen

➤ Tab. 9.50

9.1.20 Whipple Test

Der Whipple Test dient als Variante des Empty Can Test (➤ Kap. 9.1.6) zur Diagnose einer Kombination von Verletzungen des superioren Labrums mit einem anterioren Riss der Supraspinatussehne (SLAC-Läsion) (Savoie et al. 2001).

Durchführung

Der Patient befindet sich im aufrechten Sitz, der Therapeut steht auf der zu testenden Seite. Der Patient streckt den Arm in 90° Elevation und horizontaler Adduktion aus, sodass sich die Hand, mit der Handfläche zum Boden ausgerichtet, vor der kontralateralen Schulter befindet. Der Therapeut übt am distalen Unterarm Druck von superior aus. Der Test wird als positiv bewertet, wenn ein Schmerz in der Schulter auftritt und/oder eine Muskelschwäche im Seitenvergleich festzustellen ist (Sgroi et al. 2018).

9.1.21 Yocum Test

Synonyme Jocum Test, Yocum's Test, Yocum-Manöver

Der Yocum Test wurde ursprünglich für die Diagnose eines subakromialen Impingement-Syndroms entwickelt (Silva et al. 2008).

Durchführung

Der Patient befindet sich im Stand und legt die Hand der zu testenden Seite auf die kontralaterale Schulter. Der Therapeut steht vor dem Patienten. Der Patient wird aufgefordert, den Ellenbogen anzuheben, ohne die Schulter hochzuziehen. Der Test wird als positiv bewertet, wenn ein Schmerz in der zu testenden Schulter auftritt.

Varianten Der Therapeut legt eine Hand auf die zu testende Schulter (um Ausweichbewegungen zu identifizieren) und gibt Widerstand gegen die Bewegung von anterior am Ellenbogen (Villafañe et al. 2015).

Tab. 9.49 Validität des Whipple Test

Studie	Studienpopulation	Referenz	RoB	Maßzahl	
Kriteriumsvalidität					
Identifikation einer Läsion des M. supraspinatus					
Sgroi et al. 2018	n = 91 (46 w), Alter (ø): 57,3; Schulterschmerzen präoperativ	Arthroskopie	•	*Schmerz* LR^+ = 2,22 LR^- = 0,63	*Schwäche* LR^+ = 0,96 LR^- = 1,08
				Schmerz + Schwäche LR^+ = 0,98 LR^- = 1,04	
				Teilruptur LR^+ = 0,98 LR^- = 1,05	*Ruptur* LR^+ = 0,95 LR^- = 1,11

Alter (ø): mittleres Alter in Jahren, LR^+: positive Likelihood-Ratio, LR^-: negative Likelihood-Ratio, n: Anzahl der untersuchten Personen, RoB: Risk of Bias, w: weiblich
▯: hohes Risiko/klinisch nicht relevant, ▯: geringes Risiko/klinisch relevant, ▯: unklares Risiko/moderat klinisch relevant

Tab. 9.50 Empfehlungen zum Whipple Test

Kriteriumsvalidität	Bestätigung	Ausschluss
Identifikation einer Läsion des M. supraspinatus	–	–
→ Mit dem Testergebnis „Schmerz"	+	–
–: keine, +: geringe, ++: moderate, +++: starke Empfehlung, k.A.: keine Angabe		

Zusammenfassung der Evidenz

➢ Tab. 9.51

Empfehlungen

➢ Tab. 9.52

9.1.22 Cluster

Testcluster bzw. Testbatterien bestehen aus mehreren Tests, welche in Summe eine Pathologie identifizieren sollen. Im klinischen Alltag sind Testcluster unter anderem basierend auf Reviews bekannt. Zum Beispiel stellten Rosas und Kollegen 2017 ein Testcluster für die lange Sehne des M. biceps brachii vor (Rosas et al. 2017). In diesem Kapitel werden nur Testcluster aus Primärstudien mit moderatem oder geringem Verzerrungsrisiko vorgestellt und auch nur auf Primärstudien basierende Empfehlungen gegeben, da diese von den Autoren selbst bewertet und beurteilt wurden.

Zusammenfassung der Evidenz

➢ Tab. 9.53

Empfehlungen

➢ Tab. 9.54

Die Evidenzlage zu Testclustern ist schwach. Die statistischen Parameter zeigen für Testcluster der Rotatorenmanschette eine moderate bis fehlende klinische Relevanz.

Fowler et al. (2010) stellen fest, dass die Kombination des Empty Can Test, Hawkins Test, Speed's Test und O'Brien Test die Sensitivität für die Identifikation einer Pathologie der Rotatorenmanschette gegenüber den Einzeltests stark erhöht, während jedoch die Spezifität abnimmt. Dieses Phänomen erklärt die geringere klinische

Tab. 9.51 Validität des Yocum Test

Studie	Studienpopulation	Referenz	RoB	Maßzahl
Kriteriumsvalidität				
Identifikation einer Läsion des M. supraspinatus (Variante von Villafañe et al.)				
Villafañe et al. 2015	n = 100 (52 w), Alter (ø): 51,5; Schulterschmerzen	MRT	▣	Teilruptur LR^+ = 19,50 LR^- = 0,23
Alter (ø): mittleres Alter in Jahren, LR^+: positive Likelihood-Ratio, LR^-: negative Likelihood-Ratio, MRT: Magnetresonanztomografie, n: Anzahl der untersuchten Personen, RoB: Risk of Bias, w: weiblich □: hohes Risiko/klinisch nicht relevant, □: geringes Risiko/klinisch relevant, □: unklares Risiko/moderat klinisch relevant				

Tab. 9.52 Empfehlungen zum Yocum Test

Kriteriumsvalidität	Bestätigung	Ausschluss
Identifikation einer Läsion des M. supraspinatus	++	+
–: keine, +: geringe, ++: moderate, +++: starke Empfehlung, k.A.: keine Angabe		

Tab. 9.53 Validität der Testcluster

Studie	Studienpopulation	Referenz	RoB	Assessments/Maßzahl
Kriteriumsvalidität				
Identifikation eines subakromialen Impingement-Syndroms				
Çaliş et al. 2000	n = 120 (72 w), Alter (ø): 51,6; Schulterschmerzen	MRT	▣	*Testkombinationen aus:* Neer Impingement Test, Hawkins Test, Horizontal Adduction Test, Painful Arc, Drop Arm Test, Yergason Test, Speed's Test LR^+ = 1,51–2,75* LR^- = 0,98–0,36*

Tab. 9.53 Validität der Testcluster *(Forts.)*

Studie	Studienpopulation	Referenz	RoB	Assessments/Maßzahl
Kriteriumsvalidität				
Identifikation einer Pathologie der Rotatorenmanschette				
Fowler et al. 2010	n = 101 (19 w), Alter (ø): 40,8; aktivitätsbedingte Schulterschmerzen	MRT	● (geringes Risiko)	*Testkombinationen aus:* Hawkins Test, Empty Can Test[1], Speed's Test[2], O'Brien Test LR^+ = 1,04–1,56* LR^- = 0,95–0,22*
Identifikation einer Läsion des M. supraspinatus				
Sgroi et al. 2018	n = 91 (46 w), Alter (ø): 57,3; Schulterschmerzen präoperativ	Arthroskopie	● (unklares Risiko)	*Testkombinationen aus:* Full Can Test, Empty Can Test[1], Zero-Degree Abduction Test[3], Whipple Test, Scapular Retraction Test, Drop Arm Test LR^+ = 1,14–2,41 LR^- = 0,53–0,25
Identifikation einer Läsion des M. infraspinatus				
Sgroi et al. 2019	n = 91 (46 w), Alter (ø): 57,3; Schulterschmerzen	Arthroskopie	● (unklares Risiko)	*Testkombinationen aus:* Hornblower's Sign, Drop Sign, Patte Test[4], External Rotation Lag Sign, Infraspinatus Strength Test[5], Infraspinatus Scapular Retraction Test[6] LR^+ = 0,50–4,00* LR^- = 1,13–0,84*

Alter (ø): mittleres Alter in Jahren, LR^+: positive Likelihood-Ratio, LR^-: negative Likelihood-Ratio, MRT: Magnetresonanztomografie, n: Anzahl der untersuchten Personen, RoB: Risk of Bias, w: weiblich

■ (rot): hohes Risiko/klinisch nicht relevant, ■ (grün): geringes Risiko/klinisch relevant, ■ (gelb): unklares Risiko/moderat klinisch relevant

* Ermittelt anhand der Sensitivität und Spezifität in der Primärstudie

[1] In der Studie unter dem Synonym Jobe Test

[2] In der Studie unter dem Synonym Palm-up Test

[3] Zero-Degree Abduction Test: Der Arm wird bei 0° Abduktion beurteilt. Der Patient wird gebeten, bei neutraler Rotation der Schulter und vollständiger Streckung des Ellenbogens den Arm gegen den Widerstand des Therapeuten in die Abduktion zu bewegen. Der Test wird als positiv gewertet bei Schmerz, Schwäche oder der Kombination von beidem (Sgroi et al. 2018).

[4] In der Studie under dem Synonym Patte Sign

[5] In der Studie unter dem Synonym Resisted External Rotation Test

[6] Infraspinatus Scapular Retraction Test nach Merolla et al. (2010): Der Patient steht aufrecht, mit dem Arm in Neutral-Null-Position und 90° Ellenbogenflexion. Der Therapeut stabilisiert von dorsal die Skapula der zu testenden Seite mit der einen Hand, mit der anderen gibt er am distalen Unterarm der zu testenden Seite einen Widerstand gegen die Außenrotation.

Relevanz des Clusters im Vergleich zu den einzelnen Tests und hebt hervor, dass Testkombinationen zwar zur Identifikation einer pathologischen Schulter geeignet sind, jedoch nicht, um einzelne Pathologien zu differenzieren.

Inwiefern Testcluster die diagnostische Genauigkeit verbessern können, geht aus der aktuell verfügbaren Evidenz nicht umfassend hervor. Daher kann aufgrund der aktuellen Studienlage kein Cluster für den klinischen Alltag empfohlen werden.

Tab. 9.54 Empfehlungen zu Testclustern

Kriteriumsvalidität	Bestätigung	Ausschluss
Identifikation eines subakromialen Impingement-Syndroms:		
Neer Impingement Test + Hawkins Test + Horizontal Adduction Test + Painful Arc + Drop Arm Test + Yergason Test + Speed's Test	–	–
Identifikation einer Pathologie der Rotatorenmanschette:		
Hawkins Test + Empty Can Test + Speed's Test + O'Brien Test	–	–
Identifikation einer Läsion des M. supraspinatus:		
Full Can Test, Empty Can Test + Zero-Degree Abduction Test + Whipple Test + Scapular Retraction Test + Drop Arm Test	–	–
Identifikation einer Läsion des M. infraspinatus:		
Hornblower's Sign + Drop Sign + Patte Test + External Rotation Lag Sign + Infraspinatus Strength Test + Infraspinatus Scapular Retraction Test	–	–

–: keine, +: geringe, ++: moderate, +++: starke Empfehlung, k.A.: keine Angabe

9.2 Tests für die Art. glenohumeralis (Kapsel, Labrum) und Bicepssehne

9.2.1 Active Compression Test

Synonyme O'Brien Test, Active Compression Test of O'Brien.

Der Active Compression Test wurde in der Erstbeschreibung zur Testung einer Funktionsstörung des Akromioklavikulargelenks oder zur Identifikation einer Anomalie/eines Risses des glenoidalen Labrums beschrieben (O'Brien et al. 1998).

Durchführung

Der Patient befindet sich im aufrechten Sitz oder Stand und hält den zu testenden Arm mit vollständig extendiertem Ellenbogengelenk um 90° eleviert und um 10°–15° horizontal adduziert. Der Therapeut steht hinter dem Patienten. Für das erste Manöver rotiert der Patient den Arm nach innen, sodass der Daumen nach unten zeigt. Der Therapeut übt am distalen Unterarm einen Druck nach unten aus und der Patient wird aufgefordert, Widerstand zu geben. Im Anschluss wird das gleiche Manöver in Außenrotation und Supination (sodass der Daumen des Patienten nach oben zeigt) durchgeführt. Der Test wird als positiv bewertet, wenn ein Schmerz beim ersten Manöver auftritt und beim zweiten Manöver ausbleibt bzw. reduziert auftritt. Ist der beschriebene Schmerz im Glenohumeralgelenk „in der Schulter" lokalisiert, weist das Ergebnis auf eine Labrumläsion hin. Ein Schmerz „auf der Schulter" weist auf eine Pathologie des Akromioklavikulargelenks hin (O'Brien et al. 1998).

Variante Der Widerstand wird am Ellenbogengelenk des Patienten gegeben (Kibler et al. 2009).

Zusammenfassung der Evidenz

➤ Tab. 9.55
➤ Tab. 9.56

Empfehlungen

➤ Tab. 9.57

Tab. 9.55 Validität des Active Compression Test

Studie	Studienpopulation	Referenz	RoB	Maßzahl
Kriteriumsvalidität				
Identifikation einer SLAP-Läsion				
Ebinger et al. 2008	n = 113 (84 w), Alter (ø): 48,8; anhaltende Schmerzen und funktionelle Einschränkungen	Arthroskopie		LR⁺ = 1,31* LR⁻ = 0,21*
Fowler et al. 2010	n = 101 (19 w), Alter (ø): 40,8; aktivitätsbedingte Schulterschmerzen	MRT		LR⁺ = 1,13* LR⁻ = 0,83*
Guanche et al. 2003	n = 59 (11 w), Alter (ø): 38; aktivitätsbedingte Schulterbeschwerden	Arthroskopie		LR⁺ = 1,02* LR⁻ = 0,98*
Michener et al. 2011	n = 55 (8 w), Alter (ø): 40,6; Schulterschmerzen	Intraoperative Untersuchung		Typ I LR⁺ = 1,21* LR⁻ = 0,72* AUC = 0,56 Typ II–IV LR⁺ = 0,80* LR⁻ = 1,32* AUC = 0,44
Parentis et al. 2006	n = 98 (34 w), Alter (ø): 42; Schulterschmerzen	Arthroskopie		Typ II[1] LR⁺ = 1,27* LR⁻ = 0,72* Typ I + II LR⁺ = 1,25* LR⁻ = 0,75*
Sodha et al. 2017[2]	n = 774 (317 w), Alter (ø): 40,9; Schulterbeschwerden	Arthroskopie		LR⁺ = 1,03 LR⁻ = 0,92
Identifikation einer SLAP-Läsion mit der Variante nach Kibler 2009				
Kibler et al. 2009	n = 101 (42 w), Alter (ø): 49; Schulterschmerzen	Schulteroperation		LR⁺ = 3,83 LR⁻ = 0,47
Identifikation einer superioren Labrumläsion				
Nakagawa et al. 2005	n = 54 (2 w), Alter (ø): 23; Schulterschmerzen	Arthroskopie		LR⁺ = 1,35* LR⁻ = 0,77*
Identifikation einer Läsion des M. biceps brachii (Variante nach Kibler 2009)				
Kibler et al. 2009	n = 101 (42 w), Alter (ø): 49; Schulterschmerzen	Schulteroperation		LR⁺ = 0,96* LR⁻ = 1,02*
Identifikation einer posterioren Labrumläsion				
Morey et al. 2016	n = 91 (34 w), Alter (ø): 50,57; Schulterarthroskopie	Arthroskopie		LR⁺ = 10,42* LR⁻ = 0,27*

Tab. 9.55 Validität des Active Compression Test *(Forts.)*

Studie	Studienpopulation	Referenz	RoB	Maßzahl
Identifikation einer Labrumläsion				
Fowler et al. 2010	n = 101 (19 w), Alter (ø): 40,8; aktivitätsbedingte Schulterschmerzen	MRT	▣	LR^+ = 1,05* LR^- = 0,92*
Guanche et al. 2003	n = 59 (11 w), Alter (ø): 38; aktivitätsbedingte Schulterbeschwerden	Arthroskopie	▣	LR^+ = 2,33* LR^- = 0,51*

Alter (ø): mittleres Alter in Jahren, LR^+: positive Likelihood-Ratio, LR^-: negative Likelihood-Ratio, MRT: Magnetresonanztomografie, n: Anzahl der untersuchten Personen, RoB: Risk of Bias, w: weiblich
□: hohes Risiko/klinisch nicht relevant, □: geringes Risiko/klinisch relevant, □: unklares Risiko/moderat klinisch relevant
* Ermittelt anhand der Sensitivität und Spezifität in der Primärstudie.
[1] Snyder et al. (1990) teilen die SLAP-Läsionen in Typ I–IV ein. [2] LR ist in der Studie fehlerhaft angegeben und wurde neu berechnet.

Tab. 9.56 Reliabilität des Active Compression Test

Studie	Studienpopulation	RoB	Intratester	Intertester
Übereinstimmende Beurteilung				
Cadogan et al. 2011	n = 40 (17 w), Alter (ø): 49; Schulterschmerzen	▣	k.A.	κ = 0,38

Alter (ø): mittleres Alter in Jahren, κ: Kappa-Koeffizient, k.A.: keine Angabe, n: Anzahl der untersuchten Personen, RoB: Risk of Bias, w: weiblich
□: hohes Risiko/klinisch nicht relevant, □: geringes Risiko/klinisch relevant, □: unklares Risiko/moderat klinisch relevant

Tab. 9.57 Empfehlungen zum Active Compression Test

Kriteriumsvalidität	Bestätigung	Ausschluss
Identifikation einer SLAP-Läsion → Mit der Variante nach Kibler 2009	– +	+ +
Identifikation einer Labrumläsion	–	–
Identifikation einer Läsion des superioren Labrums	–	–
Identifikation einer Läsion des posterioren Labrums	++	+
Identifikation einer Läsion des M. biceps brachii (Variante nach Kibler 2009)	–	–
Reliabilität	**Intratester**	**Intertester**
Übereinstimmende Beurteilung des Tests	k.A.	–

–: keine, +: geringe, ++: moderate, +++: starke Empfehlung, k.A.: keine Angabe

9.2.2 Anterior Slide Test

Der Anterior Slide Test wurde erstmals von Kibler zur Identifizierung einer SLAP-Läsion beschrieben (Kibler 1995).

Durchführung

Der Patient befindet sich im aufrechten Sitz oder Stand und stützt die Hände auf die Hüften, wobei die Daumen nach hinten zeigen. Der Therapeut steht auf der zu testenden Seite und legt eine Hand von posterior auf die Schulter des Patienten, sodass der Zeigefinger auf dem Akromion liegt. Die andere Hand wird von hinten an das Ellenbogengelenk des Patienten gelegt. Dann übt der Therapeut am Ellenbogengelenk des Patienten einen Druck nach superior aus. Der Patient wird aufgefordert, gegen den Druck Widerstand zu geben. Der Test wird als positiv bewertet, wenn ein Schmerz im anterioren Bereich der Schulter auftritt. Als positives Testergebnis werden außerdem ein Klicken in der Schulter sowie die Reproduktion der Symptome des Patienten bewertet (Kibler et al. 1995, 2009).

Zusammenfassung der Evidenz

➤ Tab. 9.58

Empfehlungen

➤ Tab. 9.59

9.2.3 Apprehension Test

Synonyme Anterior Apprehension Test.

Der Apprehension Test dient zur Diagnostik einer glenohumeralen Instabilität nach einer anterioren oder einer SLAP-Läsion

Tab. 9.58 Validität des Anterior Slide Test

Studie	Studienpopulation	Referenz	RoB	Maßzahl	
Kriteriumsvalidität					
Identifikation einer SLAP-Läsion					
Kibler et al. 2009	n = 101 (42 w), Alter (ø): 49; Schulterschmerzen	Schulteroperation	•	LR^+ = 2,63 LR^- = 0,64	
Michener et al. 2011	n = 55 (8 w), Alter (ø): 40,6; Schulterschmerzen	Intraoperative Untersuchung	•	Typ I LR^+ = 1,45* LR^- = 0,59* AUC = 0,60	Typ II–IV LR^+ = 2,25* LR^- = 0,44* AUC = 0,70
Parentis et al. 2006	n = 98 (34 w), Alter (ø): 42; Schulterschmerzen	Arthroskopie	•	Typ II[1] LR^+ = 0,79* LR^- = 1,04*	Typ I + II LR^+ = 0,54* LR^- = 1,10*
Identifikation einer Läsion des M. biceps brachii					
Kibler et al. 2009	n = 101 (42 w), Alter (ø): 49; Schulterschmerzen	Schulteroperation	•	LR^+ = 0,64 LR^- = 1,22	

Alter (ø): mittleres Alter in Jahren, LR^+: positive Likelihood-Ratio, LR^-: negative Likelihood-Ratio, n: Anzahl der untersuchten Personen, RoB: Risk of Bias, w: weiblich

■: hohes Risiko/klinisch nicht relevant, ■: geringes Risiko/klinisch relevant, ■: unklares Risiko/moderat klinisch relevant

* Ermittelt anhand der Sensitivität und Spezifität in der Primärstudie.

[1] Snyder et al. (1990) teilen die SLAP-Läsionen in Typ I-IV ein.

Tab. 9.59 Empfehlungen zum Anterior Slide Test

Kriteriumsvalidität	Bestätigung	Ausschluss
Identifikation einer SLAP-Läsion	+	–
Identifikation einer Läsion des M. biceps brachii	–	–

–: keine, +: geringe, ++: moderate, +++: starke Empfehlung, k.A.: keine Angabe

(Hegedus et al. 2012, Oh et al. 2008). Untersucht wurde er auch für die sog. **Bankart-Läsion,** eine Kapsel-Labrum-Läsion durch ventrale Luxation des Schultergelenks. Dabei reißen Labrum glenoidale und Gelenkkapsel vom vorderen unteren Rand des Glenoids ab, sodass die Kapsel in diese Richtung weniger stabil ist (Wülker et al. 2015). Auch für die **Hill-Sachs-Läsion** – eine Impressionsfraktur, die dadurch entsteht, dass der Rand des Glenoids eine Delle in den Humeruskopf drückt (Wülker et al. 2015), liegen Daten vor (Fowler et al. 2010). Wenn der Test positiv ist, wird er häufig mit dem Relocation Test (➢ Kap. 9.2.18) und Release Test (➢ Kap. 9.2.17) kombiniert.

Durchführung

Der Patient liegt in Rückenlage auf der Behandlungsbank, der zu testende Arm befindet sich in 90° Abduktion. Der Therapeut steht auf der zu testenden Seite und bewegt den Arm des Patienten in die maximale Außenrotation (oder bis der Patient dem Therapeuten signalisiert zu stoppen). Der Test wird als positiv bewertet, wenn das Manöver einen Schmerz im anterioren Bereich der Schulter oder eine Abwehrspannung (*engl.:* Apprehension) des Patienten gegen die Bewegung auslöst (Vind et al. 2011).

Zusammenfassung der Evidenz

➢ Tab. 9.60
➢ Tab. 9.61

Empfehlungen

➢ Tab. 9.62

9.2.4 Biceps Load Test

Der Biceps Load Test wurde zur Bewertung der Integrität des superioren glenoidalen Labrums (SLAP-Läsion) bei rezidivierender ventraler Schulterluxation entwickelt (Kim et al. 1999).

Durchführung

Der Patient liegt in Rückenlage auf der Behandlungsbank. Der Therapeut befindet sich auf der zu testenden Seite. Um den Arm zu führen, greift der Therapeut mit einer Hand das Ellenbogen- und mit der anderen Hand das Handgelenk des Patienten. Der Arm des Patienten wird vom Therapeuten passiv in 90° Abduktion, 90° Ellenbogenflexion und Supination geführt. Im Anschluss wird der Arm des Patienten in eine maximale Außenrotation bewegt (sollte eine Abwehrspannung gegen die maximale Außenrotation auftreten, wird die Außenrotation an dieser Stelle gestoppt). Der Patient wird aufgefordert, den Ellenbogen zu flektieren, während der Therapeut Widerstand gegen die Bewegung am distalen Unterarm gibt. Der Test wird als positiv bewertet, wenn die Anspannung einen Schmerz auslöst oder verstärkt (Kim et al. 1999).

9

Tab. 9.60 Validität des Apprehension Test

Studie	Studienpopulation	Referenz	RoB	Maßzahl
Kriteriumsvalidität				
Identifikation einer SLAP-Läsion				
Guanche et al. 2003	n = 59 (11 w), Alter (ø): 38; aktivitätsbedingte Schulterbeschwerden	Arthroskopie	•	LR^+ = 0,81* LR^- = 1,11*
Fowler et al. 2010	n = 101 (19 w), Alter (ø): 40,8; aktivitätsbedingte Schulterschmerzen	MRT	•	LR^+ = 0,92* LR^- = 1,04*
Identifikation einer Labrumläsion				
Fowler et al. 2010	n = 101 (19 w), Alter (ø): 40,8; aktivitätsbedingte Schulterschmerzen	MRT	•	LR^+ = 1,07 LR^- = 0,97
Guanche et al. 2003	n = 59 (11 w), Alter (ø): 38; aktivitätsbedingte Schulterbeschwerden	Arthroskopie	•	LR^+ = 3,08* LR^- = 0,69*
Identifikation einer Bankart Läsion				
Fowler et al. 2010	n = 101 (19 w), Alter (ø): 40,8; aktivitätsbedingte Schulterschmerzen	MRT	•	LR^+ = 6,16* LR^- = 0,24*
Identifikation einer Hill Sachs Läsion				
Fowler et al. 2010	n = 101 (19 w), Alter (ø): 40,8; aktivitätsbedingte Schulterschmerzen	MRT	•	LR^+ = 4,23* LR^- = 0,23*

Alter (ø): mittleres Alter in Jahren, LR^+: positive Likelihood-Ratio, LR^-: negative Likelihood-Ratio, MRT: Magnetresonanztomografie, n: Anzahl der untersuchten Personen, RoB: Risk of Bias, w: weiblich
■ : hohes Risiko/klinisch nicht relevant, ■ : geringes Risiko/klinisch relevant, ■ : unklares Risiko/moderat klinisch relevant
* Ermittelt anhand der Sensitivität und Spezifität in der Primärstudie

Tab. 9.61 Reliabilität des Apprehension Test

Studie	Studienpopulation	RoB	Intratester	Intertester
Übereinstimmende Beurteilung zwischen zwei Testern				
Eshoj et al. 2018	n = 40 (29 w), Alter (ø): 28,5; Instabilitätssymptome/ symptomfrei	•	k.A.	*Kappa-Koeffizient:* Apprehension und/oder Schmerz: 0,65
Tzannes et al. 2004	n = 10 (3 w), Alter (ø): 31; Schulterinstabilität	•	k.A.	*ICC:* Apprehension: 0,47 Schmerz: 0,31 Apprehension + Schmerz: 0,44
Vind et al. 2011	n = 44 (14 w), Alter (ø): 19,6; subakromiales Impingement	•	k.A.	*Kappa-Koeffizient:* Schmerz: 0,71

Alter (ø): mittleres Alter in Jahren, k.A.: keine Angabe, n: Anzahl der untersuchten Personen, RoB: Risk of Bias, w: weiblich
■ : hohes Risiko/klinisch nicht relevant, ■ : geringes Risiko/klinisch relevant, ■ : unklares Risiko/moderat klinisch relevant

Tab. 9.62 Empfehlungen zum Apprehension Test

Kriteriumsvalidität	Bestätigung	Ausschluss
Identifikation einer SLAP-Läsion	–	–
Identifikation einer Labrumläsion	+	–
Identifikation einer Bankart-Läsion	++	+
Identifikation einer Hill-Sachs-Läsion	++	+
Reliabilität	**Intratester**	**Intertester**
Übereinstimmende Beurteilung des Tests: → Outcome: Apprehension → Outcome: Schmerz → Outcome: Apprehension + Schmerz → Outcome: Apprehension und/oder Schmerz	 k.A. k.A. k.A. k.A.	 + – + +

–: keine, +: geringe, ++: moderate, +++: starke Empfehlung, k.A.: keine Angabe

Zusammenfassung der Evidenz

➤ Tab. 9.63

Empfehlungen

➤ Tab. 9.64

9.2.5 Biceps Load Test II

Der Biceps Load Test II wurde von Kim und Kollegen als Alternative zum ursprünglichen Biceps Load Test (➤ Kap. 9.2.4) zur Beurteilung der Integrität des superioren glenoidalen Labrums (SLAP-Läsion) bei rezidivierender ventraler Schulterluxation entwickelt (Kim et al. 2001).

9

Tab. 9.63 Validität des Biceps Load Test

Studie	Studienpopulation	Referenz	RoB	Maßzahl
Kriteriumsvalidität				
Identifikation einer SLAP-Läsion				
Kim et al. 1999	n = 75 (11 w), Alter (ø): 24,8; wiederkehrende ventrale Schulterluxationen/Bankart-Läsion	Arthroskopie	•	LR⁺ = 29,32* LR⁻ = 0,09*

Alter (ø): mittleres Alter in Jahren, LR⁺: positive Likelihood-Ratio, LR⁻: negative Likelihood-Ratio, n: Anzahl der untersuchten Personen, RoB: Risk of Bias, w: weiblich
■: hohes Risiko/klinisch nicht relevant, ■: geringes Risiko/klinisch relevant, ■: unklares Risiko/moderat klinisch relevant
* Ermittelt anhand der Sensitivität und Spezifität in der Primärstudie

Tab. 9.64 Empfehlungen zum Biceps Load Test

Kriteriumsvalidität	Bestätigung	Ausschluss
Identifikation einer SLAP-Läsion	+	+

–: keine, +: geringe, ++: moderate, +++: starke Empfehlung, k.A.: keine Angabe

Durchführung

Der Patient liegt in Rückenlage, der Therapeut befindet sich auf der zu testenden Seite. Um den Arm zu führen, greift der Therapeut mit einer Hand das Ellenbogen- und mit der anderen Hand das Handgelenk des Patienten. Der Arm des Patienten wird vom Therapeuten passiv in 120° Abduktion, 90° Ellenbogenflexion und Supination geführt. Im Anschluss wird der Arm des Patienten in eine maximale Außenrotation bewegt (sollte eine Abwehrspannung gegen die maximale Außenrotation auftreten, wird die Außenrotation an dieser Stelle gestoppt). Der Patient wird aufgefordert, den Ellenbogen zu flektieren, während der Therapeut Widerstand gegen die Bewegung am distalen Unterarm gibt. Der Test wird als positiv bewertet, wenn die Anspannung einen Schmerz auslöst oder verstärkt (Kim et al. 2001).

Zusammenfassung der Evidenz

➤ Tab. 9.65
➤ Tab. 9.66

Empfehlungen

➤ Tab. 9.67

Tab. 9.67 Empfehlungen zum Biceps Load Test II

Kriteriumsvalidität	Bestätigung	Ausschluss
Identifikation einer SLAP-Läsion	+	+
Reliabilität	**Intratester**	**Intertester**
Übereinstimmende Beurteilung des Tests	k.A.	+

–: keine, +: geringe, ++: moderate, +++: starke Empfehlung, k.A.: keine Angabe

Tab. 9.65 Validität des Biceps Load Test II

Studie	Studienpopulation	Referenz	RoB	Maßzahl
Kriteriumsvalidität				
Identifikation einer SLAP-Läsion				
Kim et al. 2001	n = 127 (38 w), Alter (ø): 30,6; Schulterschmerzen	Arthroskopie	•	LR⁺ = 26,38* LR⁻ = 0,11*

Alter (ø): mittleres Alter in Jahren, κ: Kappa-Koeffizient, k.A.: keine Angabe, LR⁺: positive Likelihood-Ratio, LR⁻: negative Likelihood-Ratio, n: Anzahl der untersuchten Personen, RoB: Risk of Bias, w: weiblich
■: hohes Risiko/klinisch nicht relevant, ■: geringes Risiko/klinisch relevant, ■: unklares Risiko/moderat klinisch relevant
* Ermittelt anhand der Sensitivität und Spezifität in der Primärstudie

Tab. 9.66 Reliabilität des Biceps Load Test II

Studie	Studienpopulation	RoB	Intratester	Intertester
Übereinstimmende Beurteilung				
Kim et al. 2001	n = 127 (38 w), Alter (ø): 30,6; Schulterschmerzen	•	k.A.	κ = 0,82

Alter (ø): mittleres Alter in Jahren, κ: Kappa-Koeffizient, n: Anzahl der untersuchten Personen, RoB: Risk of Bias, w: weiblich
■: hohes Risiko/klinisch nicht relevant, ■: geringes Risiko/klinisch relevant, ■: unklares Risiko/moderat klinisch relevant

9.2.6 Modified Biceps Resisted Flexion Test

Der Modified Biceps Resisted Flexion Test (Cardoso et al. 2019) ist die modifizierte Version des Biceps Resisted Flexion Test nach Arrigoni et al. (2014). Der Biceps Resisted Flexion Test wurde entwickelt, um Läsionen der langen Bicepssehne zu identifizieren. Bei dem Test wird mittels eines Dynamometers gemessen, wie viel Widerstand der Patient im 90° flektierten Unterarm aufbringen kann. Der Patient musste imstande sein, einen Widerstand von mindestens 1,1 kg über 5 Sekunden ohne Schmerzen zu halten. Um den Test zu vereinfachen, wurde in der Studie von Cardoso et al. der Test modifiziert und eine 1,1-kg-Hantel anstelle des Dynamometers verwendet.

Durchführung

Der Patient befindet sich im aufrechten Sitz, sein Arm ist gegen den Thorax stabilisiert und der Unterarm wird bezüglich der Pronation und Supination in der Neutralstellung gehalten. Er wird aufgefordert, eine 1,1-kg-Hantel auf 90° Ellenbogenflexion anzuheben und die Stellung für 5 Sekunden zu halten. Der Test wird als positiv bewertet, wenn der Patient einen Schmerz in der Region des Sulcus bicipitalis spürt (Cardoso et al. 2019).

Zusammenfassung der Evidenz

➤ Tab. 9.68

Empfehlungen

➤ Tab. 9.69

Tab. 9.69 Empfehlungen zum Modified Biceps Resisted Flexion Test

Kriteriumsvalidität	Bestätigung	Ausschluss
Identifikation einer Läsion der langen Bicepssehne	–	–
–: keine, +: geringe, ++: moderate, +++: starke Empfehlung, k.A.: keine Angabe		

9.2.7 Crank Test

Synonyme Compression Rotation Test.

Der Crank Test wurde von Liu und Kollegen entwickelt, um Risse im glenohumeralen Labrum zu diagnostizieren (Liu et al. 1996).

Durchführung

Der Patient befindet sich im aufrechten Sitz. Der Arm wird um 160° in der Skapulaebene eleviert, das Ellenbogengelenk ist flektiert. Der Therapeut steht hinter dem Patienten auf der zu testenden Seite, übt mit einer Hand axialen Druck gegen das Ellenbogengelenk in Richtung des Schultergelenks aus und rotiert dabei den Arm des Patienten in die Außen- und Innenrotation. Der Test ist positiv, wenn das Manöver einen Schmerz auslöst (v.a. in Außenrotation) oder die Symptome des Patienten reproduziert (Liu et al. 1996).

Zusammenfassung der Evidenz

➤ Tab. 9.70
➤ Tab. 9.71

Empfehlungen

➤ Tab. 9.72

9.2.8 Forced Abduction Test

Synonyme Forced Shoulder Abduction and Elbow Flexion Test.

Der Test wurde ursprünglich entwickelt, um Läsionen des superioren Labrums zu identifizieren (Nakagawa et al. 2005).

Durchführung

Der Patient befindet sich im aufrechten Sitz, der Therapeut steht auf der zu testenden Seite hinter dem Patienten. Der Patient wird aufgefordert, die zu testende Schulter und den Arm zu entspannen. Der Therapeut stabilisiert mit einer Hand die Schulter des Patienten,

Tab. 9.68 Validität des Modified Biceps Resisted Flexion Test

Studie	Studienpopulation	Referenz	RoB	Maßzahl
Kriteriumsvalidität				
Identifikation einer Läsion der langen Bicepssehne				
Cardoso et al. 2019	n = 65 (46 w), Alter (ø): 55,1; Schulterbeschwerden	Arthroskopie	■	LR^+ = 1,36* LR^- = 0,88*

Alter (ø): mittleres Alter in Jahren, κ: Kappa-Koeffizient, k.A.: keine Angabe, LR^+: positive Likelihood-Ratio, LR^-: negative Likelihood-Ratio, n: Anzahl der untersuchten Personen, RoB: Risk of Bias, w: weiblich
■ : hohes Risiko/klinisch nicht relevant, ■ : geringes Risiko/klinisch relevant, ■ : unklares Risiko/moderat klinisch relevant
* Ermittelt anhand der Sensitivität und Spezifität in der Primärstudie

Tab. 9.70 Validität des Crank Test

Studie	Studienpopulation	Referenz	RoB	Maßzahl	
Kriteriumsvalidität					
Identifikation einer SLAP-Läsion					
Guanche et al. 2003	n = 59 (11 w), Alter (ø): 38; aktivitätsbedingte Schulterbeschwerden	Arthroskopie	▣	LR^+ = 1,18* LR^- = 0,91*	
Michener et al. 2011	n = 55 (8 w), Alter (ø): 40,6; Schulterschmerzen	Intraoperative Untersuchung	▣	Typ I LR^+ = 1,13* LR^- = 0,88* AUC = 0,52	Typ II–IV LR^+ = 1,04* LR^- = 0,95* AUC = 0,51
Parentis et al. 2006	n = 98 (34 w), Alter (ø): 42, Schulterschmerzen	Arthroskopie	▣	Typ II [1] LR^+ = 0,50* LR^- = 1,11*	Typ I + II LR^+ = 0,72* LR^- = 1,06*
Identifikation einer superioren Labrumläsion					
Nakagawa et al. 2005	n = 54 (2 w), Alter (ø): 23; Schulterschmerzen	Arthroskopie	▣	LR^+ = 2,07* LR^- = 0,58*	
Identifikation einer Labrumläsion					
Guanche et al. 2003	n = 59 (11 w), Alter (ø): 38; aktivitätsbedingte Schulterbeschwerden	Arthroskopie	▣	LR^+ = 1,48* LR^- = 0,82*	

Alter (ø): mittleres Alter in Jahren, LR^+: positive Likelihood-Ratio, LR^-: negative Likelihood-Ratio, n: Anzahl der untersuchten Personen, RoB: Risk of Bias, w: weiblich
■ : hohes Risiko/klinisch nicht relevant, □ : geringes Risiko/klinisch relevant, □ : unklares Risiko/moderat klinisch relevant
* Ermittelt anhand der Sensitivität und Spezifität in der Primärstudie.
[1] Snyder et al. (1990) teilen die SLAP-Läsionen in die Typen I–IV ein.

Tab. 9.71 Reliabilität des Crank Test

Studie	Studienpopulation	RoB	Intratester	Intertester
Übereinstimmende Beurteilung				
Cadogan et al. 2011	n = 40 (17 w), Alter (ø): 49; Schulterschmerzen	▣	k.A.	κ = 0,36

Alter (ø): mittleres Alter in Jahren, κ: Kappa-Koeffizient, k.A.: keine Angabe, n: Anzahl der untersuchten Personen, RoB: Risk of Bias, w: weiblich
■ : hohes Risiko/klinisch nicht relevant, □ : geringes Risiko/klinisch relevant, □ : unklares Risiko/moderat klinisch relevant

Tab. 9.72 Empfehlungen zum Crank Test

Kriteriumsvalidität	Bestätigung	Ausschluss
Identifikation einer SLAP-Läsion	–	–
Identifikation einer Läsion des superioren Labrums	+	–
Identifikation einer Labrumläsion	–	–
Reliabilität	**Intratester**	**Intertester**
Übereinstimmende Beurteilung des Tests	k.A.	–

–: keine, +: geringe, ++: moderate, +++: starke Empfehlung, k.A.: keine Angabe

mit der anderen wird der Arm distal des Ellenbogengelenks in maximale Abduktion geführt. Im Anschluss wird in dieser Position das Ellenbogengelenk zusätzlich flektiert. Der Test wird als positiv bewertet, wenn die maximale Abduktion einen Schmerz an der posterio-superioren Schulter auslöst, welcher mit der Ellenbogenflexion schwächer wird oder verschwindet (Nakagawa et al. 2005).

Zusammenfassung der Evidenz

➢ Tab. 9.73

Empfehlungen

➢ Tab. 9.74

9.2.9 Hyperabduktionstest

Synonyme Gagey Test, Hyperabduction Test.

Der Hyperabduktionstest ist ein Instabilitätstest der Schulter und wurde entwickelt, um die Laxizität des Ligamentum glenohumerale inferius bei glenohumeralen Bewegungen zu beurteilen (Gagey et al. 2001).

Durchführung

Der Patient befindet sich im aufrechten Sitz und entspannt den zu testenden Arm. Der Therapeut steht hinter dem Patienten auf der zu testenden Seite. Der Therapeut stützt seinen Unterarm an Klavikula und Skapula auf die zu testende Schulter, um den Schultergürtel zu fixieren. Mit der freien Hand greift er den Arm des Patienten am Ellenbogengelenk, positioniert ihn in 90° Flexion und hält den

Tab. 9.73 Validität des Forced Abduction Test

Studie	Studienpopulation	Referenz	RoB	Maßzahl
Kriteriumsvalidität				
Identifikation einer superioren Labrumläsion				
Nakagawa et al. 2005	n = 54 (2 w), Alter (ø): 23; Schulterschmerzen	Arthroskopie	▪	LR^+ = 2,03* LR^- = 0,49*

Alter (ø): mittleres Alter in Jahren, LR^+: positive Likelihood-Ratio, LR^-: negative Likelihood-Ratio, n: Anzahl der untersuchten Personen, RoB: Risk of Bias, w: weiblich
▪: hohes Risiko/klinisch nicht relevant, ▪: geringes Risiko/klinisch relevant, ▪: unklares Risiko/moderat klinisch relevant
* Ermittelt anhand der Sensitivität und Spezifität in der Primärstudie

Tab. 9.74 Empfehlungen zum Forced Abduction Test

Kriteriumsvalidität	Bestätigung	Ausschluss
Identifikation einer Läsion des superioren Labrums	+	+

–: keine, +: geringe, ++: moderate, +++: starke Empfehlung, k.A.: keine Angabe

Unterarm horizontal. Anschließend wird der Arm in die maximale Abduktion bewegt. Der Test wird als positiv bewertet, wenn eine Abduktion > 105° möglich ist (Gagey et al. 2001).

Zusammenfassung der Evidenz

➢ Tab. 9.75

Empfehlungen

➢ Tab. 9.76

9.2.10 Jerk Test

Der Jerk Test wurde entwickelt, um eine posterior-inferiore Instabilität zu diagnostizieren (Kim et al. 2004).

Durchführung

Der Patient befindet sich im aufrechten Sitz. Der Therapeut steht auf der zu testenden Seite und stabilisiert mit der einen Hand die Skapula der zu testenden Seite. Mit der anderen Hand positioniert er den Arm des Patienten in 90° Abduktion und 90° Innenrotation. In dieser Position übt der Therapeut einen axialen Druck auf den Humerus vom Ellenbogengelenk in Richtung des Schultergelenks aus. Der Test wird als positiv bewertet, wenn das Manöver einen Schmerz auslöst und/oder ein Klicken in der Schulter wahrzunehmen ist (Kim et al. 2004).

Varianten Zusätzlich zum axialen Druck wird in der beschriebenen Position eine forcierte horizontale Adduktion durchgeführt (Kim et al. 2005).

Tab. 9.75 Reliabilität des Hyperabduktionstests

Studie	Studienpopulation	RoB	Intratester	Intertester
Eshoj et al. 2018	n = 40 (29 w), Alter (ø): 28,5; Instabilitätssymptome/symptomfrei	▪	k.A.	κ = 0,73

Alter (ø): mittleres Alter in Jahren, κ: Kappa-Koeffizient, k.A.: keine Angabe, n: Anzahl der untersuchten Personen, RoB: Risk of Bias, w: weiblich
▪: hohes Risiko/klinisch nicht relevant, ▪: geringes Risiko/klinisch relevant, ▪: unklares Risiko/moderat klinisch relevant

Tab. 9.76 Empfehlungen zum Hyperabduktionstest

Reliabilität	Intratester	Intertester
Übereinstimmende Beurteilung des Tests	k.A.	+

–: keine, +: geringe, ++: moderate, +++: starke Empfehlung, k.A.: keine Angabe

Zusammenfassung der Evidenz

➢ Tab. 9.77

Empfehlungen

➢ Tab. 9.78

9.2.11 Kim Test

Der Kim Test wurde entwickelt um eine posterior-inferiore Instabilität zu diagnostizieren (Kim et al. 2005).

Durchführung

Der Patient befindet sich im aufrechten Sitz und hält den zu testenden Arm in 90° Abduktion mit flektiertem Ellenbogengelenk. Die Verwendung eines Stuhls mit Rückenlehne kann die Rumpfstabilisierung unterstützen. Der Therapeut steht auf der zu testenden Seite. Er hält mit einer Hand den Ellenbogen des Patienten von lateral und übt einen Druck nach inferior-posterior auf den Humerus aus,

Tab. 9.77 Validität des Jerk Test

Studie	Studienpopulation	Referenz	RoB	Maßzahl
Kriteriumsvalidität				
Identifikation einer posterior-inferioren Labrumläsion				
Kim et al. 2005	n = 172 (67 w), Alter (ø): 43; Schulterschmerzen	Arthroskopie	▪	LR^+ = 36,50* LR^- = 0,28*
Identifikation einer posterioren Labrumläsion				
Morey et al. 2016	n = 91 (3 w), Alter (ø): 50,6; Schulterarthroskopie	Arthroskopie	▪	LR^+ = 17,36* LR^- = 0,39*

Alter (ø): mittleres Alter in Jahren, LR^+: positive Likelihood-Ratio, LR^-: negative Likelihood-Ratio, n: Anzahl der untersuchten Personen, RoB: Risk of Bias, w: weiblich
▪ : hohes Risiko/klinisch nicht relevant, ▪ : geringes Risiko/klinisch relevant, ▪ : unklares Risiko/moderat klinisch relevant
* Ermittelt anhand der Sensitivität und Spezifität in der Primärstudie

Tab. 9.78 Empfehlungen zum Jerk Test

Kriteriumsvalidität	Bestätigung	Ausschluss
Identifikation einer posterior-inferioren Läsion des Labrums	++	+
Identifikation einer posterioren Läsion des Labrums	++	+

–: keine, +: geringe, ++: moderate, +++: starke Empfehlung, k.A.: keine Angabe

während der Arm gleichzeitig um 45° diagonal eleviert wird. Der Test wird als positiv bewertet, wenn das Manöver einen Schmerz in der posterioren Schulter auslöst (Kim et al. 2005).

Zusammenfassung der Evidenz

➢ Tab. 9.79
➢ Tab. 9.80

Empfehlungen

➢ Tab. 9.81

9.2.12 Load and Shift Test

Der Load and Shift Test wurde entwickelt, um die glenohumerale Bewegung nach anterior zu beurteilen und so eine glenohumerale Instabilität zu diagnostizieren (Gerber und Ganz 1984).

Durchführung

Der Patient befindet sich im aufrechten Sitz. Der Therapeut steht auf der zu testenden Seite und legt eine Hand auf die Schulter des Patienten. Der Daumen und die Finger werden so auf der anterioren und posterioren Gelenklinie positioniert, dass die Skapula stabilisiert wird. Die andere Hand greift den Humeruskopf; dieser wird

Tab. 9.79 Validität des Kim Test

Studie	Studienpopulation	Referenz	RoB	Maßzahl
Kriteriumsvalidität				
Identifikation einer posterior-inferioren Labrumläsion				
Kim et al. 2005	n = 172 (67 w), Alter (ø): 43; Schulterschmerzen	Arthroskopie	▪	LR^+ = 13,33* LR^- = 0,21*
Identifikation einer posterioren Labrumläsion				
Morey et al. 2016	n = 91 (34 w), Alter (ø): 50,6; Schulterarthroskopie	Arthroskopie	▪	LR^+ = 20,83* LR^- = 0,26*

Alter (ø): mittleres Alter in Jahren, LR^+: positive Likelihood-Ratio, LR^-: negative Likelihood-Ratio, n: Anzahl der untersuchten Personen, RoB: Risk of Bias, w: weiblich
▪ : hohes Risiko/klinisch nicht relevant, ▪ : geringes Risiko/klinisch relevant, ▪ : unklares Risiko/moderat klinisch relevant
* Ermittelt anhand der Sensitivität und Spezifität in der Primärstudie

Tab. 9.80 Reliabilität des Kim Test

Studie	Studienpopulation	RoB	Intratester	Intertester
Cadogan et al. 2011	n = 40 (17 w), Alter (ø): 49; Schulterschmerzen	▪	k.A.	κ = 0,04

Alter (ø): mittleres Alter in Jahren, κ: Kappa-Koeffizient, k.A.: keine Angabe, n: Anzahl der untersuchten Personen, RoB: Risk of Bias, w: weiblich
▪ : hohes Risiko/klinisch nicht relevant, ▪ : geringes Risiko/klinisch relevant, ▪ : unklares Risiko/moderat klinisch relevant

Tab. 9.81 Empfehlungen zum Kim Test

Kriteriumsvalidität	Bestätigung	Ausschluss
Identifikation einer posterior-inferioren Labrumläsion	++	+
Identifikation einer posterioren Labrumläsion	++	+
Reliabilität	**Intratester**	**Intertester**
Übereinstimmende Beurteilung des Tests	k. A.	–

–: keine, +: geringe, ++: moderate, +++: starke Empfehlung, k. A.: keine Angabe

zunächst vom Therapeuten zentriert und anschließend durch eine Translationsbewegung nach anterior und posterior getestet (Gerber et al. 1984).

Ein positives Testergebnis wird in 4 Kategorien festgestellt (Eshoj et al. 2018, Tzannes et al. 2004):

- 0: minimale bis keine Translationsbewegung des Humeruskopfs
- 1: Shift bis zum glenoidalen Labrum
- 2: Shift über das glenoidale Labrum hinaus, spontane Relokation
- 3: Shift über das glenoidale Labrum hinaus, keine Relokation

Variante Der Test wird in Rückenlage durchgeführt, der zu testende Arm befindet sich in 90° oder 20° Abduktion in der skapulären Ebene. Es wird ebenfalls die Translationsbewegung nach inferior getestet (Tzannes et al. 2004).

Zusammenfassung der Evidenz

➤ Tab. 9.82
➤ Tab. 9.83

Empfehlungen

➤ Tab. 9.84

9.2.13 Modified Dynamic Labral Shear Test

Kibler und Kollegen beschrieben den Modified Dynamic Labral Shear Test zur Identifikation einer superioren Läsion des glenohumeralen Labrums (Kibler et al. 2009).

Durchführung

Der Patient befindet sich im aufrechten Stand. Der Therapeut steht auf der zu testenden Seite und hält mit einer Hand den distalen Unterarm des Patienten. Der zu testende Arm wird um 90° im Ellenbogengelenk flektiert, um mindestens 120° in der Skapulaebene abduziert und maximal nach außen rotiert. Anschließend wird der Arm vom Therapeuten in die maximale horizontale Abduktion

Tab. 9.82 Validität des Load and Shift Test

Studie	Studienpopulation	Referenz	RoB	Maßzahl
Kriteriumsvalidität				
Identifikation einer posterioren Labrumläsion				
Morey et al. 2016	n = 91 (34 w), Alter (ø): 50,6; Schulterarthroskopie	Arthroskopie	●	LR⁺ = 3,47* LR⁻ = 0,70*

Alter (ø): mittleres Alter in Jahren, LR⁺: positive Likelihood-Ratio, LR⁻: negative Likelihood-Ratio, n: Anzahl der untersuchten Personen, RoB: Risk of Bias, w: weiblich
■: hohes Risiko/klinisch nicht relevant, ■: geringes Risiko/klinisch relevant, ■: unklares Risiko/moderat klinisch relevant
* Ermittelt anhand der Sensitivität und Spezifität in der Primärstudie

Tab. 9.83 Reliabilität des Load and Shift Test

Studie	Studienpopulation	RoB	Intratester	Intertester
Eshoj et al. 2018	n = 40 (29 w), Alter (ø): 28,5; Instabilitätssymptome/symptomfrei	●	k. A.	κ = 0,48
Tzannes et al. 2004	n = 10 (3 w), Alter (ø): 31; Schulterinstabilität	●	k. A.	*ICC:* 0° Abduktion: – Anteriore Richtung: 0,53 – Posteriore Richtung: 0,68 – Inferiore Richtung: 0,79 20° Abduktion: – Anteriore Richtung: 0,60 – Posteriore Richtung: 1,00 – Inferiore Richtung: 0,79 90° Abduktion: – Anteriore Richtung: 0,72 – Posteriore Richtung: 0,42 – Inferiore Richtung: 0,65

Alter (ø): mittleres Alter in Jahren, ICC: Intraklassen-Korrelationskoeffizient, κ: Kappa-Koeffizient, n: Anzahl der untersuchten Personen, RoB: Risk of Bias, w: weiblich
■: hohes Risiko/klinisch nicht relevant, ■: geringes Risiko/klinisch relevant, ■: unklares Risiko/moderat klinisch relevant

Tab. 9.84 Empfehlungen zum Load and Shift Test

Kriteriumsvalidität	Bestätigung	Ausschluss
Identifikation einer posterioren Labrumläsion	+	–
Reliabilität	**Intratester**	**Intertester**
Übereinstimmende Beurteilung des Tests:		
→ Anterior 0°	k.A.	+
→ Anterior 20°	k.A.	+
→ Anterior 90°	k.A.	+
→ Posterior 0°	k.A.	+
→ Posterior 20°	k.A.	+
→ Posterior 90°	k.A.	+
→ Inferior 0°	k.A.	+
→ Inferior 20°	k.A.	+
→ Inferior 90°	k.A.	+

–: keine, +: geringe, ++: moderate, +++: starke Empfehlung, k.A.: keine Angabe

geführt. Im Anschluss wird der Arm aus dieser Position von 120° Abduktion in 60° Abduktion geführt. Der Test wird als positiv bewertet, wenn die Bewegung zwischen 120° und 90° einen Schmerz und/oder ein schmerzhaftes Klicken auslöst (Kibler et al. 2009).

Zusammenfassung der Evidenz

> Tab. 9.85

Empfehlungen

> Tab. 9.86

9.2.14 Passive Compression Test

Der Passive Compression Test wurde von Kim und Kollegen entwickelt, um eine SLAP-Läsion zu erkennen (Kim YS et al. 2007).

Durchführung

Der Patient liegt in Seitenlage auf der Behandlungsbank mit der zu testenden Schulter nach oben. Der Therapeut steht hinter dem Patienten und stabilisiert mit der einen Hand die zu testende Schulter, indem er das Akromioklavikulargelenk fixiert. Mit der anderen Hand führt er den Arm des Patienten am Ellenbogengelenk in 30° Abduktion und Außenrotation. Anschließend gibt der Therapeut axialen Druck vom Ellenbogen zum Schultergelenk, während der Arm in Extension bewegt wird. Der Test wird als positiv bewertet, wenn das Manöver einen Schmerz und/oder ein schmerzhaftes Klicken im Glenohumeralgelenk auslöst (Kim YS et al. 2007).

Zusammenfassung der Evidenz

> Tab. 9.87
> Tab. 9.88

Empfehlungen

> Tab. 9.89

9.2.15 Porcellini Test

Der Test wurde entwickelt, um eine posteriore Läsion des Labrums zu identifizieren (Morey et al. 2016).

Tab. 9.86 Empfehlungen zum Modified Dynamic Labral Shear Test

Kriteriumsvalidität	Bestätigung	Ausschluss
Identifikation einer SLAP-Läsion	+	+
Identifikation einer Verletzung des M. biceps brachii	–	–

–: keine, +: geringe, ++: moderate, +++: starke Empfehlung, k.A.: keine Angabe

Tab. 9.85 Validität des Modified Dynamic Labral Shear Test

Studie	Studienpopulation	Referenz	RoB	Maßzahl
Kriteriumsvalidität				
Identifikation einer SLAP-Läsion				
Kibler et al. 2009	n = 101 (42 w), Alter (ø): 49; Schulterschmerzen	Schulteroperation	•	LR^+ = 31,57 LR^- = 0,29
Sodha et al. 2017	n = 774 (317 w), Alter (ø): 40,9; Schulterbeschwerden	Arthroskopie	•	LR^+ = 1,59[1] LR^- = 0,43[1]
Identifikation einer Verletzung des M. biceps brachii				
Kibler et al. 2009	n = 101 (42 w), Alter (ø): 49; Schulterschmerzen	Schulteroperation	•	LR^+ = 0,38 LR^- = 1,54

Alter (ø): mittleres Alter in Jahren, LR^+: positive Likelihood-Ratio, LR^-: negative Likelihood-Ratio, n: Anzahl der untersuchten Personen, RoB: Risk of Bias, w: weiblich
■ : hohes Risiko/klinisch nicht relevant, ■ : geringes Risiko/klinisch relevant, ■ : unklares Risiko/moderat klinisch relevant
[1] LR ist in der Studie fehlerhaft angegeben und wurde neu berechnet.

Tab. 9.87 Validität des Passive Compression Test

Studie	Studienpopulation	Referenz	RoB	Maßzahl
Kriteriumsvalidität				
Identifikation einer SLAP-Läsion				
Kim YS et al. 2007	n = 61 (4 w), Alter (ø): 32,6; Schulterschmerzen	Arthroskopie	▪	LR^+ = 5,72* LR^- = 0,21*

Alter (ø): mittleres Alter in Jahren, LR^+: positive Likelihood-Ratio, LR^-: negative Likelihood-Ratio, n: Anzahl der untersuchten Personen, RoB: Risk of Bias, w: weiblich
▪ : hohes Risiko/klinisch nicht relevant, ▪ : geringes Risiko/klinisch relevant, ▪ : unklares Risiko/moderat klinisch relevant
* Ermittelt anhand der Sensitivität und Spezifität in der Primärstudie

Tab. 9.88 Reliabilität des Passive Compression Test

Studie	Studienpopulation	RoB	Intratester	Intertester
Kim YS et al. 2007	n = 61 (4 w), Alter (ø): 32,6; Schulterschmerzen	▪	k.A.	κ = 0,77

Alter (ø): mittleres Alter in Jahren, κ: Kappa-Koeffizient, n: Anzahl der untersuchten Personen, RoB: Risk of Bias, w: weiblich
▪ : hohes Risiko/klinisch nicht relevant, ▪ : geringes Risiko/klinisch relevant, ▪ : unklares Risiko/moderat klinisch relevant

Tab. 9.89 Empfehlungen zum Passive Compression Test

Kriteriumsvalidität	Bestätigung	Ausschluss
Identifikation einer SLAP-Läsion	++	+
Reliabilität	**Intratester**	**Intertester**
Übereinstimmende Beurteilung des Tests	k.A.	++

–: keine, +: geringe, ++: moderate, +++: starke Empfehlung, k.A.: keine Angabe

Durchführung

Der Patient befindet sich im aufrechten Sitz oder Stand. Der Therapeut steht hinter dem Patienten. Der Porcellini Test besteht aus zwei Manövern:

- Das erste Manöver gleicht dem Active Compression Test nach O'Brien (➤ Kap. 9.2.1): Der Patient hält den Arm mit vollständiger Extension im Ellenbogengelenk um 90° eleviert und um 10°–15° nach horizontal adduziert. Die Schulter wird nach innen rotiert, sodass der Daumen nach unten zeigt. Der Therapeut stabilisiert die Skapula und übt am distalen Unterarm einen Druck nach unten aus, der Patient wird aufgefordert, Widerstand zu geben.
- Für das zweite Manöver legt der Therapeut die stabilisierende Hand so auf die Schulter des Patienten, dass der Daumen einen leichten Druck nach anterior auf die posteriore Gelenklinie ausüben kann. Das erste Manöver wird in dieser Ausgangsstellung wiederholt.

Der Test wird als positiv bewertet, wenn der/die im ersten Manöver auftretende Schmerz und/oder Muskelschwäche im zweiten Manöver reduziert bzw. eliminiert ist (Morey et al. 2016).

Zusammenfassung der Evidenz

➤ Tab. 9.90

Empfehlungen

➤ Tab. 9.91

Tab. 9.91 Empfehlungen zum Porcellini Test

Kriteriumsvalidität	Bestätigung	Ausschluss
Identifikation einer Läsion des posterioren Labrums	++	++

–: keine, +: geringe, ++: moderate, +++: starke Empfehlung, k.A.: keine Angabe

Tab. 9.90 Validität des Porcellini Test

Studie	Studienpopulation	Referenz	RoB	Maßzahl
Kriteriumsvalidität				
Identifikation einer posterioren Labrumläsion				
Morey et al. 2016	n = 91 (34 w), Alter (ø): 50,57; Schulterarthroskopie	Arthroskopie	▪	LR^+ = 83,33* LR^- = 0,00*

Alter (ø): mittleres Alter in Jahren, κ: Kappa-Koeffizient, k.A.: keine Angabe, LR^+: positive Likelihood-Ratio, LR^-: negative Likelihood-Ratio, n: Anzahl der untersuchten Personen, RoB: Risk of Bias, w: weiblich
▪ : hohes Risiko/klinisch nicht relevant, ▪ : geringes Risiko/klinisch relevant, ▪ : unklares Risiko/moderat klinisch relevant
* Ermittelt anhand der Sensitivität und Spezifität in der Primärstudie

Tab. 9.92 Validität des Pain Provocation Test

Studie	Studienpopulation	Referenz	RoB	Maßzahl	
Kriteriumsvalidität					
Identifikation einer SLAP-Läsion					
Parentis et al. 2006	n = 98 (34 w), Alter (ø): 42; Schulterschmerzen	Arthroskopie	●	Typ II** LR^+ = 1,72* LR^- = 0,92*	Typ I + II LR^+ = 1,53* LR^- = 0,94*

Alter (ø): mittleres Alter in Jahren, LR^+: positive Likelihood-Ratio, LR^-: negative Likelihood-Ratio, n: Anzahl der untersuchten Personen, RoB: Risk of Bias, w: weiblich
▢: hohes Risiko/klinisch nicht relevant, ▢: geringes Risiko/klinisch relevant, ▢: unklares Risiko/moderat klinisch relevant
* Ermittelt anhand der Sensitivität und Spezifität in der Primärstudie.
** Snyder et al. (1990) teilen die SLAP-Läsionen in die Typen I–IV ein.

9.2.16 Pain Provocation Test

Der Pain Provocation Test wurde entwickelt, um eine SLAP-Läsion zu identifizieren (Parentis et al. 2006).

Durchführung

Der Patient befindet sich im aufrechten Sitz. Der Therapeut steht auf der zu testenden Seite. Wie im Anterior Apprehension Test (➤ Kap. 9.2.3) hebt der Therapeut den zu testenden Arm des Patienten in 90°–100° Abduktion und rotiert ihn nach außen. Der Ellenbogen wird um 90° flektiert. In dieser Position wird der Unterarm des Patienten zunächst maximal proniert und anschließend maximal supiniert. Der Test wird als positiv bewertet, wenn die Bewegung einen Schmerz auslöst, welcher in der Pronationshaltung verstärkt wird (Parentis et al. 2006).

Zusammenfassung der Evidenz

➤ Tab. 9.92

Empfehlungen

➤ Tab. 9.93

9.2.17 Release Test

Synonyme Surprise Test, Anterior Release Test.

Der Test wurde entwickelt, um eine anteriore Instabilität zu identifizieren (Gross und Distefano 1997). Er wird nach einem positiven Apprehension (➤ Kap. 9.2.3) und Relocation Test (➤ Kap. 9.2.18) durchgeführt.

Tab. 9.93 Empfehlungen zum Pain Provocation Test

Kriteriumsvalidität	Bestätigung	Ausschluss
Identifikation einer SLAP-Läsion	–	–

–: keine, +: geringe, ++: moderate, +++: starke Empfehlung, k.A.: keine Angabe

Durchführung

Der Patient befindet sich in Rückenlage auf der Behandlungsbank, die zu testende Schulter ragt über den Rand der Behandlungsbank hinaus. Der Therapeut steht auf der zu testenden Seite und bewegt den Arm des Patienten in 90° Abduktion, während er mit seiner Hand einen Druck nach posterior auf den Humeruskopf ausübt. Der Druck wird gehalten, während der Arm in maximale Außenrotation geführt wird. In dieser Position wird der Druck auf den Humeruskopf spontan gelöst. Der Test wird als positiv bewertet, wenn beim plötzlichen Lösen des Drucks ein zunehmender Schmerz auftritt. Als positives Testergebnis kann auch eine auftretende Abwehrspannung (*engl.:* apprehension) interpretiert werden (Tzannes et al. 2004).

Zusammenfassung der Evidenz

➤ Tab. 9.94

Tab. 9.94 Reliabilität des Release Test

Studie	Studienpopulation	RoB	Intratester	Intertester
Tzannes et al. 2004	n = 10 (3 w), Alter (ø): 31; Schulterinstabilität	●	k.A.	*ICC:* Apprehension: 0,63 Schmerz: 0,31 Apprehension + Schmerz: 0,45

Alter (ø): mittleres Alter in Jahren, ICC: Intraklassen-Korrelationskoeffizient, k.A.: keine Angabe, n: Anzahl der untersuchten Personen, RoB: Risk of Bias, w: weiblich
▢: hohes Risiko/klinisch nicht relevant, ▢: geringes Risiko/klinisch relevant, ▢: unklares Risiko/moderat klinisch relevant

Empfehlungen

➤ Tab. 9.95

Tab. 9.95 Empfehlungen zum Release Test

Reliabilität	Intratester	Intertester
Übereinstimmende Beurteilung des Tests bezüglich: → Apprehension → Schmerz	 k.A. k.A.	 + –
→ Apprehension + Schmerz	k.A.	+

–: keine, +: geringe, ++: moderate, +++: starke Empfehlung, k.A.: keine Angabe

9.2.18 Relocation Test

Synonyme Jobe Relocation Test.

Dieser Test wurde erstmals von Jobe zur Identifizierung einer anterioren glenohumeralen Instabilität beschrieben (Jobe et al. 1989). Er wird im Zusammenhang mit dem Apprehension Test (➤ Kap. 9.2.3) angewendet. Bei einem positiven Testergebnis wird der Release Test (➤ Kap. 9.2.17) ergänzt.

Durchführung

Der Patient befindet sich in Rückenlage auf der Behandlungsbank, die zu testende Schulter ragt über den Rand der Behandlungsbank hinaus. Der Therapeut steht auf der zu testenden Seite und bewegt den Arm des Patienten in 90° Abduktion und Außenrotation. Mit der anderen Hand übt er einen Druck zunächst nach anterior und danach nach posterior auf den Humeruskopf aus. Die Manöver werden mit 110° Abduktion und 120° Abduktion wiederholt. Der Test wird als positiv bewertet, wenn beim Druck nach anterior ein Schmerz auftritt, welcher mit dem Druck nach posterior reduziert wird (Parentis et al. 2006).

Zusammenfassung der Evidenz

➤ Tab. 9.96
➤ Tab. 9.97

Empfehlungen

➤ Tab. 9.98

9.2.19 Speed's Test

Synonyme Palm-up Test.

Der Speed's Test wurde entwickelt zur Diagnose einer Biceps-Pathologie oder Labrumläsion (Bennett 1998).

Durchführung

Der Patient befindet sich im Stand. Der Therapeut steht auf der zu testenden Seite. Der Patient wird aufgefordert, den gestreckten Arm in Supinationshaltung um 90° nach vorne anzuheben. Diese Position soll gehalten werden, während der Therapeut am distalen Unterarm Druck gegen die Elevation erzeugt. Der Test wird als positiv bewertet, wenn diese Bewegung einen Schmerz auslöst (Kibler et al. 2009).

Zusammenfassung der Evidenz

➤ Tab. 9.99
➤ Tab. 9.100

Tab. 9.96 Validität des Relocation Test

Studie	Studienpopulation	Referenz	RoB	Maßzahl	
Kriteriumsvalidität					
Identifikation einer SLAP-Läsion					
Guanche et al. 2003	n = 59 (11 w), Alter (ø): 38; aktivitätsbedingte Schulterbeschwerden	Arthroskopie	unklar	LR⁺ = 0,97* LR⁻ = 1,02*	
Parentis et al. 2006	n = 98 (34 w), Alter (ø): 42; Schulterschmerzen	Arthroskopie	unklar	Typ II [1] LR⁺ = 0,90* LR⁻ = 1,10*	Typ I + II LR⁺ = 1,07* LR⁻ = 0,94*
Sodha et al. 2017 [2]	n = 774 (317 w), Alter (ø): 40,9; Schulterbeschwerden	Arthroskopie	unklar	LR⁺ = 1,12 LR⁻ = 0,88	
Identifikation einer superioren Labrumläsion					
Nakagawa et al. 2005	n = 54 (2 w), Alter (ø): 23; Schulterschmerzen	Arthroskopie	unklar	LR⁺ = 1,25* LR⁻ = 0,63*	
Identifikation einer Labrumläsion					
Guanche et al. 2003	n = 59 (11 w), Alter (ø): 38; aktivitätsbedingte Schulterbeschwerden	Arthroskopie	unklar	LR⁺ = 3,39 LR⁻ = 0,64	

Alter (ø): mittleres Alter in Jahren, LR⁺: positive Likelihood-Ratio, LR⁻: negative Likelihood-Ratio, n: Anzahl der untersuchten Personen, RoB: Risk of Bias, w: weiblich
■: hohes Risiko/klinisch nicht relevant, ■: geringes Risiko/klinisch relevant, ■: unklares Risiko/moderat klinisch relevant
* Ermittelt anhand der Sensitivität und Spezifität in der Primärstudie.
[1] Snyder et al. (1990) teilen die SLAP-Läsionen in die Typen I–IV ein. [2] LR ist in der Studie fehlerhaft angegeben und wurde neu berechnet.

Tab. 9.97 Reliabilität des Relocation Test

Studie	Studien-population	RoB	Intratester	Intertester
Eshoj et al. 2018	n = 40 (29 w), Alter (ø): 28,5; Instabilitätssymptome/symptomfrei	•	k.A.	κ = 0,39
Tzannes et al. 2004	n = 10 (3 w), Alter (ø): 31; Schulterinstabilität	•	k.A.	*ICC:* Apprehension: 0,71 Schmerz: 0,31 Apprehension + Schmerz: 0,44

Alter (ø): mittleres Alter in Jahren, ICC: Intraklassen-Korrelationskoeffizient, κ: Kappa-Koeffizient, k.A.: keine Angabe, n: Anzahl der untersuchten Personen, RoB: Risk of Bias, w: weiblich
■ : hohes Risiko/klinisch nicht relevant, ■ : geringes Risiko/klinisch relevant, ■ : unklares Risiko/moderat klinisch relevant

Tab. 9.98 Empfehlungen zum Relocation Test

Kriteriumsvalidität	Bestätigung	Ausschluss
Identifikation einer SLAP-Läsion	–	–
Identifikation einer Läsion des superioren Labrums	–	–
Identifikation einer Labrumläsion	+	–
Reliabilität	**Intratester**	**Intertester**
Übereinstimmende Beurteilung des Tests bezüglich:		
→ Apprehension	k.A.	+
→ Schmerz	k.A.	–
→ Apprehension + Schmerz	k.A.	+

–: keine, +: geringe, ++: moderate, +++: starke Empfehlung, k.A.: keine Angabe

Tab. 9.99 Validität des Speed's Test

Studie	Studienpopulation	Referenz	RoB	Maßzahl	
Kriteriumsvalidität					
Identifikation einer Läsion des M. biceps brachii					
Chen et al. 2011	n = 125 (69 w); Schulterschmerzen	Ultraschall	•	$LR^+ = 1{,}55^*$ $LR^- = 0{,}63^*$	
Kibler et al. 2009	n = 101 (42 w), Alter (ø): 49; Schulterschmerzen	Schulteroperation	•	$LR^+ = 2{,}77^*$ $LR^- = 0{,}58^*$	
Identifikation einer Läsion der langen Bicepssehne					
Cardoso et al. 2019	n = 65 (46 w), Alter (ø): 55,1: Schulterbeschwerden	Arthroskopie	•	$LR^+ = 2{,}09^*$ $LR^- = 0{,}55^*$	
Salaffi et al. 2010	n = 203 (139 w), Alter (ø): 58; Schulterschmerzen	Ultraschall	•	$LR^+ = 2{,}08$ $LR^- = 0{,}66$	
Identifikation eines subakromialen Impingement-Syndroms					
Çaliş et al. 2000	n = 120 (72 w), Alter (ø): 51,6; Schulterschmerzen	MRT	•	$LR^+ = 1{,}54^*$ $LR^- = 0{,}57^*$	
Fowler et al. 2010	n = 101 (19 w), Alter (ø): 40,8; aktivitätsbedingte Schulterschmerzen	MRT	•	$LR^+ = 1{,}29^*$ $LR^- = 0{,}83^*$	
Identifikation einer SLAP-Läsion					
Ebinger et al. 2008	n = 113 (84 w), Alter (ø): 48,8: anhaltende Schmerzen und funktionelle Einschränkungen	Arthroskopie	•	$LR^+ = 0{,}97^*$ $LR^- = 1{,}05^*$	
Fowler et al. 2010	n = 101 (19 w), Alter (ø): 40,8; aktivitätsbedingte Schulterschmerzen	MRT	•	$LR^+ = 1{,}06^*$ $LR^- = 0{,}95^*$	
Guanche et al. 2003	n = 59 (11 w), Alter (ø): 38; aktivitätsbedingte Schulterbeschwerden	Arthroskopie	•	$LR^+ = 0{,}34^*$ $LR^- = 1{,}23^*$	
Kibler et al. 2009	n = 101 (42 w), Alter (ø): 49; Schulterschmerzen	Schulteroperation	•	$LR^+ = 0{,}93^*$ $LR^- = 1{,}03^*$	
Parentis et al. 2006	n = 98 (34 w), Alter (ø): 42; Schulterschmerzen	Arthroskopie	•	Typ II[1] $LR^+ = 1{,}49^*$ $LR^- = 0{,}77^*$	Typ I + II $LR^+ = 1{,}47^*$ $LR^- = 0{,}77^*$

Tab. 9.99 Validität des Speed's Test *(Forts.)*

Studie	Studienpopulation	Referenz	RoB	Maßzahl
Kriteriumsvalidität				
Identifikation einer superioren Labrumläsion				
Nakagawa et al. 2005	n = 54 (2 w), Alter (ø): 23; Schulterschmerzen	Arthroskopie	•	LR^+ = ∞* LR^- = 0,60*
Identifikation einer Labrumläsion				
Fowler et al. 2010	n = 101 (19 w), Alter (ø): 40,8; aktivitätsbedingte Schulterschmerzen	MRT	•	LR^+ = 1,85* LR^- = 0,56*
Guanche et al. 2003	n = 59 (11 w), Alter (ø): 38; aktivitätsbedingte Schulterbeschwerden	Arthroskopie	•	LR^+ = 1,38* LR^- = 0,94*

Alter (ø): mittleres Alter in Jahren, κ: Kappa-Koeffizient, k.A.: keine Angabe, LR^+: positive Likelihood-Ratio, LR^-: negative Likelihood-Ratio, n: Anzahl der untersuchten Personen, RoB: Risk of Bias, w: weiblich
▢ : hohes Risiko/klinisch nicht relevant, ▢ : geringes Risiko/klinisch relevant, ▢ : unklares Risiko/moderat klinisch relevant
* Ermittelt anhand der Sensitivität und Spezifität in der Primärstudie.
[1] Snyder et al. (1990) teilen die SLAP-Läsionen in die Typen I–IV ein.

Tab. 9.100 Reliabilität des Speed's Test

Studie	Studienpopulation	RoB	Intratester	Intertester
Übereinstimmende Beurteilung				
Nanda et al. 2008	n = 63 (24 w), Alter (ø): 52; Schulterschmerzen	•	k.A.	κ = 0,44

Alter (ø): mittleres Alter in Jahren, κ: Kappa-Koeffizient, k.A.: keine Angabe, n: Anzahl der untersuchten Personen, RoB: Risk of Bias, w: weiblich
▢ : hohes Risiko/klinisch nicht relevant, ▢ : geringes Risiko/klinisch relevant, ▢ : unklares Risiko/moderat klinisch relevant

Empfehlungen

➤ Tab. 9.101

9.2.20 Sulcus Sign

Synonyme Sulcus-Zeichen.

Das Sulcus Sign testet das superiore glenohumerale Ligament (Tzannes et al. 2004).

Tab. 9.101 Empfehlungen zum Speed's Test

Kriteriumsvalidität	Bestätigung	Ausschluss
Identifikation einer Läsion des M. biceps brachii	–	–
Identifikation einer Läsion der langen Bicepssehne	+	–
Identifikation eines subakromialen Impingement-Syndroms	–	–
Identifikation einer SLAP-Läsion	–	–
Identifikation einer Labrumläsion	–	–
Identifikation einer Läsion des superioren Labrums	+	–
Reliabilität	**Intratester**	**Intertester**
Übereinstimmende Beurteilung des Tests	k.A.	+

–: keine, +: geringe, ++: moderate, +++: starke Empfehlung, k.A.: keine Angabe

Durchführung

Der Patient befindet sich im aufrechten Sitz und lässt den zu untersuchenden Arm in Neutral-Null-Position hängen. Der Therapeut befindet sich auf der zu testenden Seite. Er greift den Humerus und Ellenbogen des Patienten und führt einen Zug nach unten durch. Der Test wird als positiv bewertet, wenn unter dem Akromion die Entstehung einer Rinne bzw. Lücke zu beobachten ist. Die Länge der Rinne kann in cm gemessen und festgehalten werden (Tzannes et al. 2004).

Zusammenfassung der Evidenz

➤ Tab. 9.102
➤ Tab. 9.103

Empfehlungen

➤ Tab. 9.104

9.2.21 Upper Cut Test

Der Upper Cut Test wurde entwickelt, um eine Verletzung des M. biceps brachii zu diagnostizieren (Kibler et al. 2009).

Tab. 9.102 Validität des Sulcus Sign

Studie	Studienpopulation	Referenz	RoB	Maßzahl
Kriteriumsvalidität				
Identifikation einer superioren Labrumläsion				
Nakagawa et al. 2005	n = 54 (2 w), Alter (ø): 23; Schulterschmerzen	Arthroskopie	■	LR⁺ = 2,43* LR⁻ = 0,89*

Alter (ø): mittleres Alter in Jahren, LR⁺: positive Likelihood-Ratio, LR⁻: negative Likelihood-Ratio, n: Anzahl der untersuchten Personen, RoB: Risk of Bias, w: weiblich
■: hohes Risiko/klinisch nicht relevant, ■: geringes Risiko/klinisch relevant, ■: unklares Risiko/moderat klinisch relevant
* Ermittelt anhand der Sensitivität und Spezifität in der Primärstudie.

Tab. 9.103 Reliabilität des Sulcus Sign

Studie	Studienpopulation	RoB	Intratester	Intertester
Übereinstimmende Beurteilung				
Eshoj et al. 2018	n = 40 (29 w), Alter (ø): 28,5 Instabilitätssymptome/symptomfrei	■	k.A.	κ = 0,43
Tzannes et al. 2004	n = 10 (3 w), Alter (ø): 31; Schulterinstabilität	■	k.A.	ICC = 0,60

Alter (ø): mittleres Alter in Jahren, ICC: Intraklassen-Korrelationskoeffizient, κ: Kappa-Koeffizient, k.A.: keine Angabe, n: Anzahl der untersuchten Personen, RoB: Risk of Bias, w: weiblich
■: hohes Risiko/klinisch nicht relevant, ■: geringes Risiko/klinisch relevant, ■: unklares Risiko/moderat klinisch relevant

Tab. 9.104 Empfehlungen zum Sulcus Sign

Kriteriumsvalidität	Bestätigung	Ausschluss
Identifikation einer Läsion des superioren Labrums	+	–
Reliabilität	**Intratester**	**Intertester**
Übereinstimmende Beurteilung des Tests	k.A.	+

–: keine, +: geringe, ++: moderate, +++: starke Empfehlung, k.A.: keine Angabe

Durchführung

Der Patient befindet sich im aufrechten Sitz oder Stand. Der Therapeut steht vor dem Patienten. Die zu testende Schulter des Patienten befindet sich in Neutral-Null-Position, der Ellenbogen wird in 90° Flexion und Supination ausgerichtet. Der Patient wird aufgefordert, eine Faust zu bilden. Der Therapeut umschließt das Handgelenk und fordert den Patienten auf, seine Hand schnell nach oben und über den Körper zum Kinn zu führen, wie bei einem Aufwärtshaken beim Boxen, während der Untersucher Widerstand gibt. Der Test wird als positiv bewertet, wenn diese Bewegung einen Schmerz auslöst (Kibler et al. 2009).

Zusammenfassung der Evidenz

➤ Tab. 9.105

Empfehlungen

➤ Tab. 9.106

Tab. 9.105 Validität des Upper Cut Test

Studie	Studienpopulation	Referenz	RoB	Maßzahl
Kriteriumsvalidität				
Identifikation einer Läsion der langen Bicepssehne				
Cardoso et al. 2019	n = 65 (46 w), Alter (ø): 55,1; Schulterbeschwerden	Arthroskopie	■	LR⁺ = 1,63* LR⁻ = 0,62*
Identifikation einer Läsion des M. biceps brachii				
Kibler et al. 2009	n = 101 (42 w), Alter (ø): 49; Schulterschmerzen	Schulteroperation	■	LR⁺ = 3,38* LR⁻ = 0,34*
Identifikation einer Labrumläsion				
Kibler et al. 2009	n = 101 (42 w), Alter (ø): 49; Schulterschmerzen	Schulteroperation	■	LR⁺ = 0,49* LR⁻ = 1,40*

Alter (ø): mittleres Alter in Jahren, LR⁺: positive Likelihood-Ratio, LR⁻: negative Likelihood-Ratio, n: Anzahl der untersuchten Personen, RoB: Risk of Bias, w: weiblich
■: hohes Risiko/klinisch nicht relevant, ■: geringes Risiko/klinisch relevant, ■: unklares Risiko/moderat klinisch relevant
* Ermittelt anhand der Sensitivität und Spezifität in der Primärstudie

Tab. 9.106 Empfehlungen zum Upper Cut Test

Kriteriumsvalidität	Bestätigung	Ausschluss
Identifikation einer Läsion der langen Bicepssehne	–	–
Identifikation einer Läsion des M. biceps brachii	+	+
Identifikation einer Labrumläsion	+	–

–: keine, +: geringe, ++: moderate, +++: starke Empfehlung, k.A.: keine Angabe

9.2.22 Yergason's Test

Durchführung

Der Patient befindet sich im Stand. Der Arm hängt in Neutral-Null-Position neben dem Körper, der Ellenbogen wird um 90° flektiert und der Unterarm proniert. Der Therapeut steht vor dem Patienten auf der zu testenden Seite. Eine Hand liegt auf der Schulter des Patienten, sodass der Daumen die Bicepssehne palpiert. Die andere Hand befindet sich auf dem distalen Unterarm des Patienten. Der Patient wird aufgefordert, gegen den Widerstand des Therapeuten den Unterarm in die Supination zu bewegen. Der Test wird als positiv bewertet, wenn diese Bewegung die Schmerzsymptomatik an der Bicepssehne reproduziert (Parentis et al. 2006).

Zusammenfassung der Evidenz

➢ Tab. 9.107
➢ Tab. 9.108

Empfehlungen

➢ Tab. 9.109

9.2.23 Cluster

Testcluster bzw. Testbatterien bestehen aus mehreren Tests, welche in Summe eine Pathologie identifizieren sollen. In diesem Abschnitt werden Testcluster zur Art. glenohumeralis (Labrum) aus Primärstudien mit geringem oder unklarem Verzerrungsrisiko vorgestellt. Im klinischen Alltag sind Testcluster nicht nur aus Primärstudien,

Tab. 9.107 Validität des Yergason's Test

Studie	Studienpopulation	Referenz	RoB	Maßzahl	
Kriteriumsvalidität					
Identifikation einer Läsion des M. biceps brachii					
Chen et al. 2011	n = 125 (69 w); Schulterschmerzen	Ultraschall	unklar	LR⁺ = 1,47* (hoch) LR⁻ = 0,87* (hoch)	
Kibler et al. 2009	n = 101 (42 w), Alter (ø): 49; Schulterschmerzen	Schulteroperation	unklar	LR⁺ = 1,94* (hoch) LR⁻ = 0,74* (hoch)	
Identifikation einer Läsion der langen Bicepssehne					
Cardoso et al. 2019	n = 65 (46 w), Alter (ø): 55,1; Schulterbeschwerden	Arthroskopie	gering	LR⁺ = 2,20* (unklar) LR⁻ = 0,76* (hoch)	
Kim HA et al. 2007	n = 120 (92 w), Alter (ø): 59; Schulterschmerzen	Ultraschall	unklar	LR⁺ = 4,03* (unklar) LR⁻ = 0,31* (unklar)	
Identifikation eines subakromialen Impingement-Syndroms					
Çaliş et al. 2000	n = 120 (72 w), Alter (ø): 51,6; Schulterschmerzen	MRT	unklar	LR⁺ = 2,66* (unklar) LR⁻ = 0,73* (hoch)	
Identifikation einer SLAP-Läsion					
Guanche et al. 2003	n = 59 (11 w), Alter (ø): 38; aktivitätsbedingte Schulterbeschwerden	Arthroskopie	unklar	LR⁺ = 3,00* (unklar) LR⁻ = 0,92* (hoch)	
Kibler et al. 2009	n = 101 (42 w), Alter (ø): 49; Schulterschmerzen	Schulteroperation	unklar	LR⁺ = 0,88* (hoch) LR⁻ = 1,05* (hoch)	
Parentis et al. 2006	n = 98 (34 w), Alter (ø): 42, Schulterschmerzen	Arthroskopie	unklar	Typ II [1] LR⁺ = 1,78* (hoch) LR⁻ = 0,94* (hoch)	Typ I + II LR⁺ = 1,92* (hoch) LR⁻ = 0,94* (hoch)
Identifikation einer superioren Labrumläsion					
Nakagawa et al. 2005	n = 54 (2 w), Alter (ø): 23; Schulterschmerzen	Arthroskopie	unklar	LR⁺ = ∞* (gering) LR⁻ = 0,78* (hoch)	
Identifikation einer Labrumläsion					
Guanche et al. 2003	n = 59 (11 w), Alter (ø): 38; aktivitätsbedingte Schulterbeschwerden	Arthroskopie	unklar	LR⁺ = 1,29* (hoch) LR⁻ = 0,98* (hoch)	

Alter (ø): mittleres Alter in Jahren, κ: Kappa-Koeffizient, k.A.: keine Angabe, LR⁺: positive Likelihood-Ratio, LR⁻: negative Likelihood-Ratio, MRT: Magnetresonanztomografie, n: Anzahl der untersuchten Personen, RoB: Risk of Bias, w: weiblich

■ (rot): hohes Risiko/klinisch nicht relevant, ■ (grün): geringes Risiko/klinisch relevant, ■ (gelb): unklares Risiko/moderat klinisch relevant

* Ermittelt anhand der Sensitivität und Spezifität in der Primärstudie.

[1] Snyder et al. (1990) teilen die SLAP-Läsionen in die Typen I–IV ein.

9

Tab. 9.108 Reliabilität des Yergason's Test*

Studie	Studienpopulation	RoB	Intratester	Intertester
Übereinstimmende Beurteilung				
Nanda et al. 2008	n = 63 (24 w), Alter (ø): 52; Schulterschmerzen	▣	k.A.	κ = 0,28

Alter (ø): mittleres Alter in Jahren, κ: Kappa-Koeffizient, k.A.: keine Angabe, n: Anzahl der untersuchten Personen, RoB: Risk of Bias, w: weiblich
□: hohes Risiko/klinisch nicht relevant, □: geringes Risiko/klinisch relevant, □: unklares Risiko/moderat klinisch relevant
* Ermittelt anhand der Sensitivität und Spezifität in der Primärstudie

Tab. 9.109 Empfehlungen zum Yergason's Test

Kriteriumsvalidität	Bestätigung	Ausschluss
Identifikation einer Läsion des M. biceps brachii	–	–
Identifikation einer Läsion der langen Bicepssehne	+	+
Identifikation einer subakromialen Impingement-Syndroms	+	–
Identifikation einer SLAP-Läsion	+	–
Identifikation einer superioren Labrumläsion	–	–
Identifikation einer Labrumläsion	–	–
Reliabilität	**Intratester**	**Intertester**
Übereinstimmende Beurteilung des Tests	k.A.	–

–: keine, +: geringe, ++: moderate, +++: starke Empfehlung, k.A.: keine Angabe

sondern auch aus Reviews bekannt. In diesem Kapitel werden jedoch nur auf Primärstudien basierende Empfehlungen gegeben, da diese von den Autoren selbst bewertet und beurteilt wurden.

Zusammenfassung der Evidenz

➤ Tab. 9.110

Empfehlungen

Die Evidenzlage zu Testclustern ist schwach. Die statistischen Parameter zeigen bis auf eine Ausnahme eine moderate bis fehlende klinische Relevanz. Guanche et al. (2003) stellten eine positive Likelihood-Ratio von 5,43 (LR⁻ 0,67) für eine Labrumläsion bei positiven Testergebnissen der Kombination Jobe Test + Apprehension Test fest. Jedoch besteht in dieser Studie ein unklares Verzerrungsrisiko, wodurch für dieses Cluster lediglich eine moderate Empfehlung ausgesprochen werden kann. Fowler et al. (2010) stellten fest, dass die Kombination des Empty Can Test, Palm-up Test und O'Brien Test die Sensitivität für intraartikuläre Verletzungen gegenüber den Einzeltests stark erhöht, während jedoch die Spezifität stark abnimmt. Dieses Phänomen erklärt die geringere klinische Relevanz des Clusters im Vergleich zu den einzelnen Tests und zeigt,

Tab. 9.110 Validität der Testcluster

Studie	Studienpopulation	Referenz	RoB	Assessments/Maßzahl
Kriteriumsvalidität				
Identifikation einer Läsion des Labrums:				
Fowler et al. 2010	n = 101 (19 w), Alter (ø): 40,8; aktivitätsbedingte Schulterschmerzen	MRT	▣	Testkombination aus: Empty Can Test[1], Speed's Test[2], O'Brien Test: LR^+ = 1,09–1,20* LR^- = 0,36–0,63*
Guanche et al. 2003	n = 59 (11 w), Alter (ø): 38; aktivitätsbedingte Schulterbeschwerden	Arthroskopie	▣	Testkombination aus: Apprehension Test, Empty Can Test[3], Active Compression Test[4]: LR^+ = 5,43–2,11* LR^- = 0,76–0,38*
Identifikation einer SLAP-Läsion				
Sodha et al. 2017[5]	n = 774 (317 w), Alter (ø): 40,9; Schulterbeschwerden	Arthroskopie	▣	Testkombination aus: Active Compression Test, Dynamic Labral Shear Test, Relocation test, Resisted Lift-Off Test: LR^+ = 0,80–2,20 LR^- = 1,14–0,76

Alter (ø): mittleres Alter in Jahren, LR^+: positive Likelihood-Ratio, LR^-: negative Likelihood-Ratio, MRT: Magnetresonanztomografie, n: Anzahl der untersuchten Personen, RoB: Risk of Bias, w: weiblich
□: hohes Risiko/klinisch nicht relevant, □: geringes Risiko/klinisch relevant, □: unklares Risiko/moderat klinisch relevant
* Ermittelt anhand der Sensitivität und Spezifität in der Primärstudie
[1] In der Studie unter dem Synonym Jobe Test
[2] In der Studie unter dem Synonym Palm-up Test
[3] In der Studie unter dem Synonym Jobe Test
[4] In der Studie unter dem Synonym O'Brien Test
[5] LR ist in der Studie fehlerhaft angegeben und wurde neu berechnet.

9

Tab. 9.111 Empfehlungen zu Testclustern

Kriteriumsvalidität	Bestätigung	Ausschluss
Identifikation einer Läsion des Labrums anhand des Testclusters Jobe Test + Palm-up Test + Active Compression Test	–	–
Identifikation einer SLAP-Läsion		
→ anhand des Testclusters Apprehension Test + Empty Can Test + Active Compression Test	+	–
→ anhand des Testclusters Active Compression Test + Dynamic Labral Shear Test + Relocation Test + Resisted Lift-off Test	–	–

–: keine, +: geringe, ++: moderate, +++: starke Empfehlung, k.A.: keine Angabe

dass Testkombinationen zwar zur Identifikation einer pathologischen Schulter geeignet sind, jedoch nicht, um einzelne Pathologien zu differenzieren.

Inwiefern Testcluster die diagnostische Genauigkeit verbessern können, geht aus der aktuellen Evidenz nicht umfassend hervor. Daher kann aufgrund der aktuellen Studienlage kein Cluster für den klinischen Alltag stark empfohlen werden (➤ Tab. 9.111).

9.3 Tests für die Skapula

Der Begriff „Skapuladyskinesie" beschreibt eine Bewegungsanomalie der Skapula. Als normalen skapulothorakalen Rhythmus definieren McClure et al. (2009) eine stabile Skapulaposition während der ersten 30° bis 60° Schulterflexion, mit anschließend kontinuierlicher Rotation und Elevation. Während des Absenkens des Arms bewegt sich die Skapula gleichermaßen kontinuierlich nach unten. Eine Skapuladyskinesie hingegen äußert sich in mindestens einem der folgenden Merkmale:

- **Dysrhythmie:** Die Skapula zeigt eine vorzeitige und/oder übermäßige Elevation und Rotation, eine ungleichmäßige und/oder stotternde Bewegung beim Heben und/oder Senken des Arms (McClure et al. 2009).
- **Winging:** Der mediale Rand und/oder der inferiore Angulus der Skapula stehen nach dorsal von der Thoraxwand ab (McClure et al. 2009).

Eine weitere Methode der Untersuchung der Skapulabewegung ist die Beurteilung im Seitenvergleich, um eine Asymmetrie festzustellen (z. B. ➤ Kap. 9.3.3).

Für einige Assessments werden Bewegungen in der **Skapulaebene** durchgeführt. Die Flexion/Elevation in der Skapulaebene (Synonym/Englisch: **Skaptionsebene**/scaption) findet zwischen 30° und 45° vor der Frontalebene statt.

9.3.1 Klassifikation in 4 Typen

Synonyme/Englisch 4-Type Classification.

Die 4-Type Classification wurde von Kibler et al. (2002) entwickelt. Sie berücksichtigt die dreidimensionale Kinematik der Skapula. Typ I–III beschreiben unterschiedliche Ausprägungen des Wingings, Typ IV beschreibt die symmetrische, rhythmische Kinematik der Skapula.

Eine Variante der 4-Type Classification bildet die dichotomisierte Yes/No Classification. Dabei wird Typ I–III in die Kategorie „Yes" zusammengefasst, Typ IV bildet die Kategorie „No" (Uhl et al. 2009). Auch der Scapular Dyskinesis Test (➤ Kap. 9.3.6) wird ähnlich, aber mit der zusätzlichen Verwendung von Gewichten durchgeführt.

Durchführung

Der Patient befindet sich im aufrechten Stand. Der Therapeut steht ca. 2 m hinter dem Patienten. Der Patient hebt und senkt die gestreckten Arme zunächst dreimal in der Skapulaebene (Flexion). Dabei sind die Daumen nach oben ausgerichtet. Die Auf- und Abwärtsbewegungen finden in je vier Sekunden statt (45° pro Sekunde). Anschließend findet die beschriebene Bewegung in der Frontalebene statt (Abduktion). Der Therapeut beobachtet die Position der Schulterblätter in Ruhe sowie die Symmetrie in der Bewegung (Kibler et al. 2002). Bei der Beobachtung der Skapula in Ruhe und Bewegung wird das Auftreten von Winging und Dysrhythmie beurteilt und in vier Typen unterteilt (➤ Tab. 9.112).

Varianten

- Es werden jeweils 3–5 Wiederholungen durchgeführt (Uhl et al. 2009).
- Es werden jeweils 8–10 Wiederholungen in jeweils 2 Sekunden durchgeführt (90° pro Sekunde) (Rossi et al. 2017).
- Es werden jeweils 5 Wiederholungen der Auf- und Abwärtsbewegung in jeweils 4 Sekunden durchgeführt. In der maximalen Flexion wird die Bewegung für eine Sekunde pausiert (Ellenbecker et al. 2011).
- **Yes/No Classification:** Die Yes/No Classification basiert auf der 4-Type Classification. Um den Test zu vereinfachen, wurde die Klassifikation dichotomisiert. Die Typen I–III werden als positives Testergebnis („Yes") zusammengefasst. Type IV wird als negatives Testergebnis („No") interpretiert (Uhl et al. 2009, Rossi et al. 2017).

Tab. 9.112 4-Type Classification der Skapuladyskinesie nach Kibler et al. (2002)

Typ	Definition
Typ I	Abstehen des *inferioren* Angulus der Skapula nach dorsal in Ruhe und/oder während der Bewegung. Deutlich sichtbarer Angulus inferior bei Bewegung, welcher sich nach dorsal verschiebt.
Typ II	Abstehen des gesamten *medialen* Skapularands nach dorsal in Ruhe und/oder während der Bewegung.
Typ III	Abstehen des *superioren* Angulus nach dorsal in Ruhe und/oder bei Bewegung. Frühzeitige Elevation und/oder Dysrhythmie der Skapula bei Bewegung.
Typ IV	In Ruhe liegen beide Schulterblätter symmetrisch auf dem Thorax. Die Bewegung ist gleichmäßig und kontinuierlich. Die medialen Ränder der Skapula liegen in der Bewegung am Thorax an.

- **Scaption Test:** Der Patient hebt und senkt die Arme dreimal in der Skapulaebene (Flexion). Das Testergebnis wird nach der Yes/No Classification positiv bewertet, wenn eine Dysrhythmie oder Winging zu erkennen ist (Madsen et al. 2011).
- **Scapular Dyskinesis Test** (➤ Kap. 9.3.6): Der Patient hebt und senkt ein an sein Körpergewicht angepasstes Gewicht in Form einer Kurzhantel. Der Test wird nach der 4-Type Classification interpretiert (Guerrero-Henriquez et al. 2022).

Zusammenfassung der Evidenz

➤ Tab. 9.113

Empfehlungen

➤ Tab. 9.114

Tab. 9.113 Reliabilität der 4-Type Classification

Studie	Studienpopulation	RoB	Reliabilität
Übereinstimmende Beurteilung von zwei Testern			
Ellenbecker et al. 2011	n = 71 (0 w), Alter: 18–32; Baseballspieler ohne Schulterschmerzen	▪	κ = 0,19–0,25
Kibler et al. 2002	n = 26, Alter (ø): 29,5; Probanden mit und ohne Schulterschmerzen	▪	*Kappa-Koeffizient:* Physiotherapeuten: 0,42 Ärzte: 0,31
Rossi et al. 2017	n = 75 (30 w); Sportler mit und ohne Schulterschmerzen	▪	*Kappa-Koeffizient:* Ruhestellung: 0,85 Flexion: 0,81 Abduktion: 0,71
Uhl et al. 2009	n = 56 (21 w); Schulterschmerzen	▪	κ = 0,44
Übereinstimmende Beurteilung von zwei Testern, Variante: Yes/No Classification			
Ellenbecker et al. 2011	n = 71 (0 w), Alter: 18–32; Baseballspieler ohne Schulterschmerzen	▪	κ = 0,16–0,27
Rossi et al. 2017	n = 75 (30 w); Sportler mit und ohne Schulterschmerzen	▪	*Kappa-Koeffizient:* Ruhestellung: 0,91 Flexion: 0,89 Abduktion: 0,81
Uhl et al. 2009	n = 56 (21 w); Schulterschmerzen	▪	κ = 0,41
*Übereinstimmende Beurteilung von zwei Testern, Variante: Scapular Dyskinesis Test**			
Guerrero-Henriquez et al. 2022	n = 49 (19 w), Alter (ø): 20,8; Sportler mit repetitiven Überkopfbewegungen	▪	κ = 0,37–0,50
Übereinstimmende Beurteilung von zwei Testern, Variante: Scaption Test			
Madsen et al. 2011	n = 14 (7 w), Alter (ø): 17; Leistungschwimmer ohne Schulterschmerzen	▪	κ = 0,75
Übereinstimmende Beurteilung zwischen zwei Messzeitpunkten			
Kibler et al. 2002	n = 26, Alter (ø): 29,5; Probanden mit und ohne Schulterschmerzen	▪	*Kappa-Koeffizient:* Physiotherapeuten: 0,49 Ärzte: 0,59
Rossi et al. 2017	n = 75 (30 w); Sportler mit und ohne Schulterschmerzen	▪	*Kappa-Koeffizient:* Ruhestellung:0,69–0,76 Flexion:0,71–0,79 Abduktion:0,68–0,69
Übereinstimmende Beurteilung zwischen zwei Messzeitpunkten, Variante: Yes/No Classification			
Rossi et al. 2017	n = 75 (30 w); Sportler mit und ohne Schulterschmerzen	▪	*Kappa-Koeffizient:* Ruhestellung:0,70–0,77 Flexion: 0,71–0,79 Abduktion: 0,70–0,73

Alter (ø): mittleres Alter in Jahren, κ: Kappa-Koeffizient, n: Anzahl der untersuchten Personen, w: weiblich
▪ : hohes Risiko/klinisch nicht relevant, ▪ : geringes Risiko/klinisch relevant, ▪ : unklares Risiko/moderat klinisch relevant
* Der Scapular Dyskinesis Test wird hier nach der 4-Type Classification interpretiert.

9

Tab. 9.114 Empfehlungen zur 4-Type Classification

Reliabilität	Intratester	Intertester
Übereinstimmende Beurteilung der 4-Type Classification	+	+
→ Ruhestellung	+	+
→ Flexion	+	+
→ Abduktion	+	+
Übereinstimmende Beurteilung der Variante Yes/No Classification	+	+
→ Ruhestellung	+	+
→ Flexion	+	+
→ Abduktion	+	+
Übereinstimmende Beurteilung der Variante Scapular Dyskinesis Test	k.A.	–
Übereinstimmende Beurteilung der Variante Scaption Test	k.A.	+

–: keine, +: geringe, ++: moderate, +++: starke Empfehlung, k.A.: keine Angabe

9.3.2 Lateral Scapular Slide Test (LSST)

Eine skapuläre Dyskinesie kann durch eine verminderte muskuläre Stabilisation der Skapula verursacht werden. Der Lateral Scapular Slide Test (LSST) wurde zur Beurteilung der skapulären Symmetrie entwickelt. Beim LSST wird ein Maßband verwendet, um den Abstand des Angulus inferior der Skapula zur Brustwirbelsäule in verschiedenen Testpositionen zu beurteilen (Kibler et al. 1998, Odom et al. 2001).

Durchführung

Der LSST wird im Stand in drei verschiedenen Testpositionen ausgeführt:

1. Der Patient lässt die Arme entspannt am Körper hängen.
2. Der Patient stützt die Hände in die Hüften, die Daumen sind nach dorsal ausgerichtet. Die Arme befinden sich in der Frontalebene.
3. Der Patient abduziert beide Arme mit gestreckten Ellenbogen bis 90°. Dabei werden die Schultergelenke maximal innenrotiert, sodass die Daumen nach unten zeigen. Die Arme befinden sich in der Frontalebene.

Der Therapeut steht hinter dem Patienten, um Messungen mit dem Maßband vorzunehmen. Zunächst wird ein Referenzpunkt für die Messungen bestimmt. In der Testposition 1 wird auf Höhe des Angulus inferior der Skapula der nächstgelegene Dornfortsatz der Brustwirbelsäule als Referenzpunkt markiert. In allen drei Testpositionen wird der Abstand zwischen dem Angulus inferior der Skapula und dem gleichbleibenden Referenzpunkt gemessen. Der Test wird positiv bewertet, wenn die Differenz der Messungen im Seitenvergleich mehr als 1,5 cm beträgt. Ein positives Testergebnis weist auf eine Asymmetrie der Skapula hin (Kibler et al. 1998).

Varianten Der LSST wird wie von Kibler et al. (1998) beschrieben durchgeführt und bewertet, jedoch wird in jeder Testposition der Abstand zwischen dem Angulus inferior der Skapula und dem nächstgelegenen thorakalen Dornfortsatz auf horizontaler Ebene gemessen (Curtis und Roush 2006).

Zusammenfassung der Evidenz

➤ Tab. 9.115

Empfehlungen

➤ Tab. 9.116

9.3.3 Modified Lateral Scapular Slide Test

Da Mobilität und Stabilität der Skapula auf der umgebenden Muskulatur basieren und Positionierungsanomalien oberhalb von 90° Abduktion auftreten können, wurde der LSST modifiziert. Der Modified Lateral Scapular Slide Test (mLSST) wurde erstmals von Struyf et al. (2009) beschrieben. Diese Autoren erweiterten den LSST um zwei Testpositionen: Bei einer Schulterabduktion von 90° wurde ein zusätzliches Gewicht in die Hand gegeben und in der zweiten Testposition wurde das Bewegungsausmaß auf 180° Abduktion erweitert.

Shadmehr et al. (2014) führten den mLSST in der Skapulaebene durch, um die funktionelle Rolle der Skapula ermitteln zu können. Sie bestimmten insgesamt sieben Testpositionen mit und ohne Gewicht. Wie im Lateral Scapular Slide Test (➤ Kap. 9.3.2) werden Messungen mit einem Maßband durchgeführt (Shadmehr et al. 2014, Struyf et al. 2009).

Durchführung

Der mLSST wird im Stand in sieben Testpositionen ausgeführt:

1. Der Patient lässt die Arme entspannt am Körper hängen.
2. Der Patient bewegt beide Arme mit gestreckten Ellenbogen in 90° Abduktion. Die Schultergelenke werden maximal innenrotiert, sodass die Daumen nach unten zeigen. Die Arme befinden sich in der Frontalebene.
3. Der Patient bewegt beide Arme mit gestreckten Ellenbogen in 90° Abduktion in der Skapulaebene. Die Schultergelenke werden maximal innenrotiert, sodass die Daumen nach unten zeigen.
4. In der Testposition 3 hält der Patient zusätzlich ein Gewicht (Kurzhantel) von 1 kg in jeder Hand.
5. In der Testposition 3 hält der Patient zusätzlich ein Gewicht (Kurzhantel) von 2 kg in jeder Hand.
6. In der Testposition 3 hält der Patient zusätzlich ein Gewicht (Kurzhantel) von 4 kg in jeder Hand.
7. Der Patient abduziert die Arme endgradig in der Skapulaebene.

Der Therapeut steht hinter dem Patienten, um Messungen mit dem Maßband vorzunehmen. Er identifiziert den Dornfortsatz des Brustwirbels Th7 und markiert diesen als Referenzpunkt für die Messungen. Der Patient nimmt die einzelnen Testpositionen ein und in

Tab. 9.115 Reliabilität des Lateral Scapular Slide Test

Studie	Studienpopulation	RoB	Reliabilität
Übereinstimmende Beurteilung zwischen Testern			
Curtis und Roush 2006	n = 33 (0 w), Alter (ø): 25,5; Probanden mit und ohne Schulterpathologien	▪	*ICC Testposition 1:* Symptomfrei: 0,96 Mit Pathologie: 0,96 *ICC Testposition 2:* Symptomfrei: 0,93 Mit Pathologie: 0,93 *ICC Testposition 3:* Symptomfrei: 0,83 Mit Pathologie: 0,84
Nijs et al. 2005	n = 29 (19 w), Alter (ø): 56,6; Schulterschmerzen	▪	*ICC Testposition 1:* 0,82–0,96 *ICC Testposition 2:* 0,85–0,95 *ICC Testposition 3:* 0,70–0,85
Odom et al. 2001	n = 46, Alter (ø): 30; Probanden mit und ohne Schulterpathologien	▪	*ICC Testposition 1:* Symptomfrei: 0,67 Mit Pathologie: 0,79 *ICC Testposition 2:* Symptomfrei: 0,43 Mit Pathologie: 0,45 *ICC Testposition 3:* Symptomfrei: 0,74 Mit Pathologie: 0,57
Shadmehr et al. 2010	n = 57, Alter (ø): 47,7/33,5; Probanden mit und ohne Schulterpathologien	▪	*ICC Testposition 1:* Symptomfrei: 0,92 Mit Pathologie: 0,75–0,79 *ICC Testposition 2:* Symptomfrei: 0,93 Mit Pathologie: 0,70–0,82 *ICC Testposition 3:* Symptomfrei: 0,94–0,95 Mit Pathologie: 0,63–0,86
Übereinstimmende Beurteilung zu zwei Messzeitpunkten			
Odom et al. 2001	n = 46, Alter (ø): 30; Probanden mit und ohne Schulterpathologien	▪	*ICC Testposition 1:* Symptomfrei: 0,75 Mit Pathologie: 0,52 *ICC Testposition 2:* Symptomfrei: 0,77 Mit Pathologie: 0,66 *ICC Testposition 3:* Symptomfrei: 0,80 Mit Pathologie: 0,62
Shadmehr et al. 2010	n = 57, Alter (ø): 47,7/33,5; Probanden mit und ohne Schulterpathologien	▪	*ICC Testposition 1:* Symptomfrei: 0,95 Mit Pathologie: 0,87–0,88 *ICC Testposition 2:* Symptomfrei: 0,94–0,95 Mit Pathologie: 0,91–0,96 *ICC Testposition 3:* Symptomfrei: 0,95–0,97 Mit Pathologie: 0,90–0,94

Alter (ø): mittleres Alter in Jahren, ICC: Intraklassen-Korrelationskoeffizient, n: Anzahl der untersuchten Personen, w: weiblich
▪ : hohes Risiko/klinisch nicht relevant, ▪ : geringes Risiko/klinisch relevant, ▪ : unklares Risiko/moderat klinisch relevant

9

Tab. 9.116 Empfehlungen zum Lateral Scapular Slide Test

Reliabilität	Intratester	Intertester
Übereinstimmende Beurteilung des LSST	++	++
Beurteilung in der Testposition 1		
→ bei Patienten ohne Symptome	++	++
→ bei Patienten mit Symptomen/Pathologie	+	++
Beurteilung in der Testposition 2		
→ bei Patienten ohne Symptome	++	++
→ bei Patienten mit Symptomen/Pathologie	++	++
Beurteilung in der Testposition 3		
→ bei Patienten ohne Symptome	++	++
→ bei Patienten mit Symptomen/Pathologie	++	++
–: keine, +: geringe, ++: moderate, +++: starke Empfehlung, k.A.: keine Angabe		

jeder Position wird der Abstand zwischen dem Referenzpunkt und dem Angulus inferior der Skapula gemessen. In den Testpositionen 4 bis 6 wird dem Patienten jeweils das oben beschriebene Gewicht in jede Hand gegeben. Das Gewicht soll in der Position statisch gehalten werden (Shadmehr et al. 2014). Der Test wird positiv bewertet, wenn die Differenz der Messungen im Seitenvergleich mehr als 1,5 cm beträgt. Ein positives Testergebnis weist auf eine Asymmetrie der Skapula hin (Shadmehr et al. 2016).

Varianten:

- Um das Gleichgewicht und eine stabile Körperhaltung zu unterstützen, fixiert der Patient mit den Augen ein unbewegliches Objekt im Raum.
- Die Messung findet in 90° Abduktion in der Frontalebene mit einem Gewicht von 1 kg und in 180° Abduktion in der Frontalebene ohne Gewicht statt. Es wird der Abstand zwischen dem Angulus inferior der Skapula und dem nächstliegenden Dornfortsatz gemessen (Struyf et al. 2009).

Zusammenfassung der Evidenz

➢ Tab. 9.117

Empfehlungen

➢ Tab. 9.118

9.3.4 Modified Scapular Assistance Test

Der modified Scapular Assistance Test (SAT) wurde in seiner ursprünglichen Form zunächst von Kibler (1998) beschrieben und von ihm als „Muscle Assistance Test“ bezeichnet. Bei dem Test schiebt der Untersucher während der aktiven Elevation den inferior-medialen Rand der Skapula nach lateral und aufwärts, um die Aktivität des M. serraturs anterior und der Pars ascendens des M. trapezius zu stimulieren. Nach Kibler ist der Test als positiv zu bewerten, wenn die Symptome eines Impingement-Syndroms gelindert oder beseitigt werden (Kibler et al. 1998). Rabin et al. unterstützen neben der Aufwärtsrotation den posterioren Tilt der Skapula, da er eine wichtige Bewegungskomponente der Skapula bei der Armelevation darstellt. Sie interpretieren den Test als relevant, wenn die assistierte Bewegung der Skapula einen direkten Einfluss auf Schulterschmerzen hatte (Rabin et al. 2006).

Durchführung

Der Patient steht aufrecht mit entspannten Armen neben dem Körper. Der Therapeut steht hinter dem Patienten. Zuerst soll der Patient in Ruhe das subjektive Schmerzempfinden auf einer numerischen Schmerzskala (NRS) benennen. Danach hebt er selbstständig dem Arm in die Elevation in der Skapulebene und benennt nach der Bewegung wieder das subjektive Schmerzempfinden mit Hilfe der NRS.

Der Therapeut platziert eine Hand auf den superioren Teil der Skapula mit den Fingern über die Klavikula auf der betroffenen Seite. Der Handballen der anderen Hand wird auf den Angulus inferior der Skapula gelegt, die Finger zeigen zur lateralen Seite des Brustkorbs. Dann wird der Patient aufgefordert, den Arm erneut zu heben. Während der Bewegung fazilitiert der Therapeut die Aufwärtsrotation und den posterioren Tilt der Skapula. Hierzu schiebt die untere Hand den Angulus inferior aufwärts und nach lateral und die obere Hand zieht die Skapula zurück nach medial. Nach der assistiven Armbewegung bewertet der Patienten erneut das Schmerzempfinden.

Der SAT wird danach auch mit einer Elevation in der Sagittalebene ausgeführt.

Der Test wird als positiv bewertet, wenn sich der Schmerz bei der assistiven Armelevation um mindestens 2 Punkte auf der NRS reduziert. Der Test wird als negativ bewertet, wenn sich der Schmerz nicht verändert oder verstärkt (Rabin et al. 2006).

Varianten Die Testung wird mit zusätzlichem Gewicht durchgeführt (1,4 kg bei Personen mit einem Körpergewicht bis 68 kg und 2,3 kg bei Personen mit einem Körpergewicht ab 68,1 kg) (Kopkow et al. 2015).

Zusammenfassung der Evidenz

➢ Tab. 9.119

Empfehlungen

➢ Tab. 9.120

9.3.5 Scapula Backward Tipping Test

Mit dem Scapula Backward Tipping Test (SBTT) wird die Festigkeit bzw. Spannung des M. pectoralis minor getestet. Eine fester M. pectoralis minor kann mit einer Verengung des Korakopektoralraums zusammenhängen. Die Skapula ist folglich nicht ausreichend nach dorsomedial ausgerichtet, was mit schmerzhaften Symptomen einhergegen kann (Sebastian et al. 2017).

Tab. 9.117 Reliabilität des modified Lateral Scapular Slide Test

Studie	Studienpopulation	RoB	Reliabilität
Übereinstimmende Beurteilung zwischen Testern			
Shadmehr et al. 2014	n = 30 (0 w), Alter (ø): 22,5; asymptomatische Probanden	•	*ICC Testposition 1:* 0,77 *ICC Testposition 2:* 0,63 *ICC Testposition 3:* 0,73 *ICC Testposition 4:* 0,54 *ICC Testposition 5:* 0,67 *ICC Testposition 6:* 0,64 *ICC Testposition 7:* 0,56
Shadmehr et al. 2016	n = 50 (23 w), Alter (ø): 41; Probanden mit und ohne Schulterpathologien	•	*ICC Testposition 1:* Symptomfrei: 0,96–0,97 Mit Pathologie: 0,93–0,96 *ICC Testposition 2:* Symptomfrei: 0,95–0,97 Mit Pathologie: 0,90–0,95 *ICC Testposition 4:* Symptomfrei: 0,93–0,94 Mit Pathologie: 0,90–0,92
Übereinstimmende Beurteilung zwischen Testern, Variante Struyf et al. (2009)			
Struyf et al. 2009	n = 30 (13 w), Alter (ø): 21,5; asymptomatische Probanden (Musiker)	•	*Testposition 90° Abduktion + 1 kg:* ICC = 0,63 *Testposition 180° Abduktion:* ICC = 0,58
Übereinstimmende Beurteilung zu zwei Messzeitpunkten			
Shadmehr et al. 2014	n = 30 (0 w), Alter (ø): 22,5; asymptomatische Probanden	•	*ICC Testposition 1:* 0,94 *ICC Testposition 2:* 0,79 *ICC Testposition 3:* 0,82 *ICC Testposition 4:* 0,86 *ICC Testposition 5:* 0,89 *ICC Testposition 6:* 0,90 *ICC Testposition 7:* 0,87
Shadmehr et al. 2016	n = 50 (23 w), Alter (ø): 41; Probanden mit und ohne Schulterpathologien	•	*ICC Testposition 1:* Symptomfrei: 0,90–0,90 Mit Pathologie: 0,90–0,91 *ICC Testposition 2:* Symptomfrei: 0,94–0,96 Mit Pathologie: 0,92–0,93 *ICC Testposition 4:* Symptomfrei: 0,83–0,88 Mit Pathologie: 0,83–0,90

Alter (ø): mittleres Alter in Jahren, ICC: Intraklassen-Korrelationskoeffizient, n: Anzahl der untersuchten Personen, w: weiblich
■ : hohes Risiko/klinisch nicht relevant, ■ : geringes Risiko/klinisch relevant, ■ : unklares Risiko/moderat klinisch relevant

Tab. 9.118 Empfehlungen zum modified Lateral Scapular Slide Test

Reliabilität	Intratester	Intertester
Übereinstimmende Beurteilung des Tests (Variante Struyf et al. 2009):	++	++
→ Testposition 90° + 1 kg	k.A.	+
→ Testposition 180°	k.A.	+

–: keine, +: geringe, ++: moderate, +++: starke Empfehlung, k.A.: keine Angabe

Tab. 9.119 Reliabilität des Modified Scapular Assistance Test

Studie	Studienpopulation	RoB	Reliabilität
Rabin et al. 2006	n = 46 (16 w), Alter (ø): 44,5; diverse Schulterpathologien	•	Skapulaebene: κ = 0,53 Sagittalebene: κ = 0,62
Kopkow et al. 2015	n = 110 (47 w), Alter (ø): 53,8; Schulterbeschwerden	•	Ohne Gewicht: κ = 0,68 Mit Gewicht: κ = 0,63

Alter (ø): mittleres Alter in Jahren, κ: Kappa-Koeffizient, n: Anzahl der untersuchten Personen, w: weiblich
■ : hohes Risiko/klinisch nicht relevant, ■ : geringes Risiko/klinisch relevant, ■ : unklares Risiko/moderat klinisch relevant

Tab. 9.120 Empfehlungen zum modified Scapular Assistance Test

Reliabilität	Intratester	Intertester
Übereinstimmende Beurteilung des Tests		
→ Durchführung in der Skapulaebene	k.A.	+
→ Durchführung in der Sagittalebene	k.A.	+
→ Durchführung ohne Gewicht	k.A.	++
→ Durchführung mit Gewicht	k.A.	++

–: keine, +: geringe, ++: moderate, +++: starke Empfehlung, k.A.: keine Angabe

Durchführung

Der Patient liegt in Bauchlage auf der Behandlungsbank, der Kopf befindet sich in Neutral-Null-Position und die Handflächen zeigen nach oben. Der Therapeut steht auf der zu testenden Seite des Patienten. Mit einer Hand stabilisiert er den inferioren Angulus der Skapula, die Finger der anderen Hand hakt er unter den Processus coracoideus. (Achtung: werden die Finger unter die Klavikula eingehakt, wird Stress auf das Akromioklavikulargelenk ausgeübt.) Mit einem leichten Druck der stabilisierenden Hand nach inferior zieht der Therapeut den Processus coracoideus mit den eingehakten Fingern nach oben (dorsal). Dabei spürt der Therapeut die Spannung und beobachtet die Bewegung des Schulterdachs. Der Test wird auf beiden Seiten durchgeführt. Der Test wird als positiv bewertet, wenn im Seitenvergleich eine erhöhte Spannung festzustellen ist (Sebastian et al. 2017).

Zusammenfassung der Evidenz

➤ Tab. 9.121

Empfehlungen

➤ Tab. 9.122

Tab. 9.121 Reliabilität des Scapula Backward Tipping Test

Studie	Studienpopulation	RoB	Intratester	Intertester
Sebastian et al. 2017	n = 30; Schulterschmerzen	•	k.A.	κ = 0,74

Alter (ø): mittleres Alter in Jahren, κ: Kappa-Koeffizient, k.A.: keine Angabe, n: Anzahl der untersuchten Personen, w: weiblich
▢: hohes Risiko/klinisch nicht relevant, ▢: geringes Risiko/klinisch relevant, ▢: unklares Risiko/moderat klinisch relevant

Tab. 9.122 Empfehlungen zum Scapula Backward Tipping Test

Reliabilität	Intratester	Intertester
Übereinstimmende Beurteilung des Tests	k.A.	+

–: keine, +: geringe, ++: moderate, +++: starke Empfehlung, k.A.: keine Angabe

9.3.6 Scapular Dyskinesis Test

Synonyme Dynamic Scapular Dyskinesis Test, Scaption, Scaption Test.

Der Scapular Dyskinesis Test (SDT) wurde von McClure et al. (2009) entwickelt. Er dient der Feststellung einer Skapuladyskinesie und ähnelt in der Durchführung der 4-Type Classification nach Kibler et al. 2002 (➤ Kap. 9.3.1). Da die muskuläre Anstrengung den skapulohumeralen Rhythmus beeinflussen und zu einer Destabilisierung der Skapula führen kann, werden beim SDT Gewichte eingesetzt (Madsen et al. 2011, McQuade et al. 1998, McClure et al. 2009).

Durchführung

Der Patient befindet sich im aufrechten Stand und hält ein Gewicht in Form einer Kurzhantel in jeder Hand. Der Therapeut steht mit 2 bis 3 m Abstand hinter ihm. Der Patient hebt und senkt die Gewichte mit gestreckten Armen zunächst fünfmal in der Skapulaebene (Flexion). Dabei sind die Daumen nach oben ausgerichtet. Die Auf- und Abwärtsbewegungen finden in je drei Sekunden statt. Anschließend wird die beschriebene Bewegung in der Frontalebene durchgeführt (Abduktion). Der Therapeut beobachtet den Bewegungsverlauf der Skapula (McClure et al. 2009).
Gewichte nach McClure et al. (2009):

- 1,4 kg (3 lb) für Personen mit einem Körpergewicht < 68,1 kg
- 2,3 kg (5 lb) für Personen mit einem Körpergewicht > 68,1 kg
- Keine Gewichte für Personen mit Schulterschmerzen

Der Test wird positiv bewertet, wenn eine Dysrhythmie und/oder Winging zu beobachten ist. Zur Beurteilung des Schweregrads unterscheiden McClure et al. (2009) drei Kategorien:

- Normale Bewegung: keine Anzeichen von Dysrhythmie und/oder Winging
- Subtile Dyskinesie: leichte oder fragliche Anzeichen von Dysrhythmie und/oder Winging, nicht durchgängig vorhanden
- Offensichtliche Dyskinesie: auffällige Dysrhythmie und/oder Winging bei mindestens 3 von 5 Wiederholungen

Varianten

- Es werden mit Kurzhanteln von 1,5 kg bis 2,5 kg 8–10 Wiederholungen der Auf-und Abwärtsbewegungen in je 2 Sekunden durchgeführt (Rossi et al. 2017).
- Es werden mit Kurzhanteln von 2,0 kg bis 3,0 kg 5 Wiederholungen der Auf- und Abwärtsbewegungen durchgeführt (Møller et al. 2018).
- Die Bewegung wird ausschließlich in der Skapulaebene getestet (Flexion) (Guerrero-Henriquez et al. 2022).
- Der Test wird nach der 4-Type Classification (➤ Kap. 9.3.1) interpretiert (Guerrero-Henriquez et al. 2022, Rossi et al. 2017).
- Der Test wird dichotom nach der Yes/No Classification (➤ Kap. 9.3.1) interpretiert (Uhl et al. 2009): Der Test wird positiv bewertet, wenn eine Dysrhythmie und/oder Winging auftritt (Guerrero-Henriquez et al. 2022, Møller et al. 2018, Rossi et al. 2017).

Tab. 9.123 Reliabilität des Scapular Dyskinesis Test

Studie	Studienpopulation	RoB	Intertester
Übereinstimmende Beurteilung von zwei Testern, dichotome Interpretation			
Guerrero-Henriquez et al. 2022	n = 49 (19 w), Alter (ø): 20,81; Sportler mit repetitiven Überkopfbewegungen	▪	κ = 0,53–0,78
Møller et al. 2018	n = 162 (82 w), Alter 14–18 Jahre; Handballspieler ohne Schulterschmerzen	▪	*Kappa-Koeffizient:* Flexion: 0,62–0,77 Abduktion: 0,47–0,64 Gesamt: 0,70–0,90
Rossi et al. 2017	n = 75 (30 w); Sportler mit und ohne Schulterschmerzen	▪	*Kappa-Koeffizient:* Ruhestellung: 0,91 Flexion: 0,89 Abduktion: 0,81
Übereinstimmende Beurteilung von zwei Testern, Interpretation nach Schweregrad nach McClure et al. (2009)			
Christiansen et al. 2017	n = 27 (18 w), Alter (ø): 48,1; subakromiales Impingement-Syndrom	▪	κ = 0,59
Guerrero-Henriquez et al. 2022	n = 49 (19 w), Alter (ø): 20,81; Sportler mit repetitiven Überkopf-Bewegungen	▪	κ = 0,29–0,62
McClure et al. 2009	n = 142 (31 w); Sportler mit repetitiven Überkopfbewegungen	▪	κ = 0,54–0,57
Møller et al. 2018	n = 162 (82 w), Alter 14–18 Jahre; Handballspieler ohne Schulterschmerzen	▪	κ = 0,67–0,84
Rossi et al. 2017	n = 75 (30 w); Sportler mit und ohne Schulterschmerzen	▪	*Kappa-Koeffizient:* Ruhestellung: 0,85 Flexion: 0,86 Abduktion: 0,74
Übereinstimmende Beurteilung von zwei Testern, Interpretation nach 4-Type Classification			
Guerrero-Henriquez et al. 2022	n = 49 (19 w), Alter (ø): 20,81; Sportler mit repetitiven Überkopfbewegungen	▪	κ = 0,37–0,50
Rossi et al. 2017	n = 75 (30 w), Sportler mit und ohne Schulterschmerzen	▪	*Kappa-Koeffizient:* Ruhestellung: 0,85 Flexion: 0,81 Abduktion: 0,71
Übereinstimmende Beurteilung zwischen zwei Messzeitpunkten			
Christiansen et al. 2017	n = 27 (18 w), Alter (ø): 48,1; subakromiales Impingement-Syndrom	▪	κ = 0,64–0,86
Rossi et al. 2017	n = 75 (30 w); Sportler mit und ohne Schulterschmerzen	▪	*Kappa-Koeffizient:* Ruhestellung: 0,69–0,79 Flexion: 074–0,81 Abduktion: 0,66–0,76

Alter (ø): mittleres Alter in Jahren, κ: Kappa-Koeffizient, n: Anzahl der untersuchten Personen, w: weiblich
▪ : hohes Risiko/klinisch nicht relevant, ▪ : geringes Risiko/klinisch relevant, ▪ : unklares Risiko/moderat klinisch relevant

Zusammenfassung der Evidenz

➢ Tab. 9.123

Empfehlungen

➢ Tab. 9.124

Tab. 9.124 Empfehlungen zum Scapular Dyskinesis Test

Reliabilität	Intratester	Intertester
Übereinstimmende Beurteilung des SDT	++	++
→ Yes/No: dichotome Ergebnisinterpretation	k.A.	++
→ Ergebnisinterpretation nach Schweregrad	k.A.	+
→ Ergebnisinterpretation nach 4-Type Classification	k.A.	+

–: keine, +: geringe, ++: moderate, +++: starke Empfehlung, k.A.: keine Angabe

Tab. 9.125 Validität des Scapular Retraction Test

Studie	Studienpopulation	Referenz	RoB	Maßzahl	
Kriteriumsvalidität					
Identifikation einer Läsion der Rotatorenmanschette					
Khazzam et al. 2018	n = 331 (100 w), Alter (ø): 54,4; Schulterschmerzen	MRT	▪	LR^+ = 4,30 LR^- = 0,23	
Identifikation einer Läsion des M. supraspinatus					
Sgroi et al. 2018	n = 91 (4 6w), Alter (ø): 57,3; Schulterschmerzen präoperativ	Arthroskopie	▪	*Schmerz* LR^+ = 0,90 LR^- = 1,20	*Schwäche* LR^+ = 0,69 LR^- = 1,50
				Schmerz + Schwäche LR^+ = 0,63 LR^- = 1,17	
				Teilruptur LR^+ = 0,62 LR^- = 1,61	*Ruptur* LR^+ = 0,74 LR^- = 1,42

Alter (ø): mittleres Alter in Jahren, LR^+: positive Likelihood-Ratio, LR^-: negative Likelihood-Ratio, MRT: Magnetresonanztomografie, n: Anzahl der untersuchten Personen, w: weiblich

9.3.7 Scapular Retraction Test

Der Scapular Retraction Test (SRT) basiert auf dem Empty Can Test (➤ Kap. 9.1.6). Kibler et al. (2006) entwickelten den Test, da die Stellung der Skapula einen Einfluss auf die Kraftentwicklung des M. supraspinatus haben kann.

Durchführung

Im aufrechten Sitz oder Stand führt der Patient den zu testenden Arm aktiv in 90° Flexion in der Skapulaebene sowie in maximale Innenrotation im Schultergelenk, mit extendiertem und proniertem Ellenbogengelenk (Daumen nach unten) (Jobe und Moynes 1982). Der Therapeut befindet sich auf der betroffenen Seite des aufrecht sitzenden oder stehenden Patienten und richtet sich zum betroffenen Arm aus. Die proximale Hand des Untersuchers fixiert das Schultergelenk von kranial, um Ausweichbewegungen wahrzunehmen und zu verhindern (Johansson und Ivarson, 2009).

Zuerst wird der Empty Can Test durchgeführt. Der Patient wird aufgefordert, gegen den Widerstand des Untersuchers den Arm aktiv zu abduzieren bzw. dem Druck standzuhalten. Tritt dabei ein Schmerz in der anterolateralen Schulter oder ein Kraftdefizit im Seitenvergleich auf, ist der Empty Can Test positiv und es wird ein SRT angeschlossen. Der SRT wird wie der Empty Can Test durchgeführt, aber zusätzlich stabilisiert der Therapeut die Schulter in Retraktion, indem er die mediale Kante der Skapula mit seinem Unterarm und die Klavikula mit Finger von anterior umgreift (Kibler et al. 2006).

Der Test wird als positiv gewertet, wenn sich das Kraftdefizit im Vergleich zum Empty Can Test verbessert. Als negativer SRT gilt eine anhaltende Schwäche oder das Fallenlassen des Arms (Khazzam et al. 2018). In der Studie von Sgroi und Kollegen wird der Test als positiv gewertet, wenn eine Kraftdifferenz im Vergleich zum Empty Can Test festgestellt wird (Sgroi et al. 2018).

Zusammenfassung der Evidenz

➤ Tab. 9.125

Empfehlungen

➤ Tab. 9.126

9.3.8 Shoulder Flexion Test

Tegern et al. (2018) beurteilen die Bewegungskontrolle der Schulter und die Bewegung der Skapula anhand des Shoulder Flexion Test, Shoulder Extension Test (➤ Kap. 9.3.9) und Shoulder Lateral Rotation Test (➤ Kap. 9.3.10).

Tab. 9.126 Empfehlungen zum Scapular Retraction Test

Kriteriumsvalidität	Bestätigung	Ausschluss
Identifikation einer Läsion des Rotatorenmanschette	+	+
Identifikation einer Läsion des M. supraspinatus		
→ mit dem Testergebnis „Schmerz"	–	–
→ mit dem Testergebnis „Schwäche"	–	–
→ mit dem Testergebnis „Schmerz und Schwäche"	–	–
Identifikation einer Teilruptur des M. supraspinatus	–	–
Identifikation einer Ruptur des M. supraspinatus	–	–

–: keine, +: geringe, ++: moderate, +++: starke Empfehlung, k.A.: keine Angabe

9

Tab. 9.127 Reliabilität des Shoulder Flexion Test

Studie	Studienpopulation	RoB	Reliabilität
Übereinstimmende Beurteilung zwischen zwei Testern			
Tegern et al. 2018	n = 37 (14 w), Alter (ø): 35,8; militärische Streitkräfte	•	κ = 0,78–0,95
Übereinstimmende Beurteilung zwischen zwei Messzeitpunkten			
Tegern et al. 2018	n = 45 (13 w), Alter (ø): 35,0; militärische Streitkräfte	•	κ = 0,34–0,55

Alter (ø): mittleres Alter in Jahren, κ: Kappa-Koeffizient, n: Anzahl der untersuchten Personen, w: weiblich
■: hohes Risiko/klinisch nicht relevant, ■: geringes Risiko/klinisch relevant, ■: unklares Risiko/moderat klinisch relevant

Tab. 9.128 Empfehlungen zum Shoulder Flexion Test

Reliabilität	Intratester	Intertester
Übereinstimmende Beurteilung des Tests	–	+

–: keine, +: geringe, ++: moderate, +++: starke Empfehlung, k.A.: keine Angabe

Durchführung

Der Patient steht aufrecht und lässt die Arme entspannt neben dem Körper hängen. Der Therapeut steht hinter dem Patienten. Der Patient hebt den zu testenden Arm in der Sagittalebene in die maximale Schulterflexion und bewegt den Arm anschließend wieder in die Neutral-Null-Position. Der Therapeut beobachtet das Bewegungsausmaß und die Bewegung der Skapula. Der Test wird als positiv bewertet, wenn das Bewegungsausmaß der Flexion < 180° beträgt und/oder die Skapula < 60° nach außen rotiert. Der Test wird ebenfalls als positiv bewertet, wenn Winging oder eine übermäßige Elevation und/oder Abduktion der Skapula auftritt (Tegern et al. 2018).

Zusammenfassung der Evidenz

➤ Tab. 9.127

Empfehlungen

➤ Tab. 9.128

9.3.9 Shoulder Extension Test

Tegern et al. (2018) beurteilen die Bewegungskontrolle der Schulter und die Bewegung der Skapula anhand des Shoulder Flexion Test (➤ Kap. 9.3.7), Shoulder Extension Test und Shoulder Lateral Rotation Test (➤ Kap. 9.3.8).

Tab. 9.129 Reliabilität des Shoulder Extension Test

Studie	Studienpopulation	RoB	Reliabilität
Übereinstimmende Beurteilung zwischen zwei Testern			
Tegern et al. 2018	n = 37 (14 w), Alter (ø): 35,8; militärische Streitkräfte	•	κ = 0,40–0,44
Übereinstimmende Beurteilung zwischen zwei Messzeitpunkten			
Tegern et al. 2018	n = 45 (13 w), Alter (ø): 35,0; militärische Streitkräfte	•	κ = 0,26–0,51

Alter (ø): mittleres Alter in Jahren, κ: Kappa-Koeffizient, n: Anzahl der untersuchten Personen, w: weiblich
■: hohes Risiko/klinisch nicht relevant, ■: geringes Risiko/klinisch relevant, ■: unklares Risiko/moderat klinisch relevant

Tab. 9.130 Empfehlungen zum Shoulder Extension Test

Reliabilität	Intratester	Intertester
Übereinstimmende Beurteilung des Tests	–	+

–: keine, +: geringe, ++: moderate, +++: starke Empfehlung, k.A.: keine Angabe

Durchführung

Der Patient steht aufrecht, die Arme befinden sich in Neutral-Null-Position. Der Therapeut steht hinter dem Patienten. Der Patient streckt den zu testenden Arm in der Sagittalebene um 15° nach hinten und kehrt anschließend in die Ausgangsposition zurück. Der Test wird als positiv bewertet, wenn Winging, Elevation und/oder eine Rotation der Skapula zu erkennen sind (Tegern et al. 2018).

Zusammenfassung der Evidenz

➤ Tab. 9.129

Empfehlungen

➤ Tab. 9.130

9.3.10 Shoulder Lateral Rotation Test

Tegern et al. (2018) beurteilen die Bewegungskontrolle der Schulter und die Bewegung der Skapula anhand des Shoulder Flexion Test (➤ Kap. 9.3.7), Shoulder Extension Test (➤ Kap. 9.3.8) und Shoulder Lateral Rotation Test.

Durchführung

Der Patient steht aufrecht, die Arme liegen am Körper an, die Ellenbogen sind um 90° gebeugt. Das Schulterblatt befindet sich in einer neutralen Position und die Handflächen zeigen nach innen. Der

Tab. 9.131 Reliabilität des Shoulder Lateral Rotation Test

Studie	Studienpopulation	RoB	Reliabilität
Übereinstimmende Beurteilung zwischen zwei Testern			
Tegern et al. 2018	n = 37 (14 w), Alter (ø): 35,8; militärische Streitkräfte	●	κ = 0,47–0,68
Übereinstimmende Beurteilung zwischen zwei Messzeitpunkten			
Tegern et al. 2018	n = 45 (13 w), Alter (ø): 35,0; militärische Streitkräfte	●	κ = 0,54–0,58

Alter (ø): mittleres Alter in Jahren, κ: Kappa-Koeffizient, n: Anzahl der untersuchten Personen, w: weiblich
■: hohes Risiko/klinisch nicht relevant, ■: geringes Risiko/klinisch relevant, ■: unklares Risiko/moderat klinisch relevant

Tab. 9.132 Empfehlungen zum Shoulder Lateral Rotation Test

Reliabilität	Intratester	Intertester
Übereinstimmende Beurteilung des Tests	+	+

–: keine, +: geringe, ++: moderate, +++: starke Empfehlung, k.A.: keine Angabe

Therapeut steht hinter dem Patienten. Der Patient rotiert den zu testenden Arm um 45° nach außen, dabei bleiben die Oberarme und Ellenbogengelenke eng am Körper. Der Therapeut beobachtet das Bewegungsausmaß und die Bewegung der Skapula. Der Test wird als positiv bewertet, wenn sich das Schulterblatt während der Außenrotation bewegt. Dabei können z. B. eine Rotation oder Adduktion des Schulterblatts sichtbar werden (Tegern et al. 2018).

Zusammenfassung der Evidenz

➤ Tab. 9.131

Empfehlungen

➤ Tab. 9.132

9.3.11 Wall Push-up Test

Madsen et al. (2011) verwenden den Wall Push-up Test zur Beurteilung einer Skapuladyskinesie und beobachten dabei den Einfluss von muskulärer Ermüdung auf den skapulohumeralen Rhythmus.

Durchführung

Der Patient steht vor einer Wand, eine Armlänge von der Wand entfernt. Die Handflächen werden, etwa auf Brusthöhe, etwas breiter als schulterbreit an der Wand platziert. Der Therapeut steht hinter dem Patienten. Der Patient führt drei Wiederholungen eines Wandliegestütz durch: der gesamte Körper wird durch das Beugen der Ellenbogen zur Wand geneigt und durch das Strecken der Ellenbogengelenke wieder in die Ausgangsposition gedrückt.

Der Test wird als positiv bewertet, wenn eine Dysrhythmie und/oder Winging zu erkennen sind (Madsen et al. 2011).

Tab. 9.133 Reliabilität des Wall Push-up Test

Studie	Studienpopulation	RoB	Reliabilität
Übereinstimmende Beurteilung zwischen zwei Messzeitpunkten			
Madsen et al. 2011	n = 14 (7 w), Alter (ø): 17; Leistungsschwimmer ohne Schulterschmerzen	●	κ = 0,69

Alter (ø): mittleres Alter in Jahren, κ: Kappa-Koeffizient, n: Anzahl der untersuchten Personen, w: weiblich
■: hohes Risiko/klinisch nicht relevant, ■: geringes Risiko/klinisch relevant, ■: unklares Risiko/moderat klinisch relevant

Tab. 9.134 Empfehlungen zum Wall Push-up Test

Reliabilität	Intratester	Intertester
Übereinstimmende Beurteilung des Tests	k.A.	+

–: keine, +: geringe, ++: moderate, +++: starke Empfehlung, k.A.: keine Angabe

Zusammenfassung der Evidenz

➤ Tab. 9.133

Empfehlungen

➤ Tab. 9.134

9.4 Zusammenfassung

➤ Tab. 9.135 gibt eine Übersicht zu den evidenzbasierten Empfehlungen für den Einsatz der inkludierten Assessments für die einzelnen Pathologien der Schulterregion.

Für den Großteil der Assessments der Schulterregion ist keine struktur- oder pathologiespezifische Empfehlung auszusprechen. Im Vordergrund stehen hierbei die geringe Anzahl der Studien sowie das überwiegend hohe oder unklare Verzerrungsrisiko der Studien. Außerdem besteht die Problematik, dass die diagnostische Genauigkeit der Tests nicht allein bezüglich derjenigen Pathologie untersucht wird, für die diese Tests ursprünglich entwickelt wurden, sondern auch für das Erkennen weiterer Pathologien. So wurde zum Beispiel untersucht, inwiefern der Belly Press Test (➤ Kap. 9.1.3) Subscapularis-Verletzungen sowie Biceps-Verletzungen identifiziert. Aus der moderaten Empfehlung ergibt sich, dass der Test das Potenzial hat, die genannten Pathologien zu identifizieren, nicht aber, zwischen ihnen zu differenzieren.

Tab. 9.135 Pathologien mit Empfehlungen zu den inkludierten Assessments

Allgemeine Veränderungen der Rotatorenmanschette

- *Rent Test bei V. a. Läsion der Rotatorenmanschette*
  Bestätigung: +
  Ausschluss: +
  Verlaufskontrolle (Intratester-Reliabilität): k.A.
  Übereinstimmung zwischen Untersuchern: k.A.

Veränderungen des M. subscapularis

- *Bear Hug Test bei V. a. Schädigung der oberen Subscapularissehne*
  Bestätigung: ++
  Ausschluss: +
  Verlaufskontrolle (Intratester-Reliabilität): k.A.
  Übereinstimmung zwischen Untersuchern: k.A.
- *Belly-off Sign bei V. a. Schädigung der Subscapularis-Muskel-Sehnen-Einheit*
  Bestätigung: ++
  Ausschluss: +
  Verlaufskontrolle (Intratester-Reliabilität): k.A.
  Übereinstimmung zwischen Untersuchern: k.A.
- *Belly Press Test bei V. a. Läsion des M. subscapularis*
  Bestätigung: +
  Ausschluss: +
  Verlaufskontrolle (Intratester-Reliabilität): k.A.
  Übereinstimmung zwischen Untersuchern: –
- *Internal Rotation Lag Sign bei V. a. Läsion des M. subscapularis*
  Bestätigung: +
  Ausschluss: +
  Verlaufskontrolle (Intratester-Reliabilität): k.A.
  Übereinstimmung zwischen Untersuchern: k.A.
- *Internal Rotation Resistance Test (IRRT0° u. IRRTM) bei V. a. Läsion des M. subscapularis*
  Bestätigung: +
  Ausschluss: +
  Verlaufskontrolle (Intratester-Reliabilität): k.A.
  Übereinstimmung zwischen Untersuchern: k.A.
- *Lift-off Test bei V. a. Verletzung des M. subscapularis*
  Bestätigung: ++
  Ausschluss: +
  Verlaufskontrolle (Intratester-Reliabilität): k.A.
  Übereinstimmung zwischen Untersuchern: +
- *Napoleon Sign bei V. a. Verletzung des M. subscapularis*
  Bestätigung: ++
  Ausschluss: +
  Verlaufskontrolle (Intratester-Reliabilität): k.A.
  Übereinstimmung zwischen Untersuchern: k.A.
  - *Variante: Supine Napoleon Sign*
    Bestätigung: +
    Ausschluss: +
    Verlaufskontrolle (Intratester-Reliabilität): k.A.
    Übereinstimmung zwischen Untersuchern: k.A.

Veränderungen des M. supraspinatus

- *Drop Arm Test bei V. a. Ruptur des M. supraspinatus*
  Bestätigung: +
  Ausschluss: –
  Verlaufskontrolle (Intratester-Reliabilität): +
  Übereinstimmung zwischen Untersuchern: k.A.
  - *Variante Sgroi 2018*
    Bestätigung: –
    Ausschluss: –
    Verlaufskontrolle (Intratester-Reliabilität): k.A.
    Übereinstimmung zwischen Untersuchern: k.A.
- *Empty Can Test bei V. a. Pathologie des M. supraspinatus*
  Bestätigung: ++ (Teilruptur), + (Tendinitis), – (Läsion, Ruptur)
  Ausschluss: + (Läsion mit Outcome Schwäche ± Schmerz, Ruptur, Teilruptur), – (Läsion mit Outcome Schmerz, Tendinitis)
  Verlaufskontrolle (Intratester-Reliabilität): +
  Übereinstimmung zwischen Untersuchern: ++
  - *Variante: Scapular Retraction Test*
    Bestätigung Läsion: –
    Ausschluss Läsion: –
    Verlaufskontrolle (Intratester-Reliabilität): k.A.
    Übereinstimmung zwischen Untersuchern: k.A.
- *External Rotation Lag Sign bei V. a. Läsion des M. supraspinatus*
  Bestätigung Ruptur: +
  Ausschluss Ruptur: +
  Bestätigung Teilruptur: +
  Ausschluss Teilruptur: –
  Verlaufskontrolle (Intratester-Reliabilität): k.A.
  Übereinstimmung zwischen Untersuchern: k.A.
- *Full Can Test bei V. a. Läsion des M. supraspinatus*
  Bestätigung (Ruptur/Teilruptur): + (mit Outcome Schwäche), – (mit Outcome Schmerz ± Schwäche)
  Ausschluss (Ruptur/Teilruptur): + (mit Outcome Schwäche ± Schmerz), – (mit Outcome Schmerz)
  Verlaufskontrolle (Intratester-Reliabilität): k.A.
  Übereinstimmung zwischen Untersuchern: k.A.
- *Hawkins Test bei V. a. Läsion des M. supraspinatus*
  Bestätigung: ++
  Ausschluss: ++
  Verlaufskontrolle (Intratester-Reliabilität): +
  Übereinstimmung zwischen Untersuchern: ++
- *Internal Rotation Lag Sign bei V. a. Läsion des M. supraspinatus*
  Bestätigung: +
  Ausschluss: +
  Verlaufskontrolle (Intratester-Reliabilität): k.A.
  Übereinstimmung zwischen Untersuchern: k.A.
- *Neer Impingement Test bei V. a. Ruptur des M. supraspinatus*
  Bestätigung: – (Ruptur), ++ (Teilruptur)
  Ausschluss: + (Ruptur), – (Teilruptur)
  Verlaufskontrolle (Intratester-Reliabilität): + (Variante Johansson u. Ivarson)
  Übereinstimmung zwischen Untersuchern: +
- *Patte Test bei V. a. Läsion des M. supraspinatus*
  Bestätigung: ++
  Ausschluss: –
  Verlaufskontrolle (Intratester-Reliabilität): k.A.
  Übereinstimmung zwischen Untersuchern: k.A.
- *Whipple Test bei V. a. Läsion des M. supraspinatus*
  Bestätigung: + (mit Outcome Schmerz), – (mit Outcome Schwäche ± Schmerz)
  Ausschluss: –
  Verlaufskontrolle (Intratester-Reliabilität): k.A.
  Übereinstimmung zwischen Untersuchern: k.A.
- *Yocum Test bei V. a. Läsion des M. supraspinatus*
  Bestätigung: ++
  Ausschluss: +
  Verlaufskontrolle (Intratester-Reliabilität): k.A.
  Übereinstimmung zwischen Untersuchern: k.A.
- *Testcluster: Full Can Test, Jobe Test, Zero-Degree Abduction Test, Whipple Test, Scapular Retraction Test, Drop Arm Test bei V. a. Läsion des M. supraspinatus*
  Bestätigung: –
  Ausschluss: –
  Verlaufskontrolle (Intratester-Reliabilität): k.A.
  Übereinstimmung zwischen Untersuchern: k.A.

Tab. 9.135 Pathologien mit Empfehlungen zu den inkludierten Assessments *(Forts.)*

Veränderungen des M. infraspinatus

- *Drop Sign bei V.a. Läsion des M. infraspinatus*
  Bestätigung: ++ (Läsion, Ruptur), – (Teilruptur)
  Ausschluss: + (Läsion), – (Ruptur, Teilruptur)
- *External Rotation Lag Sign bei V.a. Läsion des M. infraspinatus*
  Bestätigung: + (Ruptur), – (Teilruptur)
  Ausschluss: –
  Verlaufskontrolle (Intratester-Reliabilität): k.A.
  Übereinstimmung zwischen Untersuchern: k.A.
- *Infraspinatus Strength Test bei V.a. Läsion des M. infraspinatus*
  Bestätigung: – (Läsion, Ruptur)
  Ausschluss Läsion: + (Läsion mit Outcome Schwäche ± Schmerz, Ruptur), – (Läsion mit Outcome Schmerz)
  Verlaufskontrolle (Intratester-Reliabilität): k.A.
  Übereinstimmung zwischen Untersuchern: +
- *Patte Test bei V.a. Läsion des M. infraspinatus*
  Bestätigung: +
  Ausschluss: +
  Verlaufskontrolle (Intratester-Reliabilität): k.A.
  Übereinstimmung zwischen Untersuchern: k.A.
- *Testcluster: Hornblower's Sign, Drop Sign, Patte Test, External Rotation Lag Sign, Infraspinatus Strength Test, Infraspinatus scapular retraction test bei V.a. Läsion des M. infraspinatus*
  Bestätigung: –
  Ausschluss: –
  Verlaufskontrolle (Intratester-Reliabilität): k.A.
  Übereinstimmung zwischen Untersuchern: k.A.

Veränderungen des M. teres minor

- *External Rotation Lag Sign bei V.a. Läsion des M. teres minor*
  Bestätigung: +
  Ausschluss: +
  Verlaufskontrolle (Intratester-Reliabilität): k.A.
  Übereinstimmung zwischen Untersuchern: k.A.

Subakromiales Impingement-Syndrom

- *Empty Can Test bei V.a. subakromiales Impingement*
  Bestätigung: –
  Ausschluss: –
  Verlaufskontrolle (Intratester-Reliabilität): +
  Übereinstimmung zwischen Untersuchern: ++
- *Hawkins Test bei V.a. subakromiales Impingement*
  Bestätigung: +
  Ausschluss: –
  Verlaufskontrolle (Intratester-Reliabilität): +
  Übereinstimmung zwischen Untersuchern: ++
- *Lift-off Test bei V.a. subakromiales Impingement*
  Bestätigung: –
  Ausschluss: –
  Verlaufskontrolle (Intratester-Reliabilität): k.A.
  Übereinstimmung zwischen Untersuchern: +
- *Painful Arc Test bei V.a. subakromiales Impingement*
  Bestätigung: –
  Ausschluss: –
  Verlaufskontrolle (Intratester-Reliabilität): k.A.
  Übereinstimmung zwischen Untersuchern: + (Painful Arc, Variante passiver Painful Arc)
- *Speed's Test bei V.a. subakromiales Impingement*
  Bestätigung: –
  Ausschluss: –
  Verlaufskontrolle (Intratester-Reliabilität): k.A.
  Übereinstimmung zwischen Untersuchern: +
- *Yergason's Test bei V.a. subakromiales Impingement*
  Bestätigung: +
  Ausschluss: –
  Verlaufskontrolle (Intratester-Reliabilität): k.A.
  Übereinstimmung zwischen Untersuchern: –
- *Testcluster: Neer Impingement Test, Hawkins Test, Horizontal Adduction Test, Painful Arc, Drop Arm Test, Yergason's Test, Speed's Test bei V.a. subakromiales Impingement*
  Bestätigung: –
  Ausschluss: –
  Verlaufskontrolle (Intratester-Reliabilität): k.A.
  Übereinstimmung zwischen Untersuchern: k.A.

Internes Impingement

- *Internal Rotation Resistance Strength Test bei V.a. internes Impingement*
  Bestätigung: +
  Ausschluss: +
  Verlaufskontrolle (Intratester-Reliabilität): k.A.
  Übereinstimmung zwischen Untersuchern: k.A.

Veränderungen des M. biceps brachii

- *Active Compression Test (Variante nach Kibler 2009) bei V.a. Läsion des M. biceps brachii*
  Bestätigung: –
  Ausschluss: –
  Verlaufskontrolle (Intratester-Reliabilität): k.A.
  Übereinstimmung zwischen Untersuchern: –
- *Anterior Slide Test bei V.a. Läsion des M. biceps brachii*
  Bestätigung: –
  Ausschluss: –
  Verlaufskontrolle (Intratester-Reliabilität): –
  Übereinstimmung zwischen Untersuchern: –
- *Bear Hug Test bei V.a. Läsion des M. biceps brachii*
  Bestätigung: –
  Ausschluss: +
  Verlaufskontrolle (Intratester-Reliabilität): k.A.
  Übereinstimmung zwischen Untersuchern: k.A.
- *Belly Press Test bei V.a. Läsion des M. biceps brachii*
  Bestätigung: +
  Ausschluss: –
  Verlaufskontrolle (Intratester-Reliabilität): k.A.
  Übereinstimmung zwischen Untersuchern: –
- *Modified Dynamic Labral Shear Test bei V.a. Läsion des M. biceps brachii*
  Bestätigung: –
  Ausschluss: –
  Verlaufskontrolle (Intratester-Reliabilität): –
  Übereinstimmung zwischen Untersuchern: –
- *Speed's Test bei V.a. Läsion des M. biceps brachii*
  Bestätigung: –
  Ausschluss: +
  Verlaufskontrolle (Intratester-Reliabilität): k.A.
  Übereinstimmung zwischen Untersuchern: +

(Forts.)

Tab. 9.135 Pathologien mit Empfehlungen zu den inkludierten Assessments *(Forts.)*

Veränderungen des M. biceps brachii

- *Upper Cut Test bei V. a. Läsion des M. biceps brachii*
  Bestätigung: +
  Ausschluss: +
  Verlaufskontrolle (Intratester-Reliabilität): k.A.
  Übereinstimmung zwischen Untersuchern: k.A.
- *Yergason's Test bei V. a. Läsion des M. biceps brachii*
  Bestätigung: –
  Ausschluss: –
  Verlaufskontrolle (Intratester-Reliabilität): k.A.
  Übereinstimmung zwischen Untersuchern: –

Veränderungen der langen Bicepssehne

- *Modified Biceps Resisted Flexion Test bei V. a. Läsion der langen Bicepssehne*
  Bestätigung: –
  Ausschluss: –
  Verlaufskontrolle (Intratester-Reliabilität): k.A.
  Übereinstimmung zwischen Untersuchern: k.A.
- *Speed's Test bei V. a. Läsion der langen Bicepssehne*
  Bestätigung: +
  Ausschluss: –
  Verlaufskontrolle (Intratester-Reliabilität): k.A.
  Übereinstimmung zwischen Untersuchern: +
- *Upper Cut Test bei V. a. Läsion der langen Bicepssehne*
  Bestätigung: –
  Ausschluss: –
  Verlaufskontrolle (Intratester-Reliabilität): k.A.
  Übereinstimmung zwischen Untersuchern: k.A.
- *Yergason's Test bei V. a. Läsion der langen Bicepssehne*
  Bestätigung: +
  Ausschluss: +
  Verlaufskontrolle (Intratester-Reliabilität): k.A.
  Übereinstimmung zwischen Untersuchern: –

SLAP-Läsion

- *Active Compression Test bei V. a. SLAP-Läsion*
  Bestätigung: –
  Ausschluss: +
  Verlaufskontrolle (Intratester-Reliabilität): k.A.
  Übereinstimmung zwischen Untersuchern: –
  - *Variante Kibler 2009*
    Bestätigung: +
  Ausschluss: +
  Verlaufskontrolle (Intratester-Reliabilität): k.A.
  Übereinstimmung zwischen Untersuchern: k.A.
- *Anterior Slide Test bei V. a. SLAP-Läsion*
  Bestätigung: +
  Ausschluss: –
  Verlaufskontrolle (Intratester-Reliabilität): k.A.
  Übereinstimmung zwischen Untersuchern: k.A.
- *Apprehension Test bei V. a. SLAP-Läsion*
  Bestätigung: –
  Ausschluss: –
  Verlaufskontrolle (Intratester-Reliabilität): k.A.
  Übereinstimmung zwischen Untersuchern: + (mit Outcome Apprehension und/oder Schmerz), – (mit Outcome Schmerz)
- *Bear Hug Test bei V. a. SLAP-Läsion*
  Bestätigung: –
  Ausschluss: –
  Verlaufskontrolle (Intratester-Reliabilität): k.A.
  Übereinstimmung zwischen Untersuchern: k.A.
- *Belly Press Test bei V. a. SLAP-Läsion*
  Bestätigung: –
  Ausschluss: –
  Verlaufskontrolle (Intratester-Reliabilität): k.A.
  Übereinstimmung zwischen Untersuchern: –
- *Biceps Load Test bei V. a. SLAP-Läsion*
  Bestätigung: +
  Ausschluss: +
  Verlaufskontrolle (Intratester-Reliabilität): +
  Übereinstimmung zwischen Untersuchern: +
- *Biceps Load Test II bei V. a. SLAP-Läsion*
  Bestätigung: +
  Ausschluss: +
  Verlaufskontrolle (Intratester-Reliabilität): k.A.
  Übereinstimmung zwischen Untersuchern: +
- *Crank Test bei V. a. SLAP-Läsion*
  Bestätigung: –
  Ausschluss: –
  Verlaufskontrolle (Intratester-Reliabilität): k.A.
  Übereinstimmung zwischen Untersuchern: –
- *Empty Can Test bei V. a. SLAP-Läsion*
  Bestätigung: –
  Ausschluss: –
  Verlaufskontrolle (Intratester-Reliabilität): +
  Übereinstimmung zwischen Untersuchern: ++
- *Hawkins Test bei V. a. SLAP-Läsion*
  Bestätigung: –
  Ausschluss: –
  Verlaufskontrolle (Intratester-Reliabilität): +
  Übereinstimmung zwischen Untersuchern: ++
- *Lift-off Test bei V. a. SLAP-Läsion*
  Bestätigung: –
  Ausschluss: –
  Verlaufskontrolle (Intratester-Reliabilität): k.A.
  Übereinstimmung zwischen Untersuchern: +
- *Modified Dynamic Labral Shear Test bei V. a. SLAP-Läsion*
  Bestätigung: +
  Ausschluss: +
  Verlaufskontrolle (Intratester-Reliabilität): k.A.
  Übereinstimmung zwischen Untersuchern: k.A.
- *Neer Impingement Test bei V. a. SLAP-Läsion*
  Bestätigung: –
  Ausschluss: –
  Verlaufskontrolle (Intratester-Reliabilität): + (Variante Johansson u. Ivarson)
  Übereinstimmung zwischen Untersuchern: +
- *Passive Compression Test bei V. a. SLAP-Läsion*
  Bestätigung: ++
  Ausschluss: +
  Verlaufskontrolle (Intratester-Reliabilität): k.A.
  Übereinstimmung zwischen Untersuchern: ++
- *Pain Provocation Test bei V. a. SLAP-Läsion*
  Bestätigung: –
  Ausschluss: –
  Verlaufskontrolle (Intratester-Reliabilität): k.A.
  Übereinstimmung zwischen Untersuchern: k.A.
- *Relocation Test bei V. a. SLAP-Läsion*
  Bestätigung: –
  Ausschluss: –
  Verlaufskontrolle (Intratester-Reliabilität): k.A.
  Übereinstimmung zwischen Untersuchern: + (mit Outcome Apprehension ± Schmerz), – (mit Outcome Schmerz)

Tab. 9.135 Pathologien mit Empfehlungen zu den inkludierten Assessments *(Forts.)*

- *Speed's Test bei V.a. SLAP-Läsion*
  Bestätigung: –
  Ausschluss: –
  Verlaufskontrolle (Intratester-Reliabilität): k.A.
  Übereinstimmung zwischen Untersuchern: +
- *Yergason's Test bei V.a. SLAP-Läsion*
  Bestätigung: +
  Ausschluss: –
  Verlaufskontrolle (Intratester-Reliabilität): k.A.
  Übereinstimmung zwischen Untersuchern: –
- *Testcluster: Apprehension Test, Jobe Test, O'Brien Test bei V.a. SLAP-Läsion*
  Bestätigung: +
  Ausschluss: –
  Verlaufskontrolle (Intratester-Reliabilität): k.A.
  Übereinstimmung zwischen Untersuchern: k.A.
- *Testcluster: Active Compression Test, Dynamic Labral Shear Test, Relocation test, Resisted Lift-off Test bei V.a. SLAP-Läsion*
  Bestätigung: –
  Ausschluss: –
  Verlaufskontrolle (Intratester-Reliabilität): k.A.
  Übereinstimmung zwischen Untersuchern: k.A.

Labrumläsionen

- *Active Compression Test bei V.a. Labrumläsion*
  Bestätigung: –
  Ausschluss: –
  Verlaufskontrolle (Intratester-Reliabilität): k.A.
  Übereinstimmung zwischen Untersuchern: –
- *Apprehension Test bei V.a. Labrumläsion*
  Bestätigung: +
  Ausschluss: –
  Verlaufskontrolle (Intratester-Reliabilität): k.A.
  Übereinstimmung zwischen Untersuchern: + (mit Outcome Apprehension und/oder Schmerz), – (mit Outcome Schmerz)
- *Crank Test bei V.a. Labrumläsion*
  Bestätigung: -
  Ausschluss: –
  Verlaufskontrolle (Intratester-Reliabilität): k.A.
  Übereinstimmung zwischen Untersuchern: –
- *Relocation Test bei V.a. Labrumläsion*
  Bestätigung: +
  Ausschluss: –
  Verlaufskontrolle (Intratester-Reliabilität): k.A.
  Übereinstimmung zwischen Untersuchern: + (mit Outcome Apprehension ± Schmerz), – (mit Outcome Schmerz)
- *Speed's Test bei V.a. Labrumläsion*
  Bestätigung: -
  Ausschluss: –
  Verlaufskontrolle (Intratester-Reliabilität): k.A.
  Übereinstimmung zwischen Untersuchern: +
- *Upper Cut Test bei V.a. Labrumläsion*
  Bestätigung: +
  Ausschluss: –
  Verlaufskontrolle (Intratester-Reliabilität): k.A.
  Übereinstimmung zwischen Untersuchern: k.A.
- *Yergason's Test bei V.a. Labrumläsion*
  Bestätigung: –
  Ausschluss: –
  Verlaufskontrolle (Intratester-Reliabilität): k.A.
  Übereinstimmung zwischen Untersuchern: –
- *Testcluster: Jobe Test, Palm Up Test, Active Compression Test bei V.a. Labrumläsion*
  Verlaufskontrolle (Intratester-Reliabilität): k.A.
  Übereinstimmung zwischen Untersuchern: k.A.

Superiore Labrumläsion

- *Active Compression Test bei V.a. superiore Labrumläsion*
  Bestätigung: –
  Ausschluss: –
  Verlaufskontrolle (Intratester-Reliabilität): k.A.
  Übereinstimmung zwischen Untersuchern: –
- *Crank Test bei V.a. superiore Labrumläsion*
  Bestätigung: +
  Ausschluss: –
  Verlaufskontrolle (Intratester-Reliabilität): k.A.
  Übereinstimmung zwischen Untersuchern: –
- *Forced Abduction Test bei V.a. superiore Labrumläsion*
  Bestätigung: +
  Ausschluss: +
  Verlaufskontrolle (Intratester-Reliabilität): k.A.
  Übereinstimmung zwischen Untersuchern: k.A.
- *Hawkins Test bei V.a. superiore Labrumläsion*
  Bestätigung: –
  Ausschluss: –
  Verlaufskontrolle (Intratester-Reliabilität): +
  Übereinstimmung zwischen Untersuchern: ++
- *Neer Impingement Test bei V.a. superiore Labrumläsion*
  Bestätigung: –
  Ausschluss: –
  Verlaufskontrolle (Intratester-Reliabilität): + (Variante Johansson u. Ivarson)
  Übereinstimmung zwischen Untersuchern: +
- *Painful Arc Test bei V.a. superiore Labrumläsion*
  Bestätigung: –
  Ausschluss: –
  Verlaufskontrolle (Intratester-Reliabilität): k.A.
  Übereinstimmung zwischen Untersuchern: +
- *Relocation Test bei V.a. superiore Labrumläsion*
  Bestätigung: –
  Ausschluss: –
  Verlaufskontrolle (Intratester-Reliabilität): k.A.
  Übereinstimmung zwischen Untersuchern: + (mit Outcome Apprehension ± Schmerz), – (mit Outcome Schmerz)
- *Speed's Test bei V.a. superiore Labrumläsion*
  Bestätigung: +
  Ausschluss: –
  Verlaufskontrolle (Intratester-Reliabilität): k.A.
  Übereinstimmung zwischen Untersuchern: +
- *Sulcus Sign bei V.a. superiore Labrumläsion*
  Bestätigung: +
  Ausschluss: –
  Verlaufskontrolle (Intratester-Reliabilität): k.A.
  Übereinstimmung zwischen Untersuchern: +
- *Yergason's Test bei V.a. superiore Labrumläsion*
  Bestätigung: –
  Ausschluss: –
  Verlaufskontrolle (Intratester-Reliabilität): k.A.
  Übereinstimmung zwischen Untersuchern: –

(Forts.)

Tab. 9.135 Pathologien mit Empfehlungen zu den inkludierten Assessments *(Forts.)*

Labrumläsionen
Posteriore Labrumläsion • *Active Compression Test bei V. a. posteriore Labrumläsion* Bestätigung: ++ Ausschluss: + Verlaufskontrolle (Intratester-Reliabilität): k.A. Übereinstimmung zwischen Untersuchern: – • *Jerk Test bei V. a. posteriore Labrumläsion* Bestätigung: ++ Ausschluss: + Verlaufskontrolle (Intratester-Reliabilität): k.A. Übereinstimmung zwischen Untersuchern: k.A. • *Kim Test bei V. a. posteriore Labrumläsion* Bestätigung: ++ Ausschluss: + Verlaufskontrolle (Intratester-Reliabilität): k.A. Übereinstimmung zwischen Untersuchern: – • *Load-and-Shift Test bei V. a. posteriore Labrumläsion* Bestätigung: + Ausschluss: – Verlaufskontrolle (Intratester-Reliabilität): k.A. Übereinstimmung zwischen Untersuchern: + (anterior 0°, 20°, 90°; posterior 0°, 20°, 90°; inferior 0°, 20°, 90°) • *Porcellini Test bei V. a. posteriore Labrumläsion* Bestätigung: ++ Ausschluss: ++ Verlaufskontrolle (Intratester-Reliabilität): k.A. Übereinstimmung zwischen Untersuchern: k.A. *Posterior-inferiore Labrumläsion* • *Jerk Test bei V. a. posterior-inferiore Labrumläsion* Bestätigung: ++ Ausschluss: + Verlaufskontrolle (Intratester-Reliabilität): k.A. Übereinstimmung zwischen Untersuchern: k.A. • *Kim Test bei V. a. posterior-inferiore Labrumläsion* Bestätigung: ++ Ausschluss: + Verlaufskontrolle (Intratester-Reliabilität): k.A. Übereinstimmung zwischen Untersuchern: –
Bankart Läsion, Hill-Sachs-Läsion
• *Apprehension Test bei V. a. Bankart-Läsion/Hill-Sachs-Läsion* Bestätigung: ++ Ausschluss: + Verlaufskontrolle (Intratester-Reliabilität): k.A. Übereinstimmung zwischen Untersuchern: + (mit Outcome Apprehension und/oder Schmerz), – (mit Outcome Schmerz)
–: keine, +: geringe, ++: moderate, +++: starke Empfehlung, k.A.: keine Angabe, V. a.: Verdacht auf

Eine Vielzahl von Assessments für die Schulterregion wurden aus verschiedenen Gründen nicht in das Kapitel aufgenommen. Ausgeschlossen wurden Assessments, deren Durchführung im klinischen Alltag nicht für jeden Therapeuten praktikabel sind, da zur Durchführung spezielle Geräte oder Programme (z. B. ein Dynamometer oder bildgebende Verfahren) benötigt werden. Außerdem wurden Studien ausgeschlossen, wenn kein geeigneter Referenztest verwendet wurde, um die Zielindikation des Assessments zu bestätigen. Des Weiteren wurden Assessments, welche alle Inklusionskriterien erfüllen, nicht in das Kapitel aufgenommen, wenn die Qualität der Studien so unzureichend war, dass sie ausgeschlossen werden mussten. Die Ausschlusskriterien für Studien waren vielfältig. Bei einigen Studien wurde beispielsweise kein geeignetes Studiendesign gewählt, was zu einem hohen Verzerrungsrisiko führt. So gab es Studien mit einem retrospektiven Design oder Fall-Kontroll-Studien. Außerdem wurde in manchen Studien kein geeigneter Referenztest gewählt oder nicht alle Probanden erhielten die gleiche Referenztestung. Weitere methodische Mängel waren eine fehlende Verblindung, fehlende Testbeschreibungen, zu ungenaue Beschreibung der Studienpopulation oder fehlende Angaben zu den statistischen Parametern.

Ausgeschlossene Assessments

- 0°-Abduction Test (Starter Test)
- Abduction-External Rotation Test
- Acromioclavicular Resisted Extension Test
- Anterior Drawer Test
- Bell-Riet Test
- Biceps Resisted-Flexion Test (BRF)
- Bony Apprehension Test
- Countertest with Elevation and Lateral Rotation (CELR)
- Coracoid Pain Test
- Cross-Body Adduction Test/Cross Chest Adduction
- Dynamic Labral Shear Test (O'Driscoll's Test)/O'Driscoll Dynamic Labral Shear Test
- Functional Shoulder Elevation Test (FSET)
- Horizontal Adduction Test
- Hornblower Sign (Hornblower's Sign, Hornblower-Zeichen)
- Hug-up Test
- Impingement Release Test
- Infraspinatus Scapular Retraction Test
- Kibler Test
- Labral Tension Test
- Lateral Jobe Test
- Manual Anterior Humeral Head Translation Test
- Modified Neer Test (MNT)
- Paxinos Test/Paxinos Sign
- Passive Distraction Test
- Passive Lift-off Test
- Posterior Drawer Tests
- Resisted Supination External Rotation Test
- Shrug Sign
- SLAPprehension Test
- Supine Flexion Resistance Test
- Surprise Tests

Auf Basis der aktuellen wissenschaftlichen Evidenz lassen sich keine eindeutig starken Empfehlungen für Assessments zur Diagnostik einer Pathologie der Schulterregion aussprechen. Die Kombination von mehreren Tests in Form von Clustern kann die diagnostische Genauigkeit potenziell verbessern, jedoch kann aufgrund der aktuellen Studienlage kein Cluster für die physiotherapeutische Praxis empfohlen werden (Park et al. 2005, Silva et al. 2008).

Die wissenschaftliche Evidenz zu den physiotherapeutischen Assessments der Rotatorenmanschette und des subakromialen Nebengelenks ist sowohl quantitativ als auch qualitativ unzureichend für eine umfassende Empfehlungsbildung für die physiotherapeutische Praxis. Es gibt im Rahmen der diagnostischen Genauigkeit von Schulterassessments einen großen Bedarf an umfangreichen, prospektiven und gut konzipierten Studien. Diese Studien sollten neben der Validität, Reliabilität und Responsivität einzelner Tests auch Kombinationen von Tests untersuchen, um eine umfassende Empfehlung für den klinischen Alltag zu ermöglichen.

An dieser Stelle sei auf PROMs verwiesen (Shoulder Pain and Disability Index, ➤ Kap. 18.3.2; Western Ontario Shoulder Instability Index, ➤ Kap. 18.3.3; Oxford Shoulder Score, ➤ Kap. 18.3.6; Western-Ontario-Rotator-Cuff-Index, ➤ Kap. 18.3.6), mithilfe derer funktionelle Einschränkungen und Pathologien der Rotatorenmanschette wie z. B. Instabilitäten, degenerative oder inflammatorische Beschwerden mit teils hohem Empfehlungsgrad erfasst werden können.

LITERATUR

Arrigoni P, et al. Improving the accuracy of the preoperative diagnosis of long head of the biceps pathology: the biceps resisted flexion test. Joints 2014; 2(2): 54–58. https://doi.org/10.11138/jts/2014.2.2.054.

Barth JRH, Burkhart SS, De Beer JF. The bear-hug test: a new and sensitive test for diagnosing a subscapularis tear. Arthroscopy 2006; 22: 1076–1084. https://doi.org/10.1016/j.arthro.2006.05.005.

Bartsch M, et al. Diagnostic values of clinical tests for subscapularis lesions. Knee Surg Sports Traumatol Arthrosc 2010; 18: 1712–1717. https://doi.org/10.1007/s00167-010-1109-1.

Bennett WF. Specificity of the Speed's test: arthroscopic technique for evaluating the biceps tendon at the level of the bicipital groove. Arthroscopy 1998; 14(8): 789–796.

Burkhart SS, Tehrany AM. Arthroscopic subscapularis tendon repair: Technique and preliminary results. Arthroscopy 2002; 18(5): 454–463. https://doi.org/10.1053/jars.2002.30648.

Cadogan A, et al. Interexaminer reliability of orthopaedic special tests used in the assessment of shoulder pain. Man Ther 2011; 16: 131–135. https://doi.org/10.1016/j.math.2010.07.009.

Caliş M, et al. Diagnostic values of clinical diagnostic tests in subacromial impingement syndrome. Ann Rheum Dis 2000; 59(1): 44–47. https://doi.org/10.1136/ard.59.1.44.

Cardoso A, et al. Diagnostic accuracy of clinical tests directed to the long head of biceps tendon in a surgical population: a combination of old and new tests. J Shoulder Elbow Surg 2019; 28(12): 2272–2278. https://doi.org/10.1016/j.jse.2019.07.007.

Castoldi F, Blonna D, Hertel R. External rotation lag sign revisited: Accuracy for diagnosis of full thickness supraspinatus tear. J Shoulder Elbow Surg 2009; 18: 529–534. https://doi.org/10.1016/j.jse.2008.11.007.

Chen HS, et al. A comparison of physical examinations with musculoskeletal ultrasound in the diagnosis of biceps long head tendinitis. Ultrasound Med Biol 2011; 37(9): 1392–1398. https://doi.org/10.1016/j.ultrasmedbio.2011.05.842.

Christiansen DH, et al. The scapular dyskinesis test: Reliability, agreement, and predictive value in patients with subacromial impingement syndrome. J Hand Ther 2017; 30(2): 208–213. https://doi.org/10.1016/j.jht.2017.04.002.

Cook C, Hegedus E. Diagnostic utility of clinical tests for spinal dysfunction. Man Ther 2011; 16(1): 21–25. https://doi.org/10.1016/j.math.2010.07.004.

Ebinger N, et al. A new SLAP test: the supine flexion resistance test. Arthroscopy 2008; 24(5): 500–505. https://doi.org/10.1016/j.arthro.2007.11.017.

Ellenbecker TS, Kibler WB, Bailie DS, Caplinger R, Davies GJ, Riemann BL. Reliability of scapular classification in examination of professional baseball players. Clin Orthop Relat Res. 2012 Jun;470(6):1540-4. https://doi.org/10.1007/s11999-011-2216-0.

Eshoj H, et al. Intertester reliability of clinical shoulder instability and laxity tests in subjects with and without self-reported shoulder problems. BMJ Open 2018; 8(3): e018472. https://doi.org/10.1136/bmjopen-2017-018472.

Fodor D, et al. Shoulder impingement syndrome: correlations between clinical tests and ultrasonographic findings. Ortop Traumatol Rehabil 2009; 11(2): 120–126. PMID: 19502669.

Fowler EM, Horsley IG, Rolf CG. Clinical and arthroscopic findings in recreationally active patients. BMC Sports Sci Med Rehabil 2010; 2: 2. https://doi.org/10.1186/1758-2555-2-2.

Gagey OJ, Gagey N. The hyperabduction test. J Bone Joint Surg 2001; 83(1): 69–74. https://doi.org/10.1302/0301-620X.83B1.10628.

Gerber C, Ganz R. Clinical assessment of instability of the shoulder. With special reference to anterior and posterior drawer tests. J Bone Joint Surg Br. 1984; 66(4): 551–556. https://doi.org/10.1302/0301-620X.66B4.6746691.

Gerber C, Krushell R. Isolated rupture of the tendon of the subscapularis muscle. Clinical features in 16 cases. J Bone Joint Surg [Br] 1991; 73-B: 389–394. https://doi.org/10.1302/0301-620X.73B3.1670434.

Garving C, et al. Impingementsyndrom der Schulter. Dtsch Arztebl 2017; 114(45): 765–775. https://doi.org/10.3238/arztebl.2017.0765.

Grobe T, Bessel S. Gesundheitsreport 2022 – Arbeitsunfähigkeiten. Techniker Krankenkasse, 2022. https://www.tk.de/resource/blob/2125010/da11bb-b6e19aa012fde9723c8008e394/gesundheitsreport-au-2022-data.pdf.

Grobe T, Braun A. BARMER Gesundheitsreport 2022. Schriftenreihe zur Gesundheitsanalyse – Band 34. BARMER, Berlin, 2022. ISBN: 978-3-946199-73-1.

Gross ML, Distefano MC. Anterior release test. A new test for occult shoulder instability. Clin Orthop Relat Res 1997; 339: 105–108.

Guanche CA, Jones DC. Clinical testing for tears of the glenoid labrum. Arthroscopy 2003; 19(5): 517–523. https://doi.org/10.1053/jars.2003.50104.

Guerrero-Henriquez J, et al. Inter-rater reliability of scapular dyskinesis classification in overhead athletes by entry-level physical therapy students. J Man Manip Ther 2022; 30(1): 56–60. https://doi.org/10.1080/10669817.2021.1972653.

Hegedus EJ, et al. Which physical examination tests provide clinicians with the most value when examining the shoulder? Update of a systematic review with meta-analysis of individual tests. Br J Sports Med. 2012; 46(14): 964–978. https://doi.org/10.1136/bjsports-2012-091066.

Hertel R, et al. Lag signs in the diagnosis of rotator cuff rupture. J Shoulder Elbow Surg 1996; 5(4): 307–313. https://doi.org/10.1016/s1058-2746(96)80058-9.

Holtby R, Razmjou H. Validity of the supraspinatus test as a single clinical test in diagnosing patients with rotator cuff pathology. J Orthop Sports Phys Ther 2004; 34(4): 194–200. https://doi.org/10.2519/jospt.2004.34.4.194.

Itoi E, et al. Which is more useful, the "Full can test" or the "Empty can test," in detecting the torn supraspinatus tendon? Am J Sports Med 1999; 27(1): 65–68. https://doi.org/10.1177/03635465990270011901.

Jobe FW, Moynes DR. Delineation of diagnostic criteria and a rehabilitation program for rotator cuff injuries. Am J Sports Med 1982; 10(6): 336–339. https://doi.org/10.1177/036354658201000602.

Jobe FW, Kvitne RS, Giangarra CE. Shoulder pain in the overhand or throwing athlete: The relationship of anterior instability and rotator cuff impingement. Orthop Rev 1989; 18: 963–975.

Johansson K, Ivarson S. Intra- and interexaminer reliability of four manual shoulder maneuvers used to identify subacromial pain. Man Ther 2009; 14: 231–239. https://doi.org/10.1016/j.math.2008.03.003.

Kappe T, et al. Diagnostic performance of clinical tests for subscapularis tendon tears. Knee Surg Sports Traumatol Arthrosc 2018; 26(1): 176–181. https://doi.org/10.1007/s00167-017-4617-4.

Kelly BT, Kadrmas WR, Speer KP. The manual muscle examination for rotator cuff strength. An electromyographic investigation. Am J Sports Med 1996; 24(5): 581–518. https://doi.org/10.1177/036354659602400504.

Kelly SM, Brittle N, Allen GM. The value of physical tests for subacromial impingement syndrome: a study of diagnostic accuracy. Clin Rehabil 2010; 24: 149–158. https://doi.org/10.1177/0269215509346103.

Kessel L, Watson M. The painful arc syndrome. Clinical classification as a guide to management. J Bone Joint Surg Br 1997; 59(2): 166–172.
Khazzam M, et al. Diagnostic accuracy of the scapular retraction test in assessing the status of the rotator cuff. Orthop J Sports Med 2018; 6(10): 1–4. https://doi.org/10.1177/2325967118799308.
Kibler WB. Specificity and sensitivity of the anterior slide test in throwing athletes with superior glenoid labral tears. Arthroscopy 1995; 11(3): 296–300. https://doi.org/10.1016/0749-8063(95)90006-3.
Kibler WB. The role of the scapula in athletic shoulder function. Am J Sports Med 1998; 26(2): 325–37. https://doi.org/10.1177/036354659602400504.
Kibler WB, et al. Qualitative clinical evaluation of scapular dysfunction: a reliability study. J Shoulder Elbow Surg 2002; 11(6): 550–556. https://doi.org/10.1067/mse.2002.126766.
Kibler WB, Sciascia A, Dome D. Evaluation of apparent and absolute supraspinatus strength in patients with shoulder injury using the scapular retraction test. Am J Sports Med 2006; 34(10): 1643–1647. https://doi.org/10.1177/0363546506288728.
Kibler WB, et al. Clinical utility of traditional and new tests in the diagnosis of biceps tendon injuries and superior labrum anterior and posterior lesions in the shoulder. Am J Sports Med 2009; 37(9): 1840–1847. https://doi.org/10.1177/0363546509332505.
Kim HA, Kim SH, Young-Il S. Ultrasonographic findings of painful shoulders and correlation between physical examination and ultrasonographic rotator cuff tear. Mod Rheumatol 2007a; 17(3): 213–221. https://doi.org/10.3109/s10165-007-0577-8
Kim MD, Ha KI, Han. Biceps load test: a clinical test for superior labrum anterior and posterior lesions in shoulders with recurrent anterior dislocations. Am J Sports Med 1999; 27(3): 300–303. https://doi.org/10.1177/03635465990270030501.
Kim SH, et al. Biceps load test II: A clinical test for SLAP lesions of the shoulder. Arthroscopy 2001; 17(2): 160–164. https://doi.org/10.1053/jars.2001.20665.
Kim SH, et al. Painful jerk test: a predictor of success in nonoperative treatment of posteroinferior instability of the shoulder. Am J Sports Med 2004; 32(8): 1849–1855. https://doi.org/10.1177/0363546504265263.
Kim SH, et al. The Kim test: a novel test for posteroinferior labral lesion of the shoulder – a comparison to the jerk test. Am J Sports Med 2005; 33(8): 1188–1192 https://doi.org/10.1177/0363546504272687.
Kim YS, et al. The passive compression test: a new clinical test for superior labral tears of the shoulder. Am J Sports Med 2007b; 35(9): 1489–1494. https://doi.org/10.1177/0363546507301884.
Kopkow C, et al. Interrater reliability oft he modified scapular assistance test with and without handheld weights. Man Ther 2015; 20(6): 868–874. https://doi.org/10.1016/j.math.2015.04.012.
Larsen CM, et al. Clinical assessment methods for scapular position and function. An inter-rater reliability study. Physiother Theory Pract 2020; 36(12): 1399–1420. https://doi.org/10.1080/09593985.2019.1579284.
Lin L, et al. Internal rotation resistance test at abduction and external rotation: a new clinical test for diagnosing subscapularis lesions. Knee Surg Sports Traumatol Arthrosc 2015; 23(4): 1247–1252. https://doi.org/10.1007/s00167-013-2808-1.
Liu SH, Henry MH, Nuccion SL. A prospective evaluation of a new physical examination in predicting glenoid labral tears. Am J Sports Med 1996; 24(6): 721–725. https://doi.org/10.1177/036354659602400604.
McFarland EG, Kim TK. Examination of the shoulder. The complete guide. New York: Thieme, 2006.
McClure P, et al. A clinical method for identifying scapular dyskinesis, part 1: reliability. J Athl Train 2009; 44(2): 160–164. https://doi.org/10.4085/1062-6050-44.2.160.
McQuade KJ, Dawson J, Smidt GL. Scapulothoracic muscle fatigue associated with alterations in scapulohumeral rhythm kinematics during maximum resistive shoulder elevation. J Orthop Sports Phys Ther 1998; 28(2): 74–80. https://doi.org/10.2519/jospt.1998.28.2.74.
Merolla G, et al. Infraspinatus scapular retraction test: a reliable and practical method to assess infraspinatus strength in overhead athletes with scapular dyskinesis. J Orthop Traumatol 2010; 11(2): 105–110. https://doi.org/10.1007/s10195-010-0095-x.
Michener LA, et al. Diagnostic accuracy of history and physical examination of superior labrum anterior- posterior lesions. J Athl Train 2011; 46(4): 343–348. https://doi.org/10.4085/1062-6050-46.4.343.
Miller CA, Forrester GA, Lewis JS. The validity of the lag signs in diagnosing full-thickness tears of the rotator cuff: a preliminary investigation. Arch Phys Med Rehabil 2008; 89: 1162–1168. https://doi.org/10.1016/j.apmr.2007.10.046.
Møller M, et al. The inter- and intrarater reliability and agreement for field-based assessment of scapular control, shoulder range of motion, and shoulder isometric strength in elite adolescent athletes. Phys Ther Sport 2018; 32: 212–220. https://doi.org/10.1016/j.ptsp.2018.04.005.
Morey VM, et al. The Porcellini test: a novel test for accurate diagnosis of posterior labral tears of the shoulder: comparative analysis with the established tests. Musculoskelet Surg 2016; 100(3): 199–205. doi: https://doi.org/10.1007/s12306-016-0422-3.
Nakagawa S, et al. Forced shoulder abduction and elbow flexion test: a new simple clinical test to detect superior labral injury in the throwing shoulder. Arthroscopy 2005; 21(11): 1290–1295. doi: https://doi.org/10.1016/j.arthro.2005.08.025.
Nanda R, Gupta S, Kanapathipillai P. An assessment of the inter examiner reliability of clinical tests for subacromial impingement and rotator cuff integrity. Eur J Orthop Surg Traumatol 2008; 18: 495–500. https://doi.org/10.1007/s00590-008-0341-6.
Neer CS. Anterior acromioplasty for the chronic impingement syndrome in the shoulder. J Bone Joint Surgy 1972; 54(1): 41–50.
Neer CS. Impingement lesions. Clin Orthop Relat Res 1983; 173: 70–77.
Nijs J, et al. Scapular positioning in patients with shoulder pain: a study examining the reliability and clinical importance of 3 clinical tests. Arch Phys Med Rehabil 2005; 86: 1349–1355. https://doi.org/10.1016/j.apmr.2005.03.021.
Nomden JG, et al. Interobserver reliability of physical examination of shoulder girdle. Man Ther 2009; 14(2): 152–159. https://doi.org/10.1016/j.math.2008.01.005.
O'Brien SJ, et al. The active compression test: a new and effective test for diagnosing labral tears and acromioclavicular joint abnormality. Am J Sports Med 1998; 26(5): 610–613. https://doi.org/10.1177/03635465980260050201.
Odom CJ, et al. Measurement of scapular asymmetry and assessment of shoulder dysfunction using the lateral scapular slide test: a reliability and validity study. Phys Ther 2001 Feb; 81(2): 799–809. https://doi.org/10.1093/ptj/81.2.799.
Oh JH, et al. The evaluation of various physical examinations for the diagnosis of type II superior labrum anterior and posterior lesion. Am J Sports Med 2008; 36(2): 353–359. https://doi.org/10.1177/0363546507308363.
Park HB, et al. Diagnostic accuracy of clinical tests for the different degrees of subacromial impingement syndrome. J Bone Joint Surg Am 2005; 87(7): 1446–1455. https://doi.org/10.2106/JBJS.D.02335.
Parentis MA, et al. An evaluation of the provocative tests for superior labral anterior posterior lesions. Am J Sports Med 2006; 34(2): 265–268. https://doi.org/10.1177/0363546505279911.
Rabin A, et al. The intertester reliability of the scapular assistance test. J Orthop Sports Phys Ther 2006; 36(9): 653–660. https://www.jospt.org/doi/10.2519/jospt.2006.2234.
Razmjou H, et al. Cross-sectional and longitudinal construct validity of two rotator cuff disease-specific outcome measures. BMC Musculoskelet Disord 2006; 7: 26. https://doi.org/10.1186/1471-2474-7-26.
Razmjou H, et al. Accuracy of infraspinatus isometric testing in predicting tear size and tendon reparability: comparison with imaging and arthroscopy. J Shoulder Elbow Surg 2017; 26(8): 1390–1398. https://doi.org/10.1016/j.jse.2017.04.017.
Rosas S, et al. A practical, evidence-based, comprehensive (PEC) physical examination for diagnosing pathology of the long head of the biceps. J Shoulder Elbow Surg 2017; 26(8): 1484–1492. https://doi.org/10.1016/j.jse.2017.03.002.

Rossi DM, et al. Intrarater and interrater reliability of three classifications for scapular dyskinesis in athletes. PLoS One 2017; 12(7): e0181518. https://doi.org/10.1371/journal.pone.0181518.

Salaffi F, et al. Clinical value of single versus composite provocative clinical tests in the assessment of painful shoulder. J Clin Rheumatol 2010; 16(3): 105–108. https://doi.org/10.1097/RHU.0b013e3181cf8392.

Savoie FH 3rd, Field LD, Atchinson S. Anterior superior instability with rotator cuff tearing: SLAC lesion. Orthop Clin North Am 2001; 32(3): 457–461, ix. https://doi.org/10.1016/s0030-5898(05)70214-5.

Scheibel M, et al. The belly-off sign: a new clinical diagnostic sign for subscapularis lesions. Arthroscopy 2005; 21(10): 1229–1235. https://doi.org/10.1016/j.arthro.2005.06.021.

Schwegler J, Lucius R. Der Mensch – Anatomie und Physiologie. 6. Aufl. Stuttgart: Georg Thieme Verlag, 2015.

Sebastian D, Chovvath R, Malladi R. The scapula backward tipping test: an inter-rater reliability study. J Bodyw Mov Ther 2017; 21(1): 69–73. https://doi.org/10.1016/j.jbmt.2016.05.003.

Sgroi M, et al. Diagnostic value of clinical tests for supraspinatus tendon tears. Arthroscopy 2018; 34(8): 2326–2333. https://doi.org/10.1016/j.arthro.2018.03.030.

Sgroi M, et al. Diagnostic value of clinical tests for infraspinatus tendon tears. Arthroscopy 2019; 35(5): 1339–1347. https://doi.org/10.1016/j.arthro.2018.12.003.

Shadmehr A, et al. The reliability measurements of lateral scapular slide test at three different degrees of shoulder joint abduction. Br J Sports Med 2010; 44: 289–293. https://doi.org/10.1136/bjsm.2008.050872.

Shadmehr A, Azarsa MH, Jalaie S. Inter- and intrarater reliability of modified lateral scapular slide test in healthy athletic men. Biomed Res Int 2014; 2014: 384149. https://doi.org/10.1155/2014/384149.

Shadmehr A, et al. Reliability, agreement, and diagnostic accuracy of the modified lateral scapular slide test. Man Ther 2016; 24: 18–24. https://doi.org/10.1016/j.math.2016.04.004.

Silva L, et al. Accuracy of physical examination in subacromial impingement syndrome. Rheumatology (Oxford) 2008; 47(5): 679–683. https://doi.org/10.1093/rheumatology/ken101.

Snyder SJ, et al. SLAP lesions of the shoulder. Arthroscopy. 1990; 6(4): 274–9. https://doi.org/10.1016/0749-8063(90)90056-J.

Sodha S, et al. Clinical assessment of the dynamic labral shear test for superior labrum anterior and posterior lesions. Am J Sports Med 2017; 45(4): 775–781. https://doi.org/10.1177/0363546517690349.

Struyf F, et al. Clinical assessment of scapular positioning in musicians: an intertester reliability study. J Athl Train 2009; 44(5): 519–526. https://doi.org/10.4085/1062-6050-44.5.519.

Takeda Y, et al. Diagnostic value of the supine napoleon test for subscapularis tendon lesions. Arthroscopy 2016; 32(12): 2459–2465. https://doi.org/10.1016/j.arthro.2016.04.034.

Tegern M, et al. Inter-rater and test-retest reliability of movement control tests for the neck, shoulder, thoracic, lumbar, and hip regions in military personnel. PLoS One 2018; 13(9): e0204552. https://doi.org/10.1371/journal.pone.0204552.

Tzannes A, et al. An assessment of the interexaminer reliability of tests for shoulder instability. J Shoulder Elbow Surg 2004; 13(1): 18–23. https://doi.org/10.1016/j.jse.2003.09.002.

Uhl TL, et al. Evaluation of clinical assessment methods for scapular dyskinesis. Arthroscopy 2009; 25(11): 1240–1248. https://doi.org/10.1016/j.arthro.2009.06.007.

Villafañe JH, et al. The diagnostic accuracy of five tests for diagnosing partial-thickness tears of the supraspinatus tendon: A cohort study. J Hand Ther 2015; 28(3): 247–251. https://doi.org/10.1016/j.jht.2015.01.011.

Vind M, et al. Inter-examiner reproducibility of clinical tests and criteria used to identify subacromial impingement syndrome. BMJ Open 2011; 1(1): e000042. https://doi.org/10.1136/bmjopen-2010-000042.

Waltersbacher A. Heilmittelbericht 2021/2022. Ergotherapie, Sprachtherapie, Physiotherapie, Podologie. Berlin, Wissenschaftliches Institut der AOK, 2022. https://www.wido.de/fileadmin/Dateien/Dokumente/Publikationen_Produkte/Buchreihen/Heilmittelbericht/wido_hei_heilmittelbericht_2021_2022_final.pdf.

Wolf EM, Agrawal V. Transdeltoid palpation (the rent test) in the diagnosis of rotator cuff tears. J Shoulder Elbow Surg 2001; 10(5): 470–473. https://doi.org/10.1067/mse.2001.117126.

Wülker N, et al. Taschenlehrbuch Orthopädie und Unfallchirurgie. 3. Aufl. Stuttgart: Georg Thieme Verlag, 2015.

Zaslav KR. Internal rotation resistance strength test: a new diagnostic test to differentiate intra-articular pathology from outlet (Neer) impingement syndrome in the shoulder. J Shoulder Elbow Surg 2001; 10(1): 23–27. https://doi.org/10.1067/mse.2001.111960.

9

KAPITEL

10 Ellenbogen

Alessandro Waitzhofer, Linus Paelke und Hannah Sophie Yelin

Verletzungen des Unterarms, des Handgelenks und der Hand stellen eine große Herausforderung für die Aktivitäten des täglichen Lebens dar und gehen mit Einschränkungen, verminderter Produktivität und psychischen Problemen einher (Putter et al. 2012).

Dysfunktionen am Ellenbogen können verschiedene Ursachen haben. Die häufigste Erkrankung in diesem Bereich ist die Epikondylalgie (oder Epikondylopathie) des lateralen Ellenbogens (Tennisellenbogen). Diagnostizierte Ellenbogenbeschwerden sind mit einer jährlichen Inzidenz von 1 bis 3 pro 1.000 Personen in der Gesamtbevölkerung im Vergleich zu Beschwerden anderer Gelenkregionen eher selten. Dabei ist der Unterschied zwischen Männern und Frauen statistisch nicht signifikant und die höchste Inzidenz findet sich in der Altersspanne zwischen 40 und 49 Jahren (Bot et al. 2005). Insgesamt ist auch die Häufigkeit von Dysfunktionen des Ellenbogens, welche zu einer Arbeitsunfähigkeit führen, eher gering. So werden in den Gesundheitsreports der Krankenkassen kaum Ellenbogen-assoziierte Diagnosegruppen angeführt.

Zu unterscheiden sind Einschränkungen, die durch ein Trauma entstehen, von denen, die keinen unmittelbaren Auslöser haben. Daher ist, ergänzend zum spezifischen Test, die Vorgeschichte der Patientinnen und Patienten wichtig. Zu beachten ist außerdem, dass Beschwerden des Ellenbogens auch durch strukturelle Ursachen in einer anderen Körperregion ausgelöst werden können, weshalb differenzialdiagnostisch auch angrenzende Regionen untersucht werden sollten.

Kapitelübersicht

Dimensionen Die Testungen sind in diesem Kapitel den übergeordneten Bereichen *Ligamentäre Instabilitäten* (➤ Kap. 10.1) *Ruptur der distalen Bicepssehne* (➤ Kap. 10.2), *Epikondylalgie* (➤ Kap. 10.3) *Gelenkverletzungen* (➤ Kap. 10.4) *Impingement-Syndrom* (➤ Kap. 10.5) und *Nervale Kompressionssyndrome* (➤ Kap. 10.6) zugeordnet. Am Ende dieser Teilabschnitte finden Sie jeweils eine tabellarische Übersicht der Empfehlungen aller zugehörigen Assessments, am Ende des Kapitels eine Zusammenfassung aller beschriebenen sowie der von der Analyse ausgeschlossenen Assessments (➤ Kap. 10.7).

Evidenzlage Zu vielen Krankheitsbildern ist die Studiendichte gering. Tests zur Identifikation einer Ellenbogenfraktur oder eines Kubitaltunnelsyndroms sind zum aktuellen Zeitpunkt in Bezug auf die Validität am besten untersucht. Zum Teil ist die Testgenauigkeit von der Testdauer abhängig. Dies ist beispielsweise bei der Identifikation von Nervenkompressionsproblematiken der Fall. Reliabilitätsstudien sind, mit Ausnahme für das Biceps-Crease-Intervall, keine vorhanden. Einige Studien mussten aufgrund des hohen Verzerrungsrisikos ausgeschlossen werden und sind im Anschluss des jeweiligen Unterkapitels entsprechend aufgelistet.

Empfehlungen Die Empfehlungen für den Einsatz der klinischen Tests in der therapeutischen Praxis variieren überwiegend zwischen gering und moderat. Grund hierfür sind häufig die geringe Studiendichte, das moderate Verzerrungsrisiko der Studien, aber auch die festgestellte diagnostische Genauigkeit der Tests. Bei Tests zur Identifikation eines Kubitaltunnelsyndroms scheint die Testdauer entscheidend für die Zuverlässigkeit des Testergebnisses zu sein. Mit Ausnahme des Biceps-Crease-Intervalls kann für die Tests aufgrund fehlender Studien weder für die Verlaufsdokumentation noch für die Diagnosestellung durch zwei unterschiedliche Therapeuten eine Empfehlung für den Einsatz in der therapeutischen Praxis ausgesprochen werden.

Besonderheiten Die Assessments für den Ellenbogen sind in der Regel pathologiespezifisch (vgl. Kriteriumsvalidität). Das schließt allerdings nicht aus, dass Beschwerdebilder im Bereich des Ellenbogens auch multifaktoriell sein können. Dies sollte bei Untersuchungen des Ellenbogens im Clinical Reasoning Prozess berücksichtigt werden.

Praktikabilität Die Durchführung aller hier vorgestellten Tests ist mit einem geringen Zeit- und Kostenaufwand verbunden.

➤ Tab. 10.1 zeigt eine Übersicht der Erkrankungen und der dazu untersuchten Assessments. Am Ende der einzelnen Abschnitte ist jeweils eine zusammenfassende Übersicht der Empfehlungen zu allen zugehörigen Assessments zu finden.

Tab. 10.1 Pathologien mit inkludierten Assessments

Instabilitäten
• Moving Valgus Stress Test (➤ Kap. 10.1.1) • Valgusstresstest (➤ Kap. 10.1.2)
Distale Bicepssehnenruptur
• Biceps-Crease-Intervall (➤ Kap. 10.2.1) • Bicepsaponeurose-Beugetest (➤ Kap. 10.2.2)
Epikondylitis/Epikondylalgie
• Mill's Test (➤ Kap. 10.3.1)
Gelenkverletzungen
• Extensionstest (➤ Kap. 10.4.1) • Flexionstest (➤ Kap. 10.4.2) • Supinationstest (➤ Kap. 10.4.3) • Pronationstest (➤ Kap. 10.4.4) • Knochendruckpunkte (➤ Kap. 10.4.5)
Impingement-Syndrom
• Posterolateral Radiocapitellar Plica Test (➤ Kap. 10.5.1)
Nervale Kompressionssyndrome
• Flexionskompressionstest (➤ Kap. 10.6.1) • Schulterinnenrotationstest (➤ Kap. 10.6.2) • Schulterinnenrotations-Ellenbogenflexionstest (SIREFT) (➤ Kap. 10.6.3) • Scratch Collapse Test (➤ Kap. 10.6.4) • Tinel Test des Ellenbogens (➤ Kap. 10.6.5)

10.1 Ligamentäre Instabilitäten

Im Bereich des Ellenbogens werden die ligamentären Instabilitäten in drei Kategorien unterteilt: die **Valgus-Instabilität, die posterolaterale Rotationsinstabilität (PLRI)** und die **Varus-posteromediale-Rotationsinstabilität.** Ursächlich für die Entwicklung einer Instabilität ist meist ein Trauma, bei dem ein zentraler Stabilisator verletzt wurde, jedoch können sich Instabilitäten auch durch repetitive endgradige Bewegungen entwickeln, wie sie beispielsweise in Sportarten wie Baseball vorkommen. Als typische Symptome gelten Schon- und Vermeidungsverhalten (*engl.:* apprehension), persistierende Schmerzen sowie mechanische Beschwerden während der Bewegung (Karbach und Elfar 2017).

Im Folgenden sind Provokationstests aufgelistet, die in ausreichend aussagekräftigen Studien überprüft wurden. Diese Tests sollten bei Verdacht einer möglichen Instabilität zu Beginn der Therapie durchgeführt werden, um gegebenenfalls eine geeignete Therapiemaßnahme durchführen beziehungsweise eine weitere Abklärung empfehlen zu können.

10.1.1 Moving Valgus Stress Test

Der Moving Valgus Stress Test zählt zu den Schmerzprovokationstests und beurteilt die Integrität des Lig. collaterale mediale. Beschrieben und auf seine Verlässlichkeit überprüft wurde der Test erstmals 2005 von O'Driscoll und Kollegen (O'Driscoll et al. 2005). Neben traumatischen Ursachen können Verletzungen des Lig. collaterale mediale durch bestimmte repetitive Bewegungen, wie sie beispielsweise bei Überkopfsportarten wie Baseball, Volleyball und Wasserball durchgeführt werden, begünstigt werden (Hariri und Safran 2010).

Patienten in Wurfsportarten können ihren Schmerz meist im Bereich zwischen der Late Cocking Phase und der Acceleration Phase provozieren. Neben dem Schmerz besteht die Möglichkeit, dass die Athleten eine Abnahme der Wurfgeschwindigkeit und der Zielgenauigkeit beklagen (Hariri und Safran 2010).

Durchführung

Der Patient steht aufrecht, die Schulter ist auf 90° abduziert und maximal außenrotiert, während sich der Ellenbogen in maximaler Flexion befindet. Der Therapeut steht dem Arm gegenüber und stützt mit der patientennahen Hand den Oberarm, mit der anderen umgreift er den distalen Unterarm. Anschließend baut der Therapeut einen leichten Valgusstress auf, welcher während der gesamten Testdurchführung aufrechterhalten wird. Für die Provokation wird der Ellenbogen schnell in 30° Extension bewegt.

Der Test ist positiv, wenn zwei Kriterien vorliegen: Der typische Schmerz des Patienten muss im Bereich des Lig. collaterale mediale provoziert werden können, und er sollte in dem Bereich zwischen 120° und 70° Flexion vorhanden sein.

Zusammenfassung der Evidenz

➤ Tab. 10.2

Empfehlungen

➤ Tab. 10.3

10.1.2 Valgusstresstest

Synonyme/Englisch Ellenbogenabduktionstest.

Der Valgusstresstest ist ein Provokationstest und überprüft ebenso wie der Moving Valgus Stress Test die Integrität des Lig. collaterale mediale. Er kann zum einen als Schmerzprovokationstest verwendet werden, zum anderen als Beweglichkeitstest. Wird der Test als Schmerzprovokationstest verwendet, geht es darum, den typischen Schmerz des Patienten zu reproduzieren. Beim Beweglichkeitstest wird die mediale Aufklappbarkeit des Ellenbogengelenks überprüft (Norwood et al. 1981, Hariri und Safran 2010, O'Driscoll et al. 2005).

Da beim Valgusstresstest ebenfalls das Lig. collaterale mediale getestet wird, entsprechen die Indikation, die typischen Verletzungsmechanismen und klassischen Symptome sowie die Population, in der die Verletzung gehäuft auftritt, derjenigen des Moving Valgus Stress Test.

Tab. 10.2 Validität des Moving Valgus Stress Test

Studie	Studienpopulation	Referenz	RoB	Maßzahl
Kriteriumsvalidität				
Identifikation einer Läsion des Lig. collaterale mediale				
O'Driscoll et al. 2005	n = 21, Alter (ø): 28; Patienten mit V. a. Verletzung des Lig. collaterale mediale des Ellenbogens, die sich zur operativen Abklärung im Krankenhaus vorstellten	Arthroskopischer Valgusstresstest	▣ (geringes Risiko)	LR^+ = 4,00 LR^- = 0,00

Alter (ø): mittleres Alter in Jahren, LR^+: positive Likelihood-Ratio, LR^-: negative Likelihood-Ratio, n: Anzahl der untersuchten Personen, RoB: Risk of Bias, V. a.: Verdacht auf
▢ : hohes Risiko/klinisch nicht relevant, ▢ : geringes Risiko/klinisch relevant, ▢ : unklares Risiko/moderat klinisch relevant

Tab. 10.3 Empfehlungen zum Moving Valgus Stress Test

Kriteriumsvalidität	Bestätigung	Ausschluss
Identifikation einer Läsion des Lig. collaterale mediale	+	++

–: keine, +: geringe, ++: moderate, +++: starke Empfehlung, k.A.: keine Angabe

Durchführung

Zu diesem Test gibt es mehrere empfohlene Durchführungen. Ursprünglich wurde der Test in Rückenlage beschrieben. Der Therapeut steht lateral des Patientenarms. Wird der rechte Ellenbogen untersucht, stabilisiert der Therapeut mit der linken Hand den distalen Oberarm an der Bankkante. Mit der rechten Hand umgreift er den distalen Unterarm und bringt den Ellenbogen in 15–20° Flexion. Der Unterarm des Patienten ist supiniert. Für die Testdurchführung bewegt der Therapeut den Unterarm schnell nach lateral, sodass eine Valgusbewegung im Ellenbogen entsteht (Norwood et al. 1981).

Varianten Für eine bessere Kontrolle über den Arm wurde eine zweite Durchführung beschrieben, bei welcher der Patient aufrecht sitzt und seinen Arm nach vorne streckt. Der Therapeut steht lateral des Arms und hält den Unterarm im Wiegegriff, sodass er mit der Hand ellenbogennah greifen und der Zeigefinger die Bewegung im Humeroulnargelenk palpieren kann. Die andere Hand stabilisiert den Oberarm des Patienten von lateral. Für die Testdurchführung wird nun der Unterarm ebenfalls schnell nach lateral bewegt, was über eine Oberkörperrotation kontrolliert möglich ist (Hariri und Safran 2010).

Um verschiedene Anteile des medialen Kapsel-Band-Apparats zu testen, wurde in der Studie von O'Driscoll et al. der Valgusstress in 30°, 60°, 70° und 90° durchgeführt (O'Driscoll et al. 2005).

Der Test gilt als positiv, wenn im Seitenvergleich eine erhöhte Beweglichkeit vorliegt, kein Endpunkt des Bewegungsausmaßes festgestellt werden kann oder der typische Schmerz des Patienten im Bereich des medialen Kollateralbands provoziert wird (O'Driscoll et al. 2005, Hariri und Safran 2010, Norwood et al. 1981).

Zusammenfassung der Evidenz

➤ Tab. 10.4
➤ Tab. 10.5

Tab. 10.4 Validität des Valgusstresstest (Schmerztest)

Studie	Studienpopulation	Referenz	RoB	Maßzahl
Kriteriumsvalidität				
Identifikation einer Läsion des Lig. collaterale mediale				
O'Driscoll et al. 2005	n = 21, Alter (ø): 28; Patienten mit V. a. Verletzung des Lig. collaterale mediale des Ellenbogens, die sich zur operativen Abklärung im Krankenhaus vorstellten	Operative Untersuchung	• (geringes Risiko)	LR^+ = 1,29 (hohes Risiko/klinisch nicht relevant) LR^- = 0,71 (hohes Risiko/klinisch nicht relevant)

Alter (ø): mittleres Alter in Jahren, LR^+: positive Likelihood-Ratio, LR^-: negative Likelihood-Ratio, n: Anzahl der untersuchten Personen, RoB: Risk of Bias
■ : hohes Risiko/klinisch nicht relevant, ■ : geringes Risiko/klinisch relevant, ■ : unklares Risiko/moderat klinisch relevant

Tab. 10.5 Validität des Valgusstresstest (Laxizität)

Studie	Studienpopulation	Referenz	RoB	Maßzahl
Kriteriumsvalidität				
Identifikation einer Läsion des Lig. collaterale mediale				
O'Driscoll et al. 2005	n = 21, Alter (ø): 28; Patienten mit Verdacht auf eine Verletzung des Lig. collaterale mediale des Ellenbogens, die sich zu einer operativen Abklärung in einem Krankenhaus vorstellten	Operative Untersuchung	• (geringes Risiko)	$LR^+ = \infty$ (geringes Risiko/klinisch relevant) LR^- = 0,81 (hohes Risiko/klinisch nicht relevant)

Alter (ø): mittleres Alter in Jahren, LR^+: positive Likelihood-Ratio, LR^-: negative Likelihood-Ratio, n: Anzahl der untersuchten Personen, RoB: Risk of Bias
■ : hohes Risiko/klinisch nicht relevant, ■ : geringes Risiko/klinisch relevant, ■ : unklares Risiko/moderat klinisch relevant

Empfehlungen

➤ Tab. 10.6

Tab. 10.6 Empfehlungen zum Valgusstresstest

Kriteriumsvalidität	Bestätigung	Ausschluss
Identifikation einer Läsion des Lig. collaterale mediale:		
→ anhand des Kriteriums „Schmerz"	–	–
→ anhand des Kriteriums „Laxizität"	++	–

–: keine, +: geringe, ++: moderate, +++: starke Empfehlung, k.A.: keine Angabe

10.1.3 Zusammenfassung: Testung des Lig. collaterale mediale

➤ Tab. 10.7

Tab. 10.7 Empfehlungen zur Testung des Lig. collaterale mediale

Kriteriumsvalidität	Bestätigung	Ausschluss
Identifikation einer Läsion des Lig. collaterale mediale:		
→ anhand des Valgusstresstests (Laxizität)	++	–
→ anhand des Valgusstresstests (Schmerz)	–	–
→ anhand des Moving Valgus Stress Test	+	++
Reliabilität	**Intratester**	**Intertester**
Übereinstimmende Beurteilung einer Läsion des Lig. collaterale mediale:		
→ anhand des Valgusstresstests (Kriterium Laxizität)	k.A.	k.A.
→ anhand des Valgusstresstests (Kriterium Schmerz)	k.A.	k.A.
→ anhand des Moving Valgus Stress Test	k.A.	k.A.

–: keine, +: geringe, ++: moderate, +++: starke Empfehlung, k.A.: keine Angabe

- Für den Einsatz zur Bestätigung einer Läsion des Lig. collaterale mediale am Ellenbogengelenk können der Valgusstresstest für Laxizität in einem moderaten Ausmaß und der Moving Valgus Stress Test in einem geringen Ausmaß empfohlen werden.
  Für den Ausschluss einer Läsion des Lig. collaterale mediale am Ellenbogengelenk kann der Moving Valgus Stress Test in einem moderaten Ausmaß empfohlen werden, wohingegen der Valgusstresstest für Laxizität nicht für den Ausschluss empfohlen werden kann.
- Bezüglich der Interpretation beider Tests, des Moving Valgus Stress Test sowie des Valgusstresstest für Laxizität, muss erwähnt werden, dass in der Studienpopulation kein Patient eine Avulsionsfraktur aufwies. Daher kann keine Aussage darüber getroffen werden, wie gut diese Tests eine rein ligamentäre Ruptur von einer Ruptur mit knöcherner Beteiligung unterscheiden können.
- Wird der Valgusstresstest anhand des Schmerzes interpretiert, kann dieser Test weder für die Bestätigung noch für den Ausschluss einer Läsion des Lig. collaterale mediale empfohlen werden.
- Für die Diagnosestellung durch unterschiedliche Therapeuten sowie für die Verlaufsdokumentation durch einen Therapeuten kann keine Empfehlung ausgesprochen werden, da zu den beschriebenen Tests keine Reliabilitätsstudien vorliegen.

Ausgeschlossene Tests

- Es existieren weitere Tests und zugehörige Studien, welche aufgrund eines hohen Verzerrungsrisikos nicht in diese Kapitel aufgenommen wurden. Hauptgrund für die Einstufung eines hohen Verzerrungsrisikos war ein ungeeignetes Studiendesign.
  - Milking Maneuver (Wood et al. 2010)
- Neben Tests für das mediale Kollateralband wurde auch ein Test für das laterale Kollateralband beschrieben, dessen Validität bisher ausschließlich in einer biomechanischen Laborstudie an Leichen überprüft wurde, sodass noch keine Daten für die klinische Verlässlichkeit im Praxisalltag zur Verfügung stehen.
  - Gravity Assisted Varus Stress Test (Pollock et al. 2009)
- Es existieren viele Tests für die Identifikation einer PLRI. Die zu diesen Tests durchgeführten Studien weisen zumeist ein ungeeignetes Studiendesign auf, verwenden inadäquate Referenzstandards oder zeigen Schwächen bei der Patientenselektion und wurden folglich aufgrund eines hohen Verzerrungsrisikos ausgeschlossen.
  - Lateral Pivot Shift Test des Ellenbogens (Regan und Lapner 2006)
  - Stand-up Test/Chair Push-up Test (Regan und Lapner 2006)
  - Table Top Relocation Test (Arvind und Hargreaves 2006, Regan und Lapner 2006)
  - Posterolateral Rotatory Apprehension Test (Kalainov und Cohen 2005)
  - Posterolateral Rotatory Drawer Test (O'Driscoll et al. 1991)
- Neben den Validitätsstudien existieren auch Reliabilitätsstudien, die in diesem Kapitel nicht aufgelistet wurden. Grund für den Ausschluss waren entweder die Patientenselektion oder die Tatsache, dass für die Testdurchführung Hilfsmittel verwendet werden, welche im Praxisalltag in der Regel nicht zur Verfügung stehen.
  - Lateral Pivot Shift Test des Ellenbogens (Lattanza et al. 2010)
  - Valgusstresstest für Laxizität (Seiber et al. 2020, Yasui et al. 2012)

10.2 Distale Bicepssehnenruptur

Die Ruptur der distalen Bicepssehne betrifft vor allem Männer im Alter zwischen 40 und 60 Jahren und tritt auf, wenn – oft aus einer gebeugten und supinierten Position – eine hohe Streckkraft auf den Ellenbogen ausgeübt wird (Bernstein et al. 2001). Im Gegensatz zu anderen Sehnenrissen, die im Verlauf oder am muskulotendinösen Übergang auftreten können, tritt eine vollständige Ruptur der distalen Bicepssehne fast immer am Ansatz der Sehne, an der Tuberositas radii, auf.

10.2.1 Biceps-Crease-Intervall

Die Autoren der erstbeschreibenden Studie stellten die Hypothese auf, dass die proximale Retraktion der Bicepssehne bei einer vollständigen Ruptur zu einer objektiv messbaren, zuverlässig diagnostizierbaren Veränderung der Oberflächenanatomie führen würde (ElMaraghy et al. 2008).

Durchführung

1. Der Ellenbogen der zu untersuchenden Person wird vom Untersucher aus Flexionsstellung in Extension und Supination gebracht, damit die Hauptbeugefalte erkennbar wird. Die Beugefalte (Crease) in der Fossa cubitalis wird mit einem Stift markiert.
2. Der Untersucher streicht die Kontur des distalen Bicepsmuskels entlang dessen Längsachse (diese ist nicht immer senkrecht zur Beugefalte) leicht vor und zurück und ermittelt dann den Punkt, an dem die Kurve des distalen Biceps am stärksten zur Fossa cubitalis hin abknickt (den Scheitelpunkt des distalen Abstiegs) und markiert diesen mit einem Stift.
3. Der Abstand zwischen dem Scheitelpunkt und der Beugefalte wird in Zentimetern (mit einer Dezimalstelle) gemessen. Dieser Wert ist das Biceps-Crease-Intervall (BCI).

Der Wert kann im Seitenvergleich gemessen werden, um die Biceps-Crease-Ratio (BCR) zu ermitteln.

Zusammenfassung der Evidenz

➤ Tab. 10.8
➤ Tab. 10.9

Empfehlungen

➤ Tab. 10.10

Tab. 10.8 Validität des Biceps-Crease-Intervalls

Studie	Studienpopulation	Referenz	RoB	Maßzahl
Kriteriumsvalidität				
Identifikation einer Bicepssehnenruptur				
ElMaraghy et al. 2008	n = 29 (0 w), Alter (ø): 47; anamnestisch vermutete Bicepssehnenruptur	OP, Ultraschall, MRT	•	LR⁺ = ∞ LR⁻ = 0,08

Alter (ø): mittleres Alter in Jahren, LR⁺: positive Likelihood-Ratio, LR⁻: negative Likelihood-Ratio, MRT: Magnetresonanztomografie, n: Anzahl der untersuchten Personen, OP: intraoperativer Befund, RoB: Risk of Bias, w: weiblich
■ : hohes Risiko/klinisch nicht relevant, ■ : geringes Risiko/klinisch relevant, ■ : unklares Risiko/moderat klinisch relevant

Tab. 10.9 Reliabilität des Biceps-Crease-Intervalls

Studie	Studienpopulation	RoB	Intratester	Intertester
ElMaraghy et al. 2008	n = 29 (0 w), Alter (ø): 47; anamnestisch vermutete Bicepssehnenruptur	•	k.A.	ICC = 0,76

Alter (ø): mittleres Alter in Jahren, ICC: Intraklassen-Korrelationskoeffizient, k.A.: keine Angabe, n: Anzahl der untersuchten Personen, RoB: Risk of Bias, w: weiblich
■ : hohes Risiko/klinisch nicht relevant, ■ : geringes Risiko/klinisch relevant, ■ : unklares Risiko/moderat klinisch relevant

Tab. 10.10 Empfehlungen zum Biceps-Crease-Intervall

Kriteriumsvalidität	Bestätigung	Ausschluss
Identifikation einer distalen Bicepssehnenruptur	++	++
Reliabilität	Intratester	Intertester
Übereinstimmende Beurteilung des Tests	++	k.A.

–: keine, +: geringe, ++: moderate, +++: starke Empfehlung, k.A.: keine Angabe

10.2.2 Bicepsaponeurose-Beugetest

Synonyme/Englisch Bicipital Aponeurosis Flex Test.

Ein wesentlicher Faktor für die genaue Diagnose einer kompletten distalen Bicepssehnenruptur ist die Intaktheit der Bicepsaponeurose. Um diese in die Testung mit einzubeziehen, wurde von ElMaraghy und Devereaux (2013) der Bicipital Aponeurosis Flex Test entwickelt.

10

Durchführung

Die zu untersuchende Person wird aufgefordert, eine Faust zu machen und das Handgelenk aktiv zu beugen. Der supinierte Ellenbogen soll dann aktiv in 75° Beugung gebracht und der Biceps angespannt werden. Der Untersucher kann einen leichten Widerstand gegen die Bicepsspannung geben. Während die Bicepsaponeurose unter Spannung steht, ertastet der Untersucher die medialen und lateralen Teile und dann den zentralen Teil der Fossa cubitalis. Der Test sollte im Seitenvergleich durchgeführt werden. Das Testergebnis wird als „intakt" oder als „fehlend" dokumentiert und ist dann auffällig, wenn im Seitenvergleich die Aponeurose nicht ertastet werden kann.

Zusammenfassung der Evidenz

➤ Tab. 10.11

Empfehlungen

➤ Tab. 10.12

10.2.3 Zusammenfassung: Testung auf Bicepssehnenruptur

➤ Tab. 10.13

Tab. 10.11 Validität des Bicepsaponeurose-Beugetests

Studie	Studienpopulation	Referenz	RoB	Maßzahl
Kriteriumsvalidität				
Identifikation einer Bicepssehnenruptur				
ElMaraghy und Devereaux 2013	n = 17 (0 w), Alter (ø): 47,2; retrospektive Studie	OP, Ultraschall, MRT	•	LR⁺ = 10,00 LR⁻ = 0,00

Alter (ø): mittleres Alter in Jahren, LR⁺: positive Likelihood-Ratio, LR⁻: negative Likelihood-Ratio, n: Anzahl der untersuchten Personen, OP: intraoperativer Befund, RoB: Risk of Bias, w: weiblich
■ : hohes Risiko/klinisch nicht relevant, ■ : geringes Risiko/klinisch relevant, ■ : unklares Risiko/moderat klinisch relevant

Tab. 10.12 Empfehlungen zum Bicepsaponeurose-Beugetest

Kriteriumsvalidität	Bestätigung	Ausschluss
Identifikation einer Bicepssehnenruptur	+	+

–: keine, +: geringe, ++: moderate, +++: starke Empfehlung, k.A.: keine Angabe

Tab. 10.13 Empfehlungen für die Testung auf eine distale Bicepssehnenruptur

Kriteriumsvalidität	Bestätigung	Ausschluss
Identifikation einer Ruptur der distalen Bicepssehne:		
→ anhand des Biceps-Crease-Intervalls	++	++
→ anhand des Bicepsaponeurose-Beugetests	+	+
Reliabilität	Intratester	Intertester
Übereinstimmende Beurteilung eines distalen Bicepssehnenrisses		
→ anhand des Biceps-Crease-Intervalls	++	k.A.
→ anhand des Bicepsaponeurose-Beugetests	k.A.	k.A.

–: keine, +: geringe, ++: moderate, +++: starke Empfehlung, k.A.: keine Angabe

- Die Messung des Biceps-Crease-Intervalls für die Diagnose einer Ruptur der distalen Bicepssehne kann moderat empfohlen werden und zeigte in einer Studie eine hohe Intertester-Reliabilität.
- Die beiden gelisteten Tests zeigen in den Studien eine hohe Zuverlässigkeit. Allerdings fehlen weitere Untersuchungen, um eine stärkere Empfehlung geben zu können.
- Es existieren verschiedene Tests für die Feststellung einer distalen Sehnenruptur, wie z. B. der Hook Test (O'Driscoll et al. 2007) und der passive Unterarm-Pronationstest (Harding 2005). Aufgrund mangelnder Evidenz finden diese Tests hier keine Berücksichtigung.
- Ein weiterer Test ist der Biceps Squeeze Test. Dieser konnte anhand von Studien bislang nicht ausreichend evaluiert werden, da der Referenzstandard keine ausreichende Gültigkeit aufwies oder Stichprobenverzerrungen vorlagen.

10.3 Epikondylitis/Epikondylalgie

Die Epicondylitis lateralis, umgangssprachlich auch als „Tennisellenbogen" bezeichnet, ist die häufigste Ursache für Schmerzen am lateralen Ellenbogen (Bhabra et al. 2016). Betroffen sind 1–3 % der Bevölkerung (Shiri et al. 2006). Obwohl die entstehenden Einschränkungen bei Arbeit, Sport und Freizeitaktivitäten stark sein können, scheinen die Symptome bei bis zu 90 % der Personen über 12 Monate rückläufig zu sein (Smidt et al. 2006, Shiri et al. 2006). Die körperliche physiotherapeutische Diagnostik wird überwiegend über Provokationstest abgebildet.

10.3.1 Mill's Test

Synonyme/Englisch Passive Tennis Elbow Test.

Der Mill's Test gehört zu den Provokationstests, die zur Identifizierung einer Epicondylitis lateralis genutzt werden. Über ein additives Hinzufügen von verschiedenen Bewegungskomponenten wird Spannung auf die Extensoren des Unterarms ausgeübt, um so eine mögliche Beteiligung festzustellen.

Durchführung

Der Untersucher führt den Ellenbogen des Patienten in Extension, den Unterarm in Pronation und das Handgelenk in maximale Flexion. Positiv ist der Test, wenn der bekannte Schmerz am lateralen Epikondylus reproduziert werden kann (MacDermid und Michlovitz 2006).

Zusammenfassung der Evidenz

➤ Tab. 10.14

Empfehlungen

➤ Tab. 10.15

Tab. 10.14 Validität des Mill's Test

Studie	Studienpopulation	Referenz	RoB	Maßzahl
Kriteriumsvalidität				
Identifikation einer Epicondylitis lateralis				
Saroja et al. 2014	n = 30 (20 w), Alter (ø): 43; Schmerzen am lateralen Ellenbogen	Ultraschall	■ (gelb)	$LR^+ = \infty$ (grün) $LR^- = 0{,}47$ (gelb)

Alter (ø): mittleres Alter in Jahren, LR^+: positive Likelihood-Ratio, LR^-: negative Likelihood-Ratio, n: Anzahl der untersuchten Personen, RoB: Risk of Bias, w: weiblich
□ (rot): hohes Risiko/klinisch nicht relevant, □ (grün): geringes Risiko/klinisch relevant, □ (gelb): unklares Risiko/moderat klinisch relevant

Tab. 10.15 Empfehlungen zum Mill's Test

Kriteriumsvalidität	Bestätigung	Ausschluss
Identifikation einer Epicondylitis lateralis	+	+

–: keine, +: geringe, ++: moderate, +++: starke Empfehlung, k.A.: keine Angabe

10.3.2 Zusammenfassung: Testung auf Epicondylitis lateralis

- Es gibt noch keinen adäquaten Goldstandard, der als Referenztest genutzt werden kann, damit die Gütekriterien für die klinischen Tests zur Diagnosestellung einer Epikondylitis einheitlich bestimmt werden können.
- Der Mill's Test kann zur Bestätigung wie auch zum Ausschluss einer Epicondylitis lateralis gering empfohlen werden.
- Die allermeisten Validitätsstudien nutzen unterschiedliche Referenztests, wie z. B. Griffkraft, Ultraschall, Palpation oder Anamnese, sodass eine Bestimmung des klinischen Nutzens der manuellen Tests bis dato nicht möglich ist (Saroja et al. 2014).
- Akzeptiert wurden Tests, bei denen Sensitivität und Spezifität angegeben wurden, ein niedriges Verzerrungsrisiko vorliegt und für alle Probanden der gleiche und etablierteste Referenztest (Ultraschall) verwendet wurde (Levin et al. 2005).
- Folgende Tests wurden ausgeschlossen, da aufgrund von fehlenden Daten, unpassendem Studiendesign oder unterschiedlichen Referenztests ein erhöhtes Verzerrungsrisiko vorlag:
  - Cozen's Test (Saroja et al. 2014, Dones et al. 2014)
  - Maudsley's Test/Middle Finger Resistance/Extension Test (Saroja et al. 2014, Dones et al. 2014)
  - Grip Strength Test/SMHGT (Dorf et al. 2007, Dones et al. 2014)
  - Polk's Test
  - Kaplan Test
  - Resisted Tennis Elbow Test
  - Passive Tennis Elbow Test

10.4 Gelenkverletzungen

Ellenbogenverletzungen gehören mit bis zu 15 % zu den häufigsten zur Einlieferung in die Notaufnahme führenden Verletzungen im Bereich der oberen Extremität (Pitts et al. 2008). Sie sind nach den Rippen und den Phalangen der Hände an dritter Stelle der am häufigsten übersehenen Frakturtypen in einer Notaufnahme (Freed und Shields 1984). In verschiedenen Studien korrelierte ein normales Röntgenbild mit einem normalen Bewegungsausmaß (Hawksworth und Freeland 1991, Lennon et al. 2007). Mit dem Leitsatz „Von nichtinvasiven zu invasiven Maßnahmen" könnten durch eine klinische Befundung Gründe für oder gegen eine bildgebende Maßnahme gewonnen werden, um unnötige Interventionen, Kosten und Fehlbehandlungen zu vermeiden. Im folgenden Abschnitt werden häufig verwendete Tests mit ihrer klinischen Bedeutung dargestellt.

10.4.1 Extensionstest

Synonyme/Englisch Extension Test.

Es gibt für den Ellenbogen keine standardisierten Kriterien (wie z. B. die Ottawa Rules für den Fuß oder das Kniegelenk), die als eine Entscheidungshilfe für eine Röntgenuntersuchung zum Ausschluss einer knöchernen Verletzung herangezogen werden können. Der Extensionstest ist ein aktiver Bewegungs- und gleichzeitig Provokationstest, der zur Entwicklung einer validen Entscheidungshilfe beitragen könnte.

Durchführung

Der Patient liegt in Rückenlage und wird gebeten, den Ellenbogen aktiv so weit wie möglich zu strecken. Der Test ist positiv, wenn der Patient nicht in der Lage ist, den Ellenbogen vollständig zu strecken. Als Referenz wird mit der nicht betroffenen Seite verglichen.

Zusammenfassung der Evidenz

➤ Tab. 10.16

Empfehlungen

➤ Tab. 10.17

10.4.2 Flexionstest

Synonyme/Englisch Flexion Test.

Der Flexionstest ist ebenfalls ein aktiver Bewegungs- und Provokationstest.

Tab. 10.17 Empfehlungen zum Extensionstest

Kriteriumsvalidität	Bestätigung	Ausschluss
Identifikation einer Ellenbogenfraktur	++	++

–: keine, +: geringe, ++: moderate, +++: starke Empfehlung, k.A.: keine Angabe

Tab. 10.16 Validität des Extensionstests

Studie	Studienpopulation	Referenz	RoB	Maßzahl
Kriteriumsvalidität				
Identifikation einer Ellenbogenfraktur				
Jie et al. 2014	n = 587, Alter: Median 20 (IQR 11–44); akute Ellenbogenverletzung < 3 Tage, direktes oder indirektes Trauma; Patienten haben ein Schmerzmedikament in der Ambulanz erhalten, wenn nötig	Röntgenbild	•	LR^+ = 1,90 LR^- = 0,20
Appelboam et al. 2008	n = 1740, Alter (ø): Erwachsene 38 [16–94], Kinder 10 [3–15] Jahre; akute Ellenbogenverletzung < 3 Tage	Röntgenbild	•	LR^+ = 1,85 LR^- = 0,08
Darracq et al. 2008	n = 113, Alter (ø): 24,1 [9–51]; Ellenbogenverletzung < 24 Stunden	Röntgenbild	•	LR^+ = ∞ LR^- = ∞
Lennon et al. 2007	n = 311, Alter (ø): 29 [2–96]; Ellenbogenverletzung	Röntgenbild	•	LR^+ = 5,22 LR^- = 0,58
Baker und Borland 2011	n = 177, Alter: Median: 7 [3–16]; stumpfes Trauma des Ellenbogens	Röntgenbild	•	LR^+ = 2,22 LR^- = 0,31
Hawksworth und Freeland 1991	n = 95, Alter (ø): 21,5 [1–85]; direktes oder indirektes Trauma des Ellenbogens	Röntgenbild	•	LR^+ = 2,90 LR^- = 0,14
Docherty et al. 2002	n = 114, Alter (ø): 37 [16–76]; Trauma des Ellenbogens < 24 Stunden	Röntgenbild	•	LR^+ = 3,13 LR^- = 0,04
Lamprakis et al. 2007	n = 70, Alter (ø): 36 [10–75]; Trauma des Ellenbogens durch den Verkehr, Sport oder Sturz	Röntgenbild	•	LR^+ = 2,36 LR^- = 0,13
Dubrovsky et al. 2015	n = 322, Alter: Median 8,7 [0–18]; Ellenbogenverletzung < 3 Tage	Röntgenbild	•	LR^+ = 2,05 LR^- = 0,33

Alter (ø): mittleres Alter in Jahren, []: Altersspanne, IQR: Interquartilsabstand, LR^+: positive Likelihood-Ratio, LR^-: negative Likelihood-Ratio, n: Anzahl der untersuchten Personen, RoB: Risk of Bias

■: hohes Risiko/klinisch nicht relevant, ■: geringes Risiko/klinisch relevant, ■: unklares Risiko/moderat klinisch relevant

Tab. 10.18 Validität des Flexionstests

Studie	Studienpopulation	Referenz	RoB	Maßzahl
Kriteriumsvalidität				
Identifikation einer Ellenbogenfraktur				
Baker und Borland 2011	n = 77, Alter: Median 7 [3–16]; stumpfes Trauma des Ellenbogens	Röntgenbild	• (gelb)	LR⁺ = 1,60 (gelb) LR⁻ = 0,27 (grün)
Darracq et al. 2008	n = 113, Alter (ø): 24,1 [9–51]; Ellenbogenverletzung < 24 Stunden	Röntgenbild	• (gelb)	LR⁺ = ∞ (grün) LR⁻ = 0,36 (gelb)
Lennon et al. 2007	n = 311, Alter (ø): 29 [2–96]; Ellenbogenverletzung	Röntgenbild	• (gelb)	LR⁺ = 2,43 (gelb) LR⁻ = 0,57 (rot)

Alter (ø): mittleres Alter in Jahren, []: Altersspanne, LR⁺: positive Likelihood-Ratio, LR⁻: negative Likelihood-Ratio, n: Anzahl der untersuchten Personen, RoB: Risk of Bias
▢ : hohes Risiko/klinisch nicht relevant, ▢ : geringes Risiko/klinisch relevant, ▢ : unklares Risiko/moderat klinisch relevant

Tab. 10.19 Empfehlungen zum Flexionstest

Kriteriumsvalidität	Bestätigung	Ausschluss
Identifikation einer Ellenbogenfraktur	+	+

–: keine, +: geringe, ++: moderate, +++: starke Empfehlung, k.A.: keine Angabe

Durchführung

Der Patient liegt in Rückenlage und wird gebeten, den Ellenbogen aktiv so weit wie möglich zu flektieren. Der Test ist positiv, wenn der Patient nicht in der Lage ist, den Ellenbogen vollständig zu beugen. Als Referenz wird mit der nicht betroffenen Seite verglichen.

Zusammenfassung der Evidenz

➢ Tab. 10.18

Empfehlungen

➢ Tab. 10.19

10.4.3 Supinationstest

Synonyme/Englisch Supination Test.

Der Supinationstest ist ein aktiver Bewegungstest ebenso wie ein Provokationstest, der eine schwerwiegende Verletzung des Ellenbogens ausschließen soll.

Tab. 10.20 Validität des Supinationstests

Studie	Studienpopulation	Referenz	RoB	Maßzahl
Kriteriumsvalidität				
Identifikation einer Ellenbogenfraktur				
Darracq et al. 2008	n = 113, Alter (ø): 24,1 [9–51]; Ellenbogenverletzung < 24 Stunden	Röntgenbild	• (gelb)	LR⁺ = 14,00 (grün) LR⁻ = 0,59 (rot)

Alter (ø): mittleres Alter in Jahren, []: Altersspanne, LR⁺: positive Likelihood-Ratio, LR⁻: negative Likelihood-Ratio, n: Anzahl der untersuchten Personen, RoB: Risk of Bias
▢ : hohes Risiko/klinisch nicht relevant, ▢ : geringes Risiko/klinisch relevant, ▢ : unklares Risiko/moderat klinisch relevant

Tab. 10.21 Empfehlungen zum Supinationstest

Kriteriumsvalidität	Bestätigung	Ausschluss
Identifikation einer Ellenbogenfraktur	+	–

–: keine, +: geringe, ++: moderate, +++: starke Empfehlung, k.A.: keine Angabe

Durchführung

Der Patient liegt in Rückenlage und wird gebeten, den Ellenbogen aktiv so weit wie möglich zu supinieren. Der Test ist positiv, wenn der Patient nicht in der Lage ist, den Ellenbogen vollständig in Supination zu bringen. Als Referenz wird mit der nicht betroffenen Seite verglichen.

Zusammenfassung der Evidenz

➢ Tab. 10.20

Empfehlungen

➢ Tab. 10.21

10.4.4 Pronationstest

Synonyme/Englisch Pronation Test.

Der Pronationstest ist ein weiterer aktiver Bewegungs- und Provokationstest, der eine schwerwiegende Verletzung des Ellenbogens ausschließen soll.

Durchführung

Der Patient liegt in Rückenlage und wird gebeten, den Ellenbogen aktiv so weit wie möglich in Pronation zu bringen. Der Test ist positiv, wenn der Patient nicht in der Lage ist, den Ellenbogen vollständig zu pronieren. Als Referenz wird mit der nicht betroffenen Seite verglichen.

Zusammenfassung der Evidenz

➤ Tab. 10.22

Empfehlungen

➤ Tab. 10.23

10.4.5 Knochendruckpunkte

Synonyme/Englisch Ossal Point Tenderness.

Am Ellenbogen wurden Knochenpunkte für die Palpation anhand der häufigsten Frakturtypen konzipiert. Hierzu zählen in absteigender Reihenfolge (Saeed und Waseem 2022):

1. Suprakondyläre Frakturen
2. Epikondyläre Frakturen, lateral und medial
3. Radiuskopffrakturen
4. Olekranonfrakturen

Durchführung

Der Untersucher palpiert das Olekranon, den Radiuskopf und beide Epikondylen. Der Test ist positiv, wenn der bekannte Schmerz an einem der Palpationspunkte reproduziert werden kann.

Zusammenfassung der Evidenz

➤ Tab. 10.24

Empfehlungen

➤ Tab. 10.25

Tab. 10.22 Validität des Pronationstests

Studie	Studienpopulation	Referenz	RoB	Maßzahl
Kriteriumsvalidität				
Identifikation einer Ellenbogenfraktur				
Darracq et al. 2008	n = 113, Alter (ø): 24,1 (9–51); Ellenbogenverletzung < 24 Stunden	Röntgenbild	• (gelb)	$LR^+ = \infty$ $LR^- = 0{,}60$

Alter (ø): mittleres Alter in Jahren, LR^+: positive Likelihood-Ratio, LR^-: negative Likelihood-Ratio, n: Anzahl der untersuchten Personen, RoB: Risk of Bias
■ (rot): hohes Risiko/klinisch nicht relevant, ■ (grün): geringes Risiko/klinisch relevant, ■ (gelb): unklares Risiko/moderat klinisch relevant

Tab. 10.23 Empfehlungen zum Pronationstest

Kriteriumsvalidität	Bestätigung	Ausschluss
Identifikation einer Ellenbogenfraktur	+	–

–: keine, +: geringe, ++: moderate, +++: starke Empfehlung, k.A.: keine Angabe

Tab. 10.24 Validität der Knochendruckpunkte

Studie	Studienpopulation	Referenz	RoB	Maßzahl
Kriteriumsvalidität				
Identifikation einer Ellenbogenfraktur				
Jie et al. 2014	n = 587, Alter: Median 20 (IQR 11–44); akute Ellenbogenverletzung < 3 Tage, direktes oder indirektes Trauma; Patienten haben ein Schmerzmedikament in der Ambulanz erhalten, wenn nötig	Röntgenbild	• (gelb)	$LR^+ = 1{,}11$ $LR^- = 0{,}47$
Darracq et al. 2008	n = 113, Alter (ø): 24,1 (9–51); Ellenbogenverletzung < 24 Stunden	Röntgenbild	• (gelb)	$LR^+ = 3{,}00$ $LR^- = 0{,}00$

Alter (ø): mittleres Alter in Jahren, LR^+: positive Likelihood-Ratio, LR^-: negative Likelihood-Ratio, n: Anzahl der untersuchten Personen, RoB: Risk of Bias
■ (rot): hohes Risiko/klinisch nicht relevant, ■ (grün): geringes Risiko/klinisch relevant, ■ (gelb): unklares Risiko/moderat klinisch relevant

Tab. 10.25 Empfehlungen zur Palpation der Knochendruckpunkte

Kriteriumsvalidität	Bestätigung	Ausschluss
Identifikation einer Ellenbogenfraktur	–/+	+

–: keine, +: geringe, ++: moderate, +++: starke Empfehlung, k.A.: keine Angabe

10.4.6 Zusammenfassung: Testung auf Ellenbogenfraktur

➤ Tab. 10.26

- Zur Bestätigung einer Ellenbogenfraktur ist der Extensionstest moderat zu empfehlen. Dagegen können der Flexions-, Supinations- und Pronationstest nur gering und die Knochendruckpunkte nicht empfohlen werden.

Tab. 10.26 Empfehlungen zur Testung auf eine Ellenbogenfraktur

Validität	Bestätigung	Ausschluss
Identifikation einer Ellenbogenfraktur		
→ anhand des Extensionstests	++	++
→ anhand des Flexionstests	+	+
→ anhand des Supinationstests	+	–
→ anhand des Pronationstests	+	–
→ anhand der Knochendruckpunkte	–/+	+
Reliabilität	**Intratester**	**Intertester**
Übereinstimmende Beurteilung (bezüglich Ellenbogenfraktur)		
→ des Extensionstests	k.A.	k.A.
→ des Flexionstests	k.A.	k.A.
→ des Supinationstests	k.A.	k.A.
→ des Pronationstests	k.A.	k.A.
→ der Knochendruckpunkte	k.A.	k.A.

–: keine, +: geringe, ++: moderate, +++: starke Empfehlung, –/+: uneinheitliche Studienergebnisse, k.A.: keine Angabe

- Zum Ausschluss einer Ellenbogenfraktur kann der Extensionstest moderat empfohlen werden. Es können der Flexionstest und die Knochendruckpunkte gering und der Supinations- und Pronationstest nicht empfohlen werden.

10.5 Impingement-Syndrom

Unter dem Begriff Impingement-Syndrom werden Dysfunktionen zusammengefasst, bei denen eine Struktur mechanisch eingeklemmt wird. Im Ellenbogenbereich wird je nach Lokalisation der eingeklemmten Struktur zwischen einem anterioren und einem posteromedialen beziehungsweise posterolateralen Impingement unterschieden (Bain et al. 2020).

In diesem Kapitel wird das **Plica-Syndrom** dem Sammelbegriff des Impingement-Syndroms zugeordnet. Clark et al. berichtete 1988 erstmals in einer Fallstudie über drei Patienten mit „springendem Ellenbogen" und Verdacht auf freie Gelenkkörper, bei denen sich die Plica als Ursache für die mechanischen Beschwerden herausstellte (Clarke 1988). Die synoviale Plica im Ellenbogengelenk wird teilweise auch als synoviale Falte oder Meniskus bezeichnet, wobei die Bezeichnung als Meniskus histologisch nicht korrekt ist (Duparc et al. 2002). Sie ist eine anatomische Struktur, die sich meist im Bereich des Humeroradialgelenks befindet und in ihrer Form und Größe variieren kann, ohne symptomatisch zu sein (Lubiatowski et al. 2020). Das Vorhandensein einer Plica ist also nicht gleichbedeutend mit dem Plica-Syndrom (Choi et al. 2017, Husarik et al. 2010). Im Laufe des Lebens wird die Synovia durch die einwirkenden Kräfte geformt und kann infolgedessen in ihrem Volumen zunehmen und in ihrer Struktur härter werden, was zu mechanischen Beschwerden führen kann (Isogai et al. 2001). In einer Untersuchung von Choi et al. konnte festgestellt werden, dass symptomatische Plicae größer sind als asymptomatische (Choi et al. 2017). Menschen mit einem Plica-Syndrom geben neben Schmerzen häufig ein Klicken oder Schnappen während der Ellenbogenbewegung an. Ebenfalls kann es zu endgradigen Bewegungseinschränkungen kommen (Lubiatowski et al. 2020). Meist ist der Schmerz im posterolateralen Bereich des Radiokapitellargelenks, auch Humeroradialgelenk genannt, lokalisiert. In der klinischen Untersuchung ist es schwierig, ein Plica-Syndrom von anderen Erkrankungen, die zu ähnlichen Symptomen führen können, abzugrenzen (z. B. freie Gelenkkörper, Insertionstendinopathie, springende Tricepssehne, springender Ulnarisnerv, degenerative Veränderungen, Osteochondrosis dissecans oder PLRI) (Bjerre et al. 2018, Feller et al. 2018, Camp et al. 2017, Clarke 1988). Aufgrund dieser Tatsache werden Patienten mit einem Plica-Syndrom häufig zunächst fehldiagnostiziert (Park et al. 2019).

10.5.1 Posterolateral Radiocapitellar Plica Test

Der Posterolateral Radiocapitellar Plica Test zählt zu den Schmerzprovokationstests. Wie im Namen enthalten, überprüft der Test das Vorhandensein einer posterolateralen Plica im radiokapitellaren Gelenk, welches die häufigste Lokalisation einer Plica im Ellenbogengelenk darstellt (Duparc et al. 2002). Er wurde von Park und Kollegen 2019 auf seine klinische Verlässlichkeit hin überprüft.

Durchführung

Patient und Therapeut stehen sich gegenüber. Wird der rechte Patientenarm untersucht, legt der Therapeut seinen linken Daumen von posterolateral an das radiokapitellare Gelenk und umschließt mit den anderen Fingern den Ellenbogen. Die andere Hand greift die Patientenhand, bringt den Ellenbogen in Extension und den Unterarm in Pronation. Diese Position stellt die Ausgangsstellung dar.

Für die Testdurchführung baut der Therapeut mit dem Daumen Druck auf das radiokapitellare Gelenk auf, welcher durchgehend gehalten wird. Nun wird der Ellenbogen in die Flexion bewegt. Der Test ist positiv, wenn der typische Schmerz des Patienten in niedrigen Beugewinkeln stärker ist als in einer Flexion über 90° (Park et al. 2019).

Zusammenfassung der Evidenz

➤ Tab. 10.27

Tab. 10.27 Validität des Posterolateral Radiocapitellar Plica Test

Studie	Studienpopulation	Referenz	RoB	Maßzahl
Kriteriumsvalidität				
Plica-Syndrom, Impingement der posterolateralen radiokapitellaren Plica				
Park et al. 2019	Patienten, bei denen aufgrund von Ellenbogenschmerzen eine Arthroskopie durchgeführt wurde: n = 24, Alter (ø): 44, radiokapitellare Plica; n = 56, Alter (ø): 40,1, Epicondylitis lateralis	Arthroskopie	● (gelb)	LR^+ = 6,66 (grün) LR^- = 0,19 (grün)

Alter (ø): mittleres Alter in Jahren, LR^+: positive Likelihood-Ratio, LR^-: negative Likelihood-Ratio, n: Anzahl der untersuchten Personen, RoB: Risk of Bias
Rot: hohes Risiko/klinisch nicht relevant, Grün: geringes Risiko/klinisch relevant, Gelb: unklares Risiko/moderat klinisch relevant

10.5.2 Zusammenfassung: Testung auf Impingement-Syndrom

➤ Tab. 10.28

- Um ein Impingement der posterolateralen radiokapitellaren Plica zu bestätigen oder auszuschließen, kann der Posterolateral Radiocapitellar Plica Test in einem geringen Ausmaß empfohlen werden.
- Sowohl für die Verlaufsdokumentation durch einen Therapeuten wie auch zur Symptomreproduktion durch verschiedene

Tab. 10.28 Empfehlungen zum Posterolateral Radiocapitellar Plica Test

Validität	Bestätigung	Ausschluss
Identifikation eines Impingements der posterolateralen radiokapitellaren Plica	+	+
Reliabilität	**Intratester**	**Intertester**
Übereinstimmende Beurteilung des Tests	k.A.	k.A.

–: keine, +: geringe, ++: moderate, +++: starke Empfehlung, k.A.: keine Angabe

Therapeuten kann keine Empfehlung ausgesprochen werden. Zu diesem Test liegen zum aktuellen Zeitpunkt keine Reliabilitätsstudien vor.

Ausgeschlossene Tests und Studien

Es wurden weitere Tests für die Identifikation eines Impingements der Plica beschrieben. Diese Tests werden in diesem Kapitel nicht näher beschrieben, da die zugehörigen Studien entweder ein hohes Verzerrungsrisiko aufweisen oder die Validität der Tests zum aktuellen Zeitpunkt noch nicht in Studien überprüft wurde.

- Flexion Pronation Plica Tests (Antuna und O'Driscoll 2001, Kim et al. 2006, Lee et al. 2018)
- Extension Supination Plica Test

Neben den spezifischen Tests zur Identifikation eines Impingement der Plica im Ellenbogenbereich werden weitere Impingement-Tests beschrieben, die sich nicht auf eine spezifische Struktur beziehen. Da zum aktuellen Zeitpunkt keine Studien existieren, welche ihre Gütekriterien untersuchen, wurden diese Tests in diesem Kapitel nicht näher beschrieben.

- Arm Bar Test
- Valgus Extension Snap Maneuver
- Posteromedialer Impingement-Test
- Extension Impingement Test
- Hyperextension Test

Im weiteren Sinne kann zu diesem Kapitel das **Valgus Extension Overload Syndrom** gefasst werden. Das Syndrom und die zugehörigen Tests werden in diesem Kapitel jedoch nicht näher beschrieben, da die Gütekriterien der Tests bisher in keiner Studie überprüft wurde.

- Valgus Extension Overload Syndrom Test (Andrews und Timmerman 1995)
- Hyperextension Test

10.6 Nervale Kompressionssyndrome

Nervale Kompressionssyndrome des Ellenbogens kommen sehr häufig vor. Vor allem ist das **Kubitaltunnelsyndrom** (auch: Sulcus-ulnaris-Syndrom) hervorzuheben, welches die zweithäufigste periphere „Entrapment-Neuropathie" der oberen Extremität darstellt. Patienten, die darunter leiden, berichten häufig über eine Tätigkeit mit häufig wiederholten Beugebewegungen oder anhaltender Beugestellung des Ellenbogens (Bozentka 1998). Als Ursachen für das Kubitaltunnelsyndrom werden Faktoren vermutet, die zu einer strukturellen Veränderung führen, im Zusammenhang mit einer dynamischen Ellenbogenbeugung, wie z. B. ein erhöhter extraneuraler Druck durch eine Verengung des Kubitaltunnels und Traktion des Ulnarisnervs (Ochi et al. 2012, Bozentka 1998, Ogata und Naito 1986, Lundborg und Rydevik 1973).

10.6.1 Flexions-Kompressions-Test

Synonyme/Englisch Elbow Flexion Compression Test, Elbow Flexion Test.

Der Flexions-Kompressions-Test wird in der Literatur häufig beschrieben und war anfangs wenig standardisiert. Buehler und Thayer legten zuerst Standards für diesen Test fest und definierten zunächst eine Halteposition für 3 Minuten (Buehler und Thayer 1988). Bei allen untersuchten Patienten mit diagnostiziertem Kubitaltunnelsyndrom traten typische Symptome wie Schmerz, Taubheitsgefühl oder Kribbeln auf. Der Schmerz war allerdings nicht nur auf das Versorgungsgebiet des Nervus ulnaris beschränkt.

Durchführung

Der Untersucher hält für 60 Sekunden den Ellenbogen des Patienten in maximaler Beugung und das Handgelenk in neutraler Position während er mit dem Zeige- und Mittelfinger Druck direkt proximal des Kubitaltunnels ausübt.

Der Test ist positiv, wenn der Patient innerhalb von 60 Sekunden ein Kribbeln im sensiblen Versorgungsgebiet des N. ulnaris angibt (Cheng et al. 2008).

Variation Der Ellenbogen der Testperson wird in maximale Beugung sowie volle Supination und das Handgelenk in Neutralstellung gebracht (Novak et al. 1994).

Zusammenfassung der Evidenz

➤ Tab. 10.29

Empfehlungen

➤ Tab. 10.30

10.6.2 Schulterinnenrotationstest

Synonyme/Englisch Shoulder Internal Rotation Test.

Die Autoren einer Studie geben an, dass die Schulterinnenrotation vermehrte Traktion auf den Nervus ulnaris im Kubitaltunnel bringt. Sie standardisierten daher den Schulterinnenrotationstest (Ochi et al. 2011).

Tab. 10.29 Validität des Flexions-Kompressions-Tests

Studie	Studienpopulation	Referenz	RoB	Maßzahl
Kriteriumsvalidität				
Identifikation eines Kubitaltunnelsyndroms/Sulcus-ulnaris-Syndroms				
Ochi et al. 2012	n = 116 (46 w), Alter (ø): 56,7; Ellenbogensymptome, Patienten mit diagnostiziertem Kubitaltunnelsyndrom, symptomfreie Patienten	Nervenleitgeschwindigkeit	▪	$LR^+ = \infty$ $LR^- = 0,75$
Novak et al. 1994	n = 65 (25 w), Alter (ø): 56,7; Ellenbogensymptome, Patienten mit diagnostiziertem Kubitaltunnelsyndrom, symptomfreie Patienten	Nervenleitgeschwindigkeit	▪	Für 30 sec: $LR^+ = 32,00$ $LR^- = 0,69$ Für 60 sec: $LR^+ = 75,00$ $LR^- = 0,25$
Beekman et al. 2009	n = 192 (102 w), Alter (ø): 52; Patienten mit vermuteter Neuropathie des N. ulnaris	Nervenleitgeschwindigkeit, Ultraschall	▪	$LR^+ = 1,02$ $LR^- = 0,98$
Cheng et al. 2008	n = 173 (90 w), Alter (ø): 51; Ellenbogensymptome, Patienten mit diagnostiziertem Kubitaltunnelsyndrom, Kontrollgruppe	Symptomfragebogen, welcher Korrelation zu Nervenleitgeschwindigkeit hat	▪	$LR^+ = 46,00$ $LR^- = 0,55$

Alter (ø): mittleres Alter in Jahren, LR^+: positive Likelihood-Ratio, LR^-: negative Likelihood-Ratio, n: Anzahl der untersuchten Personen, RoB: Risk of Bias, w: weiblich
▪ : hohes Risiko/klinisch nicht relevant, ▪ : geringes Risiko/klinisch relevant, ▪ : unklares Risiko/moderat klinisch relevant

Tab. 10.30 Empfehlungen zum Flexions-Kompressions-Test

Kriteriumsvalidität	Bestätigung	Ausschluss
Identifikation eines Kubitaltunnelsyndroms/Sulcus-ulnaris-Syndroms		
→ anhand des Tests mit 30 sec Kompression	++/–	–
→ anhand des Tests mit 60 sec Kompression	++/–	+/–

–: keine, +: geringe, ++: moderate, +++: starke Empfehlung, ++/–: uneinheitliche Studienergebnisse, k.A.: keine Angabe

Durchführung

Der Arm der Testperson wird in 90° Schulterabduktion (bei 10° Flexion/transversaler Adduktion) und maximale Innenrotation gebracht. Der Ellenbogen wird in 90° Beugung gebracht und die Finger sollen gestreckt werden. Der Untersucher hält diese Position für 10 Sekunden. Der Test ist positiv, wenn typische Symptome des Patienten auftreten oder vorhandene verstärkt werden.

Zusammenfassung der Evidenz

➤ Tab. 10.31

Empfehlungen

➤ Tab. 10.32

10.6.3 Schulterinnenrotations-Ellenbogenflexionstest (SIREFT)

Synonyme/Englisch Shoulder Internal Rotation Elbow Flexion Test (SIREFT).

Tab. 10.31 Validität des Schulterinnenrotationstests

Studie	Studienpopulation	Referenz	RoB	Maßzahl
Kriteriumsvalidität				
Identifikation eines Kubitaltunnelsyndroms/Sulcus-ulnaris-Syndroms				
Ochi et al. 2012	n = 116 (46 w), Alter (ø): 56,7; Ellenbogensymptome, Patienten mit diagnostiziertem Kubitaltunnelsyndrom, symptomfreie Patienten	Nervenleitgeschwindigkeit	▪	$LR^+ = \infty$ $LR^- = 0,42$

Alter (ø): mittleres Alter in Jahren, LR^+: positive Likelihood-Ratio, LR^-: negative Likelihood-Ratio, n: Anzahl der untersuchten Personen, RoB: Risk of Bias, w: weiblich
▪ : hohes Risiko/klinisch nicht relevant, ▪ : geringes Risiko/klinisch relevant, ▪ : unklares Risiko/moderat klinisch relevant

Tab. 10.32 Empfehlungen zum Schulterinnenrotationstest

Kriteriumsvalidität	Bestätigung	Ausschluss
Identifikation eines Kubitaltunnelsyndroms/Sulcus-ulnaris-Syndroms	+	+

–: keine, +: geringe, ++: moderate, +++: starke Empfehlung, k.A.: keine Angabe

Der Schulterinnenrotations-Ellenbogenflexionstest ist ein Provokationstest zur Reizung des Nervus ulnaris und Feststellung eines Kubitaltunnelsyndroms. Der Test wurde entwickelt, um in kürzerer Zeit ein zuverlässiges Testergebnis zu haben (Ochi et al. 2012).

Durchführung

Der Arm der zu untersuchenden Person wird in dieselbe Stellung wie beim Schulterinnenrotationstest gebracht. Zusätzlich wird der Arm vom Untersucher in maximaler Ellenbogenbeugung, maximaler Supination des Unterarms und maximaler Handgelenkstreckung 5 Sekunden lang gehalten (Ochi et al. 2012).

Tab. 10.33 Validität des Shoulder Internal Rotation Elbow Flexion Test (SIREFT)

Studie	Studienpopulation	Referenz	RoB	Maßzahl
Kriteriumsvalidität				
Identifikation eines Kubitaltunnelsyndroms/Sulcus-ulnaris-Syndroms				
Ochi et al. 2012	n = 116 (46 w), Alter (ø): 56,7; Ellenbogensymptome, Patienten mit diagnostiziertem Kubitaltunnelsyndrom, symptomfreie Patienten	Nervenleitgeschwindigkeit	•	LR^+ = 43,50 LR^- = 0,13

Alter (ø): mittleres Alter in Jahren, LR^+: positive Likelihood-Ratio, LR^-: negative Likelihood-Ratio, n: Anzahl der untersuchten Personen, RoB: Risk of Bias, w: weiblich

■ : hohes Risiko/klinisch nicht relevant, ■ : geringes Risiko/klinisch relevant, ■ : unklares Risiko/moderat klinisch relevant

Tab. 10.34 Empfehlungen zum Shoulder Internal Rotation Elbow Flexion Test (SIREFT)

Kriteriumsvalidität	Bestätigung	Ausschluss
Identifikation eines Kubitaltunnelsyndroms/Sulcus-ulnaris-Syndroms	+	+

–: keine, +: geringe, ++: moderate, +++: starke Empfehlung, k.A.: keine Angabe

Zusammenfassung der Evidenz

➤ Tab. 10.33

Empfehlungen

➤ Tab. 10.34

10.6.4 Scratch Collapse Test

Synonyme/Englisch Elbow Scratch Collapse Test.

Cheng und Kollegen kritisierten in ihrer Arbeit, dass die Tests für ein Karpaltunnelsyndrom und Kubitaltunnelsyndrom sehr davon abhängen, was der Patient an Symptomen berichtet. Um eine objektivere Testung zu gewährleisten, entwickelten sie deshalb den Elbow Scratch Test. Bei diesem Test wird die Kraft im Seitenvergleich beurteilt, nachdem die betroffene Region des Nervus ulnaris gereizt wurde (Cheng et al. 2008). So liegt die Beurteilung mehr beim Untersucher als bei der zu untersuchenden Person.

Durchführung

Die untersuchte Person steht oder sitzt, dem Untersucher zugewandt, mit angewinkelten Armen, Ellenbogen gebeugt und beide Hände ausgestreckt in neutraler Position. Als nächstes werden folgende Schritte durchgeführt:

1. Gleichzeitige beidseitige Schulteraußenrotation gegen Widerstand des Untersuchers. Der Untersucher fordert die Person auf, den Widerstand aufrechtzuerhalten.
2. Der Untersucher fährt oder kratzt leicht über den Verlauf des möglicherweise komprimierten Ulnarnervs.
3. Schritt 1 wird sofort wiederholt.

Der Test ist positiv, wenn die Person, unmittelbar nach dem Kratzen über den Verlauf des Nervs den Widerstand des Untersuchers schlechter halten kann.

Tab. 10.35 Validität des Elbow Scratch Collapse Test

Studie	Studienpopulation	Referenz	RoB	Maßzahl
Kriteriumsvalidität				
Identifikation eines Kubitaltunnelsyndroms/Sulcus-ulnaris-Syndroms				
Cheng et al. 2008	n = 173 (90 w), Alter (ø): 51; Ellenbogensymptome, Patienten mit diagnostiziertem Kubitaltunnelsyndrom, Kontrollgruppe	Symptomfragebogen, welcher Korrelation zu Nervenleitgeschwindigkeit hat	•	LR^+ = 64,00 LR^- = 0,36

Alter (ø): mittleres Alter in Jahren, LR^+: positive Likelihood-Ratio, LR^-: negative Likelihood-Ratio, n: Anzahl der untersuchten Personen, RoB: Risk of Bias, w: weiblich

■ : hohes Risiko/klinisch nicht relevant, ■ : geringes Risiko/klinisch relevant, ■ : unklares Risiko/moderat klinisch relevant

Tab. 10.36 Empfehlungen zum Elbow Scratch Collapse Test

Kriteriumsvalidität	Bestätigung	Ausschluss
Identifikation eines Kubitaltunnelsyndroms/Sulcus-ulnaris-Syndroms	+	+

–: keine, +: geringe, ++: moderate, +++: starke Empfehlung, k.A.: keine Angabe

Zusammenfassung der Evidenz

➤ Tab. 10.35

Empfehlungen

➤ Tab. 10.36

10.6.5 Tinel-Test des Ellenbogens

Synonyme/Englisch Elbow Tinel Test, Hoffmann-Tinel-Zeichen.

Benannt nach Paul Hoffmann und Jules Tinel, ist der Hoffmann-Tinel-Test zumeist bekannt für die Untersuchung des Karpaltunnels. Hier wird der Test für den Ellenbogen modifiziert dargestellt. Ursprünglich wurde der Test konzipiert, um eine frische Nervennaht zu beurteilen (Hoffmann 1915), und kann daher bei unterschiedlichen Nerven angewandt werden.

Tab. 10.37 Validität des Elbow Tinel Test

Studie	Studienpopulation	Referenz	RoB	Maßzahl
Kriteriumsvalidität				
Identifikation eines Kubitaltunnelsyndroms/Sulcus-ulnaris-Syndroms				
Cheng et al. 2008	n = 173 (90 w), Alter (ø): 51; Ellenbogensymptome, Patienten mit diagnostiziertem Kubitaltunnelsyndrom, Kontrollgruppe	Symptomfragebogen, welcher Korrelation zu Nervenleitgeschwindigkeit hat	unklar	$LR^+ = 64$ (geringes Risiko/klinisch relevant) $LR^- = 0{,}36$ (unklar/moderat)
Novak et al. 1994	n = 65, Alter (ø): 43,5; Ellenbogensymptome, Patienten mit diagnostiziertem Kubitaltunnelsyndrom, Kontrollgruppe	Nervenleitgeschwindigkeit	unklar	$LR^+ = 35$ (geringes Risiko/klinisch relevant) $LR^- = 0{,}31$ (unklar/moderat)
Beekman et al. 2009	n = 192 (102 w), Alter (ø): 52; Patienten mit vermuteter Neuropathie des Ulnarnervs	Nervenleitgeschwindigkeit, Ultraschall	gering	$LR^+ = 1{,}32$ (hohes Risiko/klinisch nicht relevant) $LR^- = 0{,}72$ (hohes Risiko/klinisch nicht relevant)

Alter (ø): mittleres Alter in Jahren, LR^+: positive Likelihood-Ratio, LR^-: negative Likelihood-Ratio, n: Anzahl der untersuchten Personen, RoB: Risk of Bias, w: weiblich
■: hohes Risiko/klinisch nicht relevant, ■: geringes Risiko/klinisch relevant, ■: unklares Risiko/moderat klinisch relevant

Tab. 10.38 Empfehlungen zum Elbow Tinel Test

Kriteriumsvalidität	Bestätigung	Ausschluss
Identifikation eines Kubitaltunnelsyndroms/Sulcus-ulnaris-Syndroms	–/++	–/++

–: keine, +: geringe, ++: moderate, +++: starke Empfehlung, –/+: uneinheitliche Studienergebnisse, k.A.: keine Angabe

Durchführung

Der Untersucher klopft im Bereich der medialen Epikondylusrinne leicht auf den Nervus ulnaris. Der Test ist positiv, wenn der Patient über Kribbeln oder elektrisierende Empfindungen berichtet, die in den vierten und fünften Finger ausstrahlen (Cheng et al. 2008, Stewart 2006).

Zusammenfassung der Evidenz

➢ Tab. 10.37

Empfehlungen

➢ Tab. 10.38

10.6.6 Zusammenfassung: Testung auf Kubitaltunnelsyndrom

➢ Tab. 10.39

Tab. 10.39 Empfehlungen für die Testung eines Kubitaltunnelsyndroms

Validität	Bestätigung	Ausschluss
Identifikation eines Kubitaltunnelsyndroms/Sulcus-ulnaris-Syndroms		
→ anhand des Flexions-Kompressions-Tests (Haltezeit 30 sec)	–/++	–
→ anhand des Flexions-Kompressions-Tests (Haltezeit 60 sec)	–/++	–/+
→ anhand des Schulterinnenrotationstests	+	+
→ anhand des Schulterinnenrotations-Ellenbogenflexionstests	+	+
→ anhand des Scratch Collapse Tests	+	+
→ anhand des Tinel-Tests	–/++	–/++
Reliabilität	**Intratester**	**Intertester**
Übereinstimmende Beurteilung		
→ des Flexions-Kompressions-Tests (Haltezeit 30 sec)	k.A.	k.A.
→ des Flexions-Kompressions-Tests (Haltezeit 60 sec)	k.A.	k.A.
→ des Schulterinnenrotationstests	k.A.	k.A.
→ des Schulterinnenrotations-Ellenbogenflexionstests	k.A.	k.A.
→ des Scratch Collapse Tests	k.A.	k.A.
→ des Tinel-Tests	k.A.	k.A.

–: keine, +: geringe, ++: moderate, +++: starke Empfehlung; –/+: uneinheitliche Studienergebnisse, k.A.: keine Angabe

- Der Flexions-Kompressions-Test und der Tinel-Test des Ellenbogens können zunächst moderat für die Bestätigung eines Kubitaltunnelsyndroms empfohlen werden, der Tinel-Test zusätzlich moderat für den Ausschluss eines Kubitaltunnelsyndroms.
- Die hohen positiven Likelihood-Ratios der Studien (mit unklarem Verzerrungsrisiko) sind allerdings mit Vorsicht zu betrachten, da eine Studie mit geringem Verzerrungsrisiko für beide Tests eine deutlich geringere klinische Relevanz berichtet (Beekman et al. 2009). Die genannten Tests werden in der Zusammenfassung daher mit ++ (moderate Empfehlung), aber aufgrund der geringen klinischen Relevanz in einer Studie mit geringem Verzerrungsrisiko ebenso mit – (nicht empfohlen) bewertet.
- Die Studie von Cheng und Kollegen zur Evaluation des Scratch Collapse Test, verwendete als Referenzstandard einen Symptomfragebogen, welcher vorher mit Messungen der Nervenleitgeschwindigkeit validiert wurde (Cheng et al. 2008). Da aber nicht direkt mit einem Goldstandard verglichen wurde, besteht ein zusätzliches Verzerrungsrisiko.

10.7 Zusammenfassung

➢ Tab. 10.40 gibt eine Übersicht zu den evidenzbasierten Empfehlungen für den Einsatz der inkludierten Assessments. Die Literatur beschreibt für den Ellenbogen zumeist Tests zum Aufspüren spezifischer Pathologien, also für die Kriteriumsvalidität. Für spezifische Informationen sei auf die jeweiligen ausführlichen Beschreibungen in den Abschnitten 10.1 bis 10.6 verwiesen.

Tab. 10.40 Pathologien mit Empfehlungen zu den inkludierten Assessments

Ligamentäre Instabilitäten

- *Moving Valgus Stress Test bei V. a. Läsion des Lig. collaterale mediale*
  Bestätigung: +
  Ausschluss: ++
  Verlaufskontrolle (Intratester-Reliabilität): k.A.
  Übereinstimmung zwischen Untersuchern: k.A.
- *Valgusstresstest (Kriterium: Schmerz) bei V. a. Läsion des Lig. collaterale mediale*
  Bestätigung: –
  Ausschluss: –
  Verlaufskontrolle (Intratester-Reliabilität): k.A.
  Übereinstimmung zwischen Untersuchern: k.A.
- *Valgusstresstest (Kriterium: Laxizität) bei V. a. Läsion des Lig. collaterale mediale*
  Bestätigung: ++
  Ausschluss: –
  Verlaufskontrolle (Intratester-Reliabilität): k.A.
  Übereinstimmung zwischen Untersuchern: k.A.

Distale Bicepssehnenruptur

- *Biceps-Crease-Intervall bei V. a. distale Bicepssehnenruptur*
  Bestätigung: ++
  Ausschluss: ++
  Verlaufskontrolle (Intratester-Reliabilität): k.A.
  Übereinstimmung zwischen Untersuchern: k.A.
- *Bicepsaponeurose-Beugetest bei V. a. distale Bicepssehnenruptur*
  Bestätigung: +
  Ausschluss: +
  Verlaufskontrolle (Intratester-Reliabilität): k.A.
  Übereinstimmung zwischen Untersuchern: k.A.

Epikondylitis/Epikondylalgie

- *Mill's Test bei Epikondylalgie*
  Bestätigung: +
  Ausschluss: +
  Verlaufskontrolle (Intratester-Reliabilität): k.A.
  Übereinstimmung zwischen Untersuchern: k.A.

Gelenkverletzungen

- *Extensionstest bei V. a. Ellenbogenfraktur*
  Bestätigung: ++
  Ausschluss: ++
  Verlaufskontrolle (Intratester-Reliabilität): k.A.
  Übereinstimmung zwischen Untersuchern: k.A.
- *Flexionstest bei V. a. Ellenbogenfraktur*
  Bestätigung: +
  Ausschluss: +
  Verlaufskontrolle (Intratester-Reliabilität): k.A.
  Übereinstimmung zwischen Untersuchern: k.A.
- *Supinationstest bei V. a. Ellenbogenfraktur*
  Bestätigung: +
  Ausschluss: –
  Verlaufskontrolle (Intratester-Reliabilität): k.A.
  Übereinstimmung zwischen Untersuchern: k.A.
- *Pronationstest bei V. a. Ellenbogenfraktur*
  Bestätigung: +
  Ausschluss: –
  Verlaufskontrolle (Intratester-Reliabilität): k.A.
  Übereinstimmung zwischen Untersuchern: k.A.
- *Knochendruckpunkte bei V. a. Ellenbogenfraktur*
  Bestätigung: –/+
  Ausschluss: +
  Verlaufskontrolle (Intratester-Reliabilität): k.A.
  Übereinstimmung zwischen Untersuchern: k.A.

Impingement-Syndrom

- *Posterolateral Radiocapitellar Plica Test bei V. a. Plica-Syndrom*
  Bestätigung: +
  Ausschluss: +
  Verlaufskontrolle (Intratester-Reliabilität): k.A.
  Übereinstimmung zwischen Untersuchern: k.A.

Nervale Kompressionssyndrome

- *Flexions-Kompressions-Test (Haltezeit: 30 sec) bei V. a. Kubitaltunnelsyndrom/Sulcus-ulnaris-Syndrom*
  Bestätigung: ++/–
  Ausschluss: –
  Verlaufskontrolle (Intratester-Reliabilität): k.A.
  Übereinstimmung zwischen Untersuchern: k.A.
- *Flexions-Kompressions-Test (Haltezeit: 60 sec) bei V. a. Kubitaltunnelsyndrom/Sulcus-ulnaris-Syndrom*
  Bestätigung: ++/–
  Ausschluss: +/–
  Verlaufskontrolle (Intratester-Reliabilität): k.A.
  Übereinstimmung zwischen Untersuchern: k.A.
- *Schulterinnenrotationstest bei V. a. Kubitaltunnelsyndrom/Sulcus-ulnaris-Syndrom*
  Bestätigung: +
  Ausschluss: +
  Verlaufskontrolle (Intratester-Reliabilität): k.A.
  Übereinstimmung zwischen Untersuchern: k.A.
- *Schulterinnenrotations- Ellenbogenflexionstest bei V. a. Kubitaltunnelsyndrom/Sulcus-ulnaris-Syndrom*
  Bestätigung: +
  Ausschluss: +
  Verlaufskontrolle (Intratester-Reliabilität): k.A.
  Übereinstimmung zwischen Untersuchern: k.A.
- *Scratch Collapse Test bei V. a. Kubitaltunnelsyndrom/Sulcus-ulnaris-Syndrom*
  Bestätigung: +
  Ausschluss: +
  Verlaufskontrolle (Intratester-Reliabilität): k.A.
  Übereinstimmung zwischen Untersuchern: k.A.
- *Tinel Test des Ellenbogens bei V. a. Kubitaltunnelsyndrom/Sulcus-ulnaris-Syndrom*
  Bestätigung: ++/–
  Ausschluss: ++/–
  Verlaufskontrolle (Intratester-Reliabilität): k.A.
  Übereinstimmung zwischen Untersuchern: k.A.

–: keine, +: geringe, ++: moderate, +++: starke Empfehlung; –/+: uneinheitliche Studienergebnisse, k.A.: keine Angabe

Die Tests im Bereich des Ellenbogens sind krankheitsspezifisch. Alle eingeschlossenen Tests wurden auf ihre Validität, aber – ausgenommen das Biceps-Crease-Intervall – nicht auf ihre Reliabilität untersucht. Mehrheitlich können die Tests in einem geringen Ausmaß für die Identifikation der verschiedenen Krankheitsbilder in der therapeutischen Praxis empfohlen werden.

Einzelne Assessments wurden aus unterschiedlichen Gründen aus diesem Kapitel ausgeschlossen. Zumeist wurden diese Tests nicht in Validitätsstudien überprüft oder die vorhandenen Studien wiesen ein hohes Verzerrungsrisiko auf. Häufige Gründe für die Annahme eines hohen Verzerrungsrisikos waren unter anderem eine unpassende Patientenselektion oder die Verwendung eines ungeeigneten Referenzstandards beziehungsweise die Tatsache, dass nicht alle Patienten mit demselben Referenzstandard untersucht wurden. Zudem wurden in Reliabilitätsstudien zum Teil Hilfsmittel für die Testdurchführung verwendet, welche im Praxisalltag in der Regel nicht zur Verfügung stehen. Folgende Assessments wurden ausgeschlossen:

- Ligamentäre Instabilitäten: Milking Maneuver, Gravity Assisted Varus Stress Test, Lateral Pivot Shift Test des Ellenbogens, Stand-up Test/Chair Push-up Test, Table Top Relocation Test, Posterolateral Rotatory Apprehension Test, Posterolateral Rotatory Drawer Test, Valgusstresstest für Laxizität (Wood et al. 2010, Pollock et al. 2009, Regan und Lapner 2006, Arvind und Hargreaves 2006, Kalainov und Cohen 2005, O'Driscoll et al. 1991, Lattanza et al. 2010, Seiber et al. 2020, Yasui et al. 2012)
- Distale Bicepssehnenruptur: Hook Test, passiver Unterarm-Pronationstest, Biceps Squeeze Test (O'Driscoll et al. 2007, Harding 2005)
- Epikondylitis/Epikondylalgie: Cozen's Test, Maudsley's Test/Middle Finger Resistance/Extension test, Grip Strength Test/SMHGT, Polk's Test, Kaplan Test, Resisted Tennis Elbow Test, Passive Tennis Elbow Test (Saroja et al. 2014, Dones et al. 2014, Dorf et al. 2007)
- Impingement-Syndrom: Flexion Pronation Plica Tests, Extension Supination Plica Test, Arm Bar Test, Valgus Extension Snap Maneuver, Posteromedialer Impingement-Test, Extension Impingement Test, Hyperextension Test, Valgus Extension Overload Syndrom Test, Hyperextension Test (Antuna und O'Driscoll 2001, Kim et al. 2006, Lee et al. 2018, Andrews und Timmerman 1995)

LITERATUR

Andrews JR, Timmerman LA. Outcome of elbow surgery in professional baseball players. Am J Sports Med 1995; 23(4): 407–413. https://doi.org/10.1177/036354659502300406.

Antuna SA, O'Driscoll SW. Snapping plicae associated with radiocapitellar chondromalacia. Arthroscopy 2001; 17(5): 491–495. https://doi.org/10.1053/jars.2001.20096.

Appelboam A, et al. Elbow extension test to rule out elbow fracture: multicentre, prospective validation and observational study of diagnostic accuracy in adults and children. BMJ 2008; 337: a2428. https://doi.org/10.1136/bmj.a2428.

Arvind CHV, Hargreaves DG. Table top relocation test – New clinical test for posterolateral rotatory instability of the elbow. J Shoulder Elbow Surg 2006; 15(4): 500–501. https://doi.org/10.1016/j.jse.2005.11.014.

Bain G, Eygendaal D, van Riet RP. Surgical Techniques for Trauma and Sports Related Injuries of the Elbow. Berlin–Heidelberg: Springer, 2020.

Baker M, Borland M. Range of elbow movement as a predictor of bony injury in children. EMJ 2011; 28(8): 666–669. https://doi.org/10.1136/emj.2010.091124.

Beekman R, et al. The diagnostic value of provocative clinical tests in ulnar neuropathy at the elbow is marginal. J Neurol Neurosurg Psychiatry 2009; 80(12): 1369–1374. https://doi.org/10.1136/jnnp.2009.180844.

Bernstein AD, Breslow MJ, Jazrawi LM. Distal biceps tendon ruptures: a historical perspective and current concepts. Am J Orthop (Belle Mead NJ) 2001; 30(3): 193–200.

Bhabra G, el al. Lateral Elbow Tendinopathy: Development of a Pathophysiology-Based Treatment Algorithm. Orthop J Sports Med 2016; 4(11): 2325967116670635. https://doi.org/10.1177/2325967116670635.

Bjerre JJ, et al. Snapping elbow - a guide to diagnosis and treatment. World J Orthop 2018; 9(4): 65–71. https://doi.org/10.5312/wjo.v9.i4.65.

Bot SDM, et al. Incidence and prevalence of complaints of the neck and upper extremity in general practice. Ann Rheum Dis 2005; 64(1): 118–123. https://doi.org/10.1136/ard.2003.019349.

Bozentka DJ. Cubital tunnel syndrome pathophysiology. Clin Orthop Relat Res 1998; (351): 90–94.

Buehler MJ, Thayer DT. The elbow flexion test. A clinical test for the cubital tunnel syndrome. Clin Orthop Relat Res 188; (233): 213–216.

Camp CL, Smith J, O'Driscoll SW. Posterolateral rotatory instability of the elbow: Part I. Mechanism of injury and the posterolateral rotatory drawer test. Arthrosc Tech 2017; 6(2): e401–e405. https://doi.org/10.1016/j.eats.2016.10.016.

Cheng C, et al. Scratch collapse test for evaluation of carpal and cubital tunnel syndrome. J Hand Surg 2008; 33(9): 1518–1524. https://doi.org/10.1016/j.jhsa.2008.05.022.

Choi SH, et al. Magnetic resonance imaging of posterolateral plica of the elbow joint: Asymptomatic vs. symptomatic subjects. PLoS One 2017; 12(6): e0174320. https://doi.org/10.1371/journal.pone.0174320.

Clarke RP. Symptomatic, lateral synovial fringe (plica) of the elbow joint. Arthroscopy 1988; 4(2): 112–116. https://doi.org/10.1016/S0749–8063(88)80077-X.

Darracq MA, Vinson DR, Panacek EA. Preservation of active range of motion after acute elbow trauma predicts absence of elbow fracture. Am J Emerg Med 2008; 26(7): 779–782. https://doi.org/10.1016/j.ajem.2007.11.005.

Docherty MA, Schwab RA, Ma OJ. Can elbow extension be used as a test of clinically significant injury? South Med J 2002; 95(5): 539–541. https://doi.org/10.1097/00007611-200205000-00015.

Dones C, et al. The sensitivity of the provocation tests in replicating pain on the lateral elbow area of participants with lateral epicondylalgia. J Case Rep Clin Res Studies 2014; (1): 1.

Dorf ER, et al. Effect of elbow position on grip strength in the evaluation of lateral epicondylitis. J Hand Surg Am 2007; 32(6): 882–886. https://doi.org/10.1016/j.jhsa.2007.04.010.

Dubrovsky AS, et al. Point tenderness at 1 of 5 locations and limited elbow extension identify significant injury in children with acute elbow trauma: a study of diagnostic accuracy. Am J Emerg Med 2015; 33(2): 229–233. https://doi.org/10.1016/j.ajem.2014.11.028.

Duparc F, et al. The synovial fold of the humeroradial joint: anatomical and histological features, and clinical relevance in lateral epicondylalgia of the elbow. Surg Radiol Anat 2002; 24(5): 302–307. https://doi.org/10.1007/s00276-002-0055-0.

ElMaraghy A, Devereaux M. The "bicipital aponeurosis flex test": evaluating the integrity of the bicipital aponeurosis and its implications for treatment of distal biceps tendon ruptures. J Shoulder Elbow Surg 2013; 22(7): 908–914. https://doi.org/10.1016/j.jse.2013.02.005.

ElMaraghy A, Devereaux M, Tsoi K. The biceps crease interval for diagnosing complete distal biceps tendon ruptures. Clin Orthop Relat Res 2008; 466(9): 2255–2262. https://doi.org/10.1007/s11999-008-0334-0.

Feller RJ, Gil JA, DaSilva M. Snapping at the lateral aspect of the elbow: a case report and review of the literature. JBJS Case Connector 2018; 8(3): e48. https://doi.org/10.2106/JBJS.CC.17.00198.

Freed HA, Shields NN. Most frequently overlooked radiographically apparent fractures in a teaching hospital emergency department. Ann Emerg Med 1984; 13(10): 900–904. https://doi.org/10.1016/S0196–0644(84)80666–6.

Harding WG. A new clinical test for avulsion of the insertion of the biceps tendon. Orthopedics 2005; 28(1): 27–29. https://doi.org/10.3928/0147-7447-20050101-09.

Hariri S, Safran MR. Ulnar collateral ligament injury in the overhead athlete. Clin Sports Med 2010; 29(4): 619–644. https://doi.org/10.1016/j.csm.2010.06.007.
Hawksworth CR, Freeland P. Inability to fully extend the injured elbow: an indicator of significant injury. Arch Emerg Med 1991; 8(4): 253–256. https://doi.org/10.1136/emj.8.4.253.
Hoffmann P. Über eine Methode, den Erfolg einer Nervennaht zu beurteilen. Medizinische Klinik 1915; (13): 359–360.
Husarik DB, et al. Ligaments and plicae of the elbow: normal MR imaging variability in 60 asymptomatic subjects. Radiology 2010; 257(1): 185–194. https://doi.org/10.1148/radiol.10092163.
Isogai S, et al. Which morphologies of synovial folds result from degeneration and/or aging of the radiohumeral joint: an anatomic study with cadavers and embryos. J Shoulder Elbow Surg 2001; 10(2): 169–181. https://doi.org/10.1067/mse.2001.112956.
Jie KE, et al. Extension test and ossal point tenderness cannot accurately exclude significant injury in acute elbow trauma. Ann Emerg Med 2014; 64(1): 74–78. https://doi.org/10.1016/j.annemergmed.2014.01.022.
Kalainov DM, Cohen MS. Posterolateral rotatory instability of the elbow in association with lateral epicondylitis. A report of three cases. J Bone Joint Surg Am 2005; 87(5): 1120–1125. https://doi.org/10.2106/JBJS.D.02293.
Karbach LE, Elfar J. Elbow instability: anatomy, biomechanics, diagnostic maneuvers, and testing. J Hand Surg 2017; 42(2): 118–126. https://doi.org/10.1016/j.jhsa.2016.11.025.
Kim DH, et al. Arthroscopic treatment of posterolateral elbow impingement from lateral synovial plicae in throwing athletes and golfers. Am J Sports Med 2006; 34(3): 438–444. https://doi.org/10.1177/0363546505281917.
Lamprakis A, et al. Can elbow-extension test be used as an alternative to radiographs in primary care? Eur J Gen Pract 2007; 13(4): 221–224. https://doi.org/10.1080/13814780701814820.
Lattanza L, et al. Interclinician and intraclinician variability in the mechanics of the pivot shift test for posterolateral rotatory instability (PLRI) of the elbow. J Shoulder Elbow Surg 2010; 19(8): 1150–1156. https://doi.org/10.1016/j.jse.2010.05.018.
Lee HI, et al. Prominent synovial plicae in radiocapitellar joints as a potential cause of lateral elbow pain: clinico-radiologic correlation. J Shoulder Elbow Surg 2018; 27(8): 1349–1356. https://doi.org/10.1016/j.jse.2018.04.024.
Lennon RI, et al. Can a normal range of elbow movement predict a normal elbow x ray? Emerg Med J 2007; 24(2): 86–88. https://doi.org/10.1136/emj.2006.039792.
Levin D, et al. Lateral epicondylitis of the elbow: US findings. Radiology 2005; 237(1): 230–234. https://doi.org/10.1148/radiol.2371040784.
Lubiatowski P, et al. Synovial plica of the elbow and its clinical relevance. EFORT open reviews 2020; 5(9): 549–557. https://doi.org/10.1302/2058-5241.5.200027.
Lundborg G, Rydevik B. Effects of stretching the tibial nerve of the rabbit. A preliminary study of the intraneural circulation and the barrier function of the perineurium. J Bone Joint Surg 1973; (55): 390–401.
MacDermid JC, Michlovitz SL. Examination of the elbow: linking diagnosis, prognosis, and outcomes as a framework for maximizing therapy interventions. J Hand Ther 2006; 19(2): 82–97. https://doi.org/10.1197/j.jht.2006.02.018.
Norwood LA, Shook JA, Andrews JR. Acute medial elbow ruptures. Am J Sports Med 1981; 9(1): 16–19. https://doi.org/10.1177/036354658100900103.
Novak CB, et al. Provocative testing for cubital tunnel syndrome. J Hand Surg Am 1994; 19(5): 817–820.
Ochi K, et al. Comparison of shoulder internal rotation test with the elbow flexion test in the diagnosis of cubital tunnel syndrome. J Hand Surg Am 2011; 36(5): 782–787. https://doi.org/10.1016/j.jhsa.2010.12.019.
Ochi K, et al. Shoulder internal rotation elbow flexion test for diagnosing cubital tunnel syndrome. J Shoulder Elbow Surg 2012; 21(6): 777–781. https://doi.org/10.1016/j.jse.2011.10.015.
O'Driscoll SW, Bell DF, Morrey BF. Posterolateral rotatory instability of the elbow. J Bone Joint Surg Am 1991; 73(3): 440–446.
O'Driscoll SW, Goncalves LBJ, Dietz P. The hook test for distal biceps tendon avulsion. Am J Sports Med 2007; 35(11): 1865–1869. https://doi.org/10.1177/0363546507305016.
O'Driscoll SWM, Lawton RL, Smith AM. The "moving valgus stress test" for medial collateral ligament tears of the elbow. Am J Sports Med 2005; 33(2): 231–239. https://doi.org/10.1177/0363546504267804.
Ogata K, Naito M. Blood flow of peripheral nerve effects of dissection stretching and compression. J Hand Surg Br 1986; 11(1): 10–14. https://doi.org/10.1016/0266-7681(86)90003-3.
Park KB, et al. Clinical and diagnostic outcomes in arthroscopic treatment for posterolateral plicae impingement within the radiocapitellar joint. Medicine 2019; 98(18): e15497. https://doi.org/10.1097/MD.0000000000015497.
Pitts SR, et al. National Hospital Ambulatory Medical Care Survey: 2006 emergency department summary. Natl Health Stat Report 2008; (7): 1–38.
Putter CE, et al. Economic impact of hand and wrist injuries: health-care costs and productivity costs in a population-based study. J Bone Joint Surg Am 2012; 94(9): e56. https://doi.org/10.2106/JBJS.K.00561.
Regan W, Lapner PC. Prospective evaluation of two diagnostic apprehension signs for posterolateral instability of the elbow. J Shoulder Elbow Surg 2006; 15(3): 344–346. https://doi.org/10.1016/j.jse.2005.03.009.
Saeed W, Waseem M. Elbow Fractures Overview (Bookshelf ID: NBK441976). Treasure Island (FL): StatPearls Publishing, 2022.
Saroja G, et al. Diagnostic accuracy of provocative tests in lateral epicondylitis. Int J Physiother Res 2014; 2(6); 815–823. https://doi.org/10.16965/ijpr.2014.699.
Seiber K, et al. Assessment of the reliability of a non-invasive elbow valgus laxity measurement device. J Exp Orthop 2020; 7(1): 74. https://doi.org/10.1186/s40634-020-00290-2.
Shiri R, et al. Prevalence and determinants of lateral and medial epicondylitis: a population study. Am J Epidemiol 2006; 164(11): 1065–1074. https://doi.org/10.1093/aje/kwj325.
Smidt N, et al. Lateral epicondylitis in general practice: course and prognostic indicators of outcome. J Rheumatol 2006; 33(10): 2053–2059.
Stewart J. Ulnar neuropathies: where, why, and what to do? Pract Neurol 2006; 6(4): 218–229. https://doi.org/10.1136/jnnp.2006.097899.
Yasui K, et al. A new manual method for assessing elbow valgus laxity. Sports Med Arthrosc Rehabil Ther Technol 2012; 4(1): 11. https://doi.org/10.1186/1758-2555-4-11.

KAPITEL

11

Alessandro Waitzhofer, Linus Paelke und Hannah Sophie Yelin

Hand

Mechanisch stellen die Handgelenke den Endpunkt der oberen Extremität dar und dienen daher zur Kraftaufnahme und Kraftentfaltung. Beeinträchtigungen durch Schmerzen an der Hand sind sehr häufig: über 12 % aller Menschen über 50 klagen über Beeinträchtigungen an der Hand (Dziedzic et al. 2007). Gefährdet sind Hand- und Fingergelenke besonders bei einseitigen Arbeitsabläufen (Überlastungen), (Arbeits-)Unfällen und Sportverletzungen. Laut Erhebung der *Deutschen Gesellschaft für Unfallversicherung* betreffen 33,7 % aller Arbeitsunfälle die Hand und Handwurzel (DGUV 2021). Die Ursachen von Handgelenksproblemen sind vielschichtig und reichen von der täglichen Beanspruchung über Traumen oder Dispositionen (Genetik, Körperbau) bis hin zu sekundären Konditionen (z. B. Schwellung, Durchblutungsstörung).

Für die Untersuchung des Handgelenks und seiner umgebenden Strukturen sollte der Therapeut die komplexe Anatomie und Biomechanik dieses Bereichs gut verstehen. Eine weitere Schwierigkeit ist die Vielzahl von Pathologien mit sich überschneidenden klinischen Symptomen in der Untersuchung. Die genaue Erhebung von typischen alltäglichen und sportlichen Belastungen sowie Arbeitsabläufen der Patienten ist wichtig, und diese sollten im Clinical-Reasoning-Prozess genau erfasst werden.

Kapitelübersicht

Dimensionen Die Testungen in diesem Kapitel sind den Bereichen *Instabilitäten* (➤ Kap. 11.1), *TFCC* (➤ Kap. 11.2), *Arthrose in Daumensattelgelenk und Daumengrundgelenk* (➤ Kap. 11.3), *Sehnenpathologien* (➤ Kap. 11.4), *nervale Kompressionssyndrome* (➤ Kap. 11.5), *Skaphoid-Frakturen* (➤ Kap. 11.6) und *Weitere Krankheitsbilder* (➤ Kap. 11.7) zugeordnet.

Evidenzlage Für die Mehrzahl der Tests ist nur eine geringe Anzahl von Validitätsstudien vorhanden. Abzugrenzen ist das Karpaltunnelsyndrom, zu dessen Assessments eine hohe Studiendichte vorhanden ist. Bezüglich der Reliabilität gibt es nur vereinzelte Daten für das Karpaltunnelsyndrom. Zu den weiteren Pathologien existieren keine entsprechenden Studien. Hinzu kommt, dass die vorhandenen Studien ein überwiegend unklares Verzerrungsrisiko aufweisen.

Empfehlungen Das Ausmaß, in dem die Assessments für den Gebrauch im physiotherapeutischen Kontext empfohlen werden können, ist überwiegend gering. Die Begründung hierfür liegt neben den niedrigen Validitätswerten auch in der geringen Studiendichte beziehungsweise dem unklaren Verzerrungsrisiko der inkludierten Studien. Abzugrenzen sind die Tests für das Karpaltunnelsyndrom, die in der Regel moderate diagnostische Fähigkeit aufweisen. Neben vereinzelten Studien im Bereich des Karpaltunnelsyndroms gibt es zum aktuellen Zeitpunkt keine Reliabilitätsstudien, welche in dieses Kapitel eingeschlossen werden konnten. Auf Basis der vorhandenen Studien zum Karpaltunnelsyndrom können die untersuchten Assessments sowohl zur Verlaufskontrolle als auch zur Identifikation des Krankheitsbilds nur in einem geringen Ausmaß empfohlen werden.

Besonderheiten Die Assessments für die Hand sind meist pathologiespezifisch (vgl. Kriteriumsvalidität). Dieser Umstand schließt allerdings nicht aus, dass Beschwerdebilder an der Hand häufig multifaktoriell sein können, was bei Untersuchungen der Hand im Clinical-Reasoning-Prozess berücksichtigt werden sollte.

Praktikabilität Die Durchführung aller hier vorgestellten Tests ist mit einem geringen Zeitaufwand und nicht mit Kosten verbunden.

➤ Tab. 11.1 zeigt eine Übersicht der Erkrankungen und der dazu untersuchten Assessments. Am Ende der einzelnen Abschnitte ist jeweils eine zusammenfassende Übersicht der Empfehlungen zu allen zugehörigen Assessments zu finden.

Tab. 11.1 Pathologien mit inkludierten Assessments

Instabilitäten

- Scaphoid Shift Test (➤ Kap. 11.1.1)
- Scapho-Lunate Shear Test (➤ Kap. 11.1.2)
- Lunotriquetral Ballottement Test (➤ Kap. 11.1.3)
- Midcarpal Shift Test (➤ Kap. 11.1.4)
- Distal Radioulnar Joint Test (DRUJ) (➤ Kap. 11.1.5)

TFCC-Läsionen

- Ulnar Fovea Sign (➤ Kap. 11.2.1)
- Ulnar Grinding Test (➤ Kap. 11.2.2)
- Ulnomeniscotriquetral Dorsal Glide Test (UMTDG) (➤ Kap. 11.2.3)
- Gripping Rotatory Impaction Test (GRIT) (➤ Kap. 11.2.4)

Arthrose (Daumengrundgelenk, Daumensattelgelenk)

- MP Extension Test/MC Extension Test (➤ Kap. 11.3.1)
- Metacarpal Pressure Shear Test (➤ Kap. 11.3.2)
- Metacarpal Flexion Test (➤ Kap. 11.3.3)
- Hebeltest (➤ Kap. 11.3.4)
- Grind Test (➤ Kap. 11.3.4)

Sehnenpathologien

- Eichhoff-Test (➤ Kap. 11.4.1)
- WHAT-Test (➤ Kap. 11.4.2)
- ECU-Synergietest (➤ Kap. 11.4.3)

Nervale Kompressionssyndrome

- Tinel-Hoffmann-Zeichen (➤ Kap. 11.5.1)
- Phalen-Zeichen (➤ Kap. 11.5.2)
- Flick-Zeichen (➤ Kap. 11.5.3)
- Handelevationstest (➤ Kap. 11.5.4)
- Zwei-Punkt-Diskrimination (➤ Kap. 11.5.5)
- Scratch Collapse Test (➤ Kap. 11.5.6)
- Karpaltunnelsyndrom-Entlastungsmanöver (➤ Kap. 11.5.7)
- Modifizierter pneumatischer Kompressionstest (➤ Kap. 11.5.8)
- Medianusnerv-Kompressionstest (➤ Kap. 11.5.9)
- Gilliatt's Tourniquet Test (➤ Kap. 11.5.10)
- Handwurzelkompressionstest (➤ Kap. 11.5.11)
- Handgelenksflexion und Medianusnervkompression (➤ Kap. 11.5.12)
- Upper Limb Neurodynamic Test 1 (➤ Kap. 11.5.13)
- Thenaratrophie (➤ Kap. 11.5.14)
- Tethered Test (➤ Kap. 11.5.15)
- Abnormales Vibrationsempfinden (➤ Kap. 11.5.16)
- Muskelkraft des Adductor pollicis brevis (➤ Kap. 11.5.17)
- Monofilament-Test nach Semmes-Weinstein (➤ Kap. 11.5.18)

Skaphoidfrakturen

- Anatomical Snuffbox Tenderness (AST) (➤ Kap. 11.6.1)
- Scaphoid Tubercle Tenderness (ST-TEST) (➤ Kap. 11.6.2)
- Longitudinale Daumenkompression (➤ Kap. 11.6.3)
- Thumb-Index Finger Pinch Test (➤ Kap. 11.6.4)
- Radialduktion des Handgelenks (➤ Kap. 11.6.5)
- Abduktion des Daumens (➤ Kap. 11.6.6)
- Flexion des Handgelenks (➤ Kap. 11.6.7)
- Kraftgriff der Hand (➤ Kap. 11.6.8)
- Ulnarduktion des Handgelenks (➤ Kap. 11.6.9)
- Pronation des Unterarms (➤ Kap. 11.6.10)
- Supination des Unterarms (➤ Kap. 11.6.11)

11.1 Instabilitäten

In der Regel treten karpale Instabilitäten infolge eines Traumas auf, in selteneren Fällen können sie jedoch auch durch Arthritiden und Infektionen entstehen oder angeboren sein (Lee und Elfar 2015). Die karpalen Instabilitäten werden in vier Kategorien eingeteilt:

- Carpal Instability, Dissociative (CID)
- Carpal Instability, Nondissociative (CIND)
- Carpal Instability, Complex (CIC)
- Carpal Instability, Adaptive (CIA)

Die ersten drei Kategorien, CID, CIND und CIC zählen zu den ligamentären Instabilitäten. Ihre Einteilung ergibt sich aus der Lokalisation des betroffenen Ligaments und der dadurch veränderten Biomechanik. Die CIA unterscheidet sich von den anderen Kategorien, da die Ursache für diese Instabilität immer außerhalb des Karpus liegt. Beispielsweise ist sie häufig Folge einer distalen Radiusfraktur (Lee und Elfar 2015, Wolfe et al. 2012).

Die Kategorie **CID** umfasst ligamentäre Läsionen, welche zur Instabilität zweier Knochen innerhalb einer Handwurzelreihe führen (Larsen et al. 1995, Wright et al. 1994). **CIND** hingegen sind alle Läsionen, welche zu Dysfunktionen der Gelenke führen, die mit der proximalen Handwurzelreihe artikulieren. Dementsprechend kann sich eine CIND in den Mediokarpalgelenken (zwischen der proximalen und distalen Handwurzelreihe) manifestieren, aber auch im Radiokarpalgelenk (zwischen der proximalen Handwurzelreihe und dem Radius) (Beeker und Rehman 2021, Wolfe et al. 2012). Zu den CIND zählen ebenfalls die beiden Untergruppen „volar intercalated segmental instability“ (CIND-VISI) und „dorsal intercalated segmental instability“ (CIND-DISI): Je nachdem, ob das Os lunatum gegenüber dem Radius nach dorsal oder volar abweicht, wird die Instabilität als **DISI** oder **VISI** bezeichnet (Lee und Elfar 2015). Die **CIC** stellt eine Kombination aus den Charakteristika von CID und CIND dar (Lee und Elfar 2015).

Die folgenden Tests zählen zu den Provokationstests, bei denen es um das Reproduzieren der vom Patienten bekannten Symptome geht. Sie werden vorwiegend im Erstkontakt mit Patienten durchgeführt, um über eine adäquate Weiterbehandlung entscheiden zu können.

11.1.1 Scaphoid Shift Test

Synonyme/Englisch Watson-Test.

Der Scaphoid Shift Test (SST), auch Watson-Test genannt, wurde 1988 erstmals von Watson et al. beschrieben. Er zählt zu den Provokationstests und überprüft die Integrität des Lig. scapholunatum. Bei einem positiven Testergebnis empfehlen Watson et al. das Ergebnis mit der asymptomatischen Hand zu vergleichen. Sind die Symptome auch auf der asymptomatischen Seite reproduzierbar, ohne dass der Patient beidseitig Beschwerden angibt, wird das Testergebnis als negativ gewertet (Watson et al. 1988).

Eine Läsion des Lig. scapholunatum ist in der Regel Folge eines Traumas. Ein typischer Verletzungsmechanismus ist der Sturz auf das ausgestreckte und ulnarduzierte Handgelenk (Wright et al. 1994, Lee und Elfar 2015). Bei chronischer Läsion des Lig. scapholunatum kann sich sekundär eine DISI entwickeln, welche der CID zugeordnet wird, wenn sich die Dysfunktion auf dieselbe Handwurzelreihe beschränkt. Wird durch die Läsion auch die Biomechanik der angrenzenden Handwurzelreihe beeinflusst, wird sie der CIND zugeordnet (Beeker und Rehman 2021).

Es wird beschrieben, dass CIND-DISI mit dem Dorsal Capitate Displacement Test untersucht werden können (Bashardoust Tajali et al. 2016, Beeker und Rehman 2021, Lee und Elfar 2015). Für diesen Test wurden jedoch keine diagnostischen Studien mit niedrigem beziehungsweise unklarem Verzerrungsrisiko gefunden.

Durchführung

Therapeut und Patient sitzen sich an einer Therapiebank gegenüber. Der Patient stützt den Arm auf den Ellenbogen, die Hand zeigt Richtung Decke und der Unterarm ist leicht proniert. Wird die rechte Hand des Patienten untersucht, umgreift der Therapeut mit seiner rechten Hand den distalen Unterarm des Patienten von radial. Der Daumen wird volarseitig auf das Os scaphoideum platziert. Die Finger II bis IV umschließen den distalen Unterarm von dorsal. Die linke Hand umgreift von der Kleinfingerseite die Patientenhand auf Höhe der Mittelhandknochen und kontrolliert während der Testdurchführung deren Position und Bewegung.

Der Therapeut übt mit dem Daumen Druck auf das Os scaphoideum nach dorsal aus, während die Finger II bis IV den Radius gegenhalten. Es entsteht eine Gleitbewegung des Os scaphoideum gegenüber dem Radius nach dorsal. Während der gesamten Testdurchführung wird dieser Druck aufrechterhalten. Der Therapeut bringt die Patientenhand in Ulnarduktion und leichte Extension. In dieser Position befindet sich das Os scaphoideum in einer Linie mit der Längsachse des Radius. Anschließend führt der Therapeut die Hand in Radialduktion und leichte Flexion. In der Endposition angekommen wird der Druck auf das Os scaphoideum gelöst.

Als positives Testergebnis zählen sowohl das Vorhandensein von Krepitation, einem hörbaren Klicken oder die Reproduktion der Patientensymptome während der Testdurchführung als auch ein hörbares Knacken nach dem Lösen des Drucks auf das Os scaphoideum (Watson et al. 1988, LaStayo und Howell 1995). In der Studie von Prosser et al. (2011) wurde der Test als positiv gewertet, wenn der typische Schmerz des Patienten reproduziert werden konnte.

Zusammenfassung der Evidenz

➤ Tab. 11.2

Empfehlungen

➤ Tab. 11.3

Tab. 11.2 Validität des Scaphoid Shift Test (Watson-Test)

Studie	Studienpopulation	Referenz	RoB	Maßzahl
Kriteriumsvalidität				
Identifikation einer Läsion des Lig. scapholunatum				
Prosser et al. 2011	n = 105, Alter (ø): 37; nicht abgeklärte, persistierende Handschmerzen für mindestens vier Wochen	Arthroskopie	▪	LR^+ = 2,88 LR^- = 0,28
LaStayo und Howell 1995	n = 50 (w 24), Alter (ø): 38; persistierende unspezifische Handschmerzen seit vier Wochen	Arthroskopie	▪	LR^+ = 2,03 LR^- = 0,47

Alter (ø): mittleres Alter in Jahren, LR^+: positive Likelihood-Ratio, LR^-: negative Likelihood-Ratio, n: Anzahl der untersuchten Personen, RoB: Risk of Bias, w: weiblich
▪ : hohes Risiko/klinisch nicht relevant, ▪ : geringes Risiko/klinisch relevant, ▪ : unklares Risiko/moderat klinisch relevant

Tab. 11.3 Empfehlungen zum Scaphoid Shift Test (Watson-Test)

Kriteriumsvalidität	Bestätigung	Ausschluss
Identifikation einer Läsion des Lig. scapholunatum	+	+

–: keine, +: geringe, ++: moderate, +++: starke Empfehlung, k.A.: keine Angabe

11.1.2 Scapho-Lunate Shear Test

Der Scapho-Lunate Shear Test wurde in der Studie von Hodgson et al. (1995) beschrieben und auf seine Validität überprüft. Er zählt zu den Provokationstests und überprüft wie der oben beschriebene SST die Integrität des Lig. scapholunatum. Da mit dem SST dieselbe Struktur getestet wird, entspricht die Indikation (Ätiologie sowie die aus einer Ruptur entstehende pathologische Biomechanik) dem, was in ➤ Kap. 11.1.1 beschrieben wurde.

Durchführung

Die Hand des Patienten befindet sich in Neutralposition. Der Therapeut sitzt dem Patienten gegenüber, platziert seinen Daumen von dorsal auf das Os lunatum, während der Zeigefinger von volar auf dem Tuberculum des Os scaphoideum liegt. Für die Provokation drückt der Therapeut Daumen und Zeigefinger zusammen, sodass eine Gleitbewegung zwischen dem Os lunatum und Os scaphoideum entsteht (Hodgson et al. 1995).

Das Testergebnis gilt als positiv, wenn ein vermehrtes Bewegungsausmaß festgestellt wird oder der Patient einen signifikanten Schmerz angibt (Hodgson et al. 1995).

Zusammenfassung der Evidenz

➤ Tab. 11.4

Tab. 11.4 Validität des Scapho-Lunate Shear Test

Studie	Studienpopulation	Referenz	RoB	Maßzahl
Kriteriumsvalidität				
Identifikation einer Läsion des Lig. scapholunatum				
Hodgson et al. 1995	n = 40 (w 23), Alter (ø): 31,7; nicht abgeklärte, persistierende Handschmerzen	Arthroskopie	▪	LR^+ = 14,05 LR^- = 0,18

Alter (ø): mittleres Alter in Jahren, LR^+: positive Likelihood-Ratio, LR^-: negative Likelihood-Ratio, n: Anzahl der untersuchten Personen, RoB: Risk of Bias, w: weiblich
▪ : hohes Risiko/klinisch nicht relevant, ▪ : geringes Risiko/klinisch relevant, ▪ : unklares Risiko/moderat klinisch relevant

Empfehlung

➤ Tab. 11.5

Tab. 11.5 Empfehlungen zum Scapho-Lunate Shear Test

Kriteriumsvalidität	Bestätigung	Ausschluss
Identifikation einer Läsion des Lig. scapholunatum	+	+

–: keine, +: geringe, ++: moderate, +++: starke Empfehlung, k.A.: keine Angabe

11.1.3 Lunotriquetral Ballottement Test

Synonyme/Englisch Reagan's Test, Lunotriquetral Shear Test, Lunotriquetral Shuck Test.

Der Lunotriquetral Ballottement Test wurde erstmals von Reagan et al. 1984 beschrieben. Der Test zählt zu den Provokationstests und überprüft die Integrität des Lig. lunotriquetrum, welches das Os lunatum und das Os triquetrum verbindet (Beeker und Rehman 2021). Bei chronischer Läsion kann das Os lunatum der Bewegung des Os scaphoideum folgen, die Läsion wird dann als VISI bezeichnet. Beschränkt sich die veränderte Biomechanik auf die proximale Handwurzelreihe, ordnet man sie der CID zu. Sekundär kann sich die Dysfunktion auf die angrenzende distale Handwurzelreihe oder auf das radiokarpale Gelenk ausweiten. In diesem Fall wird die Instabilität der CIND zugeordnet, welche mit dem unten beschriebenen Midcarpal Shift Test überprüft werden kann (Beeker und Rehman 2021).

Als typischer Verletzungsmechanismus für das Lig. lunotriquetrum wird ein Sturz auf die ausgestreckte und radialduzierte Hand beschrieben (Frank et al. 2015).

Durchführung

Patient und Therapeut stehen sich gegenüber, der Patient beugt den Ellenbogen auf 90 Grad und proniert den Unterarm. Der Therapeut fixiert das Os lunatum von radial im Pinzettengriff, wobei der Daumen auf dem Handrücken platziert ist. Die andere Hand umschließt den pisotriquetralen Komplex von der Kleinfingerseite aus im Pin-

Tab. 11.6 Validität des Lunotriquetral Ballottement Test (Reagan's Test, Lunotriquetral Shear Test, Lunotriquetral Shuck Test)

Studie	Studienpopulation	Referenz	RoB	Maßzahl
Kriteriumsvalidität				
Identifikation einer Läsion des Lig. lunotriquetrum				
Prosser et al. 2011	n = 105, Alter (ø): 37; nicht abgeklärte, persistierende Handschmerzen für mindestens vier Wochen	Arthroskopie	● (gelb)	LR^+ = 1,03 LR^- = 0,80
LaStayo und Howell 1995	n = 50 (w 24), Alter (ø): 38; persistierende unspezifische Handschmerzen seit vier Wochen	Arthroskopie	● (gelb)	LR^+ = 1,14 LR^- = 0,82

Alter (ø): mittleres Alter in Jahren, LR^+: positive Likelihood-Ratio, LR^-: negative Likelihood-Ratio, n: Anzahl der untersuchten Personen, RoB: Risk of Bias, w: weiblich
■ (rot): hohes Risiko/klinisch nicht relevant, ■ (grün): geringes Risiko/klinisch relevant, ■ (gelb): unklares Risiko/moderat klinisch relevant

Tab. 11.7 Empfehlungen zum Lunotriquetral Ballottement Test

Kriteriumsvalidität	Bestätigung	Ausschluss
Identifikation einer Läsion des Lig. lunotriquetrum	–	–

–: keine, +: geringe, ++: moderate, +++: starke Empfehlung, k.A.: keine Angabe

zettengriff. Während das Os lunatum stabilisiert wird, wird das Os triquetrum nach dorsal und volar bewegt.

Ein Test gilt als positiv, wenn die typischen Schmerzen des Patienten provoziert werden, eine Krepitation zu hören oder spüren ist oder ein erweitertes Bewegungsausmaß festgestellt wird. Das Testergebnis der betroffenen Hand wird mit der asymptomatischen Seite verglichen und gilt nur dann als positiv, wenn die Symptome dort nicht ausgelöst werden können (LaStayo und Howell 1995). In der Studie von Prosser et al. 2011 wurde der Test als positiv gewertet, wenn der typische Schmerz des Patienten reproduziert werden konnte (Prosser et al. 2011).

Zusammenfassung der Evidenz

➢ Tab. 11.6

Empfehlungen

➢ Tab. 11.7

11.1.4 Midcarpal Shift Test

Der Midcarpal Shift Test ist ein Provokationstest, um eine mediokarpale Instabilität festzustellen, welche zu den CIND gezählt wird. Die mediokarpale Instabilität charakterisiert sich durch ein spontanes und schmerzhaftes Knacken, welches während der Ulnarduktion und Pronation auftritt.

Tab. 11.8 Validität des Midcarpal Shift Test

Studie	Studienpopulation	Referenz	RoB	Maßzahl
Kriteriumsvalidität				
Identifikation einer CIND-VISI; Läsion des Lig. arcuatum bzw. V-Ligaments				
Prosser et al. 2011	n = 105, Alter (ø): 37; nicht abgeklärte, persistierende Handschmerzen für mindestens vier Wochen	Arthroskopie	● (gelb)	LR^+ = 2,67 LR^-: k.A.

Alter (ø): mittleres Alter in Jahren, CIND-VISI: Carpal Instability, Nondissociative, mit Abweichung des Os lunatum gegenüber dem Radius nach volar, k.A.: keine Angabe, LR^+: positive Likelihood-Ratio, LR^-: negative Likelihood-Ratio, n: Anzahl der untersuchten Personen, RoB: Risk of Bias
■ (rot): hohes Risiko/klinisch nicht relevant, ■ (grün): geringes Risiko/klinisch relevant, ■ (gelb): unklares Risiko/moderat klinisch relevant

Die veränderte Biomechanik und ein potenzielles Provokationsmanöver wurden von Lichtman beschrieben (Lichtman et al. 1981). Man geht davon aus, dass die biomechanischen Abläufe der zwei Handwurzelreihen durch die ligamentäre Laxizität im Karpusbereich verzögert werden. Bei intakten Bändern bewegt sich die distale Handwurzelreihe während einer Ulnarduktion des Handgelenks von palmar nach dorsal, während die proximale Reihe von Flexion in Extension rotiert. Bei einer mediokarpalen Instabilität bleibt die proximale Handwurzelreihe zunächst in Flexion und die distale Handwurzelreihe bleibt nach palmar translatiert stehen. Mit zunehmender Ulnarduktion kommt es zu einer plötzlichen Reponierung der proximalen Reihe in die Extension und der distalen Reihe nach dorsal (Lichtman et al. 1981, Feinstein et al. 1999).

Eine entscheidende Rolle für die funktionierende Biomechanik im Karpusbereich spielt das Lig. carpi arcuatum, welches auch als V-Ligament bezeichnet wird. Es setzt sich aus einem radialen Zügel und einem ulnaren Zügel zusammen. Der radiale Zügel wird durch das Lig. scaphocapitatum und das Lig. radioscaphocapitatum gebildet, den ulnaren Zügel bildet das Lig. triquetrocapitoscaphoideum (Grunz et al. 2021, Farr et al. 2019).

Durchführung

Therapeut und Patient sitzen sich gegenüber. Wird die rechte Hand untersucht, stabilisiert der Therapeut den Unterarm mit der linken Hand. Der Unterarm wird in Pronation positioniert. Mit der rechten Hand greift der Therapeut die Patientenhand von radial, sodass der Daumen von dorsal auf der distalen Handwurzelreihe liegt, und übt anschließend palmaren Druck auf die distale Handwurzelreihe aus. Unter diesem Druck wird die Patientenhand passiv in Ulnarduktion geführt (Feinstein et al. 1999).

Der Test gilt als positiv, wenn während der Ulnarduktion ein Knacken („catch-up clunk") mit dem typischen Schmerz des Patienten provoziert werden kann (Prosser et al. 2011).

Zusammenfassung der Evidenz

➢ Tab. 11.8

Tab. 11.9 Empfehlungen zum Midcarpal Shift Test

Kriteriumsvalidität	Bestätigung	Ausschluss
Identifikation einer mediokarpalen Instabilität (Läsion des Lig. arcuatum)	+	k.A.
Reliabilität	**Intratester**	**Intertester**
Übereinstimmende Beurteilung des Tests	k.A.	k.A.

–: keine, +: geringe, ++: moderate, +++: starke Empfehlung, k.A.: keine Angabe

Empfehlungen

➢ Tab. 11.9

11.1.5 Distal Radioulnar Joint Test (DRUJ)

Der DRUJ-Test ist ein Provokationstest, der die Integrität der tiefen Fasern der radioulnaren Bänder des **triangulären fibrokartilaginären Komplexes** (TFCC), überprüft (Kleinman 2007). Neben extrakapsulären Strukturen wie dem M. extensor carpi ulnaris (Iida et al. 2012), dem M. pronator quadratus (Ruby et al. 1996) und der Membrana interossea antebrachii (Hotchkiss et al. 1989) sichern vor allem die intrakapsulären radioulnaren Strukturen die Stabilität des DRUJ (af Ekenstam und Hagert 1985, af Ekenstam et al. 1984).

In der Vergangenheit gab es widersprüchliche Erkenntnisse darüber, in welcher Unterarmposition die radioulnaren Bänder am stärksten vorgespannt sind und so zur Stabilisierung des distalen Radioulnargelenks beitragen (af Ekenstam und Hagert 1985, Schuind et al. 1991). 1994 legte Hagert in einer Veröffentlichung die Ursache der widersprüchlichen Studienergebnisse dar: Die ligamentären radioulnaren Strukturen des TFCC bestehen aus einem oberflächlichen und einem tiefen Anteil. Die tiefen Fasern, auch **Lig. subcruentum** genannt, setzen an der Fovea ulnaris an. Der palmare und dorsale Anteil des Lig. subcruentum laufen in einem stumpfen Winkel von der Fovea ulnaris Richtung Radius. Der oberflächliche Anteil des radioulnaren Ligaments setzt dagegen in einem spitzen Winkel am Proc. styloideus ulnae an. Aufgrund der verschiedenen Ansatzwinkel ist der Faserverlauf der beiden Anteile des Lig. radioulnare unterschiedlich, was dazu führt, dass die Anteile in verschiedenen Unterarmpositionen auf Spannung kommen. Ursächlich für die zunächst widersprüchlich wirkenden Studienergebnisse war also, dass in den Studien jeweils unterschiedliche Anteile der radioulnaren Ligamente untersucht wurden (Hagert 1994).

Der DRUJ-Test überprüft die Integrität des Lig. subcruentum. Der Test wird in zwei unterschiedlichen Positionen durchgeführt, um zum einen den palmaren und zum anderen den dorsalen Anteil des Ligaments beurteilen zu können. Bei maximaler Supination des Unterarms kommen die dorsalen radiofovealen Fasern des Lig. subcruentum auf Spannung, bei der maximalen Pronation dagegen die palmaren (Hagert 1994).

Durchführung

- *Beurteilung der dorsalen radiofovealen Fasern des Lig. subcruentum:* Patient und Therapeut sitzen sich gegenüber. Der Patient hat den Ellenbogen aufgestützt, die Finger zeigen zur Decke. Der Unterarm wird in maximal mögliche Supination gedreht, sodass die dorsalen Fasern des Lig. subcruentum unter Spannung kommen. Der Therapeut umschließt mit einer Hand den radiokarpalen Komplex von radial, mit der anderen Hand umgreift er die Ulna am distalen Ende. Für die Provokation zieht der Therapeut die radiokarpale Einheit zu sich (nach dorsal), während die Ulna in Richtung Patient (nach palmar) geschoben wird.
- *Beurteilung der palmaren radiofovealen Fasern des Lig. subcruentum:* Die Durchführung entspricht der oben beschriebenen Testung zur Beurteilung der dorsalen Fasern, jedoch wird nun der Unterarm des Patienten in eine maximale Pronation vorpositioniert, um die palmaren radiofovealen Fasern des Lig. subcruentum vorzuspannen. Für die Provokation wird wieder der radiokarpale Komplex Richtung Therapeut gezogen (was nun nach palmar entspricht) und die Ulna Richtung Patient (nach dorsal) geschoben.

Der Test wird jeweils im Seitenvergleich durchgeführt und die Ergebnisse werden verglichen. Ein Test gilt als positiv, wenn der typische Schmerz des Patienten ausgelöst werden kann oder im Seitenvergleich ein erhöhtes Bewegungsausmaß festgestellt wird. Wenn nur ein Schmerz provoziert wird, kann dies auf eine Entzündung der provozierten Ligamente hindeuten (Kleinman 2007). In der Studie von Prosser et al. (2011) wurde der Test als positiv für eine Läsion gewertet, wenn der typische Schmerz des Patienten reproduziert werden konnte (Prosser et al. 2011).

Zusammenfassung der Evidenz

➢ Tab. 11.10

Empfehlungen

➢ Tab. 11.11

Tab. 11.10 Validität des Distal Radioulnar Joint Test

Studie	Studienpopulation	Referenz	RoB	Maßzahl
Kriteriumsvalidität				
Identifikation einer Läsion der tiefen Fasern der palmaren und dorsalen radioulnaren Ligamente				
Prosser et al. 2011	n = 105, Alter (ø): 37; nicht abgeklärte, persistierende Handschmerzen für mindestens vier Wochen	Arthroskopie	•	LR^+ = 1,79 LR^- = 0,30

Alter (ø): mittleres Alter in Jahren, LR^+: positive Likelihood-Ratio, LR^-: negative Likelihood-Ratio, n: Anzahl der untersuchten Personen, RoB: Risk of Bias
□: hohes Risiko/klinisch nicht relevant, □: geringes Risiko/klinisch relevant, □: unklares Risiko/moderat klinisch relevant

Tab. 11.11 Empfehlungen zum Distal Radioulnar Joint Test

Kriteriumsvalidität	Bestätigung	Ausschluss
Identifikation einer Läsion der tiefen Fasern der palmaren und dorsalen radioulnaren Ligamente	–	+
–: keine, +: geringe, ++: moderate, +++: starke Empfehlung, k.A.: keine Angabe		

11.1.6 Zusammenfassung: Instabilitätstestung

➢ Tab. 11.12

- Für die Bestätigung und für den Ausschluss einer Läsion des Lig. scapholunatum kann sowohl der Scaphoid Shift Test (Watson-Test) als auch der Scapho-Lunate Shear Test nur in einem geringen Ausmaß empfohlen werden.
- Der Lunotriquetral Ballottement Test kann weder zum Einschluss noch zum Ausschluss einer Läsion des Lig. lunotriquetrum empfohlen werden.
- Für die Bestätigung einer mediokarpalen Instabilität kann der Midcarpal Shift Test in einem geringen Ausmaß empfohlen werden. Für den Ausschluss dieser Instabilität kann der Test nicht empfohlen werden.

Tab. 11.12 Zusammenfassung der Empfehlungen für Instabilitätstestungen

Validität	Bestätigung	Ausschluss
Identifikation einer Läsion des Lig. scapholunatum → anhand des Scaphoid Shift Test → anhand des Scapho-Lunate Shear Test	 + +	 + +
Identifikation einer Läsion des Lig. lunotriquetrum anhand des Lunotriquetal Ballottement Test	–	–
Identifikation einer mediokarpalen Instabilität anhand des Midcarpal Shift Test	+	k.A.
Identifikation einer Läsion der tiefen Fasern der radioulnaren Ligamente anhand des Distal Radioulnar Joint Test	–	+
Reliabilität	**Intratester**	**Intertester**
Übereinstimmende Beurteilung: → des Scaphoid Shift Test bezüglich einer Läsion des Lig. scapholunatum → des Scapho-Lunate Shear TestTest bezüglich einer Läsion des Lig. scapholunatum → des Lunotriquetal Ballottement Test bezüglich einer Läsion des Lig. lunotriquetrum → des Midcarpal Shift Test bezüglich einer mediokarpalen Instabilität → des Distal Radioulnar Joint Test bezüglich einer Läsion der tiefen Fasern der radioulnaren Ligamente	 k.A. k.A. k.A. k.A. k.A.	 k.A. k.A. k.A. k.A. k.A.
–: keine, +: geringe, ++: moderate, +++: starke Empfehlung, k.A.: keine Angabe		

- Der DRUJ-Test kann zur Bestätigung einer Läsion der tiefen Fasern der radioulnaren Ligamente nicht empfohlen werden, für den Ausschluss dieser Läsion kann er nur in geringem Ausmaß empfohlen werden.
- Die oben genannten Instabilitätstests werden stets für die Beurteilung der ligamentären Integrität des jeweiligen Bands beschrieben. Auf Grundlage der durchgeführten Studien kann keine verlässliche Aussage darüber getroffen werden, wie gut die Tests zwischen lokalen Pathologien, wie beispielsweise zwischen Handwurzelfrakturen und ligamentären Rupturen, unterscheiden können.
- Für alle Tests, welche die Instabilitäten im Handbereich untersuchen, fehlen Reliabilitätsstudien. Es kann deshalb weder für die Diagnosestellung durch unterschiedliche Therapeuten noch für die Verlaufsdokumentation durch einen Therapeuten eine Empfehlung ausgesprochen werden.

Ausgeschlossene Tests und Studien

Neben den oben aufgelisteten Studien wurden die klinischen Tests für Instabilität im Handbereich in diversen weiteren Studien untersucht. Die Ergebnisse dieser Studien werden in diesem Kapitel nicht dargestellt, da die Studien ein hohes Verzerrungsrisiko aufweisen und somit die Verlässlichkeit der dort angegebenen Gütekriterien unklar ist. Häufige Gründe für die Annahme eines hohen Verzerrungsrisikos waren unter anderem eine unpassende Patientenselektion oder die Verwendung eines ungeeigneten Referenzstandards beziehungsweise die Tatsache, dass nicht alle Patienten mit demselben Referenzstandard untersucht wurden.

- Lokale Schmerzpalpation – Identifikation einer Läsion des Lig. scapholunatum (Hodgson et al. 1995)
- Derby Relocation Test (Christodoulou und Bainbridge 1999)
- Bilateraler Test auf Subluxation im DRUJ (Hahn et al. 2013)
- Dorsal Capitate Displacement Apprehension Test (Johnson und Carrera 1986)
- Instability Scapholunate Shear Test für die Beurteilung einer Läsion des Lig. scapholunatum und einer Instabilität des DRUJ (Hodgson et al. 1995)
- Beurteilung des dorso-palmaren Bewegungsausmaßes zwischen dem Karpus und der Ulna (Bickert et al. 1997)
- Garcia Elias Test (Handgelenkslaxizität) (van Andel et al. 2008)
- Beighton Method (Handgelenkslaxizität) (van Andel et al. 2008)
- Aktives Bewegungsausmaß > 180° (Handgelenkslaxizität) (van Andel et al. 2008)

Zu folgenden Tests wurden keine Studien gefunden, in denen die Gütekriterien erhoben wurden:

- Catch Up and Clunk Test
- Finger Extension Test (Finger Shuck Test)
- Wrist Flexion and Finger Extension Test (Pathologien im Bereich des Os lunatum und des Os scaphoideum)
- Piano Key Test
- Transverse Loaded Pronosupination Test (TLPS)
- Integrity of Central Slip Test
- Clinical Stress Test (distale Radiusfraktur)

11.2 Triangulärer fibrokartilaginärer Komplex (TFCC)

Der trianguläre fibrokartilaginäre Komplex (TFCC) liegt im ulnaren Karpalbereich zwischen dem Caput ulnae und der proximalen Handwurzelreihe und ist ein wichtiger Stabilisator für das Handgelenk. Der Komplex setzt sich aus dem Discus ulnocarpalis, den palmaren und dorsalen radioulnaren Ligamenten, den Ligg. ulnolunatum und ulnotriquetrum, dem Meniscus ulnocarpalis, dem Lig. collaterale ulnare, dem Lig. radiotriquetrum und der Sehnenscheide des M. extensor carpi ulnaris zusammen (Weiglein et al. 2002, Schünke et al. 2007). Die Strukturen liegen räumlich sehr nah beieinander, was eine Differenzierung verletzter Strukturen anhand von klinischen Tests schwer macht. Aus diesem Grund werden Beschwerden in diesem Bereich auch als „low back pain der Hand" bezeichnet (Brown und Lichtman 1984, Johnstone et al. 1997).

Häufig entstehen TFCC-Verletzungen aufgrund eines Sturzes auf die ausgestreckte und ulnarduzierte Hand. Ebenfalls können angeborene anatomische Variationen wie beispielsweise eine Ulna-Plus-Variante zu einer vermehrten Belastung des TFCC führen (Jawed et al. 2020).

Die folgenden Tests stehen bei Verdacht auf eine Pathologie des TFCC zur Verfügung, um gegebenenfalls eine adäquate Therapiemaßnahme oder weitere Abklärung anbieten zu können.

11.2.1 Ulnar Fovea Sign

Das Ulnar Fovea Sign zählt zu den Schmerzprovokationstests. 1998 wurde erstmals dokumentiert, dass Patienten mit einem Palpationsschmerz im Bereich der Fovea bei arthroskopischen Untersuchungen häufig Irritationen der distalen radioulnaren Ligamente oder des ulnotriquetralen Bands aufzeigten (Berger 2001, Adams et al. 1996).

Tay et al. untersuchten retrospektiv die Krankenakten von Patienten, die zwischen 1998 und 2005 eine Arthroskopie aufgrund ulnarseitiger Handschmerzen erhielten. Sie überprüften, welche Pathologien in der Arthroskopie bestätigt wurden, wenn in der vorherigen klinischen Untersuchung die Palpation der Fovea ulnaris den typischen Schmerz auslösen konnte. Durch diese Daten wurde die Hypothese gestützt, dass ein positives Ulnar Fovea Sign auf eine Irritation der distalen radioulnaren Ligamente oder des ulnotriquetralen Ligaments hinweist (Tay et al. 2007).

Durchführung

Patient und Therapeut sitzen sich gegenüber. Der Patient stützt den Ellenbogen auf die Behandlungsbank und der Therapeut beugt den Patientenellenbogen auf 90–110° Flexion an, sodass die Hand Richtung Decke zeigt. Unterarm und Hand befinden sich in einer neutralen Position. Mit einer Hand stabilisiert der Therapeut den Unterarm und die Hand, mit dem Daumen der anderen Hand palpiert er den „soft spot" distal des Proc. styloideus ulnae und proximal des Os triquetrum und forciert dann den Druck. Anschließend wird der Test an der asymptomatischen Seite wiederholt. Der Test gilt als positiv, wenn der typische Schmerz des Patienten ausgelöst werden kann (Tay et al. 2007).

Tab. 11.13 Validität des Ulnar Fovea Sign

Studie	Studienpopulation	Referenz	RoB	Maßzahl
Kriteriumsvalidität				
Identifikation einer Läsion von TFCC, Ligg. radioulnaria und Lig. ulnotriquetrum				
Schmauss et al. 2016	n = 641; Handschmerz	Arthroskopie	• (unklar)	LR^+ = 1,30 (nicht relevant) LR^- = 0,61 (nicht relevant)
Schmauss et al. 2016	n = 414; Handschmerz und Verdacht auf TFCC-Pathologie	Arthroskopie	• (unklar)	LR^+ = 0,97 (nicht relevant) LR^- = 1,33 (nicht relevant)
Schmauss et al. 2016	n = 328; Handschmerz, vorausgegangenes Trauma und Verdacht auf TFCC-Pathologie	Arthroskopie	• (unklar)	LR^+ = 0,98 (nicht relevant) LR^- = 1,25 (nicht relevant)
Tay et al. 2007	n = 272, Alter (ø): 33,7; Arthroskopie aufgrund von Handschmerzen	Arthroskopie	• (unklar)	LR^+ = 7,06 (relevant) LR^- = 0,06 (relevant)

Alter (ø): mittleres Alter in Jahren, LR^+: positive Likelihood-Ratio, LR^-: negative Likelihood-Ratio, n: Anzahl der untersuchten Personen, RoB: Risk of Bias, TFCC: triangulärer fibrokartilaginärer Komplex
■ : hohes Risiko/klinisch nicht relevant, ■ : geringes Risiko/klinisch relevant, ■ : unklares Risiko/moderat klinisch relevant

Tab. 11.14 Empfehlungen zum Ulnar Fovea Sign

Validität	Bestätigung	Ausschluss
Identifikation einer Läsion des TFCC	–/+	–/+

–: keine, +: geringe, ++: moderate, +++: starke Empfehlung, –/+: uneinheitliche Studienergebnisse, k.A.: keine Angabe

Zusammenfassung der Evidenz

➤ Tab. 11.13

Empfehlungen

➤ Tab. 11.14

11.2.2 Ulnar Grinding Test

Der Ulnar Grinding Test zählt zu den Schmerzprovokationstests im Handgelenksbereich. Wie bei dem oben beschriebenen Ulna Fovea Sign werden bei diesem Manöver die Strukturen des TFCC getestet. Die Durchführung ähnelt dem Ulnocarpal Stress Test (Nakamura et al. 1997).

Tab. 11.15 Validität des Ulnar Grinding Test

Studie	Studienpopulation	Referenz	RoB	Maßzahl
Kriteriumsvalidität				
Identifikation einer Läsion von TFCC, Ligg. radioulnaria und Lig. ulnotriquetrum				
Schmauss et al. 2016	n = 445; Handschmerz	Arthroskopie	•	LR^+ = 1,13 LR^- = 0,50
Schmauss et al. 2016	n = 369; Handschmerz und Verdacht auf TFCC Pathologie	Arthroskopie	•	LR^+ = 1,06 LR^- = 0,58
Schmauss et al. 2016	n = 328; Handschmerz, vorausgegangenes Trauma und Verdacht auf TFCC-Pathologie	Arthroskopie	•	LR^+ = 1,06 LR^- = 0,58

LR^+: positive Likelihood-Ratio, LR^-: negative Likelihood-Ratio, n: Anzahl der untersuchten Personen, RoB: Risk of Bias, TFCC: triangulärer fibrokartilaginärer Komplex
▢ : hohes Risiko/klinisch nicht relevant, ▢ : geringes Risiko/klinisch relevant,
▢ : unklares Risiko/moderat klinisch relevant

Tab. 11.16 Empfehlungen zum Ulnar Grinding Test

Kriteriumsvalidität	Bestätigung	Ausschluss
Identifikation einer Läsion des TFCC	–	–

–: keine, +: geringe, ++: moderate, +++: starke Empfehlung, k.A.: keine Angabe

Durchführung

Der Patient stützt den Ellenbogen auf die Behandlungsbank, der Unterarm steht senkrecht nach oben und das Handgelenk befindet sich in Dorsalextension. Der Therapeut übt axialen Druck auf das Handgelenk aus, während er die Hand rotiert und in Ulnarduktion bewegt. Der Test gilt als positiv, wenn der typische Schmerz und Krepitation auftreten (Schmauss et al. 2016).

Zusammenfassung der Evidenz

➢ Tab. 11.15

Empfehlungen

➢ Tab. 11.16

11.2.3 Ulnomeniscotriquetral Dorsal Glide Test (UMTDG)

Synonyme/Englisch TFCC Shear Test , TFCC-Stresstest mit und ohne Kompression.

Der UMTDG-Test zählt zu den Provokationstests, bei denen es um das Auslösen des typischen Schmerzes beziehungsweise um die Feststellung eines erhöhten Bewegungsausmaßes geht. Ursprünglich wurde dieses Manöver von Herting und Kessler 1990 als Gelenkmobilisation zwischen der distalen Ulna und dem Os triquetrum beschrieben. LaStayo und Howell verwendeten diese Mobilisationstechnik erstmal 1995 in ihrer Studie als Provokationstest und werteten das Testergebnis als positiv, wenn der typische Schmerz ausgelöst oder ein erhöhtes Bewegungsausmaß festgestellt werden konnte, das auf der nicht betroffenen Seite nicht vorlag (LaStayo und Howell 1995).

Durchführung

Patient und Therapeut sitzen sich gegenüber. Der Patient stützt den Arm auf den Ellenbogen auf, sodass der Unterarm senkrecht nach oben steht und sich in Neutralposition zwischen Pro- und Supination befindet. Der Therapeut umgreift mit einer Hand den Daumen, bringt die Hand in eine Ulnarduktion und stabilisiert diese Position während der Testdurchführung. Der Daumen der anderen Hand wird von dorsal auf die distale Ulna gelegt, während das proximale Interphalangealgelenk von palmar auf den piso-triquetralen Komplex gelegt wird. Für die Provokation drückt der Therapeut Daumen und Zeigefinger zueinander, wodurch eine Scherbewegung im TFCC-Bereich entsteht. Der Test wird im Seitenvergleich durchgeführt und gilt als positiv, wenn an der symptomatischen Hand die typischen Symptome ausgelöst werden können beziehungsweise ein erhöhtes Bewegungsausmaß festgestellt wird (LaStayo und Howell 1995).

In der Studie von Prosser et al. (2011) wurde zu der obigen, von Herting und Kessler 1990 beschriebenen Durchführung noch eine zweite Variante verwendet. Sie entspricht in der Durchführung der ersten Variante, jedoch wird zusätzlich zu der vorpositionierten Ulnarduktion im Handgelenk während des Tests noch ein axialer Druck auf den TFCC ausgeübt. Das Testergebnis wurde in der Studie von Prosser et al. als positiv gewertet, wenn bei einer oder beiden Varianten der typische Schmerz ausgelöst werden konnte, wobei ein erhöhtes Bewegungsausmaß im Seitenvergleich keinen Einfluss auf die Interpretation des Testergebnisses hatte (Prosser et al. 2011).

Zusammenfassung der Evidenz

➢ Tab. 11.17

Empfehlungen

➢ Tab. 11.18

11.2.4 Gripping Rotatory Impaction Test (GRIT)

Der Gripping Rotatory Impaction Test (GRIT) zählt zu den quantitativen Tests und bewertet das Verhältnis der Greifkraft in Pro- und Supination. LaStayo und Weiss stellten die Hypothese auf, dass Menschen mit Ulnar-Impaction-Syndrom (UIS) in Pronation eine geringere Greifkraft und einen stärkeren Schmerz als in Supination

Tab. 11.17 Validität des UMTDG-Tests

Studie	Studienpopulation	Referenz	RoB	Maßzahl
Kriteriumsvalidität				
Identifikation einer Läsion des TFCC				
LaStayo und Howell 1995	n = 50 (w 24), Alter (ø): 38; persistierende unspezifische Handschmerzen seit vier Wochen	Arthroskopie	▪	LR⁺ = 1,83 LR⁻ = 0,53
Prosser et al. 2011	n = 105, Alter (ø): 37; nicht diagnostizierte, persistierende Handschmerzen für mindestens vier Wochen	Arthroskopie	▪	LR⁺ = 1,88 LR⁻ = 0,53

Alter (ø): mittleres Alter in Jahren, LR⁺: positive Likelihood-Ratio, LR⁻: negative Likelihood-Ratio, n: Anzahl der untersuchten Personen, RoB: Risk of Bias, TFCC: triangulärer fibrokartilaginärer Komplex, w: weiblich
▪: hohes Risiko/klinisch nicht relevant, ▪: geringes Risiko/klinisch relevant, ▪: unklares Risiko/moderat klinisch relevant

Tab. 11.18 Empfehlungen zum UMTDG-Test

Kriteriumsvalidität	Bestätigung	Ausschluss
Identifikation einer Läsion des TFCC	–	–

TFCC: triangulärer fibrokartilaginärer Komplex, UMTDG: Ulnomeniscotriquetral Dorsal Glide Test
–: keine, +: geringe, ++: moderate, +++: starke Empfehlung, k.A.: keine Angabe

zeigen. Diese Hypothese überprüften sie 2001, indem sie die Greifkraft in beiden Positionen erfassten und ihr Verhältnis berechneten. Wich das Verhältnis auf der betroffenen Seite von 1,0 ab, während die nicht betroffene Seite ein Verhältnis von 1,0 aufwies, wurde das Ergebnis als positiv bewertet. Zusätzlich wurde der Schmerz während des Greifens erfasst, was sich jedoch als nicht aussagekräftig herausstellte (LaStayo und Weiss 2001).

LaStayo und Weiss entwickelten den Test vor allem, um das dynamische UIS zu evaluieren, das bei der herkömmlichen Untersuchungsmethode mittels Röntgenaufnahme in Neutralstellung häufig übersehen wird. Hierbei kommt es bei Greifaktivität zu einer Translation der Ulna nach distal, wodurch ulnokarpal mehr Kompression entsteht (Unglaub et al. 2008, Palmer und Werner 1981). Als sekundäre Pathologien werden Läsionen des TFCC, Irritationen des Lig. lunotriquetrum und eine Chondromalazie des Caput ulnae sowie der proximalen Gelenkfläche des Os lunatum beschrieben (Uchiyama und Nakatsuchi 1994). In einer Studie von Prosser et al. (2011) wurde die Aussagekraft des Tests ausschließlich im Hinblick auf das Vorhandensein von chondralen Schäden des Os lunatum überprüft.

Durchführung

Die Kraft des Faustschlusses wird mittels eines Dynamometers in drei unterschiedlichen Positionen erfasst. Der Patient sitzt aufrecht, der Ellenbogen liegt seitlich am Oberkörper an und ist auf 90° flektiert. Das Dynamometer wird in der Hand gehalten. Die Handgelenksposition wird von dem Patienten selbst gewählt. Die erste Kraftmessung findet in neutraler Unterarmposition statt, was einer Mittelposition zwischen Pro- und Supination entspricht. Die zweite Testung erfolgt in maximaler Supination, die dritte in maximaler Pronation. Die Kraftmessung wird pro Position je einmal durchgeführt, sie erfolgt je Position zuerst an der nicht betroffenen Seite und anschließend an der betroffenen Seite, wobei nach jeder Testung eine Pause von zwei Minuten eingehalten wird. Für die Auswertung wird das Kraftverhältnis zwischen Supination und Pronation berechnet.

Ein Ergebnis gilt als positiv, wenn die GRIT-Ratio (Faustschlusskraft in Supination/Faustschlusskraft in Pronation) größer als eins ist und der Faustschluss mit Schmerzen einhergeht. Die Greifkraft in der Neutralposition wird in der Berechnung der GRIT-Ratio nicht berücksichtigt, jedoch wird die Kraft als Referenzwert ebenfalls erfasst (LaStayo und Weiss 2001).

Praktikabilität Für diesen Test wird ein Dynamometer zur Bestimmung der Greifkraft benötigt. Der zeitliche Umfang mit den zweiminütigen Pausen zwischen den Kraftmessungen ist hoch. Daher ist dieser Test in einem regulären Praxisalltag mäßig praktikabel.

Zusammenfassung der Evidenz

➤ Tab. 11.19

Empfehlungen

➤ Tab. 11.20

Tab. 11.19 Validität des GRIT (Gripping Rotary Impaction Test)

Studie	Studienpopulation	Referenz	RoB	Maßzahl
Kriteriumsvalidität				
Identifikation eines Knorpelschadens des Os lunatum				
Prosser et al. 2011	n = 103, Alter (ø): 37; nicht abgeklärte, persistierende Handschmerzen seit mindestens vier Wochen	Arthroskopie	▪	LR⁺ = 1,12 LR⁻ = 0,83

Alter (ø): mittleres Alter in Jahren, LR⁺: positive Likelihood-Ratio, LR⁻: negative Likelihood-Ratio, n: Anzahl der untersuchten Personen, RoB: Risk of Bias
▪: hohes Risiko/klinisch nicht relevant, ▪: geringes Risiko/klinisch relevant, ▪: unklares Risiko/moderat klinisch relevant

Tab. 11.20 Empfehlungen zum GRIT (Gripping Rotary Impaction Test)

Kriteriumsvalidität	Bestätigung	Ausschluss
Identifikation einer Knorpelläsion des Os lunatum/eines Ulnar-Impaction-Syndroms	–	–

–: keine, +: geringe, ++: moderate, +++: starke Empfehlung, k.A.: keine Angabe

11.2.5 Zusammenfassung: Testung des TFCC

➤ Tab. 11.21

- Um eine Läsion des TFCC mittels klinischer Tests festzustellen beziehungsweise auszuschließen, kann nach aktueller Studienlage weder der UMTDG noch das Ulnar Fovea Sign oder der Ulnar Grinding Test und auch nicht der GRIT empfohlen werden. Zwei Studien, welche die Validität des Ulnar Fovea Sign untersuchten, kamen zu widersprüchlichen Ergebnissen, weshalb hier weitere Studien notwendig sind, um eine verlässliche Aussage treffen zu können. Ebenfalls muss darauf hingewiesen werden, dass mit dem Ulnar Fovea Sign, dem Ulnar Grinding Test und dem UMTDG ausschließlich festgestellt werden kann, ob irgendeine Struktur des TFCC irritiert ist, jedoch sind die Tests nicht dazu geeignet, zwischen den zugehörigen Strukturen zu differenzieren.
- Der GRIT wurde in der Studie von Prosser et al. spezifisch für die Identifikation einer Knorpelläsion des Os lunatum untersucht, welche gehäuft bei einem Impaktionssyndrom auftritt. Weder zur Bestätigung noch zum Ausschluss einer Knorpelläsion des Os Lunatum kann der GRIT nach aktueller Studienlage empfohlen werden.
- Für die Diagnosestellung mittels Ulnar Fovea Sign, Ulanr Grindig Test, UMTDG oder GRIT durch unterschiedliche Therapeuten sowie für die Verlaufsdokumentation durch einen Therapeuten kann keine Empfehlung ausgesprochen werden, da zu den beschriebenen Tests keine Reliabilitätsstudien vorliegen.
- Für alle Tests, welche eine Läsion des TFCC untersuchen, fehlen Reliabilitätsstudien. Es kann deshalb weder für die Diagnosestellung durch unterschiedliche Therapeuten noch für die Verlaufsdokumentation durch einen Therapeuten eine Empfehlung ausgesprochen werden.

Tab. 11.21 Zusammenfassung der Empfehlungen zur Testung des triangulären fibrokartilaginären Komplexes

Validität	Bestätigung	Ausschluss
Identifikation einer Läsion des TFCC		
→ anhand des Ulnar Fovea Sign	–/+	–/+
→ anhand des UMTDG	–	–
→ anhand des Ulnar Grinding Test	–	–
Identifikation einer Knorpelläsion des Os lunatum/eines Impaktionssyndroms anhand des GRIT	–	–
Reliabilität	**Intratester**	**Intertester**
Übereinstimmende Beurteilung (bezüglich einer TFCC-Läsion)		
→ des Ulnar Fovea Sign	k.A.	k.A.
→ des UMTDG	k.A.	k.A.
→ des GRIT	k.A.	k.A.
→ des Ulnar Grinding Test	k.A.	k.A.

GRIT: Gripping Rotary Impaction Test, TFCC: triangulärer fibrokartilaginärer Komplex, UMTDG: Ulnomeniscotriquetral Dorsal Glide Test

–: keine, +: geringe, ++: moderate, +++: starke Empfehlung, –/+: uneinheitliche Studienergebnisse, k.A.: keine Angabe

Ausgeschlossene Tests und Studien

Es existieren weitere Tests zur Identifizierung von TFCC-Läsionen, deren Gütekriterien jedoch ausschließlich in Studien mit einem hohen Verzerrungsrisiko untersucht wurden und die deshalb in diesem Kapitel nicht näher beschrieben werden. Neben anderen Gründen war der Hauptgrund für das hohe Verzerrungsrisiko die Tatsache, dass die Patienten nicht mit einem Referenzstandard beziehungsweise nicht alle mit demselben Referenzstandard untersucht wurden.

- Ulnokarpaler Stresstest (Nakamura et al. 1997)
- Press Test (Lester et al. 1995)
- TFCC Test (Hodgson et al. 1995)
- Discus Grinding Test (Bickert et al. 1997)

Die Gütekriterien folgender Tests wurden nicht in Studien überprüft:

- McMurry's Test
- Supination Lift Test
- Triangular Fibrocartilage Complex Load Test (Sharpey's Test)
- Ulnar Impaction Test

11.3 Arthrose (Daumengrundgelenk, Daumensattelgelenk)

Anmerkung: Im englischen Sprachgebrauch ist der Begriff Osteoarthritis (OA) gängig. Der Begriff der Arthritis bezeichnet im deutschen Sprachgebrauch hingegen eine entzündliche Gelenkerkrankung.

Unter Arthrose versteht man einen fortschreitenden Abbau von Gelenkknorpel mit entsprechendem strukturellem Umbau. Die Unterscheidung zwischen Inzidenz (Auftreten der Krankheit) und Fortschreiten (Entwicklung zu einem fortgeschrittenen Stadium der Krankheit) der Arthrose an der Hand ist unscharf und hängt von der verwendeten Falldefinition der Krankheit ab (Marshall et al. 2018).

Tests, die unseren Einschlusskriterien entsprechen, wurden bislang für das Daumengrundgelenk (Metakarpophalangealgelenk) und das Daumensattelgelenk (Karpometakarpalgelenk) evaluiert. Die Arthrose des Daumensattelgelenks ist eine häufige Erkrankung. Die Prävalenz beträgt 33 % bei postmenopausalen Frauen und 8 % bis 12 % in der Allgemeinbevölkerung (Model et al. 2016).

11.3.1 MP Extension Test/MC Extension Test

Synonyme/Englisch Daumensattelgelenk-Strecktest, Daumengrundgelenk-Strecktest.

Je nach zu untersuchender Region werden verschiedene Varianten des Tests beschrieben. Es ist darauf zu achten, dass der Test auch andere Strukturen untersucht und nicht nur das Daumensattel- beziehungsweise Daumengrundgelenk. Zum Beispiel werden bei dieser aktiven Testung gegen Widerstand des Patienten auch die Strecksehnen (M. extensor pollicis longus et. brevis) untersucht. Bei einer Pathologie dieser Strukturen besteht die Gefahr eines falsch positiven Untersuchungsergebnisses.

Durchführung

Der Patient sitzt mit dem Handgelenk in Neutralstellung auf einer stabilen Unterlage. Die Gelenke des Patienten sind in leichter Flexion entspannt. Der Untersucher greift und stabilisiert die ulnare Seite der Hand und gibt dann mit der anderen Hand einen Widerstand gegen die Streckung, indem er einen Finger auf das Interphalangealgelenk legt. Der Test ist positiv, wenn typische Beschwerden auftreten.

Variation Bei der Variante des MC Extension Test wird der Widerstand gegen die Extension des Daumensattelgelenks am Daumengrundgelenk anstelle des Interphalangealgelenks appliziert.

Zusammenfassung der Evidenz

➢ Tab. 11.22

Empfehlungen

➢ Tab. 11.23

Tab. 11.22 Validität des MP Extension Test/MC Extension Test

Studie	Studienpopulation	Referenz	RoB	Maßzahl
Kriteriumsvalidität				
Identifikation einer Arthrose des Daumengrundgelenks				
Model et al. 2016	n = 62 (101 Daumen) (41 w), Alter (ø): 62; Schmerzen am Daumengrundgelenk	Röntgen	•	$LR^+ = 13{,}00$ $LR^- = 0{,}37$
Identifikation einer Arthrose des Daumensattelgelenks				
Sela et al. 2017	n = 104 (127 Daumen) (71 w), Schmerzen an der radialseitigen Hand, bereits radiologisch diagnostiziert	Arthroskopie	•	$LR^+ = \infty$ $LR^- = 0{,}54$

Alter (ø): mittleres Alter in Jahren, LR^+: positive Likelihood-Ratio, LR^-: negative Likelihood-Ratio, n: Anzahl der untersuchten Personen, RoB: Risk of Bias, w: weiblich
■: hohes Risiko/klinisch nicht relevant, ■: geringes Risiko/klinisch relevant, ■: unklares Risiko/moderat klinisch relevant

Tab. 11.23 Empfehlungen MP Extension Test/MC Extension Test

Kriteriumsvalidität	Bestätigung	Ausschluss
Identifikation einer Arthrose des Daumengrundgelenks	+	+
Identifikation einer Arthrose des Daumensattelgelenks	+	–

–: keine, +: geringe, ++: moderate, +++: starke Empfehlung, k.A.: keine Angabe

11.3.2 Metacarpal Pressure Shear Test

Der Metacarpal (MC) Pressure Shear Test gehört zu den Provokationstests an der Hand. Da er rein passiv appliziert wird, ist die Gefahr geringer, dass umgebende Strukturen mit provoziert werden und es dadurch zu einem falsch positiven Testergebnis kommen könnte.

Durchführung

Beim MC Pressure Shear Test liegt die gesamte Hand des zu Untersuchenden in einer neutralen Position auf dem Tisch.

1. Der Untersucher übt Druck auf das vordere Schrägband des Daumengrundgelenks (ulnare Seite des dorsalen Gelenkspalts) aus.
2. Der Untersucher übt dann Scherkraft auf das CMC-Gelenk aus, in dem er es gegen das Trapezium hin und her bewegt.

Der Test wird als positiv bewertet, wenn die Testperson Schmerzen (auch leichte) im Bereich des Daumensattelgelenks angibt.

Zusammenfassung der Evidenz

➢ Tab. 11.24

Empfehlungen

➢ Tab. 11.25

Tab. 11.24 Validität des Metacarpal Pressure Shear Tests

Studie	Studienpopulation	Referenz	RoB	Maßzahl
Kriteriumsvalidität				
Identifikation einer Arthrose des Daumensattelgelenks				
Sela et al. 2017	n = 104 (127 Daumen) (71 w), Schmerzen an der radialseitigen Hand, bereits radiologisch diagnostiziert	Arthroskopie	•	$LR^+ = 19{,}80$ $LR^- = 0{,}01$

LR^+: positive Likelihood-Ratio, LR^-: negative Likelihood-Ratio, n: Anzahl der untersuchten Personen, RoB: Risk of Bias, w: weiblich
■: hohes Risiko/klinisch nicht relevant, ■: geringes Risiko/klinisch relevant, ■: unklares Risiko/moderat klinisch relevant

Tab. 11.25 Empfehlungen zum Metacarpal Pressure Shear Test

Kriteriumsvalidität	Bestätigung	Ausschluss
Identifikation einer Arthrose des Daumensattelgelenks	+	+

–: keine, +: geringe, ++: moderate, +++: starke Empfehlung, k.A.: keine Angabe

11.3.3 Metacarpal Flexion Test

Der Metacarpal (MC) Flexion Test zählt zu den Provokationstests. Zu beachten ist, dass bei diesem Test mehrere Strukturen getestet werden und die Gefahr eines falsch positiven Testergebnisses besteht. Zum Beispiel werden bei dieser aktiven Testung auch die Beugesehnen (M. flexor pollicis longus et brevis und M. opponens pollicis) beansprucht. Bei einer Pathologie dieser Strukturen besteht die Gefahr eines falsch positiven Testergebnisses.

Durchführung

Der Patient sitzt mit dem Handgelenk in Neutralstellung, wobei die Gelenke in leichter Flexion entspannt sind, und versucht den Daumen zu beugen, während der Untersucher einen Widerstand gegen die Beugung gibt. Der Test ist als positiv zu bewerten, wenn typische (auch leichte) Beschwerden im Daumensattelgelenk (CMC-Gelenk) auftreten.

Zusammenfassung der Evidenz

➤ Tab. 11.26

Empfehlungen

➤ Tab. 11.27

Tab. 11.26 Validität des MC Flexion Test

Studie	Studienpopulation	Referenz	RoB	Maßzahl
Kriteriumsvalidität				
Identifikation einer Arthrose des Daumensattelgelenks				
Sela et al. 2017	n = 104 (127 Daumen) (71 w), Schmerzen an der radialseitigen Hand, bereits radiologisch diagnostiziert	Arthroskopie	● (unklar)	$LR^+ = \infty$ (gering) $LR^- = 0{,}64$ (hoch)

LR^+: positive Likelihood-Ratio, LR^-: negative Likelihood-Ratio, n: Anzahl der untersuchten Personen, RoB: Risk of Bias, w: weiblich
■ : hohes Risiko/klinisch nicht relevant, ■ : geringes Risiko/klinisch relevant, ■ : unklares Risiko/moderat klinisch relevant

Tab. 11.27 Empfehlungen zum MC Flexion Test

Kriteriumsvalidität	Bestätigung	Ausschluss
Identifikation einer Arthrose des Daumensattelgelenks	+	–

MC: metacarpal
–: keine, +: geringe, ++: moderate, +++: starke Empfehlung, k.A.: keine Angabe

11.3.4 Hebeltest

Synonyme/Englisch Lever Test.

Der Hebeltest gehört zu den Schmerzprovokationstests. Im Vergleich zu anderen Tests reproduziert er aufgrund der spezifischen Belastung einer abgegrenzten Struktur häufig den typischen Schmerz.

Durchführung

Der Hebeltest wird durchgeführt, indem der Untersucher den ersten Mittelhandknochen knapp distal des Grundgelenks greift und in radialer und ulnarer Richtung hebelt.

Zusammenfassung der Evidenz

➤ Tab. 11.28

Empfehlungen

➤ Tab. 11.29

Tab. 11.28 Validität des Hebeltests

Studie	Studienpopulation	Referenz	RoB	Maßzahl
Kriteriumsvalidität				
Identifikation einer Arthrose des Daumengrundgelenks				
Model et al. 2016	n = 62 (101 Daumen) (41 w), Alter (ø): 62; Schmerzen am Daumengrundgelenk	Röntgen	● (unklar)	$LR^+ = 4{,}32$ (unklar) $LR^- = 0{,}22$ (unklar)

Alter (ø): mittleres Alter in Jahren, LR^+: positive Likelihood-Ratio, LR^-: negative Likelihood-Ratio, n: Anzahl der untersuchten Personen, RoB: Risk of Bias, w: weiblich
■ : hohes Risiko/klinisch nicht relevant, ■ : geringes Risiko/klinisch relevant, ■ : unklares Risiko/moderat klinisch relevant

Tab. 11.29 Empfehlungen zum Hebeltest

Kriteriumsvalidität	Bestätigung	Ausschluss
Identifikation einer Arthrose des Daumengrundgelenks	+	+

–: keine, +: geringe, ++: moderate, +++: starke Empfehlung, k.A.: keine Angabe

11.3.5 Grind Test

Der Grind Test zählt zu den Provokationstests. Zu beachten ist, dass bei diesem Test mehrere Strukturen getestet werden und die Gefahr eines falsch positiven Testergebnisses besteht, wenn anliegende Strukturen, wie zum Beispiel Bänder, gereizt werden.

Durchführung

Die Hand der zu untersuchenden Person ist in Ruheposition abgelegt. Der Untersucher übt axialen Druck entlang der Ebene des Mittelhandknochens aus und dreht, je nach zu untersuchendem Gelenk, die Basis des Daumengrundgelenks bzw. des Daumensattelgelenks.

Zusammenfassung der Evidenz

➢ Tab. 11.30
➢ Tab. 11.31

Empfehlungen

➢ Tab. 11.32

Tab. 11.30 Validität des Grind Test

Studie	Studienpopulation	Referenz	RoB	Maßzahl
Kriteriumsvalidität				
Identifikation einer Arthrose des Daumengrundgelenks				
Model et al. 2016	n = 62 (101 Daumen) (41 w), Alter (ø): 62; Schmerzen am Daumengrundgelenk	Röntgen	unklar	$LR^+ = \infty$ $LR^- = 0{,}59$
Identifikation einer Arthrose des Daumensattelgelenks				
Sela et al. 2017	n = 104 (127 Daumen) (71 w), Schmerzen an der radialseitigen Hand, bereits radiologisch diagnostiziert	Eaton-Littler-Klassifikation	unklar	$LR^+ = \infty$ $LR^- = 0{,}36$
Merritt et al. 2010	n = 54 (70 Daumen), (46 w), Alter (ø): 62; Schmerzen am Daumensattelgelenk oder Handgelenk	Röntgen	gering	$LR^+ = 4{,}36$ $LR^- = 0{,}60$

Alter (ø): mittleres Alter in Jahren, LR^+: positive Likelihood-Ratio, LR^-: negative Likelihood-Ratio, n: Anzahl der untersuchten Personen, RoB: Risk of Bias, w: weiblich
▭ : hohes Risiko/klinisch nicht relevant, ▭ : geringes Risiko/klinisch relevant, ▭ : unklares Risiko/moderat klinisch relevant

Tab. 11.31 Reliabilität des Grind Test

Studie	Studienpopulation	RoB	Intratester	Intertester
Merritt et al. 2010	n = 54 (70 Daumen), (46 w), Alter (ø): 62; Schmerzen am Daumensattelgelenk oder Handgelenk	gering	$\kappa = 0{,}48$	k.A.

Alter (ø): mittleres Alter in Jahren, κ: Kappa-Koeffizient, LR^+: positive Likelihood-Ratio, LR^-: negative Likelihood-Ratio, n: Anzahl der untersuchten Personen, RoB: Risk of Bias, w: weiblich
▭ : hohes Risiko/klinisch nicht relevant, ▭ : geringes Risiko/klinisch relevant, ▭ : unklares Risiko/moderat klinisch relevant

Tab. 11.32 Empfehlungen zum Grind Test

Kriteriumsvalidität	Bestätigung	Ausschluss
Identifikation einer Arthrose des Daumengrundgelenks	+	–
Identifikation einer Arthrose des Daumensattelgelenks	+	–
Reliabilität	**Intratester**	**Intertester**
Übereinstimmende Beurteilung des Tests	+	k.A.

–: keine, +: geringe, ++: moderate, +++: starke Empfehlung, k.A.: keine Angabe

11.3.6 Zusammenfassung: Testung auf Daumengelenksarthrose

➢ Tab. 11.33

- Für alle Tests zur Feststellung einer Arthrose in den Daumengelenken kann höchstens eine geringe (schwache) Empfehlung gegeben werden.
- Die Studien, die eine hohe Relevanz der Tests feststellten, hatten ein Fall-Kontroll-Design, mit dem Effekte oftmals überschätzt werden.
- Die aktiven Tests können zudem sehr unspezifisch sein. Bei Studien mit dem Referenzstandard Röntgen kann nicht sicher ausgeschlossen werden, dass z. B. eine Sehnenpathologie verantwortlich für einen positiven Test ist.

Tab. 11.33 Zusammenfassung der Empfehlungen für die Testung auf Arthrose der Daumengelenke

Kriteriumsvalidität	Bestätigung	Ausschluss
Identifikation einer Daumengrundgelenksarthrose		
→ anhand des MP Extension Test	+	+
→ anhand des Hebeltests	+	+
→ anhand des Grind Test	+	–
Identifikation einer Daumensattelgelenksarthrose		
→ anhand des MC Extension Test	+	–
→ anhand des MC Pressure Shear Test	+	+
→ anhand des MC Flexion Test	+	–
→ anhand des Grind Test	+	–
Reliabilität	**Intratester**	**Intertester**
Übereinstimmende Beurteilung		
→ des MC Extension Test	k.A.	k.A.
→ des MC Pressure Shear Test	k.A.	k.A.
→ des MC Flexion Test	k.A.	k.A.
→ des Hebeltests	k.A.	k.A.
→ des Grind Test	+	k.A.

MC: metacarpal
–: keine, +: geringe, ++: moderate, +++: starke Empfehlung, k.A.: keine Angabe

11.4 Sehnenpathologien

Die nachfolgend dargestellten Testungen der Hand beziehen sich auf Pathologien der Sehnen. Die am besten untersuchten und auch häufigsten Pathologien sind die **stenosierende Tendovaginitis de Quervain** und die **Extensor-carpi-ulnaris-Tendosynovitis**.

Tab. 11.34 Validität des Eichhoff-Tests

Studie	Studienpopulation	Referenz	RoB	Maßzahl
Kriteriumsvalidität				
Identifikation einer stenosierenden Tendovaginitis de Quervain				
Goubau et al. 2014	n = 100 (88 w), Alter (ø): 52; Symptome einer Tendosynovitis de Quervain	Röntgen, Ultraschall	•	LR⁺: 1,04 LR⁻: 0,75
Alter (ø): mittleres Alter in Jahren, LR⁺: positive Likelihood-Ratio, LR⁻: negative Likelihood-Ratio, n: Anzahl der untersuchten Personen, RoB: Risk of Bias, w: weiblich ▭: hohes Risiko/klinisch nicht relevant, ▭: geringes Risiko/klinisch relevant, ▭: unklares Risiko/moderat klinisch relevant				

Der Schmerz beim Morbus de Quervain ist auf die Reibung des Extensor pollicis brevis und Abductor pollicis longus an der Umlenkrolle des ersten Streckerkompartiments zurückzuführen. Betroffen sind vermehrt Frauen (vierfach erhöhte Inzidenz) sowie Menschen, die manuelle Arbeit verrichten.

11.4.1 Eichhoff-Test

Der Eichhoff-Test ist ein Test zur Provokation der radialen Sehnen. Der Test wurde erstmals 1927 beschrieben und wird oft mit dem Finkelstein-Test verwechselt (Elliott 1992).

Durchführung

Bei der Durchführung des Eichhoff-Tests wird der Patient gebeten, den Daumen in die Handfläche zu drücken und dann die Finger über dem Daumen zusammenzupressen. Dann führt der Untersucher eine passive Ulnarduktion des Handgelenks aus. Bewertet wird das Auftreten des Schmerzes oder eine deutliche Verschlimmerung des vorhandenen Schmerzes.

Variation Der Patient wird gebeten, eine aktive Ulnarduktion auszuführen.

Zusammenfassung der Evidenz

➢ Tab. 11.34
➢ Tab. 11.35

Empfehlungen

➢ Tab. 11.36

11.4.2 WHAT Test

Der WHAT Test (Wrist Hyperflexion and Abduction of the Thumb) ist ein aktiver Test und zielt ausschließlich auf die Sehnen des ersten Kompartiments ab (Goubau et al. 2018).

Tab. 11.35 Reliabilität des Eichhoff-Tests

Studie	Studienpopulation	RoB	Intratester	Intertester
Cheimonidou et al. 2019	n = 45 (90 Daumen), (25 w), Alter (ø): 26; gesunde Probanden	•	κ = 0,61–0,80	κ = 0,00–0,40
Alter (ø): mittleres Alter in Jahren, κ: Kappa-Koeffizient, LR⁺: positive Likelihood-Ratio, LR⁻: negative Likelihood-Ratio, n: Anzahl der untersuchten Personen, RoB: Risk of Bias, w: weiblich ▭: hohes Risiko/klinisch nicht relevant, ▭: geringes Risiko/klinisch relevant, ▭: unklares Risiko/moderat klinisch relevant				

Tab. 11.36 Empfehlungen zum Eichhoff-Test

Kriteriumsvalidität	Bestätigung	Ausschluss
Identifikation einer Tendosynovitis de Quervain	–	–
Reliabilität	**Intratester**	**Intertester**
Übereinstimmende Beurteilung des Tests	+	–
–: keine, +: geringe, ++: moderate, +++: starke Empfehlung, k.A.: keine Angabe		

Durchführung

Für den WHAT Test wird der Patient aufgefordert, das Handgelenk vollständig (innerhalb der Schmerzgrenzen) zu beugen und den Daumen vollständig gestreckt und abduziert zu halten, während der Untersucher einen zunehmenden Abduktionswiderstand am Daumen ausübt. Wenn der Patient nicht mehr in der Lage ist, den Druck gegen den Widerstand des Untersuchers aufrechtzuerhalten, kann er loslassen und der Test ist beendet. Schmerz beim Halten gegen den Widerstand des Untersuchers wird als positives Ergebnis gewertet.

Zusammenfassung der Evidenz

➢ Tab. 11.37

Empfehlungen

➢ Tab. 11.38

11.4.3 ECU-Synergietest

Eine Schwierigkeit der Tests zu Sehnenpathologien besteht darin, die intra- und extraartikulären Strukturen der Hand zu unterscheiden. Die Muskelsynergie durch die Abduktion des Daumens soll bei diesem Test die Belastung der intraartikulären Strukturen verringern, dadurch sollen falsch positive Testresultate reduziert werden.

Tab. 11.37 Validität des WHAT Test

Studie	Studienpopulation	Referenz	RoB	Maßzahl
Kriteriumsvalidität				
Identifikation einer stenosierenden Tendovaginitis de Quervain				
Goubau et al. 2014	n = 100 (88 w), Alter (ø): 52; Symptome einer Tendosynovitis de Quervain	Ultraschall, Röntgen	●	LR^+: 1,39 LR^-: 0,04

Alter (ø): mittleres Alter in Jahren, LR^+: positive Likelihood-Ratio, LR^-: negative Likelihood-Ratio, n: Anzahl der untersuchten Personen, RoB: Risk of Bias, w: weiblich
■ : hohes Risiko/klinisch nicht relevant, ■ : geringes Risiko/klinisch relevant,
■ : unklares Risiko/moderat klinisch relevant

Tab. 11.38 Empfehlungen zum WHAT Test

Kriteriumsvalidität	Bestätigung	Ausschluss
Identifikation einer Tendosynovitis de Quervain	–	++

WHAT: Wrist Hyperflexion and Abduction of the Thumb
–: keine, +: geringe, ++: moderate, +++: starke Empfehlung, k.A.: keine Angabe

Durchführung

Beim ECU-Synergietest legt der Patient seinen Arm auf dem Untersuchungstisch ab. Der Ellenbogen ist um 90° gebeugt und der Unterarm ist vollständig supiniert. Das Handgelenk wird in neutraler Position gehalten, die Finger sind gestreckt. Dem Patienten zugewandt, fasst der Untersucher den Daumen und den Mittelfinger des Patienten mit einer Hand und palpiert die ECU-Sehne mit der anderen Hand. Der Patient abduziert dann den Daumen nach radial gegen Widerstand. Der Untersucher überprüft durch Palpation, dass sich dabei sowohl der Flexor carpi ulnaris (FCU) als auch der Extensor carpi ulnaris (ECU) kontrahiert. Bei Auftreten von (typischen) Schmerzen entlang der dorsalen ulnaren Seite des Handgelenks gilt der Test als positiv für eine ECU-Sehnenentzündung.

Zusammenfassung der Evidenz

➢ Tab. 11.39

Empfehlungen

➢ Tab. 11.40

11.4.4 Zusammenfassung: Testung auf Sehnenpathologien

➢ Tab. 11.41

- Aufgrund der geringen klinischen Relevanz eignen sich die Tests für eine De-Quervain-Synovitis nur sehr begrenzt in der Praxis.

Tab. 11.39 Validität des ECU-Synergietests

Studie	Studienpopulation	Referenz	RoB	Maßzahl
Kriteriumsvalidität				
Identifikation einer Extensor-carpi-ulnaris-Tendosynovitis/Tendonitis				
Ruland und Hogan 2008	n = 54 (20 w), Alter (ø): 52; chronische ulnare Symptome	Sehnenscheideninjektion, MRT	●	LR^+: 2,24 LR^-: 0,00
Sato et al. 2016	n = 39 (17 w), Alter (ø): 44,4; chronische ulnare Symptome	Ultraschall	●	LR^+: 5,15 LR^-: 0,31

Alter (ø): mittleres Alter in Jahren, ECU: M. extensor carpi ulnaris, LR^+: positive Likelihood-Ratio, LR^-: negative Likelihood-Ratio, n: Anzahl der untersuchten Personen, RoB: Risk of Bias, w: weiblich
■ : hohes Risiko/klinisch nicht relevant, ■ : geringes Risiko/klinisch relevant,
■ : unklares Risiko/moderat klinisch relevant

Tab. 11.40 Empfehlungen zum ECU-Synergietest

Kriteriumsvalidität	Bestätigung	Ausschluss
Identifikation einer Extensor-carpi-ulnaris-Tendosynovitis	++	++

–: keine, +: geringe, ++: moderate, +++: starke Empfehlung, k.A.: keine Angabe

Tab. 11.41 Zusammenfassung der Empfehlungen für die Testung auf Sehnenpathologien

Kriteriumsvalidität	Bestätigung	Ausschluss
Identifikation einer einer stenosierenden Tendovaginitis de Quervain → anhand des Eichhoff-Tests → anhand des WHAT-Tests	 – –	 – ++
Identifikation einer Extensor-carpi-ulnaris-Tendosynovitis anhand des ECU-Synergietests	++	++
Reliabilität	**Intratester**	**Intertester**
Übereinstimmende Beurteilung → des Eichhoff-Tests → des WHAT Test → des ECU-Synergietests	 + k.A. k.A.	 – k.A. k.A.

–: keine, +: geringe, ++: moderate, +++: starke Empfehlung, k.A.: keine Angabe

- Der WHAT Test zur Feststellung einer De-Quervain-Synovitis stellt die beste Option dar. Es fehlt hierbei noch an weiteren hochwertigen Studien, um eine klare Aussage treffen zu können.
- Zum Finkelstein-Test, welcher häufig beschrieben wird, existieren zum aktuellen Zeitpunkt keine Daten zur Validität, welche den Einschlusskriterien entsprechen. Allerdings weist der Test weniger falsch positive Ergebnisse (und damit eine höhere Spezifität) auf als der Eichhoff-Test (Cheimonidou et al. 2019, Wu et al. 2018).
- Ein weiterer Test zur Feststellung einer stenosierenden Tendovaginitis ist der Brunelli-Test, bei dem der Daumen in isometrischer Spannung gegen Abduktion und Extension gehalten werden soll.

Zur Evaluation des Tests existieren keine Studien, welche den Einschlusskriterien entsprechen.

- Zur Feststellung und zum Ausschluss einer ECU-Tendosynovitis zeigt der Synergietest eine moderate klinische Relevanz.

11.5 Nervale Kompressionssyndrome

Die häufigste periphere Neuropathie der oberen Extremität ist das **Karpaltunnelsyndrom (KTS).** Die Prävalenz liegt klinisch bei 14,8 % und mit elektroneurografischer Bestätigung bei 4,9 % (Atroshi et al. 1999). Es gibt eine Vielzahl an Tests, die bei dem Verdacht auf ein Karpaltunnelsyndrom eingesetzt werden. In Diagnostikstudien wurden bezüglich der Gütekriterien teils abweichende Ergebnisse beschrieben. Im folgenden Abschnitt wird die verfügbare Literatur zur Wertigkeit der klinischen Tests zum Karpaltunnelsyndrom dargestellt und es werden Empfehlungen zur Anwendbarkeit gegeben.

11.5.1 Tinel-Hoffmann-Zeichen

Synonyme/Englisch Tinel Sign, Tinel Test, Percussion Sign.

Das Tinel-Hoffmann-Zeichen beschreibt ein Kribbelgefühl, das beim Beklopfen des Nervus medianus auf Höhe des Eintritts in den Karpaltunnel auftritt (Davis und Chung 2004). Es ist ein weit verbreiteter Test zur klinischen Diagnosestellung eines Karpaltunnelsyndroms.

Durchführung

Der Patient hält die Hand in Neutral-Null-Stellung. Der Untersucher klopft mit einem Reflexhammer oder seinem Finger auf die Stelle, an der der Nervus medianus in den Karpaltunnel eintritt. Der Test ist positiv, wenn Parästhesien im Daumen, Zeigefinger, Mittelfinger oder medialen Teil des Ringfingers auftreten. Die Parästhesien müssen distal der getesteten Stelle empfunden werden.

Zusammenfassung der Evidenz

➤ Tab. 11.42
➤ Tab. 11.43

Empfehlungen

➤ Tab. 11.44

11.5.2 Phalen-Zeichen

Synonyme/Englisch Phalen Sign, Phalen Manveuver, Phalen Test.

Das Phalen-Zeichen ist ein bekannter Provokationstest für den Nervus medianus zur Identifizierung eines Karpaltunnelsyndroms. Über eine Flexion im Handgelenk wird der Nervus medianus auf Höhe des Eintritts in den Karpaltunnel zwischen dem Retinaculum

Tab. 11.42 Validität des Tinel-Hoffmann-Zeichens

Studie	Studienpopulation	Referenz	RoB	Maßzahl
Kriteriumsvalidität				
Identifikation eines Karpaltunnelsyndroms				
Wiesman et al. 2003	n = 59, Alter (ø): 48; KTS: n = 29; Kontrollgruppe: n = 30	KTS (bestätigt durch Nervenleitungstest)	▪ (gelb)	LR^+ = 8,87 (grün) LR^- = 0,42 (gelb)
Gunnarson et al. 1997	n = 100 (84 Hände), Alter (ø): 47 (15–82); Verdacht auf KTS mit typischen klinischen Symptomen	Nervenleitungstest	▪ (grün)	LR^+ = 1,44 (rot) LR^- = 0,67 (rot)
Küçükakkaş und Yurdakul 2019	n = 463, Alter (ø): 46,7 (± 12,7); Schmerzen oder Parästhesien im sensiblen Versorgungsgebiet des N. medianus	Nervenleitungstest (Elektromyografie)	▪ (grün)	LR^+ = 1,66 (rot) LR^- = 0,05 (grün)
Katz et al. 1990	n = 110, Alter (ø): 45,6 (± 14,4); Kribbeln, Taubheit oder Schmerzen in der oberen Extremität	Nervenleitungstest	▪ (grün)	LR^+ = 1,82 (rot) LR^- = 0,60 (rot)
Kuhlman und Hennessey 1997	n = 143; Verdacht auf KTS mit mindestens einem typischen klinischen Symptom	Nervenleitungstest	▪ (gelb)	LR^+ = 2,13 (gelb) LR^- = 0,64 (rot)
Hansen et al. 2004	n = 142, Alter (ø): 46,6 [17–75]; Symptome, bei denen ein KTS als DD infrage kam (67 % hatten KTS)	Nervenleitungstest	▪ (gelb)	LR^+ = 3,00 (gelb) LR^- = 0,80 (rot)
Tetro et al. 1998	n = 114, Alter (ø): 49,3 [21–83]; klinische Symptome für KTS: n = 64; asymptomatische Kontrollgruppe: n = 50	KTS (bestätigt durch Nervenleitungstest)	▪ (gelb)	LR^+ = 8,22 (grün) LR^- = 0,29 (gelb)
Mondelli et al. 2001	n = 326, Alter (ø): 53,4 [20–94]; KTS und positivem NLT: n = 179; Kontrollgruppe mit negativem NLT: n = 147	KTS (bestätigt durch Nervenleitungstest)	▪ (gelb)	LR^+ = 4,10 (gelb) LR^- = 0,66 (rot)
Ma und Kim 2012	n = 83, Alter (ø): 56,9 [48–64]; KTS (Diagnose 3–5 J. her): n = 38; asymptomatische Kontrollgruppe: n = 45	KTS (bestätigt durch Nervenleitungstest)	▪ (gelb)	LR^+ = 6,83 (grün) LR^- = 0,20 (grün)

[]: Altersspanne, Alter (ø): mittleres Alter in Jahren, DD: Differenzialdiagnose, J.: Jahre, KTS: Karpaltunnelsyndrom, LR^+: positive Likelihood-Ratio, LR^-: negative Likelihood-Ratio, n: Anzahl der untersuchten Personen, NLT: Nervenleitungstest, RoB: Risk of Bias

▪ (rot): hohes Risiko/klinisch nicht relevant, ▪ (grün): geringes Risiko/klinisch relevant, ▪ (gelb): unklares Risiko/moderat klinisch relevant

11

Tab. 11.43 Reliabilität des Tinel-Hoffmann-Zeichens

Studie	Studienpopulation	RoB	Intratester	Intertester
Wainner et al. 2005	n = 82, Alter (ø): 45 (± 12); Verdacht auf KTS oder zervikale Radikulopathie *Tinel-Variante A:* Durchführung und Interpretation nach Tinel et al. 1915 *Tinel-Variante B:* Durchführung und Interpretation als Schmerzprovokationstest (Können Schmerzen reproduziert werden?)	•	k.A.	*Teil A:* κ = 0,47 *Teil B:* κ = 0,35

Alter (ø): mittleres Alter in Jahren, κ: Kappa-Koeffizient, k.A.: keine Angabe, KTS: Karpaltunnelsyndrom, n: Anzahl der untersuchten Personen, RoB: Risk of Bias, w: weiblich

■: hohes Risiko/klinisch nicht relevant, ■: geringes Risiko/klinisch relevant, ■: unklares Risiko/moderat klinisch relevant

Tab. 11.44 Empfehlungen zum Tinel-Hoffmann-Zeichen

Kriteriumsvalidität	Bestätigung	Ausschluss
Identifikation eines Karpaltunnelsyndroms	++	++
Reliabilität	**Intratester**	**Intertester**
Übereinstimmende Beurteilung des Tinel-Hoffmann-Tests	k.A.	Variante A: + Variante B: –

–: keine, +: geringe, ++: moderate, +++: starke Empfehlung, k.A.: keine Angabe

flexorum, den Handwurzelknochen und den Flexorensehnen komprimiert (Phalen et al. 1950).

Durchführung

Der Patient wird gebeten, die Unterarme vertikal zu positionieren, um dann beide Hände maximal zu flektieren und die Position für 60 Sekunden zu halten. Der Test ist positiv, wenn die Symptome im Verlauf des Nervus medianus reproduziert werden.

Variation Der Test wurde alternativ auch mit beiden Ellenbogen in Extension beschrieben. Ebenso ist es möglich, dass der Patient beide Handrücken gegeneinanderdrückt oder der Untersucher die maximale Flexion manuell hält. Auch verschiedene Zeitspannen wurden beschrieben (30 Sekunden, 2 Minuten). Bisher gibt es keine Studie, die verifiziert, welche Variante des Tests die größte diagnostische Aussagekraft hat.

Zusammenfassung der Evidenz

➤ Tab. 11.45
➤ Tab. 11.46

Empfehlungen

➤ Tab. 11.47

Tab. 11.45 Validität des Phalen-Zeichens

Studie	Studienpopulation	Referenz	RoB	Maßzahl
Kriteriumsvalidität				
Identifikation eines Karpaltunnelsyndroms				
Wiesman et al. 2003	n = 59, Alter (ø): 48; KTS: n = 29; Kontrollgruppe ohne Symptome: n = 30	KTS (bestätigt durch Nervenleitungstest)	•	LR^+ = 8,50 LR^- = 0,17
Küçükakkaş und Yurdakul 2019	n = 463, Alter (ø): 46,7 (± 12,7); Schmerzen oder Parästhesien im sensiblen Versorgungsgebiet des N. medianus	Nervenleitungstest (Elektromyografie)	•	LR^+ = 2,00 LR^- = 0,25
Fertl et al. 1998	n = 132, Alter (ø): 55,5 [21–78]; Schmerzen in der oberen Extremität	Nervenleitungstest, Neurologie	•	LR^+ = 9,88 LR^- = 0,23
Katz et al. 1990	n = 110, Alter (ø): 45,6 [± 14,4]; Kribbeln, Taubheit oder Schmerzen in der oberen Extremität	Nervenleitungstest	•	LR^+ = 1,42 LR^- = 0,53
Kuhlman und Hennessey 1997	n = 143; Verdacht auf KTS mit mindestens einem typischen klinischen Symptom	Nervenleitungstest	•	LR^+ = 2,13 LR^- = 0,64
Hansen et al. 2004	n = 142, Alter (ø): 46,6 [17–75]; Symptome, bei denen ein KTS als DD infrage kam (67 % hatten KTS)	Nervenleitungstest	•	LR^+ = 1,31 LR^- = 0,89
Tetro et al. 1998	n = 114, Alter (ø): 49,3 [21–83]; klinische Symptome für KTS: n = 64; asymptomatische Kontrollgruppe: n = 50	KTS (bestätigt durch Nervenleitungstest)	•	LR^+ = 3,59 LR^- = 0,47
Mondelli et al. 2001	n = 326, Alter (ø): 53,4 [20–94]; KTS und positiver NLT: n = 179; Kontrollgruppe mit negativem NLT: n = 147	KTS (bestätigt durch Nervenleitungstest)	•	LR^+ = 8,43 LR^- = 0,44

[]: Altersspanne, Alter (ø): mittleres Alter in Jahren, LR^+: positive Likelihood-Ratio, LR^-: negative Likelihood-Ratio, n: Anzahl der untersuchten Personen, NLT: Nervenleitungstest, RoB: Risk of Bias

■: hohes Risiko/klinisch nicht relevant, ■: geringes Risiko/klinisch relevant, ■: unklares Risiko/moderat klinisch relevant

Tab. 11.46 Reliabilität des Phalen-Zeichens

Studie	Studienpopulation	RoB	Intra-tester	Inter-tester
Wainner et al. 2005	n = 82, Alter (ø): 45 (± 12); Verdacht auf KTS oder zervikale Radikulopathie	•	k.A.	κ = 0,79

Alter (ø): mittleres Alter in Jahren, κ: Kappa-Koeffizient, k.A.: keine Angabe, n: Anzahl der untersuchten Personen, RoB: Risk of Bias
■ : hohes Risiko/klinisch nicht relevant, ■ : geringes Risiko/klinisch relevant, ■ : unklares Risiko/moderat klinisch relevant

Tab. 11.47 Empfehlungen zum Phalen-Zeichen

Kriteriumsvalidität	Bestätigung	Ausschluss
Identifikation eines Karpaltunnelsyndroms	++	++
Reliabilität	**Intratester**	**Intertester**
Übereinstimmende Beurteilung des Tests	k.A.	+

–: keine, +: geringe, ++: moderate, +++: starke Empfehlung, k.A.: keine Angabe

11.5.3 Flick-Zeichen

Synonyme/Englisch Flick Sign.

Kribbeln, Taubheit oder ein Schweregefühl in der Hand sind gewöhnliche Symptome bei einem Karpaltunnelsyndrom. Um die Symptome zu lindern, geben die Betroffenen öfter an, dass sie den Arm aus dem Bett hängen lassen, die Hand gegen den Oberschenkel schlagen oder die Hand schütteln (Brain et al. 1947, Kendall 1960). Aus dieser Beobachtung wurde das klinische Zeichen für einen Test entwickelt und validiert (Pryse-Phillips 1984).

Durchführung

Die Grundvoraussetzung für die Prüfung des Flick Sign ist, dass der Patient Parästhesien in der Hand hat, die im Versorgungsgebiet des Nervus medianus liegen. Der Test kann im Sitzen oder Stehen ausgeführt werden. Der Patient wird gebeten, beide Hände kräftig zu schütteln. Der Test gilt als positiv, wenn durch das Schütteln die Parästhesien in der Hand weniger werden oder verschwinden.

Variation In der Literatur gibt es unterschiedliche Variationen des Tests und der Definition, was als positiver Test gilt. Manchmal wird die Schüttelbewegung als sehr schnell und manchmal als Schütteln mit kleiner Amplitude und Extension in den Ellenbogen beschrieben.

Zusammenfassung der Evidenz

➢ Tab. 11.48

Empfehlungen

➢ Tab. 11.49

Tab. 11.48 Validität des Flick-Zeichens

Studie	Studienpopulation	Referenz	RoB	Maßzahl
Kriteriumsvalidität				
Identifikation eines Karpaltunnelsyndroms				
Hansen et al. 2004	n = 142, Alter (ø): 46,6 [17–75]; Symptome, bei denen ein KTS als DD infrage kam (67 % hatten KTS)	Nervenleitungstest	•	LR⁺ = 1,42 LR⁻ = 0,85
Gunnarson et al. 1997	n = 100 (84 Hände), Alter (ø): 47 [15–82]; Verdacht auf KTS mit typischen klinischen Symptomen	Nervenleitungstest	•	LR⁺ = 1,30 LR⁻ = 0,30
Gok et al. 2008	n = 87 (87 w), Alter (ø): 48,9 [23–72]; Frauen mit stärker ausgeprägten Symptomen (Parästhesien, Taubheit oder Schmerzen in der Hand)	Nervenleitungstest	•	LR⁺ = 5,70 LR⁻ = 0,60

[]: Altersspanne, Alter (ø): mittleres Alter in Jahren, DD: Differenzialdiagnose, KTS: Karpaltunnelsyndrom, LR⁺: positive Likelihood-Ratio, LR⁻: negative Likelihood-Ratio, n: Anzahl der untersuchten Personen, RoB: Risk of Bias
■ : hohes Risiko/klinisch nicht relevant, ■ : geringes Risiko/klinisch relevant, ■ : unklares Risiko/moderat klinisch relevant

Tab. 11.49 Empfehlungen zum Flick-Zeichen

Kriteriumsvalidität	Bestätigung	Ausschluss
Identifikation eines Karpaltunnelsyndroms	+/–	+/–

–: keine, +: geringe, ++: moderate, +++: starke Empfehlung, +/–: uneinheitliche Studienergebnisse, k.A.: keine Angabe

11.5.4 Handelevationstest

Synonyme/Englisch Hand Elevation Test.

Im fortgeschrittenen Stadium des Karpaltunnelsyndroms entwickeln sich durch die axonale Degeneration ein Sensibilitätsverlust und eine Schwäche der Daumenballenmuskulatur (Padua et al. 1999). Klinisch haben die Betroffenen infolgedessen Probleme, Gegenstände gegen die Schwerkraft festzuhalten. Der Handelevationstest wird auf der Basis dieses klinischen Merkmals als Provokationstest genutzt (Ahn 2001).

Durchführung

Der Patient hebt im Sitzen oder Stehen beide Arme gegen die Schwerkraft über den Kopf und hält die Position. Die Ellenbogen und Schultern sind locker. Die Position wird für zwei Minuten gehalten. Der Test ist positiv, wenn innerhalb dieser Zeit Parästhesien oder Taubheit im Versorgungsgebiet des Nervus medianus auftreten (Ahn 2001).

Tab. 11.50 Validität des Handelevationstests

Studie	Studienpopulation	Referenz	RoB	Maßzahl
Kriteriumsvalidität				
Identifikation eines Karpaltunnelsyndroms				
Ma und Kim 2012	n = 83, Alter (ø): 56,9 [48–64]; KTS (Diagnose 3–5 J. her): n = 38; asymptomatische Kontrollgruppe: n = 45	KTS (bestätigt durch Nervenleitungstest)	●	LR^+ = 7,17 LR^- = 0,16
Amirfeyz et al. 2011	n = 140, Alter (ø): 58 [26–87]; klinische Zeichen eines KTS und positive Nerventestung: n = 70; Kontrollgruppe ohne Symptome: n = 70	KTS (bestätigt durch Nervenleitungstest)	●	LR^+ = 11,00 LR^- = 0,01
Ahn 2001	n = 218 (218 w) (400 Hände), Alter (ø): 55,3 [44–75]; Symptome >6 Monate; Gruppe 1: KTS mit NLT. Gruppe 2: asymptomatische Kontrollgruppe	KTS (bestätigt durch Nervenleitungstest)	●	LR^+ = 76,00 LR^- = 0,26

[]: Altersspanne, Alter (ø): mittleres Alter in Jahren, KTS: Karpaltunnelsyndrom, LR^+: positive Likelihood-Ratio, LR^-: negative Likelihood-Ratio, n: Anzahl der untersuchten Personen, NLT: Nervenleitungstest, RoB: Risk of Bias, w: weiblich
■ : hohes Risiko/klinisch nicht relevant, ■ : geringes Risiko/klinisch relevant,
■ : unklares Risiko/moderat klinisch relevant

Tab. 11.51 Empfehlungen zum Handelevationstest

Kriteriumsvalidität	Bestätigung	Ausschluss
Identifikation eines Karpaltunnelsyndroms	++	++

–: keine, +: geringe, ++: moderate, +++: starke Empfehlung, k.A.: keine Angabe

Zusammenfassung der Evidenz

➢ Tab. 11.50

Empfehlungen

➢ Tab. 11.51

11.5.5 Zweipunktdiskrimination

Synonyme/Englisch Two-point discrimination.

Die Zweipunktdiskrimination evaluiert die Innervationsdichte der sich schnell anpassenden Fasern und des Rezeptorensystems, welche die Wahrnehmung von Berührungsreizen vermitteln (Dellon 1978). Zu beachten bleibt, dass die Zweipunktdiskrimination kein spezifischer Test zur Diagnosestellung eines Karpaltunnelsyndroms ist, sondern eine Sensibilitätsprüfung innerhalb einer neurologischen Untersuchung darstellt. Bei Vorliegen einer anderen Pathologie, die die Sensibilität einschränkt, kann der Test, auch wenn kein Karpaltunnelsyndrom vorliegt, positiv sein.

Durchführung

Der Untersucher verwendet ein Zweipunkt-Ästhesiometer am Zeigefinger des Patienten. Dabei darf der Patient den zu testenden Bereich nicht sehen. Der Untersucher muss darauf achten, dass beide Punkte gleichzeitig die Haut berühren. Der kleinste als zwei getrennte Punkte wahrgenommene Abstand wird in Millimetern aufgezeichnet. Der Test ist positiv, wenn der Patient unfähig ist, einen Abstand von 6 mm oder mehr zu erkennen. Eine normale Erkennungsdistanz beträgt 6 mm oder weniger. Es soll mit einer Distanz angefangen werden, die der Patient leicht erkennen kann (z. B. 15 mm). Erst nach mehreren erfolgreichen Versuchen wird die Distanz verkleinert. Die Normwerte sind abgeleitet von Callahan 2002.

Zusammenfassung der Evidenz

➢ Tab. 11.52

Empfehlungen

➢ Tab. 11.53

Tab. 11.52 Validität der Zwei-Punkt-Diskrimination

Studie	Studienpopulation	Referenz	RoB	Maßzahl
Kriteriumsvalidität				
Identifikation eines Karpaltunnelsyndroms				
Amirfeyz et al. 2011	n = 140, Alter (ø): 58 [26–87]; klinische Zeichen eines KTS und positive Nerventestung: n = 70; Kontrollgruppe ohne Symptome: n = 70	KTS (bestätigt durch Nervenleitungstest)	●	LR^+ = 5,10 LR^- = 0,54
Katz et al. 1990	n = 110, Alter (ø): 45,6 [± 14,4]; Kribbeln, Taubheit oder Schmerzen in der oberen Extremität	Nervenleitungstest	●	LR^+ = 1,68 LR^- = 0,84

[]: Altersspanne, Alter (ø): mittleres Alter in Jahren, KTS: Karpaltunnelsyndrom, LR^+: positive Likelihood-Ratio, LR^-: negative Likelihood-Ratio, n: Anzahl der untersuchten Personen, RoB: Risk of Bias
■ : hohes Risiko/klinisch nicht relevant, ■ : geringes Risiko/klinisch relevant,
■ : unklares Risiko/moderat klinisch relevant

Tab. 11.53 Empfehlungen zur Zwei-Punkt-Diskrimination

Kriteriumsvalidität	Bestätigung	Ausschluss
Karpaltunnelsyndrom	–/+	–
–: keine, +: geringe, ++: moderate, +++: starke Empfehlung, –/+: uneinheitliche Studienergebnisse, k.A.: keine Angabe		

11.5.6 Scratch Collapse Test

Synonyme/Englisch Kratz-Kollaps-Test.

Der Scratch Collapse Test entstand auf Basis der Beobachtung, dass schmerzhafte Reize an der Haut zu einer Inhibition der willkürlich innervierten Muskulatur führten (Logigian et al. 1999). Da dieses Phänomen an keine spezifische Neuropathie gebunden ist, wurde der Test auch für andere Nervenläsionen, wie zum Beispiel das Kubitaltunnelsyndrom, beschrieben und validiert.

Durchführung

Der Patient steht dem Untersucher gegenüber, die Arme sind adduziert, die Ellenbogen gebeugt, die Hände ausgestreckt und die Handgelenke neutral.

1. Der Untersucher übt bilateralen Druck auf die Unterarme aus. Der Patient versucht der Schulteradduktion und Innenrotation zu widerstehen.
2. Als nächstes „kratzt" oder streicht der Untersucher mit den Fingerspitzen über den Verlauf des Nervus medianus auf Höhe des Eintritts in den Karpaltunnel.
3. Danach wird Teil 1 wiederholt.

Der Test ist positiv, wenn der Patient bei der Wiederholung die Spannung nicht halten kann und in die Schulteradduktion und Innenrotation einbricht (Cheng et al. 2008).

Zusammenfassung der Evidenz

➤ Tab. 11.54

Empfehlungen

➤ Tab. 11.55

Tab. 11.54 Validität des Scratch Collapse Test

Studie	Studienpopulation	Referenz	RoB	Maßzahl
Kriteriumsvalidität				
Identifikation eines Karpaltunnelsyndroms				
Blok et al. 2014	n = 37, Alter (ø): 58 (± 14); typische klinische Symptome für ein KTS	Nervenleitungstest	● (unklar)	$LR^+ = 4{,}59$ (moderat) $LR^- = 0{,}72$ (nicht relevant)
Cheng et al. 2008	n = 173 (90 w), Alter (ø): 51; typische KTS-Symptome, diagnostiziertes KTS, Kontrollgruppe	Symptom-Fragebogen mit Korrelation zur Nervenleitgeschwindigkeit	● (unklar)	$LR^+ = 64{,}00$ (relevant) $LR^- = 0{,}36$ (moderat)

Alter (ø): mittleres Alter in Jahren, KTS: Karpaltunnelsyndrom, LR^+: positive Likelihood-Ratio, LR^-: negative Likelihood-Ratio, n: Anzahl der untersuchten Personen, RoB: Risk of Bias, w: weiblich
■ (rot): hohes Risiko/klinisch nicht relevant, ■ (grün): geringes Risiko/klinisch relevant, ■ (gelb): unklares Risiko/moderat klinisch relevant

Tab. 11.55 Empfehlungen zum Scratch Collapse Test

Kriteriumsvalidität	Bestätigung	Ausschluss
Identifikation eines Karpaltunnelsyndroms	++	–/+
–: keine, +: geringe, ++: moderate, +++: starke Empfehlung, –/+: uneinheitliche Studienergebnisse, k.A.: keine Angabe		

11.5.7 Karpaltunnel-Entlastungsmanöver

Synonyme/Englisch Carpal tunnel syndrome relief maneuver, Symptomatic relief maneuver.

Entgegen den Provokationstests zur Identifikation eines Karpaltunnelsyndroms beobachteten Manente und Kollegen auf der Suche nach einem klinischen Test, dass sich die Symptome bei Patienten mit Karpaltunnelsyndrom verbesserten, wenn man die Metakarpalköpfchen I und V zusammendrückt, wodurch das Entlastungsmanöver entstand (Manente et al. 1999).

Durchführung

Grundvoraussetzung für den Test ist, dass zum Testzeitpunkt Symptome in der Hand bestehen. Der Patient hält die Hand mit der Handfläche nach oben. Der Untersucher drückt auf die distalen Metakarpalköpfchen I und V, sodass eine leichte Adduktion der Digiti II und V entsteht. Der Test gilt als positiv, wenn die Symptome schwächer werden oder verschwinden.

Wenn das Standardmanöver nicht ausreicht, wird zusätzlich der Unterarm des Patienten in Pronation gebracht und mit der anderen Hand separiert der Untersucher die Digiti III und IV (Manente et al. 1999).

Zusammenfassung der Evidenz

➤ Tab. 11.56

Empfehlungen

➤ Tab. 11.57

Tab. 11.56 Validität des Karpaltunnel-Entlastungsmanövers

Studie	Studienpopulation	Referenz	RoB	Maßzahl
Kriteriumsvalidität				
Identifikation eines Karpaltunnelsyndroms				
Gok et al. 2008	n = 87 (87 w), Alter (ø): 48,9 [23–72]; Frauen mit stärker ausgeprägten Symptomen (Parästhesien, Taubheit oder Schmerzen in der Hand)	Nervenleitungstest	●	LR^+ = 5,70 LR^- = 0,60

[]: Altersspanne, Alter (ø): mittleres Alter in Jahren, LR^+: positive Likelihood-Ratio, LR^-: negative Likelihood-Ratio, n: Anzahl der untersuchten Personen, RoB: Risk of Bias, w: weiblich
■: hohes Risiko/klinisch nicht relevant, ■: geringes Risiko/klinisch relevant, ■: unklares Risiko/moderat klinisch relevant

Tab. 11.57 Empfehlungen zum Karpaltunnel-Entlastungsmanöver

Kriteriumsvalidität	Bestätigung	Ausschluss
Identifikation eines Karpaltunnelsyndroms	+	–

–: keine, +: geringe, ++: moderate, +++: starke Empfehlung, k.A.: keine Angabe

11.5.8 Modifizierter pneumatischer Kompressionstest

Synonyme/Englisch Modified Pneumatic Compression Test.

Der modifizierte pneumatische Kompressionstest ist ein Provokationstest, der gegenüber dem ursprünglich beschriebenen Test von Gilliatt und Wilson (1953) um eine weitere Komponente ergänzt wurde, um den Druck auf den Medianusnerv zu erhöhen. Tekeoglu et al. (2007) benutzen hierfür einen Bleistift oder ähnlichen Gegenstand.

Durchführung

Der Untersucher bringt eine Blutdruckmanschette am Handgelenk des vor ihm sitzenden Patienten an. Anschließend wird ein Bleistift oder ähnliches Objekt (8 cm lang und 8 mm breit) unter der Blutdruckmanschette entlang des Verlaufs des Nervus medianus in den Handwurzelbereich platziert. Hierdurch soll Druck auf den Nerv entstehen. Dann wird die Manschette für 30 Sekunden auf 100 mmHg aufgepumpt. Der Test ist positiv, wenn die Symptome des Patienten reproduziert werden können.

Zusammenfassung der Evidenz

➤ Tab. 11.58

Tab. 11.58 Validität des modifizierten pneumatischen Kompressionstests

Studie	Studienpopulation	Referenz	RoB	Maßzahl
Kriteriumsvalidität				
Identifikation eines Karpaltunnelsyndroms				
Tekeoglu et al. 2007	n = 80; KTS: n = 37; Kontrollgruppe ohne Symptome: n = 50	KTS (bestätigt durch Nervenleitungstest)	●	LR^+ = 12,00 LR^- = 0,07

Alter (ø): mittleres Alter in Jahren, KTS: Karpaltunnelsyndrom, LR^+: positive Likelihood-Ratio, LR^-: negative Likelihood-Ratio, n: Anzahl der untersuchten Personen, RoB: Risk of Bias, w: weiblich
■: hohes Risiko/klinisch nicht relevant, ■: geringes Risiko/klinisch relevant, ■: unklares Risiko/moderat klinisch relevant

Tab. 11.59 Empfehlungen zum modifizierten pneumatischen Kompressionstest

Kriteriumsvalidität	Bestätigung	Ausschluss
Identifikation eines Karpaltunnelsyndroms	+	+

–: keine, +: geringe, ++: moderate, +++: starke Empfehlung, k.A.: keine Angabe

Empfehlungen

➤ Tab. 11.59

11.5.9 Medianusnerv-Kompressionstest

Synonyme/Englisch Median Nerve Compression Test, Pressure Provocation Test.

Der Medianusnerv-Kompressionstest ist ein Provokationstest, der über direkten Druck auf den Nerv die Symptome des Patienten zu reproduzieren versucht.

Durchführung

Der Untersucher hält die Hand des Patienten und übt Druck aus, wo der Nervus medianus zwischen dem Retinaculum flexorum, dem Flexor carpi radialis und dem Musculus palmaris longus in den Karpaltunnel eintritt. Der Druck wird gleichmäßig für 15 Sekunden bis 2 Minuten gehalten und dann gelöst. Ein positiver Test reproduziert Schmerz, Parästhesien oder Taubheit distal der getesteten Stelle im Versorgungsgebiet des Nervus medianus. Nach Lösen des Drucks sollten die entstandenen Symptome abklingen, was ein paar Minuten dauern kann.

Zusammenfassung der Evidenz

➤ Tab. 11.60

Tab. 11.60 Validität des Medianusnerv-Kompressionstests

Studie	Studienpopulation	Referenz	RoB	Maßzahl
Kriteriumsvalidität				
Identifikation eines Karpaltunnelsyndroms				
Williams et al. 1992	n = 60, Alter (ø): 45; nächtliche und aktivitätsabhängige Symptome im sensiblen Versorgungsgebiet des N. medianus	Diagnosestellung durch Symptomkonstellation	•	LR^+ = 33,00 LR^- = 0,00
Mondelli et al. 2001	n = 326, Alter (ø): 53,4 [20–94]; KTS und positiver NLT: n = 179; Kontrollgruppe mit negativem NLT: n = 147	KTS (bestätigt durch Nervenleitungstest)	•	LR^+ = 42,00 LR^- = 0,60

[]: Altersspanne, Alter (ø): mittleres Alter in Jahren, LR^+: positive Likelihood-Ratio, LR^-: negative Likelihood-Ratio, n: Anzahl der untersuchten Personen, RoB: Risk of Bias
□: hohes Risiko/klinisch nicht relevant, □: geringes Risiko/klinisch relevant, □: unklares Risiko/moderat klinisch relevant

Tab. 11.61 Empfehlungen zum Medianusnerv-Kompressionstest

Kriteriumsvalidität	Bestätigung	Ausschluss
Identifikation eines Karpaltunnelsyndroms	++	–/+

–: keine, +: geringe, ++: moderate, +++: starke Empfehlung, –/+: uneinheitliche Studienergebnisse, k.A.: keine Angabe

Empfehlungen

➤ Tab. 11.61

11.5.10 Gilliatt's Tourniquet Test

Synonyme/Englisch Pneumatic Compression Test, Tourniquet Test.

Der Tourniquet Test nach Gilliatt und Wilson (1953) ist ein Provokationstest. Bei Patienten mit Taubheit oder Kribbeln konnte beobachtet werden, dass sich die Symptome verschlechtern, wenn auf Höhe des Ellenbogens Druck über eine angelegte Blutdruckmanschette ausgeübt wird. Als Mechanismus wird unter anderem eine Ischämie des Nervs angesehen (Kremer 1953).

Durchführung

Der Untersucher legt eine Blutdruckmanschette um den Arm des vor ihm sitzenden Patienten und pumpt sie für 60 Sekunden auf den systolischen Blutdruckwert auf. Der Test gilt als positiv, wenn innerhalb der 60 Sekunden Parästhesien oder Taubheit im Daumen oder Zeigefinger auftreten.

Tab. 11.62 Validität des Gilliatt's Tourniquet Test

Studie	Studienpopulation	Referenz	RoB	Maßzahl
Kriteriumsvalidität				
Identifikation eines Karpaltunnelsyndroms				
Kasundra et al. 2015	n = 79, Alter (ø): 43,9 (± 14); Probanden mit moderaten bis starken Symptomen in der Hand (z. B. Parästhesien)	Nervenleitungstest	•	LR^+ = 2,13 LR^- = 0,47
Amirfeyz et al. 2011	n = 140, Alter (ø): 58 [26–87]; klinische Zeichen eines KTS und positive Nerventestung: n = 70; Kontrollgruppe ohne Symptome: n = 70	KTS (bestätigt durch Nervenleitungstest)	•	LR^+ = 2,60 LR^- = 0,11

[]: Altersspanne, Alter (ø): mittleres Alter in Jahren, KTS: Karpaltunnelsyndrom, LR^+: positive Likelihood-Ratio, LR^-: negative Likelihood-Ratio, n: Anzahl der untersuchten Personen, RoB: Risk of Bias
□: hohes Risiko/klinisch nicht relevant, □: geringes Risiko/klinisch relevant, □: unklares Risiko/moderat klinisch relevant

Tab. 11.63 Empfehlungen zum Gilliatt's Tourniquet Test

Kriteriumsvalidität	Bestätigung	Ausschluss
Identifikation eines Karpaltunnelsyndroms	++	++

–: keine, +: geringe, ++: moderate, +++: starke Empfehlung, k.A.: keine Angabe

Zusammenfassung der Evidenz

➤ Tab. 11.62

Empfehlungen

➤ Tab. 11.63

11.5.11 Handwurzelkompressionstest

Synonyme/Englisch Durkan's Test, Carpal Compression Test, Karpalkompressionstest.

Verschiedene klinische Tests nutzen eine Kompression zur Identifizierung eines Karpaltunnelsyndroms und Reproduktion der Symptome (z. B. das Phalen-Zeichen über die Flexion im Handgelenk). Der Handwurzelkompressionstest basiert auf direkter Kompression des Medianusnervs und ist somit ein Provokationstest (Durkan 1991).

Durchführung

Der Untersucher übt mit beiden Daumen 30 Sekunden lang zwischen Thenar und Hypothenar Druck auf den Karpaltunnel aus. Der Test ist positiv, wenn Schmerzen, Parästhesien oder Taubheit im

Tab. 11.64 Validität des Handwurzelkompressionstests

Studie	Studienpopulation	Referenz	RoB	Maßzahl
Kriteriumsvalidität				
Identifikation eines Karpaltunnelsyndroms				
Amirfeyz et al. 2011	n = 140, Alter (ø): 58 [26–87]; klinische Zeichen eines KTS und positive Nerventestung: n = 70; Kontrollgruppe ohne Symptome: n = 70	KTS (bestätigt durch Nervenleitungstest)	•	LR^+ = 3,82 LR^- = 0,21
Fertl et al. 1998	n = 132, Alter (ø): 55,5 [21–78]; Schmerzen in der oberen Extremität	Nervenleitungstest, Neurologie	•	LR^+ = 10,83 LR^- = 0,18
Ma und Kim 2012	n = 83, Alter (ø): 56,9 [48–64]; KTS (Diagnose 3–5 J. her): n = 38; asymptomatische Kontrollgruppe: n = 45	KTS (bestätigt durch Nervenleitungstest)	•	LR^+ = 4,67 LR^- = 0,20
Tetro et al. 1998	n = 114, Alter (ø): 49,3 [21–83]; klinische Symptome für KTS: n = 64; asymptomatische Kontrollgruppe: n = 50	KTS (bestätigt durch Nervenleitungstest)	•	LR^+ = 11,00 LR^- = 0,27
Mondelli et al. 2001	n = 326, Alter (ø): 53,4 [20–94]; KTS und positiver NLT: n = 179; Kontrollgruppe mit negativem NLT: n = 147	KTS (bestätigt durch Nervenleitungstest)	•	LR^+ = 42,00 LR^- = 0,99
Tekeoglu et al. 2007	n = 80; KTS: n = 37, Kontrollgruppe ohne Symptome: n = 50	KTS (bestätigt durch Nervenleitungstest)	•	LR^+ = 41,00 LR^- = 0,18
Küçükakkaş und Yurdakul 2019	n = 463, Alter (ø): 46,7 (± 12,7); Schmerzen oder Parästhesien im sensiblen Versorgungsgebiet des N. medianus	Nervenleitungstest (Elektromyografie)	•	LR^+ = 2,91 LR^- = 0,06
Szabo et al. 1999	n = 150; bestätigtes KTS (Gruppe 1): n = 50; andere Diagnose der Hand als KTS (Gruppe 2): n = 50; asymptomatische Kontrollgruppe (Gruppe 3): n = 50	Nervenleitungstest (Gruppe 3 erhielt nicht den Referenztest)	•	LR^+ = 1,62 LR^- = 0,24 Nur Daten der Gruppe 1 und 2

[]: Altersspanne, Alter (ø): mittleres Alter in Jahren, KTS: Karpaltunnelsyndrom, LR^+: positive Likelihood-Ratio, LR^-: negative Likelihood-Ratio, n: Anzahl der untersuchten Personen, NLT: Nervenleitungstest, RoB: Risk of Bias
■: hohes Risiko/klinisch nicht relevant, ■: geringes Risiko/klinisch relevant, ■: unklares Risiko/moderat klinisch relevant

Versorgungsgebiet des Nervus medianus auftreten bzw. die bekannten Symptome des Patienten reproduziert werden.

Variation Beim modifizierten Karpalkompressionstest wird oszillierender Druck appliziert und der Test ist positiv, wenn die Symptome innerhalb von 5 Sekunden reproduziert werden.

Zusammenfassung der Evidenz

➢ Tab. 11.64
➢ Tab. 11.65

Tab. 11.65 Reliabilität des Handwurzelkompressionstests

Studie	Studienpopulation	RoB	Intratester	Intertester
Wainner et al. 2005	n = 82, Alter (ø): 45 (± 12); Verdacht auf KTS oder zervikale Radikulopathie	•	k.A.	κ = 0,77

Alter (ø): mittleres Alter in Jahren, κ: Kappa-Koeffizient, n: Anzahl der untersuchten Personen, RoB: Risk of Bias
■: hohes Risiko/klinisch nicht relevant, ■: geringes Risiko/klinisch relevant, ■: unklares Risiko/moderat klinisch relevant

Tab. 11.66 Empfehlungen zum Handwurzelkompressionstest

Kriteriumsvalidität	Bestätigung	Ausschluss
Identifikation eines Karpaltunnelsyndroms	++	++
Reliabilität	**Intratester**	**Intertester**
Übereinstimmende Beurteilung des Tests	k.A.	+

–: keine, +: geringe, ++: moderate, +++: starke Empfehlung, k.A.: keine Angabe

Empfehlungen

➢ Tab. 11.66

11.5.12 Handgelenksflexion und Medianusnervkompression

Synonyme/Englisch Wrist flexion and median nerve compression.

Dieser Test wurde innerhalb einer Validierungsstudie entworfen und setzt sich aus Elementen des Handwurzelkompressionstests und des Phalen-Zeichens zusammen (Tetro et al. 1998). Es handelt sich um einen Provokationstest.

Tab. 11.67 Validität der Handgelenksflexion mit Kompression des Nervus medianus

Studie	Studienpopulation	Referenz	RoB	Maßzahl
Kriteriumsvalidität				
Identifikation eines Karpaltunnelsyndroms				
Tetro et al. 1998	n = 114, Alter (ø): 49,3 [21–83]; klinische Symptome für KTS: n = 64; asymptomatische Kontrollgruppe: n = 50	KTS (bestätigt durch Nervenleitungstest)	●	LR⁺ = 17,00 LR⁻ = 0,15

Alter (ø): mittleres Alter in Jahren, []: Altersspanne, KTS: Karpaltunnelsyndrom, LR⁺: positive Likelihood-Ratio, LR⁻: negative Likelihood-Ratio, n: Anzahl der untersuchten Personen, RoB: Risk of Bias
■: hohes Risiko/klinisch nicht relevant, ■: geringes Risiko/klinisch relevant, ■: unklares Risiko/moderat klinisch relevant

Tab. 11.68 Empfehlungen zur Handgelenksflexion mit Kompression des Nervus medianus

Kriteriumsvalidität	Bestätigung	Ausschluss
Karpaltunnelsyndrom	+	+

–: keine, +: geringe, ++: moderate, +++: starke Empfehlung, k.A.: keine Angabe

Durchführung

Der Ellenbogen des Patienten ist extendiert und supiniert. Das Handgelenk wird 60° flektiert. Der Untersucher umgreift das Handgelenk mit einer Hand und übt mit dem Daumen für 30 Sekunden einen konstanten Druck auf den Medianusnerv auf Höhe der Eintrittsstelle in den Karpaltunnel aus. Die Zeit bis zum Auftreten von Symptomen wird als Verlaufskontrolle dokumentiert. Der Test gilt als positiv, wenn die bekannten Symptome innerhalb der 30 Sekunden reproduziert werden können (Tetro et al. 1998).

Zusammenfassung der Evidenz

➤ Tab. 11.67

Empfehlungen

➤ Tab. 11.68

11.5.13 Upper Limb Neurodynamic Test 1

Synonyme/Englisch Upper Limb Tension Test 1, ULNT 1.

Neurodynamische Tests werden in der muskuloskelettalen Befundung eingesetzt, um Veränderungen der Mechanosensitivität des Nervensystems zu identifizieren und so die Funktionsfähigkeit der Nerven zu bewerten (Baselgia et al. 2017). Aufgrund der Interdependenz der mechanischen, elektrischen und chemischen Eigenschaften des Nervensystems können sich Veränderungen einer dieser Eigenschaften auf die anderen auswirken (Butler 2008).

Durchführung

Der Patient liegt in Rückenlage ohne Lagerungsmaterialien. Es wird die folgende Position hergestellt (Elvey 1980):

1. Schulterdepression
2. Glenohumerale Abduktion 110°
3. Hand- und Fingerextension
4. Supination im Unterarm
5. Glenohumerale Außenrotation
6. Ellenbogenextension
7. Zervikale kontralaterale Lateralflexion

Beurteilung nach Vanti et al. (2012):

- Kriterium A: Symptome in den Fingern I, II oder III
- Kriterium B: A + Zunahme der Symptome durch zervikale kontralaterale Lateralflexion
- Kriterium C: A + Symptomabnahme bei zervikaler ipsilateraler Lateralflexion

Zusammenfassung der Evidenz

➤ Tab. 11.69
➤ Tab. 11.70

Tab. 11.69 Validität des Upper Limb Neurodynamic Test 1

Studie	Studienpopulation	Referenz	RoB	Maßzahl
Kriteriumsvalidität				
Identifikation eines Karpaltunnelsyndroms				
Trillos et al. 2018	n = 118, Alter (ø): 50,5 (± 11); Taubheit, Kribbeln oder Kraftverlust im Innervationsgebiet des N. medianus	Nervenleitungstest	●	LR⁺ = 1,00 LR⁻ = 1,05
Vanti et al. 2012	n = 35, Alter (ø): 45,9 (± 10); Probanden mit Verdacht auf KTS und Exklusion bei Vorliegen einer Pathologie der oberen Extremität	Nervenleitungstest	●	LR⁺ = 1,96 LR⁻ = 0,75 Daten mit dem Kriterium A
Wainner et al. 2005	n = 82, Alter (ø): 45 (± 12); Verdacht auf KTS oder zervikale Radikulopathie	Nervenleitungstest	●	LR⁺ = 0,86 LR⁻ = 1,92

Alter (ø): mittleres Alter in Jahren, KTS: Karpaltunnelsyndrom, LR⁺: positive Likelihood-Ratio, LR⁻: negative Likelihood-Ratio, n: Anzahl der untersuchten Personen, RoB: Risk of Bias
■: hohes Risiko/klinisch nicht relevant, ■: geringes Risiko/klinisch relevant, ■: unklares Risiko/moderat klinisch relevant

Tab. 11.70 Reliabilität des Upper Limb Neurodynamic Test 1

Studie	Studienpopulation	RoB	Intratester	Intertester
Wainner et al. 2005	n = 82, Alter (ø): 45 (± 12); Verdacht auf KTS oder zervikale Radikulopathie	● (gelb)	k.A.	κ = 0,76 (grün)

Alter (ø): mittleres Alter in Jahren, κ: Kappa-Koeffizient, k.A.: keine Angabe, KTS: Karpaltunnelsyndrom, n: Anzahl der untersuchten Personen, RoB: Risk of Bias
□ (rot): hohes Risiko/klinisch nicht relevant, □ (grün): geringes Risiko/klinisch relevant, □ (gelb): unklares Risiko/moderat klinisch relevant

Tab. 11.71 Empfehlungen zum Upper Limb Neurodynamic Test 1

Kriteriumsvalidität	Bestätigung	Ausschluss
Identifikation eines Karpaltunnelsyndroms	–	–
Reliabilität	**Intratester**	**Intertester**
Übereinstimmende Beurteilung des Tests	k.A.	+

–: keine, +: geringe, ++: moderate, +++: starke Empfehlung, k.A.: keine Angabe

Empfehlungen

➤ Tab. 11.71

- Der ULNT1 ist an kein spezifisches Krankheitsbild gebunden und ist auch im Kapitel *Halswirbelsäule* (➤ Kap. 7.9 *Testung der neuralen Mechanosensitivität*) beschrieben. Er kann als eigenständiger Test nicht zur Bestätigung oder zum Ausschluss eines Karpaltunnelsyndroms empfohlen werden.
- Die geringe Aussagekraft des ULNT1 bezüglich des Karpaltunnelsyndroms wurde in einer systematischen Übersichtsarbeit von Koulidis et al. 2019 diskutiert: Während beim Nervenleitungstest die Aβ-Fasern beurteilt werden, spricht bei der neurodynamischen Testung eine erhöhte Mechanosensitivität eher für eine gesteigerte Erregbarkeit der Nozizeptoren und der afferenten kleinen Nervenfasern, was bei Kompressionsneuropathien häufiger beobachtet wurde (Schmid et al. 2012, Baron et al. 2010, Chien 2008). Hierdurch kann ein neurodynamischer Test trotz positiver Nervenleitgeschwindigkeitsmessung negativ ausfallen.

11.5.14 Thenaratrophie

Synonyme/Englisch Thenar atrophy.

Der Verlust der Zweipunktdiskrimination und eine Atrophie der Thenarmuskulatur können klinische Zeichen eines fortgeschrittenen Karpaltunnelsyndroms sein (Katz und Simmons 2002). Die Beurteilung der Thenarmuskulatur ist Teil der Inspektion und Palpation bei der körperlichen Untersuchung.

Durchführung

Der Untersucher betrachtet und palpiert die Daumenballeneminenz der betroffenen Seite des Patienten und vergleicht sie mit der kontralateralen Seite. Die Beurteilung erfolgt in normale (seitengleiche) oder abnormale (ungleiche) Ausprägung der Thenarmuskulatur (Gerr und Letz 1998).

Tab. 11.72 Validität des Thenaratrophie-Zeichens

Studie	Studienpopulation	Referenz	RoB	Maßzahl
Kriteriumsvalidität				
Identifikation eines Karpaltunnelsyndroms				
Gerr und Letz 1998	n = 119, Alter (ø): 42,6 (± 11,6); Schmerzen, Kribbeln, Taubheit oder Schwäche in der Hand und Verdacht auf KTS	Nervenleitungstest	● (gelb)	$LR^+ = 1,60$ (rot) $LR^- = 0,90$ (rot)
Katz et al. 1990	n = 110, Alter (ø): 45,6 (± 14,4); Kribbeln, Taubheit oder Schmerzen in der oberen Extremität	Nervenleitungstest	● (grün)	$LR^+ = 1,40$ (rot) $LR^- = 1,00$ (rot)

Alter (ø): mittleres Alter in Jahren, KTS: Karpaltunnelsyndrom, LR^+: positive Likelihood-Ratio, LR^-: negative Likelihood-Ratio, n: Anzahl der untersuchten Personen, RoB: Risk of Bias
□ (rot): hohes Risiko/klinisch nicht relevant, □ (grün): geringes Risiko/klinisch relevant, □ (gelb): unklares Risiko/moderat klinisch relevant

Tab. 11.73 Empfehlungen zum Thenaratrophie-Zeichen

Kriteriumsvalidität	Bestätigung	Ausschluss
Identifikation eines Karpaltunnelsyndroms	–	–

–: keine, +: geringe, ++: moderate, +++: starke Empfehlung, k.A.: keine Angabe

Zusammenfassung der Evidenz

➤ Tab. 11.72

Empfehlungen

➤ Tab. 11.73

11.5.15 Tethered Test

Synonyme/Englisch Tethered Stress Test, Tethered Median Nerve Stress, TMST.

Der Tethered Test ist ein Provokationstest. Über die Hand- und Fingerextension soll die Spannung auf den komprimierten Nervus medianus erhöht werden, um so Symptome zu reproduzieren (LaBan et al. 1986).

Tab. 11.74 Validität des Tethered Test

Studie	Studienpopulation	Referenz	RoB	Maßzahl
Kriteriumsvalidität				
Identifikation eines Karpaltunnelsyndroms				
Kaul et al. 2000	n = 102, Alter (ø): 53 (± 10); Parästhesien mit oder ohne Schmerzen im Versorgungsgebiet des Nervus medianus (> 3 Wochen)	Nervenleitungstest	▪	LR^+ = 1,00 LR^- = 1,00
Kasundra et al. 2015	n = 60, Alter (ø): 43,9 (± 14); Probanden mit Verdacht auf KTS; n = 23 gesunde Hände als Kontrollgruppe	Nervenleitungstest	▪	LR^+ = 2,19 LR^- = 0,44

Alter (ø): mittleres Alter in Jahren, LR^+: positive Likelihood-Ratio, LR^-: negative Likelihood-Ratio, n: Anzahl der untersuchten Personen, w: weiblich
▪: hohes Risiko/klinisch nicht relevant, ▪: geringes Risiko/klinisch relevant, ▪: unklares Risiko/moderat klinisch relevant

Tab. 11.75 Reliabilität des Tethered Test

Studie	Studienpopulation	RoB	Intratester	Intertester
MacDermid et al. 1994	n = 39, Alter (ø): 47 (± 15); KTS: n = 23; Kontrollgruppe: n = 16	▪	k.A.	κ = 0,49

Alter (ø): mittleres Alter in Jahren, κ: Kappa-Koeffizient, KTS: Karpaltunnelsyndrom, n: Anzahl der untersuchten Personen, RoB: Risk of Bias
▪: hohes Risiko/klinisch nicht relevant, ▪: geringes Risiko/klinisch relevant, ▪: unklares Risiko/moderat klinisch relevant

Tab. 11.76 Empfehlungen zum Tethered Test

Kriteriumsvalidität	Bestätigung	Ausschluss
Identifikation eines Karpaltunnelsyndroms	–/+	–/+
Reliabilität	**Intratester**	**Intertester**
Übereinstimmende Beurteilung des Tests	k.A.	+

–: keine, +: geringe, ++: moderate, +++: starke Empfehlung, –/+: uneinheitliche Studienergebnisse, k.A.: keine Angabe

Durchführung

Der Untersucher hyperextendiert den Zeigefinger des Patienten bei supiniertem Handgelenk. Der Test gilt als positiv, wenn Dysästhesien in der Hand und nach proximal in die Handfläche ausstrahlende Schmerzen reproduziert werden können (LaBan et al. 1986).

Zusammenfassung der Evidenz

➤ Tab. 11.74
➤ Tab. 11.75

Empfehlungen

➤ Tab. 11.76

11.5.16 Abnormales Vibrationsempfinden

Synonyme/Englisch Abnormal vibration perception.

Ein verändertes Vibrationsempfinden gilt als Indikator für eine periphere Neuropathie (Goel et al. 2017). Unter anderem sind die Mechanorezeptoren (genauer: die Vater-Pacini-Körperchen) betroffen. Bei Personen mit fortgeschrittener Nervendegeneration kann sich diese sensible Qualität auf der betroffenen Seite verschlechtern.

Durchführung

Eine Standard-128-Hz-Stimmgabel wird mit moderatem Druck auf die knöcherne Prominenz des distalen Interphalangealgelenks des Zeigefingers platziert. Der Patient wird instruiert anzugeben, wann er die Vibration nicht mehr wahrnimmt. Das Ergebnis wird als normal oder abnormal klassifiziert. Normal ist ein bilateral identisches Empfinden, bei einem abnormalen Ergebnis liegt eine Seitendifferenz vor (Gerr und Letz 1998).

Zusammenfassung der Evidenz

➤ Tab. 11.77

Empfehlungen

➤ Tab. 11.78

11.5.17 Muskelkraft des Abductor pollicis brevis

Im fortgeschrittenen Stadium des Karpaltunnelsyndroms können durch Degeneration der Nervenfasern Atrophien im Bereich des Daumenballens festgestellt werden (Park et al. 2005). Hierzu kann eine Beurteilung der Muskelfunktion der vom Nervus medianus innervierten Muskulatur eine mögliche diagnostische Hilfe darstellen.

Durchführung

Der Patient wird gebeten, die Fingerspitzen des Daumens und des Kleinfingers auf der betroffenen Seite zusammenzuführen. Der Untersucher gibt manuellen Widerstand an der Daumenrückseite. Der Patient wird dazu aufgefordert, entgegen dem Widerstand

Tab. 11.77 Validität des Tests auf abnormales Vibrationsempfinden

Studie	Studienpopulation	Referenz	RoB	Maßzahl
Kriteriumsvalidität				
Identifikation eines Karpaltunnelsyndroms				
Gerr und Letz 1998	n = 119, Alter (ø): 42,6 (± 11,6); Probanden mit Schmerzen, Kribbeln, Taubheit oder Schwäche in der Hand und Verdacht auf KTS; Vibrationsgrenzwert 120 Hz an den distalen Phalangen der Digiti II und V	Nervenleitungstest	unklar	LR^+ = 2,10 LR^- = 0,80
Gerr et al. 1995	n = 119, Alter (ø): 42,6 (± 11,6); Probanden mit Taubheit, Kribbeln, Schmerzen oder Schwäche in der Hand; Vibrationsgrenzwert 120 Hz an den distalen Phalangen der Digiti II und V	Nervenleitungstest	unklar	LR^+ = 3,10 LR^- = 0,50
Cherniack et al. 1996	n = 49 (98 Hände), Alter (ø): 43; Vibrationsgrenzwert 120 Hz an den distalen Phalangen der Digiti II und V	Nervenleitungstest	unklar	LR^+ = 3,10 LR^- = 0,50
Werner et al. 1994	n = 130, Alter (ø): 34; Vibrationsgrenzwert 120 Hz an den distalen Phalangen der Digiti II und V	Nervenleitungstest	gering	LR^+ = 1,40 LR^- = 0,70

Alter (ø): mittleres Alter in Jahren, LR^+: positive Likelihood-Ratio, LR^-: negative Likelihood-Ratio, n: Anzahl der untersuchten Personen, RoB: Risk of Bias
■ : hohes Risiko/klinisch nicht relevant, ■ : geringes Risiko/klinisch relevant, ■ : unklares Risiko/moderat klinisch relevant

Tab. 11.78 Empfehlungen zum Test auf abnormales Vibrationsempfinden

Kriteriumsvalidität	Bestätigung	Ausschluss
Identifikation eines Karpaltunnelsyndroms	++	–

–: keine, +: geringe, ++: moderate, +++: starke Empfehlung, k.A.: keine Angabe

den Daumen seitlich abzuspreizen. Der Test ist positiv, wenn eine Schwäche der Daumenabduktion beobachtet werden kann.

Zusammenfassung der Evidenz

➢ Tab. 11.79

Empfehlungen

➢ Tab. 11.80

11.5.18 Monofilament-Test nach Semmes-Weinstein

Synonyme/Englisch SWM-Test.

Der Monofilament-Test nach Semmes und Weinstein ist eine nichtinvasive Methode zur Beurteilung peripherer Neuropathien. Durch geringe Kosten, geringen Zeitaufwand und die einfache praktische Ausführung findet der Semmes-Weinstein-Test gegenüber den üblichen quantitativen Methoden zur Identifizierung einer peripheren Neuropathie immer häufiger Anwendung (Feng et al. 2009). Auch hier gilt zu beachten, dass der SWM-Test an kein spezifisches Krankheitsbild gebunden ist. Die Aussagekraft des Tests zur Identifizierung eines KTS kann durch andere vorliegende neurologische Pathologien verändert sein.

Tab. 11.79 Validität des Tests der Muskelkraft des Abductor pollicis brevis

Studie	Studienpopulation	Referenz	RoB	Maßzahl
Kriteriumsvalidität				
Identifikation eines Karpaltunnelsyndroms				
Gerr und Letz 1998	n = 119, Alter (ø): 42,6 (± 11,6); Probanden mit Taubheit, Kribbeln, Schmerzen oder Schwäche in der Hand	Nervenleitungstest	unklar	LR^+ = 1,70 LR^- = 0,60
DeKrom et al. 1990	n = 50; Probanden mit nächtlichen Parästhesien mit oder ohne Taubheit oder Schmerzen im Innervationsgebiet des Nervus medianus im Handbereich	Nervenleitungstest	unklar	LR^+ = 1,10 LR^- = 0,90
Kuhlman und Hennessey 1997	n = 142; Probanden mit Verdacht auf KTS	Nervenleitungstest	unklar	LR^+ = 2,00 LR^- = 0,50

Alter (ø): mittleres Alter in Jahren, k.A.: keine Angabe, KTS: Karpaltunnelsyndrom, LR^+: positive Likelihood-Ratio, LR^-: negative Likelihood-Ratio, n: Anzahl der untersuchten Personen, RoB: Risk of Bias
■ : hohes Risiko/klinisch nicht relevant, ■ : geringes Risiko/klinisch relevant, ■ : unklares Risiko/moderat klinisch relevant

Tab. 11.80 Empfehlungen zum Test der Muskelkraft des Abductor pollicis brevis

Kriteriumsvalidität	Bestätigung	Ausschluss
Identifikation eines Karpaltunnelsyndroms	–/+	–/+

–: keine, +: geringe, ++: moderate, +++: starke Empfehlung, –/+: uneinheitliche Studienergebnisse, k.A.: keine Angabe

Durchführung

Der Untersucher setzt das Monofilament senkrecht auf die palmare Fingeroberfläche und erhöht den Druck bis sich das Monofilament zu biegen beginnt. Der Test ist positiv, wenn der Patient mit geschlossenen Augen nicht sagen kann, auf welchen Finger der Druck (10 Gramm) ausgeübt wird.

Zusammenfassung der Evidenz

➤ Tab. 11.81

Empfehlungen

➤ Tab. 11.82

Tab. 11.81 Validität des Monofilament-Tests nach Semmes-Weinstein

Studie	Studienpopulation	Referenz	RoB	Maßzahl
Kriteriumsvalidität				
Identifikation eines Karpaltunnelsyndroms				
Amirfeyz et al. 2011	n = 140, Alter (ø): 58 [26–87]; klinische Zeichen eines KTS und positive Nerventestung: n = 70; Kontrollgruppe ohne Symptome: n = 70	KTS (bestätigt durch Nervenleitungstest)	•	LR^+ = 0,31 LR^- = 1,73
Szabo et al. 1984	n = 23, Alter: [32–81]; Patienten mit idiopatischem KTS	Nervenleitungstest	•	LR^+ = 5,40 LR^- = 0,40
Koris et al. 1990	n = 51; Probanden mit bestätigtem KTS: n = 21; asymptomatische Kontrollgruppe: n = 30	Nervenleitungstest	•	LR^+ = 5,90 LR^- = 0,20

Alter (ø): mittleres Alter in Jahren, []: Altersspanne, k.A.: keine Angabe, KTS: Karpaltunnelsyndrom, LR^+: positive Likelihood-Ratio, LR^-: negative Likelihood-Ratio, n: Anzahl der untersuchten Personen, w: weiblich

■ : hohes Risiko/klinisch nicht relevant, ■ : geringes Risiko/klinisch relevant, ■ : unklares Risiko/moderat klinisch relevant

Tab. 11.82 Empfehlungen zum Monofilament-Test

Kriteriumsvalidität	Bestätigung	Ausschluss
Identifikation eines Karpaltunnelsyndroms	–/+	++

–: keine, +: geringe, ++: moderate, +++: starke Empfehlung, –/+: uneinheitliche Studienergebnisse, k.A.: keine Angabe

11.5.19 Zusammenfassung Karpaltunnelsyndrom

➤ Tab. 11.83

- Die Nervenleitgeschwindigkeitsmessung wird oft als Goldstandard für ein Karpaltunnelsyndrom beschrieben, obgleich in klinischen Studien immer wieder bedenkliche Falschnegativ- oder

Tab. 11.83 Zusammenfassung der Empfehlungen für die Testung auf Karpaltunnelsyndrom

Validität	Bestätigung	Ausschluss
Identifikation eines Karpaltunnelsyndroms		
→ anhand des Tinel-Hoffmann-Zeichens	++	++
→ anhand des Phalen-Zeichens	++	++
→ anhand des Flick-Zeichens	–/+	–/+
→ anhand des Handelevationstests	++	++
→ anhand der Zwei-Punkt-Diskrimination	–/+	–
→ anhand des Scratch Collapse Test	++	–/+
→ anhand des Karpaltunnelsyndrom-Entlastungsmanövers	+	–
→ anhand des modifiz. pneumatischen Kompressionstests	+	+
→ anhand des Medianusnerv-Kompressionstests	++	–/+
→ anhand des Handwurzelkompressionstests	++	++
→ anhand des Gilliatt's Tourniquet Test	++	++
→ anhand einer Handgelenksflexion/Medianuskompression	+	+
→ anhand des Upper Limb Neurodynamic Test 1	–	–
→ anhand einer Thenaratrophie	–	–
→ anhand des Tethered Test	–/+	–/+
→ anhand eines abnormalen Vibrationsempfindens	++	–
→ anhand der Muskelkraft des Adductor pollicis brevis	–/+	–/+
→ anhand des Monofilament-Tests nach Semmes-Weinstein	–/++	–/++
Reliabilität	**Intratester**	**Intertester**
Übereinstimmende Beurteilung		
→ des Tinel-Hoffmann-Zeichens	k.A.	–/+
→ des Phalen-Zeichens	k.A.	+
→ des Flick-Zeichens	k.A.	k.A.
→ des Handelevationstests	k.A.	k.A.
→ der Zwei-Punkt-Diskrimination	k.A.	k.A.
→ des Scratch Collapse Test	k.A.	k.A.
→ des Karpaltunnelsyndrom-Entlastungsmanövers	k.A.	k.A.
→ des modifiz. pneumatischen Kompressionstests	k.A.	k.A.
→ des Medianusnerv-Kompressionstests	k.A.	k.A.
→ des Handwurzelkompressionstests	k.A.	k.A.
→ des Gilliatt's Tourniquet Test	k.A.	k.A.
→ des Handgelenksflexions-Medianus-kompressions-Tests	k.A.	k.A.
→ des Upper Limb Neurodynamic Test 1	+	k.A.
→ der Thenaratrophie	k.A.	k.A.
→ des Tethered Test	k.A.	k.A.
→ des abnormalen Vibrationsempfindens	k.A.	k.A.
→ der Muskelkraft des Adductor pollicis brevis	k.A.	k.A.
→ des Monofilament-Tests nach Semmes-Weinstein	k.A.	k.A.

–: keine, +: geringe, ++: moderate, +++: starke Empfehlung, –/+: uneinheitliche Studienergebnisse, k.A.: keine Angabe

Falschpositiv-Raten sichtbar werden (Concannon et al. 1997, Fowler et al. 2019).

- Mondelli und Kollegen konnten 2001 zeigen, dass die Sensitivität der klinischen Tests stark vom Stadium des Karpaltunnelsyndroms abhängig ist: sie nahm ab, je ausgeprägter die Symptome und der Krankheitsfortschritt waren.
- Ohne Berücksichtigung einer klaren Trennung bezüglich des Krankheitsstadiums zwischen den einzelnen Studienpopulationen können zur Bestätigung eines Karpaltunnelsyndroms folgende Tests moderat empfohlen werden: Tinel-Hoffmann-Zeichen, Phalen-Zeichen, Handelevationstest, Scratch Collapse Test, Medianusnerv-Kompressionstest, Handwurzelkompressionstest, Gilliatt's Tourniquet Test und ein abnormales Vibrationsempfinden. Geringe Empfehlungen gelten für das Karpaltunnel-Entlastungsmanöver den modifizierten pneumatischen Kompressionstest sowie die Handgelenksflexion mit Medianusnervkompression.
- Zum Ausschluss eines Karpaltunnelsyndroms können vor allem folgende Tests moderat empfohlen werden: Tinel-Hoffmann Zeichen, Phalen-Zeichen, Handelevationstest, Handwurzelkompressionstest, Gillat's Tourniquet Test und der Monofilament-Test nach Semmes und Weinstein. Der modifizierte pneumatische Kompressionstest sowie die Handgelenksflexion mit Medianusnervkompression haben eine geringe Empfehlung für den Ausschluss eines Karpaltunnelsyndroms.
- Clinical Prediction Rules zum Thema Karpaltunnelsyndrom sind im ➤ Kap. 17.2.2 dargestellt.

Ausgeschlossene Tests

Bei den folgenden Tests wurde als Referenztest nicht die Nervenleitgeschwindigkeitsmessung genutzt, nur der Test ohne Validierungsstudie beschrieben oder ein hohes Verzerrungsrisiko durch eine ungünstige Patientenauswahl beobachtet:

- Tanzer's Test
- Konstanter Druck auf das Lunatum
- Okutsu Test
- Modifizierter Phalen-Test
- Close fist/Lumbrikaler Provokationstest

11.6 Skaphoidfrakturen

Das Skaphoid ist der am häufigsten frakturierte Karpalknochen (Hunter 2005). Die Diagnose ist gerade bei akuten Verletzungen radiologisch wie auch klinisch nicht immer einfach zu stellen. Bei einer falschen Behandlung oder verpassten Diagnosestellung können Nekrosen, funktionelle Einschränkungen oder Arthrosen entstehen (Geissler et al. 2012). In diesem Abschnitt werden die gängigsten Provokationstests zur Identifizierung einer Skaphoidfraktur mit ihrer klinischen Wertigkeit dargestellt.

11

11.6.1 Anatomical Snuffbox Tenderness (AST)

Der AST-Test gehört zur Gruppe der Provokationstests mit dem Ziel, bei Verdacht auf eine Skaphoidfraktur über mechanischen Druck den bekannten Schmerz zu reproduzieren.

Durchführung

Der Untersucher palpiert die anatomische Tabatière (Foveola radialis) und übt Druck auf sie aus. Die Tabatière liegt an der Basis des ersten Metakarpalknochens und ist am besten zu finden, wenn der Patient den Daumen abduziert. Der Test ist positiv, wenn der bekannte Schmerz des Patienten durch den Druck reproduziert wird.

Zusammenfassung der Evidenz

➤ Tab. 11.84

Tab. 11.84 Validität des Anatomical Snuffbox Tenderness Test

Studie	Studienpopulation	Referenz	RoB	Maßzahl
Kriteriumsvalidität				
Identifikation eines Karpaltunnelsyndroms				
Parvizi et al. 1998	n = 215, Alter (ø): 36 [16–79]; Handtrauma	Röntgen, Knochenszintigrafie	▪ (grün)	LR^+ = 1,23 (rot) LR^- = 0,00 (grün)
Grover 1996	n = 221, Alter (ø): 36 [19–64]; Verdacht auf Fraktur nach Handtrauma	Röntgen	▪ (gelb)	LR^+ = 1,41 (rot) LR^- = 0,00 (grün)
Freeland 1989	n = 246, Alter: [10–65]; Verdacht auf Fraktur nach Handtrauma	Röntgen	▪ (gelb)	LR^+ = 1,50 (rot) LR^- = 0,25 (gelb)
Mallee et al. 2020	n = 893, Alter (ø): 50 [31–63]; Handtrauma in den letzten 3 Tagen	Röntgen	▪ (gelb)	LR^+ = 0,92 (rot) LR^- = 1,25 (rot)

Alter (ø): mittleres Alter in Jahren, []: Altersspanne, LR^+: positive Likelihood-Ratio, LR^-: negative Likelihood-Ratio, n: Anzahl der untersuchten Personen, RoB: Risk of Bias
(rot): hohes Risiko/klinisch nicht relevant, (grün): geringes Risiko/klinisch relevant, (gelb): unklares Risiko/moderat klinisch relevant

Empfehlungen

➤ Tab. 11.85

Tab. 11.85 Empfehlungen zum Anatomical Snuffbox Tenderness Test

Kriteriumsvalidität	Bestätigung	Ausschluss
Identifikation einer Skaphoidfraktur	–	++

–: keine, +: geringe, ++: moderate, +++: starke Empfehlung, k.A.: keine Angabe

11.6.2 Scaphoid Tubercle Tenderness (ST-Test)

Je nach Bruchstelle kann eine Skaphoidfraktur schwierig zu diagnostizieren sein. Der ST-Test ist ein Provokationstest, mit dem eine mögliche Bruchstelle am Tuberculum ossis scaphoidei durch Druck auf das Tuberkulum identifiziert werden soll.

Durchführung

Der Untersucher hält mit einer Hand das Handgelenk des Patienten in Neutral-Null-Stellung. Mit der anderen Hand palpiert er das Tuberkulum des Skaphoids und übt Druck aus. Der Test ist positiv, wenn dabei der bekannte Schmerz des Patienten reproduziert wird.

Zusammenfassung der Evidenz

➢ Tab. 11.86

Empfehlungen

➢ Tab. 11.87

Tab. 11.86 Scaphoid Tubercle Tenderness Test

Studie	Studienpopulation	Referenz	RoB	Maßzahl
Kriteriumsvalidität				
Identifikation eines Karpaltunnelsyndroms				
Parvizi et al. 1998	n = 215, Alter (ø): 36 [16–79]; Handtrauma	Röntgen, Knochenszintigrafie	● (gering)	LR⁺ = 1,43 (hoch); LR⁻ = 0,00 (gering)
Grover 1996	n = 221, Alter (ø): 36 [19–64]; Verdacht auf Fraktur nach Handtrauma	Röntgen	● (unklar)	LR⁺ = 1,73 (hoch); LR⁻ = 0,33 (unklar)
Freeland 1989	n = 246, Alter: [10–65]; Verdacht auf Fraktur nach Handtrauma	Röntgen	● (unklar)	LR⁺ = 3,48 (unklar); LR⁻ = 0,17 (unklar)
Mallee et al. 2020	n = 893, Alter (ø): 50 [31–63]; Handtrauma in den letzten 3 Tagen	Röntgen	● (unklar)	LR⁺ = 1,56 (hoch); LR⁻ = 0,55 (hoch)

Alter (ø): mittleres Alter in Jahren, []: Altersspanne, LR⁺: positive Likelihood-Ratio, LR⁻: negative Likelihood-Ratio, n: Anzahl der untersuchten Personen, RoB: Risk of Bias
■ (rot): hohes Risiko/klinisch nicht relevant, ■ (grün): geringes Risiko/klinisch relevant, ■ (gelb): unklares Risiko/moderat klinisch relevant

Tab. 11.87 Empfehlungen zum Scaphoid Tubercle Tenderness Test

Kriteriumsvalidität	Bestätigung	Ausschluss
Identifikation einer Skaphoidfraktur	–	++

–: keine, +: geringe, ++: moderate, +++: starke Empfehlung, k.A.: keine Angabe

11.6.3 Longitudinale Daumenkompression

Synonyme/Englisch Longitudinal Thumb Compression.

Bei der longitudinalen Daumenkompression soll über den ersten Metakarpalknochen Druck auf das Skaphoid ausgeübt werden, um eine Skaphoidfraktur zu identifizieren. Der Test ist somit ein Provokationstest.

Durchführung

Der Untersucher fixiert mit der einen Hand das Handgelenk des Patienten und mit der anderen den ersten Metakarpalknochen, dann übt er einen Längsdruck nach proximal in Richtung Skaphoid aus. Der Test ist positiv, wenn der bekannte Schmerz des Patienten reproduziert wird.

Zusammenfassung der Evidenz

➢ Tab. 11.88

Empfehlungen

➢ Tab. 11.89

Tab. 11.88 Validität der longitudinalen Daumenkompression

Studie	Studienpopulation	Referenz	RoB	Maßzahl
Kriteriumsvalidität				
Identifikation eines Karpaltunnelsyndroms				
Parvizi et al. 1998	n = 215, Alter (ø): 36 [16–79]; Handtrauma	Röntgen, Knochenszintigrafie	● (gering)	LR⁺ = 1,92 (hoch); LR⁻ = 0,00 (gering)
Grover 1996	n = 221, Alter (ø): 36 [19–64]; Verdacht auf Fraktur nach Handtrauma	Röntgen	● (unklar)	LR⁺ = 5,00 (gering); LR⁻ = 0,00 (gering)
Unay et al. 2009	n = 41, Alter (ø): 29 [9–50]; Sturz auf die ausgestreckte Hand	MRT	● (unklar)	LR⁺ = 1,10 (hoch); LR⁻ = 0,82 (hoch)
Mallee et al. 2020	n = 893, Alter (ø): 50 [31–63]; Handtrauma in den letzten 3 Tagen	Röntgen	● (unklar)	LR⁺ = 2,05 (unklar); LR⁻ = 0,14 (gering)

Alter (ø): mittleres Alter in Jahren, []: Altersspanne, LR⁺: positive Likelihood-Ratio, LR⁻: negative Likelihood-Ratio, n: Anzahl der untersuchten Personen, RoB: Risk of Bias
■ (rot): hohes Risiko/klinisch nicht relevant, ■ (grün): geringes Risiko/klinisch relevant, ■ (gelb): unklares Risiko/moderat klinisch relevant

Tab. 11.89 Empfehlungen zur longitudinalen Daumenkompression

Kriteriumsvalidität	Bestätigung	Ausschluss
Identifikation einer Skaphoidfraktur	–	++

–: keine, +: geringe, ++: moderate, +++: starke Empfehlung, k.A.: keine Angabe

11.6.4 Thumb-Index Finger Pinch Test

Mit dem Thumb-Index Finger Pinch Test soll über die Kontraktion der Thenarmuskelgruppe indirekt Druck auf das Skaphoid ausgeübt werden. Es handelt sich um einen Provokationstest.

Durchführung

Der Patient drückt aktiv die Daumen- und Zeigefingerspitze zusammen. Der Test ist positiv, wenn der bekannte Schmerz des Patienten reproduziert werden kann.

Zusammenfassung der Evidenz

➢ Tab. 11.90

Empfehlungen

➢ Tab. 11.91

Tab. 11.90 Validität des Thumb-Index Finger Pinch Test

Studie	Studienpopulation	Referenz	RoB	Maßzahl
Kriteriumsvalidität				
Identifikation eines Karpaltunnelsyndroms				
Unay et al. 2009	n = 41, Alter (ø): 29 [9–50]; Sturz auf die ausgestreckte Hand	MRT	•	LR^+ = 2,92 LR^- = 0,36

Alter (ø): mittleres Alter in Jahren, []: Altersspanne, LR^+: positive Likelihood-Ratio, LR^-: negative Likelihood-Ratio, n: Anzahl der untersuchten Personen, RoB: Risk of Bias
▢: hohes Risiko/klinisch nicht relevant, ▢: geringes Risiko/klinisch relevant, ▢: unklares Risiko/moderat klinisch relevant

Tab. 11.91 Empfehlungen zum Thumb-Index Finger Pinch Test

Kriteriumsvalidität	Bestätigung	Ausschluss
Identifikation einer Skaphoidfraktur	+	+

–: keine, +: geringe, ++: moderate, +++: starke Empfehlung, k.A.: keine Angabe

11.6.5 Radialduktion des Handgelenks

Synonyme/Englisch Radial deviation of the wrist.

Tab. 11.92 Validität des Handgelenk-Radialduktionstests

Studie	Studienpopulation	Referenz	RoB	Maßzahl
Kriteriumsvalidität				
Identifikation eines Karpaltunnelsyndroms				
Unay et al. 2009	n = 41, Alter (ø): 29 [9–50]; Sturz auf die ausgestreckte Hand	MRT	•	LR^+ = 1,03 LR^- = 0,95

Alter (ø): mittleres Alter in Jahren, []: Altersspanne, LR^+: positive Likelihood-Ratio, LR^-: negative Likelihood-Ratio, MRT: Magentresonanztomografie, n: Anzahl der untersuchten Personen, RoB: Risk of Bias
▢: hohes Risiko/klinisch nicht relevant, ▢: geringes Risiko/klinisch relevant, ▢: unklares Risiko/moderat klinisch relevant

Tab. 11.93 Empfehlungen zum Handgelenk-Radialduktionstest

Kriteriumsvalidität	Bestätigung	Ausschluss
Identifikation einer Skaphoidfraktur	–	–

–: keine, +: geringe, ++: moderate, +++: starke Empfehlung, k.A.: keine Angabe

Die Radialduktion des Handgelenks gehört zu der Gruppe der Provokationstests. Die Annahme des Tests beruht auf der Erkenntnis, dass Einschränkungen des aktiven Bewegungsumfangs mit Frakturen am Handgelenk korrelieren (Darracq et al. 2008).

Durchführung

Der Patient wird gebeten, eine aktive Radialduktion des Handgelenks auszuführen. Der Test ist positiv, wenn der bekannte Schmerz des Patienten reproduziert werden kann.

Zusammenfassung der Evidenz

➢ Tab. 11.92

Empfehlungen

➢ Tab. 11.93

11.6.6 Abduktion des Daumens

Synonyme/Englisch Abduction of the thumb.

Die Abduktion des Daumens gehört zu der Gruppe der Provokationstests. Durch die Abduktion wird über die Sehne des M. abductor pollicis brevis Druck auf das Daumensattelgelenk und somit das Skaphoid ausgeübt.

Durchführung

Der Patient wird gebeten, den Daumen aktiv abzuspreizen. Der Test ist positiv, wenn der bekannte Schmerz des Patienten provoziert werden kann.

Tab. 11.94 Validität des Daumenabduktionstests

Studie	Studienpopulation	Referenz	RoB	Maßzahl
Kriteriumsvalidität				
Identifikation eines Karpaltunnelsyndroms				
Unay et al. 2009	n = 41, Alter (ø): 29 [9–50]; Sturz auf die ausgestreckte Hand	MRT	●	LR^+ = 1,45 LR^- = 0,55

Alter (ø): mittleres Alter in Jahren, []: Altersspanne, LR^+: positive Likelihood-Ratio, LR^-: negative Likelihood-Ratio, MRT: Magnetresonanztomografie, n: Anzahl der untersuchten Personen, RoB: Risk of Bias
□: hohes Risiko/klinisch nicht relevant, □: geringes Risiko/klinisch relevant, □: unklares Risiko/moderat klinisch relevant

Tab. 11.95 Empfehlungen zum Daumenabduktionstest

Kriteriumsvalidität	Bestätigung	Ausschluss
Identifikation einer Skaphoidfraktur	–	–

–: keine, +: geringe, ++: moderate, +++: starke Empfehlung, k.A.: keine Angabe

Zusammenfassung der Evidenz

➤ Tab. 11.94

Empfehlungen

➤ Tab. 11.95

11.6.7 Flexion des Handgelenks

Synonyme/Englisch Flexion of the wrist.

Die Flexion des Handgelenks gehört zu der Gruppe der Provokationstests.

Durchführung

Der Patient wird gebeten, das Handgelenk so weit wie möglich zu flektieren. Der Test ist positiv, wenn der bekannte Schmerz des Patienten provoziert werden kann.

Zusammenfassung der Evidenz

➤ Tab. 11.96

Empfehlungen

➤ Tab. 11.97

Tab. 11.96 Validität des Handgelenksflexionstests

Studie	Studienpopulation	Referenz	RoB	Maßzahl
Kriteriumsvalidität				
Identifikation eines Karpaltunnelsyndroms				
Unay et al. 2009	n = 41, Alter (ø): 29 [9–50]; Sturz auf die ausgestreckte Hand	MRT	●	LR^+ = 1,43 LR^- = 0,57

Alter (ø): mittleres Alter in Jahren, []: Altersspanne, LR^+: positive Likelihood-Ratio, LR^-: negative Likelihood-Ratio, n: Anzahl der untersuchten Personen, RoB: Risk of Bias
□: hohes Risiko/klinisch nicht relevant, □: geringes Risiko/klinisch relevant, □: unklares Risiko/moderat klinisch relevant

Tab. 11.97 Empfehlungen zum Handgelenksflexionstest

Kriteriumsvalidität	Bestätigung	Ausschluss
Identifikation einer Skaphoidfraktur	–	–

–: keine, +: geringe, ++: moderate, +++: starke Empfehlung, k.A.: keine Angabe

11.6.8 Kraftgriff der Hand

Synonyme/Englisch Power grip of the wrist.

Der Power Grip der Hand gehört zu der Gruppe der Provokationstests. Durch die Muskelaktivität unter anderem der Daumenmuskulatur wird Druck auf das Daumensattelgelenk ausgeübt.

Durchführung

Patient und Untersucher nehmen eine Handschlagposition ein. Der Patient wird gebeten, die Hand des Untersuchers fest zu drücken. Der Test ist positiv, wenn der bekannte Schmerz des Patienten reproduziert werden kann (Unay et al. 2009).

Zusammenfassung der Evidenz

➤ Tab. 11.98

Tab. 11.98 Validität des Power Grip Test

Studie	Studienpopulation	Referenz	RoB	Maßzahl
Kriteriumsvalidität				
Identifikation eines Karpaltunnelsyndroms				
Unay et al. 2009	n = 41, Alter (ø): 29 [9–50]; Sturz auf die ausgestreckte Hand	MRT	●	LR^+ = 0,83 LR^- = 1,67

Alter (ø): mittleres Alter in Jahren, []: Altersspanne, LR^+: positive Likelihood-Ratio, LR^-: negative Likelihood-Ratio, n: Anzahl der untersuchten Personen, RoB: Risk of Bias
□: hohes Risiko/klinisch nicht relevant, □: geringes Risiko/klinisch relevant, □: unklares Risiko/moderat klinisch relevant

Tab. 11.99 Empfehlungen zum Power Grip Test		
Kriteriumsvalidität	Bestätigung	Ausschluss
Identifikation einer Skaphoidfraktur	–	–
–: keine, +: geringe, ++: moderate, +++: starke Empfehlung, k.A.: keine Angabe		

Empfehlungen

➤ Tab. 11.99

11.6.9 Ulnarduktion des Handgelenks

Synonyme/Englisch Ulnar deviation of the wrist.

Die Ulnarduktion des Handgelenks ist ein Provokationstest.

Durchführung

Der Patient wird gebeten, im Handgelenk aktiv eine Ulnarduktion auszuführen. Der Test ist positiv, wenn der bekannte Schmerz des Patienten reproduziert werden kann.

Zusammenfassung der Evidenz

➤ Tab. 11.100

Empfehlungen

➤ Tab. 11.101

Tab. 11.100 Validität des Handgelenk-Ulnarduktionstests				
Studie	Studienpopulation	Referenz	RoB	Maßzahl
Kriteriumsvalidität				
Identifikation eines Karpaltunnelsyndroms				
Unay et al. 2009	n = 41, Alter (ø): 29 [9–50]; Sturz auf die ausgestreckte Hand	MRT	• (gelb)	LR^+ = 1,10 (rot) LR^- = 0,83 (rot)
Mallee et al. 2020	n = 893, Alter (ø): 50 [31–63]; Handtrauma in den letzten 3 Tagen	Röntgen	• (gelb)	LR^+ = 1,22 (rot) LR^- = 0,55 (rot)
Alter (ø): mittleres Alter in Jahren, []: Altersspanne, LR^+: positive Likelihood-Ratio, LR^-: negative Likelihood-Ratio, MRT: Magnetresonanztomografie, n: Anzahl der untersuchten Personen, RoB: Risk of Bias rot: hohes Risiko/klinisch nicht relevant, grün: geringes Risiko/klinisch relevant, gelb: unklares Risiko/moderat klinisch relevant				

Tab. 11.101 Empfehlungen zum Handgelenk-Ulnarduktionstest		
Kriteriumsvalidität	Bestätigung	Ausschluss
Identifikation einer Skaphoidfraktur	–	–
–: keine, +: geringe, ++: moderate, +++: starke Empfehlung, k.A.: keine Angabe		

11.6.10 Pronation des Unterarms

Synonyme/Englisch Pronation of the forearm.

Die Pronation des Unterarms ist ein aktiver Provokationstest.

Durchführung

Der Patient wird gebeten, den Unterarm aktiv zu pronieren. Der Test ist positiv, wenn der bekannte Schmerz des Patienten während der Bewegung auftritt.

Zusammenfassung der Evidenz

➤ Tab. 11.102

Empfehlungen

➤ Tab. 11.103

11.6.11 Supination des Unterarms

Synonyme/Englisch Supination of the forearm.

Die Supination des Unterarms ist ein aktiver Provokationstest.

Durchführung

Der Patient wird gebeten, den Unterarm aktiv zu supinieren. Der Test ist positiv, wenn der bekannte Schmerz des Patienten reproduziert werden kann.

Tab. 11.102 Validität des Unterarm-Pronationstests				
Studie	Studienpopulation	Referenz	RoB	Maßzahl
Kriteriumsvalidität				
Identifikation eines Karpaltunnelsyndroms				
Unay et al. 2009	n = 41, Alter (ø): 29 [9–50]; Sturz auf die ausgestreckte Hand	MRT	• (gelb)	LR^+ = 1,90 (rot) LR^- = 0,35 (gelb)
Alter (ø): mittleres Alter in Jahren, []: Altersspanne, LR^+: positive Likelihood-Ratio, LR^-: negative Likelihood-Ratio, MRT: Magnetresonanztomografie, n: Anzahl der untersuchten Personen, RoB: Risk of Bias rot: hohes Risiko/klinisch nicht relevant, grün: geringes Risiko/klinisch relevant, gelb: unklares Risiko/moderat klinisch relevant				

Tab. 11.103 Empfehlungen zum Unterarm-Pronationstest		
Kriteriumsvalidität	Bestätigung	Ausschluss
Identifikation einer Skaphoidfraktur	–	+
–: keine, +: geringe, ++: moderate, +++: starke Empfehlung, k.A.: keine Angabe		

11

Tab. 11.104 Validität des Unterarm-Supinationstests

Studie	Studienpopulation	Referenz	RoB	Maßzahl
Kriteriumsvalidität				
Identifikation eines Karpaltunnelsyndroms				
Unay et al. 2009	n = 41, Alter (ø): 29 [9–50]; Sturz auf die ausgestreckte Hand	MRT	•	LR^+ = 1,52 LR^- = 0,48

Alter (ø): mittleres Alter in Jahren, []: Altersspanne, LR^+: positive Likelihood-Ratio, LR^-: negative Likelihood-Ratio, MRT: Magnetresonanztomografie, n: Anzahl der untersuchten Personen, RoB: Risk of Bias
: hohes Risiko/klinisch nicht relevant, : geringes Risiko/klinisch relevant, : unklares Risiko/moderat klinisch relevant

Tab. 11.105 Empfehlungen zum Unterarm-Supinationstest

Kriteriumsvalidität	Bestätigung	Ausschluss
Identifikation einer Skaphoidfraktur	–	+

–: keine, +: geringe, ++: moderate, +++: starke Empfehlung, k.A.: keine Angabe

Zusammenfassung der Evidenz

➤ Tab. 11.104

Empfehlungen

➤ Tab. 11.105

11.6.12 Zusammenfassung: Testung auf Skaphoidfraktur

➤ Tab. 11.106

- Es gibt bis dato keinen gesicherten Goldstandard für die Identifikation von Skaphoidfrakturen. Die Literatur zeigt, dass zum Beispiel selbst die CT oder MRT keine uneingeschränkte diagnostische Sicherheit geben und somit den Anforderungen an einen Referenzstandard trotz häufigster Nutzung nicht immer gerecht werden (Mallee 2015).
- Wegen der überwiegend guten Sensitivität, aber geringen Spezifität können AST, ST und die longitudinale Daumenkompression moderat zum Ausschluss einer Skaphoidfraktur empfohlen werden. Der Thumb Index Finger Pinch Test, sowie die Pronation und Supination des Unterarms können gering empfohlen werden. Mit Ausnahme des Thumb-Index Finger Pinch Test kann keiner der beschriebenen Tests für die Bestätigung einer Skaphoidfraktur empfohlen werden.
- Clinical Prediction Rules zum Thema Hand sind im ➤ Kap. 17.2.2 dargestellt und umfassen unter anderem die Bereiche Skaphoid und Handgelenksfrakturen.

Tab. 11.106 Zusammenfassung der Empfehlungen zur Identifikation einer Skaphoidfraktur

Validität	Bestätigung	Ausschluss
Identifikation einer Skaphoidfraktur		
→ anhand der Anatomical Snuffbox Tenderness (AST)	–	++
→ anhand der Scaphoid Tubercle Tenderness (ST)	–	++
→ anhand der longitudinalen Daumenkompression	–	++
→ anhand des Thumb-Index Finger Pinch Test	+	+
→ anhand der Radialduktion des Handgelenks	–	–
→ anhand der Abduktion des Daumens	–	–
→ anhand der Handgelenksflexion	–	–
→ anhand des Kraftgriffs der Hand	–	–
→ anhand der Ulnarduktion des Handgelenks	–	–
→ anhand der Pronation des Unterarms	–	+
→ anhand der Supination des Unterarms	–	+
Reliabilität	**Intratester**	**Intertester**
Übereinstimmende Beurteilung		
→ der Anatomical Snuffbox Tenderness	k.A.	k.A.
→ der Scaphoid Tubercle Tenderness	k.A.	k.A.
→ der longitudinalen Daumenkompression	k.A.	k.A.
→ des Thumb-Index Finger Pinch Test	k.A.	k.A.
→ der Radialduktion des Handgelenks	k.A.	k.A.
→ der Abduktion des Daumens	k.A.	k.A.
→ der Handgelenksflexion	k.A.	k.A.
→ des Kraftgriffs der Hand	k.A.	k.A.
→ der Ulnarduktion des Handgelenks	k.A.	k.A.
→ der Pronation des Unterarms	k.A.	k.A.
→ der Supination des Unterarms	k.A.	k.A.

–: keine, +: geringe, ++: moderate, +++: starke Empfehlung, k.A.: keine Angabe

11.7 Weitere Krankheitsbilder

Skier's Thumb

Eine Ruptur des Lig. collaterale mediale des ersten Metakarpophalangealgelenks (MCPJ I) wird auch als Skier's Thumb oder Gamekeeper's Thumb bezeichnet. Häufig wird die mediale Aufklappbarkeit des MCPJ als klinischer Test für diese Ruptur beschrieben und untersucht. Die dazu durchgeführten Validitätsstudien (Cooper et al. 2005, Abrahamsson et al. 1990, Murphey et al. 1997, O'Callaghan et al. 1994, Musharafieh et al. 1997, Heyman 1997, Heyman et al. 1993) wurden jedoch aufgrund eines hohen Verzerrungsrisikos ausgeschlossen, denn sie verwendeten einen inadäquaten Referenzstandard, untersuchten nicht alle teilnehmenden Personen mit demselben Referenzstandard oder beurteilten die mediale Aufklappbarkeit bei Auftreten zu starker Schmerzen unter Lokalanästhesie, was im physiotherapeutischen Kontext nicht möglich ist.

In der Literatur wird zum Teil eine mediale Aufklappbarkeit von über 35° oder eine Seitendifferenz der medialen Aufklappbarkeit von über 15° als Referenzwert für das Vorliegen einer Ruptur des Lig. collaterale mediale des MCPJ angegeben. In einer Studie von Malik et al. (2009) wurde jedoch festgestellt, dass auch bei gesunden Menschen eine Seitendifferenz der medialen Aufklappbarkeit von 15° bis 45° vorliegen kann. Demnach ist es nicht verlässlich, bei einer medialen Aufklappbarkeit von über 35° oder bei einer Seitendifferenz von über 15° auf eine Ruptur des Lig. collaterale mediale des MCPJ zu schließen. Malik et al. empfehlen in ihrer Studie, einen fehlenden Endpunkt der medialen Aufklappbarkeit als Referenz zu überprüfen, was jedoch bisher in keiner Validitätsstudie getestet wurde (Malik et al. 2009).

Ruptur des Lig. collaterale laterale des Metakarpophalangealgelenks

Neben der Beurteilung des Lig. collaterale mediale wird der Anterior-posterior Drawer Test zur Beurteilung einer Läsion des Lig. collaterale laterale genannt. Zu diesem Test existiert aktuell keine Studie, in der die Gütekriterien überprüft werden.

Ganglion im Karpusbereich

Der Fingerextensionstest wird zur Identifikation eines Ganglions im Karpalbereich beschrieben. Der Volltext zu der Studie ist nur auf Türkisch verfügbar (Kayalar et al. 2007), weshalb der Test nicht mit aufgenommen wurde.

Intraossäre Ganglionzyste (IGC)

Intraossäre Ganglionzysten (IGC) sind im Karpusbereich vor allem im Os lunatum sowie im Os scaphoideum zu finden und werden als ein zystenähnlicher Knochendefekt ohne Gelenksbeteiligung beschrieben (Schrank et al. 2003, Tham und Ireland 1992). Bezeichnungen wie subchondrale oder synoviale Knochenzyste werden synonym für IGC verwendet. Bisher sind in der Literatur keine klinischen Provokationstests für dieses Krankheitsbild beschrieben, vielmehr werden bildgebende Verfahren wie Röntgen, MRT oder CT für die Diagnosestellung empfohlen (Li et al. 2019).

Morbus Kienböck

Eine Nekrose des Os lunatum wird als Morbus Kienböck (im Englischen als Kienboeck's disease, KD) betitelt. Die Ätiologie des Krankheitsbilds ist bis heute nicht abschließend geklärt, was sich in den synonymen Bezeichnungen wie Lunatum-Malazie, aseptische, idiopathische, avaskuläre, traumatische Nekrose des Os lunatum widerspiegelt (Stahl et al. 2012). Zum aktuellen Zeitpunkt sind keine klinischen Provokationstests für die Identifikation eines Morbus Kienböck beschrieben.

Morbus Dupuytren

Als Dupuytren-Kontraktur wird eine gutartige Bindegewebserkrankung der Palmaraponeurose bezeichnet. Für gewöhnlich tritt die Kontraktur bilateral auf, wobei eine Seite ausgeprägtere Symptome aufweist. Der Ring-, gefolgt vom Kleinfinger sind am häufigsten betroffen. Die palmare Haut und das darunterliegende Gewebe verdicken sich, zudem fibrosiert zunehmend das subkutane Fettgewebe. Die Prävalenzangaben variieren stark (von 2 % bis 42 %), was auf das Geschlecht, Alter und die genetische Veranlagung zurückgeführt wird. Es wird angenommen, dass eine autosomal dominante Vererbung das Auftreten der Erkrankung begünstigt (Hu 2005, Ling et al. 1963). Besonders häufig betroffen sind männliche, ältere Nordeuropäer mit genetischer Prädisposition (Hart et al. 2005).

Es gibt keinen Goldstandard zur Diagnosestellung. Anamnestisch können prädisponierende Faktoren wie ein männliches Geschlecht, Alter über 40 Jahre, Rauchen, Diabetes Typ II, nordeuropäische Herkunft, Frozen Shoulder und eine manuelle Arbeitstätigkeit erfragt werden (Degreef 2008, Gudmundsson et al. 2001). Bei der Inspektion und Palpation liegt das Augenmerk auf der Knotenbildung in der Handfläche. Der Table Top Test, 1982 von J. T. Hueston beschrieben, kann zur Verlaufskontrolle oder Beurteilung des Fortschreitens der Erkrankung dienen. Dazu wird der Patient gebeten, beide Hände flach auf einen Tisch zu legen. Der Test gilt als positiv, wenn die Hände nicht ganz flach auf dem Tisch aufliegen können. Eine Validierungsstudie zu diesem Test konnte nicht gefunden werden. Der Einsatz apparativer Diagnostik wie Ultraschall und MRT wird häufiger beschrieben, wobei die Literaturqualität zu gering ist, um den exakten Nutzen zu definieren (Molenkamp et al. 2019).

11.8 Zusammenfassung

➤ Tab. 11.107 gibt eine Übersicht zu den evidenzbasierten Empfehlungen für den Einsatz der inkludierten Assessments zu den einzelnen Untersuchungsdimensionen an der Hand. Die Literatur beschreibt für die Hand zumeist Tests zum Aufspüren spezifischer Pathologien, entsprechend geht es in den inkludierten Studien um die Kriteriumsvalidität der Testparameter. Für spezifische Informationen sei auf die ausführlichen Beschreibungen in ➤ Kap. 11.1 bis ➤ Kap. 11.6 verwiesen.

Die vorhandenen Assessments im Handgelenksbereich sind überwiegend erkrankungsspezifisch. Die Mehrzahl der Tests wurde auf ihre Validität, aber nicht auf ihre Reliabilität untersucht. Die Tests zur Identifikation des Karpaltunnelsyndroms können mehrheitlich in einem moderaten Ausmaß für der Einsatz in der physiotherapeutischen Praxis empfohlen werden. Aufgrund der geringen Dichte an hochwertigen Studien sowie der geringen Validitätswerte der vorhandenen Studien können die Tests zur Identifikation von Instabilitäten, Läsionen des TFCCs, Arthrose im Daumengrundgelenk sowie Daumensattelgelenk, Sehnenpathologien und Skaphoidfrakturen mehrheitlich nur in einem geringen Ausmaß oder nicht für den Einsatz in der physiotherapeutischen Praxis empfohlen werden.

Tab. 11.107 Pathologien mit Empfehlungen zu den inkludierten Assessments

Instabilitäten

- *Scaphoid Shift Test bei V. a. Läsion des Lig. scapholunatum*
  Bestätigung: +
  Ausschluss: +
  Verlaufskontrolle (Intratester-Reliabilität): k.A.
  Übereinstimmung zwischen Untersuchern: k.A.
- *Scapho-Lunate Shear Test bei V. a. Instabilität des Lig. scapholunatum*
  Bestätigung: +
  Ausschluss: +
  Verlaufskontrolle (Intratester-Reliabilität): k.A.
  Übereinstimmung zwischen Untersuchern: k.A.
- *Lunotriquetral Ballottement Test bei V. a. Läsion des Lig. lunotriquetrum*
  Bestätigung: –
  Ausschluss: –
  Verlaufskontrolle (Intratester-Reliabilität): k.A.
  Übereinstimmung zwischen Untersuchern: k.A.
- *Midcarpal Shift Test bei V. a. mediokarpaler Instabilität*
  Bestätigung: +
  Ausschluss: k.A.
  Verlaufskontrolle (Intratester-Reliabilität): k.A.
  Übereinstimmung zwischen Untersuchern: k.A.
- *DRUJ-Test bei V. a. Instabilität des distalen Radioulnargelenks (DRUJ)*
  Bestätigung: –
  Ausschluss: +
  Verlaufskontrolle (Intratester-Reliabilität): k.A.
  Übereinstimmung zwischen Untersuchern: k.A.

Triangulärer fibrokartilaginärer Komplex (TFCC)

- *Ulnar Fovea Sign bei V. a. Läsion des TFCC*
  Bestätigung: –/+
  Ausschluss: –/+
  Verlaufskontrolle (Intratester-Reliabilität): k.A.
  Übereinstimmung zwischen Untersuchern: k.A.
- *UMTDG bei V. a. Läsion des TFCC*
  Bestätigung: –
  Ausschluss: –
  Verlaufskontrolle (Intratester-Reliabilität): k.A.
  Übereinstimmung zwischen Untersuchern: k.A.
- *Ulnar Grinding Test bei V. a. Läsion des TFCC*
  Bestätigung: –
  Ausschluss: –
  Verlaufskontrolle (Intratester-Reliabilität): k.A.
  Übereinstimmung zwischen Untersuchern: k.A.
- *GRIT bei V. a. Knorpelläsion des Os lunatum/Impaktionssyndrom*
  Bestätigung: –
  Ausschluss: –
  Verlaufskontrolle (Intratester-Reliabilität): k.A.
  Übereinstimmung zwischen Untersuchern: k.A.

Daumengrundgelenksarthrose und Daumensattelgelenksarthrose

- *MP/MC-Extensionstest bei V. a. Damengrundgelenksarthrose*
  Bestätigung: +
  Ausschluss: +
  Verlaufskontrolle (Intratester-Reliabilität): k.A.
  Übereinstimmung zwischen Untersuchern: k.A.
- *MP/MC-Extensionstest bei V. a. Daumensattelgelenksarthrose*
  Bestätigung: +
  Ausschluss: –
  Verlaufskontrolle (Intratester-Reliabilität): k.A.
  Übereinstimmung zwischen Untersuchern: k.A.
- *MC Pressure Shear Test bei V. a. Daumensattelgelenksarthrose*
  Bestätigung: +
  Ausschluss: +
  Verlaufskontrolle (Intratester-Reliabilität): k.A.
  Übereinstimmung zwischen Untersuchern: k.A.
- *MC-Flexionstest bei V. a. Daumensattelgelenksarthrose*
  Bestätigung: +
  Ausschluss: –
  Verlaufskontrolle (Intratester-Reliabilität): k.A.
  Übereinstimmung zwischen Untersuchern: k.A.
- *Hebeltest bei V. a. Daumengrundgelenksarthrose*
  Bestätigung: +
  Ausschluss: +
  Verlaufskontrolle (Intratester-Reliabilität): k.A.
  Übereinstimmung zwischen Untersuchern: k.A.
- *Grind Test bei V. a. Daumengrundgelenksarthrose*
  Bestätigung: +
  Ausschluss: –
  Verlaufskontrolle (Intratester-Reliabilität): k.A.
  Übereinstimmung zwischen Untersuchern: k.A.
- *Grind Test bei V. a. Daumensattelgelenksarthrose*
  Bestätigung: +
  Ausschluss: –
  Verlaufskontrolle (Intratester-Reliabilität): k.A.
  Übereinstimmung zwischen Untersuchern: k.A.

Sehnenpathologien der Hand

- *Eichhoff-Test bei V. a. stenosierende Tendovaginitis de Quervain*
  Bestätigung: –
  Ausschluss: –
  Verlaufskontrolle (Intratester-Reliabilität): k.A.
  Übereinstimmung zwischen Untersuchern: k.A.
- *WHAT-Test bei V. a. stenosierende Tendovaginitis de Quervain*
  Bestätigung: –
  Ausschluss: ++
  Verlaufskontrolle (Intratester-Reliabilität): k.A.
  Übereinstimmung zwischen Untersuchern: k.A.
- *ECU-Synergietest bei V. a. Extensor-carpi-ulnaris-Tendosynovitis*
  Bestätigung: ++
  Ausschluss: ++
  Verlaufskontrolle (Intratester-Reliabilität): k.A.
  Übereinstimmung zwischen Untersuchern: k.A.

Nervale Kompressionssyndrome

- *Tinel-Hoffmann-Zeichen bei V. a. Karpaltunnelsyndrom*
  Bestätigung: ++
  Ausschluss: ++
  Verlaufskontrolle (Intratester-Reliabilität): k.A.
  Übereinstimmung zwischen Untersuchern: –/+
- *Phalen-Zeichen bei V. a. Karpaltunnelsyndrom*
  Bestätigung: ++
  Ausschluss: ++
  Verlaufskontrolle (Intratester-Reliabilität): k.A.
  Übereinstimmung zwischen Untersuchern: +
- *Flick-Zeichen bei V. a. Karpaltunnelsyndrom*
  Bestätigung: –/+
  Ausschluss: –/+
  Verlaufskontrolle (Intratester-Reliabilität): k.A.
  Übereinstimmung zwischen Untersuchern: k.A.

(Forts.)

Tab. 11.107 Pathologien mit Empfehlungen zu den inkludierten Assessments (*Forts.*)

- *Handelevationstest bei V. a. Karpaltunnelsyndrom*
  Bestätigung: ++
  Ausschluss: ++
  Verlaufskontrolle (Intratester-Reliabilität): k.A.
  Übereinstimmung zwischen Untersuchern: k.A.
- *Zwei-Punkt-Diskrimination bei V. a. Karpaltunnelsyndrom*
  Bestätigung: –/+
  Ausschluss: –
  Verlaufskontrolle (Intratester-Reliabilität): k.A.
  Übereinstimmung zwischen Untersuchern: k.A.
- *Scratch Collapse Test bei V. a. Karpaltunnelsyndrom*
  Bestätigung: ++
  Ausschluss: –/+
  Verlaufskontrolle (Intratester-Reliabilität): k.A.
  Übereinstimmung zwischen Untersuchern: k.A.
- *Karpaltunnelsyndrom-Entlastungsmanöver bei V. a.* Karpaltunnelsyndrom
  Bestätigung: +
  Ausschluss: –
  Verlaufskontrolle (Intratester-Reliabilität): k.A.
  Übereinstimmung zwischen Untersuchern: k.A.
- *Modifizierter pneumatischer Kompressionstest bei V. a. Karpaltunnelsyndrom*
  Bestätigung: +
  Ausschluss: +
  Verlaufskontrolle (Intratester-Reliabilität): k.A.
  Übereinstimmung zwischen Untersuchern: k.A.
- *Medianusnerv-Kompressionstest bei V. a. Karpaltunnelsyndrom*
  Bestätigung: ++
  Ausschluss: –/+
  Verlaufskontrolle (Intratester-Reliabilität): k.A.
  Übereinstimmung zwischen Untersuchern: k.A.
- *Handwurzelkompressionstest bei V. a. Karpaltunnelsyndrom*
  Bestätigung: ++
  Ausschluss: ++
  Verlaufskontrolle (Intratester-Reliabilität): k.A.
  Übereinstimmung zwischen Untersuchern: +
- *Gilliatt's Tourniquet Test bei V. a. Karpaltunnelsyndrom*
  Bestätigung: ++
  Ausschluss: ++
  Verlaufskontrolle (Intratester-Reliabilität): k.A.
  Übereinstimmung zwischen Untersuchern: +
- *Handgelenksflexion und Medianusnerv-Kompressionstest bei V. a. Karpaltunnelsyndrom*
  Bestätigung: +
  Ausschluss: +
  Verlaufskontrolle (Intratester-Reliabilität): k.A.
  Übereinstimmung zwischen Untersuchern: k.A.
- *Upper Limb Neurodynamic Test bei V. a. Karpaltunnelsyndrom*
  Bestätigung: –
  Ausschluss: –
  Verlaufskontrolle (Intratester-Reliabilität): +
  Übereinstimmung zwischen Untersuchern: k.A.
- *Thenaratrophie bei V. a. Karpaltunnelsyndrom*
  Bestätigung: –
  Ausschluss: –
  Verlaufskontrolle (Intratester-Reliabilität): k.A.
  Übereinstimmung zwischen Untersuchern: k.A.
- *Tethered Test bei V. a. Karpaltunnelsyndrom*
  Bestätigung: –/+
  Ausschluss: –/+
  Verlaufskontrolle (Intratester-Reliabilität): +
  Übereinstimmung zwischen Untersuchern: k.A.
- *Abnormales Vibrationsempfinden bei V. a. Karpaltunnelsyndrom*
  Bestätigung: ++
  Ausschluss: –
  Verlaufskontrolle (Intratester-Reliabilität): k.A.
  Übereinstimmung zwischen Untersuchern: k.A.
- *Muskelkraft des Abductor pollicis brevis bei V. a. Karpaltunnelsyndrom*
  Bestätigung: –/+
  Ausschluss: –/+
  Verlaufskontrolle (Intratester-Reliabilität): k.A.
  Übereinstimmung zwischen Untersuchern: k.A.
- *Monofilament-Test nach Semmes-Weinstein bei V. a. Karpaltunnelsyndrom*
  Bestätigung: –/+
  Ausschluss: ++
  Verlaufskontrolle (Intratester-Reliabilität): k.A.
  Übereinstimmung zwischen Untersuchern: k.A.

Skaphoidfrakturen

- *Anatomical Snuffbox Tenderness bei V. a. Skaphoidfraktur*
  Bestätigung: –
  Ausschluss: ++
  Verlaufskontrolle (Intratester-Reliabilität): k.A.
  Übereinstimmung zwischen Untersuchern: k.A.
- *Scaphoid Tubercle Tenderness bei V. a. Skaphoidfraktur*
  Bestätigung: –
  Ausschluss: ++
  Verlaufskontrolle (Intratester-Reliabilität): k.A.
  Übereinstimmung zwischen Untersuchern: k.A.
- *Longitudinale Daumenkompression bei V. a. Skaphoidfraktur*
  Bestätigung: –
  Ausschluss: ++
  Verlaufskontrolle (Intratester-Reliabilität): k.A.
  Übereinstimmung zwischen Untersuchern: k.A.
- *Thumb-Index Finger Pinch Test bei V. a. Skaphoidfraktur*
  Bestätigung: +
  Ausschluss: +
  Verlaufskontrolle (Intratester-Reliabilität): k.A.
  Übereinstimmung zwischen Untersuchern: k.A.
- *Radialduktion des Handgelenks bei V. a. Skaphoidfraktur*
  Bestätigung: –
  Ausschluss: –
  Verlaufskontrolle (Intratester-Reliabilität): k.A.
  Übereinstimmung zwischen Untersuchern: k.A.
- *Abduktion des Daumens bei V. a. Skaphoidfraktur*
  Bestätigung: –
  Ausschluss: –
  Verlaufskontrolle (Intratester-Reliabilität): k.A.
  Übereinstimmung zwischen Untersuchern: k.A.
- *Flexion des Handgelenks bei V. a. Skaphoidfraktur*
  Bestätigung: –
  Ausschluss: –
  Verlaufskontrolle (Intratester-Reliabilität): k.A.
  Übereinstimmung zwischen Untersuchern: k.A.

(*Forts.*)

Tab. 11.107 Pathologien mit Empfehlungen zu den inkludierten Assessments (*Forts.*)

- *Power Grip der Hand bei V. a. Skaphoidfraktur*
  Bestätigung: –
  Ausschluss: –
  Verlaufskontrolle (Intratester-Reliabilität): k.A.
  Übereinstimmung zwischen Untersuchern: k.A.
- *Ulnarduktion des Handgelenks bei V. a. Skaphoidfraktur*
  Bestätigung: –
  Ausschluss: –
  Verlaufskontrolle (Intratester-Reliabilität): k.A.
  Übereinstimmung zwischen Untersuchern: k.A.
- *Pronation des Unterarms bei V. a. Skaphoidfraktur*
  Bestätigung: –
  Ausschluss: +
  Verlaufskontrolle (Intratester-Reliabilität): k.A.
  Übereinstimmung zwischen Untersuchern: k.A.
- *Supination des Unterarms bei V. a. Skaphoidfraktur*
  Bestätigung: –
  Ausschluss: +
  Verlaufskontrolle (Intratester-Reliabilität): k.A.
  Übereinstimmung zwischen Untersuchern: k.A.

Aufgrund fehlender Reliabilitätsstudien zu den oben aufgeführten Krankheitsbildern können hier keine Empfehlungen für die Verlaufsdokumentation während der physiotherapeutischen Behandlung und auch keine Empfehlungen für die Identifikation eines Krankheitsbildes durch unterschiedliche Therapeuten ausgesprochen werden. Auch im Bereich des Karpaltunnelsyndroms ist die Dichte an Reliabilitätsstudien sehr gering. Für die Verlaufsdokumentation können hier der Upper Limb Neurodynamik Test und der Tethered Test in einem geringen Ausmaß für den Einsatz in der physiotherapeutischen Praxis empfohlen werden. Ebenfalls in einem geringen Ausmaß können das Tinel-Hoffmann-Zeichen, das Phalen-Zeichen, der Handwurzelkompressionstest und der Gilliatt's Tourniquet Test zur Identifikation eines Karpaltunnelsyndroms durch unterschiedliche Therapeuten empfohlen werden.

Einzelne Assessments wurden aus unterschiedlichen Gründen aus diesem Kapitel ausgeschlossen. Zumeist wurden diese Tests nicht in Validitätsstudien überprüft, oder die vorhandenen Studien wiesen ein hohes Verzerrungsrisiko auf was zum Ausschluss führte. Häufige Gründe für die Annahme eines hohen Verzerrungsrisikos waren unter anderem eine unpassende Patientenselektion oder die Verwendung eines unpassenden Referenzstandards beziehungsweise die Tatsache, dass nicht alle Patienten mit demselben Referenzstandard untersucht wurden. Folgende Assessments wurden ausgeschlossen:

Instabilitäten:

- Lokale Schmerzpalpation – Identifikation einer Läsion des Lig. scapholunatum (Hodgson et al. 1995)
- Derby Relocation Test (Christodoulou und Bainbridge 1999)
- Bilateraler Test für eine potenzielle Subluxation im DRUJ (Hahn et al. 2013)
- Dorsal Capitate Displacement Apprehension Test (Johnson und Carrera 1986)
- Instability Scapholunate Shear Test für die Beurteilung einer Läsion des Lig. scapholunatum und einer Instabilität des DRUJ (Hodgson et al. 1995)
- Watson Test (Bickert et al. 1997)
- Beurteilung des dorso-palmaren Bewegungsausmaßes zwischen dem Karpus und der Ulna (Bickert et al. 1997)
- Garcia Elias Test (Handgelenkslaxizität) (van Andel et al. 2008)
- Beighton Method (Handgelenkslaxizität) (van Andel et al. 2008)
- Aktives Bewegungsausmaß > 180° (Handgelenkslaxizität) (van Andel et al. 2008)

Die Gütekriterien folgender Tests wurden nicht in Studien überprüft:

- Catch Up and Clunk Test
- Finger Extension Test (Finger Shuck Test)
- Wrist Flexion and Finger Extension Test (Pathologien im Bereich des Os lunatum und des Os scaphoideum)
- Piano Key Test
- Transverse Loaded Pronosupination Test (TLPS)
- Integrity of Central Slip Test
- Clinical Stress Test (distale Radiusfraktur)

TFCC:

- Ulnokarpaler Stresstest (Nakamura et al. 1997)
- Press Test (Lester et al. 1995)
- TFCC Test (Hodgson et al. 1995)
- Discus Grinding Test (Bickert et al. 1997)

Die Gütekriterien folgender Tests wurden nicht in Studien überprüft:

- McMurry's Test
- Supination Lift Test
- Triangular Fibrocartilage Complex Load Test (Sharpey's Test)
- Ulnar Impaction Test

Nervenpathologien:

- Tanzer's Test
- Konstanter Druck auf das Lunatum
- Okutsu Test
- Modifizierter Phalen-Test
- Close fist/Lumbrikaler Provokationstest

Neben den isolierten Assessments, die in diesem Kapitel aufgeführt sind, existieren auch Clinical Prediction Rules (CPRs), welche einen wichtigen Beitrag in der physiotherapeutischen Entscheidungsfindung leisten können. Neben den physischen Testergebnissen werden auch Informationen aus der Anamnese berücksichtigt, um Diagnosen, Prognosen und geeignete Behandlungsansätze ableiten zu können. In Kapitel 17 sind die vorhandenen CPRs für den Handgelenksbereich aufgeführt:

- Diagnostik eines Karpaltunnelsyndroms (➤ Kap. 17.2.2)
- Diagnostik einer Skaphoidfraktur (➤ Kap. 17.2.2)
- Diagnostik einer Handgelenksfraktur (➤ Kap. 17.2.2)
- Präskriptiv, um Patienten mit Karpaltunnelsyndrom zu identifizieren, die von einer manualtherapeutischen Behandlung profitieren (➤ Kap. 17.4.2)

LITERATUR

Abrahamsson SO, et al. Diagnosis of displaced ulnar collateral ligament of the metacarpophalangeal joint of the thumb. J Hand Surg Am 1990; 15(3): 457–460. https://doi.org/10.1016/0363–5023(90)90059-z.

Adams BD, Samani JE, Holley KA. Triangular fibrocartilage injury: A laboratory model. J Hand Surg Am 1996; 21(2): 189–193. https://doi.org/10.1016/S0363-5023(96)80099-2.

af Ekenstam FW, Palmer AK, Glisson RR. The load on the radius and ulna in different positions of the wrist and forearm. A cadaver study. Acta Orthop Scand 1984; 55(3): 363–365. https://doi.org/10.3109/17453678408992375.

af Ekenstam FW, Hagert CG. Anatomical studies on the geometry and stability of the distal radio ulnar joint. Scand J Plast Reconstruct Surg 1985; 19(1): 17–25. https://doi.org/10.3109/02844318509052861.

Ahn DS. Hand elevation: a new test for carpal tunnel syndrome. Ann Plastic Surg 2001; 46(2): 120–124. https://doi.org/10.1097/00000637-200102000-00005.

Amirfeyz R, et al. Clinical tests for carpal tunnel syndrome in contemporary practice. Arch Orthop Trauma Surg 2011; 131(4): 471–474. https://doi.org/10.1007/s00402-010-1150-z.

Atroshi I, et al. Prevalence of carpal tunnel syndrome in a general population. JAMA 1999; 282(2): 153–158. https://doi.org/10.1001/jama.282.2.153.

Baron R, Binder A, Wasner G. Neuropathic pain: diagnosis, pathophysiological mechanisms, and treatment. Lancet Neurol 2010; 9(8): 807–819. https://doi.org/10.1016/S1474-4422(10)70143-5.

Baselgia L, et al. Negative neurodynamic tests do not exclude neural dysfunction in patients with entrapment neuropathies. Arch Phys Med Rehabil 2017; 98(3): 480–486. https://doi.org/10.1016/j.apmr.2016.06.019.

Bashardoust Tajali S, et al. Reliability and validity of electro-goniometric range of motion measurements in patients with hand and wrist limitations. Open Orthop J 2016; 10: 190–205. https://doi.org/10.2174/18743250016 10010190.

Beeker RW, Rehman UH. StatPearls. Carpal Ligament Instability. Treasure Island (FL): StatPearls Publishing LLC, 2021.

Berger RA. The anatomy of the ligaments of the wrist and distal radioulnar joints. Clin Orthop Relat Res 2001; (383): 32–40. https://doi.org/10.1097/00003086-200102000-00006.

Bickert B, Sauerbier M, Germann G. Die klinische Untersuchung des verletzten Handgelenkes. Zentralbl Chir 1997; 122(11): 1010–1015.

Blok RD, Becker SJE, Ring DC. Diagnosis of carpal tunnel syndrome: interobserver reliability of the blinded scratch-collapse test. J Hand Microsurg 2014; 6(1): 5–7. https://doi.org/10.1007/s12593-013-0105-3.

Brain WR, Wright AD, Wilkinson M. Spontaneous compression of both median nerves in the carpal tunnel: six cases treated surgically. Lancet 1947; 249 (6443–6445): 277–282. https://doi.org/10.1016/s0140-6736(47)90093-7.

Brown DE, Lichtman DM. The evaluation of chronic wrist pain. Orthop Clin North Am 1984; 15(2): 183–192. https://doi.org/10.1016/S0030-5898(20)31309-2.

Butler DS (2008): The Neurodynamic Techniques. Noigroup Publications, 2008. ISBN: 978-0-9750810-1-2.

Cheimonidou AZ, et al. Validity and reliability of the Finkelstein test. Trends Med 2019; 19(2): 1–7. https://doi.org/10.15761/TiM.1000183.

Cheng CJ, et al. Scratch collapse test for evaluation of carpal and cubital tunnel syndrome. J Hand Surg Am 2008; 33(9): 1518–1524. https://doi.org/10.1016/j.jhsa.2008.05.022.

Cherniack MG, Moalli D, Viscolli C. A comparison of traditional electrodiagnostic studies, electroneurometry, and vibrometry in the diagnosis of carpal tunnel syndrome. The Journal of hand surgery 1996; 21(1): 122–131. https://doi.org/10.1016/S0363-5023(96)80165-1.

Christodoulou L, Bainbridge LC. Clinical diagnosis of triquetrolunate ligament injuries. J Hand Surg Br 1999; 24(5): 598–600. https://doi.org/10.1054/jhsb.1999.0269.

Concannon MJ, et al. The predictive value of electrodiagnostic studies in carpal tunnel syndrome. Plast Reconstruct Surg 1997; 100(6): 1452–1458. https://doi.org/10.1097/00006534-199711000-00011.

Cooper JG, et al. Local anaesthetic infiltration increases the accuracy of assessment of ulnar collateral ligament injuries. Emerg Med Australas 2005; 17(2): 132–136. https://doi.org/10.1111/j.1742-6723.2005.00704.x.

Darracq MA, Vinson DR, Panacek EA. Preservation of active range of motion after acute elbow trauma predicts absence of elbow fracture. Am J Emerg Med 2008; 26(7): 779–782. https://doi.org/10.1016/j.ajem.2007.11.005.

Davis EN, Chung KC. The Tinel sign: a historical perspective. Plast Reconstruct Surg 2004; 114(2): 494–499. https://doi.org/10.1097/01.prs.0000132675.12289.78.

Dellon AL. The moving two-point discrimination test: Clinical evaluation of the quickly adapting fiber/receptor system. J Hand Surg Am 1978; 3(5): 474–481. https://doi.org/10.1016/S0363-5023(78)80143-9.

Deutsche Gesetzliche Unfallversicherung (DGUV) und Spitzenverband der gewerblichen Berufsgenossenschaften und der Unfallversicherungsträger der öffentlichen Hand (Hrsg.). Arbeitsunfallgeschehen 2020. Ausgabe September 2021. https://publikationen.dguv.de/widgets/pdf/download/article/4271 (letzter Zugriff: 22.11.2022).

Durkan JA. A new diagnostic test for carpal tunnel syndrome. J Bone Joint Surg Am 1991; 73(4): 535–538. https://doi.org/10.2106/00004623-199173040-00009.

Dziedzic K, et al. The impact of musculoskeletal hand problems in older adults: findings from the North Staffordshire Osteoarthritis Project (NorStOP). Rheumatology (Oxford) 2007; 46(6): 963–967. DOI: https://doi.org/10.1093/rheumatology/kem005.

Elvey RL. Brachial plexus tension tests and the pathoanatomical origin of arm pain. Aspects of manipulative therapy. Lincoln Institute of Health Sciences, Melbourne, 1980: pp. 105–110.

Farr S, Schachinger F, Girsch W. Palmar Capsuloligamentous plication in dorsal capitolunate instability: technique and preliminary results. Tech Hand Up Extrem Surg 2019; 23(1): 22–26. https://doi.org/10.1097/BTH.0000000000000216.

Feinstein WK, et al. Quantitative assessment of the midcarpal shift test. J Hand Surg Am 1999; 24(5): 977–983. https://doi.org/10.1053/jhsu.1999.0977.

Feng Y, Schlösser FJ, Sumpio, BE. The Semmes Weinstein monofilament examination as a screening tool for diabetic peripheral neuropathy. J Vasc Surg 2009; 50(3): 675–82, 682.e1. https://doi.org/10.1016/j.jvs.2009.05.017.

Fertl E, Wöber C, Zeitlhofer J. The serial use of two provocative tests in the clinical diagnosis of carpal tunel syndrome. Acta Neurol Scand 1998; 98(5): 328–332. https://doi.org/10.1111/j.1600-0404.1998.tb01743.x.

Fowler JR, et al. False-positive rates for nerve conduction studies and ultrasound in patients without clinical signs and symptoms of carpal tunnel syndrome. J Hand Surg Am 2018; 44(3): 181–185. https://doi.org/10.1016/j.jhsa.2018.11.010.

Frank J, et al. Ligamentäre Verletzungen der Handwurzel. Trauma Berufskrankh 2015; 17(S2): 345–352. https://doi.org/10.1007/s10039-015-0003-y.

Freeland P. Scaphoid tubercle tenderness: a better indicator of scaphoid fractures? Arch Emerg Med 1989; 6: 46–50. https://doi.org/10.1136/emj.6.1.46.

Geissler W, et al. Scaphoid fractures: what's hot, what`s not. J Bone Joint Surg Am 2012; 94(2): 169–181. https://doi.org/10.2106/JBJS.942ICL.

Gerr F, Letz R. The sensitivity and specificity of tests for carpal tunnel syndrome vary with the comparison subjects. J Hand Surg Br 1998; 23(2): 151–155. https://doi.org/10.1016/S0266-7681(98)80163-0.

Gerr F, et al. Sensitivity and specificity of vibrometry for detection of carpal tunnel syndrome. J Occup Environ Med 1995; 37(9): 1108–1115. https://doi.org/10.1097/00043764-199509000-00012.

Gilliatt RW, Wilson TG. A pneumatic-tourniquet test in the carpal-tunnel syndrome. Lancet 1953; 2: 595–597.

Goel A, et al. Comparison of electrochemical skin conductance and vibration perception threshold measurement in the detection of early diabetic neuropathy. PLoS ONE 2017; 12(9): e0183973. https://doi.org/10.1371/journal.pone.0183973.

Gok H, Ay S, Kutlay S. Are relieving maneuvers useful in diagnosis of carpal tunnel syndrome? Romatizma, 2008; 23: 129–134.

Goubau JF, et al. The wrist hyperflexion and abduction of the thumb (WHAT) test: a more specific and sensitive test to diagnose de Quervain tenosynovitis than the Eichhoff's test. J Hand Surg Eur Vol 2014; 39(3): 286–292. https://doi.org/10.1177/1753193412475043.

Grover R. Clinical assessment of scaphoid injuries and the detection of fractures. J Hand Surg Br 1996; 21(3): 341–343. https://doi.org/10.1016/S0266–7681(05)80197–4.

Grunz JP, et al. Bildgebende Diagnostik karpaler Instabilitäten. Rofo 2021; 193(2): 139–150. https://doi.org/10.1055/a-1219-8158.

Gunnarson LG, et al. The diagnosis of carpal tunnel syndrome. Sensitivity and specificity of some clinical and electrophysiological tests. J Hand Surg Br 1997; 22(1): 34–37. https://doi.org/10.1016/S0266-7681(97)80011-3.

Hagert CG. Distal radius fracture and the distal radioulnar joint – anatomical considerations. Handchir Mikrochir Plast Chir 1994; 26 (1): 22–26.

Hahn P, Wolf MB, Unglaub F. Bilateral test for potential subluxation of the DRUJ. Arch Orthop Trauma Surg 2013; 133(10): 1459–1461. https://doi.org/10.1007/s00402-013-1814-6.

Hansen PA, Micklesen P, Robinson LR. Clinical utility of the flick maneuver in diagnosing carpal tunnel syndrome. Am J Phys Med Rehabil 2004; 83(5): 363–367. https://doi.org/10.1097/01.phm.0000124439.14757.99.

Heyman P. Injuries to the ulnar collateral ligament of the thumb metacarpophalangeal joint. J Am Acad Orthop Surg 1997; 5(4): 224–229. https://doi.org/10.5435/00124635-199707000-00006.

Heyman P, et al. Injuries of the ulnar collateral ligament of the thumb metacarpophalangeal joint. Biomechanical and prospective clinical studies on the usefulness of valgus stress testing. Clin Orthop Relat Res 1993; 292: 165–171.

Hodgson SP, Royle SG, Stanley JK. An approach to the diagnosis of chronic wrist pain. J R Coll Surg Edinb 1995; 40(6): 407–410.

Hotchkiss RN, et al. An anatomic and mechanical study of the interosseous membrane of the forearm: Pathomechanics of proximal migration of the radius. J Hand Surg Am 1989; 14(2): 256–261. https://doi.org/10.1016/0363-5023(89)90017-8.

Hunter D. Diagnosis and management of scaphoid fractures: a literature review. Emerg Nurse 2005; 13(7): 22–26. https://doi.org/10.7748/en2005.11.13.7.22.c1198.

Iida A, et al. Biomechanical study of the extensor carpi ulnaris as a dynamic wrist stabilizer. J Hand Surg Am 2012; 37(12): 2456–2461. https://doi.org/10.1016/j.jhsa.2012.07.042.

Jawed A, Ansari MT, Gupta V. TFCC injuries: How we treat? J Clin Orthop-Trauma 2020; 11(4): 570–579. https://doi.org/10.1016/j.jcot.2020.06.001.

Johnson RP, Carrera GF. Chronic capitolunate instability. J Bone Joint Surg Am 1986; 68(8): 1164–1176.

Johnstone DJ, et al. A comparison of magnetic resonance imaging and arthroscopy in the investigation of chronic wrist pain. J Hand Surg Br 1997; 22(6): 714–718. https://doi.org/10.1016/S0266-7681(97)80431–7.

Kasundra GM, et al. Carpal tunnel syndrome: Analyzing efficacy and utility of clinical tests and various diagnostic modalities. J Neurosci Rural Pract 2015; 6(4): 504–510. https://doi.org/10.4103/0976-3147.169867.

Katz JN, et al. The carpal tunnel syndrome: diagnostic utility of the history and physical examination findings. Ann Intern Med 1990; 112(5): 321–327. DOI: https://doi.org/10.7326/0003-4819-112-5-321.

Katz JN, Simmons BP. Clinical practice. Carpal tunnel syndrome. N Engl J Med 2002; 346(23): 1807–1812. https://doi.org/10.1056/NEJMcp013018.

Kaul MP, Pagel KJ, Dryden JD. Lack of predictive power of the "tethered" median stress test in suspected carpal tunnel syndrome. Arch Phys Med Rehabil 2000; 81(3): 348–350. https://doi.org/10.1016/S0003-9993(00)90082-0.

Kayalar M, et al. Okült gangliyon tanisinda parmak ekstansiyon testinin önemi. Acta Orthop Traumatol Turcica 2007; 41(1): 42–47.

Kendall D. Aetiology, diagnosis and treatment of paraesthesiae in the hands. Br Med J 1960; 2: 1633–1640.

Kleinman WB. Stability of the distal radioulna joint: biomechanics, pathophysiology, physical diagnosis, and restoration of function – what we have learned in 25 years. J Hand Surg Am 2007; 32(7): 1086–1106. https://doi.org/10.1016/j.jhsa.2007.06.014.

Kremer M, et al. Acroparaesthesiae in the carpal-tunnel syndrome. Lancet 1953; 265(6786): 590–595. https://doi.org/10.1016/s0140-6736(53)90326-2.

Küçükakkaş O, Yurdakul OV. The diagnostic value of clinical examinations when diagnosing carpal tunnel syndrome assisted by nerve conduction studies. J Clin Neurosci 2019; 61: 136–141. https://doi.org/10.1016/j.jocn.2018.10.106.

Kuhlman KA, Hennessey WJ. Sensitivity and specificity of carpal tunnel syndrome signs. Am J Phys Med Rehabil 1997; 76(6): 451–457. https://doi.org/10.1097/00002060-199711000-00004.

LaBan MM, Friedman NA, Zemenick GA. "Tethered" median nerve stress test in chronic carpal tunnel syndrome. Arch Phys Med Rehabil 1986; (11): 803–804.

Larsen CF, et al. Analysis of carpal instability: I. Description of the scheme. J Hand Surg Am 1995; 20(5): 757–764. https://doi.org/10.1016/S0363-5023(05)80426-5.

LaStayo P, Howell J. Clinical provocative tests used in evaluating wrist pain. J Hand Ther 1995; 8(1): 10–17. https://doi.org/10.1016/S0894–1130(12)80150–5.

LaStayo P, Weiss S. The GRIT: a quantitative measure of ulnar impaction syndrome. J Hand Ther 2001; 14(3): 173–179. https://doi.org/10.1016/S0894-1130(01)80050-8.

Lee DJ, Elfar JC. Carpal ligament injuries, pathomechanics, and classification. Hand Clin 2015; 31(3): 389–398. https://doi.org/10.1016/j.hcl.2015.04.011.

Lester B, et al. "Press test" for office diagnosis of triangular fibrocartilage complex tears of the wrist. Ann Plast Surg 1995; 35(1): 41–45. https://doi.org/10.1097/00000637-199507000-00009.

Li S, et al. Treatment of intraosseous ganglion cyst of the lunate: a systematic review. Ann Plast Surg 2019; 82(5): 577–581. https://doi.org/10.1097/SAP.0000000000001584.

Lichtman DM, et al. Ulnar midcarpal instability – clinical and laboratory analysis. J Hand Surg Am 1981; 6(5): 515–523. https://doi.org/10.1016/S0363–5023(81)80115-3.

Logigian EL, Plotkin GM, Shefner JM. The cutaneous silent period is mediated by spinal inhibitory reflex. Muscle Nerve 1999; 22(4): 467–472. https://doi.org/10.1002/(SICI)1097–4598(199904)22:4<467::AID-MUS7>3.0.CO;2-Y.

Ma H, Kim I. The diagnostic assessment of hand elevation test in carpal tunnel syndrome. J Korean Neurosurg Soc 2012; 52(5): 472–475. https://doi.org/10.3340/jkns.2012.52.5.472.

MacDermid JC, Kramer JF, Roth JH. Decision making in detecting abnormal Semmes-Weinstein monofilament thresholds in carpal tunnel syndrome. J Hand Ther 1994; 7(3): 158–162. https://doi.org/10.1016/S0894-1130(12)80057-3.

Malik AK, et al. Clinical testing of ulnar collateral ligament injuries of the thumb. J Hand Surg Eur Vol 2009; 34(3): 363–366. https://doi.org/10.1177/1753193408100957.

Mallee WH, et al. Detecting scaphoid fractures in wrist injury: a clinical decision rule. Arch Orthop Trauma Surg 2020; 140(4): 575–581. https://doi.org/10.1007/s00402-020-03383-w.

Manente G, et al. A relief maneuver in carpal tunnel syndrome. Muscle Nerve 1999; 22(11): 1587–1589. https://doi.org/10.1002/(SICI)1097–4598(199911)22:11<1587::AID-MUS15>3.0.CO;2-M.

Marshall M, et al. Hand osteoarthritis: clinical phenotypes, molecular mechanisms and disease management. Nature Rev Rheumatol 2018; 14(11): 641–656. https://doi.org/10.1038/s41584-018-0095-4.

Merritt MM, et al. Diagnostic value of clinical grind test for carpometacarpal osteoarthritis of the thumb. J Hand Ther 2010; 23(3): 261–267; quiz 268. https://doi.org/10.1016/j.jht.2010.02.001.

Model Z, et al. Evaluation of physical examination tests for thumb basal joint osteoarthritis. Hand (N Y) 2010; 11(1): 108–112. https://doi.org/10.1177/1558944715616951.

Mondelli M, Passero S, Giannini F. Provocative tests in different stages of carpal tunnel syndrome. Clin Neurol Neurosurg 2001; 103(3): 178–183. https://doi.org/10.1016/S0303-8467(01)00140-8.

Murphey SL, et al. Ultrasonographic stress testing of ulnar collateral ligament injuries of the thumb. J Ultrasound Med 1997; 16(3): 201–207. https://doi.org/10.7863/jum.1997.16.3.201.

Musharafieh RS, Bassim YR, Atiyeh BS. Ulnar collateral ligament rupture of the first metacarpophalangeal joint: a frequently missed injury in the emergency department. J Emerg Med 1997; 15(2): 193–196. https://doi.org/10.1016/S0736-4679(96)00346-0.

Nakamura R, et al. The ulnocarpal stress test in the diagnosis of ulnar-sided wrist pain. J Hand Surg Br 1997; 22(6): 719–723. https://doi.org/10.1016/S0266-7681(97)80432-9.

O'Callaghan BI, Kohut G, Hoogewoud HM. Gamekeeper thumb: identification of the Stener lesion with US. Radiology 1994; 192(2): 477–480. https://doi.org/10.1148/radiology.192.2.8029418.
Padua L, et al. Multiperspective assessment of carpal tunnel syndrome: a multicenter study. Italian CTS Study Group. Neurology 1999; 53(8): 1654–1659. https://doi.org/10.1212/WNL.53.8.1654.
Palmer AK, Werner FW. The triangular fibrocartilage complex of the wrist – anatomy and function. J Hand Surg Am 1981; 6(2): 153–162. https://doi.org/10.1016/S0363-5023(81)80170-0.
Park JS, et al. Endoscopic release of carpal tunnel syndrome; Temporal correlation between symptomatic and electrophysiological Improvements in postoperative carpal tunnel syndrome. J Korean Neurosurg Soc 2005; 37(1): 8–15.
Parvizi J, et al. Combining the clinical signs improves diagnosis of scaphoid fractures. J Hand Surg Br 1998; 23(3): 324–327. https://doi.org/10.1016/S0266-7681(98)80050-8.
Phalen GS, Gardner WJ, La Londe AA. Neuropathy of the median nerve due to compression beneath the transverse carpal ligament. J Bone Joint Surg Am 1950; 32(1): 109–112.
Prosser R, et al. Provocative wrist tests and MRI are of limited diagnostic value for suspected wrist ligament injuries: a cross-sectional study. J Physiother 2011; 57(4): 247–253. https://doi.org/10.1016/S1836-9553(11)70055-8.
Pryse-Phillips WE. Validation of a diagnostic sign in carpal tunnel syndrome. J Neurol Neurosurg Psychiatry 1984; 47(8): 870–872. https://doi.org/10.1136/jnnp.47.8.870.
Reagan DS, Linscheid RL, Dobyns JH. Lunotriquetral sprains. J Hand Surg Am 1984; 9(4): 502–514. https://doi.org/10.1016/s0363-5023(84)80101-x.
Ruby LK, Ferenz CC, Dell PC. The pronator quadratus interposition transfer: an adjunct to resection arthroplasty of the distal radioulnar joint. J Hand Surg Am 1996; 21(1): 60–65. https://doi.org/10.1016/S0363-5023(96)80154-7.
Ruland RT, Hogan CJ. The ECU synergy test: an aid to diagnose ECU tendonitis. J Hand Surg Am 2008; 33(10): 1777–1782. https://doi.org/10.1016/j.jhsa.2008.08.018.
Sato J, Ishii Y, Noguchi H. Diagnostic performance of the extensor carpi ulnaris (ECU) synergy test to detect sonographic ECU abnormalities in chronic dorsal ulnar-sided wrist pain. J Ultrasound Med 2016; 35(1): 7–14. https://doi.org/10.7863/ultra.15.01055.
Schmauss D, et al. Clinical tests and magnetic resonance imaging have limited diagnostic value for triangular fibrocartilaginous complex lesions. Arch Orthop Trauma Surg 2016; 136(6): 873–880. https://doi.org/10.1007/s00402-016-2441-9.
Schmid AB, et al. Can widespread hypersensitivity in carpal tunnel syndrome be substantiated if neck and arm pain are absent? Eur J Pain 2012; 16(2): 217–228. https://doi.org/10.1016/j.ejpain.2011.06.003.
Schrank C, et al. Morphology and topography of intraosseous ganglion cysts in the carpus: an anatomic, histopathologic, and magnetic resonance imaging correlation study. J Hand Surg 2003; 28(1): 52–61. https://doi.org/10.1053/jhsu.2003.50032.
Schünke M, Schulte E, Schumacher U. Prometheus – LernAtlas der Anatomie. Allgemeine Anatomie und Bewegungssystem. 2. Aufl. Stuttgart: Thieme, 2007.
Sela Y, et al. The diagnostic clinical value of thumb metacarpal grind, pressure-shear, flexion, and extension tests for carpometacarpal osteoarthritis. J Hand Ther 2017; 32(1): 35–40. https://doi.org/10.1016/j.jht.2017.09.005.
Stahl S, et al. A systematic review of the etiopathogenesis of Kienböck's disease and a critical appraisal of its recognition as an occupational disease related to hand-arm vibration. BMC Musculoskelet Disord 2012; 13: 225. https://doi.org/10.1186/1471-2474-13-225.
Szabo RM, Gelberman RH, Dimick MP. Sensibility testing in patients with carpal tunnel syndrome. J Bone Joint Surg Am 1984; 66(1): 60–64.
Szabo RM, et al. The value of diagnostic testing in carpal tunnel syndrome. J Hand Surg Am 1999; 24(4): 704–714. https://doi.org/10.1053/jhsu.1999.0704.
Tay SC, Tomita K, Berger RA. The "ulnar fovea sign" for defining ulnar wrist pain: an analysis of sensitivity and specificity. J Hand Surg Am 2007; 32(4): 438–444. https://doi.org/10.1016/j.jhsa.2007.01.022.
Tekeoglu I, et al. The pneumatic compression test and modified pneumatic compression test in the diagnosis of carpal tunnel syndrome. J Hand Surg Eur 2007; 32(6): 697–699. https://doi.org/10.1016/J.JHSE.2007.06.016.
Tetro AM, et al. A new provocative test for carpal tunnel syndrome. Assessment of wrist flexion and nerve compression. J Bone Joint Surg Br 1998; 80(3): 493–498. https://doi.org/10.1302/0301-620x.80b3.8208.
Tham S, Ireland DC. Intraosseous ganglion cyst of the lunate: diagnosis and management. J Hand Surg Br 1992; 17(4): 429–432. https://doi.org/10.1016/s0266-7681(05)80268-2.
Tinel J. Le signe du fourmillement das les lésions des nerfs périphériques. La Presse Médicale 1915; 23: 388–389.
Trillos MC, Soto F, Briceno-Ayala L. Upper limb neurodynamic test 1 in patients with clinical diagnosis of carpal tunnel syndrome: A diagnostic accuracy study. J Hand Ther 2018; 31(3): 333–338. https://doi.org/10.1016/j.jht.2017.05.004.
Uchiyama S, Nakatsuchi Y. Anatomical and radiological evaluation of the triangular fibrocartilage complex of the wrist. J Hand Surg Br 1994; 19(3): 319–324. https://doi.org/10.1016/0266-7681(94)90080-9.
Unay K, et al. Examination tests predictive of bone injury in patients with clinically suspected occult scaphoid fracture. Injury 2009; 40(12): 1265–1268. https://doi.org/10.1016/j.injury.2009.01.140.
Unglaub F, et al. Correlation of ulnar length and apoptotic cell death in degenerative lesions of the triangular fibrocartilage. Arthroscopy 2008; 24(3): 299–304. https://doi.org/10.1016/j.arthro.2007.09.006.
van Andel, Carolien J.; Roescher, Wendy B. M.; Tromp, Marlijn F.; Ritt, Marco J. P. F.; Strackee, Simon D.; Veeger, DirkJan H. E. J. (2008): Quantification of wrist joint laxity. The Journal of hand surgery 33 (5), S. 667–674. https://doi.org/10.1016/j.jhsa.2008.01.019.
Vanti, Carla; Bonfiglioli, Roberta; Calabrese, Monica; Marinelli, Francesco; Violante, Francesco Saverio; Pillastrini, Paolo (2012): Relationship between interpretation and accuracy of the upper limb neurodynamic test 1 in carpal tunnel syndrome. Journal of manipulative and physiological therapeutics 35 (1), S. 54–63. https://doi.org/10.1016/j.jmpt.2011.09.008.
Wainner RS, et al. (2005): Development of a clinical prediction rule for the diagnosis of carpal tunnel syndrome. Arch Phys Med Rehabil 2005; 86(4): 609–618. https://doi.org/10.1016/j.apmr.2004.11.008.
Watson HK, Ashmead D IVth, Makhlouf VM. Examination of the scaphoid. J Hand Surg Am 1988; 13(5): 657–660. https://doi.org/10.1016/S0363-5023(88)80118-7.
Weiglein AH, et al. Anatomie des ulnocarpalen Bandkomplexes (TFCC). Eur Surg 2002; 34(S3): 45–46. https://doi.org/10.1007/BF02947690.
Werner RA, Franzblau A, Johnston E. Quantitative vibrometry and electrophysiological assessment in screening for carpal tunnel syndrome among industrial workers: a comparison. Arch Phys Med Rehabil 1994; 75(11): 1228–1232. https://doi.org/10.1016/0003-9993(94)90010-8.
Wiesman I, et al. Sensitivity and specificity of clinical testing for carpal tunnel syndrome. Can J Plast Surg 2003; 11(2): 70–72. https://doi.org/10.4172/plastic-surgery.1000355.
Williams TM, et al. Verification of the pressure provocation test in carpal tunnel syndrome. Ann Plast Surg 1992; 29(1): 8–11. https://doi.org/10.1097/00000637-199207000-00003.
Wolfe SW, Garcia-Elias M, Kitay A. Carpal instability nondissociative. J Am Acad Orthop Surg 2012; 20(9): 575–585. https://doi.org/10.5435/JAAOS-20-09-575.
Wright TW, et al. Carpal instability non-dissociative. J Hand Surg Br 1994; 19(6): 763–773. https://doi.org/10.1016/0266-7681(94)90255-0.
Wu F, Rajpura A, Sandher D. Finkelstein's test is superior to Eichhoff's test in the investigation of de Quervain's disease. J Hand Microsurg 2018; 10(2): 116–118. https://doi.org/10.1055/s-0038-1626690.
Yin ZG, et al. Diagnostic accuracy of imaging modalities for suspected scaphoid fractures: meta-analysis combined with latent class analysis. J Bone Joint Surg Br 2012; 94(8): 1077–1085. https://doi.org/10.1302/0301-620X.94B8.28998.

KAPITEL

12 Lendenwirbelsäule

Maike Stolz

Schmerzen im unteren Rücken

Schmerzen im unteren Rücken – auch Kreuzschmerzen oder LBP (low back pain) – sind ein in Deutschland mit einer Lebenszeitprävalenz von 74–85 % häufig auftretendes Beschwerdebild und verursachen global mehr Lebensjahre in Beeinträchtigung als jede andere Erkrankung (Hoy et al. 2014, Raspe 2012). Aufgrund der dadurch bedingten Inanspruchnahme des Gesundheitssystems, der Arbeitsunfähigkeitszeiten sowie frühzeitiger Berentung ist LBP von großer medizinischer und gesundheitsökonomischer Bedeutung (Raspe 2012). Je nach Ursache werden spezifische und unspezifische Kreuzschmerzen voneinander unterschieden. Spezifische Kreuzschmerzen haben eine identifizierbare somatische Ursache (z. B. entzündliche Prozesse, Frakturen, Infektionen), die auch gezielt behandelt werden kann, während sich bei unspezifischen Kreuzschmerzen keine eindeutigen Hinweise auf eine spezifisch zu behandelnde Ursache erkennen lassen und psychosoziale Faktoren eine entscheidende Rolle für die Entstehung und den Krankheitsverlauf spielen (BÄK et al. 2017). Insgesamt werden 90–95 % aller LBP-Fälle als unspezifisch klassifiziert (Bardin et al. 2017).

Kapitelübersicht

Neben der ärztlichen Diagnostik sind auch physiotherapeutische Assessments wichtige Bausteine für das physiotherapeutische Patientenmanagement bei LBP (BÄK et al. 2017). 2018 waren 43,5 % der physiotherapeutischen Heilmittelverordnungen auf eine Wirbelsäulenerkrankung zurückzuführen (Bucksch et al. 2019). Assessments für LBP haben somit einen hohen Stellenwert in der täglichen physiotherapeutischen Versorgung.

Dimensionen Die Assessments in diesem Kapitel sind den Dimensionen *Bewegungsausmaß* (➤ Kap. 12.1), *Symptomreproduktion* (➤ Kap. 12.1), *Lumbale Instabilität* (➤ Kap. 12.2), *Lumbale Bewegungskontrolle* (➤ Kap. 12.3) und *Neurodynamik* (➤ Kap. 12.4) zugeordnet. Es werden also sowohl Assessments für spezifische Pathologien und Strukturen als auch für damit assoziierte klinische Merkmale von Patienten mit Beschwerden im Bereich der Lendenwirbelsäule dargestellt.

Evidenzlage Für viele Assessments konnte nur eine geringe Anzahl an Studien identifiziert werden, sodass eine Beurteilung sowohl der Validität als auch der Reliabilität nicht immer möglich war. Hinzu kommt ein überwiegend unklares Verzerrungsrisiko der hier aufgeführten Studien, welches unter anderem in einer mangelhaften Berichtsqualität begründet liegt. In lediglich 32 % der Validitäts- und 17 % der Reliabilitätsstudien wurde das Verzerrungsrisiko als gering beurteilt.

Empfehlungen Das Ausmaß, in dem die Assessments für den Einsatz in der physiotherapeutischen Praxis empfohlen werden können, ist heterogen. Abhängig von der entsprechenden Dimension und dem jeweiligen klinischen Zweck werden keine bis moderate Empfehlungen ausgesprochen. Für Testungen der lumbalen Instabilität sind evidenzbasierte Empfehlungen insbesondere aufgrund der lückenhaften Evidenzlage nur eingeschränkt möglich.

Besonderheiten Assessments für die Lendenwirbelsäule sind nur selten erkrankungsspezifisch, da häufig verschiedene Strukturen zu einem Problem beitragen (unspezifischer LBP). Außerdem können psychosoziale Faktoren eine Rolle spielen und sollten beachtet werden (siehe hierfür auch ➤ Kap. 18).

Praktikabilität Die Durchführung aller hier vorgestellten Tests ist mit einem geringen Zeit-und Kostenaufwand verbunden.

➤ Tab. 12.1 zeigt eine Übersicht der Dimensionen und der dazu untersuchten Assessments. Am Ende der einzelnen Kapitelabschnitte ist jeweils eine zusammenfassende Übersicht der Empfehlungen zu allen zugehörigen Assessments zu finden.

Tab. 12.1 Dimensionen mit inkludierten Assessments

Bewegungsausmaß und Symptomreproduktion
• Finger-Boden-Abstand (➤ Kap. 12.1.1) • Schober-Test (➤ Kap. 12.1.2) • Passive Accessory Intervertebral Movements (➤ Kap. 12.1.3)
Lumbale Instabilität
• Passive Physiological Intervertebral Movements und Passive Accessory Intervertebral Movements (➤ Kap. 12.2.1) • Prone Instability Test (➤ Kap. 12.2.2) • Passive Lumbar Extension Test (➤ Kap. 12.2.3)
Lumbale Bewegungskontrolle
• Kellnerbeuge (➤ Kap. 12.3) • Beckenkippung (➤ Kap. 12.3) • Einbeinstand (➤ Kap. 12.3) • Kniestreckung sitzend (➤ Kap. 12.3) • Verschiebung im Vierfüßlerstand (➤ Kap. 12.3) • Kniebeugung in Bauchlage (➤ Kap. 12.3)
Neurodynamik
• Straight Leg Raise (➤ Kap. 12.4.1) • Slump Test (➤ Kap. 12.4.2) • Prone Knee Bend Test (➤ Kap. 12.4.3) • Femoral Slump Test (➤ Kap. 12.4.4)

12.1 Bewegungsausmaß und Symptomreproduktion

Die nachfolgend dargestellten Testungen des lumbalen Bewegungsausmaßes und der Symptomreproduktion sind Standard der physiotherapeutischen Untersuchung und werden entsprechend häufig im klinischen Alltag genutzt (Oesch et al. 2004, Christensen et al. 2002). Sie haben insbesondere für die Beschwerdelokalisation sowie die Verlaufsdokumentation bei einer physiotherapeutischen Behandlung ihren Stellenwert.

12.1.1 Finger-Boden-Abstand

Synonyme/Englisch Fingertip-to-Floor Test.

Der Finger-Boden-Abstand (FBA) ist ein Maß des Bewegungsausmaßes beim Vorbeugen des Rumpfs und wird insbesondere zur Verlaufsdokumentation bei LBP-Patienten genutzt (Perret et al. 2001). Häufig wird dieses Bewegungsausmaß mit der lumbalen Flexion gleichgesetzt (Gauvin et al. 1990, Quack et al. 2007) und die gleichzeitige Flexion in der Hüfte sowie die Beteiligung der Mobilität von Brustwirbelsäule und oberer Extremität und die Dehnfähigkeit der ischiokruralen Muskulatur werden außer Acht gelassen. Für die Beurteilung einer Veränderung der lumbalen Flexion mittels des FBA wird also vorausgesetzt, dass diese Komponenten der Bewegung unverändert bleiben und keinen Einfluss auf das neue Bewegungsausmaß haben (Gauvin et al. 1990).

Durchführung

Der Patient steht aufrecht und stellt die Füße so weit auseinander, dass der Fuß des Therapeuten genau in den Zwischenraum passt. Der Patient wird nun aufgefordert, sich nach vorne zu beugen und die Knie dabei gestreckt zu lassen (nicht überstrecken). Auch Arme und Finger sollten vollständig extendiert sein. Gemessen wird der Abstand zwischen der Fingerkuppe des rechten Mittelfingers und dem Fußboden.

Variante Der Patient steht auf einer Stufe – so ist auch eine genaue Messung möglich, wenn der Patient den Fußboden erreicht. Der FBA wird in diesem Fall als negativer Wert angegeben und entspricht der Strecke zwischen der Stufe und der Fingerkuppe des rechten Mittelfingers.

Zusammenfassung der Evidenz

➤ Tab. 12.2
➤ Tab. 12.3

Tab. 12.2 Validität des Finger-Boden-Abstands (FBA)

Studie	Studienpopulation	Referenz	RoB	Maßzahl
Konstruktvalidität				
Assoziation mit der Lebensqualität				
Haywood et al. 2004	n = 108, Alter (ø): 49; Spondylitis ankylosans	ASQoL	unklar	r_P = 0,37
Assoziation mit funktionellen Einschränkungen				
Haywood et al. 2004	n = 108, Alter (ø): 49; Spondylitis ankylosans	RLDQ	unklar	r_P = 0,46
Ekedahl et al. 2010	n = 75 (33 w), Alter (ø): 45,5; akuter/subakuter LBP mit/ohne radikulären Schmerz (rS)	RMDQ	gering	LBP: r_P = 0,44 LBP + rS: r_P = 0,61
Strand et al. 2011	n = 98 (50 w), Alter (ø): 37,4; LBP und dauerhafte/wiederkehrende AU	RMDQ FFbH-R	unklar	r_P = < 0,01 r_P = 0,20
Assoziation mit der Mobilität der Wirbelsäule beim Vorbeugen				
Perret et al. 2001	n = 10 (6 w), Alter (ø): 42; LBP und isthmische Spondylolisthese	Dynamisches Röntgenbild	unklar	r_s = 0,96
Calvo-Gutiérrez et al. 2016	n = 33 (4 w), Alter (ø): 50,4; Spondylitis ankylosans	$BASMI_{10}$	unklar	r_P = 0,44
Assoziation mit strukturellem Schaden der LWS				
Viitanen et al. 1995	n = 73 (0 w), Alter (ø): 45,8; Spondylitis ankylosans	Röntgenbild	unklar	r_s = -0,18
Kriteriumsvalidität				
Identifikation eines strukturellen Schadens der LWS				
Wanders et al. 2005	n = 199 (58 w), Alter (ø): 43,7; Spondylitis ankylosans	Röntgenbild und mSASSS	unklar	Cut-off > 12 cm: AUC = 0,72 LR^+ = 2,90 LR^- = 0,50
Änderungssensitivität				
Strand et al. 2011	n = 98 (50 w), Alter (ø): 37,4; LBP und dauerhafte/wiederkehrende AU	PGIC RMDQ FFbH-R	unklar	MIC = 0,3 cm AUC = 0,78 LR^+ = 2,01 LR^- = 0,46 r_P = 0,22 r_P = 0,44
Ekedahl et al. 2012	n = 65 (35 w), Alter (ø): 45; akuter/subakuter LBP mit/ohne radikulären Schmerz (rS)	RMDQ	gering	LBP: r_P = 0,63 LBP + rS: r_P = 0,66

Alter (ø): mittleres Alter in Jahren, ASQoL: Ankylosing Spondylitis Quality of Life Questionnaire, BASMI10: Bath Ankylosing Spondylitis Metrology Index, FFbH-R: Hannover Functional Ability Questionnaire, LBP: Low Back Pain, LR^+: positive Likelihood-Ratio, LR^-: negative Likelihood-Ratio, LWS: Lendenwirbelsäule, mSASSS: Modified Stoke Ankylosing Spondylitis Spinal Score, n: Anzahl der untersuchten Personen, PGIC: Patient Global Impression of Change, RLDQ: Revised Leeds Disability Questionnaire, RMDQ: Roland-Morris-Disability Questionnaire, RoB: Risk of Bias, r_P/r_s: Korrelationskoeffizient nach Pearson bzw. Spearman, rS: radikulärer Schmerz, w: weiblich
■ : hohes Risiko/klinisch nicht relevant, ■ : geringes Risiko/klinisch relevant, □ : unklares Risiko/moderat klinisch relevant

Tab. 12.3 Reliabilität des Finger-Boden-Abstands (FBA)

Studie	Studienpopulation	RoB	Intratester	Intertester
Reliabilität				
Übereinstimmung der Messergebnisse des FBA				
Viitanen et al. 1995	n = 39; LBP	■ (gelb)	k.A.	ICC = 0,98
Gauvin et al. 1990	n = 73 (26 w), Alter (ø): 43,5; LBP	■ (grün)	ICC = 0,98	ICC = 0,95
Perret et al. 2001	n = 32 (16 w), Alter (ø): 52; LBP	■ (gelb)	ICC = 0,99	ICC = 0,99
Haywood et al. 2004	n = 51, Alter (ø): 49; Spondylitis ankylosans	■ (gelb)	ICC = 0,96	ICC = 0,98
Calvo-Gutiérrez et al. 2016	n = 33 (4 w), Alter (ø): 50,4; Spondylitis ankylosans	■ (gelb)	k.A.	ICC = 0,95
Messfehler				
Strand et al. 2011	n = 98 (50 w), Alter (ø): 37,4; LBP und dauerhafte/wiederkehrende AU	■ (gelb)	SEM: 5,5 cm MDC: 15,1 cm	
Ekedahl et al. 2012	n = 65 (35 w), Alter (ø): 45; akuter/subakuter LBP mit/ohne radikulären Schmerz	■ (gelb)	MDC: 4,5 cm	
Calvo-Gutiérrez et al. 2016	n = 33 (4 w), Alter (ø): 50,4; Spondylitis ankylosans	■ (gelb)	MDC: 7,0 cm	

Alter (ø): mittleres Alter in Jahren, ICC: Intraklassen-Korrelationskoeffizient, k.A.: keine Angabe, LBP: Low Back Pain, MDC: Minimal Detectable Change, n: Anzahl der untersuchten Personen, RoB: Risk of Bias, SEM: Standard Error of Measurement, w: weiblich
■ (rot): hohes Risiko/klinisch nicht relevant, ■ (grün): geringes Risiko/klinisch relevant, ■ (gelb): unklares Risiko/moderat klinisch relevant

Empfehlungen

➢ Tab. 12.4

12.1.2 Schober-Test

Synonyme/Englisch Schober's Test, Schober-Index.

Der Schober-Test wird für die Messung des aktiven Ausmaßes der lumbalen Beweglichkeit in Flexion und Extension angewendet (Tousignant et al. 2005). Durch die unkomplizierte Ausführung und den geringen Materialbedarf ist er sehr bekannt und wird häufig genutzt (Oesch et al. 2004). Er zählt u. a. zu den Core Assessments bei der klinischen Beurteilung von Patienten mit Spondylitis ankylosans, welche von der ASAS-Gruppe (Assessment of SpondyloArthritis international Society) formuliert wurden (Castro et al. 2016). Seit das Assessment im Jahr 1937 erstmals beschrieben wurde, wurde es mehrmals modifiziert, um die Anwendbarkeit und Güte zu verbessern (Tousignant et al. 2005).

Tab. 12.4 Empfehlungen zum Finger-Boden-Abstand (FBA)

Konstruktvalidität	LBP	Spondylitis ankylosans
Klinisch bedeutsame Zusammenhänge zwischen FBA und → Lebensqualität → Mobilität der Wirbelsäule beim Vorbeugen → strukturellem Schaden der LWS → funktionellen Einschränkungen	 k.A. + k.A. –/+ (ohne rS) + (mit rS)	 – + – –
Kriteriumsvalidität	**Bestätigung**	**Ausschluss**
Identifikation eines strukturellen Schadens der LWS bei Patienten mit Spondylitis ankylosans	+ (FBA > 12 cm)	+ (FBA > 12 cm)
Reliabilität	**Intratester**	**Intertester**
Übereinstimmende Beurteilung des Tests → bei Patienten mit LBP (± radikuläre Ausstrahlung) → bei Patienten mit Spondylitis ankylosans	 ++ +	 ++ ++
Änderungssensitivität	**LBP**	**Spondylitis ankylosans**
Detektion einer klinisch relevanten subjektiven Verbesserung	+	k.A.

LBP: Schmerzen im unteren Rücken (low back pain), LWS: Lendenwirbelsäule, rS: radikuläre Symptomatik
–: keine, +: geringe, ++: moderate, +++: starke Empfehlung, –/+: uneinheitliche Studienergebnisse, k.A.: keine Angabe

Durchführung

Originaler Schober Test Der Patient steht in Neutralstellung der Wirbelsäule, während der Therapeut den lumbosakralen Übergang palpiert und markiert (eine Orientierung an den Fossae lumbales laterales kann hierbei hilfreich sein). Von der Markierung wird ein Abstand von 10 cm nach kranial abgemessen und ebenfalls markiert. Für die Beurteilung der Beweglichkeit in Flexion wird der Patient angewiesen, sich nach vorne zu beugen. In der Endposition kann die Vergrößerung des Abstands zwischen den beiden vorher markierten Punkten gemessen werden. Auch die Beweglichkeit in Extension kann so beurteilt werden, der Abstand zwischen den Markierungen sollte sich beim Nach-hinten-Neigen verringern (Schober 1937, Rezvani et al. 2012).

Modifizierter Schober Test Die Durchführung erfolgt wie beim Schober-Originaltest, außer dass eine zusätzliche Markierung 5 cm unterhalb des lumbosakralen Übergangs gesetzt wird. Die Beweglichkeit wird anhand des Abstands zwischen der Markierung unterhalb und der Markierung oberhalb des lumbosakralen Übergangs gemessen (Moll und Wright 1971).

Modifiziert-modifizierter Schober Test Die Durchführung erfolgt wie beim Schober-Originaltest, allerdings mit einer Markierung 15 cm oberhalb des lumbosakralen Übergangs (van Adrichem und van der Korst 1973).

Die Güte der originalen und modifizierten Testversionen unterscheidet sich nicht grundlegend. Es kann diejenige Ausführung gewählt werden, die dem Untersucher persönlich am praktikabelsten erscheint. Diese sollte dann jedoch standardisiert beibehalten werden.

Tab. 12.5 Validität des Schober-Tests

Studie	Studienpopulation	Referenz	RoB	Maßzahl
Konstruktvalidität				
Assoziation mit strukturellem Schaden der LWS				
Viitanen et al. 1995	n = 73 (0 w), Alter (ø): 45,8; Spondylitis ankylosans	Röntgenbild	●	*Schober-Originaltest:* $r_s = -0,66$
Wanders et al. 2005	n = 199 (58 w), Alter (ø): 43,7; Spondylitis ankylosans	Röntgenbild und mSASSS	●	*Mod. Schober-Test:* $r_s = 0,64$
Assoziation mit Lebensqualität				
Haywood et al. 2004	n = 108, Alter (ø): 49; Spondylitis ankylosans	ASQoL	●	*Mod. Schober-Test:* $r_P = -0,24$
Assoziation mit funktionellen Einschränkungen				
Haywood et al. 2004	n = 108, Alter (ø): 49; Spondylitis ankylosans	RLDQ	●	*Mod. Schober-Test:* $r_P = -0,48$
Kriteriumsvalidität				
Identifikation eines strukturellen Schadens der LWS				
Wanders et al. 2005	n = 199 (58 w), Alter (ø): 43,7; Spondylitis ankylosans	Röntgenbild und mSASS	●	*Mod. Schober-Test:* Cut-off ≤ 2,3 cm: AUC = 0,73 $LR^+ = 5,70$ $LR^- = 0,60$
Beurteilung des lumbalen ROM				
Tousignant et al. 2005	n = 31; LBP	Röntgenbild	●	*Mod. Schober-Test:* $r_P = 0,67$
Snow et al. 2021	n = 15, Alter (ø): 45,9; Spondylitis ankylosans	Röntgenbild	●	*Schober-Originaltest:* $r_P = 0,20$ *Mod. Schober-Test:* $r_P = 0,30$ *Mod.-mod. Schober-Test:* $r_P = 0,41$

Alter (ø): mittleres Alter in Jahren, ASQoL: Ankylosing Spondylitis Quality of Life Questionnaire, AUC: Area Under the Curve, LBP: Low Back Pain, LR^+: positive Likelihood-Ratio, LR^-: negative Likelihood-Ratio, mSASS: modified Stoke Ankylosing Spondylitis Spine Score, n: Anzahl der untersuchten Personen, RLDQ: Revised Leeds Disability Questionnaire, RoB: Risk of Bias, r_P/r_S: Korrelationskoeffizient nach Pearson bzw. Spearman, w: weiblich
■ : hohes Risiko/klinisch nicht relevant, ■ : geringes Risiko/klinisch relevant, ■ : unklares Risiko/moderat klinisch relevant

Tab. 12.6 Reliabilität des Schober-Tests

Studie	Studienpopulation	RoB	Intratester	Intertester
Reliabilität				
Übereinstimmung der Messergebnisse des Schober-Tests				
Viitanen et al. 1995	n = 39; Spondylitis ankylosans	●	k.A.	*Schober-Originaltest:* ICC = 0,88
Auleley et al. 2002	n = 120 (38 w), Alter (ø): 41,6; Spondylitis ankylosans	●	*Mod. Schober-Test:* ICC = 0,60	k.A.
Haywood et al. 2004	n = 51, Alter (ø): 49; Spondylitis ankylosans	●	*Mod. Schober-Test:* ICC = 0,94	*Mod. Schober-Test:* ICC = 0,90
Tousignant et al. 2005	n = 32 (14 w), Alter (ø): 44; LBP	●	*Mod. Schober-Test:* ICC = 0,95–0,97	*Mod. Schober-Test:* ICC = 0,91
Maksymowych et al. 2006	n = 44 (11 w), Alter (ø): 42,7; Spondylitis ankylosans	●	*Mod. Schober-Test:* ICC = 0,97–0,99	*Mod. Schober-Test:* ICC = 0,97
Calvo-Gutiérrez et al. 2016	n = 33 (4 w), Alter (ø): 50,4; Spondylitis ankylosans	●	*Mod. Schober-Test:* ICC = 0,76	k.A.
Messfehler				
Auleley et al. 2002	n = 120 (38 w), Alter (ø): 41,6; Spondylitis ankylosans	●	*Mod. Schober-Test:* MDC = 3,3 cm	
Tousignant et al. 2005	n = 32 (14 w), Alter (ø): 44; LBP	●	*Mod. Schober-Test:* SEM = 0,27 cm MDC = < 1 cm	
Calvo-Gutiérrez et al. 2016	n = 33 (4 w), Alter (ø): 50,4; Spondylitis ankylosans	●	*Mod. Schober-Test:* MDC = 2,4 cm	

Alter (ø): mittleres Alter in Jahren, ICC: Intra-Klassen-Koeffizient, k.A.: keine Angabe, LBP: Low Back Pain, MDC: Minimal Detectable Change, n: Anzahl der untersuchten Personen, RoB: Risk of Bias, SEM: Standard Error of Measurement, w: weiblich
■ : hohes Risiko/klinisch nicht relevant, ■ : geringes Risiko/klinisch relevant, ■ : unklares Risiko/moderat klinisch relevant

Zusammenfassung der Evidenz

➤ Tab. 12.5
➤ Tab. 12.6

Empfehlungen

➤ Tab. 12.7

12.1.3 Passive Accessory Intervertebral Movements (PAIVMs)

Synonyme/Englisch Passive intervertebrale Zusatzbewegungen.

Passive Zusatzbewegungen an der Wirbelsäule haben das Ziel, das Symptomverhalten, den auftretenden Widerstand und das

Tab. 12.7 Empfehlungen zum Schober-Test

Konstruktvalidität	LBP	Spondylitis ankylosans
Klinisch bedeutsame Zusammenhänge zwischen Schober-Test und → Lebensqualität (mod. Schober-Test) → funktionellen Einschränkungen (mod. Schober-Test) → strukturellem Schaden der LWS (orig. u. mod. Schober-Test)	 k.A. k.A. k.A.	 – – ++
Beurteilung des lumbalen ROM	+	–
Kriteriumsvalidität	**Bestätigung**	**Ausschluss**
Identifikation eines strukturellen Schadens der LWS → bei unspezifischem LBP → bei Spondylitis ankylosans (mod. Schober-Test)	 k.A. +	 k.A. –
Reliabilität	**Intratester**	**Intertester**
Übereinstimmende Beurteilung des Schober-Tests → bei Patienten mit unspezifischem LBP (mod. Schober-Test) → bei Patienten mit Spondylitis ankylosans (orig. Schober-Test) → bei Patienten mit Spondylitis ankylosans (mod. Schober-Test)	 + k.A. ++	 + + ++

FBA: Finger-Boden-Abstand, LBP: Schmerzen im unteren Rücken (low back pain), LWS: Lendenwirbelsäule, ROM: Bewegungsausmaß (range of movement) –: keine, +: geringe, ++: moderate, +++: starke Empfehlung, k.A.: keine Angabe

vorhandene Bewegungsausmaß zu lokalisieren und zu bewerten (Westerhuis 2013). Im Rahmen der körperlichen Untersuchung durch Physiotherapeuten, insbesondere durch Manualtherapeuten, ist die Testung der passiven segmentalen Zusatzbewegungen weit verbreitet (Christensen et al. 2002).

Hinweis: In diesem Unterkapitel wird nur die Symptomreproduktion sowie eine grundsätzliche Beurteilung der segmentalen Mobilität behandelt. Weitere Informationen zum Test (Identifikation einer lumbalen Instabilität) gibt ➤ Kap. 12.2.1.

Durchführung

Der Patient befindet sich in Bauchlage möglichst nah an der Kante der Behandlungsbank.

Zentrale posterior-anteriore Bewegung Der Therapeut platziert das Os hamatum seiner testenden Hand über dem Processus spinosus des zu testenden Segments, wobei das Handgelenk und der Ellenbogen extendiert sind. Die andere Hand wird unterstützend auf der testenden Hand platziert. Durch eine leichte Vorneigung wird das Sternum direkt über den Händen eingestellt. Der Untersucher übt einen sanften, aber sicheren Druck auf den Processus spinosus aus, welcher direkt von posterior nach anterior (p/a) gerichtet ist.

Unilaterale posterior-anteriore Bewegung Der Therapeut platziert den Daumen einer Hand auf dem Processus transversus des zu testenden Segments und den Daumen der zweiten Hand darüber. Die restlichen Finger werden abgespreizt und locker am Körper des Patienten angelegt, um die Position der Daumen zu stabilisieren. Der Untersucher übt einen sanften, aber sicheren Druck auf den Processus transversus aus, welcher direkt von posterior nach anterior (p/a) gerichtet ist.

Das vorhandene Bewegungsausmaß vergleicht der Therapeut mit seiner Erfahrung darüber, was für diesen Wirbelsäulenabschnitt als „normal" angesehen wird (Maher und Adams 1994). Bei der Bewertung des Symptomverhaltens, insbesondere des Schmerzes, ist der Therapeut auf die Mitarbeit des Patienten angewiesen. Vorab muss erklärt werden, wie wichtig genaue und vor allem wahrheitsgemäße Angaben über Veränderungen der Symptome sind, um eine erfolgreiche Befundung zu ermöglichen.

Zusammenfassung der Evidenz

➤ Tab. 12.8

Empfehlungen

➤ Tab. 12.9

Tab. 12.8 Reliabilität der PAIVMs

Studie	Studienpopulation	RoB	Intratester	Intertester
Beurteilung der segmentalen Mobilität				
Binkley et al. 1995	n = 18 (9 w), Alter (ø): 36; LBP	•	k.A.	ICC = 0,25
Fritz et al. 2005a	n = 49 (28 w), Alter (ø): 39; LBP	•	k.A.	κ = 0,38
Qvistgaard et al. 2007	n = 43 (intra)/60 (inter), Alter (ø): 45; LBP	•	κ = 0,54	κ = 0,23
Schneider et al. 2008	n = 39; LBP	•	k.A.	κ = 0,07–0,11
Symptomreproduktion				
Fritz et al. 2005a	n = 49 (28 w), Alter (ø): 39; LBP	•	k.A.	κ = 0,57
Schneider et al. 2008	n = 39; LBP	•	k.A.	κ = 0,34–0,58
Hidalgo et al. 2014	n = 18 (9 w), Alter (ø): 38; akuter LBP ohne Ausstrahlung unter das Knie	•	k.A.	κ = 0,45

Alter (ø): mittleres Alter in Jahren, κ: Kappa-Koeffizient, k.A.: keine Angabe, LBP: Low Back Pain, ICC: Intra-Klassen-Koeffizient, n: Anzahl der untersuchten Personen, RoB: Risk of Bias, w: weiblich
■ : hohes Risiko/klinisch nicht relevant, ■ : geringes Risiko/klinisch relevant, ■ : unklares Risiko/moderat klinisch relevant

Tab. 12.9 Empfehlungen zu den PAIVMs zur Testung des Bewegungsausmaßes

Reliabilität	Intratester	Intertester
Übereinstimmende Beurteilung der PAIVMs → bezüglich der segmentalen Mobilität → bezüglich der Symptomreproduktion	 + k.A.	 – ++
PAIVMs: Passive Accessory Intervertebral Movements –: keine, +: geringe, ++: moderate, +++: starke Empfehlung, k.A.: keine Angabe		

Tab. 12.10 Empfehlungen zur Testung des Bewegungsausmaßes und der Symptomreproduktion

Konstruktvalidität		
Zusammenhang des Finger-Boden-Abstands mit Mobilität/Symptomen → bei Patienten mit LBP → bei Patienten mit Spondylitis ankylosans		 + +
Zusammenhang des Schober-Tests mit Mobilität/Symptomen → bei Patienten mit LBP → bei Patienten mit Spondylitis ankylosans		 + –
Änderungssensitivität		
Detektion einer relevanten Verbesserung mit dem Finger-Boden-Abstand → bei Patienten mit LBP → bei Patienten mit Spondylitis ankylosans		 + k.A.
Reliabilität	**Intratester**	**Intertester**
Übereinstimmende Beurteilung des Finger-Boden-Abstands → bei Patienten mit LBP → bei Patienten mit Spondylitis ankylosans	 ++ +	 ++ ++
Übereinstimmende Beurteilung des Schober-Tests → bei Patienten mit LBP → bei Patienten mit Spondylitis ankylosans	 + ++	 + ++
Übereinstimmende Beurteilung der PAIVMs (Mobilität)	+	–
Übereinstimmende Beurteilung der PAIVMs (Symptomreproduktion)	k.A.	++
LBP: Low Back Pain, PAIVMs: Passive Accessory Intervertebral Movements –: keine, +: geringe, ++: moderate, +++: starke Empfehlung, k.A.: keine Angabe		

12.1.4 Zusammenfassung: Bewegungsausmaß und Symptomreproduktion

- ➤ Tab. 12.10
- Der FBA kann in einem moderaten Ausmaß für den Einsatz zur Verlaufsmessung (Reliabilität) empfohlen werden. Dies gilt auch, wenn verschiedene Therapeuten an der Behandlung und Verlaufsdokumentation beteiligt sind.
- Für Patienten mit Spondylitis ankylosans kann in einem geringen Ausmaß empfohlen werden, mittels des Schober-Tests das Ausmaß eines strukturellen Schadens der LWS zu erfassen.
- PAIVMs können in moderatem Ausmaß für den Einsatz zur Symptomreproduktion bei Behandlung durch verschiedene Therapeuten empfohlen werden.
- Die Beurteilung der segmentalen Mobilität mittels der PAIVMs kann nur in geringem Ausmaß für die Verlaufsmessung empfohlen werden. Wenn verschiedene Therapeuten an der Behandlung und Verlaufsdokumentation beteiligt sind, kann keine Empfehlung gegeben werden.

12.2 Lumbale Instabilitätstests

Strukturelle lumbale segmentale Instabilität gilt als eine spezifische Untergruppe von LBP (Alqarni et al. 2011). Die Identifikation von LBP-Patienten, die an einer lumbalen Instabilität leiden, ermöglicht dem Therapeuten eine gezielte Ausrichtung seiner Therapie, welche für deren Erfolg von Relevanz ist (Fritz et al. 2005b, Demoulin et al. 2007). Die folgenden Instabilitätstests bilden eine Auswahl der häufig eingesetzten Assessments.

12.2.1 Passive Physiological Intervertebral Movements (PPIVMs) und Passive Accessory Intervertebral Movements (PAIVMs)

Synonyme/Englisch Passive physiologische intervertebrale Bewegungen, passive intervertebrale Zusatzbewegungen.

Passive Physiological Intervertebral Movements (PPIVMs) PPIVMs werden eingesetzt, um die physiologische Beweglichkeit auf segmentaler Ebene zu bewerten (van Minnen 2013). Besteht aus der Anamnese ein Verdacht auf Instabilität, sollten die PPIVMs immer vor den passiven akzessorischen intervertebralen Bewegungen durchgeführt werden.

Passive Accessory Intervertebral Movements (PAIVMs) Passive segmentale Zusatzbewegungen an der Lendenwirbelsäule werden zur Symptomreproduktion sowie zur Beurteilung der intersegmentalen Mobilität in eine physiologisch nicht verfügbare Bewegungsrichtung genutzt (van Minnen 2013).

Hinweis: In diesem Kapitel wird nur die Identifikation von Instabilitäten behandelt. Weitere Informationen zum Test (wie z. B. Symptomreproduktion) gibt ➤ Kap. 12.1.3.

Durchführung

PPIVMs Der Patient liegt auf der Seite, mit dem Bauch zum Therapeuten. Der Therapeut legt die Beine des Patienten so auf die eigenen Oberschenkel, dass er eine passive Extension und Flexion der Wirbelsäule durchführen kann. Indem er die Bewegung zweier benachbarter Processus spinosi während der Bewegung in Flexion und Extension palpiert, testet er das Bewegungsausmaß. Zur Testung, ob ein vermehrtes anterior-posteriores Gleiten (Zeichen einer Instabilität) in einem Segment auftritt, wird die „normale" Bewegung in Flexion und Extension mit derjenigen verglichen, die auftritt, wenn während der Extension ein anterior-posteriorer Schub und während der Flexion ein posterior-anteriorer Zug ausgeführt wird (van Minnen 2013).

Tab. 12.11 Validität der PPIVMs und PAIVMs

Studie	Studienpopulation	Referenz	RoB	Test	Maßzahl
Kriteriumsvalidität					
Identifikation einer lumbalen segmentalen Instabilität					
Fritz et al. 2005a	n = 49 (28 w), Alter (ø): 39; LBP	Flexions-Extensions-Radiografie	•	PAIVMs	LR^+ = 2,40 LR^- = 0,66
Phillips und Twomey 1996	n = 22; LBP	Unisegmentale Spinalanästhesie	•	PPIVMs + PAIVMs	LR^+ = 2,65 LR^- = 0,59

Alter (ø): mittleres Alter in Jahren, LBP: Low Back Pain, w: weiblich, LR^+: positive Likelihood-Ratio, LR^-: negative Likelihood-Ratio, n: Anzahl der untersuchten Personen, PAIVMs: Passive Accessory Intervertebral Movements, PPIVMs: Passive Physiological Intervertebral Movements, RoB: Risk of Bias
▢: hohes Risiko/klinisch nicht relevant, ▢: geringes Risiko/klinisch relevant, ▢: unklares Risiko/moderat klinisch relevant

Die Analyse des Bewegungsausmaßes bezieht sich auf den Vergleich der Segmente untereinander und nicht auf einen Vergleich mit absoluten Werten (jeder Patient ist individuell unterschiedlich). Minimale Bewegungen und ein hartelastisches Endgefühl gelten als unauffällig (van Minnen 2013).

PAIVMs Der Patient liegt in Bauchlage möglichst nahe an der Kante der Behandlungsbank. Der Therapeut platziert das Os hamatum seiner testenden Hand über dem Processus spinosus des zu testenden Segments, wobei das Handgelenk und der Ellenbogen extendiert sind. Die andere Hand wird unterstützend auf die testende Hand gelegt. Durch eine leichte Vorneigung wird das Sternum direkt über den Händen eingestellt. Der Untersucher übt einen sanften, aber sicheren Druck auf den Processus spinosus aus, welcher direkt von posterior nach anterior (p/a) gerichtet ist.

Ein hypermobiles Segment bei posterior-anterioren Bewegungen und meistens gleichzeitig vorliegender Hypomobilität benachbarter Segmente gilt als auffällig. Zusätzlich kann häufig eine „Stufenbildung" gegenüber angrenzenden Processus spinosi palpiert werden (O'Sullivan et al. 1997, Cook et al. 2006).

Tab. 12.12 Reliabilität der PPIVMs und PAIVMs

Studie	Studienpopulation	RoB	Intratester	Intertester
PPIVMs zur Beurteilung einer Instabilität				
Phillips und Twomey 1996	n = 22; LBP	•	k.A.	κ = -0,02–0,32
Qvistgaard et al. 2007	n = 60, Alter (ø): 45; LBP > 1 Monat	•	κ = 0,31	κ = 0,22
PAIVMs zur Beurteilung einer Instabilität				
Fritz et al. 2005a	n = 38 (28 w), Alter (ø): 39; LBP	•	k.A.	κ = 0,48

Qvistgaard et al. untersuchten nur die Flexions-PPIVMs, während sich die Ergebnisse von Philips und Twomey sowohl auf Flexions- als auch auf Extensions-PPIVMs beziehen.
Alter (ø): mittleres Alter in Jahren in Jahren, LBP: Low Back Pain, n: Anzahl der untersuchten Personen, PAIVMs: Passive Accessory Intervertebral Movements, PPIVMs: Passive Physiological Intervertebral Movements, RoB: Risk of Bias, w: weiblich
▢: hohes Risiko/klinisch nicht relevant, ▢: geringes Risiko/klinisch relevant, ▢: unklares Risiko/moderat klinisch relevant

Zusammenfassung der Evidenz

➢ Tab. 12.11
➢ Tab. 12.12

Empfehlungen

➢ Tab. 12.13

Tab. 12.13 Empfehlungen zu PPIVMs und PAIVMs zur Identifikation einer lumbalen Instabilität

Kriteriumsvalidität	Bestätigung	Ausschluss
Identifikation einer lumbalen segmentalen Instabilität		
→ anhand von PPIVMs	k.A.	k.A.
→ anhand von PAIVMs	+	–
→ anhand von PPIVMs + PAIVMs	+	–
Reliabilität	**Intratester**	**Intertester**
Übereinstimmende Beurteilung einer Instabilität		
→ anhand von PPIVMs	–	–
→ anhand von PAIVMs	k.A.	+
→ anhand von PPIVMs + PAIVMs	k.A.	k.A.

PPIVMs: Passive Physiological Intervertebral Movements, PAIVMs: Passive Accessory Intervertebral Movements
–: keine, +: geringe, ++: moderate, +++: starke Empfehlung, k.A.: keine Angabe

12.2.2 Prone Instability Test (PIT)

Der Prone Instability Test (PIT) ist ein spezifischer Test zur Identifikation einer lumbalen segmentalen Instabilität (Hicks et al. 2003).

Durchführung

Der Patient liegt in Bauchlage mit überhängenden Beinen auf der Behandlungsbank, sodass die Füße in Kontakt mit dem Boden sind.

Tab. 12.14 Validität des Prone Instability Test

Studie	Studienpopulation	Referenz	RoB	Maßzahl
Kriteriumsvalidität				
Identifikation einer lumbalen segmentalen Instabilität				
Seyedhoseinpoor et al. 2022	n = 202 (133 w), Alter (ø): 43,7; chronischer LBP	Röntgenbild	•	LR^+ = 1,10 LR^- = 0,91

Alter (ø): mittleres Alter in Jahren in Jahren, LBP: Low Back Pain, LR^+: positive Likelihood-Ratio, LR^-: negative Likelihood-Ratio, n: Anzahl der untersuchten Personen, RoB: Risk of Bias, w: weiblich
■: hohes Risiko/klinisch nicht relevant, ■: geringes Risiko/klinisch relevant, ■: unklares Risiko/moderat klinisch relevant

Tab. 12.15 Reliabilität des Prone Instability Test (PIT)

Studie	Studienpopulation	RoB	Intratester	Intertester
Übereinstimmende Beurteilung des PIT bezüglich segmentaler Instabilität				
Fritz et al. 2005a	n = 38 (22 w), Alter (ø): 39; LBP	•	k.A.	κ = 0,69
Schneider et al. 2008	n = 39; wiederkehrender LBP	•	k.A.	κ = 0,54
Ravenna et al. 2011	n = 30 (13 w), Alter (ø): 36; chronischer oder wiederkehrender LBP	•	k.A.	κ = 0,27
Rabin et al. 2013	n = 30 (15 w), Alter (ø): 34; akuter LBP und/oder assoziierte Beschwerden der unteren Extremität	•	k.A.	κ = 0,67
Chatprem et al. 2021	n = 16; chronischer LBP	•	κ = 0,82	k.A.

Alter (ø): mittleres Alter in Jahren in Jahren, LBP: Low Back Pain, n: Anzahl der untersuchten Personen, RoB: Risk of Bias, w: weiblich
■: hohes Risiko/klinisch nicht relevant, ■: geringes Risiko/klinisch relevant, ■: unklares Risiko/moderat klinisch relevant

Der Therapeut übt einen segmentalen Druck von posterior nach anterior auf den Processus spinosus des zu testenden Segments aus und notiert, ob dies Schmerzen provoziert. Anschließend wird der Patient aufgefordert, seine Füße vom Boden abzuheben (er darf sich dabei an der Bank festhalten, um die Position halten zu können), und der Therapeut wiederholt den segmentalen Druck. Der Test wird als positiv angesehen, wenn in der Position mit gehobenen Beinen kein Schmerz oder weniger Schmerz als in der Ausgangsposition provoziert werden kann (Hicks et al. 2003).

Zusammenfassung der Evidenz

➤ Tab. 12.14
➤ Tab. 12.15

Empfehlungen

➤ Tab. 12.16

Tab. 12.16 Empfehlungen zum Prone Instability Test

Kriteriumsvalidität	Bestätigung	Ausschluss
Lumbale Instabilität → bei akutem LBP → bei chronischem LBP	 k.A. –	 k.A. –
Reliabilität	**Intratester**	**Intertester**
Übereinstimmende Beurteilung des Prone Instability Test → bei akutem LBP → bei chronischem LBP	 k.A. k.A.	 ++ –/+

LBP: Low Back Pain
–: keine, +: geringe, ++: moderate, +++: starke Empfehlung, –/+: uneinheitliche Studienergebnisse, k.A.: keine Angabe

12.2.3 Passive Lumbar Extension Test

Der Passive Lumbar Extension Test (PLE-Test) wurde als einfach einsetzbares klinisches Instrument zur Identifikation einer lumbalen Wirbelsäuleninstabilität entwickelt (Kasai et al. 2006).

Durchführung

Der Patient liegt in Bauchlage auf der Behandlungsbank. Der Therapeut umfasst die Füße und hebt beide Beine gleichzeitig ca. 30 cm von der Bank ab, während die Knie durch einen leichten Zug weitestgehend gestreckt bleiben. Der Test gilt als positiv, wenn der Patient während der Elevation der Beine über starke Schmerzen oder ein „Durchbrechgefühl“ im lumbalen Bereich klagt und diese Symptome bei der Rückführung der Beine in die Ausgangsposition wieder verschwinden (Kasai et al. 2006).

Tab. 12.17 Validität des Passive Lumbar Extension Test

Studie	Studienpopulation	Referenz	RoB	Maßzahl
Kriteriumsvalidität				
Identifikation einer lumbalen segmentalen Instabilität				
Kasai et al. 2006	n = 122 (79 w), Alter (ø): 68,7; lumbale Spinalkanalstenose/ Spondylolisthesis/degenerative Skoliose	Röntgenbild	•	LR^+ = 8,84 LR^- = 0,12
Esmailiejah et al. 2018	n = 52 (35 w), Alter (ø): 56,3; lumbale Spinalkanalstenose/ Spondylolisthesis mit geplanter Laminektomie	Intraoperative Beurteilung des Operateurs	•	LR^+ = 15,8 LR^- = 0,22
Rathod et al. 2019	n = 50 (28 w), Alter (ø): 46,4; chronischer LBP	Flexions-Extensions-Radiografie	•	LR^+ = 0,86 LR^- = 1,55
Seyedhoseinpoor et al. 2022	n = 202 (133 w), Alter (ø): 43,7; chronischer LBP	Röntgenbild	•	LR^+ = 0,59 LR^- = 1,40

Alter (ø): mittleres Alter in Jahren in Jahren, LR^+: positive Likelihood-Ratio, LR^-: negative Likelihood-Ratio, n: Anzahl der untersuchten Personen, RoB: Risk of Bias, w: weiblich
□: hohes Risiko/klinisch nicht relevant, □: geringes Risiko/klinisch relevant, □: unklares Risiko/moderat klinisch relevant

Tab. 12.18 Reliabilität des PLE-Tests

Studie	Studienpopulation	RoB	Intratester	Intertester
Rabin et al. 2013	n = 26, Alter (ø): 33,5; LBP mit/ohne assoziierten Beinschmerz	•	k.A.	κ = 0,76
Chatprem et al. 2021	n = 16; chronischer LBP	•	κ = 0,56	k.A.

Alter (ø): mittleres Alter in Jahren in Jahren, κ: Kappa-Koeffizient, k.A.: keine Angabe, LBP: Low Back Pain, n: Anzahl der untersuchten Personen, RoB: Risk of Bias
□: hohes Risiko/klinisch nicht relevant, □: geringes Risiko/klinisch relevant, □: unklares Risiko/moderat klinisch relevant

Zusammenfassung der Evidenz

➢ Tab. 12.17
➢ Tab. 12.18

Empfehlungen

➢ Tab. 12.19

Tab. 12.19 Empfehlungen zum PLE-Test bei lumbaler Instabilität

Kriteriumsvalidität	Bestätigung	Ausschluss
Identifikation einer lumbalen Instabilität →bei Patienten mit Spondylolisthesis →bei Patienten mit LBP	 ++ –	 ++ –
Reliabilität	**Intratester**	**Intertester**
Übereinstimmende Beurteilung des PLE-Tests →bei Patienten mit Spondylolisthesis →bei Patienten mit LBP	 k.A. +	 k.A. +

LBP: Low Back Pain, PLE: Passive Lumbar Extension
–: keine, +: geringe, ++: moderate, +++: starke Empfehlung, k.A.: keine Angabe

12.2.4 Zusammenfassung: Instabilitätstests

➢ Tab. 12.20

- PAIVMs können in einem geringen Ausmaß für den Einsatz zur Bestätigung einer lumbalen segmentalen Instabilität empfohlen werden. Der Ausschluss einer lumbalen segmentalen Instabilität mittels der PAIVMs kann nicht empfohlen werden. Dies ist auf eine überwiegend sehr schlechte Sensitivität zurückzuführen, während die Spezifität zum Teil hervorragende Werte erreicht.
- Die Validität der PPIVMs und der Kombination von PPIVMs und PAIVMs für die Bestätigung oder den Ausschluss einer lumbalen segmentalen Instabilität sollte in weiteren Studien untersucht werden. Aktuell scheint eine Kombination keinen relevanten Zusatznutzen zum alleinigen Einsatz der PAIVMs zu bringen.
- Für den PLE-Test ist weitere Evidenz mit geringem Verzerrungspotenzial notwendig, um auch stärkere Empfehlungen für den Einsatz zu ermöglichen.
- In ➢ Kap. 17.4.5 wird eine Clinical Prediction Rule zur Identifikation von Patienten mit lumbaler Instabilität vorgestellt, die voraussichtlich von einem Programm mit Stabilisierungsübungen profitieren würden.

12.3 Tests zur lumbalen Bewegungskontrolle

Synonyme/Englisch Movement control tests/motor control tests of the low back.

Patienten mit unspezifischem lumbalem Rückenschmerz haben deutlich häufiger eine Dysfunktion der aktiven Bewegungskontrolle der LWS als Personen ohne LBP, und es wird vermutet, dass Patienten

Tab. 12.20 Empfehlungen für Tests zur lumbalen Instabilität

Kriteriumsvalidität	Bestätigung	Ausschluss
Identifikation einer lumbalen Instabilität		
→ anhand der PPIVMs	k.A.	k.A.
→ anhand der PAIVMs	+	–
→ anhand des PLE-Tests bei LBP | Spondylolisthesis	– | ++	– |++
→ anhand des Prone Instability Test	–	–
Reliabilität	**Intratester**	**Intertester**
Übereinstimmende Beurteilung		
→ der PPIVMs	–/+	–
→ der PAIVMs	+	++ | –/+
→ des PLE-Tests	+	
→ des Prone Instability Test bei akutem | chronischem LBP	k.A. | +	

LBP: Low Back Pain, PAIVMs: Passive Accessory Intervertebral Movements, PLE: Passive Lumbar Extension, PPIVMs: Passive Physiological Intervertebral Movements

–: keine, +: geringe, ++: moderate, +++: starke Empfehlung, –/+: uneinheitliche Studienergebnisse, k.A.: keine Angabe

mit Dysfunktionen der Bewegungskontrolle ihren Rückenschmerz unabsichtlich durch schädliche Bewegungsmuster „unterhalten" (Luomajoki et al. 2007). Luomajoki et al. wählten aus einer Vielzahl vorhandener Tests und ihrer eigenen klinischen Erfahrung sechs richtungsspezifische Assessments aus und fügten diese zu einer einfach durchzuführenden Testbatterie zusammen (Luomajoki et al. 2008, Luomajoki 2012):

1. Kellnerbeuge (waiters bow) als Test für die Flexionskontrolle
2. Beckenkippung (pelvic tilt) als Test für die Extensionskontrolle
3. Einbeinstand (one leg stance) als Test für die Kontrolle in Lateralflexion und Rotation
4. Kniestreckung sitzend (sitting knee extension) als Test für die Flexionskontrolle
5. Verschiebung im Vierfüßlerstand (rocking all four) als Test für die Flexions- und Extensionskontrolle
6. Kniebeugung in Bauchlage (prone knee bending) als Test für die Extensions- und Rotationskontrolle

Jeder einzelne Test der Testbatterie, bei dem der Patient die Bewegung nicht aktiv kontrollieren kann, gilt als positiv. Je mehr Punkte der Patient erreicht, desto schlechter ist die Bewegungskontrolle insgesamt. Da die Testungen richtungsspezifisch sind, lassen sich daraus therapeutische Übungen zur Verbesserung der Kontrolle der spezifischen Bewegungsrichtung(en) ableiten (Luomajoki 2012).

Durchführung

Da die Bewegungen für viele Patienten ungewohnt sind, werden nur klare Bewegungsdysfunktionen als „fehlerhaft ausgeführt" bewertet. Wenn die Bewegung durch einmalige Wiederholung der Instruktion und Korrektur des Therapeuten verbessert werden kann, sollte der Therapeut kritisch bewerten, ob es sich tatsächlich um eine Bewegungsdysfunktion handelt (Luomajoki et al. 2007).

Kellnerbeuge Der Patient steht aufrecht und wird aufgefordert, die Hüfte zu flektieren, ohne gleichzeitige Flexion der LWS. Leichte Knieflexion ist erlaubt.

- Korrekte Ausführung: Hüftflexion von 50–70° ist möglich ohne Flexion der LWS.
- Auffällige Ausführung: Hüftflexion ohne Bewegung der LWS ist nur bis zu einem Winkel von < 50° oder gar nicht möglich.

Beckenkippung Der Patient steht aufrecht und wird aufgefordert, sein Becken nach dorsal zu kippen.

- Korrekte Ausführung: Mittels Aktivität der Glutealmuskulatur wird die LWS in Flexion bewegt, während die BWS in Neutralstellung bleibt.
- Auffällige Ausführung: keine Aktivität der Glutealmuskulatur und damit keine Beckenkippung und Flexion der LWS oder kompensatorische Flexion der BWS.

Einbeinstand Der Patient steht aufrecht mit einer Spurbreite, die einem Drittel des Trochanterabstands entspricht. Aus dieser Stellung nimmt der Patient nacheinander einen Einbeinstand links/rechts ein. Der Therapeut misst die Verschiebung des Bauchnabels nach lateral beim Wechsel vom Zwei- in den Einbeinstand.

- Korrekte Ausführung: symmetrischer Abstand rechts und links (≤ 2 cm).
- Auffällige Ausführung: mehr als 10 cm Lateralverschiebung oder mehr als 2 cm Seitenunterschied.

Kniestreckung sitzend Der Patient sitzt aufrecht mit aufliegendem Oberschenkel und korrekter Lumballordose auf der Behandlungsbank und wird aufgefordert, ein Knie zu extendieren.

- Korrekte Ausführung: Knieextension ist unter Beibehaltung der aufrecht sitzenden Position möglich.
- Auffällige Ausführung: Knieextension ist nur mit gleichzeitiger Flexion der LWS möglich.

Verschiebung im Vierfüßlerstand Der Patient steht im Vierfüßlerstand, das Hüftgelenk befindet sich über den Knien und das Schultergelenk über den Händen. Zur Überprüfung der Flexionskontrolle wird der Patient aufgefordert, sein Becken nach hinten unten zu verschieben (Hüftflexion), während die Wirbelsäule in Neutralstellung bleibt.

- Korrekte Ausführung: 120° Hüftflexion sind möglich, ohne dass die LWS flektiert wird.
- Auffällige Ausführung: Hüftflexion ist nur mit flektierter LWS möglich (meist vom Patienten unbemerkt).

Zur Überprüfung der Extensionskontrolle soll der Patient sein Becken nach vorne bewegen (Hüftextension), ohne dass die Wirbelsäule extendiert wird.

- Korrekte Ausführung: Die Extension der Hüfte ist möglich, ohne dass die LWS gleichzeitig extendiert wird.
- Auffällige Ausführung: Die Extension der Hüfte ist nur mit gleichzeitiger Extension der LWS möglich.

Kniebeugung in Bauchlage Der Patient liegt in Bauchlage auf der Behandlungsbank und wird aufgefordert, sein Kniegelenk zu flektieren, ohne dass sich die Wirbelsäule bewegt.

- Korrekte Ausführung: Mindestens 90° aktive Knieflexion sind ohne Extension oder Rotation der LWS/des Beckens möglich.
- Auffällige Ausführung: Mit der Knieflexion wird die LWS extendiert und/oder das Becken rotiert.

12

Tab. 12.21 Reliabilität der Testungen der lumbalen Bewegungskontrolle

Studie	Studienpopulation	RoB	Test	Intratester	Intertester
Luomajoki et al. 2007	n = 40 (26 w), Alter (ø): 52,1; LBP (n = 27), andere muskuloskelettale Probleme (n = 13)	▣	Kellnerbeuge	κ = 0,88	κ = 0,62
			Beckenkippung	κ = 0,80	κ = 0,65
			Einbeinstand	κ = 0,76	κ = 0,54
			Kniestreckung	κ = 0,95	κ = 0,72
			4-Füßler Flex	κ = 0,72	κ = 0,57
			4-Füßler Ext	κ = 0,51	κ = 0,68
			BL Knieflex ohne LWS-Ext	κ = 0,70	κ = 0,47
			BL Knieflex ohne LWS-Rot	κ = 0,78	κ = 0,58
Roussel et al. 2009	n = 27; chronischer LBP	▣	Kellnerbeuge	k.A.	κ = 0,78
Tegern et al. 2018	Intertester: n = 37 (14 w), Alter (ø): 35,8; Intratester: n = 45 (13 w), Alter (ø): 35; Soldaten und zivile Mitarbeiter des Militärs mit/ohne muskuloskelettale Beschwerden	▣	Kellnerbeuge*	κ = 0,42	κ = 0,68
			Beckenkippung*	κ = 0,69	κ = 0,78
			Kniestreckung	κ = 0,57	κ = 0,73
			4-Füßler Ext	κ = 0,42	κ = 0,24

Alter (ø): mittleres Alter in Jahren in Jahren, BL: Bauchlage, Ext: Extension, Flex: Flexion, κ: Kappa-Koeffizient, n: Anzahl der untersuchten Personen, k.A.: keine Angabe, LBP: Low Back Pain, RoB: Risk of Bias, Rot: Rotation,w: weiblich
□: hohes Risiko/klinisch nicht relevant, □: geringes Risiko/klinisch relevant, □: unklares Risiko/moderat klinisch relevant
* Ausführung im Sitzen

Zusammenfassung der Evidenz

➤ Tab. 12.21

Empfehlungen

➤ Tab. 12.22

- Der Einsatz der Testbatterie zur lumbalen Bewegungskontrolle von Luomajoki kann bezüglich der Reliabilität in einem moderaten Ausmaß zur Verlaufskontrolle empfohlen werden. Dies gilt auch, wenn verschiedene Therapeuten an der Behandlung und Verlaufsdokumentation beteiligt sind.
- Die Validität von Testbatterien oder einzelnen Tests zur lumbalen Bewegungskontrolle wurde weitaus seltener in Studien überprüft als die Reliabilität. Grundsätzlich wird der Einsatz aufgrund der Multidimensionalität von Einschränkungen der Bewegungskontrolle (in die verschiedenen Bewegungsrichtungen) nur in Form einer Testbatterie mit mindestens einem Test je Bewegungsrichtung empfohlen (Adelt et al. 2021). Es konnte keine Studie identifiziert werden, in der die Konstrukt- oder Kriteriumsvalidität der Testbatterie nach Luomajoki untersucht wurde. Adelt et al. überprüften die Konstruktvalidität einer Testbatterie aus 13 richtungsspezifischen Tests zur Bewegungskontrolle mittels Item-Response-Theorie und konnten insgesamt eine gute Validität ermitteln. Biele et al. überprüften die Validität einer Testbatterie aus 10 Tests zur Bewegungskontrolle und konnten einen optimalen Cut-off von drei auffälligen Tests zur Identifikation von LBP-Patienten ermitteln (Biele et al. 2019). Die Zusammenstellung einer konsentierten Testbatterie aus richtungsspezifischen Einzeltestungen, deren Reliabilität und Validität in verschiedenen Studien überprüft wird, wäre für den evidenzbasierten Einsatz in der Praxis wünschenswert.
- Führen die Patienten richtungsspezifische Übungen entsprechend den Testergebnissen durch, scheinen sich die Bewegungskontrolle und funktionelle Outcomes um 40–60 % verbessern zu lassen (Luomajoki 2012). Weitere Evidenz aus RCTs ist notwendig, um diese ersten Hinweise bestätigen zu können.

Tab. 12.22 Empfehlungen zur Testung der LWS-Bewegungskontrolle

Reliabilität	Intratester	Intertester
Kellnerbeuge	++	++
Beckenkippung	++	++
Einbeinstand	++	+
Kniestreckung	++	++
Vierfüßlerstand Flexion	++	+
Vierfüßlerstand Extension	+	++
BL Knieflexion (ohne LWS-Extension)	++	+
BL Knieflexion (ohne LWS-Rotation)	++	+

BL: Bauchlage, LWS: Lendenwirbelsäule
–: keine, +: geringe, ++: moderate, +++: starke Empfehlung, k.A.: keine Angabe

12.4 Neurodynamische Testungen

Neurodynamische Testungen dienen der Untersuchung der Anpassungsfähigkeit an Bewegungen, der Beweglichkeit und der Mechanosensitivität des peripheren Nervensystems (Butler 1995, Shacklock 1995). Sie beruhen auf der Grundlage, dass das gesamte

Nervensystem des Körpers ein Kontinuum ist, in dem weiterlaufende Bewegungen stattfinden können. So ist es möglich, dass kleine Läsionen peripherer Nerven (z. B. eine Nervenwurzelkompression durch eine Diskushernie) eine reduzierte Beweglichkeit und Veränderungen der Sensitivität verursachen (Moog und v. Piekartz 2004, Bucher-Dollenz 2013).

Neurodynamische Testungen werden angewendet, wenn aus der Anamnese und körperlichen Untersuchung des Patienten ein Verdacht auf einen peripher neurogenen Schmerz besteht. Moog und v. Piekartz formulierten folgende typische Symptome für neurogene Schmerzen:

- Schmerzausbreitung im Innervationsgebiet eines Nervs oder linien-/fleckenförmig entlang seines Verlaufs
- Schmerzqualität brennend, ziehend, „elektrisch" und häufig mit Parästhesien
- Schmerzverhalten: nachträgliche Schmerzentladung nach einem Reiz, häufig erst zwei bis drei Wochen nach einer Verletzung; Linderung/Provokation durch bestimmte Bewegungen und Haltungen, häufig verstärkt durch Stress

12.4.1 Straight Leg Raise (SLR)

Synonyme/Englisch Lasègue-Zeichen, Lasègue-Test, Lasegue's Sign

Der Straight Leg Raise (SLR) ist ein neurodynamischer Test für die Nervenwurzeln L4–S3 und den N. ischiadicus (Bucher-Dollenz 2013).

Durchführung

1. Der Patient liegt in Hüft- und Rumpf-Neutralstellung in Rückenlage auf der Behandlungsbank, möglichst nah am Therapeuten. Der Therapeut legt eine Hand unter die Achillessehne und die andere oberhalb des Kniegelenks auf das zu testende Bein.
2. Das Bein wird nun passiv vom Untersucher von der Bank angehoben, wobei die Hand über dem Knie eine Knieflexion verhindert. Die Bewegung wird gestoppt, wenn die Symptome des Patienten reproduziert werden oder ein „normales" Bewegungsausmaß erreicht ist.
3. Beweglichkeit, Symptomreaktion und eintretender Widerstand während der Bewegung werden mit denen des (vorher getesteten) anderen Beins und mit Normwerten verglichen.

Hinweise: Wenn möglich, sollte eine neutrale Stellung der Halswirbelsäule angestrebt werden, da unterschiedliche Stellungen zu unterschiedlicher Spannung auf das gesamte Nervensystem und damit zu unterschiedlichen Symptomreaktionen führen können. Ist ein Kissen notwendig, muss bei einer Testwiederholung dasselbe Kissen genutzt werden, um eine Ergebnisverfälschung zu vermeiden.

Bei deutlicher Einschränkung der Beweglichkeit kann zur Dokumentation der Abstand zwischen der Ferse des getesteten Beins und der Bank mit einem Maßband gemessen werden. Auch eine Messung des erreichten Hüftwinkels mittels eines Goniometers ist möglich, durch einen allein arbeitenden Therapeuten aber meist schwierig durchzuführen.

Ein während der Durchführung des SLR ausgelöstes Symptom kann neurodynamisch (neurale Strukturen) oder muskuloskelettal bedingt sein. Um zwischen dem Nervensystem und anderen Strukturen als Ursache der Problematik zu differenzieren, können je nach Ort der Symptomreaktion verschiedene sensibilisierende Bewegungen durchgeführt werden, welche das Nervensystem unter mehr bzw. weniger Spannung setzen. Zwischen dem Symptombereich und der zur Differenzierung eingesetzten Bewegung muss dabei immer mindestens ein Gelenk liegen (Bucher-Dollenz 2013):

- Dorsalextension und Eversion des Sprunggelenks (N. tibialis)/ Dorsalextension und Inversion (N. suralis)/Plantarflexion und Inversion des Sprunggelenks (N. peroneus communis) verstärken die Spannung in den genannten Nerven.
- Innenrotation und Adduktion des Hüftgelenks verstärken die Spannung im Nervensystem.
- Lumbale und thorakale Lateralflexion zur Gegenseite verstärkt die Spannung im Nervensystem.
- Passive Flexion der Halswirbelsäule verstärkt die Spannung im Nervensystem.

Zusammenfassung der Evidenz

➢ Tab. 12.23
➢ Tab. 12.24

Empfehlungen

➢ Tab. 12.25

Es konnte gezeigt werden, dass mit steigendem Alter die Sensitivität des SLR zur Diagnostik einer lumbalen Diskushernie (also die Wahrscheinlichkeit eines positiven Testergebnisses bei tatsächlich Betroffenen) abnimmt, während die Spezifität (also die Wahrscheinlichkeit eines negativen Testergebnissen bei tatsächlich nicht Betroffenen) zunimmt (Capra et al. 2011).

12.4.2 Slump Test

Der Slump Test ist ein neurodynamischer Test für die gesamte Neuraxis und spezifisch für den N. ischiadicus (Bucher-Dollenz 2013).

Durchführung

1. Der Patient sitzt mit komplett aufliegenden Oberschenkeln und geschlossenen Knien am Ende der Behandlungsbank und legt die Hände locker hinter sich auf der Bank ab. Der Therapeut steht unmittelbar neben dem Patienten.
2. Der Patient soll in sich zusammensacken („slump"), wobei die Halswirbelsäule vom Untersucher in Neutralstellung gehalten wird. Das Sakrum wird zur Standardisierung der Ausführung senkrecht im Raum eingestellt. Durch die Auflage des Arms im Bereich des zervikothorakalen Übergangs kann vom Therapeuten ein Überdruck gegeben werden, der den Patienten einerseits fixiert und andererseits wie einen Bogen spannt.

Tab. 12.23 Validität des Straight Leg Raise

Studie	Studienpopulation	Referenz	RoB	Maßzahl
Konstruktvalidität				
Assoziation mit der Lebensqualität				
Ekedahl et al. 2010	n = 75 (33 w), Alter (ø): 45,5; akuter LBP mit oder ohne radikulären Schmerz	RMDQ	•	Ohne radikulären Schmerz: r_P = 0,09–0,48 Mit radikulärem Schmerz: r_P = 0,28–0,60
Kriteriumsvalidität				
Identifikation einer lumbalen (Diskushernie mit) Radikulopathie				
Majlesi et al. 2008	n = 75 (20 w), Alter (ø): 39; LBP mit/ohne radikulären Schmerz	MRT	•	Ohne Nervenwurzelkompression: LR^+ = 4,72 LR^- = 0,54 Mit Nervenwurzelkompression: LR^+ = 7,00 LR^- = 0,18
Capra et al. 2011	n = 2352 (1120 w), Alter (ø): 49; radikulärer Schmerz mit/ohne LBP	MRT	•	Nervenwurzelkompression: LR^+ = 1,19 LR^- = 0,92 Nervenwurzelkompression mit neurologischen Ausfällen: LR^+ = 2,13 LR^- = 0,73
Suri et al. 2011	n = 54 (13 w), Alter (ø): 54,5; radikulärer Schmerz mit/ohne neurologische Symptome	MRT	•	Nervenwurzelkompression: LR^+ = 4,30 LR^- = 0,37
Ekedahl et al. 2018	n = 99 (54 w), Alter (ø): 58; lumbaler radikulärer Schmerz	MRT	•	LR^+ = 1,26 LR^- = 0,77
González Espinosa de Los Monteros et al. 2020	n = 228; LBP mit radikulärem Schmerz	MRT	•	LR^+ = 3,24 LR^- = 0,22
Änderungssensitivität				
Assoziation mit Veränderungen der Lebensqualität nach 4 Wochen				
Ekedahl et al. 2012	n = 65 (35 w), Alter (ø): 45; akuter LBP mit oder ohne radikulären Schmerz	RMDQ	•	*Veränderung nach 4 Wo.:* Ohne radikulären Schmerz: r_P = 0,13 Mit radikulärem Schmerz: r_P = 0,28

Alter (ø): mittleres Alter in Jahren, LBP: Low Back Pain, LR^+: positive Likelihood-Ratio, LR^-: negative Likelihood-Ratio, MRT: Magnetresonanztomografie, n: Anzahl der untersuchten Personen, RMDQ: Roland-Morris-Disability-Questionnaire, RoB: Risk of Bias, R_P: Korrelationskoeffizient nach Pearson, w: weiblich
□: hohes Risiko/klinisch nicht relevant, □: geringes Risiko/klinisch relevant, □: unklares Risiko/moderat klinisch relevant

Tab. 12.24 Reliabilität des Straight Leg Raise

Studie	Studienpopulation	RoB	Intratester	Intertester
Reliabilität				
Vroomen et al. 2000	n = 284 (136 w), Alter (ø): 46; LBP mit ausstrahlendem Schmerz in die untere Extremität	•	k.A.	κ = 0,68
Paatelma et al. 2010	n = 15 (11 w), Alter (ø): 37,9; LBP	•	κ = 0,78	κ = 0,78
Rabin et al. 2007	n = 71; LBP	•	κ = 0,69	k.A.
McCarthy et al. 2007	n = 301 (162 w), Alter (ø): 42; LBP mit/ohne Schmerz der unteren Extremität	•	k.A.	κ = 0,67
Messfehler				
Ekedahl et al. 2012	n = 65 (35 w), Alter (ø): 45; akuter LBP mit oder ohne radikulären Schmerz	•	MDC = 5,7°	

Alter (ø): mittleres Alter in Jahren in Jahren, κ: Kappa-Quotient, k.A.: keine Angabe, LBP: Low Back Pain,MDC: Minimal Detectable Change, n: Anzahl der untersuchten Personen, RoB: Risk of Bias, w: weiblich
□: hohes Risiko/klinisch nicht relevant, □: geringes Risiko/klinisch relevant, □: unklares Risiko/moderat klinisch relevant

Tab. 12.25 Empfehlungen zum Straight Leg Raise (SLR)

Kriteriumsvalidität	Bestätigung	Ausschluss
Identifikation einer lumbalen Diskushernie		
→ bei LBP	–/+	–
→ bei LBP mit radikulärem Schmerz	+	+
Konstruktvalidität		
Klinisch bedeutsame Zusammenhänge zwischen SLR und Lebensqualität		
→ bei LBP		–
→ bei LBP mit radikulärem Schmerz		–/+
Änderungssensitivität		
Detektion des klinischen Verlaufs (Verbesserung der Lebensqualität)		
→ bei LBP		–
→ bei LBP mit radikulärem Schmerz		–
Reliabilität	**Intratester**	**Intertester**
Übereinstimmende Beurteilung des Straight Leg Raise Test		
→ bei LBP	++	++
→ bei LBP mit radikulärem Schmerz	k.A.	++

LBP: Low Back Pain, SLR: Straight Leg Raise
–: keine, +: geringe, ++: moderate, +++: starke Empfehlung, k.A.: keine Angabe

3. Der Patient wird gebeten, den Nacken zu flektieren, also das Kinn zum Brustkorb zu führen. Nach Abfrage einer möglicherweise vorhandenen Symptomantwort gibt der Therapeut noch einen zusätzlichen Überdruck in die gleiche Bewegungsrichtung.
4. Der Patient streckt aktiv das Knie der symptomfreien Seite. Wenn es keine symptomdominante Seite gibt, kann beispielsweise immer die linke als erstes getestet werden, um die Dokumentation zu erleichtern. Nach Abfrage der jetzt aktuellen Symptome folgt die Aufforderung zur Dorsalextension des Fußes derselben Seite.
5. Der Therapeut löst langsam die Nackenflexion und fordert den Patienten auf, Veränderungen der Symptome genau anzugeben. Bei Abnahme der Symptome nach Auflösung der Nackenflexion ist eine neurale Beteiligung an der Problematik wahrscheinlich.
6. Punkt 4 und 5 werden für das andere Bein wiederholt, wobei die Schmerzreaktion und das Bewegungsausmaß mit der zuerst getesteten Seite verglichen werden.
7. Aus der zusammengesackten Position mit Nackenflexion werden beide Beine gestreckt und die Reaktion auf die Auflösung der Nackenflexion wird beobachtet. Es sollte hier besonders auf eine Asymmetrie im Bewegungsausmaß der Knieextension geachtet werden.

Allgemein gilt, dass der Slump Test positiv ist, wenn sich bekannte Symptome des Patienten auslösen lassen, diese Symptome durch die Auflösung der Nackenflexion beeinflussbar sind und ein deutlicher Seitenunterschied in der Knieextension besteht.

Zusammenfassung der Evidenz

➤ Tab. 12.26
➤ Tab. 12.27

Empfehlungen

➤ Tab. 12.28

12.4.3 Prone Knee Bend Test

Synonyme/Englisch Femoral Nerve Stretch Test.

Tab. 12.26 Validität des Slump-Tests

Studie	Studienpopulation	Referenz	RoB	Maßzahl
Kriteriumsvalidität				
Identifikation einer lumbalen (Diskushernie mit) Radikulopathie				
Majlesi et al. 2008	n = 75 (20 w), Alter (ø): 39; LBP mit/ohne radikulären Schmerz	MRT	▪ (gelb)	Ohne Nervenwurzelkompression: LR^+ = 4,94 LR^- = 0,19 Mit Nervenwurzelkompression: LR^+ = 8,40 LR^- = 0,18
Urban und MacNeil 2015	n = 21 (11 w), Alter (ø): 44; LBP mit/ohne radikulären Schmerz	Neurologische Untersuchung	▪ (gelb)	LR^+ = 3,03 LR^- = 0,13
Ekedahl et al. 2018	n = 99 (54 w), Alter (ø): 58; lumbaler radikulärer Schmerz	MRT	▪ (gelb)	LR^+ = 1,22 LR^- = 0,61
González Espinosa de los Monteros et al. 2020	n = 206; LBP mit radikulärem Schmerz	MRT	▪ (grün)	LR^+ = 3,61 LR^- = 0,25

Alter (ø): mittleres Alter in Jahren, LBP: Low Back Pain, LR^+: positive Likelihood-Ratio, LR^-: negative Likelihood-Ratio, MRT: Magnetresonanztomografie, n: Anzahl der untersuchten Personen, RoB: Risk of Bias, w: weiblich
▪ (rot): hohes Risiko/klinisch nicht relevant, ▪ (grün): geringes Risiko/klinisch relevant, ▪ (gelb): unklares Risiko/moderat klinisch relevant

Tab. 12.27 Reliabilität des Slump Test

Studie	Studienpopulation	RoB	Intratester	Intertester
Paatelma et al. 2010	n = 15 (11 w), Alter (ø): 37,9; LBP	•	κ = 0,24	κ = 0,25
Philip et al. 1989	n = 9; LBP mit/ohne Schmerz der unteren Extremität	•	k.A.	κ = 0,76

Alter (ø): mittleres Alter in Jahren, LBP: Low Back Pain, κ: Kappa-Koeffizient, k.A.: keine Angabe, n: Anzahl der untersuchten Personen, RoB: Risk of Bias, w: weiblich
: hohes Risiko/klinisch nicht relevant, : geringes Risiko/klinisch relevant, : unklares Risiko/moderat klinisch relevant

Tab. 12.28 Empfehlungen zum Slump Test

Kriteriumsvalidität	Bestätigung	Ausschluss
Identifikation einer lumbalen Diskushernie →bei LBP →bei LBP mit radikulärem Schmerz	 + +	 + +
Reliabilität	**Intratester**	**Intertester**
Übereinstimmende Beurteilung des Slump Test →bei LBP →bei LBP mit radikulärem Schmerz	 – k.A.	 – +

LBP: Low Back Pain
–: keine, +: geringe, ++: moderate, +++: starke Empfehlung, k.A.: keine Angabe

Der Prone Knee Band Test ist ein Test für die Nervenwurzeln L2–L4 und den N. femoralis. Er wird bei Beschwerden im ventralen Oberschenkel- und/oder Kniegelenksbereich angewendet, wenn der Verdacht auf eine neurale Ursache oder Beteiligung besteht (Horre 2015).

Durchführung

Der Patient befindet sich in Bauchlage mit zur betroffenen Seite rotiertem Kopf. Die Arme liegen entspannt neben dem Körper. Der Therapeut steht auf der betroffenen Seite des Patienten und stabilisiert mit der proximalen Hand das Sakrum. Mit der distalen Hand umgreift er den distalen Unterschenkel des betroffenen Beines und flektiert das Kniegelenk passiv bis zum Widerstand oder zum Eintreten eines Symptoms.

Der Test gilt als positiv, wenn auf der betroffenen Seite eine geringere Knieflexion möglich ist als auf der nicht betroffenen Seite oder die aus der Anamnese ermittelten Symptome ausgelöst werden. Zur Sicherung der Diagnose eines neuralen Problems wird die anschließende Durchführung des *Femoral Slump Test* (➤ Kap. 12.4.4) empfohlen (Horre 2015).

Zusammenfassung der Evidenz

➤ Tab. 12.29
➤ Tab. 12.30

Tab. 12.29 Validität des Prone Knee Bend Test

Studie	Studienpopulation	Referenz	RoB	Maßzahl
Kriteriumsvalidität				
Identifikation einer lumbalen (Diskushernie mit) Radikulopathie				
Suri et al. 2011	n = 54 (13 w), Alter (ø): 54,5; lumbaler radikulärer Schmerz	MRT	•	$LR^+ = \infty$ $LR^- = 0{,}50$
Ekedahl et al. 2018	n = 18; lumbaler radikulärer Schmerz	MRT	•	$LR^+ = 1{,}18$ $LR^- = 0{,}90$

Alter (ø): mittleres Alter in Jahren, LR^+: positive Likelihood-Ratio, LR^-: negative Likelihood-Ratio, MRT: Magnetresonanztomografie, n: Anzahl der untersuchten Personen, RoB: Risk of Bias, w: weiblich
: hohes Risiko/klinisch nicht relevant, : geringes Risiko/klinisch relevant, : unklares Risiko/moderat klinisch relevant

Tab. 12.30 Reliabilität des Prone Knee Bend Test

Studie	Studienpopulation	RoB	Intratester	Intertester
McCarthy et al. 2007	n = 301 (162 w), Alter (ø): 42; LBP mit/ohne Schmerz der unteren Extremität	•	k.A.	κ = 0,38

Alter (ø): mittleres Alter in Jahren, LBP: Low Back Pain, κ: Kappa-Koeffizient, k.A.: keine Angabe, n: Anzahl der untersuchten Personen, RoB: Risk of Bias, w: weiblich
: hohes Risiko/klinisch nicht relevant, : geringes Risiko/klinisch relevant, : unklares Risiko/moderat klinisch relevant

Tab. 12.31 Empfehlungen zum Prone Knee Bend Test

Kriteriumsvalidität	Bestätigung	Ausschluss
Identifikation einer lumbalen Diskushernie bei LBP mit radikulärem Schmerz	++	+
Reliabilität	**Intratester**	**Intertester**
Übereinstimmende Beurteilung des Prone Knee Bend Test	k.A.	–

LBP: Low Back Pain, PKB: Prone Knee Bend
–: keine, +: geringe, ++: moderate, +++: starke Empfehlung, k.A.: keine Angabe

Empfehlungen

➤ Tab. 12.31

12.4.4 Femoral Slump Test

Synonyme/Englisch Slump Knee Bend Test.

Der Femoral Slump Test ist ein Test für die Nervenwurzeln L2–L4 und den N. femoralis. Er wird bei Beschwerden im ventralen Oberschenkel- und oder Kniegelenksbereich angewendet, wenn der Verdacht auf eine neurale Ursache oder Beteiligung besteht, und sollte als Ergänzung zum Prone Knee Bend Test durchgeführt werden (Horre 2015).

Durchführung

Der Patient liegt in Seitenlage auf seiner nicht betroffenen Seite mit maximal flektierter BWS und HWS sowie maximal gebeugtem Hüftgelenk des unten liegenden Beins. Der Therapeut sitzt auf der Behandlungsbank mit Blick auf die ventrale Seite des Patienten, wobei seine proximale Hand an der LWS des Patienten liegt und die distale den Unterschenkel des oben liegenden Beins umfasst. Der unten liegende Fuß des Patienten wird an die Hüfte des Therapeuten „gestellt", sodass die maximale Hüftflexionsposition erhalten bleibt. Der Therapeut extendiert das oben liegende Hüftgelenk, bis er unter seiner distalen Hand eine weiterlaufende Bewegung in der LWS spürt. Danach wird das symptomatische Bein langsam im Kniegelenk extendiert. Sobald die Symptome des Patienten auftreten, soll der Patient seine HWS extendieren.

Verändert die Extensionsbewegung der HWS die Symptome, gilt der Test als positiv und es ist demnach wahrscheinlich, dass das Nervensystem an den Beschwerden des Patienten beteiligt ist.

Zusammenfassung der Evidenz

➤ Tab. 12.32
➤ Tab. 12.33

Tab. 12.32 Validität des Femoral Slump Test

Studie	Studienpopulation	Referenz	RoB	Maßzahl
Kriteriumsvalidität				
Identifikation einer lumbalen (Diskushernie mit) Radikulopathie				
Trainor und Pinnington 2011	n = 16* (9 w), Alter (ø): 49; lumbaler radikulärer Schmerz	MRT	● (gelb)	LR^+ = 6,00 LR^- = 0,00

Alter (ø): mittleres Alter in Jahren, LR^+: positive Likelihood-Ratio, LR^-: negative Likelihood-Ratio, MRT: Magnetresonanztomografie, n: Anzahl der untersuchten Personen, RoB: Risk of Bias, w: weiblich
■ (rot): hohes Risiko/klinisch nicht relevant, ■ (grün): geringes Risiko/klinisch relevant, ■ (gelb): unklares Risiko/moderat klinisch relevant
* Aufgrund der geringen Probandenzahl von 16 Patienten sind die Ergebnisse der Studie von Trainor und Pinnington 2011 mit Vorsicht zu interpretieren (das Konfidenzintervall beträgt für LR^+ 1,58–19,4, für LR^- 0–0,6).

Tab. 12.33 Reliabilität des Femoral Slump Test

Studie	Studienpopulation	RoB	Intertester
Trainor und Pinnington 2011	n = 16* (9 w), Alter (ø): 49; lumbaler radikulärer Schmerz	● (gelb)	κ = 0,71

Alter (ø): mittleres Alter in Jahren, κ: Kappa-Quotient, n: Anzahl der untersuchten Personen, RoB: Risk of Bias, w: weiblich
■ (rot): hohes Risiko/klinisch nicht relevant, ■ (grün): geringes Risiko/klinisch relevant, ■ (gelb): unklares Risiko/moderat klinisch relevant
* Aufgrund der geringen Probandenzahl von 16 Patienten ist das Ergebnis der Studie von Trainor und Pinnington 2011 mit Vorsicht zu interpretieren (Konfidenzintervall 0,33–1,0).

Empfehlungen

➤ Tab. 12.34

12.4.5 Zusammenfassung: neurodynamische Testungen

➤ Tab. 12.35

- Die zusammenfassenden Empfehlungen gelten für Patienten mit LBP und radikulärer Ausstrahlung, also die Patientenpopulation, bei denen die Testungen in der Praxis auch am ehesten angewendet werden.
- Die Empfehlungen für den Einsatz zur Bestätigung oder zum Ausschluss einer lumbalen Diskushernie fallen für alle Assessments relativ homogen in einem geringen Bereich aus. Während dieses Ergebnis für den SLR und Slump aber schon auf mehreren

Tab. 12.34 Empfehlungen zum Femoral Slump Test bei LBP mit radikulärem Schmerz

Kriteriumsvalidität	Bestätigung	Ausschluss
Identifikation einer lumbalen Diskushernie	+	+
Reliabilität	**Intratester**	**Intertester**
Übereinstimmende Beurteilung des Femoral Slump Test	k.A.	+

LBP: Low Back Pain
–: keine, +: geringe, ++: moderate, +++: starke Empfehlung, k.A.: keine Angabe

Tab. 12.35 Empfehlungen für neurodynamische Testungen bei LBP mit radikulärer Ausstrahlung

Kriteriumsvalidität	Bestätigung	Ausschluss
Identifikation einer lumbalen Diskushernie		
→ anhand des Straight Leg Raise Test	+	+
→ anhand des Slump Test	+	+
→ anhand des Prone Knee Bend Test	++	+
→ anhand des Femoral Slump Test	+	+
Konstruktvalidität		
Klinisch bedeutsame Zusammenhänge zwischen SLR und Lebensqualität		–/+
Änderungssensitivität		
Detektion des klinischen Verlaufs (Verbesserung der Lebensqualität) anhand des Straight Leg Raise Test		–
Reliabilität	**Intratester**	**Intertester**
Übereinstimmende Beurteilung		
→ des Straight Leg Raise Test	k.A.	++
→ des Slump Test	k.A.	+
→ des Prone Knee Bend Test	k.A.	–
→ des Femoral Slump Test	k.A.	+

LBP: Low Back Pain, SLR: Straight Leg Raise Test
–: keine, +: geringe, ++: moderate, +++: starke Empfehlung, k.A.: keine Angabe

Studien mit geringem RoB beruht, konnten die Empfehlungen für den PKB und Femoral Slump nur aufgrund höchstens einer Studie mit geringem RoB gebildet werden. Weitere Evidenz mit geringem Verzerrungspotenzial ist nötig, um überprüfen zu können, inwieweit der PKB und Femoral Slump dem SLR und Slump Test als diagnostisches Assessment überlegen sein könnten.
- Bei der Behandlung durch verschiedene Therapeuten sollte nach aktuellem Kenntnisstand zu den hier untersuchten Assessments der SLR genutzt werden. Für den PKB und den Femoral Slump konnte je nur eine Studie identifiziert werden. Weitere Evidenz mit geringem RoB wäre für alle Assessments nötig, um das beste klinische Instrument zu bestimmen und eventuell auch eine starke Empfehlung aussprechen zu können.

12.5 Zusammenfassung

Die folgende ➤ Tab. 12.36 gibt eine Übersicht zu den evidenzbasierten Empfehlungen für den Einsatz der inkludierten Assessments der einzelnen Untersuchungsdimensionen an der LWS. Aus Gründen der Übersichtlichkeit werden nur die zentralen Ergebnisse häufig zu untersuchender Populationen und Beschwerden dargestellt. Für spezifische Informationen sei auf die jeweiligen ausführlichen Beschreibungen in ➤ Kap. 12.1 bis 12.4 verwiesen.
LBP ist häufig multifaktoriell bedingt und in 90–95 % nicht auf eine spezifische Ursache zurückzuführen (Bardin et al. 2017). Assessments für Beschwerden der Lendenwirbelsäule sind aus diesem Grund nur selten erkrankungsspezifisch, sondern dienen vielmehr der Identifikation beitragender Strukturen, der Beschreibung des klinischen Erscheinungsbilds und der Verlaufsdokumentation. Das Ausmaß, in dem die Assessments für den Einsatz in der physiotherapeutischen Praxis empfohlen werden können, ist sehr heterogen. Etablierte Testungen des Bewegungsausmaßes und der Neurodynamik, wie der Finger-Boden-Abstand und der Straight-Leg-Raise-

Tab. 12.36 Dimensionen mit Empfehlungen zu den inkludierten Assessments

Bewegungsausmaß

- *Finger-Boden-Abstand bei LBP*
  Bestätigung/Ausschluss einer spezifischen Pathologie: k.A.
  Zusammenhang mit Mobilität: +
  Detektion relevanter Verbesserung der Mobilität: +
  Verlaufskontrolle (Intratester-Reliabilität): ++
  Übereinstimmung zwischen Untersuchern: ++
- *Schober-Test bei Spondylitis ankylosans*
  Bestätigung/Ausschluss einer spezifischen Pathologie: k.A.
  Zusammenhang mit Mobilität: –
  Detektion relevanter Verbesserung der Mobilität: k.A.
  Verlaufskontrolle (Intratester-Reliabilität): ++
  Übereinstimmung zwischen Untersuchern: ++
- *Passive Accessory Intervertebral Movements bei LBP (segmentale Mobilität)*
  Bestätigung/Ausschluss einer spezifischen Pathologie: k.A.
  Zusammenhang mit Mobilität: k.A.
  Detektion relevanter Verbesserung der Mobilität: k.A.
  Verlaufskontrolle (Intratester-Reliabilität): +
  Übereinstimmung zwischen Untersuchern: –

Symptomreproduktion

- *Passive Accessory Intervertebral Movements bei LBP*
  Bestätigung/Ausschluss einer spezifischen Pathologie: k.A.
  Zusammenhang mit Symptomen: k.A.
  Detektion relevanter Verbesserung der Symptome: k.A.
  Verlaufskontrolle (Intratester-Reliabilität): k.A.
  Übereinstimmung zwischen Untersuchern: +

Tab. 12.36 Dimensionen mit Empfehlungen zu den inkludierten Assessments *(Forts.)*

Lumbale Instabilität

- *Passive Physiological Intervertebral Movements bei LBP*
  Bestätigung einer lumbalen Instabilität: k.A.
  Ausschluss einer lumbalen Instabilität: k.A.
  Verlaufskontrolle (Intratester-Reliabilität): –/+
  Übereinstimmung zwischen Untersuchern: –
- *Passive Accessory Intervertebral Movements bei LBP*
  Bestätigung einer lumbalen Instabilität: +
  Ausschluss einer lumbalen Instabilität: –
  Verlaufskontrolle (Intratester-Reliabilität): +
  Übereinstimmung zwischen Untersuchern: +
- *Prone Instability Test bei akutem LBP*
  Bestätigung einer lumbalen Instabilität: –
  Ausschluss einer lumbalen Instabilität: –
  Verlaufskontrolle (Intratester-Reliabilität): k.A.
  Übereinstimmung zwischen Untersuchern: ++
- *Passive Lumbar Extension Test bei LBP*
  Bestätigung einer lumbalen Instabilität: –
  Ausschluss einer lumbalen Instabilität: –
  Verlaufskontrolle (Intratester-Reliabilität): k.A.
  Übereinstimmung zwischen Untersuchern: +

Lumbale Bewegungskontrolle

- *8 untersuchte Tests bei LBP*
  Bestätigung/Ausschluss einer spezifischen Pathologie: k.A.
  Zusammenhang mit Bewegungskontrolle: k.A.
  Detektion relevanter Verbesserung der Bewegungskontrolle: k.A.
  Verlaufskontrolle (Intratester-Reliabilität): ++
  Übereinstimmung zwischen Untersuchern: +/++

Neurodynamik

- *Straight Leg Raise bei LBP mit radikulärem Schmerz*
  Bestätigung einer neuralen Beteiligung: +
  Ausschluss einer neuralen Beteiligung: +
  Verlaufskontrolle (Intratester-Reliabilität): k.A.
  Übereinstimmung zwischen Untersuchern: ++
- *Slump-Test bei LBP mit radikulärem Schmerz*
  Bestätigung einer neuralen Beteiligung: +
  Ausschluss einer neuralen Beteiligung: +
  Verlaufskontrolle (Intratester-Reliabilität): k.A.
  Übereinstimmung zwischen Untersuchern: +
- *Prone Knee Bend Test bei LBP mit radikulärem Schmerz*
  Bestätigung einer neuralen Beteiligung: ++
  Ausschluss einer neuralen Beteiligung: +
  Verlaufskontrolle (Intratester-Reliabilität): k.A.
  Übereinstimmung zwischen Untersuchern: –
- *Femoral Slump Test bei LBP mit radikulärem Schmerz*
  Bestätigung einer neuralen Beteiligung: +
  Ausschluss einer neuralen Beteiligung: +
  Verlaufskontrolle (Intratester-Reliabilität): k.A.
  Übereinstimmung zwischen Untersuchern: +

Test, können in einem moderaten Ausmaß für Verlaufsmessungen empfohlen werden, zeigen jedoch nur geringe diagnostische Fähigkeiten. Für Testungen der lumbalen Instabilität und der Bewegungskontrolle ist das Aussprechen evidenzbasierter Empfehlungen, insbesondere aufgrund der lückenhaften Evidenzlage, nur eingeschränkt möglich.

Einzelne Assessments für den Lendenwirbelsäulenbereich wurden aus verschiedenen Gründen für dieses Kapitel ausgeschlossen. Der häufigste Grund war ein Mangel an Evidenz. So wurden die Assessments zwar zum Teil in Studien beschrieben, aber nicht auf ihre Validität oder Reliabilität hin untersucht oder nur in einer Patientenpopulation, die keine LWS-Beschwerden hatte. Außerdem wurden Studien aufgrund eines hohen Verzerrungspotenzials ausgeschlossen, da keine belastbaren Ergebnisse hätten abgeleitet werden können. Gründe für ein hohes Verzerrungspotenzial waren beispielsweise eine gesunde Untersuchungspopulation, fehlende Verblindung oder der Einsatz unterschiedlicher Referenztestungen. Ein weiteres Ausschlusskriterium war der Bedarf spezifischer Geräte (z. B. eines Laufbands), die nicht in jeder physiotherapeutischen Praxis zur Verfügung stehen. Folgende Assessments wurden ausgeschlossen:

- Sørenson Test/Modified Biering-Sørenson Test
- Kemp Test/Quadrant Test
- Specific Spine Torsion Test
- Centralization Sign
- Buttock Applied Strain Test
- Instability Catch Sign
- Prone Torsion Instability Test
- Posterior Shear Test
- Stork Standing Test
- Two Stage Treadmill Test

Neben den in diesem Kapitel dargestellten Assessments können auch Clinical Prediction Rules (CPRs) einen wertvollen Beitrag für das Patientenmanagement liefern, mit denen aus Anamnese und körperlicher Untersuchung Informationen zu Diagnosen, Prognosen oder geeigneten Behandlungsansätzen abgeleitet werden können. In Kapitel 17 werden verschiedene CPRs für den Bereich der Lendenwirbelsäule im Detail vorgestellt:

- Diagnostik einer lumbalen Spinalkanalstenose (➤ Kap. 17.2.4)
- Diagnostik der Schmerzursache in den Facettengelenken (➤ Kap. 17.2.4)
- Prognostik des Chronifizierungsrisikos bei LBP (➤ Kap. 17.3.3)
- Identifikation von Subgruppen bei unspezifischem LBP (➤ Kap. 17.4.5).

Für die Entstehung und den Krankheitsverlauf bei LBP spielen häufig auch psychosoziale Faktoren eine entscheidende Rolle (BÄK et al. 2017). Diese systematisch in das Patientenmanagement einzubeziehen, stellt für Physiotherapeuten eine Herausforderung dar, da Assessments überwiegend auf die Struktur- und Funktionsebene fokussiert sind. Patient-Reported Outcome Measures (PROMs) bieten eine Möglichkeit, die Ebene der patientenrelevanten Aktivitäten und Teilhabeaspekte mit einzubeziehen. In Kapitel 18 werden zwei PROMs für den Bereich der Lendenwirbelsäule im Detail vorgestellt:

- Oswestry Disability Index (➤ Kap. 18.1.1)
- Roland-Morris Disbaility Questionnaire (➤ Kap. 18.1.2).

LITERATUR

Adelt E, et al. Lumbar movement control in non-specific chronic low back pain: Evaluation of a direction-specific battery of tests using item response theory. Musculoskelet Sci Pract 2021; 55: 102406. https://doi.org/10.1016/j.msksp.2021.102406.

Alqarni AM, Schneiders AG, Hendrick PA. Clinical tests to diagnose lumbar segmental instability: a systematic review. J Orthop Sports Phys Ther 2011; 41(3): 130–140. https://doi.org/10.2519/jospt.2011.3457.

Auleley GR, et al. Evaluation of the smallest detectable difference in outcome or process variables in ankylosing spondylitis. Arthritis Rheum 2002; 47(6): 582–587. https://doi.org/10.1002/art.10798.

Bardin LD, King P, Maher CG. (2017): Diagnostic triage for low back pain: a practical approach for primary care. Med J Aust 2017; 206(6): 268–273. https://doi.org/10.5694/mja16.00828.

Biele C, et al. Validity of increasing the number of motor control tests within a test battery for discrimination of low back pain conditions in people attending a physiotherapy clinic: a case-control study. BMJ Open 2019; 9(11): e032340. https://doi.org/10.1136/bmjopen-2019-032340.

Binkley J, Stratford PW, Gill C. Interrater reliability of lumbar accessory motion mobility testing. Phys Ther 1995; 75(9): 786–792; discussion 793–795. https://doi.org/10.1093/ptj/75.9.786.

Bucher-Dollenz G. Neurodynamik. In: Westerhuis P, Wiesner R, Addison Di (Hg). Klinische Muster in der manuellen Therapie. 2. Aufl. Stuttgart: Thieme, 2013: 39–103.

Bucksch S, et al. Heil- und Hilfsmittelreport 2019 (Schriftenreihe zur Gesundheitsanalyse – Bd. 19). Berlin: BARMER, 2019. https://www.bifg.de/publikationen/reporte/heil-und-hilfsmittelreport-2019.

Bundesärztekammer (BÄK), Kassenärztliche Bundesvereinigung (KBV), Arbeitsgemeinschaft der Wissenschaftlichen Medizinischen Fachgesellschaften (AWMF). Nationale VersorgungsLeitlinie Nicht-spezifischer Kreuzschmerz – Langfassung, 2. Aufl., Version 1, 2017. https://doi.org/10.6101/AZQ/000353.

Butler DS. Die Mobilisation des Nervensystems. Berlin: Springer (Rehabilitation und Prävention, Bd. 29), 1995.

Calvo-Gutiérrez J, et al. Inter-rater reliability of clinical mobility measures in ankylosing spondylitis. BMC Musculoskelet Disord 2016; 17(1): 382. https://doi.org/10.1186/s12891-016-1242-1.

Capra F, et al. Validity of the straight-leg raise test for patients with sciatic pain with or without lumbar pain using magnetic resonance imaging results as a reference standard. J Manipulative Physiol Ther 2011; 34(4): 231–238. https://doi.org/10.1016/j.jmpt.2011.04.010.

Castro MP, et al. Construct validity of clinical spinal mobility tests in ankylosing spondylitis: a systematic review and meta-analysis. Clin Rheumatol 2016; 35(7): 1777–1787. https://doi.org/10.1007/s10067-015-3056-1.

Chatprem T, et al. A diagnostic tool for people with lumbar instability: a criterion-related validity study. BMC Musculoskelet Disord 2021; 22(1): 976. https://doi.org/10.1186/s12891-021-04854-w.

Christensen HW, et al. Palpation of the upper thoracic spine: an observer reliability study. J Manipulative Physiol Ther 2002; 25(5): 285–292. https://doi.org/10.1067/mmt.2002.124424.

Cook C, Brismée JM, Sizer PS. Subjective and objective descriptors of clinical lumbar spine instability: a Delphi study. Man Ther 2006; 11(1): 11–21. https://doi.org/10.1016/j.math.2005.01.002.

Demoulin C, et al. Lumbar functional instability: a critical appraisal of the literature. Ann Readapt Med Phys 2007; 50(8): 677–684, 669–676. https://doi.org/10.1016/j.annrmp.2007.05.007.

Ekedahl H, Jönsson B, Frobell RB. Validity of the fingertip-to-floor test and straight leg raising test in patients with acute and subacute low back pain: a comparison by sex and radicular pain. Arch Phys Med Rehabil 2010; 91(8): 1243–1247. https://doi.org/10.1016/j.apmr.2010.05.002.

Ekedahl H, Jönsson B, Frobell RB. Fingertip-to-floor test and straight leg raising test: validity, responsiveness, and predictive value in patients with acute/subacute low back pain. Arch Phys Med Rehabil 2012; 93(12): 2210–2215. https://doi.org/10.1016/j.apmr.2012.04.020.

Ekedahl H, et al. Accuracy of clinical tests in detecting disk herniation and nerve root compression in subjects with lumbar radicular symptoms.

Arch Phys Med Rehabil 2018; 99(4): 726–735. https://doi.org/10.1016/j.apmr.2017.11.006.
Esmailiejah AA, et al. Diagnostic efficacy of clinical tests for lumbar spinal instability. Surg Neurol Int 2018; 9: 17. https://doi.org/10.4103/sni.sni_359_17.
Fritz JM, Piva SR, Childs JD. Accuracy of the clinical examination to predict radiographic instability of the lumbar spine. Eur Spine J 2005a; 14(8): 743–750. https://doi.org/10.1007/s00586-004-0803-4.
Fritz JM, Whitman JM, Childs JD. Lumbar spine segmental mobility assessment: an examination of validity for determining intervention strategies in patients with low back pain. Arch Phys Med Rehabil 2005b; 86(9): 1745–1752. https://doi.org/10.1016/j.apmr.2005.03.028.
Gauvin MG, Riddle DL, Rothstein JM. Reliability of clinical measurements of forward bending using the modified fingertip-to-floor method. Phys Ther 1990; 70(7): 443–447. https://doi.org/10.1093/ptj/70.7.443.
González Espinosa de Los Monteros FJ, et al. Use of neurodynamic or orthopedic tension tests for the diagnosis of lumbar and lumbosacral radiculopathies: Study of the diagnostic validity. Int J Environ Res Public Health 2020; 17(19): 7046. https://doi.org/10.3390/ijerph17197046.
Haywood KL, et al. Spinal mobility in ankylosing spondylitis: reliability, validity and responsiveness. Rheumatology (Oxford) 2004; 43(6): 750–757. https://doi.org/10.1093/rheumatology/keh169.
Hicks GE, et al. Interrater reliability of clinical examination measures for identification of lumbar segmental instability. Arch Phys Med Rehabil 2003; 84(12): 1858–1864. https://doi.org/10.1016/S0003-9993(03)00365-4.
Hidalgo B, et al. Intertester agreement and validity of identifying lumbar pain provocative movement patterns using active and passive accessory movement tests. J Manipulative Physiol Ther 2014; 37(2): 105–115. https://doi.org/10.1016/j.jmpt.2013.09.006.
Horre T. Nervensache? – Hands-on: Neurodynamische Tests für den N. femoralis. physiopraxis 2015; 13(05): 27–29. https://doi.org/10.1055/s-0035-1552894.
Hoy D, et al. The global burden of low back pain: estimates from the Global Burden of Disease 2010 study. Ann Rheum Dis 2014; 73(6): 968–974. https://doi.org/10.1136/annrheumdis-2013-204428.
Kasai Y, et al. A new evaluation method for lumbar spinal instability: passive lumbar extension test. Phys Ther 2006; 86(12): 1661–1667. https://doi.org/10.2522/ptj.20050281.
Luomajoki H. Sechs Richtige: Mit der Testbatterie die lumbale Bewegungskontrolle untersuchen. manuelletherapie 2012; 16(05): 220–225. https://doi.org/10.1055/s-0032-1331824.
Luomajoki H, et al. Reliability of movement control tests in the lumbar spine. BMC Musculoskelet Disord 2007; 8: 90. https://doi.org/10.1186/1471-2474-8-90.
Luomajoki H, et al. Movement control tests of the low back; evaluation of the difference between patients with low back pain and healthy controls. BMC Musculoskelet Disord 2008; 9: 170. https://doi.org/10.1186/1471-2474-9-170.
Maher C, Adams R. Reliability of pain and stiffness assessments in clinical manual lumbar spine examination. Phys Ther 1994; 74(9): 801–809; Discussion 809–811. https://doi.org/10.1093/ptj/74.9.801.
Majlesi J, et al. The sensitivity and specificity of the Slump and the Straight Leg Raising tests in patients with lumbar disc herniation. J Clin Rheumatol 2008; 14 (2), S. 87–91. https://doi.org/10.1097/RHU.0b013e31816b2f99.
Maksymowych W, et al. Development and validation of the Edmonton Ankylosing Spondylitis Metrology Index. Arthritis Rheum 2006; 55(4): 575–582. https://doi.org/10.1002/art.22103.
McCarthy C, et al. The reliability of the clinical tests and questions recommended in international guidelines for low back pain. Spine (Phila Pa 1976) 2007; 32(8): 921–926. https://doi.org/10.1097/01.brs.0000259864.21869.26.
Moll JM, Wright V. Normal range of spinal mobility. An objective clinical study. Ann Rheum Dis 1971; 30(4): 381–386. https://doi.org/10.1136/ard.30.4.381.
Moog M, von Piekartz H. Den Nerven auf der Spur. physiopraxis 2004; 2(11/12): 32–37. https://doi.org/10.1055/s-0032-1307720.
Oesch Peter, et al. Kenntnisse und Anwendung von Assements in der muskuloskelettalen Rehabilitation: Eine Umfrage in Spitälern und Rehabilitationskliniken der deutschsprachigen Schweiz. fisio activ 2004; 2004(5): 4–11. https://igptr.ch/wp-content/uploads/2019/03/Oesch_assessments.pdf.
O'Sullivan PB, et al. Evaluation of specific stabilizing exercise in the treatment of chronic low back pain with radiologic diagnosis of spondylolysis or spondylolisthesis. Spine (Phila Pa 1976) 1997; 22(24): 2959–2967. https://doi.org/10.1097/00007632-199712150-00020.
Paatelma M, Karvonen E, Heinonen A. Inter- and intra-tester reliability of selected clinical tests in examining patients with early phase lumbar spine and sacroiliac joint pain and dysfunction. Adv Physiother 2010; 12(2): 74–80. https://doi.org/10.3109/14038190903582154.
Perret C, et al. Validity, reliability, and responsiveness of the fingertip-to-floor test. Arch Phys Med Rehabil 2001; 82(11): 1566–1570. https://doi.org/10.1053/apmr.2001.26064.
Philip K, Lew P, Matyas T. The inter-therapist reliability of the slump test. Aust J Physiother 1989; 35(2): 89–94. https://doi.org/10.1016/S0004-9514(14)60499-2.
Phillips DR,Twomey LT. A comparison of manual diagnosis with a diagnosis established by a uni-level lumbar spinal block procedure. Man Ther 1996; 1(2): 82–87. https://doi.org/10.1054/math.1996.0254.
Quack C, et al. Do MRI findings correlate with mobility tests? An explorative analysis of the test validity with regard to structure. Eur Spine J 2007; 16(6): 803–812. https://doi.org/10.1007/s00586-006-0264-z.
Qvistgaard E, et al. Intra-observer and inter-observer agreement of the manual examination of the lumbar spine in chronic low-back pain. Eur Spine J 2007; 16(2): 277–282. https://doi.org/10.1007/s00586-006-0134-8.
Rabin A, et al. The sensitivity of the seated straight-leg raise test compared with the supine straight-leg raise test in patients presenting with magnetic resonance imaging evidence of lumbar nerve root compression. Arch Phys Med Rehabil 2007; 88(7): 840–843. https://doi.org/10.1016/j.apmr.2007.04.016.
Rabin A, et al. The interrater reliability of physical examination tests that may predict the outcome or suggest the need for lumbar stabilization exercises. J Orthop Sports Phys Ther 2013; 43(2): 83–90. https://doi.org/10.2519/jospt.2013.4310.
Raspe HH. Rückenschmerzen. Gesundheitsberichterstattung des Bundes, Heft 53. Berlin: Robert Koch-Institut, 2012. https://www.gbe-bund.de/pdf/Rueckenschmerzen.pdf.
Rathod AK, Garg BK, Sahetia VM. Lumbar rocking test: A new clinical test for predicting lumbar instability. J Craniovertebr Junction Spine 2019; 10(1): 33–38. https://doi.org/10.4103/jcvjs.JCVJS_5_19.
Ravenna MM, Hoffman SL, van Dillen LR. Low interrater reliability of examiners performing the prone instability test: a clinical test for lumbar shear instability. Arch Phys Med Rehabil 2011; 92(6): 913–919. https://doi.org/10.1016/j.apmr.2010.12.042.
Rezvani A, et al. Validity and reliability of the metric measurements in the assessment of lumbar spine motion in patients with ankylosing spondylitis. Spine (Phila Pa 1976) 2012; 37(19): E1189–E1196. https://doi.org/10.1097/BRS.0b013e31825ef954.
Roussel NA, et al. Altered lumbopelvic movement control but not generalized joint hypermobility is associated with increased injury in dancers. A prospective study. Manual Ther 2009; 14(6): 630–635. https://doi.org/10.1016/j.math.2008.12.004.
Schneider M, et al. Spinal palpation for lumbar segmental mobility and pain provocation: an interexaminer reliability study. J Manipulative Physiol Ther 2008; 31(6): 465–473. https://doi.org/10.1016/j.jmpt.2008.06.004.
Schober P. The lumbar vertebral column and backache. MMW Munch Med Wochenschr 1937; 84: 336.
Seyedhoseinpoor T, et al. Combining clinical exams can better predict lumbar spine radiographic instability. Musculoskelet Sci Pract 2022; 58: 102504. https://doi.org/10.1016/j.msksp.2022.102504.
Shacklock M. Neurodynamics. Physiotherapy 1995; 81(1): 9–16. https://doi.org/10.1016/S0031-9406(05)67024-1.
Snow JC, et al. Spinal mobility in radiographic axial spondyloarthritis: criterion concurrent validity of classic and novel measurements. BMC Musculoskelet Disord 2021; 22(1): 464. https://doi.org/10.1186/s12891-021-04352-z.

Strand LI, et al. Responsiveness to change of 10 physical tests used for patients with back pain. Phys Ther 2011; 91(3): 404–415. https://doi.org/10.2522/ptj.20100016.

Suri P, et al. The accuracy of the physical examination for the diagnosis of midlumbar and low lumbar nerve root impingement. Spine (Phila Pa 19976) 2011; 36(1): 63–73. https://doi.org/10.1097/BRS.0b013e3181c953cc.

Tegern M, et al. Inter-rater and test-retest reliability of movement control tests for the neck, shoulder, thoracic, lumbar, and hip regions in military personnel. PloS One 2018; 13(9): e0204552. https://doi.org/10.1371/journal.pone.0204552.

Tousignant M, et al. The Modified-Modified Schober Test for range of motion assessment of lumbar flexion in patients with low back pain: a study of criterion validity, intra- and inter-rater reliability and minimum metrically detectable change. Disabil Rehabil 2005; 27(10): 553–559. https://doi.org/10.1080/09638280400018411.

Trainor K, Pinnington MA. Reliability and diagnostic validity of the slump knee bend neurodynamic test for upper/mid lumbar nerve root compression: a pilot study. Physiotherapy 2011; 97(1): 59–64. https://doi.org/10.1016/j.physio.2010.05.004.

Urban LM, MacNeil BJ. Diagnostic Accuracy of the Slump Test for Identifying Neuropathic Pain in the Lower Limb. J Orthop Sports Phys Ther 2015; 45(8): 596–603. https://doi.org/10.2519/jospt.2015.5414.

van Adrichem JA, van der Korst JK. Assessment of the flexibility of the lumbar spine. A pilot study in children and adolescents. Scand J Rheumatol 1973; 2(2): 87–91. https://doi.org/10.3109/03009747309098823.

van Minnen JH. Funktionelle lumbale Instabilität. In: Westerhuis P, Wiesner R, Addison D (Hg.): Klinische Muster in der manuellen Therapie. 2. Aufl. Stuttgart: Thieme, 2013: 399–434.

Viitanen JV, et al. The relative value of spinal and thoracic mobility measurements in ankylosing spondylitis. Scand J Rheumatol 1995; 24(2): 94–97. https://doi.org/10.3109/03009749509099291.

Vroomen PC, de Krom MC, Knottnerus JA. Consistency of history taking and physical examination in patients with suspected lumbar nerve root involvement. Spine (Phila Pa 1976) 2000; 25(1): 91–96; Discussion 97. https://doi.org/10.1097/00007632-200001010-00016.

Wanders A, et al. Association between radiographic damage of the spine and spinal mobility for individual patients with ankylosing spondylitis: can assessment of spinal mobility be a proxy for radiographic evaluation? Ann Rheum Dis 2005; 64(7): 988–994. https://doi.org/10.1136/ard.2004.029728.

Westerhuis P. Funktionelle zervikale Instabilität. In: Westerhuis P, Wiesner R, Addison D (Hg.): Klinische Muster in der manuellen Therapie. 2. Aufl. Stuttgart: Thieme, 2013: 283–352.

KAPITEL

13 Iliosakralgelenk

Larissa Muswieck

Das Iliosakralgelenk (ISG) verbindet mit seinen Gelenkflächen die knöcherne Wirbelsäule mit dem Becken und verknüpft dadurch den Rumpf und die untere Extremität. Durch seine straffe Gelenkkapsel und einen starken Bandapparat wird das Gelenk gesichert und kaum Bewegung zugelassen. Dadurch kann die funktionelle Kraftübertragung vom Rumpf auf die Beine und vice versa ermöglicht werden.

Abgesehen von traumatisch bedingten ISG-Beschwerden rückt das ISG bei der Ursachenklärung von Schmerzen im unteren Rücken in den Fokus einer Untersuchung. Dabei können Beschwerden im ISG als Sakroiliitis im Zusammenhang mit einer Erkrankung aus dem rheumatischen Formenkreis stehen, zur Differenzialdiagnostik für sonst unspezifische Rückenschmerzen führen oder Folge einer veränderten Biomechanik und Statik sein, wie sie beispielsweise im Zuge einer Schwangerschaft, bei degenerativen Veränderungen oder bei einer Beinlängendifferenz auftreten können. Als typischer ISG-Schmerz wird ein vorwiegend einseitiger Schmerz beschrieben, der über dem Gelenkbereich angezeigt, nicht in der Tubergegend empfunden wird und nicht mit einer Zentralisierung der Symptome reagiert (Petersen et al. 2017, Schenker et al. 2020).

Physiotherapeutische Diagnostik

Allgemein gilt, dass es bei der Diagnosestellung eines ISG-Syndroms wichtig ist, das ISG immer als Komplex und im Zusammenhang mit seinen umliegenden Gelenken und Strukturen zu untersuchen. Insbesondere Dysfunktionen oder Patholgien der Hüfte und LWS sollten ausgeschlossen werden (Kristiansson und Svärdsudd 1996, Cattley et al. 2002, Schenker et al. 2020).

Zur Untersuchung des ISG an sich wird in der Literatur eine Vielzahl an Tests vorgeschlagen. Prinzipiell unterscheidet man Palpations- und Schmerzprovokationstests. Während bei Palpationstests versucht wird, pathologische Bewegungen oder Strukturen wahrzunehmen, geht es bei Schmerzprovokationstests darum, die Gelenkstrukturen zum Beispiel durch Druck oder Bewegungen zu reizen und damit die Schmerzen des Patienten im betroffenen Gebiet zu reproduzieren. Wissenschaftlich konnten Palpationstests hinsichtlich ihrer Reliabilität und Validität nicht überzeugen, weshalb grundsätzlich *Schmerzprovokationstests* zur Untersuchung des ISG empfohlen werden.

Sowohl in der Forschung als auch in der Praxis hat sich insbesondere die Anwendung von Clustern aus mehreren Schmerzprovokationstests für die Testung von ISG-Pathologien durchgesetzt. Hierfür stehen bisher wissenschaftliche Erkenntnisse zum diagnostischen Nutzen von Schmerzprovokationstests für die Untersuchung von unspezifischen unteren Rückenschmerzen sowie von einer Sakroiliitis bei Spondylitis ankylosans zur Verfügung (Laslett et al. 2005, Robinson et al. 2007, van der Wurff et al. 2006, Petersen et al. 2017, Schenker et al. 2020). Studienergebnisse zu Rückenschmerzen im Zusammenhang mit schwangerschaftsassoziierten Rücken- bzw. Beckenveränderungen können bislang nicht maßgeblich zum diagnostischen Prozess beitragen. Einer der Gründe dafür ist ein fehlender Referenzstandard, der diese Beschwerdebilder eindeutig identifiziert. Eine Einteilung erfolgt derzeit über die Schmerzcharakteristika (Weiteres siehe z. B. Kristiansson und Svärdsudd 1996).

Kapitelübersicht

Dimensionen Die Assessments dieses Kapitels sind der Dimension *Schmerzprovokation* zugeordnet. Sie untersuchen das ISG als Ursache für unspezifische Rückenschmerzen und als Hinweis auf eine Spondylitis ankylosans.

Evidenzlage In der Literatur wird eine Vielzahl an Tests beschrieben, die zur Untersuchung des ISG beitragen sollen. Wissenschaftlich konnten Palpationstests hinsichtlich ihrer Reliabilität und Validität nicht überzeugen, weshalb grundsätzlich Schmerzprovokationstests zur Untersuchung des ISG empfohlen werden. Der aktuelle Referenzstandard, der eine „wahre" ISG-Problematik aufdecken soll und für den Vergleich mit den Testergebnissen zur Bestimmung des ISG als Ursache für Rückenschmerzen herangezogen wird, weist in seiner Umsetzung und Interpretation einige Schwierigkeiten für das Forschungsfeld auf. Diese Voraussetzungen müssen bei der Verwendung und Interpretation der entsprechenden Tests berücksichtig werden (Näheres siehe ➤ Kap. 13.4) und führen insgesamt dazu, dass Empfehlungen nur auf eine geringe Studienanzahl gestützt werden können.

Empfehlungen Ein Cluster aus 5 oder 6 Schmerzprovokationstests kann mit moderater Empfehlung zum Ausschluss des ISG als Ursache für untere Rückenschmerzen verwendet werden. Auch bezüglich der übereinstimmenden Beurteilung zwischen Untersuchern können die Cluster auf moderatem Niveau empfohlen werden. Keine Empfehlung gibt es für die Verwendung eines Testclusters zum Ausschluss einer Sakroiliitis.

Besonderheiten Da sich die Verwendung von Kombinationen aus mehreren Tests als am verlässlichsten herausgestellt hat, liegt der Schwerpunkt dieses Kapitels auf der Darstellung der untersuchten ISG-Testcluster und der darin vorkommenden Schmerzprovokationstests.

Praktikabilität Die Durchführung aller hier vorgestellten Schmerzprovokationstests ist mit einem geringen Zeitaufwand und keinen Kosten verbunden.

13.1 Durchführung der Schmerzprovokationstests

13.1.1 Distraktionstest

Synonyme/Englisch Gapping Test, Distraction Test, Iliac Gapping Test.

Mit dem Distraktionstest werden die anterioren Ligamente des ISG getestet (Laslett und Williams 1994, Laslett et al. 2003).

Der Patient befindet sich in Rückenlage. Der Therapeut übt auf beide Spinae iliacae anteriores superiores (SIAS) mit den Händen Druck nach posterior und lateral aus. Die Arme können dabei parallel (Laslett et al. 2003, 2005) oder überkreuzt positioniert werden (Laslett und Williams 1994, Kokmeyer et al. 2002, Robinson et al. 2007, Ozgocmen et al. 2008).

13.1.2 Kompressionstest

Synonyme/Englisch Compression Test, Iliac Compression Test, Separation Test.

Der Kompressionstest soll die dorsalen Ligamente des ISG dehnen und den ventralen Anteil des ISG komprimieren. Es wird sowohl das linke als auch das rechte ISG getestet.

Der Patient liegt auf der Seite, Hüft- und Kniegelenke sind ungefähr 90° flektiert. Der Therapeut übt mit seinen Händen auf der oben liegenden Crista iliaca vertikal Druck nach unten in Richtung der gegenüberliegenden Crista iliaca aus (Laslett und Williams 1994, Laslett et al. 2003). Die Technik wird unterschiedlich beschrieben: mit dem Therapeuten kniend auf der Therapiebank (Laslett und Williams 1994), hinter dem Patienten (Kokmeyer et al. 2002, Ozgocmen et al. 2008), vor dem Patienten mit Druckausübung über den Brustkorb des Therapeuten (Robinson et al. 2007) und stehend über dem Patienten (Potter und Rothstein 1985). Der Test kann auch in Rückenlage durchgeführt werden (McCombe et al. 1989).

13.1.3 Thigh Thrust

Synonyme/Englisch Posterior Pelvic Pain Provocation Test (PPPP Test, P4), Posterior Shear Test (POSH Test), Femoral Shear Test, Femoral Compression Test.

Durch das Femur soll eine Scherkraft nach posterior auf das ISG produziert werden. Der Thigh Thrust wird auf beiden Seiten separat getestet (Laslett und Williams 1994, Laslett et al. 2003).

Der Patient liegt auf dem Rücken. Das Bein der zu untersuchenden Seite wird in Hüfte und Knie so weit flektiert, dass der Oberschenkel im rechten Winkel zur Behandlungsbank steht. Das Bein wird in eine leichte Hüftadduktion eingestellt. Der Therapeut positioniert seine eine Hand unter dem Sakrum, der andere Arm umfasst das gebeugte Bein und übt einen vertikal nach unten gerichteten Druck über die Femurlängsachse aus (Laslett et al. 2003). Es ist wichtig, dass das Bein nicht zu stark in die Adduktion genommen wird, weil eine Hüftflexion zusammen mit einer Hüftadduktion normalerweise als unangenehm oder schmerzhaft empfunden wird (Laslett und Williams 1994).

13.1.4 FABER-Test

Synonyme/Englisch Patrick-Zeichen, Viererzeichen, Patrick's Sign.

Durch den FABER-Test sollen die anterioren Ligamente des Iliosakralgelenks untersucht werden. Gleichzeitig wird dabei auch das Hüftgelenk getestet (Robinson et al. 2007).

Der Patient liegt auf dem Rücken. Der Therapeut steht auf der zu untersuchenden Seite und stellt das Bein des Patienten in Hüfte und Knie flektiert auf die Behandlungsbank auf, sodass die Ferse dieses Beins auf Höhe des Knies des anderen Beins positioniert ist. Das Becken wird vom Therapeuten über die kontralaterale SIAS fixiert, um den unteren Rücken in der Neutralstellung zu halten. Das aufgestellte Bein wird so weit wie möglich Richtung Behandlungsbank abgesenkt, während der Fuß auf der Behandlungsbank bleibt. In dieser Position wird ein leichter Überdruck am Knie des in Flexion, Abduktion und Außenrotation positionierten Beins appliziert (Kokmeyer et al. 2002, Robinson et al. 2007).

13.1.5 Gaenslen-Test

Synonyme/Englisch Gaenslen's Test, Pelvic Torsion Test.

Der Gaenslen-Test soll durch eine Rotation der Ossa ilii einen Schmerz verstärken oder auslösen, wenn das ISG für die Beschwerden des Patienten verantwortlich ist. Der Test wird an beiden Seiten durchgeführt.

Der Patient liegt in Rückenlage nahe der Therapiebankkante und ein Bein hängt im Überhang. Das andere Bein wird, in Knie und Hüfte gebeugt, mit dem Thomas-Handgriff an die Brust des Patienten fixiert. Der Therapeut übt auf das gebeugte Bein einen kräftigen Druck in Richtung Brustkorb des Patienten – also in die Hüftflexion – und auf das Bein im Überhang einen kräftigen Druck in die Hüftextension aus. Damit soll das Ilium des gebeugten Beins nach posterior und das des extendierten Beins gleichzeitig nach anterior rotiert werden (Laslett und Williams 1994, Laslett et al. 2003).

13.1.6 Sacral Thrust

Synonyme/Englisch Midline Sacral Thrust Test, Sacral Pressure Test.

Durch Druck auf das Sakrum soll das ISG gegenüber den beiden Ilia, die durch die Behandlungsbank fixiert werden, nach anterior geschoben werden.

Der Patient liegt auf dem Bauch. Der Therapeut übt mit der Hand direkt auf dem Sakrum vertikalen Druck aus (Laslett und Williams 1994, Laslett et al. 2003).

13.1.7 Mennell-Test

Synonyme/Englisch Mennell's Test.

Der Mennell-Test wird verwendet, um Schmerzen in der Lenden-Becken-Hüftregion zu differenzieren. Er besteht aus drei Stufen und testet über die Reproduktion von Schmerzen in dem betroffenen Gelenk, ob das Hüftgelenk, das ISG oder die LWS für die Beschwerden des Patienten verantwortlich ist (Zalpour 2013).

In der Ausgangsstellung befindet sich der Patient in Bauchlage, ein Bein wird mit gestrecktem Kniegelenk in die Hüftextension angehoben. In der ersten Stufe fixiert der Therapeut mit einer Hand das Ilium und es wird die Beteiligung des Hüftgelenks untersucht. In der zweiten Stufe wird mit Fixierung des Sakrums das ISG getestet (auch bekannt als „Mennell-Zeichen"). In der dritten Stufe wird durch Fixation der Lendenwirbelsäule überprüft, ob die Schmerzen aus dem lumbosakralen Übergang kommen. Hier ist die Testung des ISG, also die zweite Stufe, von Relevanz.

In der Literatur wird die Durchführung des Tests zur Untersuchung des ISG auch in Seitenlage beschrieben. Das unten liegende Bein wird in Hüft- und Kniegelenk flektiert und im Thomas-Handgriff an den Bauch herangezogen. Der Therapeut steht hinter dem Patienten und führt das oben liegende Bein mit einer Hand in die Hüftextension, während er mit der anderen Hand das Becken stabilisiert. Die zu untersuchende Seite liegt dabei oben (Hepp und Locher 2014, Beyeler und Villiger 2006, Rainer und Rudwaleit 2005).

13.1.8 Abduktion gegen Widerstand

Synonyme/Englisch Resisted Abduction Test, REAB.

Dieser Test ermöglicht die Untersuchung des ISG auch bei Hüft- oder Knie-TEP-Patienten. Das Bein bildet den Hebel mit Drehpunkt am inferioren Rand des ISG. Damit soll der obere Anteil des ISG getestet werden (Broadhurst und Bond 1998).

Der Patient befindet sich in Rückenlage, das zu testende Bein ist gestreckt und wird 30° abduziert. Der Therapeut baut am Sprunggelenk von außen Druck nach medial auf, während der Patient nach lateral dagegenhält (Arab et al. 2009, Broadhurst und Bond 1998).

13.2 Beurteilung

13.2.1 Einzeltests

Ein einzelner Test wird als positiv gewertet, wenn durch ihn der bekannte Schmerz ausgelöst oder verstärkt wird (Laslett und Williams 1994, Laslett et al. 2003, 2005, Robinson et al. 2007, Ozcogmen et al. 2008). Der bekannte Schmerz beschreibt den Schmerz oder die Symptome, die vom Patienten (z. B. mit Hilfe einer Körpertabelle) als diejenigen Beschwerden identifiziert werden, die ihn veranlasst haben, medizinische Hilfe aufzusuchen (Laslett und Williams 1994, Laslett et al. 2003, 2005). Schmerzen, die durch die Hände des Therapeuten auf der Haut hervorgerufen werden können, soll der Patient dabei möglichst ignorieren (Laslett und Williams 1994, Kokmeyer et al. 2002, Ozgocmen et al. 2008).

13.2.2 Cluster

Werden die Schmerzprovokationstests im Cluster verwendet, ist ein Cluster positiv, wenn mindestens drei aus 5 oder 6 der verwendeten Tests positiv bewertet wurden (Kokmeyer et al. 2002, Laslett et al. 2003, Young et al. 2003, Laslett et al. 2005, van der Wurff et al. 2006, Robinson et al. 2007, Ozgocmen et al. 2008, Stanford und Burnham 2010). In einem Cluster aus drei oder vier Tests wird das Cluster als positiv gewertet, sofern zwei oder mehr Tests die bekannten Schmerzen auslösen (Laslett et al. 2005, Robinson et al. 2007, Ozgocmen et al. 2008, Arnbak et al. 2017).

13.3 Zusammenfassung der Evidenzlage

13.3.1 Cluster aus 5 oder 6 Provokationstests

Zusammenfassung der Evidenz

➤ Tab. 13.1
➤ Tab. 13.2

Tab. 13.1 Validität der Testcluster „3 aus 5/6"

Studie	Studienpopulation	Referenz	RoB	Maßzahl
Identifikation des ISG als Ursache von unteren Rückenschmerzen				
Cluster nach Laslett et al. 2003: Distraktionstest, Kompressionstest, Thigh Thrust, Gaenslen-Test links und rechts, Sacral Thrust (3 aus 6)				
Laslett et al. 2003	n = 48 (32 w), Alter (ø): 42,1; einseitiger Gesäßschmerz mit oder ohne Symptome im Lumbalbereich oder der unteren Extremität	Einfache ISG-Blockade, zweite Blockade, wenn die erste als positiv gewertet wurde (≥ 80 % Schmerzreduktion)	unklar	LR^+ = 4,16 LR^- = 0,12
Cluster nach van der Wurff et al. 2006: Distraktionstest, Kompressionstest, Thigh Thrust, FABER-Test, Gaenslen-Test (3 aus 5)				
van der Wurff et al. 2006	n = 60 (47 w), Alter (ø): 51; Schmerzen unterhalb L5 über dem posterioren Anteil eines ISG, mit oder ohne Schmerzen im Bein	Doppelte ISG-Blockade (≥ 50 % Schmerzreduktion)	gering	LR^+ = 4,02 LR^- = 0,19
Cluster nach Stanford und Burnham 2010: Kompressionstest, Thigh Thrust, Gaenslen-Test ipsilateral und kontralateral, FABER-Test, Sacral Thrust (3 aus 6)				
Stanford und Burnham 2010	n = 34; Hauptbeschwerde: Schmerz unter L5 im Bereich des ISG, resistent gegen konservative Therapie (> 6 Monate)	Einfache ISG-Blockade, zweite Blockade, wenn erste positiv gewertet wurde (> 79 % Schmerzreduktion)	unklar	LR^+ = 1,90 LR^- = 0,32
Identifikation einer Sakroiliitis				
Cluster nach Ozgocmen et al. 2008: Thigh Thrust, Gaenslen-Test, Sacral Thrust, FABER-Test, Mennell-Test (3 aus 5)				
Ozgocmen et al. 2008	n = 40 (16 w), Alter (ø): 26; CLBP (Beschwerden > 3 Monate)	MRT- und Laborbefund	gering	LR^+ = 2,75–4,39 LR^- = 0,60–0,66

Alter (ø): mittleres Alter in Jahren, CLBP: Chronic Low Back Pain, ISG: Iliosakralgelenk, LR^+: positive Likelihood-Ratio, LR^-: negative Likelihood-Ratio, MRT: Magnetresonanztomografie, n: Anzahl der untersuchten Personen, RoB: Risk of Bias, w: weiblich

■ (rot): hohes Risiko/klinisch nicht relevant, ■ (grün): geringes Risiko/klinisch relevant, ■ (gelb): unklares Risiko/moderat klinisch relevant

Tab. 13.2 Reliabilität der Testcluster „3 aus 5/6"

Studie	Studienpopulation	RoB	Intratester	Intertester
Reproduzierbarkeit der Symptome zur Identifikation des ISG als Symptomquelle				
Cluster nach van der Wurff et al. 2006: Distraktionstest, Kompressionstest, Thigh Thrust, FABER-Test, Gaenslen-Test (3 aus 5)				
Kokmeyer et al. 2002	n = 78 (17 w), Alter (ø): 38; 59 Teilnehmer mit LBP, 19 Teilnehmer ohne LBP	●	k.A.	*n = 78:* κ = 0,70 *n = 59:* κ = 0,69
Cluster „Ozgocmen et al. 2008": Thigh Thrust, Gaenslen-Test, Sacral Thrust, FABER-Test, Mennell-Test (3 aus 5)				
Ozgocmen et al. 2008	n = 40 (16 w), Alter (ø): 26; CLBP (Beschwerden > 3 Monate)	●	k.A.	κ = 0,53–0,60
Untersuchung des ISG bei Patientinnen mit schwangerschaftsassoziiertem Beckengürtelschmerz und Patienten mit SA				
Cluster „Robinson et al. 2007": Distraktionstest, Thigh Thrust, FABER-Test, bilaterale Hüftinnenrotation, einseitige Hüftinnenrotation (3 aus 5)				
Robinson et al. 2007	n = 61 (56 w), Alter (ø): 31,6; 45 Patienten mit diagnostizierter SA oder Frauen mit postpartalen Beckengürtelschmerzen (> 6 Wochen), 16 Personen als gesunde Kontrollgruppe	●	k.A.	*n = 61:* κ = 0,60–0,69 *n = 45:* κ = 0,51–0,60

Alter (ø): mittleres Alter in Jahren, CLBP: Chronic Low Back Pain, ISG: Iliosakralgelenk, κ: Kappa-Koeffizient, k.A.: keine Angabe, LBP: Low Back Pain, n: Anzahl der untersuchten Personen, RoB: Risk of Bias, SA: Spondylitis ankylosans, w: weiblich

■: hohes Risiko/klinisch nicht relevant, ■: geringes Risiko/klinisch relevant, ■: unklares Risiko/moderat klinisch relevant

Empfehlungen

➤ Tab. 13.3

- Laslett et al. verwendeten in ihrer Studie zusätzlich eine McKenzie-Untersuchung, um Patienten mit diskogenem Schmerz im unteren Rücken zu erkennen (Näheres siehe Laslett et al. 2003). In einer weiteren Analyse schlossen sie die Teilnehmer aus, bei denen während der Untersuchung ein „Zentralisationsphänomen" oder „Peripheralisationsphänomen" auftrat. Durch diesen zusätzlichen Untersuchungsschritt konnte die Zahl der falsch positiven Ergebnisse reduziert werden, was die positive Likelihood-Ratio von 4,16 auf 6,97 erhöhte. Die negative Likelihood-Ratio blieb fast unverändert bei 0,11.
- Robinson et al. verwendeten in ihrem Cluster zusätzlich die Testung der uni- und bilateralen Hüftinnenrotation in Bauchlage. Es wird angenommen, dass am Ende der Hüftbewegung das ISG beansprucht wird (Robinson et al. 2007).

Tab. 13.3 Empfehlungen zu „3 aus 5/6"-Testclustern für die ISG-Diagnostik

Cluster 3 aus 5/6		
Kombinationen aus Distraktionstest, Kompressionstest, Thigh Thrust, Gaenslen-Test, Sacral Thrust, Patrick-Test, Mennell-Test, Hüftinnenrotation		
Kriteriumsvalidität	**Bestätigung**	**Ausschluss**
Identifikation einer ISG-Pathologie bei LBP	+	++
Identifikation einer Sakroiliitis	+	–
Reliabilität	**Intratester**	**Intertester**
Übereinstimmende Beurteilung des Testclusters	k.A.	+/++ (je nach Cluster, s. o.)

ISG: Iliosakralgelenk, LBP: Low Back Pain
-: keine, +: geringe, ++: moderate, +++: starke Empfehlung, k.A.: keine Angabe

13.3.2 Cluster aus 3 oder 4 Provokationstests

Zusammenfassung der Evidenz

➤ Tab. 13.4
➤ Tab. 13.5

Empfehlungen

➤ Tab. 13.6

- Arnbak et al. kombinierten ihr Cluster zusätzlich mit einem palpatorischen Schmerzprovokationstest eines Bands. Mit dem Patienten in Bauchlage palpiert der Untersucher direkt kaudal unter der Spina iliaca posterior superior das Lig. sacroiliacum dorsale longum und testet es auf Druckschmerzhaftigkeit (Arnbak et al. 2016).

13.4 Zusammenfassung

➤ Tab. 13.7 gibt eine Übersicht zu den evidenzbasierten Empfehlungen für den Einsatz der inkludierten Testcluster in der Dimension zur Untersuchung des ISG im Zusammenhang mit unspezifischen unteren Rückenschmerzen bzw. einer Spondylitis ankylosans. Die zentralen Ergebnisse werden hier wiedergegeben, für ausführliche Informationen sei auf die Erläuterungen im Kapitel verwiesen.

Die Ätiologie und damit die Ursachenforschung von Rückenschmerzen sind komplex. Davon ist auch das Forschungsfeld zur Bestimmung des ISG als Ursache für Rückenbeschwerden betroffen. Wichtig bleiben eine ganzheitliche Betrachtungsweise und ein Bewusstsein für psychosoziale als auch biomechanische Einflüsse und Risikofaktoren. Die hier aufgeführten Empfehlungen können dabei in ihrem Rahmen Informationen zum Clinical Reasoning Prozess beitragen.

13

Tab. 13.4 Validität der Testcluster „2 aus 3/4"

Studie	Studienpopulation	Referenz	RoB	Maßzahl
Identifikation einer Sakroiliitis				
Cluster nach Ozgocmen et al. 2008: Thigh Thrust, Gaenslen-Test, Mennell-Test (2 aus 3)				
Ozgocmen et al. 2008	n = 40 (16 w), Alter (ø): 26; CLBP (Beschwerden > 3 Monate)	MRT- und Laborbefund	•	LR⁺ = 3,29–3,44 LR⁻ = 0,52–0,63
Cluster nach Arnbak et al. 2016: Thigh Thrust, Gaenslen-Test, Lig.-sacroiliacum-dorsale longum-Test (2 aus 3)				
Arnbak et al. 2016	n = 454 (241 w), Alter (ø): 33; LBP als Leitbeschwerde	MRT-Befund	•	LR⁺ = 1,10–3,50 LR⁻ = 0,78–0,98

Alter (ø): mittleres Alter in Jahren, CLBP: Chronic Low Back Pain, Lig.: Ligamentum, LR^+: positive Likelihood-Ratio, LR^-: negative Likelihood-Ratio, MRT: Magnetresonanztomografie, n: Anzahl der untersuchten Personen, RoB: Risk of Bias, w: weiblich
■: hohes Risiko/klinisch nicht relevant, ■: geringes Risiko/klinisch relevant, ■: unklares Risiko/moderat klinisch relevant

Tab. 13.5 Reliabilität der Testcluster „2 aus 3/4"

Studie	Studienpopulation	RoB	Intertester	Intratester
Reproduzierbarkeit der Symptome zur Identifikation des ISG als Symptomquelle				
Cluster nach Ozgocmen et al. 2008: Thigh Thrust, Gaenslen-Test, Mennell-Test (2 aus 3)				
Ozgocmen et al. 2008	n = 40 (16/24), Alter (ø): 26; CLBP (Beschwerden > 3 Monate)	•	κ = 0,43–0,47	k.A.
Cluster nach Arab et al. 2009: Thigh Thrust, FABER-Test, Abduktion gegen Widerstand (2 aus 3)				
Arab et al. 2009	n = 25 (10/15), Alter (ø): 43; Schmerzen unterhalb L5 im Bereich des ISG, um die SIPS oder in einer Gesäßhälfte, mit oder ohne Beschwerden im Bein	•	κ = 0,50–0,68	*Tester 1:* κ = 0,41–0,63 *Tester 2:* κ = 0,51–0,56
Untersuchung des ISG bei Patientinnen mit schwangerschaftsassoziiertem Beckengürtelschmerz und Patienten mit SA				
Cluster nach Robinson et al. 2007: Thigh Thrust, FABER-Test, einseitige Hüftinnenrotation (2 aus 3)				
Robinson et al. 2007	n = 61 (56/5), Alter (ø): 31,6; 45 Patienten mit diagnostizierter SA oder Frauen mit postpartalen Beckengürtelschmerzen (> 6 Wochen); 16 Personen als gesunde Kontrollgruppe	•	*n = 61:* κ = 0,71–0,75 *n = 45:* κ = 0,69–0,72	k.A.

Alter (ø): mittleres Alter in Jahren, CLBP: Chronic Low Back Pain, ISG: Iliosakralgelenk, κ: Kappa-Koeffizient, k.A.: keine Angabe, LR^+: positive Likelihood-Ratio, LR^-: negative Likelihood-Ratio, MRT: Magnetresonanztomografie, n: Anzahl der untersuchten Personen, RoB: Risk of Bias, SA: Spondylitis ankylosans, SIPS: Spina iliaca posterior superior, w: weiblich
■: hohes Risiko/klinisch nicht relevant, ■: geringes Risiko/klinisch relevant, ■: unklares Risiko/moderat klinisch relevant

Tab. 13.6 Empfehlungen zu „2 aus 3/4"-Testclustern für die ISG-Diagnostik*

Cluster 2 aus 3/4		
Kombinationen aus Thigh Thrust, Gaenslen-Test, Mennell-Test, Patrick-Test, Abduktion gegen Widerstand, Palpation des Lig. sacroilicum dorsale longum		
Kriteriumsvalidität	**Bestätigung**	**Ausschluss**
Identifikation einer ISG-Pathologie bei LBP	k.A.	k.A.
Identifikation einer Sakroiliitis	+*	–
Reliabilität	**Intratester**	**Intertester**
Übereinstimmende Beurteilung des Testclusters	+	+/++ (je nach Cluster, s.o.)

ISG: Iliosakralgelenk, LBP: Low Back Pain, Lig.: Ligamentum
–: keine, +: geringe, ++: moderate, +++: starke Empfehlung, k.A.: keine Angabe
* Vor allem bei männlichen Patienten

Tab. 13.7 Empfehlungen zu den inkludierten Testclustern

Schmerzprovokation
Cluster aus 5 oder 6 Schmerzprovokationstests Bestätigung des ISG als Ursache für untere Rückenschmerzen: k.A. Ausschluss des ISG als Ursache für untere Rückenschmerzen: ++ Bestätigung einer Sakroiliitis: k.A. Ausschluss einer Sakroiliitis: – Verlaufskontrolle (Intratester-Reliabilität): k.A. Übereinstimmung zwischen Untersuchern: ++ *Cluster aus 3 oder 4 Schmerzprovokationstests* Bestätigung einer Sakroiliitis (vor allem bei männlichen Patienten): + Ausschluss einer Sakroiliitis: – Verlaufskontrolle (Intratester-Reliabilität): + Übereinstimmung zwischen Untersuchern: ++

Die größte Schwierigkeit im Forschungsfeld des ISG ist ein angemessener Referenzstandard. Aktuell wird ein doppelter ISG-Block als „Goldstandard" geführt (Petersen et al. 2017, Schenker et al. 2019). Beim diagnostischen Block wird eine Nadel unter Durchleuchtung in die Gelenkkapsel eingeführt und zunächst ein Kontrastmittel gespritzt. Daraufhin folgt die Injektion des Lokalanästhetikums. Eine Injektion gilt als positiv und bestimmt das ISG als Ursache für die Beschwerden des Patienten, sofern der gewohnte Schmerz durch das Einspritzen des Kontrastmittels ausgelöst und durch das Lokalanästhetikum wieder reduziert wird (Schwarzer et al. 1995). Dieses Prozedere weist in der Forschung aus unterschiedlichen Gründen Schwierigkeiten auf. Zum Beispiel ist ungeklärt, welche Strukturen genau bei der Injektion beeinflusst werden (Maigne et al. 1996, Cattley et al. 2002, Szadek et al. 2009) und wie weit sich die Schmerzen reduzieren sollen (Dreyfuss et al. 1996, Broadhurst und Bond 1998). Außerdem ist ein zweiter Block in der Forschung häufig ethisch nicht vertretbar, wenn der erste negativ bewertet wurde (Laslett et al. 2003). Diese Herausforderungen müssen bei der Beurteilung der Messgenauigkeit der untersuchten Assessments im Zusammenhang mit unteren Rückenschmerzen berücksichtigt werden.

Unter diesen Gesichtspunkten lässt sich aus der aktuellen Evidenz Folgendes ableiten:

- Wenn zwei oder weniger Tests von 5 oder 6 angewendeten Schmerzprovokationstests negativ bewertet werden, kann eine moderate Empfehlung für den Ausschluss des ISG als Ursache für unteren Rückenschmerzen ausgesprochen werden.
- Auch bezüglich der Übereinstimmung der Testergebnisse zwischen Untersuchern können die Cluster auf einem moderaten Level empfohlen werden.
- Eine schwache Empfehlung ergibt sich für die Bestätigung einer ISG-Pathologie bei unteren Rückenschmerzen oder bei einer Sakroiliitis durch die Verwendung einer Clustervariante aus 5 oder 6 Tests.
- Dasselbe ergibt sich bei einem Cluster aus 3 oder 4 Tests für die Bestätigung einer Sakroiliitis (insbesondere bei männlichen Patienten).
- Eine evidenzbasierte Verlaufskontrolle anhand des Clusters von Arab et al. (2009), bestehend aus dem Thigh Thrust, dem FABER-Test und der Abduktion gegen Widerstand, kann gering empfohlen werden.
- Keine Empfehlung gibt es für die Verwendung einer der Clustervarianten zum Ausschluss einer Sakroiliitis.
- Folgende Tests sind aufgrund mangelnder Evidenz in dieser Übersicht nicht aufgeführt:
  - Cranial Shear Test (untersucht in Laslett und Williams 1994)
  - Distraktionstest der Spina iliaca posterior superior/PSIS Distraction Test (untersucht in Werner et al. 2013)

LITERATUR

Arab AM, et al. Inter- and intra-examiner reliability of single and composites of selected motion palpation and pain provocation tests for sacroiliac joint. Man Ther 2009; 14: 213–221. https://doi.org/10.1016/j.math.2008.02.004.

Arnbak B, et al. (2017): The diagnostic value of three sacroiliac joint pain provocation tests for sacroiliitis identified by magnetic resonance imaging. Scand J Rheumatol 2017; 46(2): 130–137. https://doi.org/10.1080/03009742.2016.1184308.

Beyeler C, Villiger PM. Anamnese und klinische Untersuchungstechniken. In: Villiger PM, Seitz M (Hrsg.). Rheumatologie in Kürze. Klinisches Basiswissen für die Praxis. 2. Aufl. Stuttgart: Georg Thieme Verlag, 2006: 1–33.

Broadhurst N, Bond MJ. Pain provocation tests for the assessment of sacroiliac joint dysfunction. J Spinal Disord 1998; 11(4): 341–345.

Cattley P, et al. Validity and reliability of clinical tests for the sacroiliac joint. A review of literature. Australas Chiropr Osteopathy 2002; 10(2): 73–80.

Dreyfuss P, et al. The value of medical history and physical examination in diagnosing sacroiliac joint pain. Spine (Phila Pa 1976) 1996; 21(22): 2594–2602. https://doi.org/https://doi.org/10.1097/00007632-199611150-00009.

Hepp WR, Locher HA. Orthopädisches Diagnostikum. 8. Aufl. Stuttgart: Georg Thieme Verlag, 2014.

Kokmeyer DJ, et al. The reliability of multitest regimens with sacroiliac pain provocation test. J Manipulative Physiol Ther 2002; 25(1): 42–48. https://doi.org/10.1067/mmt.2002.120418.

Kristiansson P, Svärdsudd K. Discriminatory power of tests applied in back pain during pregnancy. Spine (Phila Pa 1976) 1996; 21(20): 2337–2344. https://doi.org/https://doi.org/10.1097/00007632-199610150-00006.

Laslett M, Williams M. The reliability of selected pain provocation tests for sacroiliac joint pathology. Spine (Phila Pa 1976) 1994; 19(11): 1243–1249. https://doi.org/https://doi.org/10.1097/00007632-199405310-00009.

Laslett M, et al. Diagnosing painful sacroiliac joints: a validity study of a McKenzie evaluation and sacroiliac provocation tests. Aust J Physiother 2003; 49: 89–97. https://doi.org/10.1016/s0004-9514(14)60125-2.

Laslett M, et al. Diagnosis of sacroiliac joint pain: validity of individual provocation tests and composites of tests. Man Ther 2005; 10: 207–218. https://doi.org/10.1016/j.math.2005.01.003.

Maigne JY, Aivaliklis A, Pfefer F. Results of sacroiliac joint double block and value of sacroiliac pain provocation tests in 54 patients with low back pain. Spine (Phila Pa 1976) 1996; 21(16): 1889–1892. https://doi.org/https://doi.org/10.1097/00007632-199608150-00012.

McCombe PF, et al. 1989 Volvo Award in clinical sciences. Reproducibility of physical signs in low-back pain. Spine (Phila Pa 1976) 1989; 14(9): 908–918. https://doi.org/https://doi.org/10.1097/00007632-198909000-00002.

Ozgocmen S, et al. The value of sacroiliac pain provocation tests in early active sacroiliitis. Clin Rheumatol 2008; 27: 1275–1282. https://doi.org/10.1007/s10067-008-0907-z.

Petersen T, Laslett M, Juhl C. Clinical classification in low back pain: best-evidence diagnostic rules based on systematic reviews. BMC Musculoskelet Disord 2017; 18: 188. https://doi.org/10.1186/s12891-017-1549-6.

Potter N, Rothstein JM. intertester reliability for selected clinical tests of the sacroiliac joint. Phys Ther 1985; 65(11): 1671–1675. https://doi.org/10.1093/ptj/65.11.1671.

Rainer F, Rudwaleit M. Diagnosestellung. In: Falkenbach A. (Hrsg.). Morbus Bechterew. Beratung – Betreuung – Behandlung. Wien: Springer-Verlag, 2005: 23–54.

Robinson HS, et al. The reliability of selected motion- and pain provocation tests fort the sacroiliac joint. Man Ther 2007; 12: 72–79. https://doi.org/10.1016/j.math.2005.09.004.

Schenker A, et al. Schmerzquelle Iliosakralgelenk. Funktionelle Anatomie, Symptome und klinische Bedeutung. Orthopäde 2020; 49: 1000–1005. https://doi.org/10.1007/s00132-019-03843-1.

Schwarzer AC, Aprill CN, Bogduk N. The sacroiliac joint in chronic low back pain. Spine (Phila Pa 1976) 1995; 20(1): 31–37. https://doi.org/https://doi.org/10.1097/00007632-199501000-00007.

Stanford G, Burnham RS. Is it useful to repeat sacroiliac joint provocative tests post-block? Pain Med 2010; 11: 1774–1776. https://doi.org/10.1111/j.1526-4637.2010.00968.x.

Szadek KM, et al. diagnostic validity of criteria for sacroiliac joint pain: a systematic review. J Pain 2009; 10(4): 354–368. https://doi.org/10.1016/j.jpain.2008.09.014.

van der Wurff P, Buijs EJ, Groen GJ. A multitest regimen of pain provocation tests as an aid to reduce unnecessary minimally invasive sacroiliac joint procedures. Arch Phys Med Rehabil 2006; 87: 10–14. https://doi.org/10.1016/j.apmr.2005.09.023.

Werner CM, et al. Distraction test of the posterior superior iliac spine (PSIS) in the diagnosis of sacroiliac joint arthropathy. BMC Sugery 2013; 13: 52. https://doi.org/10.1186/1471-2482-13-52.

Young S, Aprill C, Laslett M. Correlation of clinical examination characteristics with three sources of chronic low back pain. Spine J 2003; 3: 460–465. https://doi.org/10.1016/s1529-9430(03)00151-7.

Zalpour C (Hrsg.). Springer Lexikon Physiotherapie von A–Z. Bd. 2, 2. Aufl. Berlin: Springer Verlag, 2013.

KAPITEL

14 Hüftgelenk

Tobias Michels, Josch Jensen und Birger Wehnke

Die klinische Untersuchung des Hüftgelenks ist ein wichtiger Bestandteil der Diagnostik und Behandlung von Patienten mit Hüftbeschwerden. Bedingt durch das wachsende Wissen über Anatomie, Biomechanik und Pathologien der Hüfte hat sich auch die klinische Untersuchung verändert (Martin und Palmer 2013). In diesem Kapitel werden verschiedenen Aspekte der klinischen Untersuchung des Hüftgelenks beschrieben und kritisch überprüft.

Allgemein lässt sich die Untersuchung des Hüftgelenks in vier Bereiche einteilen: osteochondral, kapsulär-labral, muskulär/tendinös und neurovaskulär (Martin und Palmer 2013).

Pathologien

Zu den häufigsten Hüftpathologien zählen die Osteoarthrose, das femoroazetabuläre Impingement, Labrumverletzungen und muskulotendinöse Beschwerden (Rankin et al. 2015). Die **Osteoarthrose** (➤ Kap. 14.1) ist die häufigste Form der Gelenkserkrankung (Lespasio et al. 2018). Die Einschränkungen durch Osteoarthrose sind seit 1990 um fast 10 % gestiegen, im Jahr 2017 gab es weltweit mehr als 300 Millionen Fälle von Hüft- und Knieosteoarthrose, und die Zahlen sind weiter steigend (Safiri et al. 2020).

Die Prävalenz des **femoroazetabulären Impingements** (➤ Kap. 14.2), auch **FAI-Syndrom** genannt, zeigt, dass bei ca. 30 % der Gesamtbevölkerung eine femoroazetabuläre Morphologie vorliegen könnte, asymptomatische Personen eingeschlossen (Wall et al. 2016). Raveendran et al. (2018) zeigten in einer prospektiven, longitudinalen Kohortenstudie (n = 2.596), dass 25 % der Männer und 10 % der Frauen einen knöchernen Vorsprung am proximalen Collum femoris im gelenknahen Bereich haben (Cam-FAI) sowie 10 % der Frauen und 7 % der Männer eine Fehlstellung des Azetabulums bzw. eine zu starke Ausprägung des Caput femoris (Pincer-Morphologie) bei der Bildgebung aufwiesen. Eine systematische Übersichtsarbeit zeigte in einer asymptomatischen Population eine Prävalenz zwischen 23 % und 76 % für die unterschiedlichen Morphologien (Frank et al. 2015). Seit 1999 hat sich die Anzahl der Operationen bei FAI-Syndrom mindestens 18fach erhöht (Reiman et al. 2016).

Wie beim FAI-Syndrom zeigt sich auch bei **Labrumverletzungen** (➤ Kap. 14.3) eine hohe Prävalenz in asymptomatischen Populationen. Frank et al. (2015) zeigten in einer Übersichtsarbeit, dass bei fast 70 % von 2114 asymptomatischen Hüftgelenken mit einem bildgebenden Verfahren Risse des Labrums nachweisbar waren, wobei offenbar kein Zusammenhang zwischen Befund und Alter oder Geschlecht hergestellt werden kann.

Beschwerden der lateralen Hüftregion werden in der Literatur primär als **Greater Trochanteric Pain Syndrome (GTPS)** oder als **Glutealtendinopathien** (➤ Kap. 14.4) bezeichnet (Grimaldi et al. 2015, Williams und Cohen 2009). Während eine Arbeit von Lievense et al. (2005) eine Inzidenzrate von 1,8 per 1.000 Patienten pro Jahr beschreibt, nennen Albers et al. (2014) eine Prävalenzrate von 4,22 und eine Inzidenzrate von 3,29 pro 1.000 Personen-Jahre.

Kapitelübersicht

Dimensionen In diesem Kapitel unterteilen sich die Testungen in zwei Dimensionen, *Muskelkraft* und *Bewegungsausmaß*, in Verbindung mit der Reproduktion bzw. Provokation des Beschwerdebilds, mit deren Hilfe ein Rückschluss auf mögliche Pathologien wie Osteoarthrose, femoroazetabuläres Impingement, Labrumverletzungen oder Glutealtendinopathien folgen könnte.

Evidenzlage Von 22 identifizierten Assessments wurden 10 in dieses Kapitel inkludiert. Die erforderlichen Gütekriterien der inkludierten Tests wurden in 18 Studien untersucht, deren Verzerrungsrisiko in 13 Fällen als unklar und lediglich in 5 Fällen als gering bewertet wurde.

Empfehlungen Die statistischen Parameter zur Validität lassen mehrheitlich keine oder lediglich eine geringe Empfehlung zu. Die Überprüfung des Bewegungsausmaßes, der Resisted Hip Abduction- sowie der Trendelenburg- und der FABER-Test weisen, abhängig von der untersuchten Pathologie, Gütekriterien von moderatem Empfehlungsgrad auf. Hinsichtlich der Reliabilität lässt sich eine geringe bis moderate Empfehlung für einige Tests aussprechen.

Besonderheiten Wichtig zu berücksichtigen ist die hohe Prävalenz bildgebender Befunde bei asymptomatischen Personen (Kim et al. 2014). Demnach sind degenerative Hüftpathologien weniger ein „Wear and Tear"-Phänomen, was eine Unterscheidung zwischen radiologischer und klinischer/symptomatischer Pathologie sinnvoll erscheinen lässt (Crow 2023).

Praktikabilität Die Durchführung aller hier vorgestellten Tests ist mit einem geringen Zeit- und Kostenaufwand verbunden.

➤ Tab. 14.1 zeigt eine Übersicht der Dimensionen und der dazu untersuchten Assessments. Am Ende der einzelnen Abschnitte finden Sie jeweils eine zusammenfassende Übersicht der Empfehlungen zu allen zugehörigen Assessments.

Tab. 14.1 Dimensionen mit inkludierten Assessments und Pathologien

Muskelkraft
• Trendelenburg-Test (➤ Kap. 14.1.1) → Osteoarthrose (➤ Kap. 14.1) → Gluteale Tendinopathien/GTPS (➤ Kap. 14.4)
Bewegungsausmaß und Symptomreproduktion/Provokationstest
• Range of Motion (ROM) (➤ Kap. 14.1.2) → Osteoarthrose (➤ Kap. 14.1) • FABER-Test (➤ Kap. 14.1.3) → Osteoarthrose (➤ Kap. 14.1) → Femoroazetabuläres Impingement (FAI) (➤ Kap. 14.2) → Gluteale Tendinopathien/GTPS (➤ Kap. 14.4) • Resisted Hip Abduction Test (➤ Kap. 14.1.4) → Osteoarthrose (➤ Kap. 14.1) → Gluteale Tendinopathien/GTPS (➤ Kap. 14.4) • FADIR-Test (➤ Kap. 14.2.1) → Femoroazetabuläres Impingement (FAI) (➤ Kap. 14.2) • Fitzgerald-Test (➤ Kap. 14.2.2) → Femoroazetabuläres Impingement (FAI) (➤ Kap. 14.2) • Internal Rotation Flexion Axial Compression Test (➤ Kap. 14.3.1) → Labrumverletzungen (➤ Kap. 14.3) • Maximum Flexion Internal Rotation Test (➤ Kap. 14.3.2) → Labrumverletzungen (➤ Kap. 14.3) • Passive Internal Rotation Test (➤ Kap. 14.4.4) → Gluteale Tendinopathien/GTPS (➤ Kap. 14.4) • Resisted External Derotation Test (➤ Kap. 14.4.5) → Gluteale Tendinopathien/GTPS (➤ Kap. 14.4)

14.1 Osteoarthrose

Osteoarthrose wird als heterogener pathologischer Prozess mit komplexer und multifaktorieller Ursache beschrieben. Daher wird eine Reihe von möglichen Symptomen genannt (Dell'Isola et al. 2016). Zu den häufigsten klinischen Symptomen der Hüftgelenksarthrose zählen Schmerzen (v.a. im Leistenbereich) sowie Steifigkeit und Schwäche im Hüftbereich, die zu verminderter Mobilität, Funktion und Lebensqualität führen können (Dagenais et al. 2009).

Risikofaktoren für die Entwicklung einer Hüftarthrose sind vielfältig; Übergewicht und metabolische Erkrankungen sowie das Alter und Geschlecht sind die wichtigsten (Litwic et al. 2013). Während ältere Menschen und Frauen häufiger an Hüftarthrose leiden, gilt es zu berücksichtigen, dass eine radiografisch nachgewiesene Arthrose nicht mit einer symptomatischen Arthrose gleichzustellen ist (Caneiro et al. 2020).

Die gängigsten Schweregradeinteilungen für die Hüftarthrose sind die Klassifikationen nach Kellgren und Lawrence (K&L) sowie nach Croft (Reijman et al. 2004). Je höher der Grad, desto ausgeprägter sind in beiden Fällen die Gelenkspaltverengung, Osteophytenbildung und subchondrale Sklerose. Ein Grad von 2 oder höher nach Kellgren und Lawrence zeigt eine radiografische Osteoarthrose an (Murphy et al. 2016).

14.1.1 Trendelenburg-Test

Synonyme/Englisch Trendelenburg Sign.

Der Trendelenburg-Test, 1895 von Friedrich Trendelenburg beschrieben, wurde ursprünglich zur Untersuchung der Funktion der Hüftabduktoren genutzt. Das Absinken des Beckens beim Gehen galt als Zeichen für eine Schwäche der Hüftabduktoren. Jedoch konnte dies bisher nicht eindeutig nachgewiesen werden (Kendall et al. 2010).

Des Weiteren wird der Trendelenburg-Test in den meisten orthopädischen und physiotherapeutischen Lehrbüchern als ein diagnostisches Assessment zur Untersuchung von Funktion und Dysfunktionen der Hüfte erwähnt (Hardcastle und Nade 1985) und findet zudem auch Anwendung bei der Untersuchung von glutealen Tendinopathien (➤ Kap. 14.4).

Durchführung

In der analysierten Literatur werden verschiedene Möglichkeiten zur Durchführung beschrieben (Hardcastle und Nade 1985). Im Folgenden wird die gängigste Form erläutert. Der Patient wird gebeten, sich auf ein Bein zu stellen, indem das kontralaterale Bein ungefähr 30° im Hüftgelenk flektiert wird. Anschließend soll der Patient die Hüfte des freien Spielbeins so hoch anheben wie möglich und diese Position für 30 Sekunden halten. Bei Gleichgewichtsproblemen kann die Durchführung durch das leichte Berühren z.B. einer Stange oder Wand ergänzt werden Danach wird der Test für die andere Seite wiederholt (McCarney et al. 2020). Während der Durchführung beobachtet der Tester, ob eine Absenkung des Beckens auf der Spielbeinseite oder eine Verschiebung des Rumpfs zur Standbeinseite auftritt, um eine Schwäche der Hüftabduktoren zu kompensieren („positives“ Trendelenburg-Zeichen). „Negativ“ ist der Test, wenn auf der Spielbeinseite keine Beckenabsenkung oder Verschiebung des Rumpfs zur Standbeinseite auftritt.

Zusammenfassung der Evidenz

➤ Tab. 14.2
➤ Tab. 14.3

Empfehlungen

➤ Tab. 14.4

- Das Verzerrungsrisiko der inkludierten Studien ist unklar.
- Es gibt eine geringe Empfehlung bezüglich der Übereinstimmung zwischen mehreren Messzeitpunkten eines Untersuchers.
- Es kann keine Empfehlung bezüglich der Übereinstimmung zwischen mehreren Untersuchern angegeben werden.
- Zur Bestätigung oder zum Ausschluss einer Hüftgelenksarthrose gibt es keine Empfehlung. Allerdings ist hervorzuheben, dass der Trendelenburg-Test ursprünglich zur Untersuchung der Funktion der Hüftabduktoren verwendet wurde und nicht, wie in den Validitätsstudien, zur Identifikation einer Hüftarthrose.

Tab. 14.2 Validität des Trendelenburg-Tests bei Hüftosteoarthrose

Studie	Studienpopulation	Referenz	RoB	Maßzahl
Kriteriumsvalidität				
Identifikation einer Hüftgelenks-Osteoarthrose durch den Trendelenburg-Test				
Youdas et al. 2010	n = 40; Gesunde: n = 20 (10 w), Alter (ø): 53,4; Frühstadium Hüft-OA: n = 20 (10 w), Alter(ø): 50,4	Röntgen	•	AUC = 0,55 LR^+ = 1,95 LR^- = 0,70
Altman et al. 1991	n = 201; Hüft-OA: n = 114 (43 w), Alter (ø): 64; Kontrollgruppe mit Hüftschmerz anderer Ursachen: n = 87 (28 w), Alter(ø): 57	Röntgen	•	LR^+ = 1,95 LR^- = 0,70

Alter (ø): mittleres Alter in Jahren, AUC: Area Under the Curve, LR^+: positive Likelihood-Ratio, LR^-: negative Likelihood-Ratio, n: Anzahl der untersuchten Personen, OA: Osteoarthrose, RoB: Risk of Bias, w: weiblich

□: hohes Risiko/klinisch nicht relevant, □: geringes Risiko/klinisch relevant, □: unklares Risiko/moderat klinisch relevant

14

Tab. 14.3 Reliabilität des Trendelenburg-Tests bei Hüftosteoarthrose

Studie	Studienpopulation	RoB	Intratester	Intertester
Reliabilität				
Youdas et al. 2010	n = 40; Gesunde: n = 20 (10 w), Alter (ø): 53,4; Frühstadium Hüft-OA: n = 20 (10 w), Alter(ø): 50,4	•	*ICC:* Rechts: 0,63 Links: 0,69	k.A.
Messfehler				
Youdas et al. 2010	n = 40; Gesunde: n = 20 (10 w), Alter (ø): 53,4; Frühstadium Hüft-OA: n = 20 (10 w), Alter(ø): 50,4	•	*MDC (P-O-F-Position):* Rechts: 4° Links: 3°	

Alter (ø): mittleres Alter in Jahren, ICC: Intra-Klassen-Koeffizient, k.A.: keine Angabe, MDC: Minimal Detectable Change, n: Anzahl der untersuchten Personen, OA: Osteoarthrose, P-O-F: Pelvis On Femoral, RoB: Risk of Bias, w: weiblich
□: hohes Risiko/klinisch nicht relevant, □: geringes Risiko/klinisch relevant, □: unklares Risiko/moderat klinisch relevant

Tab. 14.4 Empfehlungen zum Trendelenburg-Test bei Hüftosteoarthrose

Kriteriumsvalidität	Bestätigung	Ausschluss
Identifikation einer Osteoarthrose des Hüftgelenks	–	–
Reliabilität	**Intratester**	**Intertester**
Übereinstimmende Beurteilung des Trendelenburg-Tests	+	k.A.

–: keine, +: geringe, ++: moderate, +++: starke Empfehlung, k.A.: keine Angabe

14.1.2 Range of Motion (ROM)

Synonyme/Englisch Bewegungsausmaß, Bewegungsumfang, Range of Movement.

Wie die Beschreibungen von Dagenais et al. (2009) und Dell'Isola et al. (2016) (➤ Kap. 14.1) zeigen auch die Kriterien des American College of Rheumatology (Altman et al. 1991), dass sich die Diagnosestellung der Hüftgelenksarthrose zu einem großen Teil an Beweglichkeitseinschränkungen des Hüftgelenks in Innenrotation oder Flexion orientiert. Ein vermindertes Bewegungsausmaß wird als mögliches klinisches Zeichen und Symptom von Hüftarthrose definiert (Holla et al. 2012).

Für die Untersuchung der aktiven und passiven Beweglichkeit des Hüftgelenks existieren in der Literatur verschiedene Indikationen und Möglichkeiten zur Durchführung. So kann das Bewegungsausmaß sitzend, stehend oder im Liegen gemessen werden (Martin und Palmer 2013). Zur genaueren Bestimmung können bei der Untersuchung ein Goniometer oder digitale Hilfsmittel verwendet werden.

Durchführung

Aufgrund der Kompaktheit dieses Buches wird zur Durchführung der ROM-Testungen an dieser Stelle nur ein kurzer Überblick gegeben.

- *Flexion:* Der Patient liegt in Rückenlage. Der Untersucher bewegt das Hüftgelenk mit flektiertem Kniegelenk in die Flexion.
- *Extension:* Der Patient liegt in Bauchlage. Der Untersucher bewegt das Hüftgelenk mit flektiertem Kniegelenk in die Extension.
- *Abduktion:* Der Patient liegt in Rückenlage. Der Untersucher bewegt das Hüftgelenk passiv in die Abduktion.
- *Adduktion:* Der Patient liegt in Rückenlage. Das kontralaterale Bein wird in Abduktion eingestellt. Der Untersucher bewegt dann das Hüftgelenk passiv in die Adduktion.
- *Außenrotation:* Der Patient liegt in Rückenlage. Das Hüftgelenk wird 90° flektiert und dann passiv über den Unterschenkel in die Außenrotation bewegt.
- *Innenrotation:* Der Patient liegt in Rückenlage. Das Hüftgelenk wird 90° flektiert und dann passiv über den Unterschenkel in die Innenrotation bewegt.

Der Test gilt als positiv, wenn während der Testung der vom Patienten angegebene Schmerz reproduziert wird oder die Beweglichkeit im Seitenvergleich eingeschränkt ist.

Zusammenfassung der Evidenz

➤ Tab. 14.5
➤ Tab. 14.6

Empfehlungen

➤ Tab. 14.7

- Das Verzerrungsrisiko der inkludierten Studien ist unklar bis gering.
- Es gibt eine moderate Empfehlung bezüglich der Übereinstimmung zwischen Messungen eines Untersuchers zu mehreren Messzeitpunkten.
- Es gibt nur eine geringe Empfehlung für den klinischen Gebrauch der Testungen Hüftflexion und Hüftinnenrotation zur Identifikation eines eingeschränkten ROM bei Hüftgelenksarthrose.
- Es gibt eine moderate Empfehlung für die Verwendung kombinierter Bewegungsrichtungen ab 3 Ebenen zur Bestätigung bei milder bis moderater Osteoarthrose.

Tab. 14.5 Validität der ROM-Tests bei Hüftosteoarthrose

Studie	Studienpopulation	Referenz	RoB	Maßzahl
Kriteriumsvalidität				
Identifikation einer Osteoarthrose durch ROM-Einschränkung				
Holla et al. 2012	n = 344 (269 w), Alter (ø): 55,9; frühe symptomatische Arthrose	Röntgen – Osteophytenbildung *oder* Gelenkspaltverschmälerung	▪	*Flexion:* $LR^+ = 1,35$ $LR^- = 0,73$ *Innenrotation:* $LR^+ = 4,18$ $LR^- = 0,88$
Holla et al. 2012	n = 344 (269 w), Alter (ø): 55,9; frühe symptomatische Arthrose	Röntgen – Osteophytenbildung *und* Gelenkspaltverschmälerung	▪	*Flexion:* $LR^+ = 1,49$ $LR^- = 0,58$ *Innenrotation:* $LR^+ = 9,93$ $LR^- = 0,64$
Altman et al. 1991	n = 201; Hüft-OA: n = 114 (43 w), Alter (ø): 64; Kontrollgruppe mit Hüftschmerz anderer Ursachen: n = 87 (28 w), Alter (ø): 57	Röntgen	▪	Schmerzen bei … *Flexion:* $LR^+ = 1,33$ $LR^- = 0,50$ *Extension:* $LR^+ = 1,28$ $LR^- = 0,72$ *Abduktion:* $LR^+ = 1,36$ $LR^- = 0,54$ *Adduktion:* $LR^+ = 1,48$ $LR^- = 0,59$ *Innenrotation:* $LR^+ = 1,34$ $LR^- = 0,46$ *Außenrotation:* $LR^+ = 1,25$ $LR^- = 0,57$
Altman et al. 1991	n = 201; Hüft-OA: n = 114 (43 w), Alter (ø): 64; Kontrollgruppe mit Hüftschmerz anderer Ursachen: n = 87 (28 w), Alter (ø): 57	Röntgen	▪	*Flexion ≤ 115°:* $LR^+ = 1,17$ $LR^- = 0,22$ *Innenrotation < 15°:* $LR^+ = 2,35$ $LR^- = 0,47$
Birrell et al. 2001	n = 195 (132 w), Alter (Median): 63; Patienten mit neu aufgetretenem Hüftschmerz	Röntgen (schwere OA: Gelenkspalt < 1,5 mm)	▪	Eingeschränkte ROM-Ebenen *0:* $LR^+ = 1,00$ $LR^- = –$ *1:* $LR^+ = 1,70$ $LR^- = –$ *2:* $LR^+ = 2,60$ $LR^- = 0,28$ *3:* $LR^+ = 4,40$ $LR^- = 0,52$

(Forts.)

14

Tab. 14.5 Validität der ROM-Tests bei Hüftosteoarthrose *(Forts.)*

Studie	Studienpopulation	Referenz	RoB	Maßzahl
Birrell et al. 2001	n = 195 (132 w), Alter (Median): 63; Patienten mit neu aufgetretenem Hüftschmerz	Röntgen (milde bis moderate OA: Croft-Grad < 2)	●	Eingeschränkte ROM-Ebenen *0:* LR^+ = 1,00 LR^- = – *1:* LR^+ = 1,90 LR^- = 0,26 *2:* LR^+ = 2,50 LR^- = 0,56 *3:* LR^+ = 5,00 LR^- = 0,72

LR^+: positive Likelihood-Ratio, LR^-: negative Likelihood-Ratio, n: Anzahl der untersuchten Personen, OA: Osteoarthrose, RoB: Risk of Bias, ROM: Range of Motion, w: weiblich

■: hohes Risiko/klinisch nicht relevant, ■: geringes Risiko/klinisch relevant, ■: unklares Risiko/moderat klinisch relevant

Tab. 14.6 Reliabilität der ROM-Tests bei Hüftosteoarthrose

Studie	Studienpopulation	RoB	Intratester	Intertester
Reliabilität				
Holm et al. 2000	n = 25 (19 w), Alter (ø): 68,5; Patienten mit klinisch und radiologisch verifizierter Osteoarthrose des Hüftgelenks	●	*ICC* Hüft-ROM (gesamt): 0,85 Flexion: 0,82 Extension: 0,94 Abduktion: 0,86 Adduktion: 0,50 Außenrotation: 0,90 Innenrotation: 0,90	k.A.
Pua et al. 2008	n = 22 (12 w), Alter (ø): 62,0; Patienten mit radiologisch bestätigter Osteoarthrose des Hüftgelenks	●	*ICC* Flexion: 0,97 Extension (aus Flex.): 0,86 Abduktion: 0,94 Adduktion: k.A. Außenrotation: 0,96 Innenrotation: 0,93	k.A.
Klässbo et al. 2003	n = 168 (61 w), Alter (ø): 61,7; keine Hüft-OA: n = 50; unilaterale Hüft-OA: n = 77; bilaterale Hüft OA: n = 41	●	*ICC* Flexion: 0,92 Extension: 0,56 Abduktion: 0,78 Adduktion: 0,62 Außenrotation: 0,58 Innenrotation: 0,90	k.A.
Messfehler				
Pua et al. 2008	n = 22 (12 w), Alter(ø): 62,0; Patienten mit radiologisch bestätigter Osteoarthrose des Hüftgelenks	●	*MDC* Flexion: 8,2° Extension (aus Flexion): 10,5° Abduktion: 7,3° Außenrotation: 7,1° Innenrotation: 7,8°	

(Forts.)

Tab. 14.6 Reliabilität der ROM-Tests bei Hüftosteoarthrose *(Forts.)*

Studie	Studienpopulation	RoB	Intratester	Intertester
Klässbo et al. 2003	n = 168 (61 w), Alter (ø): 61,7; keine Hüft-OA: n = 50; unilaterale Hüft-OA: n = 77; bilaterale Hüft OA: n = 41	■	*SEM* Flexion: 2,3° Extension: 4,4° Abduktion: 2,8° Adduktion: 3,3° Außenrotation: 5,3° Innenrotation: 3,9°	

Alter (ø): mittleres Alter in Jahren, ICC: Intra-Klassen-Koeffizient, k.A.: keine Angabe, MDC: Minimal Detectable Change, n: Anzahl der untersuchten Personen, OA: Osteoarthrose, RoB: Risk of Bias, SEM: Standard Error of Measurement, w: weiblich
■: hohes Risiko/klinisch nicht relevant, ■: geringes Risiko/klinisch relevant, ■: unklares Risiko/moderat klinisch relevant

Tab. 14.7 Empfehlungen zur ROM-Messung bei Hüftgelenksarthrose

Kriteriumsvalidität	Bestätigung	Ausschluss
Identifikation einer Hüftgelenksarthrose durch		
→ Einschränkung der Extension, Abduktion, Adduktion oder Außenrotation	–	–
→ Flexionseinschränkung (allgemein)	–	–
→ Flexionseinschränkung auf < 115	–	+
→ Innenrotationseinschränkung (allgemein)	++	+
→ Innenrotationseinschränkung auf < 15°	+	+
Identifikation einer milden/moderaten Arthrose durch		
→ 0 eingeschränkte Bewegungsrichtungen	–	–
→ 1 eingeschränkte Bewegungsrichtungen	–	+
→ 2 eingeschränkte Bewegungsrichtungen	+	–
→ 3 eingeschränkte Bewegungsrichtungen	++	–
Identifikation einer schweren Arthrose durch		
→ 0 eingeschränkte Bewegungsrichtungen	–	–
→ 1 eingeschränkte Bewegungsrichtungen	–	–
→ 2 eingeschränkte Bewegungsrichtungen	+	+
→ 3 eingeschränkte Bewegungsrichtungen	+	–
Reliabilität	**Intratester**	**Intertester**
Übereinstimmende Beurteilung der		
→ Gesamtbeweglichkeit (Flexion, Extension, Abduktion, Adduktion, Außenrotation, Innenrotation)	+	k.A.
→ Flexion	++	k.A.
→ Extension	++	k.A.
→ Abduktion	++	k.A.
→ Adduktion	++	k.A.
→ Außenrotation	++	k.A.
→ Innenrotation	++	k.A.

–: keine, +: geringe, ++: moderate, +++: starke Empfehlung, k.A.: keine Angabe

14.1.3 FABER-Test

Synonyme Flexion-Abduction-External Rotation Test, Patrick's Test, Figure-Four Test.

Der FABER-Test ist ein passives Screening-Tool und besteht aus den Bewegungen Flexion + Abduktion + Außenrotation des Hüftgelenks. Die Kombination dieser drei Bewegungen resultiert in einem Schmerzprovokationstest, der dabei helfen soll, Hüftpathologien zu identifizieren (Dutton 2017). Zusätzlich zur Diagnostik bei Hüftosteoarthrose findet der FABER-Test unter anderem Anwendung bei der Untersuchung des femoroazetabulären Impingements (➤ Kap. 14.2) und der glutealen Tendinopathie/GTPS (➤ Kap. 14.4) sowie des ISG (➤ Kap. 13.1).

Durchführung

Der Patient liegt in Rückenlage. Das Bein der zu untersuchenden Seite wird durch Hüftflexion, Hüftabduktion und Hüftaußenrotation so gelagert, dass der laterale Malleolus proximal des kontralateralen Kniegelenks positioniert ist und die Konfiguration beider Beine das Bild einer „4" zeigt („Figure-Four Test"). Während die kontralaterale Seite des Beckens an der Spina iliaca anterior fixiert wird, wird eine nach posterior gerichtete Kraft auf das ipsilaterale Knie ausgeübt, bis das Ende der Bewegung erreicht ist. Weitere Schwingungen mit kleiner Amplitude können angewendet werden, um eine Schmerzprovokation im Endbereich der Bewegung zu überprüfen. Der Test ist positiv, wenn der Schmerz des Patienten reproduziert oder ein

14

Tab. 14.8 Validität des FABER-Tests bei Hüftosteoarthrose

Studie	Studienpopulation	Referenz	RoB	Maßzahl
Kriteriumsvalidität				
Identifizierung einer Hüftosteoarthrose				
Sutlive et al. 2008	n = 72 (40 w); Alter (ø): 58,6; Probanden mit unilateralen Hüftschmerzen	Röntgen	▣	LR^+ = 1,90 LR^- = 0,61

Alter (ø): mittleres Alter in Jahren, FABER: Flexion-Abduction-External Rotation, LR^+: positive Likelihood-Ratio, LR^-: negative Likelihood-Ratio, n: Anzahl der untersuchten Personen, RoB: Risk of Bias, w: weiblich
□: hohes Risiko/klinisch nicht relevant, □: geringes Risiko/klinisch relevant, □: unklares Risiko/moderat klinisch relevant

Tab. 14.10 Empfehlungen zum FABER-Test bei Hüftosteoarthrose

Kriteriumsvalidität	Bestätigung	Ausschluss
Identifikation einer Hüftosteoarthrose	–	–
Reliabilität	Intratester	Intertester
Übereinstimmende Beurteilung des Tests bei Osteoarthrose: → Beurteilung des ROM → Beurteilung des Endgefühls	 k.A. k.A.	 ++ +

FABER: Flexion-Abduction-External Rotation, ROM: Range of Motion
–: keine, +: geringe, ++: moderate, +++: starke Empfehlung, k.A.: keine Angabe

Tab. 14.9 Reliabilität des FABER-Tests bei Hüftosteoarthrose

Studie	Studienpopulation	RoB	Intratester	Intertester
Übereinstimmende Bewertung des ROM				
Sutlive et al. 2008	n = 72 (40 w), Alter (ø): 58,6; unilaterale Hüftschmerzen	▣	k.A.	ICC = 0,90 MDC = 7,2° SEM = 2,6°
Übereinstimmende Bewertung des Endgefühls				
Sutlive et al. 2008	n = 72 (40 w), Alter (ø): 58,6; unilaterale Hüftschmerzen	▣	k.A.	κ = 0,47

Alter (ø): mittleres Alter in Jahren, FABER: Flexion-Abduction-External Rotation, ICC: Intraklassen-Korrelationskoeffizient, k.A.: keine Angabe, MDC: Minimal Detectable Change, n: Anzahl der untersuchten Personen, RoB: Risk of Bias, ROM: Range of Motion, SEM: Standard Error of Measurement, w: weiblich
□: hohes Risiko/klinisch nicht relevant, □: geringes Risiko/klinisch relevant, □: unklares Risiko/moderat klinisch relevant

eingeschränkter Bewegungsbereich identifiziert wird (Flynn et al. 2008).

Zusammenfassung der Evidenz

➢ Tab. 14.8
➢ Tab. 14.9

Empfehlungen

➢ Tab. 14.10
- Das Verzerrungsrisiko der inkludierten Studien ist gering bis unklar.
- Es gibt moderate Übereinstimmungen zwischen mehreren Untersuchern bezüglich ROM und Endgefühl.
- Für die Verwendung des Tests zur Bestätigung oder zum Ausschluss einer Hüftgelenksarthrose gibt es keine Empfehlung.

14.1.4 Resisted Hip Abduction Test

Neben der Untersuchung bei Hüftosteoarthrose wird der Resisted Hip Abduction Test in der Diagnostik von glutealen Tendinopathien/GTPS (➢ Kap. 14.4) verwendet.

Durchführung

Der Patient liegt in Seitenlage und wird gebeten, das zu untersuchende, oben liegende Bein 45° in Abduktion zu bewegen. Der Untersucher versucht dann, durch Widerstand das zu untersuchende Bein in die Adduktion zu bringen. Der Test gilt als positiv, wenn die Symptome des Patienten während der Durchführung reproduziert werden.

Zusammenfassung der Evidenz

➢ Tab. 14.11
➢ Tab. 14.12

Empfehlungen

➢ Tab. 14.13
- Das Verzerrungsrisiko der inkludierten Studie ist unklar.
- Für den Einsatz zur Bestätigung einer Hüftosteoarthrose besteht eine geringe Empfehlung.
- Für die Verwendung des Tests zum Ausschluss einer Hüftosteoarthrose gibt es keine Empfehlung.
- Die Übereinstimmung zwischen Messungen eines Untersuchers zu mehreren Zeitpunkten kann als gering bezeichnet werden.

Tab. 14.11 Validität des Resisted Hip Abduction Test bei Hüftosteoarthrose

Studie	Studienpopulation	Referenz	RoB	Maßzahl
Kriteriumsvalidität				
Identifikation einer Hüftosteoarthrose				
Youdas et al. 2010	n = 40; Gesunde: n = 20 (10 w), Alter (ø): 53,4; Hüft-OA im Frühstadium: n = 20 (10 w), Alter (ø): 50,4	Röntgen	•	LR⁺ = 3,50 LR⁻ = 0,72

Alter (ø): mittleres Alter in Jahren, LR⁺: positive Likelihood-Ratio, LR⁻: negative Likelihood-Ratio, n: Anzahl der untersuchten Personen, OA: Osteoarthrose, RoB: Risk of Bias, w: weiblich

▢: hohes Risiko/klinisch nicht relevant, ▢: geringes Risiko/klinisch relevant, ▢: unklares Risiko/moderat klinisch relevant

Tab. 14.12 Reliabilität des Resisted Hip Abduction Test bei Hüftosteoarthrose

Studie	Studienpopulation	RoB	Intratester	Intertester
Youdas et al. 2010	n = 40; Gesunde: n = 20 (10 w), Alter (ø): 53,4; Hüft-OA im Frühstadium: n = 20 (10 w), Alter (ø): 50,4	•	ICC = 0,97	k.A.

Alter (ø): mittleres Alter in Jahren, ICC: Intraklassen-Korrelationskoeffizient, k.A.: keine Angabe, n: Anzahl der untersuchten Personen, RoB: Risk of Bias, w: weiblich

▢: hohes Risiko/klinisch nicht relevant, ▢: geringes Risiko/klinisch relevant, ▢: unklares Risiko/moderat klinisch relevant

Tab. 14.13 Empfehlungen zum Resisted Hip Abduction Test bei Hüftosteoarthrose

Kriteriumsvalidität	Bestätigung	Ausschluss
Identifikation einer Hüftosteoarthrose	+	–
Reliabilität	**Intratester**	**Intertester**
Übereinstimmende Beurteilung des Tests bei Hüftosteoarthrose	+	k.A.

–: keine, +: geringe, ++: moderate, +++: starke Empfehlung, k.A.: keine Angabe

14.2 Femoroazetabuläres Impingement (FAI-Syndrom)

Das FAI-Syndrom ist eine bewegungsassoziierte Hüftgelenksproblematik, bei der es durch Deformitäten zu einem verfrühten Kontakt zwischen Azetabulum und proximalem Femur kommt. Symptomatisch ist meist eine Trias aus Hüftschmerz und Klicken, Schnappen, Steifheit oder „Giving way" zu sehen. In Kombination mit einem klinischen Test und dem radiologischen Befund kommt dann meist die Diagnose eines FAI-Syndroms zustande (Griffin et al. 2016).

Die beiden morphologischen Typen Cam und Pincer, die bei der Bildgebung identifiziert werden, unterscheiden sich dadurch, dass bei der **Cam-Morphologie** der Übergang vom Schenkelhals zum Hüftkopf konvex ist, während bei der **Pincer-Morphologie** Azetabulum und Labrum den Hüftkopf übermäßig umschließen. Auch wenn die Bildgebung eine dieser Morphologien erkennen lässt, liegt im klinischen Kontext bei fehlender Symptomatik kein FAI-Syndrom vor (Kemp et al. 2019).

14.2.1 FADIR-Test

Synonyme/Englisch Flexion-Adduction-Internal Rotation Test, FADDIR Test.

Der FADIR-Test wird in der Praxis vor allem zur Diagnosestellung bei Verdacht auf ein femoroazetabuläres Impingement durchgeführt.

Durchführung

Der Test wird in Rückenlage durchgeführt, indem der Tester das Hüftgelenk des Patienten passiv in 90° Hüftflexion, 10° Hüftadduktion und 10° Hüftinnenrotation bewegt. Das andere Bein bleibt dabei gestreckt. Der Test gilt als positiv, wenn während der Bewegung Schmerz provoziert wird oder zunimmt (Shanmugaraj et al. 2020).

Zusammenfassung der Evidenz

➤ Tab. 14.14
➤ Tab. 14.15

Empfehlungen

➤ Tab. 14.16

- Das Verzerrungsrisiko der inkludierten Studien ist unklar.
- Es gibt eine geringe Empfehlung bezüglich der Übereinstimmung zwischen mehreren Untersuchern.

Tab. 14.14 Validität des FADIR-Tests bei femoroazetabulärem Impingement

Studie	Studienpopulation	Referenz	RoB	Maßzahl
Kriteriumsvalidität				
Identifikation eines symptomatischen femoroazetabulären Impingements				
Ranawat et al. 2017	n = 199 (114 w), Alter (ø): 35,4; Patienten mit unilateralem Hüftschmerz	Röntgen	•	LR⁺ = 1,10 LR⁻ = 0,40

Alter (ø): mittleres Alter in Jahren, FADIR: Flexion-Adduction-Internal Rotation, LR⁺: positive Likelihood-Ratio, LR⁻: negative Likelihood-Ratio, n: Anzahl der untersuchten Personen, RoB: Risk of Bias, w: weiblich

▢: hohes Risiko/klinisch nicht relevant, ▢: geringes Risiko/klinisch relevant, ▢: unklares Risiko/moderat klinisch relevant

Tab. 14.15 Reliabilität des FADIR-Tests bei femoroazetabulärem Impingement

Studie	Studienpopulation	RoB	Intratester	Intertester
Martin und Sekiya 2008	n = 70 (32 w), Alter (ø): 42,0; diverse Hüftproblematiken (degenerative Gelenkerkrankungen, Labrumverletzung, femoroazetabuläres Impingement, Kapsellaxizität, Bursitis, Iliopsoas-Tendinitis, Adduktorenverletzung)	●	k.A.	κ = 0,58

Alter (ø): mittleres Alter in Jahren, FADIR: Flexion-Adduction-Internal Rotation, κ: Kappa-Koeffizient, k.A.: keine Angabe, n: Anzahl der untersuchten Personen, RoB: Risk of Bias, SEM: Standardfehler, w: weiblich
▪: hohes Risiko/klinisch nicht relevant, ▪: geringes Risiko/klinisch relevant, ▪: unklares Risiko/moderat klinisch relevant

Tab. 14.16 Empfehlungen zum FADIR-Test bei femoroazetabulärem Impingement

Kriteriumsvalidität	Bestätigung	Ausschluss
Identifikation eines femoroazetabulären Impingements	–	+
Reliabilität	**Intratester**	**Intertester**
Übereinstimmende Beurteilung des Tests bei FAI-Syndrom	k.A.	+

FADIR: Flexion-Adduction-Internal Rotation, FAI: femoroazetabuläres Impingement
–: keine, +: geringe, ++: moderate, +++: starke Empfehlung, k.A.: keine Angabe

- Für die Verwendung des Tests zur Bestätigung eines FAI gibt es keine Empfehlung.
- Für die Verwendung des Tests zum Ausschluss eines FAI gibt es eine geringe Empfehlung.

14.2.2 Fitzgerald Test

Synonyme/Englisch Flexion Internal Rotation Adduction Impingement Test.

Dieser Test wird in zwei verschiedenen Ausführungen beschrieben, für einen anterioren und einen posterioren Labrumriss (Leibold et al. 2008). In der aufgeführten Studie von Tijssen et al. 2016 wird allerdings darin nicht unterschieden. Die Erstbeschreibung des Tests stammt von Fitzgerald (1995).

Durchführung

Um einen vorderen Labrumriss festzustellen, liegt der Patient in Rückenlage. Der Untersucher führt eine Beugung, Außenrotation und vollständige Abduktion der Hüfte durch, gefolgt von einer Streckung der Hüfte, Innenrotation und Adduktion. Um auf einen hinteren Labrumriss zu testen, führt der Untersucher in Rückenlage aus der Position der vollen Hüftbeugung, Innenrotation und Adduktion eine passive Extension, Abduktion, Außenrotation durch. Die Tests gelten als positiv, wenn Schmerzen mit oder ohne hörbares Klicken reproduziert werden.

Tab. 14.17 Validität des Fitzgerald Test bei femoroazetabulärem Impingement

Studie	Studienpopulation	Referenz	RoB	Maßzahl
Kriteriumsvalidität				
Identifikation eines symptomatischen femoroazetabulären Impingements				
Tijssen et al. 2016	n = 77 (36 w), Alter (ø): 37; durch MRT festgestellte Hüftpathologie (außer OA)	Hüftarthroskopie	●	LR^+ = 1,08 LR^- = 0,83

Alter (ø): mittleres Alter in Jahren, LR^+: positive Likelihood-Ratio, LR^-: negative Likelihood-Ratio, MRT: Magnetresonanztomografie, n: Anzahl der untersuchten Personen, RoB: Risk of Bias, w: weiblich
▪: hohes Risiko/klinisch nicht relevant, ▪: geringes Risiko/klinisch relevant, ▪: unklares Risiko/moderat klinisch relevant

Tab. 14.18 Empfehlungen zum Fitzgerald Test bei femoroazetabulärem Impingement

Kriteriumsvalidität	Bestätigung	Ausschluss
Identifikation eines femoroazetabulären Impingements	–	–

–: keine, +: geringe, ++: moderate, +++: starke Empfehlung, k.A.: keine Angabe

Zusammenfassung der Evidenz

➤ Tab. 14.17

Empfehlungen

➤ Tab. 14.18

- Das Verzerrungsrisiko der inkludierten Studie ist unklar.
- Für die Verwendung des Tests zur Bestätigung und zum Ausschluss eines FAI gibt es keine Empfehlung.

14.2.3 FABER-Test

In diesem Abschnitt geht es um die Anwendung des FABER-Tests zur Untersuchung auf femoroazetabuläres Impingement. Durchführung des Tests siehe ➤ Kap. 14.1.3.

Zusammenfassung der Evidenz

➢ Tab. 14.19
➢ Tab. 14.20

Empfehlungen

➢ Tab. 14.21

- Das Verzerrungsrisiko der inkludierten Studien ist unklar bis gering.
- Für die Verwendung des Tests zur Bestätigung oder zum Ausschluss eines FAI gibt es eine geringe Empfehlung.
- Es gibt eine moderate Empfehlung bezüglich der Übereinstimmung zwischen mehreren Untersuchern für ROM.
- Es gibt eine geringe Empfehlung bezüglich der Übereinstimmung zwischen mehreren Untersuchern für Schmerzprovokation und Endgefühl.

Tab. 14.19 Validität des FABER-Tests

Studie	Studienpopulation	Referenz	RoB	Maßzahl
Kriteriumsvalidität				
Identifizierung eines symptomatischen femoroazetabulären Impingements				
Troelsen et al. 2009	n = 18 (16 w), Alter (ø): 43; Z. n. Hüftosteotomie bei Dysplasie	MRT	▣	LR^+: ∞ LR^- = :0,59
Tijssen et al. 2016	n = 77 (36 w), Alter (ø): 37; durch MRT festgestellte Hüftpathologie (außer OA)	Hüftarthroskopie	▣	LR^+ = 0,81 LR^-: ∞

Alter (ø): mittleres Alter in Jahren, FABER: Flexion Abduction External Rotation, LR^+: positive Likelihood-Ratio, LR^-: negative Likelihood-Ratio, MRT: Magnetresonanztomografie, n: Anzahl der untersuchten Personen, OA: Osteoarthrose, RoB: Risk of Bias, w: weiblich
□: hohes Risiko/klinisch nicht relevant, □: geringes Risiko/klinisch relevant, □: unklares Risiko/moderat klinisch relevant

14.3 Labrumverletzungen

Verletzungen des Labrums verursachen in der Regel Leistenschmerzen, in seltenen Fällen kann es jedoch auch zu einer Schmerzsymptomatik im Gesäß kommen. Gehen, Drehungen, längeres Sitzen sowie Aufprall-Aktivitäten verschlimmern die Schmerzsymptomatik. Zusätzlich können mechanische Symptome wie Klicken, Schnappen, „Giving way" und eine Einschränkung des Bewegungsumfangs auftreten (Groh und Herrera 2009).

Als mögliche Ursachen für Labrumverletzungen werden unter anderem direkte Traumata mit exzessiver Krafteinwirkung auf das Hüftgelenk, Sportarten mit repetitiver Abduktion, Außenrotation und Extension des Hüftgelenks sowie bestimmte andere Hüftbewegungen (wie Verdrehungen) beschrieben.

Unter strukturellen Risikofaktoren nennt die Literatur Hüftdysplasie, Degeneration, Hypermobilität und morphologische Veränderungen des Azetabulums oder des proximalen Femurs (Lewis und Sahrmann 2006).

Tab. 14.21 Empfehlungen zum FABER-Test bei femoroazetabulärem Impingement

Kriteriumsvalidität	Bestätigung	Ausschluss
Identifikation eines femoroazetabulären Impingements	+	+
Reliabilität	**Intertester**	**Intratester**
Übereinstimmende Beurteilung des Tests bei FAI:		
→ Beurteilung des ROM	++	k.A.
→ Beurteilung des Endgefühls	+	k.A.
→ Beurteilung der Schmerzprovokation	+	k.A.

FABER: Flexion Abduction External Rotation, FAI: femoroazetabuläres Impingement
–: keine, +: geringe, ++: moderate, +++: starke Empfehlung, k.A.: keine Angabe

Tab. 14.20 Reliabilität des FABER-Tests

Studie	Studienpopulation	RoB	Intratester	Intertester
Übereinstimmende Bewertung des ROM				
Sutlive et al. 2008	n = 72 (40 w), Alter (ø): 58,6; unilaterale Hüftschmerzen	▣	k.A.	ICC = 0,90 MDC = 7,2° SEM = 2,6°
Übereinstimmende Bewertung des Endgefühls				
Sutlive et al. 2008	n = 72 (40 w), Alter (ø): 58,6; unilaterale Hüftschmerzen	▣	k.A.	κ = 0,47
Übereinstimmende Bewertung der Schmerzprovokation				
Martin und Sekiya 2008	n = 70 (32 w), Alter (ø): 42; Hüftschmerz	▣	k.A.	κ = 0,63

Alter (ø): mittleres Alter in Jahren, FABER: Flexion Abduction External Rotation, ICC: Intraklassen-Korrelationskoeffizient, κ: Kappa-Koeffizient, k.A.: keine Angabe, MDC: Minimal Detectable Change, n: Anzahl der untersuchten Personen, RoB: Risk of Bias, SEM: Standard Error of Measurement, w: weiblich
□: hohes Risiko/klinisch nicht relevant, □: geringes Risiko/klinisch relevant, □: unklares Risiko/moderat klinisch relevant

14

14.3.1 Internal Rotation Flexion Axial Compression Test

Synonyme/Englisch IRFAC-Test.

Von den Bewegungskomponenten her ähnelt der Test dem FADIR-Test, statt der Adduktion enthält er jedoch eine axiale Kompression als Bewegungselement.

Durchführung

Der Patient liegt in Rückenlage und der Untersucher führt passiv die kombinierten Bewegungen der Hüftflexion, Innenrotation und axialen Kompression durch. Bei Reproduktion von Schmerz und oder Beschwerden im Bereich der Leiste ist der Test positiv. Dies kann ein Hinweis auf eine Labrumdegeneration oder einen Labrumriss sein.

Zusammenfassung der Evidenz

➢ Tab. 14.22

Empfehlungen

➢ Tab. 14.23

- Das Verzerrungsrisiko der inkludierten Studie ist unklar.
- Für die Verwendung des IRFAC-Tests zur Bestätigung oder zum Ausschluss einer Labrumverletzung gibt es keine Empfehlung.

Tab. 14.22 Validität des IRFAC-Tests bei Labrumverletzungen

Studie	Studienpopulation	Referenz	RoB	Maßzahl
Kriteriumsvalidität				
Identifikation von Labrumverletzungen				
Narvani et al. 2003	n = 18; Sportpatienten mit Leistenschmerz	MRA	•	LR⁺ = 1,32 LR⁻ = 0,58

IRFAC: Internal Rotation Flexion Axial Compression, LR⁺: positive Likelihood-Ratio, LR⁻: negative Likelihood-Ratio, MRA: Magnetresonanzarthrografie, n: Anzahl der untersuchten Personen, RoB: Risk of Bias, w: weiblich
□: hohes Risiko/klinisch nicht relevant, □: geringes Risiko/klinisch relevant, □: unklares Risiko/moderat klinisch relevant

Tab. 14.23 Empfehlungen zum IRFAC-Test bei Labrumverletzungen

Kriteriumsvalidität	Bestätigung	Ausschluss
Identifikation einer Labrumverletzung	–	–

IRFAC: Internal Rotation Flexion Axial Compression
–: keine, +: geringe, ++: moderate, +++: starke Empfehlung, k.A.: keine Angabe

14.3.2 Maximum Flexion Internal Rotation Test

Synonyme/Englisch MFIR-Test.

Durchführung

Der Patient liegt in Rückenlage und der Untersucher führt passiv die kombinierten Bewegungen der maximalen Hüftflexion und der Innenrotation durch. Der Test ist positiv, wenn die Schmerzen des Patienten reproduziert werden. Bei positivem Testergebnis besteht die Möglichkeit eines Labrumrisses.

Zusammenfassung der Evidenz

➢ Tab. 14.24
➢ Tab. 14.25

Empfehlungen

➢ Tab. 14.26

- Das Verzerrungsrisiko der inkludierten Studie ist unklar.
- Für die Verwendung des MFIR-Tests zur Bestätigung einer Labrumverletzung gibt es keine Empfehlung.

Tab. 14.24 Validität des MFIR-Tests bei Labrumverletzungen

Studie	Studienpopulation	Referenz	RoB	Maßzahl
Kriteriumsvalidität				
Identifikation von Labrumverletzungen				
Suenaga et al. 2002	n = 59; Patienten mit dysplasiebedingter Arthrose, untersucht auf komplette Labrumrisse	Arthroskopie	•	LR⁺ = 1,58 LR⁻ = 0,42

LR⁺: positive Likelihood-Ratio, LR⁻: negative Likelihood-Ratio, MFIR: Maximum Flexion Internal Rotation, n: Anzahl der untersuchten Personen, RoB: Risk of Bias
□: hohes Risiko/klinisch nicht relevant, □: geringes Risiko/klinisch relevant, □: unklares Risiko/moderat klinisch relevant

Tab. 14.25 Reliabilität des MFIR-Tests bei Labrumverletzungen

Studie	Studienpopulation	RoB	Intratester	Intertester
Suenaga et al. 2002	n = 59; Patienten mit dysplasiebedingter Arthrose, untersucht auf komplette Labrumrisse	•	ICC = 0,77	κ = 0,78

ICC: Intraklassen-Korrelationskoeffizient, κ: Kappa-Koeffizient, n: Anzahl der untersuchten Personen, MFIR: Maximum Flexion Internal Rotation, RoB: Risk of Bias
□: hohes Risiko/klinisch nicht relevant, □: geringes Risiko/klinisch relevant, □: unklares Risiko/moderat klinisch relevant

Tab. 14.26 Empfehlungen zum MFIR-Test bei Labrumverletzungen

Kriteriumsvalidität	Bestätigung	Ausschluss
Identifikation einer Labrumverletzung	–	+
Reliabilität	**Intertester**	**Intratester**
Übereinstimmende Beurteilung des Tests	+	+

–: keine, +: geringe, ++: moderate, +++: starke Empfehlung, k.A.: keine Angabe

- Für die Verwendung des Tests zum Ausschluss einer Labrumverletzung lässt sich eine geringe Empfehlung aussprechen.
- Es gibt eine geringe Empfehlung bezüglich der Übereinstimmung zwischen mehreren Untersuchern.
- Es gibt eine geringe Empfehlung bezüglich der Übereinstimmung zwischen mehreren Messzeitpunkten eines Untersuchers.

14.4 Gluteale Tendinopathien/GTPS

Das Greater Trochanteric Pain Syndrome (GTPS) äußert sich mit lateralen Hüft- und Gesäßschmerzen. In der Regel umfasst es ein Spektrum mehrerer Störungen: eine trochantäre Bursitis, Gluteal- bzw. Abduktortendinopathien und eine Coxa saltans (Pianka et al. 2021). Meistens tritt das GTPS in der vierten bis sechsten Lebensdekade auf und es besteht eine starke Korrelation zwischen GTPS und Übergewicht sowie zwischen GTPS und dem weiblichen Geschlecht (Pumarejo Gomez und Childress 2021).

14.4.1 FABER-Test

In diesem Abschnitt geht es um die Anwendung des FABER-Tests zur Untersuchung bei glutealer Tendinopathie/GTPS. Durchführung des Tests siehe ➢ Kap. 14.1.3.

Zusammenfassung der Evidenz

➢ Tab. 14.27

Empfehlungen

➢ Tab. 14.28
- Das Verzerrungsrisiko der inkludierten Studie ist unklar.
- Für die Verwendung des Tests zur Bestätigung oder zum Ausschluss eines GTPS bei Frauen gibt es keine Empfehlung.

14.4.2 Trendelenburg-Test

In diesem Abschnitt geht es um die Anwendung des Trendelenburg-Tests zur Untersuchung bei glutealen Tendinopathien/GTPS. Durchführung des Tests siehe ➢ Kap. 14.1.1.

Tab. 14.27 Validität des FABER-Tests bei GTPS

Studie	Studienpopulation	Referenz	RoB	Maßzahl
Kriteriumsvalidität				
Identifizierung eines GTPS bei Frauen				
Ganderton et al. 2017	n = 46 (46 w), Alter (ø): 50,5; asymptomatische Probanden (n = 18); symptomatische Probanden (n = 26)	MRT	● (gelb)	LR^+ = 2,20 LR^- = 0,20

Alter (ø): mittleres Alter in Jahren, FABER: Flexion Abduction External Rotation, GTPS: Greater Trochanteric Pain Syndrome, LR^+: positive Likelihood-Ratio, LR^-: negative Likelihood-Ratio, MRT: Magnetresonanztomografie, n: Anzahl der untersuchten Personen, RoB: Risk of Bias, w: weiblich
■ (rot): hohes Risiko/klinisch nicht relevant, ■ (grün): geringes Risiko/klinisch relevant, ■ (gelb): unklares Risiko/moderat klinisch relevant

Tab. 14.28 Empfehlungen zum FABER-Test bei GTPS

Kriteriumsvalidität	Bestätigung	Ausschluss
Identifikation eines GTPS bei Frauen	+	+

FABER: Flexion Abduction External Rotation, GTPS: Greater Trochanteric Pain Syndrome
–: keine, +: geringe, ++: moderate, +++: starke Empfehlung, k.A.: keine Angabe

Zusammenfassung der Evidenz

➢ Tab. 14.29
➢ Tab. 14.30

Empfehlungen

➢ Tab. 14.31
- Das Verzerrungsrisiko der inkludierten Studien ist unklar bis gering.
- Für die Verwendung des Tests zur Bestätigung oder zum Ausschluss einer glutealen Tendinopathie gibt es keine Empfehlung.
- Es gibt eine moderate Empfehlung bezüglich der Übereinstimmung zwischen Messungen eines Untersuchers zu mehreren Messzeitpunkten.

14.4.3 Resisted Hip Abduction Test

In diesem Abschnitt geht es um die Anwendung des Resisted Hip Abduction Test zur Untersuchung bei glutealen Tendinopathien/GTPS. Durchführung des Tests siehe ➢ Kap. 14.1.4.

Zusammenfassung der Evidenz

➢ Tab. 14.32
➢ Tab. 14.33

Tab. 14.29 Validität des Trendelenburg-Tests bei GTPS

Studie	Studienpopulation	Referenz	RoB	Maßzahl
Kriteriumsvalidität				
Identifikation von glutealen Tendinopathien				
Bird et al. 2001	n = 24 (24 w) Alter (ø): 60,8; gluteale Tendinopathien	MRT	•	LR⁺ = 3,15 LR⁻ = 0,35
Woodley et al. 2008	n = 40 (37 w), Alter (ø): 54,4; unilateraler Hüftschmerz	MRT	•	LR⁺ = 3,64 LR⁻ = 0,82
Lequesne et al. 2008	Lateraler und/oder anteriorer Hüftschmerz: n = 16 (15 w), Alter (ø): 68,2; Kontrollgruppe: n = 20 (19 w), Alter(ø): 69,9 *Bemerkung:* Durchführung wie in ➤ Kap. 14.1.1, aber Test positiv bei Auftreten von Schmerz	MRT	•	LR⁺ = 37,0 LR⁻ = 0,00

Alter (ø): mittleres Alter in Jahren, GTPS: Greater Trochanteric Pain Syndrome, LR⁺: positive Likelihood-Ratio, LR⁻: negative Likelihood-Ratio, MRT: Magnetresonanztomografie, n: Anzahl der untersuchten Personen, RoB: Risk of Bias, w: weiblich
■: hohes Risiko/klinisch nicht relevant, ■: geringes Risiko/klinisch relevant, ■: unklares Risiko/moderat klinisch relevant

Tab. 14.30 Reliabilität des Trendelenburg-Tests bei GTPS

Studie	Studienpopulation	RoB	Intratester	Intertester
Bird et al. 2001	n = 24 (24 w), Alter (ø): 60,8; gluteale Tendinopathien	•	κ = 0,68	k.A.

Alter (ø): mittleres Alter in Jahren, GTPS: Greater Trochanteric Pain Syndrome, κ: Kappa-Koeffizient, k.A.: keine Angabe, n: Anzahl der untersuchten Personen, RoB: Risk of Bias, w: weiblich
■: hohes Risiko/klinisch nicht relevant, ■: geringes Risiko/klinisch relevant, ■: unklares Risiko/moderat klinisch relevant

Tab. 14.31 Empfehlungen zum Trendelenburg-Test bei GTPS

Kriteriumsvalidität	Bestätigung	Ausschluss
Gluteale Tendinopathien	++	++
Reliabilität	**Intertester**	**Intratester**
Übereinstimmende Beurteilung des Tests bei glutealen Tendinopathien	k.A.	++

GTPS: Greater Trochanteric Pain Syndrome
–: keine, +: geringe, ++: moderate, +++: starke Empfehlung, k.A.: keine Angabe

Tab. 14.32 Validität des Resisted Hip Abduction Test bei GTPS

Studie	Studienpopulation	Referenz	RoB	Maßzahl
Kriteriumsvalidität				
Identifikation von glutealen Tendinopathien				
Bird et al. 2001	n = 24 (24 w), Alter (ø): 60,8; gluteale Tendinopathien	MRT	•	LR⁺ = 1,35 LR⁻ = 0,59

Alter (ø): mittleres Alter in Jahren, GTPS: Greater Trochanteric Pain Syndrome, LR⁺: positive Likelihood-Ratio, LR⁻: negative Likelihood-Ratio, MRT: Magnetresonanztomografie, n: Anzahl der untersuchten Personen, RoB: Risk of Bias, w: weiblich
■: hohes Risiko/klinisch nicht relevant, ■: geringes Risiko/klinisch relevant, ■: unklares Risiko/moderat klinisch relevant

Empfehlungen

➤ Tab. 14.34

- Das Verzerrungsrisiko der inkludierten Studie ist gering.
- Zur Bestätigung und zum Ausschluss von glutealen Tendinopathien am Hüftgelenk gibt es keine Empfehlung.
- Es gibt eine moderate Empfehlung bezüglich der Übereinstimmung zwischen Messungen eines Untersuchers zu mehreren Messzeitpunkten.

14.4.4 Passive Internal Rotation Test

Durchführung

Die Ausgangsstellung des Patienten ist die Rückenlage. Der Untersucher bewegt das zu testende Hüftgelenk in 90° Flexion und dann passiv in die Innenrotation. Der Test gilt als positiv bei einer Reproduktion der Symptome des Patienten.

Zusammenfassung der Evidenz

➤ Tab. 14.35
➤ Tab. 14.36

Tab. 14.33 Reliabilität des Resisted Hip Abduction Test bei GTPS

Studie	Studienpopulation	RoB	Intratester	Intertester
Bird et al. 2001	n = 24 (24 w), Alter (ø): 60,8; gluteale Tendinopathien	•	κ = 0,63	k.A.

Alter (ø): mittleres Alter in Jahren, GTPS: Greater Trochanteric Pain Syndrome, κ: Kappa-Koeffizient, k.A.: keine Angabe, n: Anzahl der untersuchten Personen, RoB: Risk of Bias, w: weiblich
■: hohes Risiko/klinisch nicht relevant, ■: geringes Risiko/klinisch relevant, ■: unklares Risiko/moderat klinisch relevant

Empfehlungen

➢ Tab. 14.37

Tab. 14.34 Empfehlungen zum Resisted Hip Abduction Test bei GTPS

Kriteriumsvalidität	Bestätigung	Ausschluss
Gluteale Tendinopathien	–	–
Reliabilität	**Intertester**	**Intratester**
Übereinstimmende Beurteilung des Tests bei glutealen Tendinopathien	k.A.	++

–: keine, +: geringe, ++: moderate, +++: starke Empfehlung, k.A.: keine Angabe

Tab. 14.35 Validität des Passive Internal Rotation Test bei GTPS

Studie	Studien-population	Referenz	RoB	Maßzahl
Kriteriumsvalidität				
Identifikation von glutealen Tendinopathien				
Bird et al. 2001	n = 24 (24 w), Alter (ø): 60,8; gluteale Tendino-pathien	MRT	•	LR^+: 1,77 LR^-: 0,66

Alter (ø): mittleres Alter in Jahren, GTPS: Greater Trochanteric Pain Syndrome, LR^+: positive Likelihood-Ratio, LR^-: negative Likelihood-Ratio, MRT: Magnetresonanztomografie, n: Anzahl der untersuchten Personen, RoB: Risk of Bias, w: weiblich

■: hohes Risiko/klinisch nicht relevant, ■: geringes Risiko/klinisch relevant, ■: unklares Risiko/moderat klinisch relevant

Tab. 14.36 Reliabilität des Passive Internal Rotation Test bei GTPS

Studie	Studien-population	RoB	Intratester	Intertester
Bird et al. 2001	n = 24 (24 w), Alter (ø): 60,8; gluteale Tendino-pathien	•	κ = 0,03	k.A.

Alter (ø): mittleres Alter in Jahren, GTPS: Greater Trochanteric Pain Syndrome, κ: Kappa-Koeffizient, k.A.: keine Angabe, n: Anzahl der untersuchten Personen, RoB: Risk of Bias, w: weiblich

■: hohes Risiko/klinisch nicht relevant, ■: geringes Risiko/klinisch relevant, ■: unklares Risiko/moderat klinisch relevant

Tab. 14.37 Empfehlungen zum Passive Internal Rotation Test bei GTPS

Validität	Bestätigung	Ausschluss
Gluteale Tendinopathien	–	–
Reliabilität	**Intratester**	**Intertester**
Übereinstimmung der Beurteilung des Tests	–	k.A.

GTPS: Greater Trochanteric Pain Syndrome

–: keine, +: geringe, ++: moderate, +++: starke Empfehlung, k.A.: keine Angabe

- Das Verzerrungsrisiko der inkludierten Studie ist gering.
- Zur Bestätigung und Ausschluss von glutealen Tendinopathien gibt es keine Empfehlung.
- Es gibt keine Empfehlung bezüglich der Übereinstimmung zwischen mehreren Messzeitpunkten eines Untersuchers.

14.4.5 Resisted External Derotation Test

Durchführung

Die Ausgangsstellung des Patienten ist die Rückenlage mit 90° Hüft- und Knieflexion sowie Hüftaußenrotation. Treten in dieser Position Schmerzen auf, vermindert der Untersucher die Rotation des Hüftgelenks so weit, bis der Schmerz reduziert wird. Nun bringt der Patient gegen den Widerstand des Untersuchers das Hüftgelenk aktiv in eine neutrale Rotationsposition (weder Innen- noch Außenrotation). Der Test wird als positiv bewertet, wenn die Symptome reproduziert werden. Wenn das Ergebnis des Tests negativ ist, wird dieser in der ASTE Bauchlage mit 0° Hüftextension und 90° Knieflexion mit demselben Prozedere wiederholt.

Zusammenfassung der Evidenz

➢ Tab. 14.38

Empfehlungen

➢ Tab. 14.39

- Das Verzerrungsrisiko der inkludierten Studie ist unklar.
- Für die Verwendung des Tests zur Bestätigung oder zum Ausschluss einer glutealen Tendinopathie gibt es eine geringe Empfehlung.

Tab. 14.38 Validität des Resisted External Derotation Test bei glutealen Tendinopathien

Studie	Studienpopulation	Referenz	RoB	Maßzahl
Kriteriumsvalidität				
Identifikation von glutealen Tendinopathien				
Lequesne et al. 2008	Lateraler und/oder anteriorer Hüftschmerz: n = 16 (15 w), Alter (ø): 68,2; Kontrollgruppe: n = 20 (19 w), Alter(ø): 69,9	MRT	•	LR^+ = 32,6 LR^- = 0,12

Alter (ø): mittleres Alter in Jahren, LR^+: positive Likelihood-Ratio, LR^-: negative Likelihood-Ratio, MRT: Magnetresonanztomografie, n: Anzahl der untersuchten Personen, RoB: Risk of Bias, w: weiblich

■: hohes Risiko/klinisch nicht relevant, ■: geringes Risiko/klinisch relevant, ■: unklares Risiko/moderat klinisch relevant

Tab. 14.39 Empfehlungen zum Resisted External Derotation Test bei glutealen Tendinopathien

Validität	Bestätigung	Ausschluss
Gluteale Tendinopathie	+	+
–: keine, +: geringe, ++: moderate, +++: starke Empfehlung, k.A.: keine Angabe		

14.5 Zusammenfassung

➤ Tab. 14.40 gibt eine Übersicht zu den evidenzbasierten Empfehlungen für den Einsatz der inkludierten Assessments der einzelnen Pathologien an der Hüfte. Aus Gründen der Übersichtlichkeit werden nur Ergebnisse mit dem höchsten Empfehlungsgrad des jeweiligen Assessments dargestellt. Für spezifische Informationen sei auf die jeweiligen ausführlichen Beschreibungen in den Kapiteln 14.1 bis 14.4 verwiesen.

Folgende Tests wurden entweder wegen eines erhöhten Verzerrungsrisikos der Studien, wegen fehlender Studien bzw. mangelafter Datenlage und somit nicht vorhandener statistischer Gütekriterien oder wegen einer defizitären Berichtsqualität der Studien nicht berücksichtigt:

- Hip Scour/Hip Quadrant
- Click Test
- Heel Strike Test
- Resisted Straight Leg Test
- Impingement Provocation Test
- Posterior Hip Labrum Test
- Palpation posterior to greater trochanter
- Flexion Internal Rotation Test
- Flexion Adduction Axial Compression Test
- Maximum Flexion External Rotation Test
- McCarthy Test
- Anterior Impingement Test

Tab. 14.40 Pathologien mit Empfehlungen zu den inkludierten Assessments

Osteoarthrose
• *Trendelenburg-Test bei V. a. Osteoarthrose* Bestätigung: – Ausschluss: – Verlaufskontrolle (Intratester-Reliabilität): + Übereinstimmung zwischen Untersuchern: – • *Range of Motion (ROM) bei V. a. Osteoarthrose* Bestätigung: ++ (eingeschränkte Innenrotation, 3 eingeschränkte Bewegungsebenen) Ausschluss: + (eingeschränkte Innenrotation, Flexion < 115°) Verlaufskontrolle (Intratester-Reliabilität): ++ Übereinstimmung zwischen Untersuchern: ++ (Flexion, Außenrotation), + (Innenrotation) • *FABER-Test bei V. a. Osteoarthrose* Bestätigung: – Ausschluss: – Verlaufskontrolle (Intratester-Reliabilität): k.A. Übereinstimmung zwischen Untersuchern: ++ (Schmerzprovokation, ROM), + (Endgefühl) • *Resisted Hip Abduction Test bei V. a. Osteoarthrose* Bestätigung: + Ausschluss: – Verlaufskontrolle (Intratester-Reliabilität): + Übereinstimmung zwischen Untersuchern: k.A.
Femoroazetabuläres Impingement
• *FADIR-Test bei V. a. femoroazetabuläres Impingement* Bestätigung: – Ausschluss: + Verlaufskontrolle (Intratester-Reliabilität): k.A. Übereinstimmung zwischen Untersuchern: + • *Fitzgerald-Test bei V. a. femoroazetabuläres Impingement* Bestätigung: – Ausschluss: – Verlaufskontrolle (Intratester-Reliabilität): k.A. Übereinstimmung zwischen Untersuchern: k.A. • *FABER-Test bei V. a. femoroazetabuläres Impingement* Bestätigung: ++ Ausschluss: ++ Verlaufskontrolle (Intratester-Reliabilität): k.A. Übereinstimmung zwischen Untersuchern: ++ (Range of Motion), + (Endgefühl, Schmerzprovokation)

(Forts.)

Tab. 14.40 Pathologien mit Empfehlungen zu den inkludierten Assessments *(Forts.)*

Labrumverletzungen
• *Internal Rotation Flexion Axial Compression Test bei V. a. Labrumverletzung* Bestätigung: – Ausschluss: – Verlaufskontrolle (Intratester-Reliabilität): k. A. Übereinstimmung zwischen Untersuchern: k. A. • *Maximum Flexion Internal Rotation Test bei V. a. Labrumverletzung* Bestätigung: – Ausschluss: + Verlaufskontrolle (Intratester-Reliabilität): + Übereinstimmung zwischen Untersuchern: +
Gluteale Tendinopathien/GTPS
• *FABER-Test bei V. a. gluteale Tendinopathie* Bestätigung: + (bei Frauen) Ausschluss: + (bei Frauen) Verlaufskontrolle (Intratester-Reliabilität): : k. A. Übereinstimmung zwischen Untersuchern: k. A. • *Trendelenburg-Test bei V. a. gluteale Tendinopathie* Bestätigung: ++ Ausschluss: ++ Verlaufskontrolle (Intratester-Reliabilität): ++ Übereinstimmung zwischen Untersuchern: k. A. • *Resisted Hip Abduction Test bei V. a. gluteale Tendinopathie* Bestätigung: – Ausschluss: – Verlaufskontrolle (Intratester-Reliabilität): ++ Übereinstimmung zwischen Untersuchern: k. A. • *Passive Internal Rotation Test bei V. a. gluteale Tendinopathie* Bestätigung: – Ausschluss: – Verlaufskontrolle (Intratester-Reliabilität): – Übereinstimmung zwischen Untersuchern: k. A. • *Resisted External Derotation Test bei V. a. gluteale Tendinopathie* Bestätigung: + Ausschluss: + Verlaufskontrolle (Intratester-Reliabilität): k. A. Übereinstimmung zwischen Untersuchern: k. A.
FABER: Flexion-Abduction-External Rotation, FADIR: Flexion-Adduction-Internal Rotation, GTPS: Greater Trochanter Pain Syndrome, k. A.: keine Angabe, ROM: Range of Motion, V. a. : Verdacht auf

Der Grund dafür, dass für einen Großteil der Tests keine oder nur eine geringe Empfehlung ausgesprochen werden kann, liegt darin, dass diese Assessments in Validitätsstudien häufig nicht struktur- oder pathologiespezifisch untersucht werden und daher nur schwer isoliert Strukturen mit entsprechenden Pathologien erkennen können. Erkennbar ist dieses Problem daran, dass der FABER-Test, der Trendelenburg-Test und der Resisted Hip Abduction Test bei verschieden Hüftpathologien zum Einsatz kommen und auf diagnostische Gütekriterien untersucht wurden.

Dem liegt sehr wahrscheinlich zum einen die Multidimensionalität von Schmerz zugrunde (Moseley 2007, Wise et al. 2010). Zum anderen zeigen Daten, dass es eine hohe Prävalenz von degenerativen Veränderungen bei asymptomatischen Menschen gibt (Register et al. 2012, Frank et al. 2015). Es ist demnach schwer, durch einen spezifischen Test zwischen mehreren Strukturen oder Pathologien zu differenzieren.

LITERATUR

Albers S, Zwerver J, van den Akker-Scheek I. Incidence and prevalence of lower extremity tendinopathy in the general population. Br J Sports Med 2014; 48: A5–A5. https://doi.org/10.1136/bjsports-2014-094114.7.

Altman R, et al. The American College of Rheumatology criteria for the classification and reporting of osteoarthritis of the hip. Arthritis Rheum 1991; 34, 505–514. https://doi.org/10.1002/art.1780340502.

Bird PA, et al. Prospective evaluation of magnetic resonance imaging and physical examination findings in patients with greater trochanteric pain syndrome. Arthritis Rheum 2001; 44(9): 2138–2145. https://doi.org/10.1002/1529-0131(200109)44:9<2138::AID-ART367>3.0.CO;2-M.

Birrell F, et al. Predicting radiographic hip osteoarthritis from range of movement. Rheumatology 2001; 40(5): 506–512. https://doi.org/10.1093/rheumatology/40.5.506.

Caneiro J, et al. Three steps to changing the narrative about knee osteoarthritis care: a call to action. Br J Sports Med 2020; 54: 256–258. https://doi.org/10.1136/bjsports-2019-101328.

Crow S. Osteoarthritis. American College of Rheumatology, 2023.

Dagenais S, Garbedian S, Wai EK. Systematic review of the prevalence of radiographic primary hip osteoarthritis. Clin Orthop Relat Res 2009; 467(3): 623–637. https://doi.org/10.1007/s11999-008-0625-5.

Dell'Isola A, et al. Identification of clinical phenotypes in knee osteoarthritis: a systematic review of the literature. BMC Musculoskelet Disord 2016; 17(1): 425. https://doi.org/10.1186/s12891-016-1286-2.

Dorn U, Landauer F, Hofstädter T. Gluteussehnensyndrom. Z Orthop Unfall 2016; 154: 307–320. https://doi.org/10.1055/s-0042-105401.

Dutton M. Dutton's Orthopaedic Examination, Evaluation, and Intervention, 4th ed. McGraw Hill Medical, 2017.

Flynn T, Cleland J, Whitman J. User's guide to the musculoskeletal examination: fundamentals for the evidence-based clinician. 1st ed., 2008.

Frank JM, et al. Prevalence of femoroacetabular impingement imaging findings in asymptomatic volunteers: a systematic review. Arthroscopy 2015; 31, 1199–1204. https://doi.org/10.1016/j.arthro.2014.11.042.

Ganderton C, et al. Demystifying the clinical diagnosis of greater trochanteric pain syndrome in women. J Womens Health (Larchmt) 2017; 26: 633–643. https://doi.org/10.1089/jwh.2016.5889.

Griffin DR, et al. The Warwick Agreement on femoroacetabular impingement syndrome (FAI syndrome): an international consensus statement. Br J Sports Med 2016; 50: 1169–1176. https://doi.org/10.1136/bjsports-2016-096743.

Grimaldi A, et al. Gluteal tendinopathy: a review of mechanisms, assessment and management. Sports Med 2015; 45: 1107–1119. https://doi.org/10.1007/s40279-015-0336-5.

Groh MM, Herrera J. A comprehensive review of hip labral tears. Curr Rev Musculoskelet Med 2009; 2: 105–117. https://doi.org/10.1007/s12178-009-9052-9.

Hardcastle P, Nade S. The significance of the Trendelenburg test. J Bone Joint Surg Br 1985; 67(5): 741–746. https://doi.org/10.1302/0301-620X.67B5.4055873.

Holla JFM, et al. Diagnostic accuracy of range of motion measurements in early symptomatic hip and/or knee osteoarthritis. Arthritis Care Res (Hoboken) 2012; 64(1): 59–65. https://doi.org/10.1002/acr.20645.

Holm I, et al. Reliability of goniometric measurements and visual estimates of hip ROM in patients with osteoarthrosis. Physiother Res Int 2000; 5(4): 241–248. https://doi.org/10.1002/pri.204.

Kemp J, et al. Current trends in sport and exercise hip conditions: Intra-articular and extra-articular hip pain, with detailed focus on femoroacetabular impingement (FAI) syndrome. Best Pract Res Clin Rheumatol 2019; 33: 66–87. https://doi.org/10.1016/j.berh.2019.02.006.

Kendall KD, Schmidt C, Ferber R (2010): The relationship between hip-abductor strength and the magnitude of pelvic drop in patients with low back pain. J Sport Rehabil 2010; 19(4): 422–435. https://doi.org/10.1123/jsr.19.4.422.

Kim C, et al. Prevalence of radiographic and symptomatic hip osteoarthritis in an urban United States community: the Framingham osteoarthritis study. Arthritis Rheumatol 2014; 66, 3013–3017. https://doi.org/10.1002/art.38795.

Klässbo M, Harms-Ringdahl K, Larsson G (2003): Examination of passive ROM and capsular patterns in the hip. Physiother Res Int 2003; 8(1): 1–12. https://doi.org/10.1002/pri.267.

Leibold MR, Huijbregts PA, Jensen R. Concurrent criterion-related validity of physical examination tests for hip labral lesions: a systematic review. J Man Manip Ther 2008; 16: E24–E41.

Lequesne M, et al. Gluteal tendinopathy in refractory greater trochanter pain syndrome: diagnostic value of two clinical tests. Arthritis Rheum 2008; 59(2): 241–246. https://doi.org/10.1002/art.23354.

Lespasio M, et al. Hip osteoarthritis: a primer. Perm J 2018; 22: 17–84. https://doi.org/10.7812/TPP/17-084.

Lewis CL, Sahrmann SA. Acetabular labral tears. Phys Ther 2006; 86: 110–121. https://doi.org/10.1093/ptj/86.1.110.

Lievense A, et al. Prognosis of trochanteric pain in primary care. Br J Gen Pract 2005; 55: 199–204.

Litwic A, et al. Epidemiology and burden of osteoarthritis. Br Med Bull 2013; 105: 185–199. https://doi.org/10.1093/bmb/lds038.

Martin HD, Palmer IJ. History and physical examination of the hip: the basics. Curr Rev Musculoskelet Med 2013; 6(3): 219–225. https://doi.org/10.1007/s12178-013-9175-x.

Martin RL, Sekiya JK. The interrater reliability of 4 clinical tests used to assess individuals with musculoskeletal hip pain. J Orthop Sports Phys Ther 2008; 38, 71–77. https://doi.org/10.2519/jospt.2008.2677.

McCarney L, et al. Determining Trendelenburg test validity and reliability using 3-dimensional motion analysis and muscle dynamometry. Chiropr Man Therap 2020; 28(1): 53. https://doi.org/10.1186/s12998-020-00344-3.

Moseley GL. Reconceptualising pain according to modern pain science. Phys Ther Rev 2007; 12, 169–178. https://doi.org/10.1179/108331907X223010.

Narvani AA, et al. A preliminary report on prevalence of acetabular labrum tears in sports patients with groin pain. Knee Surg Sports Traumatol Arthrosc 2003; 11(6): 403–408. https://doi.org/10.1007/s00167-003-0390-7.

Pianka MA, et al. Greater trochanteric pain syndrome: Evaluation and management of a wide spectrum of pathology. SAGE Open Med 2021; 9: 20503121211022584. https://doi.org/10.1177/20503121211022582.

Pua YH, et al. Intrarater test-retest reliability of hip range of motion and hip muscle strength measurements in persons with hip osteoarthritis. Arch Phys Med Rehabil 2008; 89(6): 1146–1154. https://doi.org/10.1016/j.apmr.2007.10.028.

Pumarejo Gomez L, Childress JM. Greater trochanteric syndrome. StatPearls. Treasure Island Publishing (FL): StatPearls Publishing, 2021.

Ranawat A, et al. Foot progression angle walking test: a dynamic diagnostic assessment for femoroacetabular impingement and hip instability. Orthop J Sports Med 2017; 5(1): 2325967116679641. https://doi.org/10.1177/2325967116679641.

Rankin AT, Bleakley CM, Cullen M. Hip joint pathology as a leading cause of groin pain in the sporting population: a 6-year review of 894 cases. Am J Sports Med 2015; 43: 1698–1703. https://doi.org/10.1177/0363546515582031.

Raveendran R, et al. Population-based prevalence of multiple radiographically defined hip morphologies: the Johnston County Osteoarthritis Project. Osteoarthritis Cartilage 2018; 26: 54–61. https://doi.org/10.1016/j.joca.2017.10.002.

Reijman M, et al. Validity and reliability of three definitions of hip osteoarthritis: cross sectional and longitudinal approach. Ann Rheum Dis 2004; 63(11): 1427–1433. https://doi.org/10.1136/ard.2003.016477.

Reiman MP, Thorborg K, Hölmich P. Femoroacetabular impingement surgery is on the rise – but what is the next step? J Orthop Sports Phys Ther 2016; 46: 406–408. https://doi.org/10.2519/jospt.2016.0605.

Register B, et al. Prevalence of abnormal hip findings in asymptomatic participants: a prospective, blinded study. Am J Sports Med 2012; 40, 2720–2724. https://doi.org/10.1177/0363546512462124.

Safiri S, et al. Global, regional and national burden of osteoarthritis 1990–2017: a systematic analysis of the Global Burden of Disease Study 2017. Ann Rheum Dis 2020; 79: 819–828. https://doi.org/10.1136/annrheumdis-2019-216515.

Shanmugaraj A, et al. How useful is the flexion-adduction-internal rotation test for diagnosing femoroacetabular impingement: a systematic review. Clin J Sport Med 2020; 30(1): 76–82. https://doi.org/10.1097/JSM.0000000000000575.

Suenaga E, et al. Relationship between the maximum flexion-internal rotation test and the torn acetabular labrum of a dysplastic hip. J Orthop Sci 2002; 7(1): 26–32. https://doi.org/10.1007/s776-002-8409-8.

Sutlive TG, et al. Development of a Clinical Prediction Rule for Diagnosing Hip Osteoarthritis in Individuals with Unilateral Hip Pain. J Orthop Sports Phys Ther 2008; 38: 542–550. https://doi.org/10.2519/jospt.2008.2753.

Tijssen M, et al. Hip joint pathology: relationship between patient history, physical tests, and arthroscopy findings in clinical practice. Scand J Med Sci Sports 2016; 27: 342–350. https://doi.org/10.1111/sms.12651.

Troelsen A, et al. What is the role of clinical tests and ultrasound in acetabular labral tear diagnostics? Acta Orthop 2009; 80, 314–318. https://doi.org/10.3109/17453670902988402.

Wall PD, et al. Personalised Hip Therapy: development of a non-operative protocol to treat femoroacetabular impingement syndrome in the FASHIoN randomised controlled trial. Br J Sports Med 2016; 50: 1217–1223. https://doi.org/10.1136/bjsports-2016-096368.

Williams BS, Cohen SP. Greater trochanteric pain syndrome: a review of anatomy, diagnosis and treatment. Anesth Analg 2009; 108, 1662–1670. https://doi.org/10.1213/ane.0b013e31819d6562.

Woodley SJ, et al. Lateral hip pain: findings from magnetic resonance imaging and clinical examination. J Orthop Sports Phys Ther 2008; 38, 313–328. https://doi.org/10.2519/jospt.2008.2685.

Wise BL, et al. Psychological factors and their relation to osteoarthritis pain. Osteoarthritis Cartilage 2010; 18, 883–887. https://doi.org/10.1016/j.joca.2009.11.016.

Youdas JW, Madson TJ, Hollman JH. Usefulness of the Trendelenburg test for identification of patients with hip joint osteoarthritis. Physiother Theory Pract 2010; 26(3): 184–194. https://doi.org/10.3109/09593980902750857.

KAPITEL

15 Kniegelenk

Larissa Muswieck

Das Kniegelenk als Vermittler zwischen Becken, Hüfte und Fuß hat die Aufgabe, der unteren Extremität möglichst viel Bewegung zu ermöglichen und dabei gleichzeitig Stabilität zu gewährleisten (Chhabra et al. 2001).

Knieverletzungen

Knieverletzungen entstehen häufig durch Valgus- und Rotationstraumata, die eine besondere Gefährdung für die Band- und Binnenstrukturen des Kniegelenks darstellen (Herbort et al. 2019). Ihre Prävalenz im Sport ist hoch: ca. 37–40 % der Sportverletzungen betreffen das Kniegelenk, davon sind mehr als drei Viertel Distorsionen und Meniskus-Band-Läsionen (Steinbrück 1999, Majewski et al. 2006). Das Verletzungsrisiko wird von den charakteristischen Bewegungsabläufen und Belastungen (z. B. schnelle Richtungswechsel, Landemanöver), aber auch den Spielregeln der Sportart (z. B. Gegnerkontakt) beeinflusst (Herbort et al. 2019, Steinbrück 1999). Obwohl allgemein junge Männer als Risikogruppe für Sportverletzungen gelten (Steinbrück 1999, Majewski et al. 2006, Schneider et al. 2006), sind Frauen aufgrund ihrer anatomischen Bauweise und Tendenz zur funktionellen Valgusstellung für Knieverletzungen anfälliger (Herbort et al. 2019).

Bei Kniegelenkstraumen kommt es häufig auch zu Kombinationsverletzungen, die zu einer Rotationsinstabilität führen: Darunter versteht man, dass ein zentraler Pfeiler (das vordere und/oder hintere Kreuzband) zusammen mit einer medialen oder lateralen Kapselbandstruktur, einem Meniskus oder aber auch einer knöchernen Struktur betroffen ist. Bei der Untersuchung des Kniegelenks und Testung der einzelnen im Folgenden aufgeführten Strukturen können entsprechend anterolaterale, anteromediale oder posterolaterale und -mediale Rotationsinstabilitäten festgestellt werden.

Abgesehen von akuten Kniegelenkstraumen können Kniebeschwerden auch chronischer bzw. degenerativer Natur sein. Typische chronische Beschwerden entstehen aufgrund einer Überlastung von Strukturen und betreffen vor allem den Streckapparat des Kniegelenks. Sie äußern sich zum Beispiel mit peripatellaren Schmerzen oder Reizzuständen der Patellarsehne selbst. Degenerative Kniepathologien, zu denen nichttraumatische Meniskusschäden oder die Arthrose des Kniegelenks zählen, treten vor allem im höheren Alter vermehrt auf (Carek 2020).

Kapitelübersicht

Bei der Untersuchung des Kniegelenks sollte zum Vergleich immer die beschwerdefreie Seite herangezogen werden. Während die Untersuchungsmerkmale bei unterschiedlichen Menschen sehr variieren können, sind die Gegebenheiten in den beiden Kniegelenken derselben Person grundsätzlich sehr ähnlich. Abgesehen davon sollte immer eine Beurteilung der gesamten Beinachse und den benachbarten Gelenken erfolgen (Herbort et al. 2019).

Dimensionen Das Kapitel beschäftigt sich mit spezifischen Verletzungen der Kniegelenksstrukturen, konkret mit den Dimensionen *Kreuzbandläsionen* (➤ Kap. 15.1), *Kollateralbandverletzungen* (➤ Kap. 15.2), *Meniskusläsionen* (➤ Kap. 15.3), sowie *Patella-Pathologien* (➤ Kap. 15.4).

Evidenzlage Die Evidenzlage zu Assessments für das Kniegelenk ist schwach. Obwohl grundsätzlich diverse Tests und Studien zu Assessments für das Kniegelenk existieren, konnte ein Großteil hier für die Bildung von Empfehlungen nicht berücksichtigt werden. Empfehlungen konnten für einige Tests zur Untersuchung des vorderen Kreuzbands, zur Testung des medialen Kollateralbands, zur Überprüfung der Menisken und zur Abklärung eines patellofemoralen Schmerzsyndroms gebildet werden. Für Assessments zur Untersuchung von Verletzungen des hinteren Kreuzbands und der lateralen Kollateralbänder konnten keine Empfehlungen formuliert werden.

Empfehlungen Der Großteil der verfügbaren Knie-Assessments kann, wenn überhaupt, lediglich einen geringen Beitrag zum klinischen Entscheidungsprozess leisten. Zur Überprüfung des vorderen Kreuzbands können der vordere Schubladentest, der Lachman-Test, der Pivot-Shift Test und das Lever-Zeichen je nach dem Verletzungszeitraum auf geringem oder moderatem Niveau empfohlen werden. Der Valgusstresstest kann im Zusammenhang mit dem Beurteilungskriterium „Schmerz" mit einem geringen Empfehlungsgrad zur Diagnostik des medialen Kollateralbands – auch von mehreren Untersuchern – verwendet werden. Für die aufgeführten Meniskustests und Assessments zur Untersuchung eines patellofemoralen Schmerzsyndroms kann keine Empfehlung für die Verwendung zum Ausschluss der jeweiligen Pathologie formuliert werden.

Besonderheiten Durch seine Vermittlungsfunktion an der unteren Extremität ist es besonders wichtig, dass die vorherrschenden Beschwerden des Kniegelenks im Zusammenhang mit der Beinachse und den benachbarten Gelenken abgeklärt werden. Die Beurteilung der untersuchten Struktur und Pathologie erfolgt immer im Seitenvergleich.

Praktikabilität Die Durchführung aller hier vorgestellten Tests ist mit einem geringen Zeitaufwand und nicht mit Kosten verbunden.

➤ Tab. 15.1 zeigt eine Übersicht der Pathologien und der dazu untersuchten Assessments. Am Ende der einzelnen Abschnitte ist jeweils eine zusammenfassende Übersicht der Empfehlungen zu allen zugehörigen Tests zu finden.

Tab. 15.1 Pathologien mit inkludierten Assessments

Kreuzbandläsionen
• Vorderer Schubladentest (➤ Kap. 15.1.1) • Lachman-Test (➤ Kap. 15.1.2) • Pivot-Shift Test (➤ Kap. 15.1.3) • Lever-Zeichen (➤ Kap. 15.1.4)
Kollateralbandverletzungen
• Valgusstresstest (➤ Kap. 15.2.1)
Meniskusläsionen
• McMurray-Test (➤ Kap. 15.3.1) • Apley-Test (➤ Kap. 15.3.2) • Thessaly-Test (➤ Kap. 15.3.3) • Joint Line Tenderness (➤ Kap. 15.3.4) • Steinmann-Test (➤ Kap. 15.3.5)
Patella-Pathologien
• Patellar Apprehension Test (➤ Kap. 15.4.1) • Clarke-Zeichen (➤ Kap. 15.4.2) • Waldron-Test (➤ Kap. 15.4.3) • Vastus-medialis-Koordinationstest (➤ Kap. 15.4.3) • Exzentrischer Stufentest (➤ Kap. 15.4.5)

15.1 Untersuchung der Kreuzbänder

Das hintere Kreuzband

Das hintere Kreuzband (HKB) wird als stärkstes Band des Kniegelenks beschrieben. Seine Hauptfunktion besteht darin, insbesondere das gebeugte Kniegelenk gegenüber einer Dorsalverschiebung der Tibia relativ zum Femur zu stabilisieren (Hughston et al. 1976, Strobel et al. 2000, Vaquero-Picado und Rodriguez-Merchan 2017). Der häufigste Verletzungsmechanismus für das HKB ist daher eine starke, nach posterior gerichtete Krafteinwirkung auf die proximale Tibia bei flektiertem Kniegelenk. Dies wird vor allem bei Verkehrsunfällen (sog. „dashboard injury“) oder bei Kontaktsportarten, aber beispielsweise auch beim Sturz auf das Knie beobachtet. Verletzungen durch Hyperextension/-flexion oder Rotationstraumen können vorkommen, sind aber seltener (Schulz et al. 2003, Pache et al. 2018). Akute HKB-Rupturen können sich durch eine Gelenkschwellung, Steifigkeit bzw. eingeschränkte, schmerzhafte Flexion und Schmerzen in der Kniekehle präsentieren. Bei chronischen HKB-Rupturen wird eine Knieinstabilität beschrieben, die mit Schmerzen anterior und medial am Kniegelenk einhergeht und häufig beim Bergab- bzw. Treppabgehen auftritt (Pache et al. 2018, Strobel et al. 2000). Eine hintere Kreuzbandläsion tritt selten isoliert auf und geht meistens mit Begleitverletzungen an weiteren Kniegelenksstrukturen einher (Moore und Larson 1980, Loos et al. 1981, Vaquero-Picado und Rodriguez-Merchan 2017, Strobel et al. 2000).

Bekannte Tests zur Untersuchung des HKB, wie zum Beispiel der hintere Schubladentest (Posterior Drawer Test), der dorsale Durchhangtest (Posterior Sag Sign, Godfrey Test, Gravity Sign) oder der Quadricepskontraktionstest (Quadriceps Active Test), versuchen eine Instabilität und Verschiebbarkeit der Tibia nach dorsal nachzuweisen (Malanga et al. 2003, Kopkow et al. 2013).

Die derzeitige Evidenzlage macht die Beurteilung der diagnostischen Fähigkeiten der oben genannten Tests schwierig. Erforderliche Daten können den Studienberichten vor allem aufgrund der gewählten Studiendesigns (retrospektive Analyse und Zieloutcome) und der untersuchten Studienpopulationen (nur HKB-Verletzte oder in Form von Fall-Kontroll-Studien) nicht verlässlich entnommen werden und werden deshalb hier nicht aufgeführt (Hughston et al. 1976, Moore und Larson 1980, Loos et al. 1981, Baker et al. 1984, Fowler und Messieh 1987, Anderson und Lipscomb 1989, Stäubli und Jakob 1990, Rubinstein et al. 1994, Navali et al. 2013, Degnan et al. 2014).

Dennoch wird bei der Untersuchung auf eine Kreuzbandinstabilität empfohlen, zuerst die Kontinuität des hinteren Kreuzbands zu prüfen, bevor das vordere Kreuzband getestet wird (Kopkow et al. 2013, Daniel et al. 1988). Neben der Erhebung von Informationen zum Verletzungshergang und zu Symptomen (Kopkow et al. 2013, Pache et al. 2018) wird vorgeschlagen, das Kniegelenk in einer neutralen Position zu beurteilen, von der aus eine vordere oder hintere Verschiebung der Tibia relativ zum Femur ermittelt werden kann. Der sog. **Quadriceps-Neutralwinkel** („quadriceps neutral angle“) zwischen 60° und 90° Knieflexion entspricht der Kniegelenksstellung, in der eine Kontraktion des M. quadriceps femoris keine tibiale Verschiebung auslöst. Wird dieser Winkel am gesunden Bein bestimmt, kann ein Absacken der Tibia nach dorsal in dieser Position beim verletzten Knie eine spontane hintere Schublade aufzeigen (Daniel et al. 1988, Strobel et al. 2000). Bei der Testung zum Nachweis einer ventralen Laxizität, wie zum Beispiel beim vorderen Schubladentest, kann damit ein falsch positives Ergebnis vermieden werden, da die ventrale Verschiebbarkeit der Tibia nicht fälschlicherweise als vordere Schublade gedeutet, sondern ihre Reposition aus der hinteren Schublade berücksichtigt wird (Daniel et al. 1988, Moore und Larson 1980, Pache et al. 2018, Herbort et al. 2019).

Die spärliche Evidenz zu den Assessments des hinteren Kreuzbands fordert eine nähere Untersuchung der bisherigen Tests bzw. die Entwicklung anderer, vielversprechender Testmethoden. Der Lateral-Anterior Drawer Test wird als neue Untersuchungsmethode für das hintere Kreuzband vorgeschlagen. Getestet wird die Verschiebbarkeit der Tibia gegenüber dem Femur von medial-posterior nach lateral-anterior im Seitenvergleich in 90° Kniebeugung. Die Validität des Tests wurde bisher nur in einer Kadaverstudie untersucht, Studienergebnisse in vivo liegen noch nicht vor (Seeber et al. 2017, 2018).

Das vordere Kreuzband

Das vordere Kreuzband (VKB) ist vor allem bei Sportverletzungen häufig betroffen und für Verletzungen anfälliger als das hintere (Majewski et al. 2006). Es verhindert eine anteriore Verschiebung der Tibia gegenüber dem Femur und wird dabei agonistisch von der Ischiokruralmuskulatur unterstützt. Zusätzlich trägt es zur Rotationsstabilität bei: Wenn das Knie gestreckt wird, wickeln sich die Kreuzbänder umeinander und das Femur wird in eine leichte Innenrotation gebracht. Neben ihrer biomechanischen Funktion spielen beide Kreuzbänder eine wichtige Rolle für die Propriozeption des Kniegelenks, die bei einer Verletzung ebenfalls beeinträchtigt werden kann (Petersen und Tillmann 2002, Kohn et al. 2020).

Zu Verletzungen des VKB kommt es meist durch Valgusrotationstraumen, die zum Beispiel beim Springen und Landen oder beim Richtungswechsel mit oder ohne Fremdeinwirkung passieren können (Herbort et al. 2019, Noyes et al. 1980).

Typischerweise kann bei einer VKB-Läsion eine vermehrte Verschiebbarkeit der Tibia nach anterior bzw. eine anterolaterale Subluxationsstellung der Tibia durch die fehlende Positionierung des Femurs in Innenrotation beobachtet werden. Diese Phänomene sind die Grundlage für die klinischen Tests zur Untersuchung einer VKB-Insuffizienz (Petersen und Tillmann 2002, Kohn et al. 2020).

15.1.1 Vorderer Schubladentest

Synonyme/Englisch Anterior Drawer Test.

Durchführung

Der Patient liegt in Rückenlage und stellt die Beine auf, die Knie sind 90° gebeugt. Der Untersucher sitzt auf dem Fuß des zu untersuchenden Beins, platziert seine Hände um die proximale Tibia und palpiert mit dem Daumen das Tibiaplateau. Nun wird an der proximalen Tibia ein nach anterior gerichteter Zug ausgeübt. Über die Zeigefinger kann dabei sichergestellt werden, dass die Ischiokruralmuskulatur entspannt bleibt. Der Test ist positiv, wenn im Vergleich zur anderen Seite eine vermehrte Verschiebung der Tibia gegenüber dem Femur nach anterior festgestellt wird (Malanga et al. 2003).

Zusammenfassung der Evidenz

➤ Tab. 15.2

15.1.2 Lachman-Test

Synonyme/Englisch Extensionsnaher Schubladentest, Noulis Test.

Durchführung

Der Patient befindet sich in Rückenlage und das zu untersuchende Knie wird in eine Position von 0–15° Flexion gebracht. Das Femur wird mit einer Hand stabilisiert, während die andere Hand an der proximalen Tibia von posterior einen kräftigen Druck ausübt mit dem Ziel, die Tibia nach anterior zu verschieben. Der Test ist positiv, wenn dabei im Vergleich zur anderen Seite eine vermehrte Verschiebbarkeit der Tibia mit weichem Endgefühl festgestellt wird. Ein positives Testergebnis weist auf eine Verletzung des vorderen Kreuzbands hin (Malanga et al. 2003).

Zusammenfassung der Evidenz

➤ Tab. 15.3
➤ Tab. 15.4

15.1.3 Pivot-Shift Test

Synonyme/Englisch Galway Test.

Tab. 15.2 Validität des vorderen Schubladentests

Studie	Studienpopulation	Referenz	RoB	Maßzahl
Identifikation einer isolierten vorderen Kreuzbandruptur oder Kombinationsverletzung mit dem medialen Kollateralband				
Sandberg et al. 1986	n = 182 (63 w), Alter (ø): 27 [13–59]; Patienten der orthopädischen Notaufnahme mit Kniebeschwerden	Arthroskopie	•	LR^+ = 1,72 LR^- = 0,79
Identifikation einer vorderen Kreuzbandruptur (partiell oder komplett)				
Lee et al. 1988	n = 79, Alter: [14–59]; Patienten ohne vorherige Knieoperationen	Arthroskopie (n = 41)	•	LR^+ = ∞ LR^- = 0,22
		MRT (n = 79)		LR^+ = ∞ LR^- = 0,22
Boeree et al. 1991	n = 203 (49 w), Alter (ø): 32,7 [6–71]; Patienten, die zur Untersuchung des Kniegelenks an eine orthopädische Klinik überwiesen wurden	MRT	•	LR^+ = 6,73 LR^- = 0,48
Wagemakers et al. 2010	n = 134 (60 w), Alter (ø): 40 [18–64]; Kniebeschwerden nach akuter Knieverletzung (≤ 5 Wochen)	MRT	•	*Partiell und komplett:* LR^+ = 1,93 LR^- = 0,30 *Komplett:* LR^+ = 1,96 LR^- = 0,22
Gürpinar et al. 2019	n = 78 (9 w), Alter (ø): 26 [17–44]; akute, unilaterale Knieverletzung (≤ 2 Wochen)	MRT	•	LR^+ = 2,48 LR^- = 0,33
	Re-Testung 4 Wochen nach Trauma			LR^+ = 3,16 LR^- = 0,28
Identifikation einer chronischen vorderen Kreuzbandverletzung				
Steinbrück und Wiehmann 1988	n = 300 (95 w), Alter (ø): 31; Patienten, die 1986/87 vom selben Arzt am Knie untersucht wurden	Arthroskopie	•	LR^+ = 10,43* LR^- = 0,09*

[]: Altersspanne, Alter (ø): mittleres Alter in Jahren, LR^+: positive Likelihood-Ratio, LR^-: negative Likelihood-Ratio, MRT: Magnetresonanztomografie, n: Anzahl der untersuchten Personen, RoB: Risk of Bias, w: weiblich
■: hohes Risiko/klinisch nicht relevant, ■: geringes Risiko/klinisch relevant, ■: unklares Risiko/moderat klinisch relevant

Tab. 15.3 Validität des Lachman-Tests

Studie	Studienpopulation	Referenz	RoB	Maßzahl
Identifikation einer isolierten vorderen Kreuzbandruptur oder Kombinationsverletzung mit dem medialen Kollateralband				
Sandberg et al. 1986	n = 182 (63 w), Alter (ø): 27 [13–59]; Patienten der orthopädischen Notaufnahme mit Kniebeschwerden	Arthroskopie	•	LR⁺ = 13,80 LR⁻ = 0,54
Identifikation einer vorderen Kreuzbandverletzung (partiell oder komplett)				
Lee et al. 1988	n = 79, Alter: [14–59]; Patienten ohne vorherige Knieoperationen	Arthroskopie (n = 41)	•	LR⁺ = ∞ LR⁻ = 0,11
		MRT (n = 79)		LR⁺ = ∞ LR⁻ = 0,09
Boeree et al. 1991	n = 203 (49 w), Alter (ø): 32,7 [6–71]; Patienten, die zur Untersuchung des Kniegelenks an eine orthopädische Klinik überwiesen wurden	MRT	•	LR⁺ = 6,46 LR⁻ = 0,41
Schwarz et al. 1997	n = 58 (0 w), Alter (ø): 25; Patienten mit einseitigem frischem Kniebinnentrauma (< 30 Tage)	Arthroskopie	•	LR⁺ = 2,09 LR⁻ = 0,14
	Subanalyse von Patienten mit akutem Trauma (< 8 Tage) (n = 35)			LR⁺ = 1,44 LR⁻ = 0,56
Gürpinar et al. 2019	n = 78 (9 w), Alter (ø): 26 [17–44]; akute, unilaterale Knieverletzung (≤ 2 Wochen)	MRT	•	LR⁺ = 2,15 LR⁻ = 0,31
	Re-Testung 4 Wochen nach Trauma			LR⁺ = 2,68 LR⁻ = 0,23
Identifikation einer chronischen vorderen Kreuzbandverletzung				
Steinbrück und Wiehmann 1988	n = 300 (95 w), Alter (ø): 31; Patienten, die 1986/87 vom selben Arzt am Knie untersucht wurden	Arthroskopie	•	LR⁺ = 17,9* LR⁻ = 0,14*

Alter (ø): mittleres Alter in Jahren, []: Altersspanne, LR⁺: positive Likelihood-Ratio, LR⁻: negative Likelihood-Ratio, MRT: Magnetresonanztomografie, n: Anzahl der untersuchten Personen, RoB: Risk of Bias, w: weiblich

■: hohes Risiko/klinisch nicht relevant, ■: geringes Risiko/klinisch relevant, ■: unklares Risiko/moderat klinisch relevant

Tab. 15.4 Reliabilität des Lachman-Tests

Studie	Studienpopulation	RoB	Intratester	Intertester
Untersuchung des vorderen Kreuzbands				
Mulligan et al. 2015	n = 45 (23 w), Alter (ø): 40,7 [20–64]; Patienten mit länger bestehenden posttraumatischen Kniebeschwerden (30–365 Tage), die zur Abklärung in die Sportmedizin und chirurgische Orthopädie überwiesen wurden	•	k.A.	*Endgefühl (fest/nicht vorhanden):* κ = 0,72 κ = 0,81* *Verschiebbarkeit (Grad I–III):* κ = 0,42 κ = 0,52*

[]: Altersspanne, Alter (ø): mittleres Alter in Jahren, κ: Kappa-Koeffizient, k.A.: keine Angabe, n: Anzahl der untersuchten Personen, RoB: Risk of Bias, w: weiblich

■: hohes Risiko/klinisch nicht relevant, ■: geringes Risiko/klinisch relevant, ■: unklares Risiko/moderat klinisch relevant

* gewichteter Kappa-Koeffizient

Durchführung

Der Patient liegt in Rückenlage. Mit einer Hand am Sprunggelenk und der anderen Hand den lateralen Unterschenkel umgreifend wird das zu untersuchende Bein angehoben und gebeugt. Durch die Hand an der Fibula wird ein starker Valgusstress auf das Knie ausgeübt, der die Tibia in eine vermehrte Valgusposition bringen soll. Das Kniegelenk wird unter dieser Stresseinwirkung wieder gestreckt. Der Test ist positiv, wenn sich die Valgusposition der Tibia bei circa 30° Beugung plötzlich reduziert (Malanga et al. 2003). Zu diesem Test gibt es sehr viele unterschiedliche Beschreibungen.

Zusammenfassung der Evidenz

➤ Tab. 15.5

15.1.4 Lever-Zeichen

Synonyme/Englisch Lever Sign, Lelli's Test.

Durchführung

Der Patient liegt mit gestreckten Beinen in Rückenlage auf der Untersuchungsliege. Der Untersucher steht auf der zu untersuchenden Seite und platziert seine geschlossene Faust unter das proximale Drittel des Unterschenkels, wodurch das Knie leicht gebeugt wird. Mit der anderen Hand übt der Untersucher moderaten Druck von anterior nach posterior auf das distale Drittel des Quadriceps aus. Das Bein des Patienten verhält sich dadurch wie ein Hebel, auf den

Tab. 15.5 Validität des Pivot-Shift Test

Studie	Studienpopulation	Referenz	RoB	Maßzahl
Identifikation einer isolierten vorderen Kreuzbandruptur oder Kombinationsverletzung von vorderem Kreuzband und medialem Kollateralband				
Sandberg et al. 1986	n = 182 (63 w), Alter (ø): 27 [13–59]; Patienten der orthopädischen Notaufnahme mit Kniebeschwerden	Arthroskopie	▣	LR⁺ = --- LR⁻ = 0,94
Identifikation einer vorderen Kreuzbandverletzung (partiell oder komplett)				
Noyes et al. 1980	n = 83 (11 w), Alter (ø): 21 [14–43]; Hämarthros nach akuter Knieverletzung ohne laterale oder mediale Instabilität	Arthroskopie	▣	LR⁺ = 6,30 LR⁻ = 0,77
Boeree et al. 1991	n = 203 (49 w), Alter (ø): 32,7 [6–71]; Patienten, die zur Untersuchung des Kniegelenks an eine orthopädische Klinik überwiesen wurden	MRT	▣	LR⁺ = 8,71 LR⁻ = 0,72
Gürpinar et al. 2019	n = 78 (9 w), Alter (ø): 26 [17–44]; akute, unilaterale Knieverletzung (≤ 2 Wochen)	MRT	▣	LR⁺ = 8,26 LR⁻ = 0,52
	Re-Testung 4 Wochen nach Trauma			LR⁺ = 9,03 LR⁻ = 0,46
Identifikation einer chronischen vorderen Kreuzbandverletzung				
Steinbrück und Wiehmann 1988	n = 300 (95 w), Alter (ø): 31; Patienten, die 1986/87 vom selben Arzt am Knie untersucht wurden	Arthroskopie	▣	LR⁺ = 26,9* LR⁻ = 0,79*

--- nicht berechenbar, Alter (ø): mittleres Alter in Jahren, []: Altersspanne, LR⁺: positive Likelihood-Ratio, LR⁻: negative Likelihood-Ratio, MRT: Magnetresonanztomografie, n: Anzahl der untersuchten Personen, RoB: Risk of Bias, w: weiblich
□: hohes Risiko/klinisch nicht relevant, □: geringes Risiko/klinisch relevant, □: unklares Risiko/moderat klinisch relevant
* eigene Berechnung anhand der zur Verfügung stehenden Daten

Tab. 15.6 Validität des Lever-Zeichens

Studie	Studienpopulation	Referenz	RoB	Maßzahl
Identifikation einer vorderen Kreuzbandruptur (partiell oder komplett)				
Jarbo et al. 2017	n = 48 (16/32), Alter (ø) Gesamtgruppe: 23 [15–66]; akuter Knieschmerz (≤ 4 Wochen seit Verletzung/Symptombeginn) und MRT-Überweisung nach einer Standarduntersuchung	MRT	▣	LR⁺ = 17,0 LR⁻ = 0,33
Identifikation einer chronischen vorderen Kreuzbandverletzung				
Gürpinar et al. 2019	n = 78 (9 w), Alter (ø): 26 [17–44]; akute, unilaterale Knieverletzung (≤ 2 Wochen)	MRT	▣	LR⁺ = 14,7 LR⁻ = 0,09
	Re-Testung 4 Wochen nach Trauma			LR⁺ = 14,7 LR⁻ = 0,09

Alter (ø): mittleres Alter in Jahren, []: Altersspanne, LR⁺: positive Likelihood-Ratio, LR⁻: negative Likelihood-Ratio, MRT: Magnetresonanztomografie, n: Anzahl der untersuchten Personen, RoB: Risk of Bias, w: weiblich
□: hohes Risiko/klinisch nicht relevant, □: geringes Risiko/klinisch relevant, □: unklares Risiko/moderat klinisch relevant

um einen Drehpunkt – die Therapeutenfaust – herum zwei Kräfte einwirken: die Schwerkraft auf Fuß und Unterschenkel gegenüber dem Druck des Therapeuten.

Der Test ist negativ, wenn sich die Ferse des Patienten durch den vom Therapeuten ausgeübten Druck von der Untersuchungsliege abhebt. Es wird angenommen, dass das vordere Kreuzband intakt ist und die auf den Unterschenkel wirkende Schwerkraft ausgleicht. Der Test ist positiv, wenn die Ferse des Patienten auf der Untersuchungsliege liegen bleibt. In diesem Fall wird vermutet, dass das vordere Kreuzband nicht voll funktionsfähig ist, die Kräfte nicht ausgleichen kann und die Tibia gegenüber dem Femur nach anterior gleitet (Lelli et al. 2014, Jarbo et al. 2017).

Zusammenfassung der Evidenz

➤ Tab. 15.6

15.1.5 Zusammenfassung: VKB-Testung

➤ Tab. 15.7

- Zum vorderen Schubladentest kann eine geringe Empfehlung zum Ausschluss einer isolierten VKB-Verletzung, zur Bestätigung und zum Ausschluss bei einer akuten, partiellen oder kompletten VKB-Ruptur sowie bei chronischen VKB-Verletzungen gegeben werden. In der Diagnostik von kombinierten VKB-Läsionen mit dem medialen Kollateralband und zur Bestätigung einer isolierten VKB-Ruptur kann keine Empfehlung ausgesprochen werden.
- Der Lachman-Test eignet sich mit geringem Empfehlungsgrad zur Bestätigung und zum Ausschluss einer partiellen oder kompletten VKB-Ruptur, wenn diese mehr als eine Woche zurückliegt, sowie bei chronischen VKB-Verletzungen. Bei kombinierten VKB-MKB-Verletzungen kann er zur Bestätigung ebenfalls gering empfohlen werden. Für die Verwendung des Lachman-Tests bei

Tab. 15.7 Empfehlungen zur Testung des vorderen Kreuzbands

Kriteriumsvalidität	Bestätigung	Ausschluss
Identifikation einer VKB-Ruptur oder VKB-MKB-Verletzung		
→ anhand des vorderen Schubladentests	–	–
→ anhand des Lachman-Tests	+	–
→ anhand des Pivot-Shift Test	+	–
→ anhand des Lever-Zeichens	k.A.	k.A.
Identifikation einer VKB-Ruptur (partiell oder komplett)		
→ anhand des vorderen Schubladentests	++	+
→ anhand des Lachman-Tests	++/– [a]	++/– [a]
→ anhand des Pivot-Shift Test	++	–
→ anhand des Lever-Zeichens	++ [b]	+ [b]
Identifikation einer chronischen VKB-Ruptur		
→ anhand des vorderen Schubladentests	+	+
→ anhand des Lachman-Tests	+	+
→ anhand des Pivot-Shift Test	+	–
→ anhand des Lever-Zeichens	k.A.	k.A.
Reliabilität	**Intratester**	**Intertester**
Übereinstimmende Beurteilung		
→ des vorderen Schubladentests	k.A.	k.A.
→ des Lachman-Tests hinsichtlich des Endgefühls	k.A.	+
→ des Lachman-Tests hinsichtlich der Verschiebbarkeit	k.A.	+
→ des Pivot-Shift Test	k.A.	k.A.
→ des Lever-Zeichens	k.A.	k.A.

VKB: vorderes Kreuzband, MKB: mediales Kollateralband
–: keine, +: geringe, ++: moderate, +++: starke Empfehlung, k.A.: keine Angabe
* für akute Rupturen < 8 Tage nach Trauma; [b] für akute Verletzungen (≤ 4 Wochen)

akuten Verletzungen (< 8 Tage) und zum Ausschluss einer kombinierten VKB-MKB-Läsion kann keine Empfehlung gegeben werden.

- Ein positiver Pivot-Shift Test weist mit moderater Empfehlung auf eine akute partielle oder komplette bzw. aufgrund lediglich einer verfügbaren Studie) mit geringer Empfehlung auf eine chronische VKB-Ruptur hin. Zum Ausschluss einer VKB-Verletzung kann der Test nicht empfohlen werden.
- Das Lever Sign kann zur Bestätigung einer akuten VKB-Verletzung, die innerhalb von vier Wochen untersucht wird, mit moderatem Empfehlungsgrad verwendet werden. Ein Ausschluss einer akuten Verletzung sowie eine Bestätigung oder Ausschluss einer chronischen VKB-Ruptur durch das Lever-Zeichen kann gering empfohlen werden.
- Untersuchungen zur Reliabilität von Kreuzbandtests fehlen grundsätzlich. Auf Basis einer Studie kann der Lachman-Test zur übereinstimmenden Beurteilung des Endgefühls und zur Einschätzung des Translationsgrads durch mehrere Untersucher gering empfohlen werden.
- Die klinische Untersuchung von akut Verletzten wird als besondere Herausforderung dargestellt. Schwellung, Schmerzen und Abwehrspannung werden als Gründe für falsch negative Testergebnisse beim vorderen Schubladentest, Lachman-Test und Pivot-Shift Test diskutiert. Der Lachman-Test könnte aus diesen Gründen dem vorderen Schubladentest überlegen sein, da eine deutlich geringere Kniebeugung bei der Testdurchführung notwendig ist. Der Pivot-Shift Test sorgt bei akuten Fällen für die größten Schwierigkeiten und weist bei chronischer VKB-Insuffizienz und bei Anwendung unter Anästhesie bessere Ergebnisse auf (Benjaminse et al. 2006, van Eck et al. 2013).
- Das Lever-Zeichen, das 2014 zum ersten Mal für die VKB-Ruptur-Diagnostik wissenschaftlich untersucht und vorgeschlagen wurde, scheint auf die Limitationen der anderen Tests zu reagieren: durch die Vermeidung schneller, ruckartiger Bewegungen am verletzten Knie sollen Abwehrspannung und Schmerzen beim Test vermieden werden (Lelli et al. 2014). Aber auch bei der Durchführung des Lever-Zeichens wurden bereits Faktoren erkannt, die verantwortlich für falsch negative Ergebnisse sein können, wie beispielsweise eine weiche Behandlungsliege oder ein umfangreicherer Unterschenkel, in den die Therapeutenfaust „versinkt" und somit nicht als Hebel wirken kann (Chong et al. 2017, Gürpinar et al. 2019). Die aktuell verfügbaren Studien zeigen vielversprechende Ergebnisse, es bedarf jedoch weiterer Untersuchungen, um die diagnostischen Eigenschaften des Lever-Zeichens genauer festzustellen.
- Ein Großteil der Studien, die hier nicht aufgeführt werden konnten, untersuchte eine Studienpopulation, die lediglich aus diagnostizierten Kreuzband-Patienten bestand, oder wendete ein Fall-Kontroll-Design an (u. a. Jonnson et al. 1982, Donaldson et al. 1985, Makhmalbaf et al. 2013, Deveci et al. 2015, Geraets et al. 2015, Chong et al. 2017, Blanke et al. 2020). Des Weiteren kann man an der Studienlage den medizinisch-technischen Fortschritt beobachten und die sich damit ergebenden Schwierigkeiten in der Verwendung der Arthroskopie als Referenzstandard. Während in früheren Jahren sogenannte diagnostische Arthroskopien zur Beurteilung der Kreuzbandkontinuität üblich waren, waren diese mit der Etablierung der nichtinvasiven Untersuchungsmethode der MRT in der muskuloskelettalen Diagnostik für die gesamte Studienpopulation ethisch nicht mehr vertretbar (Sandberg et al. 1986, Lee et al. 1988, Steinbrück und Wiehmann et al. 1988, Schwarz et al. 1997, Noyes et al. 1980, Lichtenberg et al. 2018). So findet man einige Studien, die entsprechend entweder nur sehr spezifische Personengruppen mit einer Indikation zur Arthroskopie untersuchten oder in denen nur bei einem Teil der Studienpopulation der Zustand der Kreuzbänder arthroskopisch verifiziert wurde (u. a. Mulligan et al. 2015, 2017, Thapa et al. 2015, Lichtenberg et al. 2018, Krakowski et al. 2019). Infolgedessen konnten die Studienergebnisse aufgrund eines hohen Verzerrungsrisikos nicht berücksichtigt werden.
- Studien, in denen die Untersuchung unter Anästhesie stattfand, finden hier ebenfalls keine Berücksichtigung, da dieses invasive Prozedere für die physiotherapeutische Praxis nicht von Bedeutung ist (u. a. DeHaven et al. 1980, Katz und Fingeroth 1986, Kim und Kim 1995, Lucie et al. 1984).
- In der Literatur wird darauf hingewiesen, dass vor einer VKB-Untersuchung eine Beteiligung des HKB ausgeschlossen werden soll, um falsch positive Ergebnisse von VKB-Tests zu vermeiden

(Kopkow et al. 2013, Daniel et al. 1988). Wie oben beschrieben, kann unter Berücksichtigung unseres Bewertungssystems auf Grundlage der existierenden Evidenz keine Aussage zur Verlässlichkeit von HKB-Tests getroffen werden.
- Es wird in der Literatur außerdem darauf hingewiesen, dass das Kniegelenk in seinem Quadriceps-Neutralwinkel untersucht und auf die Ausgangsposition der Tibia geachtet werden sollte, wenn das Gelenk auf eine anteriore Laxizität überprüft wird (Daniel et al. 1988, Moore und Larson 1980, Pache et al. 2018, Herbort et al. 2019).

15.2 Untersuchung der Seitenbänder

Das laterale Kollateralband (LKB)

Das laterale Kollateralband gilt als Hauptstabilisator, der verhindert, dass das Kniegelenk lateral aufgeklappt werden kann (Hassebrock et al. 2020).

Zur Untersuchung des lateralen Kollateralbands ist – als Pendant zum Valgusstresstest für das mediale Kollateralband – der Varusstresstest bekannt. Allerdings konnten keine Studien identifiziert werden, in denen der Varusstresstest und andere Tests zur Ermittlung von Schäden des lateralen Kollateralbands untersucht werden.

Das mediale Kollateralband (MKB)

Beim medialen Kollateralband sollte zwischen der Funktion des oberflächlichen und des tiefen Anteils unterschieden werden: Der oberflächliche Teil verhindert hauptsächlich, dass das Kniegelenk medial aufgeklappt werden kann, und unterstützt außerdem das VKB in seinen Funktionen. Das tiefe mediale Kollateralband stabilisiert dagegen den Meniskus und die Innenrotation in der vollen Kniestreckung bis zu einer Kniebeugung von 90° (Hassebrock et al. 2020). Das mediale Kollateralband ist bei Knieverletzungen häufig betroffen und kommt vor allem im Sport bei Krafteinwirkungen von außen oder schnellen Richtungswechseln mit starkem Valguswinkel vor (Gelber und Perelli 2018, Hassebrock 2020).

15.2.1 Valgusstresstest

Synonyme/Englisch Tibiofemoral Joint Abduction.

Durchführung

Der Patient befindet sich in Rückenlage auf der Untersuchungsbank. Der Untersucher legt die eine Hand lateral am Kniegelenk und die andere Hand am Sprunggelenk an und beugt das Knie des Patienten 30° an. Die Hand am Kniegelenk übt nun Druck nach medial aus, die distale Hand hält am Sprunggelenk medial dagegen, um das Knie medial aufzuklappen. Der Untersucher palpiert den medialen Gelenkspalt, um eine erhöhte Aufklappbarkeit festzustellen und achtet auf auftretende Schmerzen. Der Test wird in 0° Beugung wiederholt (Malanga et al. 2003, Kastelein et al. 2008).

Zusammenfassung der Evidenz

➤ Tab. 15.8
➤ Tab. 15.9

Kastelein et al. (2008) untersuchten außerdem, inwiefern Komponenten aus der Patientenanamnese und dem Unfallhergang in Kombination mit der Untersuchung die Diagnosestellung einer medialen Kollateralbandläsion unterstützen können. Wurde die Verletzung durch eine äußere Krafteinwirkung und/oder eine Drehbewegung ausgelöst, erhöht sich die positive Likelihood-Ratio im Valgustest bei einer feststellbaren Laxizität auf 2,9 und bei einem auslösbaren Schmerz auf 4,8. Konnten sowohl eine vermehrte Laxizität als auch ein Schmerz im Valgustest nachgewiesen werden, erhöhte sich die LR^+ auf 6,4 (Kastelein et al. 2008).

15.2.2 Zusammenfassung: Untersuchung der Kollateralbänder

➤ Tab. 15.10

- Der Valgusstresstest kann bei fehlender Aufklappbarkeit moderat für den Ausschluss einer MKB-Verletzung empfohlen werden.

Tab. 15.8 Validität des Valgusstresstests

Studie	Studienpopulation	Referenz	RoB	Maßzahl
Identifikation einer Läsion des medialen Kollateralbands				
Kastelein et al. 2008	n = 134 (60 w), Alter (ø): 40,2 ± 12,2; Patienten, die einen Allgemeinarzt aufgrund von Kniebeschwerden nach kürzlichem Trauma (≤ 5 Wochen) aufsuchen	MRT	■	*Aufklappbarkeit in 30° Flexion:* LR^+ = 1,80 LR^- = 0,20 *Schmerzauslösung in 30° Flexion:* LR^+ = 2,30 LR^- = 0,30

Alter (ø): mittleres Alter in Jahren (± Standardabweichung), LR^+: positive Likelihood-Ratio, LR^-: negative Likelihood-Ratio, MRT: Magnetresonanztomografie, n: Anzahl der untersuchten Personen, RoB: Risk of Bias, w: weiblich
■: hohes Risiko/klinisch nicht relevant, ■: geringes Risiko/klinisch relevant, ■: unklares Risiko/moderat klinisch relevant

Tab. 15.9 Reliabilität des Valgusstresstests

Studie	Studien-population	RoB	Intra-tester	Intertester
McClure et al. 1989	n = 50 (23 w), Alter (ø): 30 [14–69]; Patienten einer orthopädischen Ambulanz mit unilateralen Kniebeschwerden und Indikation zur Testung des medialen Kollateralbands	●	k.A.	*Beurteilung der Aufklappbarkeit:* In 0° Flex: κ = 0,06* In 30° Flex: κ = 0,16* *Auslösen eines Schmerzes:* In 0° Flex: κ = 0,40 In 30° Flex: κ = 0,33 *Beurteilung des Endgefühls:* In 0° Flex: κ = 0,00 In 30° Flex: κ = 0,38

Alter (ø): mittleres Alter in Jahren, []: Altersspanne, Flex: Flexion, κ: Kappa-Koeffizient, k.A.: keine Angabe, n: Anzahl der untersuchten Personen, RoB: Risk of Bias, w: weiblich

■: hohes Risiko/klinisch nicht relevant, ■: geringes Risiko/klinisch relevant, ■: unklares Risiko/moderat klinisch relevant

* gewichteter Kappa-Koeffizient

Tab. 15.10 Empfehlungen zum Valgusstresstest

Validität	Bestätigung		Ausschluss
Identifikation einer Verletzung des medialen Kollateralbands			
→ anhand des Kriteriums „Aufklapp-barkeit"	–		++
→ anhand des Kriteriums „Schmerz"	+		+
Reliabilität	**Intertester**		**Intratester**
Übereinstimmende Beurteilung des Kriteriums			
→ Aufklappbarkeit bei Testung in 0° | 30° Flexion	–	–	k.A.
→ Schmerz bei Testung in 0° | 30° Flexion	+	–	k.A.
→ Endgefühl bei Testung in 0° | 30° Flexion	–	–	k.A.

–: keine, +: geringe, ++: moderate, +++: starke Empfehlung, k.A.: keine Angabe

Wenn der Schmerz als Testkriterium angesetzt wird, kann für die Bestätigung und den Ausschluss einer MKB-Verletzung eine geringe Empfehlung ausgesprochen werden.

- Für die Reliabilität gilt: Wenn der Schmerz berücksichtigt wird, ist die Übereinstimmung am höchsten. Jedoch ist der Empfehlungsgrad im besten Fall gering.
- Aufgrund fehlender Daten und Evidenz können keine Tests zur Untersuchung des lateralen Kollateralbands für Empfehlungen berücksichtigt werden.
- Isolierte Verletzungen des lateralen Kollateralbands werden eher selten beobachtet. Klinisch wird das laterale Kollateralband mit der Popliteussehne und dem popliteofibularen Ligament als Funktionseinheit zur „posterolateralen Ecke" (posterolateral corner/compartment) zusammengefasst. Zusammen unterstützen diese Strukturen die Kreuzbänder in ihrer Funktion; sie verhindern, dass das Kniegelenk lateral aufgeklappt und die Tibia gegenüber dem Femur insbesondere nach außen rotiert werden kann. Verletzungen der posterolateralen Strukturen treten häufig in Kombination mit Verletzungen des vorderen und/oder hinteren Kreuzbands auf. In der Literatur wird eine Untersuchung der gesamten Funktionseinheit über den Varusstresstest, den Dial Test, den Reverse Pivot-Shift Test und den External Rotation Recurvatum Test vorgeschlagen (Herbort et al. 2019, Hassebrock et al. 2020, Chahla et al. 2016).

15.3 Untersuchung der Menisken

Die Menisken sind zwei halbmondförmige Faserknorpelscheiben, die medial und lateral zwischen den Gelenkflächen von Femur und Tibia liegen. Der mediale Meniskus ist wie ein Komma geformt und mit der Gelenkkapsel und den Bandstrukturen des Kniegelenks relativ fest verbunden. Der laterale Meniskus dagegen hat eher eine C-Form, kann in seiner Größe und Form variieren und ist beweglicher als der mediale Meniskus. Die Menisken gleichen die Gelenkflächen des Kniegelenks an und spielen eine große Rolle für die Gewichtsverteilung und die Stoßdämpfung. Dadurch schützen sie auch den Gelenkknorpel und folglich sind Meniskusschäden eng mit der Entwicklung einer degenerativen Osteoarthrose assoziiert.

Meniskusschäden im jungen Alter passieren häufig beim Sport, typischerweise dann, wenn das voll belastete Bein mit festem Bodenkontakt eine Rotationsbewegung erfährt. Durch die Kompression und Rotation entstehen Scherkräfte, die das Meniskusgewebe verletzen können. Im fortgeschrittenen Alter sind Meniskusrisse eher dem degenerativen Verschleiß des Gewebes zuzuschreiben. Abgesehen von einer Schwellung und Schmerzen im Kniegelenk, die durch Drehbewegungen verschlimmert werden können, können ein sporadisch auftretender lokaler Schmerz, ein Verriegeln oder Nachgeben des Gelenks, sowie Schwierigkeiten bei tiefen Kniebeugen und Angst vor Bewegung typische Symptome sein, wenn ein Meniskus betroffen ist (Blyth et al. 2015).

Meniskustests zielen darauf ab, dass durch maximalen Stress auf einen Meniskus oder Meniskusabschnitt Schmerzen ausgelöst werden. Wie oben beschrieben, eignen sich insbesondere Scherkräfte dazu, verletzte Menisken zu reizen. Ein vom Meniskus ausgehender Schmerz wird meistens als stechend beschrieben (Herbort et al. 2019).

15.3.1 McMurray-Test

Durchführung

Der Patient befindet sich in Rückenlage, das zu untersuchende Knie wird maximal angebeugt. Eine Hand des Therapeuten umgreift die Ferse, die andere Hand unterstützt das Kniegelenk seitlich. Für die Untersuchung des *lateralen Meniskus* wird der Unterschenkel gegenüber dem Oberschenkel innenrotiert und das Kniegelenk mit beibehaltener Rotation wieder gestreckt. Für die Testung des *medialen Meniskus* wird der Unterschenkel gegenüber dem Oberschenkel nach außen rotiert und das Bein extendiert. Durch die Veränderung des Kniewinkels wird beim McMurray-Test vor allem die posteriore Hälfte der Menisken getestet. Der Test ist positiv, wenn ein Klicken, ein Blockieren oder der bekannte Schmerz vom Patienten wahrgenommen wird. Im Verlauf der Zeit wurde mit zunehmendem Testgebrauch eine Schmerzauslösung bei der Testausführung als weiteres Beurteilungskriterium verwendet (Evans et al. 1993, Malanga et al. 2003, Blyth et al. 2015).

Zusammenfassung der Evidenz

➢ Tab. 15.11
➢ Tab. 15.12

15.3.2 Apley-Test

Synonyme/Englisch Apley Grinding Test, Apley Grind Test.

Tab. 15.11 Validität des McMurray-Tests

Studie	Studienpopulation	Referenz	RoB	Maßzahl
Identifikation einer Meniskusläsion				
Steinbrück und Wiehmann 1988	n = 300 (95 w), Alter (ø): 31; Patienten, die 1986/87 vom selben Arzt am Knie untersucht wurden	Arthroskopie	■	*MM:** LR⁺ = 2,50 LR⁻ = 0,76 *LM:** LR⁺ = 6,50 LR⁻ = 0,91
Boeree et al. 1991	n = 203 (49 w), Alter (ø): 32,7 [6–71]; Patienten, die zur Untersuchung des Kniegelenks an eine orthopädische Klinik überwiesen wurden	MRT	■	*MM:* LR⁺ = 2,31 LR⁻ = 0,81 *LM:* LR⁺ = 2,45 LR⁻ = 0,84
Evans et al. 1993	n = 104; Patienten mit unterschiedlichen Kniebeschwerden, die auf eine Arthroskopie warten (56 % Meniskusverletzungen)	Arthroskopie	■	*MM, Klicken:* LR⁺ = 8,00 LR⁻ = 0,86 *LM, Schmerz:* LR⁺ = 8,33 LR⁻ = 0,53
Blyth et al. 2015	n = 367 (142 w), Alter: [18–71]; Patienten mit Kniebeschwerden (n = 292); Kontrollgruppe ohne Kniepathologien (n = 75)	MRT	■	*MM:* LR⁺ = 1,38 LR⁻ = 0,69 *LM:* LR⁺ = 1,35 LR⁻ = 0,67 *Hausärzte (n = 12):* LR⁺ = 1,33 LR⁻ = 0,74 *Orthopäden (n = 11):* LR⁺ = 1,72 LR⁻ = 0,50

Alter (ø): mittleres Alter in Jahren, []: Altersspanne, LM: lateraler Meniskus, LR⁺: positive Likelihood-Ratio, LR⁻: negative Likelihood-Ratio, MM: medialer Meniskus, MRT: Magnetresonanztomografie, n: Anzahl der untersuchten Personen, RoB: Risk of Bias, w: weiblich

■: hohes Risiko/klinisch nicht relevant, ■: geringes Risiko/klinisch relevant, ■: unklares Risiko/moderat klinisch relevant

* eigene Berechnung anhand der zur Verfügung stehenden Daten

Tab. 15.12 Reliabilität des McMurray-Tests

Studie	Studienpopulation	RoB	Intratester	Intertester
Evans et al. 1993	n = 104; Patienten mit unterschiedlichen Kniebeschwerden, die auf eine Arthroskopie warten	●	k.A.	*Klicken:* MM: κ = 0,35 LM: κ = 0,00 *Auslösen eines Schmerzes:* MM: κ = 0,30 LM: κ = 0,38

κ: Kappa-Koeffizient, k.A.: keine Angabe, LM: lateraler Meniskus, MM: medialer Meniskus, n: Anzahl der untersuchten Personen, RoB: Risk of Bias, w: weiblich
■: hohes Risiko/klinisch nicht relevant, ■: geringes Risiko/klinisch relevant, ■: unklares Risiko/moderat klinisch relevant

Durchführung

Der Patient liegt auf dem Bauch, das zu untersuchende Knie wird 90° angebeugt und der Therapeut fixiert mit seinem eigenen Knie den Oberschenkel des Patienten. Mit dem Fußgelenk in beiden Händen rotiert der Therapeut den Unterschenkel des Patienten nach außen und innen und übt dabei zunächst eine Traktion auf das Kniegelenk aus. Danach lehnt sich der Therapeut über den Patienten, um eine Kompression im Gelenk zu erreichen, und rotiert den Unterschenkel erneut nach innen und nach außen. Der Test ist positiv, wenn durch die Kompression und Rotation ein Schmerz im Kniegelenk ausgelöst wird; dies deutet auf einen Meniskusschaden hin (Malanga et al. 2003).

Zusammenfassung der Evidenz

➤ Tab. 15.13

15.3.3 Thessaly-Test

Durchführung

Die Testung erfolgt im Einbeinstand mit dem ganzen Fuß auf dem Boden. Der Untersucher unterstützt den Patienten, indem er dessen ausgestreckte Hände hält. Der Patient beugt sein Knie circa 5° an und rotiert dann mit seinem Bein und ganzen Körper dreimal nach innen und außen, während er die Beugung beibehält. Der Test wird mit 20° Knieflexion wiederholt. Zuerst wird das (vermutlich) gesunde Bein getestet, um sich mit dem Testvorgehen vertraut zu machen und ein positives Ergebnis bei einem symptomatischen Knie im Vergleich erkennen zu können. Ein positives Ergebnis zeigt sich, wenn der Patient am medialen oder lateralen Gelenkspalt Beschwerden bemerkt, die mit einem Gefühl des Verriegelns oder Verhakens einhergehen können (Karachalios et al. 2015).

Tab. 15.13 Validität des Apley-Tests

Studie	Studienpopulation	Referenz	RoB	Maßzahl
Identifikation einer Meniskusläsion				
Steinbrück und Wiehmann 1988	n = 300 (95 w), Alter (ø): 31; Patienten, die 1986/87 vom selben Arzt am Knie untersucht wurden	Arthroskopie	●	*MM:** LR⁺ = 2,51 LR⁻ = 0,66 *LM:** LR⁺ = 19,5 LR⁻ = 0,78
Blyth et al. 2015	n = 367 (142 w), Alter: [18–71]; Patienten mit Kniebeschwerden (n = 292); Kontrollgruppe ohne Kniepathologien (n = 75)	MRT	●	*MM:* LR⁺ = 1,38 LR⁻ = 0,82 *LM:* LR⁺ = 1,13 LR⁻ = 0,93
				Hausärzte (n = 12): LR⁺ = 1,12 LR⁻ = 0,90 *Orthopäden (n = 11):* LR⁺ = 1,52 LR⁻ = 0,80

Alter (ø): mittleres Alter in Jahren, []: Altersspanne, LM: lateraler Meniskus, LR⁺: positive Likelihood-Ratio, LR⁻: negative Likelihood-Ratio, MM: medialer Meniskus, MRT: Magnetresonanztomografie, n: Anzahl der untersuchten Personen, RoB: Risk of Bias, w: weiblich
■: hohes Risiko/klinisch nicht relevant, ■: geringes Risiko/klinisch relevant, ■: unklares Risiko/moderat klinisch relevant
* eigene Berechnung anhand der zur Verfügung stehenden Daten

Zusammenfassung der Evidenz

➤ Tab. 15.14

15.3.4 Joint Line Tenderness

Synonyme/Englisch Druckschmerz über dem Gelenkspalt.

Durchführung

Der Patient liegt in Rückenlage, das zu untersuchende Knie wird angebeugt. Durch eine entsprechende Rotation der Tibia lassen sich die Meniskusränder besser palpieren. Für die Testung des medialen Meniskus wird die Tibia nach innen rotiert und der mediale Meniskus entlang des Gelenkspalts palpiert. Zur Untersuchung des lateralen Meniskus wird die Tibia nach außen rotiert und der laterale Meniskus wird entlang des Gelenkspalts abgetastet. Der Test ist positiv, wenn der dem Patienten bekannte Schmerz durch die Palpation reproduziert wird (Malanga et al. 2003, Blyth et al. 2015).

Tab. 15.14 Validität des Thessaly-Tests

Studie	Studienpopulation	Referenz	RoB	Maßzahl
Identifikation einer Meniskusläsion				
Blyth et al. 2015	n = 367 (142 w), Alter: [18–71]; Patienten mit Kniebeschwerden (n = 292); Kontrollgruppe ohne Kniepathologien (n = 75)	MRT	●	*MM:* LR⁺ = 1,30 LR⁻ = 0,71 *LM:* LR⁺ = 1,09 LR⁻ = 0,89
				Hausärzte (n = 12): LR⁺ = 1,08 LR⁻ = 0,87 *Orthopäden (n = 11):* LR⁺ = 1,38 LR⁻ = 0,69

[]: Altersspanne, LM: lateraler Meniskus, LR⁺: positive Likelihood-Ratio, LR⁻: negative Likelihood-Ratio, MM: medialer Meniskus, MRT: Magnetresonanztomografie, n: Anzahl der untersuchten Personen, RoB: Risk of Bias, w: weiblich
■: hohes Risiko/klinisch nicht relevant, ■: geringes Risiko/klinisch relevant, ■: unklares Risiko/moderat klinisch relevant

Zusammenfassung der Evidenz

➢ Tab. 15.15

15.3.5 Steinmann-Test (Phase I und II)

Synonyme/Englisch Steinman's Test.

Durchführung

Phase I: Das Kniegelenk wird in einer 90°-Position getestet. Mit einer Hand am Fuß und der anderen Hand am Kniegelenk rotiert der Untersucher den Unterschenkel nach innen und außen. Ein Schmerz am medialen Gelenkspalt in der Außenrotation deutet auf eine Innenmeniskusverletzung, ein Schmerz am lateralen Gelenkspalt in der Innenrotation auf eine Außenmeniskusläsion.

Phase II: Der Untersucher palpiert den Gelenkspalt des zu testenden Kniegelenks. Mit der anderen Hand wird das Kniegelenk gebeugt und gestreckt. Der Test ist positiv, wenn am medialen und/oder lateralen Gelenkspalt ein Druckschmerz ausgelöst wird, der

Tab. 15.15 Validität der Joint Line Tenderness

Studie	Studienpopulation	Referenz	RoB	Maßzahl
Identifikation einer Meniskusläsion				
Steinbrück und Wiehmann 1988	n = 300 (95 w), Alter (ø): 31; Patienten, die 1986/87 vom selben Arzt am Knie untersucht wurden	Arthroskopie	●	*MM:** LR⁺ = 1,93 LR⁻ = 0,43 *LM:** LR⁺ = 5,93 LR⁻ = 0,52
Boeree et al. 1991	n = 203 (49 w), Alter (ø): 32,7 [6–71]; Patienten, die zur Untersuchung des Kniegelenks an eine orthopädische Klinik überwiesen wurden	MRT	●	*MM:* LR⁺ = 2,08 LR⁻ = 0,52 *LM:* LR⁺ = 2,10 LR⁻ = 0,83
Blyth et al. 2015	n = 367 (142 w), Alter: [18–71]; Patienten mit Kniebeschwerden (n = 292); Kontrollgruppe ohne Kniepathologien (n = 75)	MRT	●	*MM:* LR⁺ = 1,22 LR⁻ = 0,55 *LM:* LR⁺ = 1,18 LR⁻ = 0,56
				Hausärzte (n = 12): LR⁺ = 1,04 LR⁻ = 0,89 *Orthopäden (n = 11):* LR⁺ = 1,36 LR⁻ = 0,44

Alter (ø): mittleres Alter in Jahren, []: Altersspanne, LM: lateraler Meniskus, LR⁺: positive Likelihood-Ratio, LR⁻: negative Likelihood-Ratio, MM: medialer Meniskus, MRT: Magnetresonanztomografie, n: Anzahl der untersuchten Personen, RoB: Risk of Bias, w: weiblich
■: hohes Risiko/klinisch nicht relevant, ■: geringes Risiko/klinisch relevant, ■: unklares Risiko/moderat klinisch relevant
* eigene Berechnung anhand der zur Verfügung stehenden Daten

Tab. 15.16 Validität des Steinmann-Tests

Studie	Studienpopulation	Referenz	RoB	Maßzahl	
Identifikation einer Meniskusläsion					
Steinbrück und Wiehmann 1988	n = 300 (95/205), Alter (ø): 31; Patienten, die 1986/87 vom selben Arzt am Knie untersucht wurden	Arthroskopie	• (unklar)	Phase I	
				*MM:** LR⁺ = 2,17 LR⁻ = 0,72	*LM:** LR⁺ = 16,25 LR⁻ = 0,76
				Phase II	
				*MM:** LR⁺ = 6,70 LR⁻ = 0,88	*LM:** LR⁺ = 6,50 LR⁻ = 0,98

Alter (ø): mittleres Alter in Jahren, LM: lateraler Meniskus, LR⁺: positive Likelihood-Ratio, LR⁻: negative Likelihood-Ratio, MM: medialer Meniskus, MRT: Magnetresonanztomografie, n: Anzahl der untersuchten Personen, RoB: Risk of Bias, w: weiblich

■: hohes Risiko/klinisch nicht relevant, ■: geringes Risiko/klinisch relevant, ■: unklares Risiko/moderat klinisch relevant

* eigene Berechnung anhand der zur Verfügung stehenden Daten

mit der Knieflexion nach posterior und mit der Knieextension nach anterior wandert (und damit der Bewegung der Menisken folgt) (Rossi et al. 2011).

Zusammenfassung der Evidenz

➤ Tab. 15.16

15.3.6 Zusammenfassung: Meniskustests

➤ Tab. 15.17

- Keines der dargestellten Assessments kann für den Ausschluss einer Meniskusläsion empfohlen werden. Lediglich geringe Empfehlungen können vereinzelt für die Detektion einer Meniskusverletzung ausgesprochen werden: Zur Bestätigung einer Schädigung des medialen Meniskus können ein positiver McMurray-Test, insbesondere mit vorhandenem Klicken, und der Steinmann-Test I und II auf geringer Empfehlungsbasis verwendet werden. Für die Bestätigung einer Schädigung des lateralen Meniskus können mit geringem Empfehlungsniveau ein positiver McMurray-Test, insbesondere mit Schmerzprovokation, ein Druckschmerz über dem lateralen Gelenkspalt oder der Steinmann-Test I und II herangezogen werden.
- Zur Untersuchung der Reliabilität von Meniskustests steht eine Studie zur Verfügung, in der die Übereinstimmung zwischen Untersuchern für den McMurray-Test evaluiert wurde (Evans et al. 1993). Auf Basis dieser Studie kann bezüglich der Übereinstimmung zwischen mehreren Untersuchern keine Empfehlung für eine verlässliche Verwendung des Tests ausgesprochen werden.
- Um das invasive Vorgehen einer Arthroskopie als Goldstandard zu rechtfertigen, werden im Studienfeld zur Erforschung von Meniskustests häufig vorselektierte Patienten untersucht, bei denen mit sehr hoher Wahrscheinlichkeit bestimmte Pathologien bzw. Meniskusläsionen erwartet werden (Meserve et al. 2008, Harrison et al. 2009, Konan et al. 2009). Die diagnostischen Fähigkeiten der Tests werden bei der Untersuchung in einer solchen Population meist überschätzt (Whiting et al. 2011). Eine verlässliche Aussage für die Untersuchung von Patienten mit Kniebeschwerden in der Erstversorgung lässt sich auf Basis dieser Studienergebnisse nicht treffen, weshalb diese hier nicht aufgeführt werden.

Tab. 15.17 Empfehlungen zur Untersuchung der Menisken

Validität	Bestätigung	Ausschluss
Identifikation einer Meniskusverletzung (MM und/oder LM)		
→ anhand des McMurray-Tests	–	–
→ anhand des Apley-Tests	–	–
→ anhand des Thessaly-Tests	–	–
→ anhand der Joint Line Tenderness	–	–
→ anhand des Steinmann-Tests	+ [c]	–
Identifikation einer Läsion des medialen Meniskus		
→ anhand des McMurray-Tests	+ [a]	–
→ anhand des Apley-Tests	–	–
→ anhand des Thessaly-Tests	–	–
→ anhand der Joint Line Tenderness	–	–
→ anhand des Steinmann-Tests	+ [c]	–
Identifikation einer Läsion des lateralen Meniskus		
→ anhand des McMurray-Tests	+ [b]	–
→ anhand des Apley-Tests	–	–
→ anhand des Thessaly-Tests	–	–
→ anhand der Joint Line Tenderness	+	–
→ anhand des Steinmann-Tests	+ [c]	–
Reliabilität	**Intratester**	**Intertester**
Übereinstimmende Beurteilung		
→ des McMurray-Tests	k.A.	–
→ des Apley-Tests	k.A.	k.A.
→ des Thessaly-Tests	k.A.	k.A.
→ der Joint Line Tenderness	k.A.	k.A.
→ des Steinmann-Tests	k.A.	k.A.

–: keine, +: geringe, ++: moderate, +++: starke Empfehlung, k.A.: keine Angabe

[a] v.a. in Verbindung mit einem Klicken; [b] v.a. in Verbindung mit Schmerz; [c] für Phase I und Phase II

- Die MRT wird als möglicher Ersatz für die Arthroskopie vorgeschlagen. Der größte Vorteil daran ist, dass durch das nichtinvasive Verfahren die entsprechenden Tests in der Zielpopulation aussagekräftig überprüft werden können. Vergleichsstudien zeigen größtenteils eine hohe Übereinstimmung der beiden Methoden in der Diagnosestellung. Reduziert ist die diagnostische Übereinstimmung zwischen der MRT-Auswertung und der Arthroskopie jedoch vor allem bei komplexen Knieverletzungen (Meserve et al. 2008, Blyth et al. 2015). Dies sollte bei der Interpretation von Studien, bei denen die MRT als Referenzstandard verwendet wurde, im Hinterkopf behalten werden. Solche Studien wurden deswegen zwar hier berücksichtigt, bei der Bewertung der Studienqualität wurde ihnen aber ein mögliches Verzerrungsrisiko eingeräumt.
- Der klinische Nutzen von Tests zur Untersuchung einer Meniskusverletzung ist nach der aktuellen Evidenzlage gering. In der Literatur wird häufiger vorgeschlagen, dass die Menisken im Stand mit vollbelastetem Knie getestet werden sollten (wie zum Beispiel beim Thessaly-Test). Zum einen treten Meniskusverletzungen sowie die dadurch verursachten Beschwerden vor allem bei Belastung auf, zum anderen wird der Test dadurch untersucherunabhängig, da er im Gegensatz zu den anderen Tests durch das Patientengewicht bestimmt wird (Akseki et al. 2004).
- Eine weitere Herausforderung des Studienfelds ist die Bedeutung von asymptomatischen Meniskusschäden und Spontanbefunden (Meserve et al. 2008, Blyth et al. 2015). Im besten Fall kann ein Test zwischen klinisch relevanten Zuständen differenzieren – in diesem Fall sollte ein Test eine Meniskusverletzung erkennen, die aus klinischer Notwendigkeit heraus zu behandeln ist.

15.4 Untersuchung der Patella

Die Patella ist das größte Sesambein im Körper und artikuliert mit der Trochlea ossis femoris im Patellofemoralgelenk. Eingebettet in der Patellarsehne liegt sie anterior zum Femorotibialgelenk, schützt innen gelegene Kniestrukturen, verbindet Femur und Tibia und spielt bei der Kniestreckung eine wichtige Rolle für die Kraftübertragung vom Ober- auf den Unterschenkel, indem sie den Hebelarm des M. quadriceps femoris vergrößert. Wird das Knie aus der Streckung gebeugt, vergrößert sich die patellofemorale Kontaktfläche stetig. Bei ca. 90° Flexion hat die Patella am meisten Kontakt mit der Gelenkfläche des Femurs. Ihre Position wird passiv durch die anatomische Gelenkflächenkonstruktion und die Bänder sowie aktiv über den Quadriceps stabilisiert.

Die Diagnose **„patellofemorales Schmerzsyndrom"** (patellofemoral pain syndrome [PFPS], patellofemoral syndrome [PFS], Chondromalacia patellae, patellar arthralgia, patellar pain) wird gestellt, sofern keine andere Pathologie bestimmt werden kann und der Patient einen vorderen oder retropatellaren Knieschmerz aufweist, der sich bei Aktivitäten wie längerem Sitzen, Treppauf- oder Treppabgehen, Knien oder in die Hocke gehen verstärkt.

Eine abnormale Position oder Führung der Patella bei Bewegung wird häufig als Grundlage für Schmerzen, Luxation oder Dislozierung der Patella beschrieben (Fox et al. 2012). Sie kann aus verschiedenen Gründen entstehen: Neben neuromuskulären Faktoren wie Muskeldysbalancen und Propriozeptionsstörungen werden auch strukturelle Ursachen, wie beispielsweise zu straffe laterale Bandstrukturen, ungünstige Knie- und Fußgelenkstellung oder die Tiefe der femoralen Gelenkfläche als Ursachen diskutiert (Nijs et al. 2006, Nunes et al. 2013).

15.4.1 Patellar Apprehension Test

Synonyme/Englisch Fairbanks Apprehension Test.

Durchführung

Der Patient befindet sich in Rückenlage, das zu untersuchende Knie ist 30° flektiert und der M. quadriceps ist entspannt. Mit beiden Daumen wird vom medialen Patellarand aus ein Schub nach lateral ausgeübt. Der Test wird als positiv beurteilt, wenn diese passive Patellabewegung Missempfindungen auslöst bzw. der Patient überrascht oder unruhig reagiert und sich gegen die Weiterführung der Bewegung sträubt, indem er zum Beispiel versucht, das Knie zu strecken. Diese Reaktion verstärkt sich, je mehr man sich der Position nähert, in die sich die Patella maximal verschieben lässt. Der Patellar Apprehension Test wird verwendet, um eine Dislokation der Patella zu untersuchen (Malanga et al. 2003).

Zusammenfassung der Evidenz

➤ Tab. 15.18

Tab. 15.18 Validität des Patellar Apprehension Test

Studie	Studienpopulation	Referenz	RoB	Maßzahl
Identifikation eines patellofemoralen Schmerzsyndroms				
Nijs et al. 2006	n = 39 (14 w), Alter (ø): 28,75*; zum Physiotherapeuten überwiesene Patienten mit Kniebeschwerden (ohne vorherige Knieoperation)	Diagnosekriterien für PFPS	• (gelb)	LR^+ = 2,26 (gelb) LR^- = 0,79 (rot)

Alter (ø): mittleres Alter in Jahren, LR^+: positive Likelihood-Ratio, LR^-: negative Likelihood-Ratio, n: Anzahl der untersuchten Personen, PFPS: Patellofemoral Pain Syndrome, RoB: Risk of Bias, w: weiblich
(rot): hohes Risiko/klinisch nicht relevant, (grün): geringes Risiko/klinisch relevant, (gelb): unklares Risiko/moderat klinisch relevant
* eigene Berechnung anhand der zur Verfügung stehenden Daten

15.4.2 Clarke-Zeichen

Synonyme/Englisch Patellar Grind Test, Zohlen-Zeichen, Clarke's Test, Patellofemoral Grinding Test, Patellofemoral Compression Test.

Durchführung

Der Patient liegt auf dem Rücken. Beide Knie werden mithilfe einer Knierolle in eine leichte Flexionsstellung gebracht, um ausreichend Bewegungsspielraum und Artikulation im patellofemoralen Gelenk zu ermöglichen. Im entspannten Zustand drückt der Therapeut die Patella an ihrem superioren Rand nach distal und fordert den Patienten auf, den M. quadriceps anzuspannen. Sofern dieser Test den Schmerz des Patienten reproduziert, wird er als positiv gewertet. Ein positives Testergebnis soll einen Hinweis auf eine patellofemorale Funktionsstörung geben (Nijs et al. 2006).

Zusammenfassung der Evidenz

➢ Tab. 15.19

15.4.3 Waldron-Test (Phase I und II)

Synonyme/Englisch Waldron's Test.

Durchführung

Für die erste Phase des Tests liegt der Patient auf dem Rücken. Der Therapeut drückt die Patella gegen das Femur und bringt das Knie des Patienten passiv in die Knieflexion. In Phase II führt der Patient im Stehen eine tiefe Kniebeuge durch. Für beide Phasen gelten Krepitation und Schmerzen während der Bewegung als Hinweise auf eine patellofemorale Schmerzsymptomatik (Nijs et al. 2006).

Zusammenfassung der Evidenz

➢ Tab. 15.20

15.4.4 Vastus-medialis-Koordinationstest

Synonyme/Englisch Vastus medialis Coordination Test.

Durchführung

Der Therapeut platziert seine Faust unter dem Knie des auf dem Rücken liegenden Patienten. Er weist den Patienten an, sein Knie langsam endgradig zu strecken, ohne es nach unten zu drücken oder den Kontakt zur Therapeutenfaust zu verlieren. Der Test wird als positiv gewertet, wenn keine koordinierte volle Extension erreicht werden kann, d. h., wenn der Patient Schwierigkeiten hat, das Knie zu strecken, oder die Kniestreckung über die Hüftextensoren oder -flexoren erreichen will. Ein positives Testergebnis soll auf eine Funktionsstörung des Vastus medialis hinweisen, die wiederum eine Grundlage für peripatellare Schmerzen sein kann (Nijs et al. 2006).

Zusammenfassung der Evidenz

➢ Tab. 15.21

Tab. 15.19 Validität des Clarke-Zeichens

Studie	Studienpopulation	Referenz	RoB	Maßzahl
Identifikation eines patellofemoralen Schmerzsyndroms				
Nijs et al. 2006	n = 39 (14 w), Alter (ø): 28,75*; zum Physiotherapeuten überwiesene Patienten mit Kniebeschwerden (ohne vorherige Knieoperation)	Diagnosekriterien für PFPS	• (gelb)	LR^+ = 1,94 (rot) LR^- = 0,69 (rot)

Alter (ø): mittleres Alter in Jahren, LR^+: positive Likelihood-Ratio, LR^-: negative Likelihood-Ratio, n: Anzahl der untersuchten Personen, PFPS: Patellofemoral Pain Syndrome, RoB: Risk of Bias, w: weiblich
rot: hohes Risiko/klinisch nicht relevant, grün: geringes Risiko/klinisch relevant, gelb: unklares Risiko/moderat klinisch relevant
* eigene Berechnung anhand der zur Verfügung stehenden Daten

Tab. 15.20 Validität des Waldron-Tests

Studie	Studienpopulation	Referenz	RoB	Maßzahl
Identifikation eines patellofemoralen Schmerzsyndroms				
Nijs et al. 2006	n = 39 (14/25), Alter (ø): 28,75*; zum Physiotherapeuten überwiesene Patienten mit Kniebeschwerden (ohne vorherige Knieoperation)	Diagnosekriterien für PFPS	• (gelb)	Phase I: LR^+ = 1,41 (rot) LR^- = 0,81 (rot) Phase II: LR^+ = 1,05 (rot) LR^- = 0,99 (rot)

Alter (ø): mittleres Alter in Jahren, LR^+: positive Likelihood-Ratio, LR^-: negative Likelihood-Ratio, n: Anzahl der untersuchten Personen, PFPS: Patellofemoral Pain Syndrome, RoB: Risk of Bias, w: weiblich
rot: hohes Risiko/klinisch nicht relevant, grün: geringes Risiko/klinisch relevant, gelb: unklares Risiko/moderat klinisch relevant
* eigene Berechnung anhand der zur Verfügung stehenden Daten

Tab. 15.21 Validität des Vastus-medialis-Koordinationstests

Studie	Studienpopulation	Referenz	RoB	Maßzahl
Identifikation eines patellofemoralen Schmerzsyndroms				
Nijs et al. 2006	n = 39 (14/25), Alter (ø): 28,75*; zum Physiotherapeuten überwiesene Patienten mit Kniebeschwerden (ohne vorherige Knieoperation)	Diagnosekriterien für PFPS	•	LR^+ = 2,26 LR^- = 0,90

Alter (ø): mittleres Alter in Jahren, LR^+: positive Likelihood-Ratio, LR^-: negative Likelihood-Ratio, n: Anzahl der untersuchten Personen, PFPS: Patellofemoral Pain Syndrome, RoB: Risk of Bias, w: weiblich
□: hohes Risiko/klinisch nicht relevant, □: geringes Risiko/klinisch relevant, □: unklares Risiko/moderat klinisch relevant
* eigene Berechnung anhand der zur Verfügung stehenden Daten

Tab. 15.22 Validität des exzentrischen Stufentests

Studie	Studienpopulation	Referenz	RoB	Maßzahl
Identifikation eines patellofemoralen Schmerzsyndroms				
Nijs et al. 2006	n = 39 (14 w), Alter (ø): 28,8*; zum Physiotherapeuten überwiesene Patienten mit Kniebeschwerden (ohne vorherige Knieoperation)	Diagnosekriterien für PFPS	•	LR^+ = 2,26 LR^- = 0,79 LR^+ = 2,34 LR^- = 0,71

Alter (ø): mittleres Alter in Jahren, LR^+: positive Likelihood-Ratio, LR^-: negative Likelihood-Ratio, n: Anzahl der untersuchten Personen, PFPS: Patellofemoral Pain Syndrome, RoB: Risk of Bias, w: weiblich
□: hohes Risiko/klinisch nicht relevant, □: geringes Risiko/klinisch relevant, □: unklares Risiko/moderat klinisch relevant
* eigene Berechnung anhand der zur Verfügung stehenden Daten

15.4.5 Exzentrischer Stufentest

Synonyme/Englisch Eccentric Step Test.

Durchführung

Der Patient steht barfuß und mit kurzer Hose bekleidet auf einer Stufe. Er wird aufgefordert, beide Hände in die Hüften zu stemmen und so langsam und sanft wie möglich von der Stufe herunterzusteigen. Es werden beide Seiten getestet. Der Test wird als positiv bewertet, wenn während der Durchführung Knieschmerzen auftreten (Nijs et al. 2006, Selfe et al. 2001). In der Studie von Nijs et al. (2006) wird eine Treppenstufe mit 15 cm Höhe verwendet. Selfe et al. (2001) passten die Stufe an die anthropometrischen Unterschiede der Teilnehmer an und verwendeten eine Stufe in Höhe der halben Tibialänge der getesteten Person.

Zusammenfassung der Evidenz

➤ Tab. 15.22

15.4.6 Zusammenfassung: Patellatests

➤ Tab. 15.23

- Lediglich eine Studie konnte für die Beurteilung der Diagnosefähigkeit von Tests zur Untersuchung der Patella in Hinsicht auf ein patellofemorales Schmerzsyndrom berücksichtigt werden.
- Die Empfehlung hierzu fällt für die Bestätigung eines PFPS durch den Patellar Apprehension Test, den Vastus-medialis-Koordinationstest und den exzentrischen Stufentest gering aus. Für eine Bestätigung des Syndroms durch das Clarke-Zeichen und den Waldron-Test sowie für den Ausschluss eines PFPS kann keine Empfehlung gegeben werden.
- Die Studienlage zur Untersuchung der Patella ist insgesamt schwach. Die existierenden Studien haben sich insbesondere mit Diagnosemöglichkeiten für das patellofemorale Schmerzsyndrom beschäftigt. Die Forschungslage dazu sollte mit großer Vorsicht betrachtet werden.
  - Zum einen ist es schwierig, bei einem Schmerzsyndrom, dem verschiedene Ursachen zugrunde liegen können, einen Test zu finden, der für alle Patienten aussagekräftig ist. Geeigneter wäre gegebenenfalls eine Art Testbatterie, die unter den verschiedenen Ursachen differenzieren und die Therapieauswahl entsprechend beeinflussen könnte (vgl. dazu auch Haim et al. 2006). Zwar wurden eine Vielzahl von Tests bereits zur näheren Bestimmung des patellofemoralen Schmerzsyndroms vorgeschlagen, die meisten davon wurden aber methodisch unzureichend untersucht (Nunes et al. 2013, Cook 2012).
  - Zum anderen basiert die Diagnose dieses Schmerzsyndroms allein auf einer Ausschlussdiagnose unter Erfüllung bestimmter Kriterien. Es gibt also bislang keinen Referenzstandard, mit dem diese Pathologie validiert werden kann. Damit ist die Untersuchung der Gütekriterien eines Tests bzgl. dieser Pathologie schwierig.
- Aufgrund der Evidenzlage scheint die Diagnose PFPS vorerst eine Ausschlussdiagnose zu bleiben und dann gestellt zu werden,

Tab. 15.23 Zusammenfassung der Empfehlungen zur Untersuchung der Patella

Kriteriumsvalidität	Bestätigung	Ausschluss
Identifikation eines PFPS		
→ anhand des Patellar Apprehension Test	+	–
→ anhand des Clarke-Zeichens	–	–
→ anhand des Waldron-Tests	–	–
→ anhand des Vastus-medialis-Koordinationstests	+	–
→ anhand des exzentrischen Stufentests	+	–
Reliabilität	**Intratester**	**Intertester**
Übereinstimmende Beurteilung der Tests zum PFPS	k.A.	k.A.

PFPS: Patellofemoral Pain Syndrome
–: keine, +: geringe, ++: moderate, +++: starke Empfehlung, k.A.: keine Angabe

wenn Pathologien wie ein Plica-Syndrom, eine Osteoarthrose oder andere Patholgien mit ähnlichen Beschwerden als Ursache nicht bestätigt werden können (Cook et al. 2012). Bei Beschwerden rund um die Patella bei jüngeren – häufig sportlich aktiven – Menschen sollten zusätzlich Krankheitsbilder wie Morbus Osgood-Schlatter, Morbus Sinding-Larsen-Johannsen oder auch eine patellare Tendinopathie (Jumper's Knee) im Ausschluss berücksichtigt werden (Näslund et al. 2006).

15.5 Zusammenfassung

Die folgende ➤ Tab. 15.24 zeigt eine Übersicht der evidenzbasierten Empfehlungen für den Einsatz der inkludierten Assessments zur Untersuchung der Strukturen des Kniegelenks. Aus Gründen der Übersichtlichkeit werden nur die zentralen Ergebnisse

Tab. 15.24 Pathologien mit Empfehlungen zu den inkludierten Assessments

Kreuzbandläsionen

- *Vorderer Schubladentest bei V. a. Kreuzbandruptur*
  Bestätigung einer isolierten VKB-Ruptur (partiell oder komplett): ++
  Ausschluss einer isolierten VKB-Ruptur (partiell oder komplett): +
  Bestätigung einer chronischen VKB-Ruptur: +
  Ausschluss einer chronischen VKB-Ruptur: +
  Bestätigung einer VKB- oder VKB-MKB-Verletzung: –
  Ausschluss einer VKB- oder VKB-MKB-Verletzung: –
  Verlaufskontrolle (Intratester-Reliabilität): k.A.
  Übereinstimmung zwischen mehreren Untersuchern: k.A.
- *Lachman-Test bei V. a. Kreuzbandruptur*
  Bestätigung einer VKB-Ruptur (partiell oder komplett): ++
  Ausschluss einer VKB-Ruptur (partiell oder komplett): +
  Bestätigung einer akuten VKB-Ruptur (< 8 Tage): –
  Ausschluss einer akuten VKB-Ruptur (< 8 Tage): –
  Bestätigung einer chronischen VKB-Ruptur: +
  Ausschluss einer chronischen VKB-Ruptur: +
  Bestätigung einer VKB- oder VKB-MKB-Verletzung: +
  Ausschluss einer VKB- oder VKB-MKB-Verletzung: –
  Verlaufskontrolle (Intratester-Reliabilität): k.A.
  Übereinstimmung zwischen Untersuchern (Endgefühl, Verschiebbarkeit): +
- *Pivot-Shift Test bei V. a. Kreuzbandruptur*
  Bestätigung einer VKB-Ruptur (partiell oder komplett): ++
  Ausschluss einer VKB-Ruptur (partiell oder komplett): –
  Bestätigung einer chronischen VKB-Ruptur: +
  Ausschluss einer chronischen VKB-Ruptur: –
  Verlaufskontrolle (Intratester-Reliabilität): k.A.
  Übereinstimmung zwischen mehreren Untersuchern: k.A.
- *Lever-Zeichen bei V. a. Kreuzbandruptur*
  Bestätigung einer akuten VKB-Läsion (≤ 4 Wochen): ++
  Ausschluss einer akuten VKB-Läsion (≤ 4 Wochen): +
  Bestätigung einer chronischen VKB-Verletzung: +
  Ausschluss einer chronischen VKB-Verletzung: +
  Verlaufskontrolle (Intratester-Reliabilität): k.A.
  Übereinstimmung zwischen mehreren Untersuchern: k.A.

Kollateralbandverletzungen

- *Valgusstresstest bei V. a. Innenbandverletzung*
  Bestätigung einer MKB-Verletzung: + (Kriterium „Schmerz"), – (Kriterium „Aufklappbarkeit"): –
  Ausschluss einer MKB-Verletzung: ++ (Kriterium „Aufklappbarkeit"), + (Kriterium „Schmerz")
  Verlaufskontrolle (Intratester-Reliabilität): k.A.
  Übereinstimmung zwischen Untersuchern: + (Kriterium „Schmerz"), – (Kriterien „Aufklappbarkeit", „Endgefühl"): –

Meniskusläsionen

- *McMurray-Test bei V. a.* Meniskusverletzung
  Bestätigung einer MM-Läsion (v. a. mit Klicken): +
  Bestätigung einer LM-Läsion (v. a. mit Schmerz): +
  Ausschluss einer Meniskusverletzung (MM und/oder LM): –
  Verlaufskontrolle (Intratester-Reliabilität): k.A.
  Übereinstimmung zwischen Untersuchern: –
- *Apley-Test bei V. a.* Meniskusverletzung
  Bestätigung einer Meniskusverletzung (MM/LM): –
  Ausschluss einer Meniskusverletzung (MM/LM): –
  Verlaufskontrolle (Intratester-Reliabilität): k.A.
  Übereinstimmung zwischen Untersuchern: k.A.
- *Thessaly-Test bei V. a.* Meniskusverletzung
  Bestätigung einer Meniskusverletzung (MM/LM): –
  Ausschluss einer Meniskusverletzung (MM/LM): –
  Verlaufskontrolle (Intratester-Reliabilität): k.A.
  Übereinstimmung zwischen Untersuchern: k.A.
- *Joint-Line-Tenderness bei V. a. Meniskusverletzung*
  Bestätigung einer MM-Läsion: –
  Bestätigung einer LM-Läsion: +
  Ausschluss einer Meniskusverletzung (MM/LM): –
  Verlaufskontrolle (Intratester-Reliabilität): k.A.
  Übereinstimmung zwischen Untersuchern: k.A.
- *Steinmann-Test bei V. a. Meniskusverletzung*
  Bestätigung einer Meniskusverletzung (MM/LM): +
  Ausschluss einer Meniskusverletzung (MM/LM): –
  Verlaufskontrolle (Intratester-Reliabilität): k.A.
  Übereinstimmung zwischen Untersuchern: k.A.

Patella-Pathologien

- *Patellar Apprehension Test bei Patellofemoral Pain Syndrome*
  Bestätigung eines PFPS: +
  Ausschluss eines PFPS: –
  Verlaufskontrolle (Intratester-Reliabilität): k.A.
  Übereinstimmung zwischen Untersuchern: k.A.
- *Clarke-Zeichen bei Patellofemoral Pain Syndrome*
  Bestätigung eines PFPS: –
  Ausschluss eines PFPS: –
  Verlaufskontrolle (Intratester-Reliabilität): k.A.
  Übereinstimmung zwischen Untersuchern: k.A.
- *Waldron-Test bei Patellofemoral Pain Syndrome*
  Bestätigung eines PFPS: –
  Ausschluss eines PFPS: –
  Verlaufskontrolle (Intratester-Reliabilität): k.A.
  Übereinstimmung zwischen Untersuchern: k.A.
- *Vastus medialis Koordinationstest bei Patellofemoral Pain Syndrome*
  Bestätigung eines PFPS: +
  Ausschluss eines PFPS: –
  Verlaufskontrolle (Intratester-Reliabilität): k.A.
  Übereinstimmung zwischen Untersuchern: k.A.
- *Exzentrischer Stufentest bei Patellofemoral Pain Syndrome*
  Bestätigung eines PFPS: +
  Ausschluss eines PFPS: –
  Verlaufskontrolle (Intratester-Reliabilität): k.A.
  Übereinstimmung zwischen Untersuchern: k.A.

wiedergegeben. Für ausführliche Informationen sei auf die jeweiligen Erläuterungen in den Abschnitten 15.1 bis 15.4 verwiesen.

Die Evidenzlage zu Assessments für das Kniegelenk ist schwach. Obwohl diverse Tests und Studien zu Assessments für das Kniegelenk existieren, konnte ein Großteil hier für die Bildung von Empfehlungen nicht berücksichtigt werden. Die gewählten Studiendesigns führten häufig zu hohem Verzerrungsrisiko aufgrund einer retrospektive Analyse, eines Fall-Kontroll-Designs, einer mangelnden Verblindung, eines fehlenden oder inadäquaten Goldstandards oder einer ungeeigneten Studienpopulation. Abgesehen davon wurden einige Tests bisher auch nur in biomechanischen Studien an Kadavern untersucht. Entsprechend wurden folgende Tests nicht näher aufgeführt:

- Zur *Untersuchung der Kreuzbänder* (wie untersucht in Hughston et al. 1976, Moore und Larson 1980, Loos et al. 1981, Baker et al. 1984, Fowler und Messieh 1987, Anderson und Lipscomb 1989, Stäubli und Jakob 1990, Rubinstein et al. 1994, Navali et al. 2013, Degnan et al. 2014, Seeber et al. 2017, 2018, Blanke et al. 2020):
  - Dynamic Posterior Shift
  - Forced Active Buckling Sign
  - Hinterer Schubladentest mit Variationen wie z. B. dem Lateral Anterior Drawer Test
  - Quadriceps Active Test
  - Recurvatum Test
  - Reverse Lachman Endpoint
  - Reverse Lachman Test
  - Reverse Pivot Shift
  - Sag Sign
  - Slocum Test
  - Varus/Valgus-Test in 0°/30° Flexion
- *Zur Untersuchung der Kollateralbänder bzw. im Rahmen der Untersuchung des posterolateralen Kapselecks* (u. a. untersucht in Krause et al. 2013, Norris et al. 2018):
  - Dial Test
  - External Rotation Recurvatum Test
  - Posterolateral External Rotation Test
  - Posterolateraler Schubladentest
  - Reverse Pivot Shift
  - Varusstresstest
- *Zur Untersuchung der Menisken* (wie untersucht in Akseki et al. 2004, Sae-Jung et al. 2007, Gobbo et al. 2011, van der Post et al. 2017):
  - Duck Walk/Childress Test
  - Ege's Test
  - Kohn Kaen University (KKU) Knee Compression-Rotation Test
- *Zur Untersuchung der Patella* (wie untersucht in Elton et al. 1985, Niskanen et al. 2001, Haim et al. 2006, Näslund et al. 2006, Doberstein et al. 2008, Cook et al. 2010, Sweitzer et al. 2010):
  - Weitere Formen eines Quadriceps-Kontraktionstests mit Patellakompression
  - Knieextension gegen Widerstand
  - Andere funktionelle Tests wie Schmerzen beim Kniebeugen, Treppensteigen, Knien, bei längerem Sitzen bzw. Knieflexion
  - Allgemeine Patellamobilitäts- und Fehlstellungstests
  - Untersuchungen der Druckdolenz von peripatellären Strukturen

Dieses Kapitel behandelt die muskuloskelettalen Tests zur Untersuchung von Kniebeschwerden. Das diagnostische Vorgehen bei Verdacht auf Frakturen wird im Kapitel *Clinical Prediction Rules* über die Ottawa Knee Rules aufgegriffen (➤ Kap. 17.2.6).

Der auf den berücksichtigten Studien basierende Empfehlungsgrad ist überwiegend gering. Mit wenigen Ausnahmen rangieren die Empfehlungen für die aufgeführten Tests zu den verschiedenen Pathologien zwischen „keine" und „gering". Der Bedarf an weiteren wissenschaftlich hochwertigen Untersuchungen und Studien zur Validität und Reliabilität von bekannten, aber auch neuen Tests ist dementsprechend hoch. Für den Praxisalltag wäre es hilfreich, wenn geeignete Untersuchungsmethoden Hinweise auf therapeutische Konsequenzen geben könnten. Hilfreich wäre beispielsweise, wenn bei einem strukturellen Schaden zwischen symptomatischen und asymptomatischen Personen differenziert werden könnte (z. B. bei Meniskusverletzungen) oder bei der Beurteilung der Bänderstabilität festgestellt werden kann, ob das Kniegelenk durch die Verletzung als instabil eingestuft werden muss und folglich invasive Maßnahmen ergriffen werden müssen, oder ob die vorliegende Instabilität durch die umliegenden Strukturen mit konservativen Methoden funktionell kompensiert werden kann.

LITERATUR

Akseki D, et al. A new weight-bearing meniscal test and a comparison with McMurray's test and joint line tenderness. Arthroscopy 2004; 20(9): 951–958. https://doi.org/10.1016/j.arthro.2004.08.020.

Anderson AF, Lipscomb AB. Preoperative instrumented testing of anterior and posterior knee laxity. Am J Sports Med 1989; 17(3): 387–392. https://doi.org/10.1177/036354658901700313.

Baker CL Jr, Norwood LA, Hughston JC. Acute combined posterior cruciate and posterolateral instability of the knee. Am J Sports Med 1984; 12: 204–208. https://doi.org/10.1177/036354658401200307.

Benjaminse A, Gokeler A, van der Schans CP. Clinical diagnosis of an anterior cruciate ligament rupture: a meta-analysis. J Orthop Sports Phys Ther 2006; 36: 267–288. https://doi.org/10.2519/jospt.2006.2011.

Blanke F, et al. The Forced Active Buckling Sign: a new clinical test for the diagnosis of ACL insufficiency. J Knee Surg 2020; 33: 42–47. https://doi.org/10.1055/s-0038-1676351.

Blyth M, et al. Diagnostic accuracy of the Thessaly test, standardised clinical history and other clinical examination tests (Apley's, McMurray's and joint line tenderness) for meniscal tears in comparison with magnetic resonance imaging diagnosis. Health Technol Assess 2015; 19: 1–62. https://doi.org/10.3310/hta19620.

Boeree NR, Ackroyd CE. Assessment of the menisci and cruciate ligaments: an audit of clinical practice. Injury 1991; 22(4): 291–294. https://doi.org/10.1016/0020-1383(91)90008-3.

Carek SM. Hip and knee injuries. Prim Care 2020; 47(1): 115–131. https://doi.org/10.1016/j.pop.2019.10.006.

Chahla J, et al. Posterolateral corner of the knee: current concepts. Arch Bone Jt Surg 2016; 4(2): 97–103. https://www.ncbi.nlm.nih.gov/pmc/articles/PMC4852053/.

Chhabra A, Elliott CC, Miller MD. Normal anatomy and biomechanics of the knee. Sports Med Arthrosc Rev 2001; 9: 166–177. https://doi.org/10.1097/00132585-200107000-00002.

Chong AC, et al. Evaluating different clinical diagnosis of anterior cruciate ligament ruptures in providers with different training backgrounds. Iowa Orthop J 2017; 37:71–79. https://www.ncbi.nlm.nih.gov/pmc/articles/PMC5508264/doi.org/.

Cook C, et al. Diagnostic accuracy and association to disability of clinical test findings associated with patellofemoral pain syndrome. Physiother Can 2010; 62: 17–24. https://www.ncbi.nlm.nih.gov/pmc/articles/PMC2841549/.

Cook C, et al. Best tests/clinical findings for screening and diagnosis of patellofemoral pain syndrome: a systematic review. Physiotherapy 2012; 98: 93–100. https://doi.org/10.1016/j.physio.2011.09.001.

Daniel DM, et al. Use of the quadriceps active test to diagnose posterior cruciate-ligament disruption and measure posterior laxity of the knee. J Bone Joint Surg Am 1988; 70: 386–391.

Degnan AJ, et al. Passive posterior tibial subluxation on routine knee MRI as a secondary sign of PCL tear. Radiol Res Pract 2014; 2014: 715439. https://doi.org/10.1155/2014/715439.

Dehaven KE. Diagnosis of acute knee injuries with hemarthrosis. Am J Sports Med 1980; 8: 9–14. https://doi.org/10.1177/036354658000800102.

Doberstein ST, Romeyn RL, Reineke DM. The diagnostic value of the Clarke sign in assessing chondromalacia patella. J Athl Train 2008; 43: 190–196. https://doi.org/10.4085/1062-6050-43.2.190.

Elton K, et al. A Preliminary investigation: history, physical, and isokinetic exam results versus arthroscopic diagnosis of chondromalacia patella*. J Orthop Sports Phys Ther 1985; 7: 115–123. https://doi.org/10.2519/jospt.1985.7.3.115.

Evans PJ, Bell GD, Frank CY. Prospective evaluation of the McMurray test. Am J Sports Med 1993; 21: 604–608. https://doi.org/10.1177/036354659302100420.

Fowler PJ, Messieh SS. Isolated posterior cruciate ligament injuries in athletes. Am J Sports Med 1987; 15: 553–557. https://doi.org/10.1177/036354658701500606.

Fox AJ, Wanivenhaus F, Rodeo SA. The basic science of the patella: structure, composition, and function. J Knee Surg 2012; 25: 127–141. https://doi.org/10.1055/s-0032-1313741.

Gelber PE, Perelli S. Treatment of the medial collateral ligament injuries. Ann Joint 2018; 3: 78. https://doi.org/10.21037/aoj.2018.09.07.

Gobbo RdR, Rangel VdO, Karam FC, Pires LAS. Physical Examinations for Diagnosing Meniscal Injuries: Correlation with Surgical Findings. Rev Bras Ortop 2011; 46: 726–729. https://doi.org/10.1016/S2255-4971(15)30332-3.

Gürpınar T, et al. Diagnostic accuracy of lever sign test in acute, chronic, and postreconstructive ACL injuries. Biomed Res Int 2019; 2019: 3639693. https://doi.org/10.1155/2019/3639693.

Haim A, et al. Patellofemoral pain syndrome: validity of clinical and radiological features. Clin Orthop Relat Res 2006; 451: 223–228. https://doi.org/10.1097/01.blo.0000229284.45485.6c.

Harrison BK, Abell BE, Gibson TW. The Thessaly test for detection of meniscal tears: validation of a new physical examination technique for primary care medicine. Clin J Sport Med 2009; 19: 9–12. https://doi.org/10.1097/JSM.0b013e31818f1689.

Hassebrock JD, et al. Knee ligament anatomy and biomechanics. Sports Med Arthrosc Rev 2020; 28: 80–86. https://doi.org/10.1097/JSA.0000000000000279.

Herbort M, et al. Klinische Untersuchung des Knies. Unfallchirurg 2019; 122: 977–991. https://doi.org/10.1007/s00113-019-00739-9.

Hughston JC, et al. Classification of knee ligament instabilities. Part I. The medial compartment and cruciate ligaments. J Bone Joint Surg Am 1976; 58: 159–172.

Jarbo KA, et al. Accuracy of the lever sign test in the diagnosis of anterior cruciate ligament injuries. Orthop J Sports Med 2017; 5: 2325967117729809. https://doi.org/10.1177/2325967117729809.

Karachalios T, et al. Diagnostic accuracy of a new clinical test (the Thessaly test) for early detection of meniscal tears. J Bone Joint Surg 2005; 87: 955–962. https://doi.org/10.2106/JBJS.D.02338.

Kastelein M, et al. Assessing medial collateral ligament knee lesions in general practice. Am J Med 2008; 121: 982–988. e2. https://doi.org/10.1016/j.amjmed.2008.05.041.

Katz JW, Fingeroth RJ. The diagnostic accuracy of ruptures of the anterior cruciate ligament comparing the Lachman test, the anterior drawer sign, and the pivot shift test in acute and chronic knee injuries. Am J Sports Med 1986; 14: 88–91. https://doi.org/10.1177/036354658601400115.

Kim SJ, Kim HK. Reliability of the anterior drawer test, the pivot shift test, and the Lachman test. Clin Orthop Relat Res 1995; (317): 237–242.

Kohn L, Rembeck E, Rauch A. Verletzungen des vorderen Kreuzbandes beim Erwachsenen: Diagnostik und Therapie [Anterior cruciate ligament injury in adults : Diagnostics and treatment]. Orthopade 2020; 49: 1013–1028. https://doi.org/10.1007/s00132-020-03997-3.

Konan S, Rayan F, Haddad FS. Do physical diagnostic tests accurately detect meniscal tears? Knee Surg Sports Traumatol Arthrosc 2009; 17: 806–811. https://doi.org/10.1007/s00167-009-0803-3.

Kopkow C, et al. Physical examination tests for the diagnosis of posterior cruciate ligament rupture: a systematic review. J Orthop Sports Phys Ther 2013; 43: 804–813. https://doi.org/10.2519/jospt.2013.4906.

Krakowski P, et al. Comparison of diagnostic accuracy of physical examination and MRI in the most common knee injuries. Appl Sci 2019; 9: 4102. https://doi.org/10.3390/app9194102.

Krause DA, et al. Reliability of the dial test using a handheld inclinometer. Knee Surg Sports Traumatol Arthrosc 2013; 21: 1011–1016. 10.1007/s00167-011-1873-6.

Lee JK, Yao L, Phelps CT, Wirth CR, Czajka J, Lozman J. Anterior cruciate ligament tears: MR imaging compared with arthroscopy and clinical tests. Radiology 1988; 166: 861–864. https://doi.org/10.1148/radiology.166.3.3340785.

Lelli A, et al. The "Lever Sign": a new clinical test for the diagnosis of anterior cruciate ligament rupture. Knee Surg Sports Traumatol Arthrosc 2016; 24: 2794–2797. https://doi.org/10.1007/s00167-014-3490-7.

Lichtenberg MC, et al. Does the lever sign test have added value for diagnosing anterior cruciate ligament ruptures? Orthop J Sports Med 2018; 6: 2325967118759631. https://doi.org/10.1177/2325967118759631.

Loos WC, et al. Acute posterior cruciate ligament injuries. Am J Sports Med 1981; 9: 86–92. https://doi.org/10.1177/036354658100900203.

Lucie RS, Wiedel JD, Messner DG. The acute pivot shift: clinical correlation. Am J Sports Med 1984; 12: 189–191. https://doi.org/10.1177/036354658401200303.

Majewski M, Susanne H, Klaus S. Epidemiology of athletic knee injuries: A 10-year study. Knee 2006; 13: 184–188. https://doi.org/10.1016/j.knee.2006.01.005.

Malanga GA, et al. Physical examination of the knee: a review of the original test description and scientific validity of common orthopedic tests. Arch Phys Med Rehabil 2003; 84: 592–603. https://doi.org/doi: https://doi.org/10.1053/apmr.2003.50026.

McClure PW, Rothstein JM, Riddle DL. Intertester reliability of clinical judgments of medial knee ligament integrity. Phys Ther 1989; 69: 268–275. https://doi.org/10.1093/ptj/69.4.268.

Meserve BB, Cleland JA, Boucher TR. A meta-analysis examining clinical test utilities for assessing meniscal injury. Clin Rehabil 2008; 22: 143–161. https://doi.org/10.1177/0269215507080130.

Moore HA, Larson RL. Posterior cruciate ligament injuries. Results of early surgical repair. Am J Sports Med 1980; 8: 68–78. https://doi.org/10.1177/036354658000800203.

Mulligan EP, et al. The reliability and diagnostic accuracy of assessing the translation endpoint during the lachman test. Int J Sports Phys Ther 2015; 10: 52–61.

Mulligan EP, et al. The diagnostic accuracy of the lever sign for detecting anterior cruciate ligament injury. Int J Sports Phys Ther 2017; 12: 1057–1067. https://doi.org/10.26603/ijspt20171057.

Näslund J, et al. Comparison of symptoms and clinical findings in subgroups of individuals with patellofemoral pain. Physiother Theory Pract 2006; 22: 105–118. https://doi.org/10.1080/09593980600724246.

Navali AM, et al. Arthroscopic evaluation of the accuracy of clinical examination versus MRI in diagnosing meniscus tears and cruciate ligament ruptures. Arch Iran Med 2013; 16: 229–232.

Nijs J, et al. Diagnostic value of five clinical tests in patellofemoral pain syndrome. Man Ther 2006; 11: 69–77. https://doi.org/10.1016/j.math.2005.04.002.

Niskanen RO, et al. Poor correlation of clinical signs with patellar cartilaginous changes. Arthroscopy 2001; 17: 307–310. https://doi.org/10.1053/jars.2001.21240.

Norris R, Kopkow C, McNicholas M. Interpretations of the dial test should be reconsidered. A diagnostic accuracy study reporting sensitivity, specificity, predictive values and likelihood ratios. J ISAKOS 2018; 3: 198–204. https://doi.org/10.1136/jisakos-2018-000197.

Noyes FR, et al. Arthroscopy in acute traumatic hemarthrosis of the knee. Incidence of anterior cruciate tears and other injuries. J Bone Joint Surg Am 1980; 62: 687–695, 757.

Nunes GS, et al. Clinical test for diagnosis of patellofemoral pain syndrome: Systematic review with meta-analysis. Phys Ther Sport 2013; 14: 54–59. https://doi.org/10.1016/j.ptsp.2012.11.003.

Pache S, et al. Posterior cruciate ligament: current concepts review. Arch Bone Joint Surg 2018; 6: 8–18.

Petersen W, Tillmann B. Anatomie und Funktion des vorderen Kreuzbandes. Orthopade 2002; 31: 710–718. https://doi.org/10.1007/s00132-002-0330-0.

Rossi R, et al. Clinical examination of the knee: know your tools for diagnosis of knee injuries. Sports Med Arthrosc Rehabil Ther Technol 2011; 3: 25. https://doi.org/10.1186/1758-2555-3-25.

Rubinstein RA Jr, et al. The accuracy of the clinical examination in the setting of posterior cruciate ligament injuries. Am J Sports Med 1994; 22: 550–557. https://doi.org/10.1177/036354659402200419.

Sae-Jung S, Jirarattanaphochai K, Benjasil T. KKU knee compression-rotation test for detection of meniscal tears: a comparative study of its diagnostic accuracy with McMurray test. J Med Assoc Thai 2007; 90: 718–723.

Sandberg R, et al. Stability tests in knee ligament injuries. Arch Orthop Trauma Surg 1986; 106: 5–7. https://doi.org/10.1007/BF00435642.

Schneider S, et al. Sports injuries: population based representative data on incidence, diagnosis, sequelae, and high risk groups. Br J Sports Med 2006; 40: 334–339; discussion 339. https://doi.org/10.1136/bjsm.2005.022889.

Schwarz W, et al. Manuelle Sonometrie des Kniegelenks. Eine praxisnahe Methode zur Diagnostik der frischen Ruptur des vorderen Kreuzbandes. Unfallchirurg 1997; 100: 280–285. https://doi.org/10.1007/s001130050120.

Seeber GH, et al. Cadaveric evaluation of the lateral-anterior drawer test for examining posterior cruciate ligament integrity. Int J Sports Phys Ther 2017; 12: 569–580.

Seeber GH, et al. Validation, intrarater and interrater reliability study of the lateral-anterior drawer test for detecting posterior cruciate ligament ruptures: study protocol of a prospective controlled single-blinded cross-sectional study. BMJ Open 2018; 8: e020999. https://doi.org/10.1136/bmjopen-2017-020999.

Selfe J, et al. Four outcome measures for patellofemoral joint problems: part 1. Development and validity. Physiotherapy 2001; 87: 507–515. https://doi.org/10.1016/S0031-9406(05)65448-X.

Stäubli HU, Jakob RP. Posterior instability of the knee near extension. A clinical and stress radiographic analysis of acute injuries of the posterior cruciate ligament. J Bone Joint Surg Br 1990; 72: 225–230. https://doi.org/10.1302/0301-620X.72B2.2312560.

Steinbrück K, Wiehmann JC. Untersuchung des Kniegelenks. Wertigkeit klinischer Befunde unter arthroskopischer Kontrolle [Examination of the knee joint. The value of clinical findings in arthroscopic control]. Z Orthop Ihre Grenzgeb 1988; 126: 289–295. https://doi.org/10.1055/s-2008-1040205.

Steinbrück K. Epidemiologie der Sportverletzungen – 25-Jahres-Analyse einer sportorthopädisch-traumatologischen Ambulanz. Sportverletzung Sportschaden 1999; 13: 38–52. https://doi.org/10.1055/s-2007-993313.

Strobel MJ, Weiler A, Eichhorn HJ. Diagnostik und Therapie der frischen und chronischen hinteren Kreuzbandläsion. Chirurg 2000; 71: 1066–1081. https://doi.org/10.1007/s001040051182.

Sweitzer BA, et al. The inter-rater reliability and diagnostic accuracy of patellar mobility tests in patients with anterior knee pain. Phys Sportsmed 2010; 38: 90–96. https://doi.org/10.3810/psm.2010.10.1813.

Thapa S, Lamichhane A. Accuracy of Lelli test for anterior cruciate ligament tear. J Inst Med 2015; 37: 91–94.

Van der Post A, et al. What is the diagnostic accuracy of the duck walk test in detecting meniscal tears? Clin Orthop Relat Res 2017; 475: 2963–2969. https://doi.org/10.1007/s11999-017-5475-6.

van Eck CF, et al. Methods to diagnose acute anterior cruciate ligament rupture: a meta-analysis of physical examinations with and without anaesthesia. Knee Surg Sports Traumatol Arthrosc 2013; 21: 1895–1903. https://doi.org/10.1007/s00167-012-2250-9.

Vaquero-Picado A, Rodriguez-Merchan EC. Isolated posterior cruciate ligament tears: an update of management. EFORT Open Rev 2017; 2: 89–96. https://doi.org/10.1302/2058-5241.2.160009.

Wagemakers HP, et al. Diagnostic accuracy of history taking and physical examination for assessing anterior cruciate ligament lesions of the knee in primary care. Arch Phys Med Rehabil 2010; 91: 1452–1459. https://doi.org/10.1016/j.apmr.2010.06.012.

Whiting PF, et al; QUADAS-2 Group. QUADAS-2: a revised tool for the quality assessment of diagnostic accuracy studies. Ann Intern Med 2011; 155(8): 529–536. https://doi.org/10.7326/0003-4819-155-8-201110180-00009.

KAPITEL

16

Jaika Harms

Fuß und Sprunggelenk

Knöchelverletzungen zählen zu den häufigsten Sport- und Freizeitverletzungen (Schneiders und Karas 2016). Mit 40 % aller Verletzungen in der Sporttraumatologie stellt die akute **Sprunggelenksdistorsion** die häufigste Verletzung dar. 85 % der Distorsionen sind durch ein Supinationstrauma bedingt (Valderrabano et al. 2007). Eine forcierte, über das physiologische Bewegungsausmaß hinausgehende Supination, Adduktion und/oder Innenrotation des Fußes gegen den Unterschenkel kann zu partiellen oder vollständigen **Rupturen der Außenbänder** führen (Ligamentum fibulotalare anterius in 85 % der Fälle, Ligamentum fibulocalcaneare in 50–75 % der Fälle, Ligamentum fibulotalare posterius in < 10 % der Fälle); diese treten mit einer Inzidenz von ca. 1 pro Tag pro 10.000 Personen in den Vereinigten Staaten und 5,3–7/1.000 Personen-Jahre in Europa auf (Rammelt et al. 2017). **Mediale Bandläsionen,** verursacht durch ein Pronationstrauma, treten bei 10 %–15 % der akuten Distorsionen auf.

Neben den inneren und äußeren Bandstrukturen können bei einer akuten Distorsion die tibiofibuläre Syndesmose, der subtalare Bandapparat sowie osteochondrale oder Weichteilstrukturen (z. B. Sehnen, Nerven und Gefäße) betroffen sein. Im späteren Verlauf entwickelt sich mit einer Häufigkeit von 20–40 % eine chronische Sprunggelenksinstabilität (Valderrabano et al. 2007).

16

Kapitelübersicht

Dimensionen In der klinischen Praxis werden als manuelle Tests zum Thema Fuß und oberes Sprunggelenk insbesondere Assessments verwendet, welche die Integrität der Syndesmose überprüfen. Weiterhin werden Assessments vermehrt als Instabilitäts- und Impingement-Tests sowie zur Diagnose einer Fraktur, Achillessehnenruptur und Achillessehnentendinopathie eingesetzt. Trotz der Vielzahl an Assessments können hier aufgrund der Studienlage lediglich Tests für Syndesmosenverletzungen und für die Tibialis-posterior-Tendinopathie berücksichtigt werden.

Abgesehen von manuellen Tests kommen in der Praxis auch klinische Vorhersageregeln (Clinical Prediction Rules, CPRs) zum Einsatz. Sie werden dazu genutzt, um nach einem Trauma das Vorliegen einer Knöchel- oder Fußfraktur sowie den Bedarf für weiterführende radiologische Untersuchungen zuverlässig prognostizieren zu können. Die CPRs zum Themenkomplex Fuß und Sprunggelenk werden in ➤ Kap. 17.2.8 behandelt.

Evidenzlage Im Themenkomplex Sprunggelenk und Fuß konnten 15 Pathologien/Krankheitsbilder identifiziert werden, welche mithilfe von Assessments in der klinischen Praxis untersucht werden. Zu diesen Krankheitsbildern finden sich insgesamt knapp 60 klinische Test sowie fünf CPRs. Empfehlungen konnten aufgrund mangelnder Evidenzlage und Studienqualität lediglich für acht Tests aus den zwei Kategorien „Syndesmosenverletzungen" und „Tibialis-posterior-Tendinopathie" sowie für drei CPRs zu Fuß- und Knöchelfrakturen formuliert werden (➤ Kap. 17.2.8).

Empfehlungen Die Empfehlungen zu den manuellen Tests der Kategorien Syndesmosenverletzung und Tibialis-posterior-Tendinopathie fallen tendenziell gering aus. Es können lediglich geringe Empfehlungen zur Bestätigung einer Syndesmosenverletzung durch den Squeeze Test und durch eine Variation des External Rotation Stress Test ausgesprochen werden. Für den Ausschluss einer Syndesmosenverletzung kann der Palpationstest als einziges Assessment in geringem Ausmaß empfohlen werden. Hinsichtlich der Intertester-Reliabilität werden der Squeeze Test, Cotton Test, Crossed-Leg Test, External Rotation Stress Test und Palpationstest gering empfohlen.

Die CPRs zum Themenkomplex Fuß und Sprunggelenk können bedingt bis stark empfohlen werden, wobei Knöchel- und Mittelfußfrakturen durch die Anwendung der Ottawa Ankle Rules bzw. Ottawa Foot Rules mit großer Zuverlässigkeit ausgeschlossen, jedoch nicht zuverlässig bestätigt werden können. Für die Bestätigung stellen die Bernese Ankle Rules mit einer bedingten Empfehlung eine sinnvollere Alternative dar (➤ Kap. 17.2.8).

Praktikabilität Die Durchführung aller hier vorgestellten Tests ist mit einem geringen Zeit-und Kostenaufwand verbunden.

➤ Tab. 16.1 zeigt eine Übersicht der in diesem Kapitel untersuchten Assessments.

Tab. 16.1 Pathologien mit inkludierten Assessments

Syndesmosenverletzung
• Anterior Drawer Test (➤ Kap. 16.1.1) • Cotton Test (➤ Kap. 16.1.2) • Crossed-Leg Test (➤ Kap. 16.1.3) • Dorsiflexion-Compression Test (➤ Kap. 16.1.4) • External Rotation Stress Test (➤ Kap. 16.1.5) • Palpationstest (➤ Kap. 16.1.6) • Squeeze Test (➤ Kap. 16.1.7)
Tibialis-posterior-Tendinopathie
• Single Heel Rise Test (➤ Kap. 16.2.1)

16.1 Syndesmosenverletzung

Die distale tibiofibuläre Syndesmose wird von fünf Bandverbindungen gebildet: durch das Lig. tibiofibulare anterius, das Lig. tibiofibulare interosseum, den distalen Anteil der Membrana interossea cruris, das Lig. tibiofibulare posterius und das Lig. tibiofibulare transversale (Grass et al. 2000).

Syndesmoseverletzungen werden durch Außenrotationsstress auf den Fuß im Bereich der Tibia verursacht und treten bei 1–11 % aller Distorsionstraumata des oberen Sprunggelenks auf. Die Verletzung kann rein ligamentär sein, kommt aber auch in Verbindung mit Frakturen wie etwa der Weber-C-, Weber-B- oder der Maisonneuve-Fraktur vor (Zalavras und Thordason 2007, Grass et al. 2000).

Tests zur Überprüfung der Integrität der Syndesmose unterscheiden in der Regel nicht zwischen den einzelnen Bandstrukturen. Einzig der Palpationstest hat das Ziel, anatomische Strukturen zu differenzieren.

16.1.1 Anterior Drawer Test

Synonyme/Englisch Vorderer Schubladentest, Anterior Drawer Sign, Drawer Test, Manual Anterior Drawer Test, Fibular Translation Test.

Tab. 16.2 Validität des Anterior Drawer Test

Studie	Studienpopulation	Referenz	RoB	Maßzahl
Kriteriumsvalidität				
Identifikation einer Syndesmosenverletzung				
Großterlinden et al. 2016	n = 96 (41 w), Alter (ø): 32,6; akute Knöchelverstauchung	MRT	▪	LR^+ = 1,38* LR^- = 0,82*

* errechnet aus Sensitivität und Spezifität
Alter (ø): mittleres Alter in Jahren, LR^+: positive Likelihood-Ratio, LR^-: negative Likelihood-Ratio, MRT: Magnetresonanztomografie, n: Anzahl der untersuchten Personen, RoB: Risk of Bias, w: weiblich
▪: hohes Risiko/klinisch nicht relevant, ▪: geringes Risiko/klinisch relevant, ▪: unklares Risiko/moderat klinisch relevant

Tab. 16.3 Reliabilität des Anterior Drawer Sign

Studie	Studienpopulation	RoB	Intratester	Intertester
Übereinstimmung hinsichtlich der Identifikation einer Syndesmosenverletzung				
Großterlinden et al. 2016	n = 96 (41 w), Alter (ø): 32,6 akute Knöchelverstauchung	▪	k.A.	κ = 0,37

Alter (ø): mittleres Alter in Jahren, κ: Kappa-Koeffizient, k.A.: keine Angabe, n: Anzahl der untersuchten Personen, RoB: Risk of Bias, w: weiblich
▪: hohes Risiko/klinisch nicht relevant, ▪: geringes Risiko/klinisch relevant, ▪ unklares Risiko/moderat klinisch relevant

Der Anterior Drawer Test ist ein Stabilitätstest zur Überprüfung der Integrität des anterioren talofibularen Bands (Buckup 2008). Der Test wird in der Literatur aber auch in Zusammenhang mit einer Syndesmosenverletzung interpretiert (Großterlinden et al. 2016).

Durchführung

Der Patient liegt in Rückenlage, das Kniegelenk ist 30° flektiert, das Sprunggelenk in 10°–15° Plantarflexion fixiert. Der Untersucher umgreift mit einer Hand den Kalkaneus und fixiert mit der anderen Hand die distale Tibia. Vor der Ausführung des Manövers wird der Patient gebeten seine Muskeln zu entspannen, dann führt der Untersucher an der Ferse einen Schub in anteriorer Richtung aus (Buckup 2008, van Dijk et al. 1996). Abhängig vom Ausmaß der Bewegung wird das Ergebnis in fünf Grade unterteilt und als 0 = hypomobil, 1 = normal, 2 = leichte Laxheit, 3 = moderate Laxheit, 4 = starke Laxheit beschrieben (Croy et al. 2013).

Zusammenfassung der Evidenz

➤ Tab. 16.2
➤ Tab. 16.3

Empfehlungen

➤ Tab. 16.4

- Basierend auf einer Studie (Großterlinden et al. 2016) kann keinerlei Empfehlung für den klinischen Einsatz des Anterior Drawer Test ausgesprochen werden.

Tab. 16.4 Empfehlungen zum Anterior Drawer Test

Kriteriumsvalidität	Bestätigung	Ausschluss
Syndesmosenverletzung	–	–
Reliabilität	**Intratester**	**Intertester**
Übereinstimmende Beurteilung bzgl. Syndesmosenverletzung	k.A.	–

–: keine, +: geringe, ++: moderate, +++: starke Empfehlung, k.A.: keine Angabe

16.1.2 Cotton Test

Synonyme/Englisch Lateral Stress Test.

Der Cotton Test wurde im Jahr 1910 von Cotton et al. ursprünglich zur Diagnose einer Knöchelfraktur entwickelt (Beumer et al. 2002, Scheyerer et al. 2011). In der klinischen Praxis findet der Test derzeit vermehrt zur Identifizierung einer Syndesmosenverletzung Anwendung.

Durchführung

Der Patient hält den Knöchel in einer neutralen Position. Der Untersucher stabilisiert mit einer Hand die distale Tibia und führt mit der anderen Hand eine Translation des Talus von medial nach lateral aus. Zeigt sich ein vergrößerter Bewegungsspielraum im Seitenvergleich oder werden Schmerzen ausgelöst, gilt der Test als positiv und deutet auf eine Verletzung der Syndesmose und des Deltabands hin (Beumer et al. 2002, 2003, Fort et al. 2017, Scheyerer et al. 2011, Williams et al. 2007).

Tab. 16.5 Validität des Cotton Test

Studie	Studienpopulation	Referenz	RoB	Maßzahl
Kriteriumsvalidität				
Identifikation einer Syndesmosenverletzung				
Großterlinden et al. 2016	n = 96 (41 w), Alter (ø): 32,6 akute Knöchelverstauchung	MRT	•	LR^+ = 0,95* LR^- = 1,02*

* errechnet aus Sensitivität und Spezifität
Alter (ø): mittleres Alter in Jahren, LR^+: positive Likelihood-Ratio, LR^-: negative Likelihood-Ratio, MRT: Magnetresonanztomografie, n: Anzahl der untersuchten Personen, RoB: Risk of Bias, w: weiblich
□ : hohes Risiko/klinisch nicht relevant, □ : geringes Risiko/klinisch relevant, □ : unklares Risiko/moderat klinisch relevant

Tab. 16.6 Reliabilität des Cotton Test

Studie	Studienpopulation	RoB	Intratester	Intertester
Übereinstimmung hinsichtlich der Identifikation einer Syndesmosenverletzung				
Großterlinden et al. 2016	n = 96 (41 w), Alter (ø): 32,6 akute Knöchelverstauchung	•	k.A.	κ = 0,52

Alter (ø): mittleres Alter in Jahren, κ: Kappa-Koeffizient, k.A.: keine Angabe, n: Anzahl der untersuchten Personen, RoB: Risk of Bias, w: weiblich
□ : hohes Risiko/klinisch nicht relevant, □ : geringes Risiko/klinisch relevant, □ unklares Risiko/moderat klinisch relevant

Zusammenfassung der Evidenz

➤ Tab. 16.5
➤ Tab. 16.6

Empfehlungen

➤ Tab. 16.7
- Eine Studie konnte zur Empfehlungsbildung für den Cotton Test berücksichtigt werden.
- Zur Bestätigung und zum Ausschluss einer Syndesmosenverletzung kann keine Empfehlung für den Cotton Test ausgesprochen werden.
- Lediglich für die übereinstimmende Beurteilung einer Syndesmosenverletzung zwischen zwei Testern gibt es eine geringe Empfehlung.

16.1.3 Crossed-Leg Test

Im Jahre 2005 entwickelten Kiter und Bozkurt den Crossed-Leg Test in Anlehnung an den Squeeze Test. Der Test kann vom Patienten selbst ausgeführt werden und bestätigt ggf. eine Syndesmosenverletzung. Von der Durchführung des Tests bei Patienten mit einer Knie- oder Hüftpathologie raten die Entwickler ab (Kiter und Bozkurt 2005).

Tab. 16.7 Empfehlungen zum Cotton Test

Kriteriumsvalidität	Bestätigung	Ausschluss
Syndesmosenverletzung	–	–
Reliabilität	**Intratester**	**Intertester**
Übereinstimmende Beurteilung bzgl. Syndesmosenverletzung	k.A.	+

–: keine, +: geringe, ++: moderate, +++: starke Empfehlung, k.A.: keine Angabe

Durchführung

Der Patient sitzt auf einem Stuhl und schlägt das zu untersuchende Bein über das andere, sodass der Unterschenkel mit dem mittleren bis distalen Drittel der Tibia auf dem Oberschenkel der kontralateralen Seite aufliegt. Nun übt der Patient sanften Druck auf der medialen Seite des Knies aus. Entstehen dabei Schmerzen im Bereich der Syndesmose, gilt der Tests als positiv und soll eine Syndesmosenverletzung anzeigen (Kiter und Bozkurt 2005).

Zusammenfassung der Evidenz

➤ Tab. 16.8
➤ Tab. 16.9

Empfehlung

➤ Tab. 16.10
- Eine Studie konnte zur Empfehlungsbildung für den Crossed-Leg Test berücksichtigt werden.
- Zur Bestätigung und zum Ausschluss einer Syndesmosenverletzung kann keine Empfehlung für Crossed-Leg Test ausgesprochen werden.
- Lediglich bezüglich der übereinstimmende Beurteilung einer Syndesmosenverletzung zwischen zwei Testern gibt es eine geringe Empfehlung.

Tab. 16.8 Validität des Crossed-Leg Test

Studie	Studienpopulation	Referenz	RoB	Maßzahl
Kriteriumsvalidität				
Diagnose einer Syndesmosenverletzung				
Großterlinden et al. 2016	n = 96 (41 w), Alter (ø): 32,6 akute Knöchelverstauchung	MRT	•	LR^+ = 0,82* LR^- = 1,04*

Alter (ø): mittleres Alter in Jahren, LR^+: positive Likelihood-Ratio, LR^-: negative Likelihood-Ratio, MRT: Magnetresonanztomografie, n: Anzahl der untersuchten Personen, RoB: Risk of Bias, w: weiblich
□: hohes Risiko/klinisch nicht relevant, □: geringes Risiko/klinisch relevant, □: unklares Risiko/moderat klinisch relevant
* errechnet aus Sensitivität und Spezifität

Tab. 16.9 Reliabilität des Crossed-Leg Test

Studie	Studienpopulation	RoB	Intratester	Intertester
Übereinstimmung hinsichtlich der Identifikation einer Syndesmosenverletzung				
Großterlinden et al. 2016	n = 96 (41 w), Alter (ø): 32,6 akute Knöchelverstauchung	•	k.A.	κ = 0,44

Alter (ø): mittleres Alter in Jahren, κ: Kappa-Koeffizient, k.A.: keine Angabe, n: Anzahl der untersuchten Personen, RoB: Risk of Bias, w: weiblich
□: hohes Risiko/klinisch nicht relevant, □: geringes Risiko/klinisch relevant, □ unklares Risiko/moderat klinisch relevant

Tab. 16.10 Empfehlungen zum Crossed-Leg Test

Kriteriumsvalidität	Bestätigung	Ausschluss
Identifikation einer Syndesmosenverletzung	–	–
Reliabilität	**Intratester**	**Intertester**
Übereinstimmende Beurteilung bzgl. Syndesmosenverletzung	k.A.	+

–: keine, +: geringe, ++: moderate, +++: starke Empfehlung, k.A.: keine Angabe

16.1.4 Dorsiflexion-Compression Test

Synonyme/Englisch Passiver Dorsiflexionstest.

Der Dorsiflexion-Compression Test ist eine modifizierte Version des von Ward beschriebenen passiven Dorsiflexionsmanövers und dient der Überprüfung einer Syndesmosenverletzung (Alonso et al. 1998).

Durchführung

Der Patient steht aufrecht und führt zuerst aktiv eine Dorsalextensionsbewegung aus, indem er die Knie beugt, ohne die Fußsohlen vom Boden zu heben. Anschließend wird die Bewegung wiederholt, während der Untersucher die Malleolengabel des zu untersuchenden Fußes mit beiden Händen zusammendrückt. Bei deutlicher Bewegungszunahme oder Schmerzlinderung durch Druck auf die Malleolengabel ist das Testergebnis positiv (Alonso et al. 1998).

Zusammenfassung der Evidenz

➤ Tab. 16.11

Empfehlungen

➤ Tab. 16.12

- Für den Dorsiflexion-Compression Test wurde lediglich die Übereinstimmung der Beurteilung zwischen zwei Testern bezüglich einer Syndesmosenverletzung ausreichend untersucht.
- Diesbezüglich kann keine Empfehlung ausgesprochen werden.

16.1.5 External Rotation Stress Test

Synonyme/Englisch Dorsiflexion External Rotation Stress Test, Ankle External Rotation Test, External Rotation Test, Kleiger's Test.

Tab. 16.11 Reliabilität des Dorsiflexion-Compression Test

Studie	Studienpopulation	RoB	Intratester	Intertester
Übereinstimmung hinsichtlich der Identifikation einer Syndesmosenverletzung				
Alonso et al. 1998	n = 53 (15 w), Alter (ø): 24,3; Knöchelverletzung	•	k.A.	κ = 0,36

Alter (ø): mittleres Alter in Jahren, κ: Kappa-Koeffizient, k.A.: keine Angabe, n: Anzahl der untersuchten Personen, RoB: Risk of Bias, w: weiblich
□: hohes Risiko/klinisch nicht relevant, □: geringes Risiko/klinisch relevant, □: unklares Risiko/moderat klinisch relevant

Tab. 16.12 Empfehlungen zum Dorsiflexion Compression Test

Reliabilität	Intratester	Intertester
Übereinstimmende Beurteilung bzgl. Syndesmosenverletzung	k.A.	–
–: keine, +: geringe, ++: moderate, +++: starke Empfehlung, k.A.: keine Angabe		

Der External Rotation Stress Test untersucht die Integrität der Syndesmose (Boytim et al. 1991).

Durchführung

Der Patient sitzt auf der Kante der Behandlungsbank, die Knie sind 90° flektiert, die Fußgelenke in Neutralstellung. Der Untersucher stabilisiert das Bein des Patienten mit einer Hand und führt den Fuß mit der anderen Hand in Außenrotation. Werden Schmerzen auf Höhe des Lig. talofibulare anterius, Lig. talofibulare posterius oder der Membrana interossea angegeben, gilt der Test als positiv und ist ein Hinweis auf eine Syndesmosenverletzung (Alonso et al. 1998, Boytim et al. 1991, de César et al. 2011, Scheyerer et al. 2011).

Variationen

1. **Dorsiflexion-External Rotation Stress Test:** Das zu untersuchende Bein wird in 90° Knieflexion stabilisiert. Der Untersucher stellt den Fuß in maximale Dorsalextension ein und übt einen Außenrotationsstress aus. Werden Schmerzen auf Höhe der Syndesmose reproduziert, gilt der Test als positiv und zeigt eine Verletzung der Syndesmose an (Sman et al. 2015).
2. Der Test wird anstelle der neutralen Gelenkstellung aus einer Plantarflexionsstellung des Sprunggelenks durchgeführt. Wird dabei ein medialer Schmerz verursacht, deutet dies auf eine Beteiligung des Deltabands hin (Scheyerer et al. 2011).

Zusammenfassung der Evidenz

➢ Tab. 16.13
➢ Tab. 16.14

Empfehlungen

➢ Tab. 16.15

- Für den Ausschluss einer Syndesmosenverletzung kann die Variation des Dorsiflexion-External Rotation Stress Test in geringem Ausmaß empfohlen werden. Für die Identifikation einer Syndesmosenverletzung kann dagegen keine Empfehlung ausgesprochen werden

Tab. 16.13 Validität des External Rotation Stress Test

Studie	Studienpopulation	Referenz	RoB	Maßzahl
Kriteriumsvalidität				
Identifikation einer Syndesmosenverletzung				
de César et al. 2011	n = 65, Alter (ø): 32; akute Knöchelverstauchung	MRT	● (gelb)	LR^+ = 1,32* (rot) LR^- = 0,94* (rot)
Großterlinden et al. 2016	n = 96 (41 w), Alter (ø): 32,6 akute Knöchelverstauchung	MRT	● (gelb)	LR^+ = 1,06* (rot) LR^- = 0,93* (rot)
Variation: Dorsiflexion-External Rotation Stress Test				
Sman et al. 2015	n = 87, Alter (ø): 24,6; akute Knöchelverletzung	MRT	● (grün)	LR^+ = 1,93 (rot) LR^- = 0,46 (gelb)

Alter (ø): mittleres Alter in Jahren, LR^+: positive Likelihood-Ratio, LR^-: negative Likelihood-Ratio, MRT: Magnetresonanztomografie, n: Anzahl der untersuchten Personen, RoB: Risk of Bias, w: weiblich
(rot): hohes Risiko/klinisch nicht relevant, (grün): geringes Risiko/klinisch relevant, (gelb) unklares Risiko/moderat klinisch relevant
* errechnet aus Sensitivität und Spezifität

Tab. 16.14 Reliabilität des External Rotation Test

Studie	Studienpopulation	RoB	Intratester	Intertester
Übereinstimmung hinsichtlich der Identifikation einer Syndesmosenverletzung				
Alonso et al. 1998	n = 53 (15 w), Alter (ø): 24,3; Knöchelverletzung	● (gelb)	k.A.	κ = 0,75 (grün)
Großterlinden et al. 2016	n = 96 (41 w), Alter (ø): 32,6 akute Knöchelverstauchung	● (gelb)	k.A.	κ = 0,40 (rot)

Alter (ø): mittleres Alter in Jahren, κ: Kappa-Koeffizient, k.A.: keine Angabe, n: Anzahl der untersuchten Personen, RoB: Risk of Bias, w: weiblich
(rot) hohes Risiko/klinisch nicht relevant, (grün): geringes Risiko/klinisch relevant, (gelb): unklares Risiko/moderat klinisch relevant

Tab. 16.15 Empfehlungen zum External Rotation Stress Test

Kriteriumsvalidität	Bestätigung	Ausschluss
Identifikation einer Syndesmosenverletzung	–	–
Syndesmosenverletzung (Variante Dorsiflexion-External Rotation Stress Test)	–	+
Reliabilität	**Intratester**	**Intertester**
Übereinstimmende Beurteilung bzgl. Syndesmosenverletzung	k.A.	+

–: keine, +: geringe, ++: moderate, +++: starke Empfehlung, k.A.: keine Angabe

- Bezüglich der Übereinstimmung der Beurteilung einer Syndesmosenverletzung zwischen zwei Testern ist der Empfehlungsgrad gering.

16.1.6 Palpationstest

Synonyme/Englisch Point Test.

Der Palpationstest wird in der klinischen Praxis zur Diagnose einer Syndesmosenverletzung angewandt (Alonso et al. 1998, Großterlinden et al. 2016, Lin et al. 2006, Sman et al. 2015).

Durchführung

Der Test kann in Rückenlage oder im Sitz durchgeführt werden. Bei der Ausführung des Palpationstests, auch bekannt unter dem Namen Point Test, ertastet der Untersucher die distale talofibuläre Syndesmose und übt leichten Druck auf den anterioren Anteil aus. Führt die Palpation zu einer Schmerzzunahme, gilt der Test als positiv (Lin et al. 2006).

Variation In der Literatur wird unter dem Oberbegriff „Palpation Test" zusätzlich die Abtastung (Palpation) einzelner Ligamente und Knochenvorsprünge aufgeführt und einzeln untersucht.

Zusammenfassung der Evidenz

➤ Tab. 16.16
➤ Tab. 16.17

Empfehlungen

➤ Tab. 16.18

- Für den Ausschluss einer Syndesmosenverletzung kann der Palpationstest in geringem Ausmaß empfohlen werden. Dahingegen kann für die Identifikation einer Syndesmosenverletzung keine Empfehlung ausgesprochen werden.

Tab. 16.16 Validität des Palpationstests

Studie	Studienpopulation	Referenz	RoB	Maßzahl
Kriteriumsvalidität				
Identifikation einer Syndesmosenverletzung				
Großterlinden et al. 2016	n = 96 (41 w), Alter (ø): 32,6 akute Knöchelverstauchung	MRT	■	*AITFL, PF, DL, ATFL, CFL:* LR^+ = 0,88–1,26* LR^- = 0,82–1,11*
Sman et al. 2015	n = 87, Alter (ø): 24,6; akute Knöchelverletzung	MRT	■	LR^+ = 0,95* LR^- = 0,28*

AITFL: anterior inferior tibiofibular ligament, Alter (ø): mittleres Alter in Jahren, ATFL: anterior talofibular ligament, CFL: calcaneo-fibular ligament, DL: deltoid ligament, LR^+: positive Likelihood-Ratio, LR^-: negative Likelihood-Ratio, MRT: Magnetresonanztomografie, n: Anzahl der untersuchten Personen, PF: proximale Fibula, RoB: Risk of Bias, w: weiblich
■: hohes Risiko/klinisch nicht relevant, ■: geringes Risiko/klinisch relevant, ■: unklares Risiko/moderat klinisch relevant
* errechnet aus Sensitivität und Spezifität

Tab. 16.17 Reliabilität des Palpationstests

Studie	Studienpopulation	RoB	Intratester	Intertester
Übereinstimmung hinsichtlich der Identifikation einer Syndesmosenverletzung				
Alonso et al. 1998	n = 53 (15 w), Alter (ø): 24,3; Knöchelverletzung	■	k.A.	*ATFL:* κ = 0,36
Großterlinden et al. 2016	n = 96 (41 w), Alter (ø): 32,6 akute Knöchelverstauchung	■	k.A.	*AITFL:* κ = 0,61 *PF:* κ = 0,65 *DL:* κ = 0,65 *ATFL:* κ = 0,39 *CFL:* κ = 0,46

AITFL: anterior inferior talofibular ligament, Alter (ø): mittleres Alter in Jahren, ATFL: anterior talofibular ligament, CFL: calcaneo-fibular ligament, DL: deltoid ligament, κ: Kappa-Koeffizient, k.A.: keine Angabe, n: Anzahl der untersuchten Personen, PF: proximale Fibula, RoB: Risk of Bias, w: weiblich
■: hohes Risiko/klinisch nicht relevant, ■: geringes Risiko/klinisch relevant, ■: unklares Risiko/moderat klinisch relevant

Tab. 16.18 Empfehlungen zum Palpationstest

Kriteriumsvalidität	Bestätigung	Ausschluss
Identifikation einer Syndesmosenverletzung	–	+
Reliabilität	**Intratester**	**Intertester**
Übereinstimmende Beurteilung bzgl. Syndesmosenverletzung	k.A.	+

–: keine, +: geringe, ++: moderate, +++: starke Empfehlung, k.A.: keine Angabe

- Für die übereinstimmende Beurteilung einer Syndesmosenverletzung zwischen zwei Testern ist der Empfehlungsgrad gering.

16.1.7 Squeeze Test

Synonyme/Englisch Syndesmosis Squeeze Test.

Der Squeeze Test, beschrieben im Jahr 1990 von Hopkinson, wird in der klinischen Praxis zur Identifizierung einer Syndesmosenruptur angewendet. Voraussetzung für die Diagnosestellung ist der vorangegangene Ausschluss von sonstigen Beinverletzungen wie beispielsweise Frakturen der Tibia und Fibula, Kompartmentsyndrom oder Prellungen (Hopkinson 1990).

Durchführung

Der Patient sitzt auf der Behandlungsbank (Lin et al. 2006). Um den Squeeze Test durchzuführen, drückt der Untersucher mit beiden Händen die Fibula und Tibia auf Höhe der Wadenmitte zusammen. Verursacht der proximale Druck einen distalen Schmerz im Bereich der Syndesmose, wird der Test als positiv gewertet (Hopkinson 1990).

Zusammenfassung der Evidenz

➤ Tab. 16.19
➤ Tab. 16.20

Empfehlungen

➤ Tab. 16.21

- Der Squeeze Test kann in geringem Maße für die Bestätigung und bezüglich der übereinstimmenden Beurteilung einer Syndesmosenverletzung zwischen zwei Testern empfohlen werden. Für den Ausschluss einer Syndesmosenverletzung kann auf Grundlage der verfügbaren Daten jedoch keine Empfehlung gegeben werden.

Tab. 16.19 Validität des Squeeze Test

Studie	Studienpopulation	Referenz	RoB	Maßzahl
Kriteriumsvalidität				
Identifikation einer Syndesmosenverletzung				
de César et al. 2011	n = 65, Alter (ø): 32; Knöchelverstauchung	MRT	▪ (gelb)	LR^+ = 4,62* (gelb) LR^- = 0,75* (rot)
Großterlinden et al. 2016	n = 96 (41 w), Alter (ø): 32,6; akute Knöchelverstauchung	MRT	▪ (gelb)	LR^+ = 1,01* (rot) LR^- = 0,99* (rot)
Sman et al. 2015	n = 87, Alter (ø): 24,6; akute Knöchelverletzung	MRT	▪ (grün)	LR^+ = 2,15 (gelb) LR^- = 0,84 (rot)

Alter (ø): mittleres Alter in Jahren, LR^+: positive Likelihood-Ratio, LR^-: negative Likelihood-Ratio, MRT: Magnetresonanztomografie, n: Anzahl der untersuchten Personen, RoB: Risk of Bias, w: weiblich
▪ (rot): hohes Risiko/klinisch nicht relevant, ▪ (grün): geringes Risiko/klinisch relevant, ▪ (gelb): unklares Risiko/moderat klinisch relevant
* errechnet aus Sensitivität und Spezifität

Tab. 16.20 Reliabilität des Squeeze Test

Studie	Studienpopulation	RoB	Intratester	Intertester
Übereinstimmung hinsichtlich der Identifikation einer Syndesmosenverletzung				
Alonso et al. 1998	n = 53 (15 w), Alter (ø): 24,3; Knöchelverletzung	▪ (gelb)	k.A.	κ = 0,50 (gelb)
Großterlinden et al. 2016	n = 96 (41 w), Alter (ø): 32,6; akute Knöchelverstauchung	▪ (gelb)	k.A.	κ = 0,45 (gelb)

Alter (ø): mittleres Alter in Jahren, κ: Kappa-Koeffizient, k.A.: keine Angabe, n: Anzahl der untersuchten Personen, RoB: Risk of Bias, w: weiblich
▪ (rot): hohes Risiko/klinisch nicht relevant, ▪ (grün): geringes Risiko/klinisch relevant, ▪ (gelb): unklares Risiko/moderat klinisch relevant

Tab. 16.21 Empfehlungen zum Squeeze Test

Kriteriumsvalidität	Bestätigung	Ausschluss
Identifikation einer Syndesmosenverletzung	+	–
Reliabilität	**Intratester**	**Intertester**
Übereinstimmende Beurteilung bzgl. Syndesmosenverletzung	k.A.	+

–: keine, +: geringe, ++: moderate, +++: starke Empfehlung, k.A.: keine Angabe

16.1.8 Zusammenfassung: Syndesmosetests

➤ Tab. 16.22

- Die Beurteilung der Assessments zur Identifizierung einer Syndesmosenverletzung fällt tendenziell schlecht aus. Lediglich für den Squeeze Test sowie für eine Variation des External Rotation Stress Test, den Dorsiflexion-External Rotation Stress Test, ist eine geringe Empfehlung gegeben.
- Für den Ausschluss einer Syndesmosenverletzung kann der Palpationstest als einziger Test in geringem Maße empfohlen werden. Für alle weitere Tests kann nach derzeitiger Evidenzlage keine Empfehlung ausgesprochen werden.
- Bei Untersuchungen durch verschiedene Therapeuten werden alle Assessments gering empfohlen, nur für den Anterior Drawer Test und den Dorsiflexion-Compression Test kann keine Empfehlung ausgesprochen werden.

Tab. 16.22 Empfehlungen zur Identifizierung einer Syndesmosenverletzung

Kriteriumsvalidität	Bestätigung	Ausschluss
Identifikation einer Syndesmosenverletzung		
→ anhand des Anterior Drawer Test	–	–
→ anhand des Cotton Test	–	–
→ anhand des Crossed-Leg Test	–	–
→ anhand des Dorsiflexion-Compression Test	k.A.	k.A.
→ anhand des External Rotation Stress Test	–/+*	–
→ anhand des Palpation Test	–	+
→ anhand des Squeeze Test	+	–
Reliabilität	**Intratester**	**Intertester**
Übereinstimmende Beurteilung		
→ des Anterior Drawer Test	k.A.	–
→ des Cotton Test	k.A.	+
→ des Crossed-Leg Test	k.A.	+
→ des Dorsiflexion-Compression Test	k.A.	–
→ des External Rotation Stress Test	k.A.	+
→ des Palpation Test	k.A.	+
→ des Squeeze Test	k.A.	+

–: keine, +: geringe, ++: moderate, +++: starke Empfehlung, k.A.: keine Angabe
* in der Variation Dorsiflexion-External Rotation Stress Test

- Daten zur Intratester-Reliabilität liegen derzeit zu keinem Syndesmosetest vor.
- Neben den im Kapitel aufgeführten Assessments werden zur Diagnose von Syndesmosenverletzungen auch der Dorsiflexion Test, das Dorsiflexionsmanöver, der Heel Thump Test, der Single-Leg Hop Test, der Frick Test und der Stabilisationstest angewendet. Die Gütekriterien dieser Tests wurden bisher jedoch nicht ausreichend untersucht.
- Weiterhin können keine Empfehlungen für den Dorsiflexion Lunge with Compression Test, Fibula Translation Test und Talar Tilt Test ausgesprochen werden, da in den entsprechenden Studien die Angaben der relevanten statistischen Parameter fehlen und/oder ein hohes Verzerrungsrisiko nicht ausgeschlossen werden kann. Grund dafür sind vor allem sehr kleine Probandengruppen, fehlende Daten und ein Fall-Kontroll-Studiendesign.
- Im Kontext von Syndesmosenverletzungen wurden die Tests lediglich bezüglich der generellen Identifikation einer Syndesmosenverletzung untersucht. Keine der Studien untersuchte die Differenzierungsfähigkeit zwischen Subtypen von Syndesmosenverletzungen. Allerdings ist das aus klinischer Sicht auch nicht zwingend notwendig, da auf die klinische Untersuchung in der Regel die bildgebende Diagnostik folgt, die eine Differenzierung der verletzten Struktur erlaubt (Tourné et al. 2019).

16.2 Tibialis-posterior-Tendinopathie

Der Tibialis posterior ist der längste Muskel am Innenknöchel. Er inseriert proximal an der Membrana interossea, posterolateralen Tibia und posteromedialen Fibula. Seine Sehne zieht aus posteriorer Richtung divergierend zum Os calcaneum, Os naviculare, Os cuboideum, Os cuneiforme sowie den Metatarsalknochen II–IV. Aufgrund der vielen Insertionspunkte kann ihm die Rolle als wichtigster Mittelfußstabilisator zugesprochen werden. Gleichzeitig bedeutet dies auch, dass eine Verletzung der Sehne die biomechanische Stabilität des gesamten Fußes beeinträchtigen kann.

Die häufigste Sehnenerkrankung des M. tibialis posterior ist die Tendinopathie. Dabei verdickt sich die Sehne in der Anfangsphase. Im späteren Verlauf treten Mikrotraumata als Längsfissuren auf, die Sehne wird dünner und verschleißt. Infolgedessen verliert sie ihre normalen mechanischen Eigenschaften. Bei einer anhaltenden Tibialis-posterior-Tendinopathie kommt es zu einer fortschreitenden Deformierung des Fußes, das Mittelfußgewölbe kollabiert und der Vorfuß gerät in eine Abduktionsstellung. Das Krankheitsbild tritt häufig bei Patienten über 50 Jahren mit Übergewicht und einem Valgus-Plattfuß auf. Andere Faktoren wie Bluthochdruck, frühere Traumata, neuromuskuläre oder Autoimmunerkrankungen, Diabetes oder Steroidgebrauch können eine Schwächung der Sehne begünstigen (Guelfi et al. 2017, Lhoste-Trouilloud 2012, Michaud 2015.).

In der klinischen Praxis wird der Single Heel Rise Test zur Diagnose einer Tibialis-posterior-Tendinopathie eingesetzt.

Tab. 16.23 Reliabilität des Single Heel Rise Test

Studie	Studienpopulation	RoB	Intratester	Intertester
Übereinstimmung hinsichtlich der Identifikation einer Tibialis-posterior-Tendinopathie				
Ross et al. 2021	n = 52 (42 w), Alter (ø): 46,2; Fuß-/Knöchelschmerzen	•	k.A.	κ = 0,74

Alter (ø): mittleres Alter in Jahren, κ: Kappa-Koeffizient, k.A.: keine Angabe, n: Anzahl der untersuchten Personen, RoB: Risk of Bias, w: weiblich
: hohes Risiko/klinisch nicht relevant, : geringes Risiko/klinisch relevant, unklares Risiko/moderat klinisch relevant

16.2.1 Single Heel Rise Test

Synonyme/Englisch Einbeinzehenspitzenstand, Single Heel Leg Raise, Single Heel Rise Sign.

Der Single Heel Rise Test überprüft die Integrität der Tibialis-posterior-Sehne, kann aber auch den Verdacht auf eine Achillessehnenruptur bestätigen (Wurm et al. 2016).

Durchführung

Der Patient steht vor dem Untersucher und stellt sich im Einbeinstand auf die Zehenspitzen. Eine Varisierung des Rückfußes zeigt eine intakte Tibialis-posterior-Sehne an. Bleibt die Varisierung des Rückfußes aus oder fällt dieser stattdessen sogar in eine Valgusstellung, so spricht dies für eine Tibialis-posterior-Insuffizienz. Bei einer Ruptur oder fortgeschritten Insuffizienz zeigt sich dieselbe Pathologie bereits im beidseitigen Zehenspitzenstand. Liegt eine Achillessehnenruptur vor, ist der Test nicht durchführbar (Wurm et al. 2016).

Variation Sollte der Verdacht auf eine leichte Dysfunktion des M. tibialis posterior bestehen, wird der Patient gebeten, den Einbeinzehenspitzenstand für 20 Sekunden zu halten. Ein gesunder Muskel-Sehnen-Apparat kann die Position ohne das Einsinken in eine Valgusstellung halten (Leumann et al. 2007).

Das Auftreten von Schmerzen beim Durchführen des Tests wird in der Literatur sowohl in Zusammenhang mit einer Tibialis-posterior-Tendinopathie als auch als Hinweis auf eine Tendinopathie der Achillessehne interpretiert (Hutchison et al. 2013, Ross et al. 2021).

Zusammenfassung der Evidenz

➤ Tab. 16.23

16.2.2 Zusammenfassung: Testung auf Tibialis-posterior-Tendinopathie

➤ Tab. 16.24

- Der Single Heel Rise Test wird in der Literatur als einziger diagnostischer Test zur Identifizierung einer Tibialis-posterior-Tendinopathie aufgeführt und lediglich in der Studie von Ross et al. (2021) überprüft.
- Eine weitere Studie von Hutchison et al. aus dem Jahr 2013 prüft den Test in Zusammenhang mit einer Tendinopathie der Achillessehne. Da es sich bei der Studie jedoch um eine Fall-Kontroll-Studie mit hohem Verzerrungsrisiko handelt, wurden die Ergebnisse nicht berücksichtigt.

Tab. 16.24 Empfehlungen zur Tibialis-posterior-Tendinopathie

Kriteriumsvalidität	Bestätigung	Ausschluss
Identifikation einer Tibialis-posterior-Tendinopathie anhand des Single Heel Rise Test	k.A.	k.A.
Reliabilität	**Intratester**	**Intertester**
Übereinstimmende Beurteilung des Single Heel Rise Test bzgl. einer Tibialis-posterior-Tendinopathie	k.A.	+

–: keine, +: geringe, ++: moderate, +++: starke Empfehlung, k.A.: keine Angabe

16.3 Zusammenfassung

Im Themenkomplex Sprunggelenk und Fuß konnten 15 Pathologien/Krankheitsbilder identifiziert werden, welche mithilfe von Assessments in der klinischen Praxis untersucht werden: Syndesmosenverletzungen, Impingement, Achillessehnenruptur, Achillessehnen-Tendinopathie, Instabilität, Fraktur, Flexor-hallucis-longus-Ruptur, Luxation der Peroneussehne, Tibialis-posterior-Tendinopathie, Plantarfasziitis, posteriore talofibulare Subluxation, Metatarsalgie, Kuboid-Syndrom, Turf Toe und Sever's Disease.

Zu diesen Krankheitsbildern finden sich insgesamt knapp 60 klinische Test sowie fünf klinische Vorhersageregeln (CPRs). Empfehlungen konnten jedoch lediglich für acht Tests aus den zwei Kategorien Syndesmosenverletzungen und Tibialis-posterior-Tendinopathie sowie für drei CPRs zu Fuß- und Knöchelfrakturen formuliert werden (➤ Kap. 17.2.8). Grund dafür ist die fehlende Evaluation der Gütekriterien vieler Assessments. So wurden der Dorsiflexion Test, das Dorsiflexionsmanöver, der Heel Thump Test, der Single-Leg Hop Test, der Frick-Test, der Stabilisation Test, das Posterior Ankle Impingement Sign, der Heel Thrust Test, das Hoffa-Zeichen, der Posterior Drawer Test, der Prone Anterior Drawer Test, der Morton's Test, der Heel Compression Test, der Retromalleolar Compression Test, der Peroneussehnenluxationstest, der Navicular Drop Test, der Swing Test, der Stunsky Test, der Toe Displacement Test, der Grifka Test, das Gaenslen-Manöver, der Metatarsal Tap Test, der Midtarsal Adduction Test, der Midtarsal Supination Test, der Valgus/Varus Stress Test, der Dorsoplantar Drawer Test, der One-Leg Heel Standing Test und der Calcaneal Squeeze Test zwar identifiziert, in wissenschaftlichen Studien jedoch nicht untersucht.

Andere Assessments wiederum wurden zwar in Studien hinsichtlich ihrer Gütekriterien untersucht, jedoch aufgrund eines erhöhten Verzerrungsrisikos dieser Studien in der Übersicht ebenfalls nicht berücksichtigt. Dies betrifft den Dorsiflexion Lunge with Compression Test, den Fibula Translation Test, den Talar Tilt Test, das Ankle Impingement Sign, den Matles Test, das Thompson-Zeichen, den Gap Palpation Test, den Copeland Test, den Arc Test, den Royal London Hospital Test, den Hop Test, den Anterolateral Drawer Test, den Star Excursion Balance Test, den Medial Subtalar Glide Test, den Percussion Test und den Windlass Test. Ursächlich für den Ausschluss der Studien waren in der Regel fehlende Goldstandards, kleine Teilnehmergruppen, minderjährige Patienten, ein Fall-Kontroll-Studiendesign sowie fehlende Daten und uneinheitliche Referenzstandards (Beumer et al. 2002, De Garceau et al. 2003, Docherty und Rybak-Webb 2009, Doherty et al. 2018, Funder et al. 1982, Garras et al. 2012, Halstead und Redmond 2006, Hutchison et al. 2013, Olmsted et al. 2002, Rosen et al. 2015).

Dementsprechend ist die Evidenzlage zu Assessments im Fuß- und Sprunggelenksbereich insgesamt sehr schwach. Zudem fällt der Empfehlungsgrad für die oben aufgeführten Tests tendenziell gering aus. Die CPRs zum Themenkomplex Fuß und Sprunggelenk (➤ Kap. 17.2.8) können hingegen bedingt bis stark empfohlen werden, wobei Knöchel- und Mittelfußfrakturen durch die Anwendung der Ottawa Ankle Rules bzw. Ottawa Foot Rules mit großer Zuverlässigkeit ausgeschlossen, jedoch nicht zuverlässig bestätigt werden können. Für die Bestätigung stellen die Bernese Ankle Rules mit einer bedingten Empfehlung eine sinnvollere Alternative dar.

In ➤ Tab. 16.25 sind noch einmal alle Empfehlungen zu den in diesem Kapitel inkludierten Assessments zusammengefasst.

Tab. 16.25 Pathologien mit Empfehlungen zu den inkludierten Assessments

Syndesmosenverletzung
• *Anterior Drawer Test bei V.a. Syndesmosenverletzung* Bestätigung: – Ausschluss: – Verlaufskontrolle (Intratester-Reliabilität): k.A. Übereinstimmung zwischen Untersuchern: – • *Cotton-Test bei V.a. Syndesmosenverletzung* Bestätigung: – Ausschluss: – Verlaufskontrolle (Intratester-Reliabilität): k.A. Übereinstimmung zwischen Untersuchern: + • *Crossed-Leg Test bei V.a. Syndesmosenverletzung* Bestätigung: – Ausschluss: – Verlaufskontrolle (Intratester-Reliabilität): k.A. Übereinstimmung zwischen Untersuchern: + • *Dorsiflexion-Compression Test bei V.a. Syndesmosenverletzung* Bestätigung: k.A. Ausschluss: k.A. Verlaufskontrolle (Intratester-Reliabilität): k.A. Übereinstimmung zwischen Untersuchern: – • *External Rotation Test bei V.a. Syndesmosenverletzung* Bestätigung: – (Originalversion)/+ (Variation) Ausschluss: – Verlaufskontrolle (Intratester-Reliabilität): k.A. Übereinstimmung zwischen Untersuchern: + • *Palpationstest bei V.a. Syndesmosenverletzung* Bestätigung: – Ausschluss: + Verlaufskontrolle (Intratester-Reliabilität): k.A. Übereinstimmung zwischen Untersuchern: + • *Squeeze Test bei V.a. Syndesmosenverletzung* Bestätigung: + Ausschluss: – Verlaufskontrolle (Intratester-Reliabilität): k.A. Übereinstimmung zwischen Untersuchern: +
Tibialis-posterior-Tendinopathie
• *Single Heel Rise Test bei V.a. Tibialis-posterior-Tendinopathie* Bestätigung: k.A. Ausschluss: k.A. Verlaufskontrolle (Intratester-Reliabilität): k.A. Übereinstimmung zwischen Untersuchern: +

16

LITERATUR

Alonso A, Khoury L, Adams R. Clinical tests for ankle syndesmosis injury: reliability and prediction of return to function. J Orthop Sports Phys Ther 1998; 27(4): 276–284. https://doi.org/10.2519/jospt.1998.27.4.276.

Beumer A, Swierstra BA, Mulder PGH. Clinical diagnosis of syndesmotic ankle instability: evaluation of stress tests behind the curtains. Acta Orthop Scand 2002; 73(6): 667–669. https://doi.org/10.3109/17453670209178033.

Beumer A, et al. A Biomechanical evaluation of clinical stress tests for syndesmotic ankle instability. Foot Ankle Int 2003; 24(4): 358–363. https://doi.org/10.1177/107110070302400410.

Boytim MJ, Fischer DA, Neumann L. Syndesmotic ankle sprains. Am J Sports Med 1991; 19(3): 294–298. https://doi.org/10.1177/036354659101900315.

Buckup K. Clinical Tests for the Musculoskeletal System: Examination, Signs, Phenomena (2nd ed). Stuttgart–New York: Thieme, 2008.

Croy T, et al. Anterior talocrural joint laxity: diagnostic accuracy of the anterior drawer test of the ankle. J Orthop Sports Phys Ther 2013; 43(12): 911–919. https://doi.org/10.2519/jospt.2013.4679.

de César PC, Ávila EM, de Abreu MR. Comparison of magnetic resonance imaging to physical examination for syndesmotic injury after lateral ankle sprain. Foot Ankle Int 2011; 32(12): 1110–1114. https://doi.org/10.3113/FAI.2011.1110.

Del Buono A, et al. Syndesmosis injuries of the ankle. Curr Rev Musculoskelet Med 2013; 6(4): 313–319. https://doi.org/10.1007/s12178-013-9183-x.

De Garceau D, et al. The Association between diagnosis of plantar fasciitis and Windlass test results. Foot Ankle Int 2003; 24(3): 251–255. https://doi.org/10.1177/107110070302400309.

Docherty CL, Rybak-Webb K. (2009). Reliability of the anterior drawer and talar tilt tests using the ligmaster joint arthrometer. J Sport Rehabil 2009; 18(3): 389–397. https://doi.org/10.1123/jsr.18.3.389.

Doherty C, et al. (2018). Clinical tests have limited predictive value for chronic ankle instability when conducted in the acute phase of a first-time lateral ankle sprain injury. Arch Phys Med Rehabil 2018; 99(4): 720–725. e1. https://doi.org/10.1016/j.apmr.2017.11.008.

Fort NM, et al. Management of acute injuries of the tibiofibular syndesmosis. Eur J Orthop Surg Traumatol 2017; 27(4): 449–459. https://doi.org/10.1007/s00590-017-1956-2.

Funder V, et al. Ruptures of the lateral ligaments of the ankle: clinical diagnosis. Acta Orthop Scand 1982; 53(6): 997–1000. https://doi.org/10.3109/17453678208992860.

Garras DN, et al. MRI is unnecessary for diagnosing acute Achilles tendon ruptures: clinical diagnostic criteria. Clin Orthop Relat Res 2012; 470(8): 2268–2273. https://doi.org/10.1007/s11999-012-2355-y.

Grass R, et al. Verletzungen der unteren tibiofibularen Syndesmose. Unfallchirurg 2000; 103(7): 520–532. https://doi.org/10.1007/s001130050578.
Großterlinden LG, et al. Isolated syndesmotic injuries in acute ankle sprains: Diagnostic significance of clinical examination and MRI. Knee Surg Sports Traumatol Arthrosc 2016; 24(4): 1180–1186. https://doi.org/10.1007/s00167-015-3604-x.
Guelfi M, et al. Anatomy, pathophysiology and classification of posterior tibial tendon dysfunction. Eur Rev Med Pharmacol Sci 2017; 21(1):13–19.
Halstead J, Redmond AC. Weight-bearing passive dorsiflexion of the hallux in standing is not related to hallux dorsiflexion during walking. J Orthop Sports Phys Ther 2006; 36(8): 550–556. https://doi.org/10.2519/jospt.2006.2136.
Hopkinson WJ. Syndesmosis sprains of the ankle. Foot Ankle 1990; 10(6): 325–330. https://doi.org/10.1177/107110079001000607.
Hutchison AM, et al. What is the best clinical test for Achilles tendinopathy? Foot Ankle Surg 2013; 19(2): 112–117. https://doi.org/10.1016/j.fas.2012.12.006.
Kiter E, Bozkurt M. The Crossed-Leg Test for examination of ankle syndesmosis injuries. Foot Ankle Int 2005; 26(2): 187–188. https://doi.org/10.1177/107110070502600213.
Leumann A, et al. Behandlungskonzepte der chronischen Dysfunktion der Tibialis posterior-Sehne. Schweiz Zschr Sportmed Sporttraumatol 2007; 55(1): 19–25. https://www.ortholeu.ch/media/leumann_tib_post_2007.pdf.
Lhoste-Trouilloud A. The tibialis posterior tendon. J Ultrasound 2012; 15(1): 2–6. https://doi.org/10.1016/j.jus.2012.02.001.
Lin CF, Gross MT, Weinhold P. Ankle syndesmosis injuries: anatomy, biomechanics, mechanism of injury, and clinical guidelines for diagnosis and intervention. J Orthop Sports Phys Ther 2006; 36(6): 372–384. https://doi.org/10.2519/jospt.2006.2195.
Michaud T. Managing tibialis posterior tendon injuries. Dyn Chiropract 2015; 33(4). https://dynamicchiropractic.com/?ACT=49&path=%2Fprint%2Farticle%2F57336-managing-tibialis-posterior-tendon-injuries.
Olmsted LC, et al. Efficacy of the Star Excursion Balance Tests in Detecting Reach Deficits in Subjects With Chronic Ankle Instability. J Athl Train 2002; 37(4): 501–506. https://www.ncbi.nlm.nih.gov/pmc/articles/PMC164384/.
Rammelt S, Richter M, Walther M; für die Leitlinienkommission der Deutschen Gesellschaft für Unfallchirurgie e. V. (DGU). Frische Außenbandruptur am Oberen Sprunggelenk. 2017. https://www.deutsches-fusszentrum-richter.de/sitesmedia/rummelsberg/downloads/01_medizin-pflege/fachabteilungen/fuss/merkblaetter_richter/leitlinie_osg.pdf.
Rosen AB, Ko J, Brown CN. Diagnostic accuracy of instrumented and manual talar tilt tests in chronic ankle instability populations: Diagnostic accuracy of talar tilt. Scand J Med Sci Sports 2015; 25(2): e214–e221. https://doi.org/10.1111/sms.12288.
Ross MH, et al. Clinical tests of tibialis posterior tendinopathy: Are they reliable, and how well are they reflected in structural changes on imaging? J Orthop Sports Phys Ther 2021; 51(5): 253–260. https://doi.org/10.2519/jospt.2021.9707.
Scheyerer MJ, et al. Diagnostics in suspicion of ankle syndesmotic injury. Am J Orthop (Belle Mead NJ) 2011; 40(4): 192–197.
Schneiders A, Karas S. The accuracy of clinical tests in diagnosing ankle ligament injury. Eur J Physiother 2016; 18(4): 245–253. https://doi.org/10.1080/21679169.2016.1213880.
Sman AD, et al. Diagnostic accuracy of clinical tests for ankle syndesmosis injury. Br J Sports Med 2015; 49(5): 323–329. https://doi.org/10.1136/bjsports-2013-092787.
Tourné Y, et al. Diagnosis and treatment of tibiofibular syndesmosis lesions. Orthop Traumatol Surg Res 2019; 105(8): S275–S286. https://doi.org/10.1016/j.otsr.2019.09.014.
Valderrabano V, et al. Chronische Instabilität des oberen Sprunggelenks. Unfallchirurg 2007; 110(8): 691–700. https://doc.rero.ch/record/314934/files/113_2007_Article_1310.pdf.
van Dijk CN, et al. Diagnosis of ligament rupture of the ankle joint: physical examination, arthrography, stress radiography and sonography compared in 160 patients after inversion trauma. Acta Orthop Scand 1996; 67(6): 566–570. https://doi.org/10.3109/17453679608997757.
Williams GN, Jones MH, Amendola A. Syndesmotic ankle sprains in athletes. Am J Sports Med 2007; 35(7): 1197–1207. https://doi.org/10.1177/0363546507302545.
Wurm M, et al. Die klinische Untersuchung von Fuß und Sprunggelenk. Dtsch Z Sportmed 2016; 67(5): 111–116. https://doi.org/10.5960/dzsm.2016.231.
Zalavras C, Thordarson D. Ankle syndesmotic injury. J Am Acad Orthop Surg 2007; 15(6): 330–339. https://doi.org/10.5435/00124635-200706000-00002.

KAPITEL

17 Clinical Prediction Rules

Karin Dempewolf und Jaika Harms (17.2.8),
Maike Stolz (Clinical Prediction Rule: Lumbale Instabilität)

17.1 Einführung in die Thematik

Eine **Clinical Prediction Rule (CPR),** zu Deutsch **Vorhersageregel,** ist ein Assessment, welches Informationen aus der Anamnese, der körperlichen Untersuchung sowie weiteren Untersuchungsmethoden quantifiziert, sodass als Ergebnis eine Diagnose bzw. Prognose gestellt oder eine adäquate Intervention abgeleitet werden kann (Haskins et al. 2019). Die Aussagen der CPRs basieren auf statistischen Berechnungen verschiedener Prädiktorvariablen (Beattie und Nelson 2006). Im Rahmen dieses Kapitels umfasst die Definition einer CPR ein statistisches Modell, welches aus mindestens zwei Prädiktorvariablen besteht (Moons et al. 2019).

In der Literatur werden verschiedene Begrifflichkeiten synonym verwendet, wie z. B. Clinical Decision Rule (CDR), Clinical Prediction Tool und Risk Prediction Model (Beattie und Nelson 2006, Fahey und van der Lei 2009, Moons et al. 2019). Die CDR kann inhaltlich von der CPR abgegrenzt werden; Beattie und Nelson (2006) unterscheiden die Vorhersageregeln anhand der Stärke der Aussagekraft: Eine CPR gibt dem Therapeuten eine Handlungsempfehlung, wohingegen eine CDR eine klare Richtung und explizite Handlungsschritte im Clinical Reasoning anweist, wie z. B. eine weitere Untersuchung mittels bildgebender Verfahren. Diese Unterscheidung wird jedoch in der Wissenschaft nicht einheitlich eingehalten.

Typen In diesem Kapitel wurden die verschiedenen Clinical Prediction Rules den Typen *diagnostische CPR* (➤ Kap. 17.2), *prognostische CPR* (➤ Kap. 17.3) oder *präskriptive CPR* (➤ Kap. 17.4) zugeordnet. Es werden alle evidenzbasierten und aussagekräftigen CPRs zu den Körperregionen Hand/Handgelenk, Schultergelenk, Wirbelsäule, Hüft- und Kniegelenk, Fuß/Sprunggelenk dargestellt. Zudem wird auf den Einsatz künstlicher Gelenke sowie auf die Rückkehr zum Arbeitsplatz Bezug genommen.

Evidenzlage Insgesamt ist die Evidenzbasis der Clinical Prediction Rules aktuell eher als schwach einzuschätzen. Für einige Vorhersageregeln konnte nur eine geringe Anzahl an Studien eruiert werden, sodass die Beurteilung der Validität und Reliabilität schwierig war. Zudem ist die Studienqualität anhand des Risk of Bias oftmals nur als mangelhaft zu beurteilen.

Empfehlungen Besonders für die prognostischen und präskriptiven Regeln resultierte die Beurteilung der Anwendbarkeit und Nützlichkeit der Clinical Prediction Rules in der physiotherapeutischen Praxis überwiegend in geringen Empfehlungen. Lediglich bei bereits gut untersuchten Vorhersageregeln wie beispielsweise der Amsterdam Wrist Rule oder der Ottawa Knee and Ankle Rule ist eine moderate bzw. vereinzelt eine starke Empfehlung für die Klinik auszusprechen.

Besonderheiten Bei einigen Clinical Prediction Rules sind einzelne Kriterien eingeschlossen, welche vielen Klinikern unbekannt sind. Dadurch wird die Anwendung der Regeln erschwert. Teilweise sind zudem Berechnungen von Scores notwendig, wodurch ein erhöhter Zeitaufwand entsteht.

Die ➤ Tab. 17.1 zeigt eine Übersicht der im Folgenden behandelten Clinical Prediction Rules. Am Ende jedes Kapitelabschnitts finden Sie eine zusammenfassende Übersicht der Empfehlungen zu allen zugehörigen Clinical Prediction Rules.

Tab. 17.1 Übersicht der Clinical Prediction Rules nach ihrem Typus

Diagnostische Clinical Prediction Rules
• Hand bzw. Handgelenk (➤ Kap. 17.2.2) • Schultergelenk (➤ Kap. 17.2.3) • Wirbelsäule (➤ Kap. 17.2.4) • Hüftgelenk (➤ Kap. 17.2.5) • Kniegelenk (➤ Kap. 17.2.6) • Untere Extremität allgemein (➤ Kap. 17.2.7) • Fuß bzw. Sprunggelenk (➤ Kap. 17.2.8)
Prognostische Clinical Prediction Rules
• Schultergelenk (➤ Kap. 17.3.2) • Wirbelsäule (➤ Kap. 17.3.3) • Hüftgelenk (➤ Kap. 17.3.4) • Kniegelenk (➤ Kap. 17.3.5) • Arbeitsfähigkeit (➤ Kap. 17.3.6) • Einsatz künstlicher Gelenke (➤ Kap. 17.3.7)
Präskriptive Clinical Prediction Rules
• Hand bzw. Handgelenk (➤ Kap. 17.4.2) • Schultergelenk (➤ Kap. 17.4.3) • Halswirbelsäule (➤ Kap. 17.4.4) • Lendenwirbelsäule (➤ Kap. 17.4.5)

17.1.1 Typen der Clinical Prediction Rule

Es können drei Typen von CPRs unterschieden werden (Haskins et al. 2019):

- **Diagnostische CPRs:** Sie dienen zur Bestätigung oder zum Ausschluss einer bestimmten Diagnose (Haskins et al. 2019). Die Diagnosefähigkeit einer CPR wird anhand eines Goldstandards überprüft (Beattie und Nelson 2006). Die CPR wird angewendet, wenn eine bestimmte Diagnose vermutet wird, aber noch nicht bestätigt werden konnte (Moons et al. 2019).
- **Prognostische CPRs:** Sie geben Auskunft über potenzielle Krankheits- oder Symptomentwicklungen und ermöglichen eine Prognosestellung, wie z. B. die Wiederherstellung der Arbeitsfähigkeit nach einer Verletzung. Der Fokus liegt auf der zeitlichen Entwicklung eines klinischen Zustands (Haskins et al. 2019) und die CPR zielt auf das Ausmaß oder auf die Wahrscheinlichkeit des Erreichens dieses Zustands (Outcomes) innerhalb eines festgelegten Zeitraums ab (Herbert et al. 2005).
- **Präskriptive CPRs:** Sie dienen zur Subgruppenbildung innerhalb einer Patientenkohorte mit derselben Erkrankung, aber unterschiedlicher Symptomausprägung – insbesondere zur Definition von Hochrisikopatienten. Dadurch soll gewährleistet werden, dass eine gezielte Anwendung von physiotherapeutischen Interventionen anhand der klinischen Faktoren erfolgt (Haskins et al. 2019). Die präskriptive CPR soll, basierend auf dem Vorhandensein bestimmter Prädiktoren, die Wahrscheinlichkeit vorhersagen, dass eine Veränderung des Krankheitszustands durch die angewendete Intervention zu erwarten ist (Beattie und Nelson 2006). Die Klassifizierung der Patienten in Subgruppen geschieht auf der Grundlage der vorhergesagten Behandlungseffekte und die präskriptive CPR kann somit als spezifische Form der prognostischen CPR angesehen werden (Haskins et al. 2019).

17.1.2 Entwicklungsphasen

Die Vorhersageregeln durchlaufen verschiedene Entwicklungsphasen, in deren Verlauf die Aussagekraft der Ergebnisse zunehmend zuverlässiger wird (Sox et al. 2013):

Ableitungs- oder Derivationsphase Es erfolgt eine Recherche hinsichtlich des Bedarfs an einer neuen CPR, durch die ein Nutzen im Sinne eines besseren Outcomes oder einer gesteigerten Ressourceneffizienz erwartet werden kann. Eine CPR soll mit einer möglichst geringen Anzahl an Prädiktoren signifikante Aussagen bezüglich des Outcomes treffen können (Cook 2008). Folgende statistische Verfahren eignen sich als Grundlage für Vorhersageregeln: Regressionsanalysen, rekursive Partitionierung, neuronale Netzwerke, Nomogramme oder Klassifikations- und Regressionsbäume (Adams und Leveson 2012). Zur Erstellung diagnostischer CPRs werden Querschnittsstudien durchgeführt, für prognostische CPRs eignen sich longitudinale Kohortenstudien, und präskriptive Regeln werden in randomisiert-kontrollierten Studien (RCT) abgeleitet (Haskins et al. 2019).

Validierungsphase In diesem Stadium werden die CPRs aus der ersten Entwicklungsphase validiert, um die Anwendbarkeit in der klinischen Praxis sicherzustellen (Fahey und van der Lei 2009).

1. **Interne Validierung:** Überprüfung der CPR in neuen Datensätzen aus bereits erhobenen Patientendaten, wird teilweise auch als **statistische Validierung** bezeichnet (Sox et al. 2013).
2. **Externe Validierung:** Überprüfung der CPR in neuen Patientenkohorten zur Beurteilung der klinischen Anwendbarkeit (Haskins et al. 2019). Je nachdem, wie stark sich die externen Faktoren (Studienpopulation, klinisches Setting, Therapeutencharakteristika) von der Originalstudie unterscheiden, wirkt sich das auf die Vertrauenswürdigkeit und Generalisierbarkeit der Studienresultate aus (Beattie und Nelson 2006). Dabei wird die wissenschaftliche Güte der CPRs hinsichtlich der Reliabilität (mit den statistischen Kennwerten Intraklassen-Korrelationskoeffizient [ICC] und Kappa-Koeffizient) sowie Validität (mit den Kennwerten positive/negative Likelihood-Ratio [LR^+/LR^-], Area Under the Curve [AUC] und *p*-Wert) überprüft (Keogh et al. 2014; vgl. ➤ Kap. 3.1.1 und ➤ Kap. 4.3). Zumeist wird differenziert zwischen einer **„narrow" (engen) Validierung,** bei der die Faktoren denen der Originalstudie stark ähneln, und einer **„broad" (weiten) Validierung,** bei der sich die externen Faktoren zwischen den beiden Studien deutlich unterscheiden (Fahey und van der Lei 2009). Zur Erstellung diagnostischer CPRs werden Querschnittsstudien durchgeführt, für prognostische CPRs eignen sich longitudinale Kohortenstudien, und präskriptive Regeln werden in randomisiert-kontrollierten Studien (RCTs) erhoben (Adams und Leveson 2012).

Wirkungsanalyse In dieser Phase werden die Kosten-Nutzen-Effektivität der CPR sowie die Veränderungen in Bezug auf die Patientenversorgung, die Patientenzufriedenheit und das Ressourcenmanagement beurteilt (Beattie und Nelson 2006, Adams und Leveson 2012). Hierbei wird der Nutzen und Schaden durch die Anwendung der CPR im klinischen Alltag evaluiert (Beattie und Leveson 2006). Zur Durchführung eignet sich besonders gut das Studiendesign einer RCT (Haskins et al. 2019).

Implementierung Die Wirkungsanalyse ist entscheidend für die Implementierung in die Praxis (Cook 2008). Hierbei kann die klinische Akzeptanz in Implementierungsstudien, wie beispielsweise einer RCT, beurteilt werden (Adams und Leveson 2012).

17.1.3 Beurteilung der Studienqualität

Die methodische Qualität einer Studie ist abhängig von der Durchführung, der Auswertung und der Darstellung der Resultate (Cochrane Deutschland und AWMF 2016, Mangold 2013). Studien mit methodischen Mängeln können zu Fehldiagnosen und inadäquatem Patientenmanagement führen (Cleland et al. 2016). Die interne Validität wird anhand des systematischen Fehlers bzw. des **Verzerrungsrisikos** (*engl.:* risk of bias, RoB) beurteilt (Cochrane Deutschland und AWMF 2017). Besteht ein Verzerrungsrisiko, kann der gemessene Wert vom wahren Wert abweichen (Moons et al. 2019).

Zur Beurteilung der Qualität von Studien zur diagnostischen Genauigkeit wird das Quality Assessment of Diagnostic Accuracy Studies 2 (QUADAS-2) verwendet. Das Instrument beinhaltet vier Kategorien bzw. Domänen, um das Verzerrungsrisiko und die Anwendbarkeit zu beurteilen (Whiting et al. 2011). Um die Qualität von Studien über Vorhersagemodelle zu bestimmen, wurde das Prediction Model Risk Of Bias Assessment Tool (PROBAST) erstellt (Moons et al. 2019). Das Tool kann für diagnostische und prognostische CPRs sowie für Studien der Derivations- und der Validierungsphase verwendet werden und beurteilt die Studienqualität in vier Domänen.

QUADAS-2 sowie PROBAST ähneln sich in ihrer Funktionsweise und erzielen Aussagen über ein hohes, unklares oder geringes Verzerrungsrisiko. Sie unterscheiden sich insofern, als QUADAS-2 den Fokus auf die Beurteilung des Referenz- und Indextests legt (Whiting et al. 2011), wohingegen bei PROBAST die Prädiktoren im Vordergrund stehen (Moons et al. 2019).

RCTs werden mithilfe des **Risk of Bias 2** (RoB 2) beurteilt. Hierbei wird das Verzerrungsrisiko anhand von fünf Domänen evaluiert und anschließend auf Basis eines Algorithmus in verschiedene Risikostufen kategorisiert (Higgins et al., RoB 2 Development Group 2019).

17.2 Diagnostische Clinical Prediction Rules

17.2.1 Eignungskriterien

Die Studien mussten folgende Kriterien erfüllen, um in das Kapitel einbezogen zu werden:

- Primärer Bezug zur muskuloskelettalen Therapie (MSKT) für Erwachsene mit Mindestalter von 18 Jahren (Ausnahme: Validierung einer CPR für Erwachsene in einer pädiatrischen Kohorte,

17

sofern die Ergebnisse übertragbar sind, wie beispielsweise im Abschnitt Knie- und Fuß- bzw. Sprunggelenke)
- Anwendbarkeit in einem klassischen physiotherapeutischen Setting, wie in einer Physiotherapiepraxis mit standardisierter Ausstattung (§ 124 Abs. 4, SGB V, 2020)
- Interpretation und Einordung des klinischen Nutzens anhand statistischer Parameter oder Möglichkeit der Berechnung solcher Parameter anhand der dargestellten Daten
- Prospektive Datenerhebung zur Vermeidung von Ergebnisverzerrungen (Altman 2001)
- Vorhandensein eines Goldstandards
- Derivations- oder Validierungsphase
- Deutsche oder englische Sprache

17.2.2 Hand bzw. Handgelenk

Clinical Prediction Rule: Karpaltunnelsyndrom (KTS)

Synonyme/Englisch Carpal tunnel syndrome (CTS).

Das Karpaltunnelsyndrom entsteht durch Kompression des N. medianus im Karpaltunnel und verursacht neurologische sowie funktionelle Einschränkungen der oberen Extremität. Für die Diagnostik ohne den Gebrauch elektrophysiologischer Messungen entwickelten Wainner et al. (2005) eine CPR auf Basis anamnestischer Daten und körperlicher Untersuchungsergebnisse.

Durchführung

Die Clinical Prediction Rule berücksichtigt die folgenden fünf Kriterien:
1. Schmerzreduktion durch das Ausschütteln der Hände
2. Verhältnis zwischen der anteroposterioren und der mediolateralen Handgelenksbreite an der distalen Handgelenksfalte (Wrist-Ratio Index) > 0,67
3. Symptomschweregradskala (Symptom Severity Scale, SSS) > 1,9 Punkte (max. 5 Punkte = schwerste Symptome)
4. Verminderte Sensibilität im Versorgungsgebiet des N. medianus am Daumen
5. Alter über 45 Jahre

Für ein aussagekräftiges Ergebnis müssen mindestens 4 der 5 Kriterien positiv sein.

Zusammenfassung der Evidenz

➤ Tab. 17.2

Empfehlungen

➤ Tab. 17.3

Besonderheiten/Schwierigkeiten/Untersuchungsmethoden

Für die Anwendung der CPR muss sich der Kliniker über die Messung des Wrist-Ratio Index sowie über die Einstufung des Symptomschweregrads informieren.

Tab. 17.2 Validität der CPR für ein Karpaltunnelsyndrom

Studie	Studienpopulation	Referenz	RoB	Maßzahl
Kriteriumsvalidität				
Identifikation eines Karpaltunnelsyndroms				
Wainner et al. 2005	n = 82 (41 w), Alter (ø): 54 (± 12); Karpaltunnelsyndrom	Elektrophysiologische Untersuchung (EMG u. NLG)	● (geringes Risiko)	*5/5 Kriterien positiv:* LR^+ = 18,3 (geringes Risiko/klinisch relevant); LR^- = 0,83* (hohes Risiko/klinisch nicht relevant); *4/5 Kriterien positiv:* LR^+ = 4,60 (unklares Risiko/moderat klinisch relevant); LR^- = 0,28* (unklares Risiko/moderat klinisch relevant)

Alter (ø): mittleres Alter in Jahren, CPR: Clinical Prediction Rule, EMG: Elektromyografie, LR^+: positive Likelihood-Ratio, LR^-: negative Likelihood-Ratio, n: Anzahl der untersuchten Personen, NLG: Nervenleitgeschwindigkeit, RoB: Risk of Bias, w: weiblich

■: hohes Risiko/klinisch nicht relevant, ■: geringes Risiko/klinisch relevant, ■: unklares Risiko/moderat klinisch relevant

*Berechnung anhand der Werte für Sensitivität und Spezifität

Tab. 17.3 Empfehlungen zur CPR für ein Karpaltunnelsyndrom

Kriteriumsvalidität	Bestätigung	Ausschluss
Identifikation eines Karpaltunnelsyndroms		
→ 5/5 Kriterien der CPR positiv	++	–
→ 4/5 Kriterien der CPR positiv	+	+

CPR: Clinical Prediction Rule

–: keine, +: geringe, ++: moderate, +++: starke Empfehlung, k.A.: keine Angabe

Clinical Prediction Rules: Skaphoidfraktur

Synonyme/Englisch Scaphoid fracture.

Patienten mit Verdacht auf eine Skaphoidfraktur werden nach standardisiertem Vorgehen geröntgt und die Hand anschließend immobilisiert, um Dislokationen der Frakturfragmente zu vermeiden. Da diese Frakturen eine niedrige Prävalenz aufweisen, wurden klinische Vorhersageregeln entwickelt, um bildgebende Verfahren nur noch bei erhöhtem Frakturrisiko durchführen zu müssen (Rhemrev et al. 2010).

Durchführung

CPR nach Mallee et al. (2020)

Die CPR von Mallee et al. (2020) beinhaltet folgende 5 Prädiktoren:
- Männliches Geschlecht
- Schwellung in der Fovea radialis (Anatomic Snuff Box, ASB)
- Empfindlichkeit der Fovea radialis
- Schmerzhafte Ulnarduktion
- Schmerzhafte longitudinale Daumenkompression

Jedem Prädiktor wurde von Mallee et al. durch eine logistische Regressionsanalyse ein Koeffizient zugeordnet, und bei der Befunderhebung am Patienten werden die Koeffizienten der zutreffenden Prädiktoren zu einem Gesamtprädiktor (linearer Prädiktor) aufsummiert:

Linearer Prädiktor = 0,65 (falls männlich) + 0,51 (falls Schwellung in der ASB) – 0,79 (falls Empfindlichkeit in der ASB) + 0,58 (falls schmerzhafte Ulnarduktion) + 0,66 (falls schmerzhafte longitudinale Daumenkompression) – 1,69

Der lineare Prädiktor (Summe der Koeffizienten) muss anschließend in die folgende allgemeine Formel eingesetzt werden:

Formel 17.1 $$Frakturwahrscheinlichkeit = \frac{1}{1+e^{-Gesamtprädiktor}}$$

Nimmt die kalkulierte Wahrscheinlichkeit Werte über 15 % an, sollte die Verletzung durch weitere bildgebende Verfahren abgeklärt werden.

Beispiel: Für einen Patienten mit Schwellung, schmerzhafter Ulnarduktion und longitudinaler Daumenkompression, aber ohne Empfindlichkeit in der ASB beträgt die Summe der Koeffizienten 0,65 + 0,51 + 0,58 + 0,66–1,69 = 0,71. Wird dieses Ergebnis in die allgemeine Formel eingesetzt, ergibt sich für die Wahrscheinlichkeit einer Skaphoidfraktur: $1/(1 + e^{-0,71}) = 67\,\%$. Daher sollte bei diesem Patienten eine bildgebende Diagnostik durchgeführt werden.

CPR nach Rhemrev et al. (2010)

Die CPR von Rhemrev et al. (2010) besteht aus den Kriterien:

- Extension des Handgelenks < 50 %
- Supinationskraft ≤ 10 %
- Vorgeschichte einer Hand- bzw. Handgelenksfraktur auf der ipsi- oder kontralateralen Seite

Die CPR wird als positiv bewertet, wenn alle drei Prädiktoren in der Befunderhebung auffällig sind. Ist dies der Fall, liegt mit hoher Wahrscheinlichkeit eine Skaphoidfraktur vor.

Zusammenfassung der Evidenz

➤ Tab. 17.4

Tab. 17.4 Validität der CPRs für eine Skaphoidfraktur

Studie	Studienpopulation	Referenz	RoB	Maßzahl
Kriteriumsvalidität				
Identifikation einer Skaphoidfraktur				
Mallee et al. 2020	n = 893 (60 % w); Alter (ø): 50 (31–63); Skaphoidfraktur	Röntgenaufnahme	● (gelb)	LR⁺ = 1,21* (rot) LR⁻ = 0,15* (grün) AUC = 0,72 (gelb)
Rhemrev et al. 2010	n = 78 (38 w), Alter (ø): 41 (17–84); Skaphoidfraktur	Röntgenaufnahme (3 Ebenen), MRT, Szintigrafie	● (gelb)	*3/3 Kriterien pos.:* LR⁺ = 7,50* (grün) LR⁻ = 0,87* (rot) *0/3 Kriterien pos.:* LR⁺ = 5,75* (grün) LR⁻ = 0,59* (rot)

Alter (ø): mittleres Alter in Jahren, AUC: Area Under the Curve, CPR: Clinical Prediction Rule, LR⁺: positive Likelihood-Ratio, LR⁻: negative Likelihood-Ratio, MRT: Magnetresonanztomografie, n: Anzahl der untersuchten Personen, RoB: Risk of Bias, w: weiblich

rot: hohes Risiko/klinisch nicht relevant, grün: geringes Risiko/klinisch relevant, gelb: unklares Risiko/moderat klinisch relevant

*Berechnung anhand der Werte für Sensitivität und Spezifität

Empfehlungen

➤ Tab. 17.5

Tab. 17.5 Empfehlungen zu den CPRs für eine Skaphoidfraktur

Kriteriumsvalidität	Bestätigung	Ausschluss
Identifikation einer Skaphoidfraktur		
→ anhand der CPR nach Mallee et al. (2020)	–	+
→ anhand der CPR nach Rhemrev et al. (2010)		
3/3 Kriterien	+	–
0/3 Kriterien	–	+

CPR: Clinical Prediction Rule

–: keine, +: geringe, ++: moderate, +++: starke Empfehlung, k.A.: keine Angabe

Besonderheiten/Schwierigkeiten/Untersuchungsmethoden

Als Besonderheiten in der Studie von Mallee et al. (2020) sind der erhöhte zeitliche Aufwand für die Berechnung sowie die Nichtberücksichtigung der Bewegungsausmaße zu nennen. In der Studie von Rhemrev et al. (2010) spielen das Schmerzempfinden sowie die Inspektion des Patienten keine Rolle.

Clinical Prediction Rule: Handgelenksfraktur

Synonyme/Englisch Wrist fracture.

Handgelenksfrakturen gehören zu den häufigsten Frakturen im Kindes- und Erwachsenenalter (Brants und Ijsseldijk 2015). Nach standardisiertem diagnostischem Vorgehen werden alle Patienten mit potenziellem Frakturrisiko geröntgt. Aus ökonomischen Gründen und aus Aspekten der Strahlenbelastung sollen bildgebende Verfahren in der Diagnostik auf Basis von CPRs reduziert werden. Neben Brants und Ijsseldijk (2015) entwickelten Walenkamp et al. (2015) und Turkmen et al. (2015) weitere CPRs. Die Amsterdam Wrist Rules von Walenkamp et al. (2015) wurden durch Slaar et al. (2016) in einer Stichprobe pädiatrischer Patienten validiert.

Durchführung

CPR nach Brants und Ijsseldijk (2015)

Die CPR nach Brants und Ijsseldijk (2015) umfasst 6 Befundkriterien:

- Alter ≥ 55 Jahre
- Unfähigkeit, die Aktivität nach dem Trauma fortzuführen bzw. Gewicht zu übernehmen
- Kontralaterale Hand wird zur Unterstützung und Schmerzreduktion des verletzten Handgelenks benötigt
- Deformität des Handgelenks
- Schwellung bzw. Hämatom im Handgelenksbereich
- Reduzierte Bewegungsfähigkeit (ROM) des Handgelenks

Die Wahrscheinlichkeit einer Handgelenksfraktur ist am größten, wenn alle sechs Faktoren in der Befunderhebung positiv bewertet werden.

Die Amsterdam Wrist Rules
Walenkamp et al. (2015) entwickelten die Amsterdam Wrist Rules (AWR) mit folgenden Faktoren:
AWR 1 – Kriterien für alle Handgelenksfrakturen:
- Alter (in Dekaden)
- Männliches Geschlecht
- Handgelenksschwellung
- Schwellung der Fovea radialis (ASB)
- Sichtbare Deformität
- Empfindlichkeit bei Palpation des distalen Radius
- Schmerzen bei Radialduktion
- Schmerzhafte axiale Daumenkompression

AWR 2 – Kriterien bei Verdacht auf eine Fraktur des distalen Radius:
- Alter (in Dekaden)
- Schwellung des Handgelenks
- Sichtbare Deformität
- Empfindlichkeit des distalen Radius bei Palpation
- Schmerzen bei Ulnarduktion
- Palmarflexion
- Supination
- Schmerzhafter radioulnarer Ballottement-Test

Die mathematische Berechnung ist die Gleiche, wie oben für die Skaphoidfraktur-CRP nach Mallee et al. (2020) beschrieben. Für die Kriterien der Amsterdam Wrist Rules ermittelten Walenkamp et al. (2015) die folgenden Koeffizienten:
- *Für die AWR 1:* Linearer Prädiktor (Summe der Koeffizienten) = 0,03 × Alter + 0,59 (falls männlich) + 1,15 (falls Handgelenksschwellung) + 0,58 (falls Schwellung in der ASB) + 1,71 (falls sichtbarere Deformität) + 0,70 (falls Empfindlichkeit des distalen Radius) + 0,50 (falls Schmerz bei Radialduktion) + (-0,18) (falls schmerzhafte axiale Daumenkompression) – 3,62
- *Für die AWR 2:* Linearer Prädiktor (Summe der Koeffizienten) = 0,03 × Alter + 1,73 (falls Handgelenksschwellung) + 1,65 (falls sichtbare Deformität) + 1,81 (falls Empfindlichkeit des distalen Radius) + 0,42 (falls Schmerz bei Palmarflexion) + 0,66 (falls Schmerz bei Supination) + (-0,29) (falls Schmerz bei Ulnarduktion) + 0,59 (falls Schmerz bei radioulnarem Ballottement-Test) – 6,02

Das Ergebnis wird anschließend in die oben angegebene allgemeine Formel (➤ Formel 17.1) eingesetzt: $1/(1 + e^{\text{-linearer Prädiktor}})$. Für die Berechnung des Frakturrisikos siehe Beispielrechnung unter *Skaphoidfraktur.* Eine Röntgenaufnahme zur Absicherung des Befunds wird ab einem Schwellenwert von 21 % für die AWR 1 und ab 4 % für die AWR 2 empfohlen.

Slaar et al. (2016) modifizierten die Amsterdam Wrist Rules von Walenkamp et al. (2015) für die Verwendung in der Pädiatrie. Folgende Kriterien werden dabei betrachtet:
- Alter (in Jahren)
- Schwellung des distalen Radius
- Sichtbare Deformität
- Schmerzempfindlichkeit am distalen Radius bei Palpation
- Schmerzempfindlichkeit der Fovea radialis (ASB) bei Palpation
- Schmerzhafte Supination

Zur Berechnung der Frakturwahrscheinlichkeit finden folgende Koeffizienten Anwendung (Slaar et al. 2016): Linearer Prädiktor = -0,19 × Alter (in Jahren) + 1,14 (falls Schwellung des distalen Radius) + 1,56 (falls sichtbare Deformität) + 1,18 (falls schmerzhafte Palpation am distalen Radius) – 1,42 (falls schmerzhafte ASB) + 0,36 (falls schmerzhafte Supination) + 0,47.

Das Ergebnis wird wiederum in die allgemeine Formel eingesetzt und die Frakturwahrscheinlichkeit wie in der Beispielrechnung unter *Skaphoidfraktur* berechnet. Die Auswertung erfolgt analog zu der AWR für Erwachsene (Slaar et al. 2016). Ergibt die Berechnung eine Wahrscheinlichkeit von mindestens 23 %, ist eine Röntgenuntersuchung indiziert.

Karadeniz Wrist Rules
Turkmen et al. (2015) konnten eine hohe Assoziation folgender Prädiktoren mit dem Vorliegen einer Handgelenksfraktur feststellen und entwickelten die Karadeniz Wrist Rules (KWR):
- Axiale Kompression
- Positiver distaler radioulnarer Drawer-Test (PDRD)
- Schmerz bei Radialduktion
- Schmerz bei Dorsalflexion

Können bei der Untersuchung des Patienten alle vier Kriterien als negativ eingestuft werden, besteht keine Indikation für eine radiologische Untersuchung und eine Fraktur kann mit hoher Wahrscheinlichkeit ausgeschlossen werden.

Karaca et al. (2016) entwickelten die Karadeniz Wrist Rules weiter und verwendeten die folgenden Kriterien:
- Axiale Kompression
- Positiver distaler radioulnarer Drawer-Test (PDRD)
- Schmerz bei Radialduktion
- Schmerz bei Dorsalflexion
- Schmerz bei Palpation der distalen Ulna

Sind in der Befunderhebung alle fünf Kriterien negativ, besteht keine Indikation einer Röntgenaufnahme.

Zusammenfassung der Evidenz

➤ Tab. 17.6

Empfehlungen

➤ Tab. 17.7

Besonderheiten/Schwierigkeiten/Untersuchungsmethoden

Besonderheiten bei der Anwendung der AWR 1 und 2 sind ein erhöhter zeitlicher Aufwand aufgrund der Berechnungen, welcher bei der Befunderhebung mit eingeplant werden sollte. Im Rahmen der KWR sowie der modifizierten KWR bleiben die Inspektion sowie die Beurteilung des Bewegungsausmaßes weitestgehend unbeachtet, sollten jedoch im Rahmen der körperlichen Untersuchung trotzdem evaluiert werden.

Fazit/Anmerkungen zur Körperregion Hand bzw. Handgelenk

Die CPRs für die Körperregion Hand/Handgelenk beziehen sich auf die Krankheitsbilder Karpaltunnelsyndrom, Skaphoidfraktu-

Tab. 17.6 Validität der CPRs für eine Handgelenksfraktur

Studie	Studienpopulation	Referenz	RoB	Maßzahl
Kriteriumsvalidität				
Identifikation einer Handgelenksfraktur				
Brants und Ijsseldijk 2015	n = 95 (64 % w), Alter (ø): 50 (18–97); Handgelenkstrauma	Röntgenaufnahme	●	LR^+ = 2,00* LR^- = 0,00*
Brants et al. 2022	n = 724 (515 w), Alter (ø): 54,9 (18–101); Handgelenkstrauma	Röntgenaufnahme	●	LR^+ = 1,31* LR^- = 0,12*
Walenkamp et al. 2015 (Derivationsphase)	n = 487 (57 % w), Alter (ø): 48 (29–61); Handgelenkstrauma	Röntgenaufnahme (2 Ebenen)	●	*AWR 1:* AUC = 0,82 *AWR 2:* AUC = 0,90
Walenkamp et al. 2015 (Externe Validierungsphase)	n = 395 (64,8 % w), Alter (ø): 52 (33–68); Handgelenkstrauma	Röntgenaufnahme (2 Ebenen)	●	*AWR 1:* LR^+ = 1,24* LR^- = 0,10* AUC = 0,81 *AWR 2:* LR^+ = 1,30* LR^- = 0,08* AUC = 0,86
Slaar et al. 2016 (Externe Validierungsphase)	n = 379 (47 % w), Alter (ø): 11 (± 2,9); Handgelenkstrauma	Röntgenaufnahme	●	LR^+ = 1,53* LR^- = 0,11* AUC = 0,79
Turkmen et al. 2015	n = 119 (39 % w), Alter (ø): 27 (16–65); Handgelenkstrauma	Röntgenaufnahme (2 Ebenen)	●	LR^+ = 1,10* LR^- = 0,28 *
Karaca et al. 2016	n = 603 (36 % w), Alter (ø): 24 (16–65); Handgelenkstrauma	Röntgenaufnahme	●	LR^+ = 1,07* LR^- = 0,00* AUC = 0,672

Alter (ø): mittleres Alter in Jahren, AUC: Area Under the Curve, AWR: Amsterdam Wrist Rules, CPR: Clinical Prediction Rule, LR^+: positive Likelihood-Ratio, LR^-: negative Likelihood-Ratio, n: Anzahl der untersuchten Personen, RoB: Risk of Bias, w: weiblich
□: hohes Risiko/klinisch nicht relevant, □: geringes Risiko/klinisch relevant, □: unklares Risiko/moderat klinisch relevant
*Berechnung anhand der Werte für Sensitivität und Spezifität

Tab. 17.7 Empfehlungen zu den CPRs für eine Handgelenksfraktur

Kriteriumsvalidität	Bestätigung	Ausschluss
Identifikation einer Handgelenksfraktur		
→ anhand der CPR nach Brants et al.	+	++
→ anhand der Amsterdam Wrist Rule 1	–	++
→ anhand der Amsterdam Wrist Rule 2	–	++
→ anhand der modifizierten AWR nach Slaar et al.	–	+
→ anhand der Karadeniz Wrist Rules	–	+
→ anhand der modifizierten KWR	–	+

AWR: Amsterdam Wrist Rule, CPR: Clinical Prediction Rule, KWR: Karadeniz Wrist Rules
–: keine, +: geringe, ++: moderate, +++: starke Empfehlung, k.A.: keine Angabe

ren sowie Handgelenksfrakturen. Die CPR zum Karpaltunnelsyndrom unterstützt die Diagnostik ohne den Gebrauch zusätzlicher elektrophysiologischer Messungen. Die CPRs zur Skaphoid- und Handgelenksfrakturen sollen weiterführende radiologische Bildgebungsverfahren auf ein Minimum reduzieren, um Kosten einzusparen sowie den Patienten vor unnötigen Belastungen zu bewahren. Am besten für die klinische Praxis eignen sich auf Basis der Qualitätsbeurteilung die CPRs von Wainner et al. (2005) zum Karpaltunnelsyndrom sowie von Brants et al. (2015, 2022) für Handgelenksfrakturen.

Nicht im Kapitel eingeschlossen wurden CPRs zu Kompressionssyndromen an der restlichen oberen Extremität, da nicht genügend Studien mit ausreichender Qualität verfügbar sind (wie beispielsweise Koh et al. 2017). Im Rahmen der CPRs zu Skaphoidfrakturen wurden Studien mit einem erhöhten Verzerrungsrisiko sowie fehlender Einhaltung des Mindestalters ausgeschlossen (z. B. Duckworth et al. 2012).

17.2.3 Schultergelenk

In diesem Abschnitt werden Schmerzen im subakromialen Bereich betrachtet, jegliche weiteren Ursachen für Schulterschmerzen werden jedoch nicht berücksichtigt.

Clinical Prediction Rule: Subakromiale Schmerzen

Subakromiale Schmerzen führen häufig zu deutlichen Einschränkungen im Alltag oder Beruf. Eine präzise Diagnose ist für eine gezielte Behandlung daher essenziell. Da subakromiale Schmerzen durch klinische Testungen jedoch oft nur schwer zu identifizieren sind, entwickelten Cadogan et al. (2016) einen Algorithmus für einen effektiven und effizienten Behandlungsprozess, um den Einsatz bildgebender und invasiver Verfahren zu optimieren.

Durchführung

Der Algorithmus beschreibt den Untersuchungsprozess zur Eruierung der Ursache von Schulterschmerzen. Zudem kann, basierend auf drei klinischen Kriterien sowie dem Faktor Alter, entschieden werden, welche bildgebende Diagnostik zusätzlich benötigt wird. Das Vorgehen nach Cadogan et al. (2016) wird in einem Verlaufsdiagramm in ➤ Abb. 17.1 dargestellt. Folgende drei Prädiktoren werden in den Algorithmus inkludiert und sind für ➤ Tab. 17.8 relevant:

- Durch Ziehen/Drücken/Heben bedingte Schulterzerrung
- Anteriorer Schulterschmerz
- Keine Symptomreproduktion am Bewegungsende der Außenrotation/Abduktion (ABduction/External Rotation [ABER])

Zusammenfassung der Evidenz

➤ Tab. 17.8

Tab. 17.8 Validität der CPR für subakromiale Schmerzen

Studie	Studienpopulation	Referenz	RoB	Maßzahl
Kriteriumsvalidität				
Identifikation subakromialer Schmerzen				
Cadogan et al. (2016)	n = 202 (49 % w), Alter (ø): 42 (± 14); neue Episode von Schulterschmerzen	Diagnostische Injektionen mit Lokalanästhetikum im Subakromialraum	▣	*Alle 3 Prädiktoren positiv:* $LR^+ = \infty$ $LR^- = 0{,}91$

Alter (ø): mittleres Alter in Jahren, CPR: Clinical Prediction Rule, LR^+: positive Likelihood-Ratio, LR^-: negative Likelihood-Ratio, n: Anzahl der untersuchten Personen, RoB: Risk of Bias, w: weiblich
■: hohes Risiko/klinisch nicht relevant, ■: geringes Risiko/klinisch relevant, ■: unklares Risiko/moderat klinisch relevant

Empfehlungen

➤ Tab. 17.9

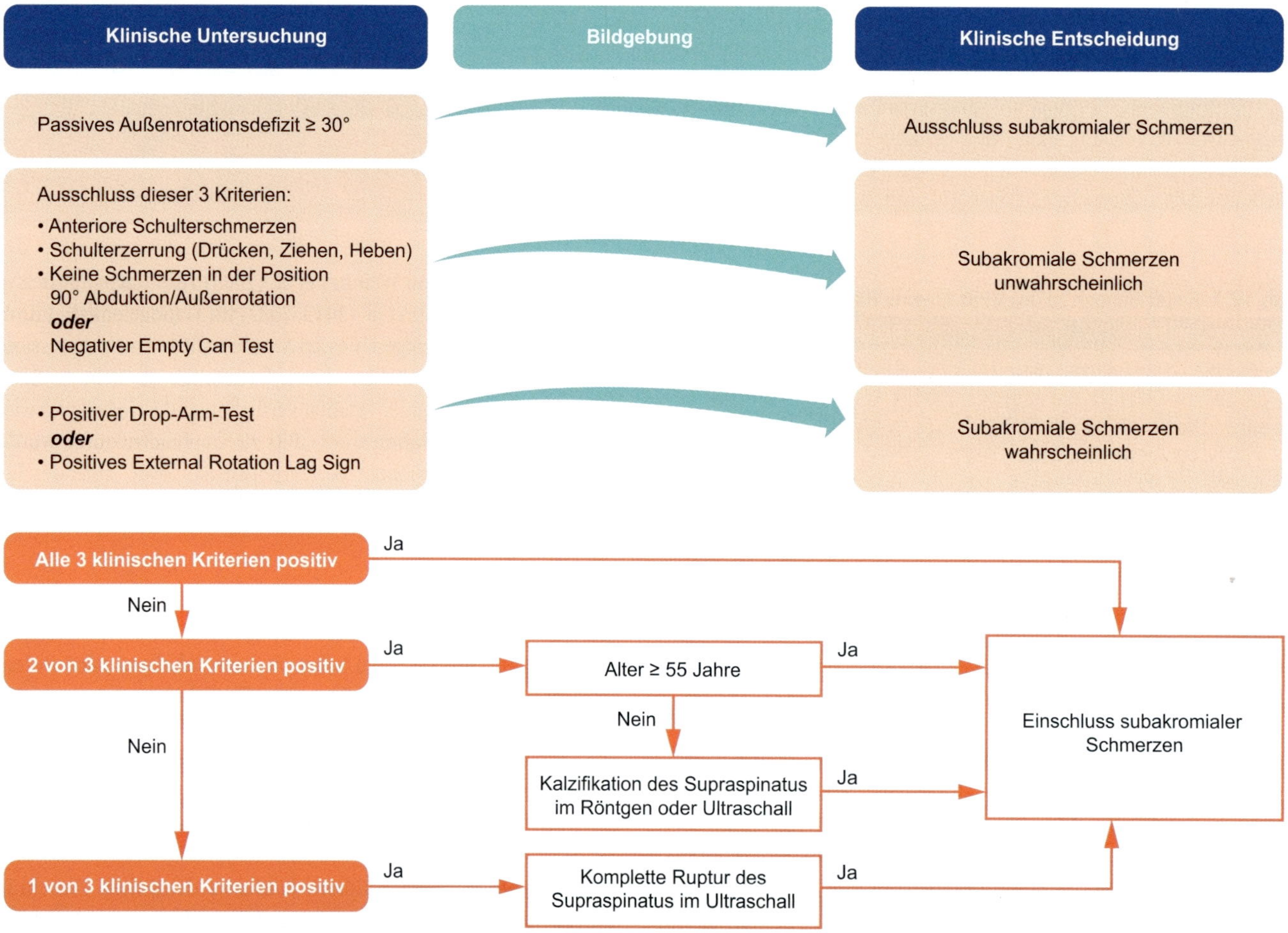

Abb. 17.1 Algorithmus nach Cadogan et al. (2016) [L157]

Tab. 17.9 Empfehlungen zur CPR für subakromiale Schmerzen

Kriteriumsvalidität	Bestätigung	Ausschluss
Identifikation subakromialer Schmerzen (3/3 Prädiktoren positiv)	++	–
CPR: Clinical Prediction Rule –: keine, +: geringe, ++: moderate, +++: starke Empfehlung, k.A.: keine Angabe		

Besonderheiten/Schwierigkeiten/Untersuchungsmethoden

Im Rahmen der Studie von Cadogan et al. (2016) bleiben die Bewegungsausmaße, Muskelfunktionstests, auffällige Inspektions- und Palpationsbefunde sowie die Beurteilung der Stabilität des Glenohumeralgelenks weitestgehend unbeachtet. Dies sollte bei der Anwendung der CPR in der Praxis bei der Evaluation des Patienten berücksichtigt werden.

Fazit/Anmerkungen zur Körperregion Schultergelenk

Die CPR zu subakromialen Schmerzen soll einen effektiven und effizienten Behandlungsprozess aufzeigen, um den Einsatz bildgebender und invasiver Verfahren zu optimieren. Die Qualitätsbeurteilung der Studie sowie der CPR ergab aussagekräftige Ergebnisse, sodass die Anwendung der Regel in der Praxis empfohlen werden kann.

Studien zu CPRs für Schulterdislokationen wurden nicht in dieses Kapitel eingeschlossen, da die Qualität der Artikel aufgrund retrospektiver Studiendesigns, selektiver Stichproben sowie irrelevanter Ergebnisse für die Physiotherapie nicht den obigen Einschlusskriterien entsprach (z. B. Hahn et al. 2015, Ong et al. 2011).

17.2.4 Wirbelsäule

Clinical Prediction Rule: Halswirbelsäulentrauma

Die Diagnostik bei Verletzungen an der Halswirbelsäule (HWS) durch ein stumpfes Trauma erfolgt nach standardisierten Richtlinien mithilfe der Computertomografie (CT) (Duane et al. 2013). Um die Strahlenbelastung für die Patienten und die Untersuchungskosten möglichst gering zu halten, wurden verschiedene CPRs entwickelt.

Durchführung

Die **National Emergency X-Radiography Utilization Study (NEXUS)-Leitlinie** beinhaltet 5 Kriterien (Duane et al. 2013):

- Empfindlichkeit der posterioren Mittellinie der Halswirbelsäule
- Sensorische oder motorische fokale neurologische Defizite
- Glasgow Coma Scale (GCS) < 15 Punkte
- Hinweis auf eine Intoxikation
- Weitere klinisch ersichtlich schmerzhafte Verletzungen

Können alle Faktoren ausgeschlossen werden, ist keine weitere radiologische Untersuchung notwendig (Ala et al. 2018).

Die **Canadian C-Spine Rule (CCS)** berücksichtigt drei Hauptaspekte (➤ Abb. 17.2) (Stiell et al. 2001, Bandiera et al. 2003).

Duane et al. (2013) kombinierten die Prädiktoren der NEXUS-Regel und der Canadian C-Spine Rule und entwickelte eine **modifizierte CPR** mit 7 Kriterien:

- Empfindlichkeit der posterioren Mittellinie der Halswirbelsäule bei Palpation
- Glasgow Coma Scale < 15 Punkte
- Alter ≥ 65 Jahre
- Parästhesien
- Verkehrsunfall mit Überschlag
- Aushebeln des Patienten aus dem Fahrzeug beim Unfall
- Kein Sitzen in der Notaufnahme möglich

Eine CT wird empfohlen, wenn alle 7 Kriterien positiv sind. Können alle Faktoren ausgeschlossen werden, ist keine weitere Untersuchung nötig. Für Ergebnisse mit weniger als 7 positiven Kriterien gibt die CPR keine Auskunft in Bezug auf die Notwendigkeit weiterer Untersuchungen.

Zusammenfassung der Evidenz

➤ Tab. 17.10

Empfehlungen

➤ Tab. 17.11

Besonderheiten/Schwierigkeiten/Untersuchungsmethoden

Wichtig im Untersuchungsverfahren ist bei Verdacht auf eine Fraktur die Durchführung der Sicherheitstests im Bereich der Halswirbelsäule (A. vertebralis, Ligg. alaria, Lig. transversum), um eine Gefährdung des Patienten zu vermeiden.

Clinical Prediction Rule: Lumbale Spinalkanalstenose

Bei einer lumbalen Spinalkanalstenose (LSS) werden das Rückenmark im Bereich der Cauda equina sowie die umliegenden Nervenwurzeln komprimiert. Dadurch können starke funktionelle Einschränkungen für den Patienten entstehen, sodass eine frühzeitige Diagnose notwendig ist. Um unnötige bildgebende Verfahren zu vermeiden, entwickelten Konno et al. (2007) eine CPR zur Diagnostik einer LSS.

Durchführung

Mithilfe der CPR nach Konno et al. (2007) werden verschiedene Faktoren in Bezug auf eine LSS abgefragt und mit einem Punktewert versehen (➤ Tab. 17.12). Auf Grundlage des Gesamtscores wird das weitere diagnostische Vorgehen entschieden. Ab einem Punktescore von 7 ist eine bildgebende Diagnostik indiziert.

Zusammenfassung der Evidenz

➤ Tab. 17.13

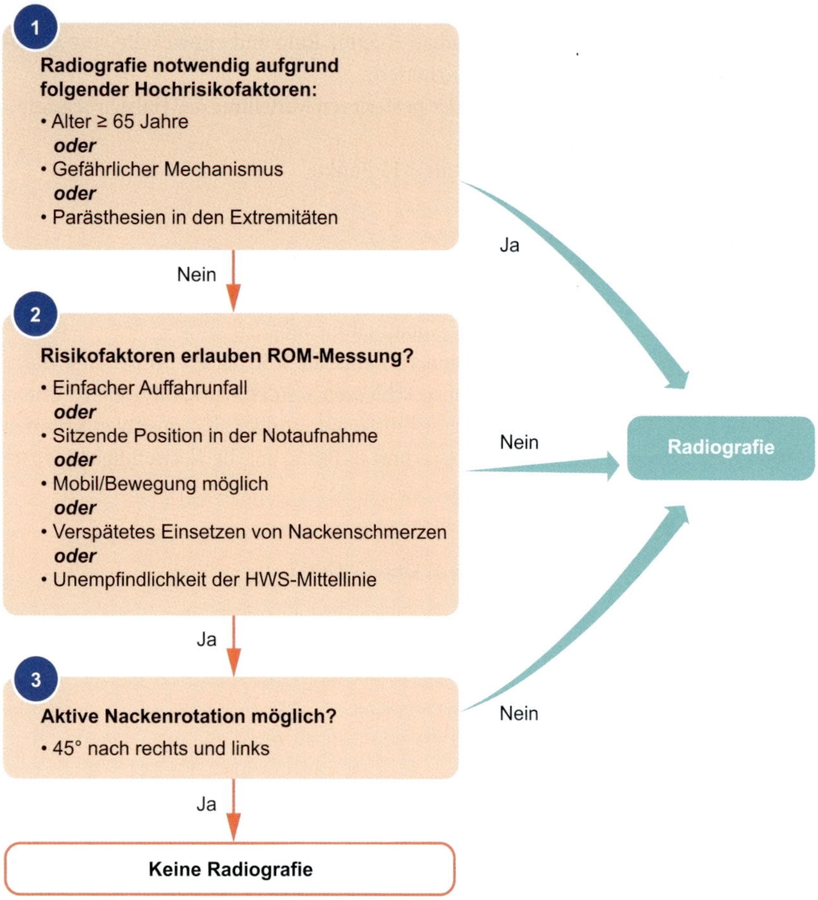

Abb. 17.2 Canadian C-Spine Rule nach Stiell et al. (2001) [L157]

Tab. 17.10 Validität der CPR für Halswirbelsäulentraumen

Studie	Studienpopulation	Referenz	RoB	Maßzahl
Kriteriumsvalidität				
Identifikation einer Fraktur im Bereich der Halswirbelsäule				
Duane et al. 2013	n = 324 (33,3 % w), Alter (ø): 43,9 (± 18,8); stumpfes Trauma der Halswirbelsäule	CT	● (unklar)	*NEXUS:* LR⁺ = 1,50* LR⁻ = 0,41* *Modifizierte CDR:* LR⁺ = 1,12* LR⁻ = 0,08* AUC = 0,751
Ala et al. 2018	n = 200 (61 % w), Alter (ø): 42,56 (± 20,8); Halswirbelsäulentraumata	CT	● (gering)	*NEXUS:* LR⁺ = 1,99* LR⁻ = 0,18* *CCS:* LR⁺ = 1,61* LR⁻ = 0,23*

Alter (ø): mittleres Alter in Jahren, AUC: Area Under the Curve, CCS: Canadian C-Spine Rule, CDR: Clinical Decision Rule, CPR: Clinical Prediction Rule, CT: Computertomografie, LR⁺: positive Likelihood-Ratio, LR⁻: negative Likelihood-Ratio, n: Anzahl der untersuchten Personen, NEXUS: National Emergency X-Radiography Utilization Study, RoB: Risk of Bias, w: weiblich

■: hohes Risiko/klinisch nicht relevant, ■: geringes Risiko/klinisch relevant, ■: unklares Risiko/moderat klinisch relevant

*Berechnung anhand der Werte für Sensitivität und Spezifität

Tab. 17.11 Empfehlungen zu CRPs für Halswirbelsäulentraumen

Kriteriumsvalidität	Bestätigung	Ausschluss
Identifikation eines Halswirbelsäulentraumas		
→ NEXUS-Regel	–	++
→ Canadian C-Spine Rule	–	+
→ Modifizierte CPR nach Duane et al. (2013)	–	+

CPR: Clinical Prediction Rule, NEXUS: National Emergency X-Radiography Utilization Study
–: keine, +: geringe, ++: moderate, +++: starke Empfehlung, k.A.: keine Angabe

Tab. 17.12 Clinical Prediction Rule nach Konno et al. (2007)

Kriterien der CPR	Punkte
Alter zwischen 60 und 70 Jahren	1
Alter > 70 Jahre	2
Kein Diabetes	1
Claudicatio intermittens (+)	3
Symptomverstärkung beim Aufstehen	2
Symptomlinderung bei Oberkörpervorbeuge	3
Symptome beim Vorbeugen des Oberkörpers	–1
Symptome bei Oberkörperrückbeuge	1
Gute arterielle Durchblutung	3
Abnormaler Achillessehnenreflex	1
Positiver Straight Leg Raise Test (SLR)	–2

Der Gesamtpunktescore kann zwischen –2 und 16 Punkten variieren. Ab einem Punktwert von 7 ist eine bildgebende Diagnostik indiziert.

Tab. 17.13 Validität der CPR für eine Lumbalstenose

Studie	Studienpopulation	Referenz	RoB	Maßzahl
Kriteriumsvalidität				
Identifikation einer lumbalen Spinalkanalstenose				
Konno et al. 2007	n = 469 (46 % w), Alter (ø): 64,2 (± 13,7); Schmerzen oder Taubheitsgefühl in der unteren Extremität	Röntgenaufnahme, MRT	•	LR^+ = 3,31 LR^- = 0,10 AUC = 0,92

Alter (ø): mittleres Alter in Jahren, AUC: Area Under the Curve, CPR: Clinical Prediction Rule, LR^+: positive Likelihood-Ratio, LR^-: negative Likelihood-Ratio, MRT: Magnetresonanztomografie, n: Anzahl der untersuchten Personen, RoB: Risk of Bias, w: weiblich
■: hohes Risiko/klinisch nicht relevant, ■: geringes Risiko/klinisch relevant, ■: unklares Risiko/moderat klinisch relevant

Tab. 17.14 Empfehlungen zur CPR für eine Lumbalstenose (Konno et al. 2007)

Kriteriumsvalidität	Bestätigung	Ausschluss
Identifikation einer lumbalen Spinalkanalstenose	+	+

CPR: Clinical Prediction Rule
–: keine, +: geringe, ++: moderate, +++: starke Empfehlung, k.A.: keine Angabe

Empfehlungen

➤ Tab. 17.14

Besonderheiten/Schwierigkeiten/Untersuchungsmethoden

Bei der Befunderhebung im Bereich der unteren LWS bzw. Sakralregion ist eine Abklärung der Cauda-equina-Symptomatik zu Beginn der Untersuchung nötig.

Clinical Prediction Rule: Lumbale Rückenschmerzen mit Schmerzursache in den Facettgelenken

Synonyme/Englisch: Low back pain (LBP).

Allgemeines

Chronische Rückenschmerzen können auf einer Dysfunktion der zygapophysealen Gelenke basieren. Injektionen werden nicht nur zur Behandlung der Beschwerden, sondern auch als Screeningverfahren verwendet. Jedoch ist die Prävalenz einer isolierten Störung dieser Gelenke niedrig, sodass diese Diagnostikmethode nicht für alle potenziellen Patienten indiziert ist. Zur Identifikation von Kandidaten für eine diagnostische Untersuchung mittels Injektionen wurden von Laslett et al. (2006) fünf verschiedene CPRs entwickelt.

Durchführung

Die von Laslett et al. (2006) entwickelten Vorhersageregeln mit ihren Faktoren und Ergebnisinterpretationen sind in ➤ Tab. 17.15 dargestellt.

Zusammenfassung der Evidenz

➤ Tab. 17.16

Empfehlungen

➤ Tab. 17.17

Besonderheiten/Schwierigkeiten/Untersuchungsmethoden

Hinweis: Zur Beurteilung von chronischen lumbalen Rückenschmerzen wurden einige weitere Tests entwickelt, wie beispielsweise die Testbatterie der lumbalen Bewegungskontrolle, funktionelle Tests (Finger-Boden-Abstand, Bewegungsausmaß), Ott- und Schober-Zeichen, SLR sowie manualtherapeutische Untersuchungen, welche teilweise in den anderen Buchkapiteln näher erläutert und auf ihre Anwendbarkeit in der Praxis überprüft werden.

Tab. 17.15 CPRs zur Diagnostik lumbaler Rückenschmerzen nach Laslett et al. (2006)

CPR 1	CPR 2	CPR 3	CPR 4	CPR 5
Alter ≥ 50 Jahre Symptome beim Laufen Symptome beim Sitzen Schmerzbeginn paraspinal Positiver Extensions-/Rotationstest MSPQ > 13 Kein Zentralisationsphänomen	Alter ≥ 50 Jahre Symptome beim Laufen Symptome beim Sitzen Schmerzbeginn paraspinal Positiver Extensions-/Rotationstest MSPQ > 13	Alter ≥ 50 Jahre Symptome beim Laufen Symptome beim Sitzen Schmerzbeginn paraspinal MSPQ > 13	Alter ≥ 50 Jahre Symptome beim Laufen Symptome beim Sitzen Schmerzbeginn paraspinal Positiver Extensions-/Rotationstest	Alter ≥ 50 Jahre Symptome beim Laufen Symptome beim Sitzen Schmerzbeginn paraspinal Positiver Extensions-/Rotationstest
Ergebnis: ≥ 4 der 7 Variablen positiv	*Ergebnis:* ≥ 2 der 6 Variablen positiv	*Ergebnis:* ≥ 1 der 5 Variablen positiv	*Ergebnis:* ≥ 2 der 5 Variablen positiv	*Ergebnis:* ≥ 3 der 5 Variablen positiv

CPR: Clinical Prediction Rule, MSPQ: Modified Somatic Perception Questionnaire

Tab. 17.16 Validität der CPRs für lumbale Rückenschmerzen

Studie	Studienpopulation	Referenz	RoB	Maßzahl	
Kriteriumsvalidität					
Identifikation von Patienten mit chronischen lumbalen Rückenschmerzen, welche für eine Untersuchung mittels Injektionen zur Sicherstellung der Diagnose geeignet sind					
Laslett et al. 2006	n = 151 (47 % w), Alter (ø): 44 (± 13); chronische Rückenschmerzen	Bildgebung	•	*CPR 1:* LR^+ = 7,60 LR^- = 0,00 *CPR 2:* LR^+ = 1,60 LR^- = 0,00 *CPR 3:* LR^+ = 1,40 LR^- = 0,00	*CPR 4:* LR^+ = 2,00 LR^- = 0,00 *CPR 5* LR^+ = 9,70 LR^- = 0,17

Alter (ø): mittleres Alter in Jahren, CPR: Clinical Prediction Rule, LR^+: positive Likelihood-Ratio, LR^-: negative Likelihood-Ratio, n: Anzahl der untersuchten Personen, RoB: Risk of Bias, w: weiblich

■: hohes Risiko/klinisch nicht relevant, ■: geringes Risiko/klinisch relevant, ■: unklares Risiko/moderat klinisch relevant

Tab. 17.17 Empfehlungen zu den CPRs für lumbale Rückenschmerzen

Kriteriumsvalidität	Bestätigung	Ausschluss
Identifikation von Kandidaten für eine diagnostische Injektion bei lumbalen Rückenschmerzen		
→ anhand der CPR 1	+	+
→ anhand der CPR 2	–	+
→ anhand der CPR 3	–	+
→ anhand der CPR 4	+	+
→ anhand der CPR 5	+	+

CPR: Clinical Prediction Rule

–: keine, +: geringe, ++: moderate, +++: starke Empfehlung, k.A.: keine Angabe

Fazit/Anmerkungen zur Körperregion Wirbelsäule

CPRs zur Körperregion Wirbelsäule beziehen sich vorwiegend auf die Hals- und Lendenwirbelsäule. Im Bereich der HWS sollen die Regeln die Identifikation von Frakturen unterstützen, um weitere Untersuchungen mittels Bildgebung zu reduzieren. Die Vorhersageregeln für den Lumbalbereich dienen zur Identifikation einer lumbalen Stenose bzw. zur Identifikation von Patienten mit chronischen Rückenschmerzen, bei welchen die Durchführung von lokalen Injektionen als Differenzialdiagnostik sinnvoll ist. Die Canadian C-Spine Rule sowie die NEXUS-Regel weisen zum heutigen Zeitpunkt die beste Evidenzlage auf.

Für den Brustwirbelsäulenabschnitt gibt es bisher lediglich eine Clinical Prediction Rule für Schmerzen im thorakolumbalen Übergang (Inaba et al. 2015). Diese musste jedoch aufgrund des Fehlens eines Goldstandards ausgeschlossen werden.

Mangelnde Qualität von Studien zu HWS-Traumata resultierte aus dem Nichtvorhandensein eines Goldstandards als Referenz, einem zu hohen Risk of Bias oder aus einem retrospektiven Studiendesign, sodass diese Studien nicht eingeschlossen werden konnten (z. B. Ehrlich et al. 2009, Griffith et al. 2011). Ausgeschlossene Studien zur Untersuchung von LBP beinhalteten entweder invasive Untersuchungstechniken oder es wurde kein Goldstandard als Referenz verwendet (z. B. Young et al. 2003).

17.2.5 Hüftgelenk

Clinical Prediction Rule: Hüftgelenks-Osteoarthrose

Bei einer Hüftgelenks-Osteoarthrose (HOA) ist eine genaue Befunderhebung wichtig, um weitere degenerative Effekte zu vermeiden bzw. zu minimieren und möglichst zeitnah eine funktionelle Therapie beginnen zu können. Sutlive et al. (2008) entwickelten eine CPR zur Diagnostik der HOA bei Patienten mit unilateralen Hüftschmerzen.

Durchführung

Diese CPR zur Identifikation von Patienten mit einer Hüftosteoarthrose enthält folgende 5 Prädiktoren:
- Verschlechterung der Symptome in der Hockposition
- Aktive Hüftgelenksflexion verursacht laterale Hüftschmerzen
- Scour Test mit Adduktion verursacht laterale oder Leistenschmerzen
- Aktive Hüftgelenksextension verursacht Schmerzen
- Passive Hüftgelenksinnenrotation ≤ 25°

Die CPR wird als positiv bewertet, wenn mindestens 4 der 5 Punkte zutreffen.

Zusammenfassung der Evidenz

➢ Tab. 17.18

Empfehlungen

➢ Tab. 17.19

Tab. 17.18 Validität der CPR für die Hüftosteoarthrose

Studie	Studienpopulation	Referenz	RoB	Maßzahl
Kriteriumsvalidität				
Identifikation einer Hüftosteoarthrose bei Patienten mit unilateralen Hüftschmerzen				
Sutlive et al. 2008	n = 72 (40 w), Alter (ø): 58,6 (± 11,2); unilaterale Hüftgelenksschmerzen	Röntgenaufnahme	●	*Mind. 4/5 Kriterien positiv:* $LR^+ = 24,3$ $LR^- = 0,53$

Alter (ø): mittleres Alter in Jahren, CPR: Clinical Prediction Rule, LR^+: positive Likelihood-Ratio, LR^-: negative Likelihood-Ratio, n: Anzahl der untersuchten Personen, RoB: Risk of Bias, w: weiblich
■: hohes Risiko/klinisch nicht relevant, ■: geringes Risiko/klinisch relevant, ■: unklares Risiko/moderat klinisch relevant

Tab. 17.19 Empfehlungen zur CPR für die Hüftosteoarthrose

Kriteriumsvalidität	Bestätigung	Ausschluss
Identifikation einer Hüftgelenks-Osteoarthrose	+	+

CPR: Clinical Prediction Rule
–: keine, +: geringe, ++: moderate, +++: starke Empfehlung, k.A.: keine Angabe

Fazit/Anmerkungen zur Körperregion Hüftgelenk

Für die Körperregion Hüftgelenk umfasst das Kapitel eine CPR zur Diagnostik einer Hüftgelenks-Osteoarthrose. Diese soll zusätzliche bildgebende Untersuchungsverfahren reduzieren. Für das Krankheitsbild ist die Evidenzlage jedoch nicht ausreichend, um eindeutige Empfehlungen aussprechen zu können. Die Literaturrecherche ergab keine CPRs zu weiteren Pathologien im Bereich des Hüftgelenks wie beispielweise Hüftgelenksfrakturen oder Hüftdysplasien.

17.2.6 Kniegelenk

Clinical Prediction Rule: Kniegelenksfraktur

Synonyme/Englisch Knee fracture.

Zur Abklärung von Kniegelenksverletzungen durchlaufen die Patienten eine standardisierte Röntgenuntersuchung, welche sich besonders gut für die Diagnostik von Frakturen eignet. Damit bildgebende Verfahren nur gezielt Anwendung finden, wurden Clinical Prediction Rules entwickelt. Im Jahr 1995 entwickelte Stiell et al. die Ottawa Knee Rule, welche durch Emparanza u. Aginaga (2001) für Erwachsene sowie durch Khine et al. (2001) in der Pädiatrie validiert wurde. Weitere CPRs wurden durch Seaberg und Jackson (1994; Pittsburgh Knee Rule) sowie Bauer et al. (1995; Bauer Knee Decision Rule) erstellt.

Durchführung

Ottawa Knee Rule

Die Ottawa Knee Rule (OKR) beinhaltet 5 Kriterien (Stiell et al. 1995):
- Alter ≥ 55 Jahre
- Empfindlichkeit des Fibulakopfes
- Isolierte Empfindlichkeit der Patella
- Unfähigkeit, das Kniegelenk über 90° zu beugen
- Keine Gewichtsübernahme auf das betroffene Bein für 4 Schritte möglich (direkt nach der Verletzung und in der Notaufnahme)

Ist bei einem Patienten mindestens ein Kriterium als positiv zu bewerten, besteht ein erhöhtes Frakturrisiko und eine Röntgenaufnahme ist indiziert. Liegen keine Anzeichen vor und sind alle Prädiktoren negativ, kann auf eine weitere Untersuchung verzichtet werden (Emparanza und Aginaga 2001).

Pittsburgh Knee Rule

Die Pittsburgh Knee Rule (PKR) von Seaberg und Jackson (1994) beschreibt den in ➢ Abb. 17.3 gezeigten Handlungsablauf (nach Cheung et al. 2013).

Clinical Prediction Rule von Bauer et al.

Die CPR von Bauer et al. (1995) umfasst folgende Kriterien:
- Unfähigkeit der Gewichtsübernahme auf das betroffene Bein
- Erguss
- Ekchymosis

Wenn mindestens ein Prädiktor vorhanden ist, ist der Algorithmus als positiv zu bewerten und es sollte eine radiologische Untersuchung zur Abklärung der Diagnose Kniefraktur durchgeführt werden (Bauer et al. 1995).

Zusammenfassung der Evidenz

➢ Tab. 17.20
➢ Tab. 17.21

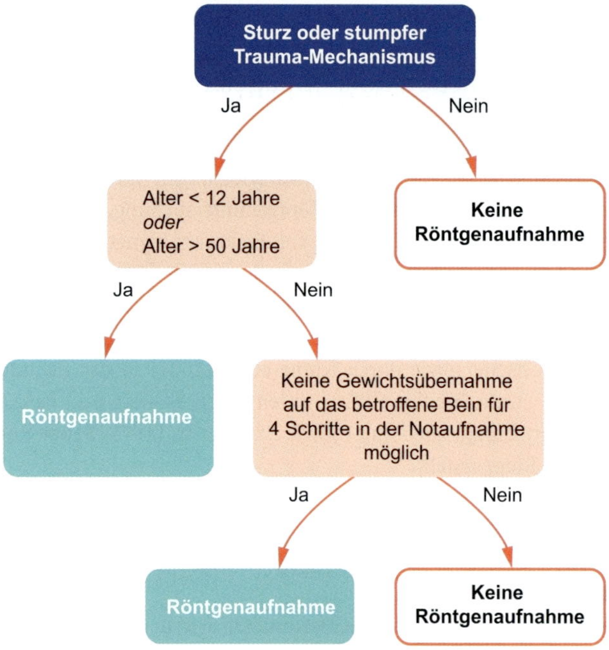

Abb. 17.3 Pittsburgh Knee Rule (nach Cheung et al. 2013) [L157]

Tab. 17.21 Reliabilität der CPRs für eine Kniefraktur

Studie	Studienpopulation	RoB	Intratester	Intertester
Übereinstimmende Beurteilung der OKR bzgl. der Diagnose einer Kniegelenksfraktur				
Cheung et al. 2013	n = 90 (40 % w), Alter (ø): 41 (18–79); akutes Knietrauma	▣	k.A.	κ = 0,51
Matteucci u. Roos 2003	n = 134, Alter (ø): 37 (± 18,3); akutes Knietrauma	▣	k.A.	κ = 0,30
Übereinstimmende Beurteilung der PKR bzgl. der Diagnose einer Kniegelenksfraktur				
Cheung et al. 2013	n = 90 (40 % w), Alter (ø): 41 (18–79); akutes Knietrauma	▣	k.A.	κ = 0,71
Simon et al. 2006	n = 151 (39 % w), Alter (ø): 37 (8–83); akutes Knietrauma	▣	k.A.	κ = 0,83

Alter (ø): mittleres Alter in Jahren, CPR: Clinical Prediction Rule, κ: Kappa-Koeffizient k.A.: keine Angabe, LR⁺: positive Likelihood-Ratio, LR⁻: negative Likelihood-Ratio, n: Anzahl der untersuchten Personen, OKR: Ottawa Knee Rule, PKR: Pittsburgh Knee Rule, RoB: Risk of Bias, w: weiblich
■: hohes Risiko/klinisch nicht relevant, ■: geringes Risiko/klinisch relevant, ■: unklares Risiko/moderat klinisch relevant

Tab. 17.20 Validität der CPRs für eine Kniegelenksfraktur

Studie	Studienpopulation	Referenz	RoB	Maßzahl
Kriteriumsvalidität				
Identifikation von Patienten, für die zur Abklärung einer potenziellen Kniegelenksfraktur eine weitere Bildgebung notwendig ist				
Jalili et al. 2010	n = 283 (99 w), Alter (ø): 37,3 (± 14,2) Jahre; akutes Knietrauma	Röntgenaufnahme (2 Ebenen)	▣	*Ottawa Knee Rule:* LR^+ = 1,70* LR^- = 0,09
Cheung et al. 2013	n = 90 (40 % w), Alter (ø): 41 (18–79); akutes Knietrauma	Röntgenaufnahme (3 Ebenen)	▣	*Ottawa Knee Rule:* LR^+ = 1,17* LR^- = 0,51*
Khine et al. 2001	n = 234 (44 % w), Alter (ø): 13; akutes Knietrauma	Röntgenaufnahme (2 Ebenen)	▣	*Ottawa Knee Rule:* LR^+ = 1,80* LR^- = 0,16*
Seaberg u. Jackson 1994	n = 133; akutes Knietrauma	Röntgenaufnahme (2 Ebenen)	▣	*Pittsburgh Knee Rule:* LR^+ = 4,76* LR^- = 0,00*
Cheung et al. 2013	n = 90 (40 % w), Alter (ø): 41(18–79); akutes Knietrauma	Röntgenaufnahme (3 Ebenen)	▣	*Pittsburgh Knee Rule:* LR^+ = 1,75* LR^- = 0,27*
Simon et al. 2006	n = 151 (39 % w), Alter (ø): 37 (8–83); akutes Knietrauma	Röntgenaufnahme (3 Ebenen)	▣	*Pittsburgh Knee Rule:* LR^+ = 1,80* LR^- = 0,40*
Bauer et al. 1995	n = 213 (49 % w), Alter (ø): 41,5; akutes Kniegelenkstrauma	Röntgenaufnahme	▣	*CPR nach Bauer:* Sensitivität: 100 %

Alter (ø): mittleres Alter in Jahren, CPR: Clinical Prediction Rule, LR⁺: positive Likelihood-Ratio, LR⁻: negative Likelihood-Ratio, n: Anzahl der untersuchten Personen, RoB: Risk of Bias, w: weiblich
■: hohes Risiko/klinisch nicht relevant, ■: geringes Risiko/klinisch relevant, ■: unklares Risiko/moderat klinisch relevant
*Berechnung anhand der Werte für Sensitivität und Spezifität

Tab. 17.22 Empfehlungen zu den CPRs für eine Kniegelenksfraktur

Kriteriumsvalidität	Bestätigung	Ausschluss
Identifikation einer Kniegelenksfraktur		
→ anhand der Ottawa Knee Rule	–	++
→ anhand der Ottawa Knee Rule bei Kindern	–	++
→ anhand der Pittsburgh Knee Rule	+	+
→ anhand der Bauer Knee Decision Rule	k.A.	k.A.
Reliabilität	**Intratester**	**Intertester**
Übereinstimmende Beurteilung		
→ der Ottawa Knee Rule	k.A.	+
→ der Pittsburgh Knee Rule	k.A.	+++

CPR: Clinical Prediction Rule
–: keine, +: geringe, ++: moderate, +++: starke Empfehlung, k.A.: keine Angabe

Empfehlungen

➤ Tab. 17.22

Besonderheiten/Schwierigkeiten/Untersuchungsmethoden

Als Besonderheit bei der Anwendung der OKR ist die Nichtbeachtung des Traumamechanismus sowie das Fehlen zusätzlicher Auffälligkeiten bei der Inspektion (Schwellung etc.) zu nennen. Die Pittsburgh Knee Rule sowie die Bauer Rule ignorieren ebenfalls Auffälligkeiten bei der Inspektion sowie die Bewegungsausmaße bei der Befunderhebung.

Clinical Prediction Rule: Knieosteoarthrose

Synonyme/Englisch Knee osteoarthritis.

Die Prävalenz der Kniegelenks-Osteoarthrose (KOA) steigt zunehmend, jedoch ist zu Beginn der Erkrankung eine differenzierte Diagnostik schwierig. Um eine KOA besser von anderen Kniegelenkspathologien unterscheiden zu können und unnötige bildgebende Verfahren zu vermeiden, wurden diagnostische CPRs von Décary et al. (2018) und Peat et al. (2007) entwickelt.

Durchführung

Décary et al. (2018) entwickelte zwei Algorithmen zur Diagostik einer Knieosteoarthrose (➤ Abb. 17.4).

Die CPR von **Peat et al. (2007)** stellt ein Punktesystem mit den in ➤ Tab. 17.23 aufgeführten Faktoren dar.

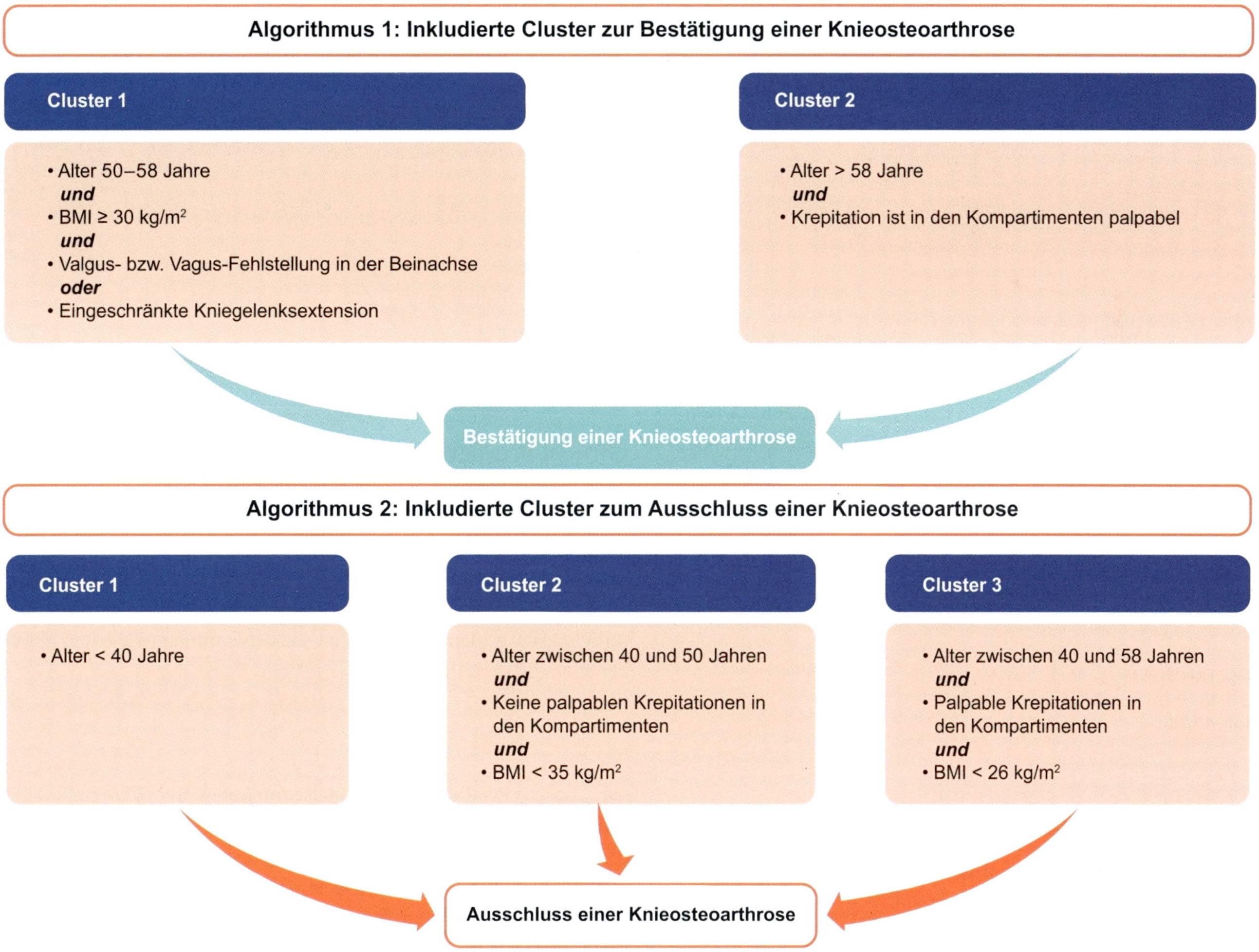

Abb. 17.4 Diagnostik einer Knieosteoarthrose nach Décary et al. (2018) [L157]

Tab. 17.23 Darstellung der CPR nach Peat et al. 2007

Indikator	Punkte	Indikator	Punkte
Alter		**Palpabler Erguss**	
50–59	0	Keiner	0
60–69	2,0	Mild	2,5
≥ 70	3,5	Moderat	1,5
Geschlecht		**Eingeschränkte Beweglichkeit (ROM)**	
Weiblich	0	≥ 120	0
Männlich	2,5	< 120	2,5
Body Mass Index (BMI)		**Krepitationen**	
< 25	0	Keine	0
25–29,9	2,5	Mögliche	1,0
≥ 30	4,0	Definitive	3,0
Traumatischer Beginn		**Fixierte Flexionskontraktur**	
Nein	0	Nein	0
Ja	2,5	Ja	6,5
Einschränkungen beim Treppabgehen		**Schmerzen im gesamten Bein**	
Keine	0	Nein	3,5
Mild	1,0	Ja	0
Moderat	3,5		
Extrem	4,0		
Gesamt-Score (0–32)		**Wahrscheinlichkeit einer KOA**	
≤ 5		< 20 %	
< 10		< 50 %	
≥ 10		≥ 50 %	
≥ 15		≥ 80 %	
≥ 18		≥ 90 %	

Bei der Befunderhebung werden alle relevanten Daten des Patienten dokumentiert, um einen Gesamtscore mithilfe der Punktwerte in ➤ Tab. 17.23 zu berechnen. Ergibt die Berechnung eine Wahrscheinlichkeit von mindestens 80 %, kann die Diagnose KOA bestätigt werden; liegt der Wert unter 20 %, kann die Diagnose mit hoher Wahrscheinlichkeit ausgeschlossen werden.

Zusammenfassung der Evidenz

➤ Tab. 17.24

Empfehlungen

➤ Tab. 17.25

Besonderheiten/Schwierigkeiten/Untersuchungsmethoden

In der CPR von Decary et al. (2018) werden die Aspekte der Anamnese (Stoffwechselerkrankungen, Medikamenteneinnahme etc.) sowie die Inspektion als irrelevant für die Diagnostik einer Knieosteoarthrose betrachtet.

Tab. 17.24 Validität der CPRs für die Kniegelenksarthrose

Studie	Studienpopulation	Referenz	RoB	Maßzahl
Kriteriumsvalidität				
Identifikation einer Knieosteoarthrose bei Patienten mit akuten Knieschmerzen				
Decary et al. 2018	n = 129 (79 w), Alter (ø): 59,2 (± 12,2), akute Knieschmerzen	Klinische Diagnose auf Basis von Röntgenaufnahmen (3 Ebenen), Anamnese und körperlicher Untersuchung	●	*Algorithmus 1:* LR^+ = 10,61 LR^- = 0,45* *Algorithmus 2:* LR^+ = 2,33* LR^- = 0,15
Peat et al. 2007	n = 695 (381 w); Knieschmerzen seit max. 6 Monaten	Röntgenaufnahmen (3 Ebenen)	●	LR^+ = 14,23* LR^- = 0,004* AUC = 0,80

Alter (ø): mittleres Alter in Jahren, AUC: Area Under the Curve, CPR: Clinical Prediction Rule, LR^+: positive Likelihood-Ratio, LR^-: negative Likelihood-Ratio, n: Anzahl der untersuchten Personen, RoB: Risk of Bias, w: weiblich
■: hohes Risiko/klinisch nicht relevant, ■: geringes Risiko/klinisch relevant, ■: unklares Risiko/moderat klinisch relevant
*Berechnung anhand der Werte für Sensitivität und Spezifität

Tab. 17.25 Empfehlungen zu den CPRs für die Kniegelenks-Osteoarthrose

Kriteriumsvalidität	Bestätigung	Ausschluss
Identifikation einer Kniegelenks-Osteoarthrose		
→ anhand des Algorithmus 1 nach Decary et al. (2018)	+	+
→ anhand des Algorithmus 2 nach Decary et al. (2018)	+	+
→ anhand der CPR nach Peat et al. (2007)	+	+

CPR: Clinical Prediction Rule
–: keine, +: geringe, ++: moderate, +++: starke Empfehlung, k.A.: keine Angabe

Clinical Prediction Rule: Meniskusruptur

Synonyme/Englisch Meniscal tear.
Bei Meniskusverletzungen sind eine frühe Diagnose und ein zeitnaher Behandlungsbeginn nötig, um Einschränkungen der Alltagsaktivitäten möglichst gering zu halten. Damit eine Untersuchung mittels MRT gezielt durchgeführt werden kann, entwickelten Snoeker et al. (2015) eine CPR.

Durchführung

Die **Clinical Prediction Rule nach Snoeker et al. (2015)** beinhaltet acht Prädiktorvariablen (➤ Tab. 17.26). Die CPR ist als ein Punktesystem mit einer Spanne zwischen 15 und 320 Punkten auszuwerten. Je höher der Punktewert, desto wahrscheinlicher ist die Diagnose einer Meniskusruptur. Der Schwellenwert wurde auf 150 Punkte festgelegt.

Tab. 17.26 CPR für Meniskusrupturen nach Snoeker et al. (2015)

Variable	Wert	Punkte
Geschlecht	Frau Mann	0 84
Alter	18–28 29–38 39–48 49–58 59–65	0 30 60 90 108
Gewichtsübernahme während des traumatischen Ereignisses	Nein Ja	0 49
Sportliche Leistungsfähigkeit	Nein Ja	0 15
Erguss	Nein Ja	0 60
Temperaturanstieg im verletzten Bereich	Nein Ja	0 4
Verfärbung des Kniegelenks	Nein Ja	0 30
Deep Squat Test	Negativ Positiv	0 3
Gesamtpunkte und Wahrscheinlichkeit einer Meniskusruptur		

0 20 40 60 80 100 120 140 160 180 200 220 240 260 280 300 320 340 360

0.10 0.13 0.17 0.19 0.22 0.29 0.34 0.40 0.44 0.52 0.57 0.62 0.69 0.75 0.79

Zusammenfassung der Evidenz

➢ Tab. 17.27

Empfehlungen

➢ Tab. 17.28

Besonderheiten/Schwierigkeiten/Untersuchungsmethoden

Bei der Befunderhebung können zur Prüfung der Kniegelenksstabilität und weiterer Verletzungen verschiedene Meniskustests zur

Tab. 17.27 Validität der CPR für Meniskusrupturen

Studie	Studienpopulation	Referenz	RoB	Maßzahl
Kriteriumsvalidität				
Identifikation einer Meniskusruptur				
Snoeker et al. 2015	n = 121 (33 w), Alter (ø): 43 (± 12,2); Knieschmerzen < 6 Monate	MRT	•	LR^+ = 1,58* LR^- = 0,31* AUC = 0,76

Alter (ø): mittleres Alter in Jahren, AUC: Area Under the Curve, CPR: Clinical Prediction Rule, LR^+: positive Likelihood-Ratio, LR^-: negative Likelihood-Ratio, MRT: Magnetresonanztomografie, n: Anzahl der untersuchten Personen, RoB: Risk of Bias, w: weiblich

■: hohes Risiko/klinisch nicht relevant, ■: geringes Risiko/klinisch relevant, ■: unklares Risiko/moderat klinisch relevant

*Berechnung anhand der Werte für Sensitivität und Spezifität

Tab. 17.28 Empfehlungen zur CPR für Meniskusrupturen

Kriteriumsvalidität	Bestätigung	Ausschluss
Identifikation einer Meniskusruptur	–	+

CPR: Clinical Prediction Rule

–: keine, +: geringe, ++: moderate, +++: starke Empfehlung, k.A.: keine Angabe

Differenzierung zwischen einer Verletzung des Innen- und Außenmeniskus (McMurray-Test, Apley-Grinding-Zeichen, Thessaly-Test, Joint Line Tenderness) angewendet werden. Diese Testverfahren werden in ➢ Kap. 15 näher erläutert.

Fazit/Anmerkungen zur Körperregion Kniegelenk

CPRs für den Körperabschnitt Kniegelenk gibt es für Frakturen, Knieosteoarthrose sowie Meniskusverletzungen. Das Ziel bei Frakturen sowie der KOA ist es, eine möglichst sichere Ausschlussdiagnostik betreiben zu können, um unnötige radiologische Untersuchungen zu vermeiden. Im Rahmen von Meniskusverletzungen soll die Anwendung der CPR einen möglichst zeitnahen Behandlungsbeginn ermöglichen, sodass Einschränkungen bei Alltagsaktivitäten vermieden werden können.

Die Ottawa Rule sowie die Pittsburgh Knee Rule sind zum jetzigen Zeitpunkt die CPRs mit der besten Evidenzlage, wodurch aussagekräftige Empfehlungen möglich sind.

Nicht in das Kapitel konnte die CPR zur Ruptur des vorderen Kreuzbands inkludiert werden, da zusätzliche Geräte außerhalb einer standardisierten Physiotherapieausstattung zur Untersuchung notwendig sind, wie beispielsweise isokinetische Kraftmessungen (Almosnino et al. 2014). Studien, welche dem geforderten Qualitätsniveau nicht entsprachen, wiesen eine selektierte Stichprobe auf, hatten ein erhöhtes Verzerrungsrisiko, benötigten zusätzliche Geräte oder hatten keinen Goldstandard als Referenz (Hinterwimmer und Kanz 2002).

17.2.7 Untere Extremität allgemein

Clinical Prediction Rule: Stressfrakturen

Synonyme/Englisch Stress fracture.

Stressfrakturen sind bei sehr aktiven Individuen häufig und resultieren in einer hohen Morbidität sowie Einschränkungen aller Aktivitäten des täglichen Lebens. Die Inzidenz ist ansteigend, besonders in Bezug auf Verletzungen der unteren Extremität, wodurch vermehrt Röntgenuntersuchungen durchgeführt werden müssen. Zur Selektion der Patienten mit tatsächlichem Verdacht einer ernsthaften Fraktur wurde ein Behandlungsalgorithmus entwickelt, welcher zu Beginn eine CPR mit einschließt (Nye et al. 2020).

Durchführung

Die **CPR von Nye et al. (2020)** wurde in Form eines Punktesystems erstellt und beinhaltet folgende 4 Faktoren:

- Empfindlichkeit der Knochen (2 Punkte)

- Vorgeschichte einer Stressfraktur (2 Punkte)
- Pes cavus (1 Punkt)
- Erhöhtes Geh- bzw. Laufpensum (3 Punkte)

Überschreitet der Score einen Schwellenwert von 3 Punkten und beinhaltet mindestens einen körperlichen Befund, wie die knöcherne Schmerzempfindlichkeit, sind eine bildgebende Untersuchung sowie weitere Behandlungsschritte angebracht.

Zusammenfassung der Evidenz

➤ Tab. 17.29

Empfehlungen

➤ Tab. 17.30

17.2.8 Fuß bzw. Sprunggelenk

Jaika Harms

Clinical Prediction Rule: Knöchel- und Fußfraktur

Stiell et al. stellten in den 1990er Jahren fest, dass radiologische Untersuchungen des Knöchels in der Notaufnahme als zweithäufigste muskuloskelettale Untersuchung durchgeführt wurden, jedoch lediglich 15 % der Fälle einen signifikanten Frakturbefund aufwiesen. Vor diesem Hintergrund entwickelten die Autoren die Ottawa Ankle and Foot Rules, um nach einem Trauma das Vorliegen einer Knöchel- oder Fußfraktur sowie den Bedarf für weiterführende radiologische Untersuchungen zuverlässig prognostizieren zu können.

Die Entwickler erhofften sich, auf diese Weise Strahlenbelastung und Wartezeiten für die Patienten minimieren sowie Kosten im Gesundheitssystem einzusparen zu können (Stiell et al. 1992). Mit vergleichbarem Anliegen wurde die Leiden Ankle Rules im Jahr 1991 (Glas und Bogaard 2002) sowie die Bernese Ankle Rules im Jahr 2005 (Eggli et al. 2005) entwickelt.

Tab. 17.29 Validität der CPR für die Stressfraktur

Studie	Studienpopulation	Referenz	RoB	Maßzahl
Kriteriumsvalidität				
Identifikation einer Stressfraktur				
Nye et al. 2020	n = 778 (273 w), Alter (ø): 21; Schmerzen in der unteren Extremität	Röntgenaufnahme, MRT, Szintigrafie	•	LR^+ = 2,13* LR^- = 0,05* AUC = 0,77

Alter (ø): mittleres Alter in Jahren, AUC: Area Under the Curve, CPR: Clinical Prediction Rule, LR^+: positive Likelihood-Ratio, LR^-: negative Likelihood-Ratio, MRT: Magnetresonanztomografie, n: Anzahl der untersuchten Personen, RoB: Risk of Bias, w: weiblich
■: hohes Risiko/klinisch nicht relevant, ■: geringes Risiko/klinisch relevant, ■: unklares Risiko/moderat klinisch relevant
*Berechnung anhand der Werte für Sensitivität und Spezifität

Tab. 17.30 Empfehlungen zur CPR für die Stressfraktur

Validität	Bestätigung	Ausschluss
Stressfraktur	+	+

CPR: Clinical Prediction Rule
–: keine, +: geringe, ++: moderate, +++: starke Empfehlung, k.A.: keine Angabe

Durchführung

Ottawa Ankle and Foot Rules

Die Ottawa Ankle and Foot Rules können in zwei Unterkategorien unterteilt werden:

1. **Ottawa Ankle Rules:** Bei Schmerzen im Bereich der Knöchel (Malleolarbereich) sollte eine Röntgenbildserie der Knöchel unter folgenden Bedingungen veranlasst werden:
   a) Bei knöcherner Empfindlichkeit des Hinterrands oder der Spitze des lateralen Malleolus
   oder
   b) Bei knöcherner Empfindlichkeit des Hinterrands oder der Spitze des medialen Malleolus
   oder
   c) Wenn das Gewicht nicht auf den betroffenen Fuß verlagert werden kann (sowohl unmittelbar als auch bei der Erstuntersuchung)
2. **Ottawa Foot Rules:** Bei Schmerzen im Mittelfuß sollte eine Röntgenbildserie des Fußes unter folgenden Bedingungen veranlasst werden:
   a) Bei knöcherner Empfindlichkeit an der Basis des fünften Metatarsalknochens
   oder
   b) Bei knöcherner Empfindlichkeit des Os naviculare
   oder
   c) Wenn das Gewicht nicht auf den betroffenen Fuß verlagert werden kann (sowohl unmittelbar als auch bei der Erstuntersuchung) (Stiell et al. 1995)

Die **Buffalo-Modifizierung der Ottawa Foot Rules** verlagert das Palpationsgebiet auf den Mittelteil der Malleolen, abseits von ligamentären Ansatzstellen. Alle weiteren Untersuchungspunkte bleiben bestehen (Leddy et al. 1998, 2002). Ob diese Modifizierung eine Verbesserung in Bezug auf die diagnostischen Fähigkeiten mit sich bringt, konnte bis zum jetzigen Zeitpunkt nicht nachgewiesen werden.

Leiden Ankle Rule

Die Leiden Ankle Rule nutzt einen Score aus 13 klinischen Merkmalen, die in sieben Subkategorien eingeteilt werden. Wenn mindestens ein Merkmal einer Subkategorie als positiv zu werten ist, erreicht die Gesamtkategorie die vollständige Punktzahl. Sind mehrere Merkmale positiv, werden die Punkte nicht verdoppelt. Eine Sonderregelung gilt für die letzte Zeile, in welcher das Alter des Patienten durch 10 geteilt wird und das Ergebnis die Punktezahl für die letzte Subkategorie bestimmt. Das Endergebnis setzt sich aus allen Punkten zusammen (➤ Tab. 17.31). Liegt der Wert über sieben, wird eine radiologische Untersuchung empfohlen (Glas und Bogaard 2002, Jonckheer et al. 2016).

Bernese Ankle Rule

Die Bernese Ankle Rule basiert auf drei aufeinanderfolgenden Untersuchungsschritten:

Tab. 17.31 Leiden Ankle Rule nach Glas und Bogaard (2002)

Klinisches Merkmal	Score
Deformität, Instabilität, Krepitation	5
Unfähigkeit aufzutreten/Gewicht auf den Fuß zu verlagern	3
Kein spürbarer oder abgeschwächter Puls der hinteren Schienbeinarterie	2
Schmerzen bei der Palpation der Malleolen oder des 5. Metatarsalknochens	2
Schwellung der Malleolen oder des 5. Metatarsalknochens	2
Schwellung oder Schmerzen der Achillessehne	1
Alter durch 10 geteilt	variabel

1. Indirekter Fibularstress: Die Malleolengabel wird ca. 10 cm proximal der Fibulaspitze zusammengedrückt, eine direkte Palpation der verletzten Region wird dabei vermieden. Für die Ausführung dieses Manövers verwendet der Untersuchende die Handfläche, um den Druck auf eine größere Fläche zu verteilen.
2. Direkter medialer Malleolarstress: Der Daumen wird flach auf den Malleolus medialis gedrückt. Ein direktes Abtasten mit der Daumenspitze wird vermieden.
3. Druckspannung des Mittel- und Rückfußes: Eine Hand fixiert den Kalkaneus in einer neutralen Position, die andere Hand übt sagittalen Druck auf den Vorfuß aus, sodass Mittel- und Rückfuß komprimiert werden.

Treten bei mindestens einem der oben beschriebenen Manöver Schmerzen auf, gilt die Bernese Ankle Rule als positiv und es wird von einer akuten Fraktur ausgegangen.

Zusammenfassung der Evidenz

➢ Tab. 17.32
➢ Tab. 17.33

Tab. 17.32 Validität der CPRs für Knöchel- und Fußfrakturen

Studie	Studienpopulation	Referenz	RoB	Maßzahl
Kriteriumsvalidität				
Identifikation der Notwendigkeit einer radiologischen Untersuchung zur Diagnose einer Fraktur im Malleolar-/Mittelfußbereich bei Kindern				
Al Omar und Baldwin 2002	n = 80, Alter: 6–16 J.; akute Knöchel-/Fußverletzung (48 h)	Röntgen	▣	*OAR:* LR⁺ = 1,43* LR⁻ = 0,00*
Identifikation der Notwendigkeit einer radiologischen Untersuchung zur Diagnose einer Fraktur im Malleolar-/Mittelfußbereich durch Anwendung der OAR/OFR				
Auleley et al. 1998	n = 416 (218 w), Alter (ø): 34; akute Knöchel- oder Mittelfußverletzung (< 10 Tage)	Röntgen	▣	*OAR:* LR⁺ = 1,78* LR⁻ = 0,04* *OFR:* LR⁺ = 1,41* LR⁻ = 0,00*
Broomhead und Stuart 2003	n = 333 (161 w), Alter (ø): 34,7; akute Knöchel- oder Fußverletzung (< 10 Tage)	Röntgen	▣	*OAR:* LR⁺ = 1,19* LR⁻ = 0,00* *OFR:* LR⁺ = 1,26* LR⁻ = 0,00*
Daş 2016	n = 405 (157 w), Alter (ø): 37,46; akute Knöchelverletzung (< 10 Tage)	Röntgen	▣	*OAR/OFR:* LR⁺ = 1,78* LR⁻ = 0,04*
Derksen et al. 2015	n = 203 (108 w), Alter (ø): 37; Knöcheltrauma (< 48 h)	Röntgen	▣	*OAR/OFR:* LR⁺ = 1,37* LR⁻ = 0,10*
Glas und Bogaard 2002	n = 647 (324 w), Alter (ø): 35; akutes Knöcheltrauma	Röntgen	▣	*OAR/OFR:* LR⁺ = 1,20* LR⁻ = 0,42* AUC = 0,69
Morais et al. 2021	n = 148 (97 w), Alter (ø): 46,1; Knöcheltrauma	Röntgen	▣	*OAR:* LR⁺ = 1,35* LR⁻ = 0,00*
Pires et al. 2014	n = 274 (162 w), Alter (ø): 37,4; Fuß- und/oder Knöchelverstauchung	Röntgen	▣	*OAR/OFR:* LR⁺ = 1,05* LR⁻ = 0,36*

(Forts.)

Tab. 17.32 Validität der CPRs für Knöchel- und Fußfrakturen *(Forts.)*

Studie	Studienpopulation	Referenz	RoB	Maßzahl
Kose et al. 2010	n = 100 (32 w), Alter (ø): 30,7; akute Knöchel- oder Mittelfußverletzung (> 48 h)	Röntgen	•	*OAR/OFR:* LR⁺ = 4,35* LR⁻ = 0,00*
Wang et al. 2013	n = 183 (102 w), Alter (ø): 36,6; akute Knöchelverletzung	Röntgen	•	*OAR:* LR⁺ = 1,79* LR⁻ = 0,07*
Ziabari et al. 2021	n = 800 (370 w), Alter (ø): 35,8; in den ersten 10 Tagen nach Knöcheltrauma	Röntgen	•	*OAR:* LR⁺ = 8,13* LR⁻ = 0,03*
Identifikation einer Fraktur im Malleolar-/Mittelfußbereich durch Anwendung der OAR/OFR bei Sportlern				
Papacostas et al. 2001	n = 122; Alter (ø): 29; Leistungssportler mit akuter sportbedingter Knöchel-/Mittelfußverletzung	Röntgen	•	*OAR:* LR⁺ = 1,43* LR⁻ = 0,00* *OFR:* LR⁺ = 1,67* LR⁻ = 0,00*
Identifikation der Notwendigkeit einer radiologischen Untersuchung zur Diagnose einer Knöchelfraktur durch Anwendung der LAR				
Glas und Bogaard 2002	n = 647 (324 w), Alter (ø): 35; akutes Knöcheltrauma	Röntgen	•	LR⁺ = 1,95* LR⁻ = 0,34*
Identifikation einer Fraktur im Malleolar-/Mittelfußbereich durch Anwendung der BAR				
Beceren et al. 2013	n = 962 (381 w), Alter (ø): 30,3; Knöchel- und Fußschmerzen in den ersten 10 Tagen nach Trauma	Röntgen	•	LR⁺ = 2,65* LR⁻ = 0,56*
Derksen et al. 2015	n = 203 (108 w), Alter (ø): 37; Knöcheltrauma (< 48 h)	Röntgen	•	LR⁺ = 1,25* LR⁻ = 0,69*
Eggli et al. 2005	n = 354 (150 w), Alter (ø): 32; Supinationstrauma	Röntgen	•	LR⁺ = 11,11* LR⁻ = 0,00*
Kose et al. 2010	n = 100 (32 w), Alter (ø): 30,7; Knöchel-/Mittelfußverletzung nach Trauma (> 48 h)	Röntgen	•	LR⁺ = 18,8* LR⁻ = 0,06*
Ziabari et al. 2021	n = 800 (370 w), Alter (ø): 35,8; in den ersten 10 Tagen nach Knöcheltrauma	Röntgen	•	LR⁺ = 9,78* LR⁻ = 0,10*

Alter (ø): mittleres Alter in Jahren, AUC: Area Under the Curve, BAR: Bernese Ankle Rule, CPR: Clinical Prediction Rule, LAR: Leiden Ankle Rule, LR⁺: positive Likelihood-Ratio, LR⁻: negative Likelihood-Ratio, n: Anzahl der untersuchten Personen, OAR: Ottawa Ankle Rules, OFR: Ottawa Foot Rules, RoB: Risk of Bias, w: weiblich
□: hohes Risiko/klinisch nicht relevant, □: geringes Risiko/klinisch relevant, □: unklares Risiko/moderat klinisch relevant
*Berechnung anhand der Werte für Sensitivität und Spezifität

Tab. 17.33 Reliabilität der CPRs für Knöchel- und Fußfrakturen

Studie	Studienpopulation	RoB	Intratester	Intertester
Übereinstimmende Beurteilung der OAR/OFR bzgl. der Diagnose einer Fraktur der Knöchel- oder Fußregion				
Lavrador Filho et al. 2020	n = 266 (130 w), Alter (ø): 30,3; akutes Torsionstrauma (< 24 h)	•		κ Außenknöchel: 0,58 Innenknöchel: 0,47 Basis MT V: 0,41 Os naviculare: 0,47 Gehunfähigkeit: 0,64
Derksen et al. 2015	n = 203 (108 w), Alter (ø): 37; Zustand nach Knöcheltrauma (< 48 h)	•		κ = 0,45
Übereinstimmende Beurteilung der BAR bzgl. der Diagnose einer Fraktur der Knöchel- oder Fußregion				
Derksen et al. 2015	n = 203 (108 w), Alter (ø): 37; Zustand nach Knöcheltrauma (< 48 h)	•	k.A.	κ = 0,48

Alter (ø): mittleres Alter in Jahren, AUC: Area Under the Curve, BAR: Bernese Ankle Rule, CPR: Clinical Prediction Rule, LR⁺: positive Likelihood-Ratio, LR⁻: negative Likelihood-Ratio, MT: Metatarsale, n: Anzahl der untersuchten Personen, OAR: Ottawa Ankle Rules, OFR: Ottawa Foot Rules, RoB: Risk of Bias, w: weiblich
□: hohes Risiko/klinisch nicht relevant, □: geringes Risiko/klinisch relevant, □: unklares Risiko/moderat klinisch relevant

Tab. 17.34 Empfehlungen zu den CPRs für Fuß- und Sprunggelenksfrakturen

Kriteriumsvalidität	Bestätigung	Ausschluss
Identifikation von Knöchelfrakturen		
→ anhand der Ottawa Ankle und Foot Rules	+	+++
→ anhand der Leiden Ankle Rules	–	++
→ anhand der Bernese Ankle Rules	++	++
Identifikation von Fußfrakturen		
→ anhand der Ottawa Ankle und Foot Rules	+	+++
Reliabilität	**Intertester**	**Intratester**
Übereinstimmende Beurteilung		
→ der Ottawa Ankle and Foot Rules	++	k.A.
→ der Bernese Ankle Rules	+	k.A.
CPR: Clinical Prediction Rule		
–: keine, +: geringe, ++: moderate, +++: starke Empfehlung, k.A.: keine Angabe		

Empfehlungen

➤ Tab. 17.34

Fazit/Anmerkungen zur Körperregion Fuß bzw. Sprunggelenk

Die klinischen Vorhersageregeln für den Fuß und den Knöchel haben übereinstimmend das Ziel, Frakturen nach einem Trauma zu diagnostizieren und auf diese Weise den Bedarf für weiterführende radiologische Untersuchungen einzuschätzen. Zum jetzigen Zeitpunkt sind die Ottawa Ankle und Foot Rules am weitesten verbreitet und erforscht. Die Studien kommen einstimmig zu der Erkenntnis, dass Knöchel- und Mittelfußfrakturen durch die Anwendung dieser Rules valide ausgeschlossen, jedoch nicht ausreichend valide bestätigt werden können. Für die Bestätigung stellen jüngere Rules wie die Bernese Ankle eine sinnvollere Alternative dar.

Nicht im Kapitel untersucht wurden die *Utrecht Ankle Rules*, da keine Studien hinsichtlich ihrer Gütekriterien ermittelt werden konnten.

Für klinische Vorhersageregeln bei Kindern ist die Aussprache einer Empfehlung nicht möglich. Die *Low Risk Ankle Rules* sowie der *Malleolar* und der *Midfoot Zone Algorithm* wurden für diese Patientengruppe entwickelt und in einigen wenigen Studien untersucht. Die Qualitätsüberprüfung der Studien ergab jedoch in allen Fällen ein erhöhtes Verzerrungsrisiko, weshalb die Studien ausgeschlossen wurden. Grund dafür sind „Lost to follow-ups", gemischte Patientengruppen (Erwachsene und Kinder) sowie ein Fall-Kontroll-Design und die fehlende Prüfung anhand eines Referenzstandards (Amiri et al. 2017, Beceren et al. 2013, Boutis et al. 2013, Broomhead und Stuart 2003, Can et al. 2008, Chandra und Schafmayer 2001, Clark und Tanner 2003, David et al. 2016, Derksen et al. 2005, 2015, Dissmann 2006, Eggli et al. 2005, Ellenbogen et al. 2017, Gravel et al. 2009, Knudsen et al. 2010, Leddy et al. 1998, Libetta et al. 1999, MacLellan et al. 2018, Mann et al. 1998, McBride 1997, Meena und Gangary 2015, Papacostas et al. 2001, Perry et al. 1999, Pires et al. 2014, Plint et al. 1999, Rodrigues et al. 2011, Springer et al. 2000, Stiell 1992, 1993, van der Wees 2009, Verma et al. 1997, Wynn-Thomas et al. 2002, Yazdani et al. 2006).

17.2.9 Zusammenfassung: Diagnostische Clinical Prediction Rules

➤ Tab. 17.35

Tab. 17.35 Empfehlungen zu den diagnostischen CPRs

Kriteriumsvalidität	Bestätigung	Ausschluss
Identifikation eines Karpaltunnelsyndroms		
→ 5/5 Kriterien der CPR positiv	++	–
→ 4/5 Kriterien der CPR positiv	+	+
Identifikation einer Skaphoidfraktur		
→ anhand der CPR nach Mallee et al. (2020)	–	+
→ anhand der CPR nach Rhemrev et al. (2010)		
3/3 Kriterien	+	–
0/3 Kriterien	–	+
Identifikation einer Handgelenksfraktur		
→ anhand der CPR nach Brants et al.	+	++
→ anhand der Amsterdam Wrist Rule 1	–	++
→ anhand der Amsterdam Wrist Rule 2	–	++
→ anhand der modifizierten AWR nach Slaar et al.	–	+
→ anhand der Karadeniz Wrist Rules	–	+
→ anhand der modifizierten KWR	–	+
Subakromiale Schmerzen (3/3 Prädiktoren positiv)	++	–
Identifikation eines Halswirbelsäulentraumas		
→ anhand der NEXUS-Kriterien	–	++
→ anhand der Canadian C–Spine Rule	–	++
→ anhand der modifizierten CPR nach Duane et al. (2013)	–	+

(Forts.)

Tab. 17.35 Empfehlungen zu den diagnostischen CPRs *(Forts.)*

Kriteriumsvalidität	Bestätigung	Ausschluss
Identifikation einer lumbalen Spinalkanalstenose	+	+
Identifikation von LBP mit Schmerzursache in den Facettgelenken		
→ anhand der CPR 1 (≥ 4 von 7 Variablen positiv)	+	+
→ anhand der CPR 2 (≥ 2 von 6 Variablen positiv)	–	+
→ anhand der CPR 3 (≥ 1 von 5 Variablen positiv)	–	+
→ anhand der CPR 4 (≥ 2 von 5 Variablen positiv)	+	+
→ anhand der CPR 5 (≥ 3 von 5 Variablen positiv)	+	+
Identifikation einer Hüftgelenks-Osteoarthrose	+	+
Identifikation einer Kniegelenksfraktur		
→ anhand der Ottawa Knee Rule	–	++
→ anhand der Ottawa Knee Rule bei Kindern	–	++
→ anhand der Pittsburgh Knee Rule	+	+
→ anhand der Bauer Knee Decision Rule	k.A.	k.A.
Identifikation einer Kniegelenks–Osteoarthrose		
→ anhand der Algorithmus 1 nach Decary et al. (2018)	+	+
→ anhand der Algorithmus 2 nach Decary et al. (2018)	+	+
→ anhand der CPR nach Peat et al. (2007)	+	+
Identifikation einer Meniskusruptur	–	+
Identifikation einer Stressfraktur	+	+
Identifikation einer Knöchelfraktur		
→ anhand der Ottawa Ankle und Foot Rules	+	+++
→ anhand der Leiden Ankle Rules	–	++
→ anhand der Bernese Ankle Rules	++	++
Identifikation einer Fußfraktur anhand der Ottawa Ankle und Foot Rules	+	+++
Reliabilität	**Intratester**	**Intertester**
Übereinstimmende Beurteilung		
Ottawa Knee Rule	k.A.	+
Pittsburgh Knee Rule	k.A.	+++
Ottawa Ankle and Foot Rules	k.A.	++
Bernese Ankle Rules	k.A.	+
CPR: Clinical Prediction Rule		
–: keine, +: geringe, ++: moderate, +++: starke Empfehlung, k.A.: keine Angabe		

- Die CPRs zum Thema Karpaltunnelsyndrom, Handgelenksfrakturen, subakromiale Schmerzen, Halswirbelsäulentraumata, Ottawa Knee Rule, Leiden Ankle und Bernese Ankle Rule weisen entweder in Bezug auf die Bestätigung oder zum Ausschluss der entsprechenden Diagnosen eine moderate Empfehlung für die physiotherapeutische Praxis auf. Diese Regeln basieren auf einer ausreichenden wissenschaftlichen Evidenz und wurden bereits in zahlreichen Studien validiert.
- Die Ottawa Ankle und Foot Rules weisen eine starke klinische Empfehlung auf und sollten aus diesem Grund eine zentrale Rolle im klinischen Entscheidungsprozess spielen.

Im Rahmen der Intertester-Reliabilität kann für die Pittsburgh Knee Rules sowie für die Ottawa Ankle und Foot Rules eine starke Empfehlung ausgesprochen werden. Somit ist die Verwendung der Regeln zwischen verschiedenen Therapeuten im Clinical-Reasoning-Prozess gut möglich.

17.3 Prognostische Clinical Prediction Rules

17.3.1 Eignungskriterien

Die Studien mussten folgende Kriterien erfüllen, um in das Kapitel einbezogen zu werden:

- Primärer Bezug zur muskuloskelettalen Therapie (MSKT) für Erwachsene mit Mindestalter von 18 Jahren
- Anwendbarkeit in einer Physiotherapiepraxis mit standardisierter Ausstattung (§ 124 Abs. 4, SGB V, 2020)
- Formulierung der Ergebnisse anhand statistischer Parameter oder Möglichkeit der eigenständigen Berechnung solcher Parameter anhand der dargestellten Daten
- Prospektive Datenerhebung zur Vermeidung von Ergebnisverzerrungen (Altman 2001)

- Derivations- oder Validierungsphase
- Vorhandensein erster Symptome zu Beginn der Untersuchung, da der Fokus auf der Symptomentwicklung über eine definierte Zeitspanne liegt (Mangold 2013)
- Deutsche oder englische Sprache

17.3.2 Schultergelenk

Clinical Prediction Rule: Schulterschmerzen

Die 1-Jahres-Prävalenz von Schulterschmerzen variiert bei Erwachsenen zwischen 5 % und 47 % (Kuijpers et al. 2007a). Rund die Hälfte der Patienten mit einer erneuten Schmerzepisode berichtet über persistierende Schmerzen nach 6–12 Monaten. Um das Risiko einer Chronifizierung frühzeitig mit einer angepassten Methode behandeln zu können, entwickelte Kuijpers et al. zwei CPRs für die Genesungszeiträume von 6 Wochen und 6 Monaten in Form von Score Charts. Unter Score Charts werden Punktetabellen verstanden, aus denen abgelesen werden kann, wie hoch das Risiko für eine Chronifizierung der Schulterschmerzen ist.

Durchführung

Die CPR für das Outcome nach 6 Wochen beinhaltet die in ➤ Tab. 17.36 gelisteten Faktoren, aus denen der finale Punktescore errechnet wird (Kuijpers et al. 2007a).

Tab. 17.36 Clinical Prediction Rule nach Kuijpers et al. (2007a) für das Outcome nach 6 Wochen

Kriterien	Punkte
Bisherige Dauer der Beschwerden: → < 6 Wochen → 6–12 Wochen → > 3 Monate	 0 7 11
Allmähliches Einsetzen der Beschwerden	7
Psychologische Beschwerden	10
Wiederholende Bewegungen	8
Schulterschmerzen (auf einer Skala von 0 bis 10)	Wert der Skala
Nackenschmerzen bei der körperlichen Untersuchung (auf einer Skala von 0 bis 18)	Wert der Skala
Gesamtscore	**Chronifizierungsrisiko**
≤ 2	20–30 %
3–7	30–40 %
8–11	40–50 %
12–16	50–60 %
17–21	60–70 %
22–27	70–80 %
28–36	80–90 %
≥ 37	90–100 %

Die Wahrscheinlichkeit (P) für persistierende Schulterschmerzen nach 6 Wochen wird mithilfe der allgemeinen ➤ Formel 17.1 (➤ Kap. 17.2.2) berechnet, wobei sich die Koeffizienten aus der Punktetabelle (➤ Tab. 17.36) ergeben:

P = 1/[1 + EXP –(0,64 × Dauer der Beschwerden 6–12 Wochen + 0,95 × Dauer der Beschwerden > 3 Monate + 0,59 × allmähliches Einsetzen der Beschwerden + 0,85 × psychologische Beschwerden + 0,68 × wiederholende Bewegungen + 0,13 × Schulterschmerzen + 0,09 × Nackenschmerzen bei der körperlichen Untersuchung – 1,19)]

Die Punktetabelle für die Prognose des Outcomes nach 6 Monaten (Kuijpers et al. 2007a) zeigt ➤ Tab. 17.37.

Die Wahrscheinlichkeit (P) für persistierende Schulterschmerzen nach 6 Monaten wird wiederum mithilfe der allgemeinen ➤ Formel 17.1 (➤ Kap. 17.2.2) berechnet, wobei sich die Koeffizienten aus der Punktetabelle (➤ Tab. 17.37) ergeben:

Linearer Prädiktor = 0,34 (falls Dauer der Beschwerden 6–12 Wochen) + 0,64 (falls Dauer der Beschwerden > 3 Monate) + 0,37 (falls allmähliches Einsetzen der Beschwerden) + 0,50 (falls Rückenschmerzen als Begleiterkrankung) + 0,08 (falls Schulterschmerzen) + 0,04 (falls Schulterschmerzen bei der körperlichen Untersuchung) – 1,48

17

Zusammenfassung der Evidenz

➤ Tab. 17.38

Empfehlungen

➤ Tab. 17.39

Tab. 17.37 Clinical Prediction Rule nach Kuijpers et al. (2007a) für das Outcome nach 6 Monaten

Kriterien	Punkte
Dauer der Beschwerden: → < 6 Wochen → 6–12 Wochen → > 3 Monate	 0 9 17
Allmähliches Einsetzen der Beschwerden	10
Rückenschmerzen als Begleiterkrankung	13
Schulterschmerzen (0–10)	Wert der Skala × 2
Schulterschmerzen bei der körperlichen Untersuchung (0–18)	Wert der Skala
Gesamtscore	**Chronifizierungsrisiko**
≤ 1	10–20 %
2–16	20–30 %
17–28	30–40 %
29–39	40–50 %
40–49	50–60 %
50–61	60–70 %
≥ 62	70–100 %

Tab. 17.38 Validität der CPR für chronische Schulterschmerzen

Studie	Studienpopulation	Referenz	RoB	Maßzahl
Prognostische Validität				
Identifikation eines erhöhten Chronifizierungsrisikos bei Schulterschmerzen				
Kuijpers et al. 2007a (Derivationsphase)	n = 587 (50 % w), Alter (ø): 51 (± 14); neue Episode mit Schulterschmerzen	Self-Perceived Recovery Scale, SDQ, NRS (Schmerz), NRS (Intensität der Hauptbeschwerde)	•	*6 Wochen:* AUC = 0,74 *6 Monate:* AUC = 0,67
Kuijpers et al. 2007a (Externe Validierungsphase)	n = 212 (56 % w), Alter (ø): 51 (± 12); neue Episode mit Schulterschmerzen	Self-Perceived Recovery Scale, SDQ, NRS (Schmerz), NRS (Intensität der Hauptbeschwerde)	•	*6 Wochen:* AUC = 0,72 *6 Monate:* AUC = 0,57

Alter (ø): mittleres Alter in Jahren, AUC: Area Under the Curve, CPR: Clinical Prediction Rule, LR^+: positive Likelihood-Ratio, LR^-: negative Likelihood-Ratio, n: Anzahl der untersuchten Personen, NRS: Numeric Rating Scale, RoB: Risk of Bias, SDQ: Shoulder Disability Questionnaire, w: weiblich
■: hohes Risiko/klinisch nicht relevant, ■: geringes Risiko/klinisch relevant, ■: unklares Risiko/moderat klinisch relevant

Tab. 17.39 Empfehlungen zur CPR für Schulterschmerzen

Validität	Bestätigung	Ausschluss	Prognosepotenzial bzgl. eines erhöhten Chronifizierungsrisikos
Modell für 6 Wochen	k.A.	k.A.	+
Modell für 6 Monate	k.A.	k.A.	–

CPR: Clinical Prediction Rule
–: keine, +: geringe, ++: moderate, +++: starke Empfehlung, k.A.: keine Angabe

Besonderheiten/Schwierigkeiten/Untersuchungsmethoden

Für die Handhabung der CPR zur Risikoabschätzung muss die Punktetabelle vorhanden sein, die Anwendung ist mit einem zeitlichen Mehraufwand für die Berechnung verbunden. Dies sollte bei der Befunderhebung eingeplant werden.

Fazit/Anmerkungen zur Körperregion Schultergelenk

Prognostische CPRs zur Körperregion Schultergelenk dienen zur Identifikation eines erhöhten Chronifizierungsrisikos bei Schulterschmerzen. Dadurch soll eine frühzeitige und ursachenspezifische Therapie gewährleistet werden. Trotz der Durchführung einer externen Validierung kann nur für das sechswöchige Modell eine Empfehlung für die Anwendung in der Praxis ausgesprochen werden.

Der Ausschluss von Studien mit unzureichender Qualität war oftmals durch retrospektive Daten begründet (Vergouw et al. 2011).

17.3.3 Wirbelsäule

Clinical Prediction Rule: Akutes Schleudertrauma

Synonyme/Englisch Whiplash injury.

Bei einem Schleudertrauma wirken hohe Kräfte auf die Halswirbelsäule ein und die daraus resultierenden Verletzungen benötigen teilweise eine lange Rehabilitationsphase. Oftmals ist 6 Monate nach dem Traumaereignis noch keine vollständige Genesung eingetreten, sodass Nackenschmerzen, Steifheit, Kopfschmerzen, thorakolumbale Rückenschmerzen sowie Parästhesien in der oberen Extremität weiterhin physiotherapeutisch behandelt werden müssen (Williamson et al. 2015). Zur Optimierung der Therapie wurden CPRs zur Risikostratifizierung und Prognoseerstellung entwickelt (Rydman et al. 2017).

Durchführung

Das **Modell von Rydman et al. (2017)** für die Prognose einer Genesung 6 Monate nach dem Trauma beinhaltet folgende Faktoren:

- Höchster Bildungsabschluss (Universität vs. < Universität)
- Arbeitsstatus (berufstätig vs. arbeitslos)
- Schmerzlevel (VAS < 24 vs. 24–65 vs. > 65)
- Level des mentalen Stresszustands (VAS < 5 vs. 5–51 vs. > 51)

Die Patientendaten werden in die folgende Formel eingefügt:

Linearer Prädiktor = 2,58 – 0,54 (falls < Universitätsabschluss) – 0,14 (falls arbeitslos) – 1,68 (falls Schmerz-VAS 24–65) – 2,25 (falls Schmerz-VAS > 65) – 1,16 (falls Stress-VAS 5–51) – 2,14 (falls Stress-VAS > 51)

Daraus lässt sich mithilfe von ➤ Formel 17.1 die Wahrscheinlichkeit einer Genesung berechnen. Liegt der Wert unter der Schwelle von 56 %, ist von einem erhöhten Risiko auszugehen, dass der Patient sich nicht innerhalb von 6 Monaten nach dem Unfall vollständig erholt.

Zusammenfassung der Evidenz

➤ Tab. 17.40

Empfehlungen

➤ Tab. 17.41

Tab. 17.40 Validität der CPR für akute Schleudertraumen

Studie	Studienpopulation	Referenz	RoB	Maßzahl
Prognostische Validität				
Identifikation einer unvollständigen Erholung nach 6 Monaten				
Rydman et al. 2016 (Derivationsphase)	n = 130 (78 w); akutes Schleudertrauma	Angabe des Patienten zum Erholungszustand	• (gelb)	LR⁺ = 3,55* (gelb) LR⁻ = 0,28* (gelb)
Rydman et al. 2016 (Externe Validierungsphase)	n = 142 (64 w); akutes Schleudertrauma	Angabe des Patienten zum Erholungszustand	• (gelb)	LR⁺ = 1,35* (rot) LR⁻ = 0,65* (rot) AUC = 0,82 (grün)

Alter (ø): mittleres Alter in Jahren, AUC: Area Under the Curve, CPR: Clinical Prediction Rule, LR⁺: positive Likelihood-Ratio, LR⁻: negative Likelihood-Ratio, n: Anzahl der untersuchten Personen, RoB: Risk of Bias, w: weiblich
■ (rot): hohes Risiko/klinisch nicht relevant, ■ (grün): geringes Risiko/klinisch relevant, ■ (gelb): unklares Risiko/moderat klinisch relevant
*Berechnung anhand der Werte für Sensitivität und Spezifität

Tab. 17.41 Empfehlungen zur CPR für akute Schleudertraumen

Validität	Bestätigung	Ausschluss	Prognosepotenzial bzgl. eines erhöhten Chronifizierungsrisikos
Chronifizierungsrisiko nach akutem Schleudertrauma	+	+	+

CPR: Clinical Prediction Rule
–: keine, +: geringe, ++: moderate, +++: starke Empfehlung, k.A.: keine Angabe

Besonderheiten/Schwierigkeiten/Untersuchungsmethoden

Eine Schwierigkeit bei der Anwendung der CPR ist der erhöhte Zeitaufwand durch die notwendigen Berechnungen eines potenziellen Chronifizierungsrisikos.

Im Rahmen der Studie von Rydman et al. (2016) liegt der Fokus vermehrt auf psychosozialen Faktoren, wodurch biologische Faktoren (Struktur und Funktion der Körpergewebe) vernachlässigt werden. Diese sollten jedoch im Rahmen der Untersuchung weiterhin evaluiert werden, um eine aussagekräftige physiotherapeutische Diagnose stellen zu können.

Clinical Prediction Rule: Unspezifische Nackenschmerzen

Synonyme/Englisch Non-specific neck pain, cephalgia.

Nackenschmerzen haben eine 1-Jahres-Prävalenz von 31–36 % in der erwachsenen Bevölkerung (Schellingerhout et al. 2010). Um eine Chronifizierung dieser Beschwerden zu vermeiden, ist es wichtig, Risikopatienten zu identifizieren und die Behandlung im Anschluss den Bedürfnissen entsprechend anzupassen. Dafür entwickelten Schellingerhout et al. (2010) eine CPR zur Prognose unspezifischer Nackenbeschwerden für einen Zeitraum von 6 Monaten.

Durchführung

Die CPR von Schellingerhout et al. besteht aus 13 Faktoren, denen auf Grundlage einer Regressionsanalyse bestimmte Punktwerte zugeordnet werden (➤ Tab. 17.42).

Ab einem Wert von 35 Punkten ist mit der Entwicklung persistierender Nackenbeschwerden zu rechnen (Schellingerhout et al. 2010).

Zusammenfassung der Evidenz

➤ Tab. 17.43

Tab. 17.42 Clinical Prediction Rule nach Schellingerhout et al. (2010)

Faktoren	Bewertung	Beispiel
Alter	+7 pro 10 Jahre	28
Untere Rückenschmerzen als	+21 = ja	0
Begleiterkrankung	+6 = ja	0
Traumatische Ursache für Nacken-	−3 pro 25 Punkte auf	−10
beschwerden	einer VAS von 0–100	5
Gesundheitsstatus	+5 = ja	nein
Begleitender Kopfschmerz	1 = ja	n. z.
Ohne begleitenden Kopfschmerz:	−14 = ja	n. z.
• Schmerzausstrahlung in Ellbogen/	+13 = berufstätig	n. z.
Schulter	Punkte auf einerSkala	n. z.
• Vorgeschichte von Nackenbe-	von 0–10	ja
schwerden	−4 = ja	−4
• Status der Berufstätigkeit	+4 = ja	0
• Schmerzintensität	−11 = berufstätig	−11
Mit begleitendem Kopfschmerz:	+2 pro Punkt auf	8
• Schmerzausstrahlung in Ellbogen/	einer NRS von 0–10	
Schulter		
• Vorgeschichte von Nacken-		
beschwerden		
• Status der Berufstätigkeit		
• Schmerzintensität		
Gesamtscore	**Chronifizierungsrisiko**	
< 10	0–20 %	
10–34	20–40 %	
34–54	40–60 %	
55–79	60–80 %	
> 79	80–100 %	

Die Werte in der rechten Spalte beziehen sich auf folgendes Beispiel: Ein 40-jähriger Arbeiter hat Nackenschmerzen mit Ausstrahlung in die Schulter. Seinen Gesundheitszustand bewertet er mit 85 auf einer VAS von 0–100 Punkten. Es sind keine Nackenbeschwerden aus der Vorgeschichte bekannt, den Nackenschmerzen ging kein Trauma voraus und es sind keine Schmerzen im unteren Rücken vorhanden. Die Nackenschmerzen gehen jedoch mit Kopfschmerzen einher, welche eine aktuelle Schmerzintensität von 4 (0–10 Punkte-Skala) aufweisen. Die Gesamtunktzahl von 16 lässt eine Chronifizierungswahrscheinlichkeit von 20–40 % annehmen.
NRS: numerische Rating-Skala, n. z.: nicht zutreffend, VAS: visuelle Analogskala

Tab. 17.43 Validität der CPR für unspezifische Nackenschmerzen

Studie	Studienpopulation	Referenz	RoB	Maßzahl
Prognostische Validität				
Identifikation eines erhöhten Chronifizierungsrisikos bei unspezifischen Nackenschmerzen				
Schellingerhout et al. 2010 (Externe Validierungsphase)	n = 315 (64 % w), Alter (ø): 48,8 (± 12,1); unspezifische Nackenschmerzen	Likert Perceived Recovery Scale	•	LR⁺ = 1,50* LR⁻ = 0,60* AUC = 0,66

Alter (ø): mittleres Alter in Jahren, AUC: Area Under the Curve, CPR: Clinical Prediction Rule, LR⁺: positive Likelihood-Ratio, LR⁻: negative Likelihood-Ratio, n: Anzahl der untersuchten Personen, RoB: Risk of Bias, w: weiblich
■: hohes Risiko/klinisch nicht relevant, ■: geringes Risiko/klinisch relevant, ■: unklares Risiko/moderat klinisch relevant
*Berechnung anhand der Werte für Sensitivität und Spezifität

Empfehlungen

➤ Tab. 17.44

Besonderheiten/Schwierigkeiten/Untersuchungsmethoden

Bei der Befunderhebung im Bereich der zervikalen Wirbelsäule sollten zudem die HWS-Stabilität, die umliegenden Gelenke sowie neurologische Testungen berücksichtigt werden. Auf diese Untersuchungsmethoden wird in anderen Kapiteln näher eingegangen.

Clinical Prediction Rule: Lumbale Rückenschmerzen mit erhöhtem Chronifizierungsrisiko

Synonyme/Englisch Low back pain (LBP).

Patienten mit lumbalen Rückenschmerzen können bei inadäquatem Management langfristige Einschränkungen aufgrund persistierender Beschwerden erfahren (Jellema et al. 2007). Um das Chronifizierungsrisiko möglichst gering zu halten, wurden CPRs zur Identifikation von Hochrisikopatienten entwickelt.

Tab. 17.44 Empfehlungen zur CPR für unspezifische Nackenschmerzen

Validität	Bestätigung	Ausschluss	Prognosepotenzial bzgl. eines erhöhten Chronifizierungsrisikos
Chronifizierungsrisiko unspezifischer schmerzen	–	–	–

CPR: Clinical Prediction Rule
–: keine, +: geringe, ++: moderate, +++: starke Empfehlung, k.A.: keine Angabe

Durchführung

Die Clinical Prediction Rule von **Jellema et al. (2007)** berücksichtigt folgende fünf Variablen:

- ≥ 3 Episoden lumbaler Rückenschmerzen im Vorjahr
- Erhöhtes Chronifizierungsrisiko gemäß Selbsteinschätzung
- Keine unterstützende Fürsorge durch den Partner
- Erhöhtes Gehpensum auf der Arbeit
- Vermehrte Schmerzkatastrophisierung

Mehling et al. (2015) entwickelten zwei CPRs für Patienten mit akuten lumbalen Rückenschmerzen, um eine Prognose bezüglich der Wiederherstellung des Gesundheitszustands stellen zu können. Das erste Modell hat eine Punktespanne von -25 bis 34 Punkte, das 2-Jahres-Modell ergibt Punktwerte zwischen -18 und 28,5 (➤ Tab. 17.45).

Zusammenfassung der Evidenz

➤ Tab. 17.46

Empfehlungen

➤ Tab. 17.47

Besonderheiten/Schwierigkeiten/Untersuchungsmethoden

Bei der Befunderhebung von Patienten mit lumbalen Rückenschmerzen und einer Tendenz zur Chronifizierung sollten noch zusätzliche Funktionstests (z. B. Testbatterie zur Bewegungskontrolle

Tab. 17.45 Clinical Prediction Rules nach Mehling et al. (2015)

Modell 1: Recovery nach 6 Monaten	Punkte	Modell 2: Recovery nach 2 Jahren	Punkte
Schulbildung	–5	Schulbildung	–3
Copingstrategien (TV, Musik)	–1	Copingstrategien (TV, Musik)	–1
Schlaf möglich	–1	Fähigkeit, 1 Stunde zu gehen	–0,5
Schmerzen im oberen Rücken	18	Schmerzen im oberen Rücken	6,5
Schmerzen unterhalb der Knie	6	Schmerzen sind tolerabel	1,5
Erwartung chronischer Schmerzen	1	Katastrophisierung	1
Katastrophisierung	1	Schmerzignoranz	1,5
Schmerzignoranz	1	Anhaltender Stress	1
Bewertung		Bewertung	
Niedriges Risiko: weniger als –4 Punkte		Niedriges Risiko: ≤ 1 Punkt	
Mittleres Risiko: –4 bis +7 Punkte		Mittleres Risiko: 2–8 Punkte	
Hohes Risiko: über +7 Punkte		Hohes Risiko: ≥ 9 Punkte	

Tab. 17.46 Validität der CPRs zu lumbalen Rückenschmerzen

Studie	Studienpopulation	Referenz	RoB	Maßzahl
Prognostische Validität				
Identifikation eines erhöhten Chronifizierungsrisikos lumbaler Rückenschmerzen				
Mehling et al. 2015	n = 436 (56 % w), Alter (ø): 50,5 (± 12,6); akute lumbale Rückenschmerzen	Likert Perceived Recovery Scale, GCPS	•	*Modell 1* LR⁺ – für niedriges Risiko: 0,26 – für mittleres Risiko: 1,10 – für hohes Risiko: 4,40 AUC: 0,76 *Modell 2* LR⁺ – für niedriges Risiko: 0,50 – für mittleres Risiko: 1,12 – für hohes Risiko: 3,14 AUC: 0,69
Jellema et al. 2007	n = 314 (47,5 % w), Alter (ø): 42,7 (± 11,6); neue Rückenschmerzepisode im Lumbalbereich	Likert Perceived Recovery Scale	•	AUC = 0,75

Alter (ø): mittleres Alter in Jahren, AUC: Area Under the Curve, CPR: Clinical Prediction Rule, GCPS: Graded Chronic Pain Scale, LR^+: positive Likelihood-Ratio, LR^-: negative Likelihood-Ratio, n: Anzahl der untersuchten Personen, RoB: Risk of Bias, w: weiblich
□: hohes Risiko/klinisch nicht relevant, □: geringes Risiko/klinisch relevant, □: unklares Risiko/moderat klinisch relevant

Tab. 17.47 Empfehlungen zu CPRs für lumbale Rückenschmerzen

Validität	Bestätigung	Ausschluss	Prognosepotenzial bzgl. eines erhöhten Chronifizierungsrisikos
CPR nach Mehling et al. (2015): → Modell 1 (hohes Risiko) → Modell 2 (hohes Risiko)	 + +	 + +	 + +
CPR nach Jellema et al. (2007)	k.A.	k.A.	+

CPR: Clinical Prediction Rule, LBP: low back pain
–: keine, +: geringe, ++: moderate, +++: starke Empfehlung, k.A.: keine Angabe

der LWS) sowie Testungen zur Motorik und Sensibilität berücksichtigt werden. Diese werden in ➤ Kap. 12 näher beleuchtet.

Fazit/Anmerkungen zur Körperregion Wirbelsäule

Prognostische CPRs für die Körperregion Wirbelsäule dienen zur Identifikation eines erhöhten Chronifizierungsrisikos bei Schmerzen in der Hals- bzw. Lendenwirbelsäulenregion. Die Qualitätsbeurteilung zeigt, dass besonders die Vorhersageregeln im Bereich der HWS nicht besonders gut für die klinische Praxis geeignet sind. Aufgrund fehlender Evidenz für den Brustwirbelsäulenbereich konnte diese Region hier nicht behandelt werden.

Ausgeschlossen wurden Studien mit erhöhtem Verzerrungsrisiko, retrospektiven oder unzulässigen Studiendesigns sowie der Betrachtung von symptomlosen Probanden zu Evaluationsbeginn (Cherkin et al. 2016, Hancock et al. 2009 oder Rodeghero et al. 2015).

17.3.4 Hüftgelenk

Clinical Prediction Rule: Hüftgelenksfraktur

Synonyme/Englisch Hip fracture.

Hüftfrakturen sind besonders bei Personen ab 85 Jahren häufig und werden meistens operativ behandelt (Bellelli et al. 2012). Um Patienten identifizieren zu können, welche noch 6 Monate nach der Operation mit Einschränkungen in den Alltagsaktivitäten zu rechnen haben, entwickelten Tanaka et al. (2016) eine CPR.

Durchführung

Tanaka et al. (2016) identifizierten zwei Modelle, welche Einschränkungen in den Alltagsaktivitäten prognostizieren. Diese wurden mithilfe der CART-Analyse (Classification and Regression Trees) erstellt, einem Algorithmus, bei dem jeder Entscheidungszweig unterschiedliche prognostische Werte aufweist:

- *Modell 1:* Für dieses Modell wurde ein Schwellenwert von ≥ Rang 3 kalkuliert (➤ Abb. 17.5). Diese Patienten haben eine höhere Wahrscheinlichkeit von Einschränkungen in ihrem Alltag (Tanaka et al. 2016).
- *Modell 2:* Auch in diesem Modell kann bei einem Rang ≥ 3 (➤ Abb. 17.6) mit einem erhöhten Risiko für Einschränkungen im Alltag gerechnet werden (Tanaka et al. 2016).

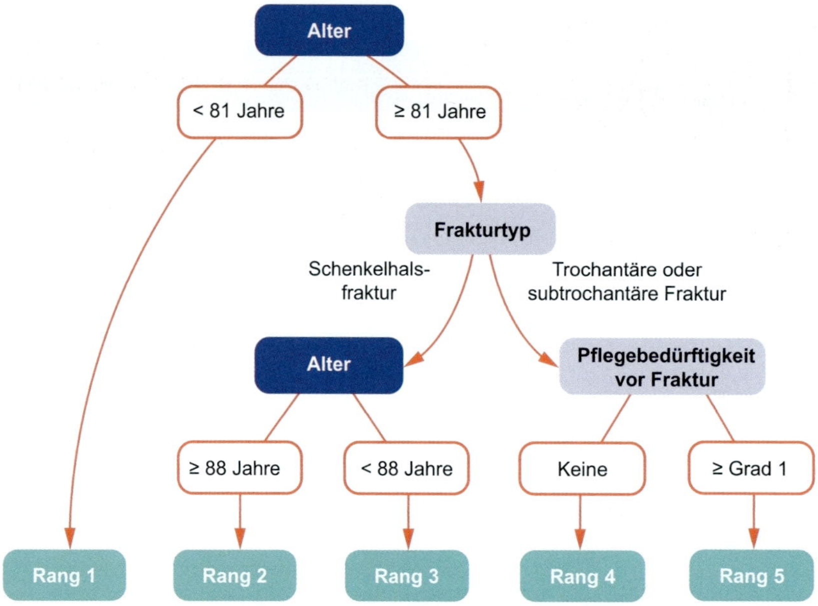

Abb. 17.5 Modell 1 von Tanaka et al. (2016) zur Prognose von Einschränkungen in Alltagsaktivitäten nach einer Hüftgelenksfraktur [L157]

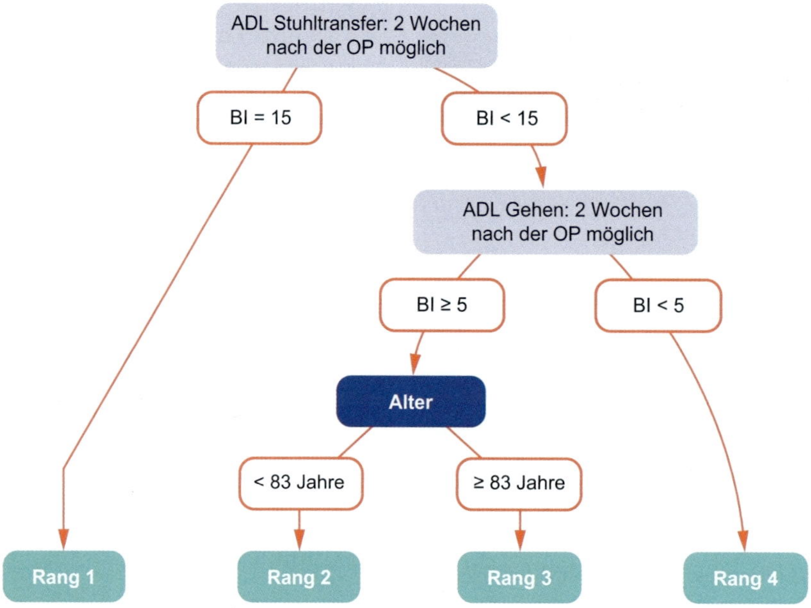

Abb. 17.6 Modell 2 von Tanaka et al. (2016) zur Prognose von Einschränkungen in Alltagsaktivitäten nach einer Hüftgelenksfraktur (BI = Barthel-Index, ADL = activity of daily living [Alltagsaktivität]) [L157]

Zusammenfassung der Evidenz

➢ Tab. 17.48

Empfehlungen

➢ Tab. 17.49

Besonderheiten/Schwierigkeiten/Untersuchungsmethoden

Besonders hervorzuheben bei den CPRs zur Prognostik potenzieller Einschränkungen nach einer Hüftgelenksoperation ist der Fokus auf der Durchführbarkeit von ADLs sowie der Selbstständigkeit im höheren Alter. Zu beachten ist, dass die CPRs nicht für jüngere Patienten mit Hüftfrakturen ausgerichtet sind.

Tab. 17.48 Validität der CPR zur Prognose von Einschränkungen der Alltagsaktivitäten nach einer Hüftgelenksfraktur

Studie	Studienpopulation	Referenz	RoB	Maßzahl
Prognostische Validität				
Identifikation von Patienten mit erhöhtem Risiko von Einschränkungen in den Alltagsaktivitäten nach der Operation				
Tanaka et al. 2016	n = 104 (79 w), Alter (ø): 80,8 (± 10,5); Patienten nach Operation einer Hüftfraktur	Barthel-Index	•	*Modell 1* LR^+ = 4,05 LR^- = 0,31* AUC = 0,83 *Modell 2* LR^+ = 5,06 LR^- = 0,40* AUC = 0,79

Alter (ø): mittleres Alter in Jahren, AUC: Area Under the Curve, CPR: Clinical Prediction Rule, LR^+: positive Likelihood-Ratio, LR^-: negative Likelihood-Ratio, n: Anzahl der untersuchten Personen, RoB: Risk of Bias, w: weiblich
■: hohes Risiko/klinisch nicht relevant, ■: geringes Risiko/klinisch relevant, ■: unklares Risiko/moderat klinisch relevant
*Berechnung anhand der Werte für Sensitivität und Spezifität

Tab. 17.49 Empfehlungen zur CPR für Einschränkungen nach Operation einer Hüftgelenksfraktur

Validität	Bestätigung	Ausschluss	Prognosepotenzial bzgl. unvollständiger Rehabilitation
Einschränkung in den Alltagsaktivitäten:			
→ Modell 1	+	+	+
→ Modell 2	+	+	+

CPR: Clinical Prediction Rule
–: keine, +: geringe, ++: moderate, +++: starke Empfehlung, k.A.: keine Angabe

Fazit/Anmerkungen zur Körperregion Hüftgelenk

Prognostische CPRs mit Bezug auf die Körperregion Hüftgelenk dienen zur Beurteilung des Risikos von körperlichen Einschränkungen nach einer Operation. Hierbei liegt der Fokus auf Operationen nach Hüftgelenksfrakturen, CPRs für weitere Hüftgelenkspathologien konnten nicht eruiert werden bzw. entsprachen nicht den Einschlusskriterien für die Evaluierung. Aufgrund retrospektiver Studiendesigns oder des Einschlusses symptomloser Patienten zu Studienbeginn wurden die CPRs zur Prognose bei Hüftgelenks-Osteoarthrose (Hosnijeh et al. 2018) sowie der Prognose einer Hüftdysplasie (Amano et al. 2016) nicht in diesem Kapitel behandelt.

Studien zu Hüftgelenksfrakturen wurden exkludiert, wenn sich das Outcome nicht auf körperliche Funktionen bezog, die Daten retrospektiv erhoben wurden oder die Studien ein erhöhtes Verzerrungsrisiko aufwiesen (Steiner et al. 1997, Negm et al. 2018).

17.3.5 Kniegelenk

Clinical Prediction Rule: Knieschmerzen

Um Patienten mit Kniebeschwerden, welche eine invasive Therapie benötigen, besser identifizieren zu können, entwickelten Solomon et al. (2004) eine Clinical Prediction Rule.

Durchführung

Die **CPR nach Solomon et al. (2004)** vereint 6 Prädiktoren in einem 12-Punkte-System (➤ Tab. 17.50).

Zusammenfassung der Evidenz

➤ Tab. 17.51

Empfehlungen

➤ Tab. 17.52

Tab. 17.50 Clinical Prediction Rule nach Solomon et al. (2004)

Kriterien	Punkte
Laxizität des vorderen Kreuzbands	OP ist indiziert
Sportverletzung	+ 2
Disability Score < 2,4	+ 4
Eingeschränkte Flexion oder Extension	+ 2
Druckschmerz über dem Gelenkspalt	+ 2
Schmerzen oder Klicken beim McMurray-Test	+ 2
	= max. 12 Punkte
Auswertung: Wahrscheinlichkeit eines Benefits durch eine Operation	
Gering	≤ 3 Punkte
Mittel	4–8 Punkte
Hoch	≥ 9 Punkte

Tab. 17.51 Validität der CPR zum Nutzen einer Operation bei Knieschmerzen

Studie	Studienpopulation	Referenz	RoB	Maßzahl
Prognostische Validität				
Identifikation von Patienten mit Knieschmerzen, welche von einer Operation profitieren				
Solomon et al. 2004	n = 103 (50 % w), Alter (ø): 48 (± 17); akute Kniegelenksbeschwerden	WOMAC	•	AUC = 0,83

Alter (ø): mittleres Alter in Jahren, AUC: Area Under the Curve, CPR: Clinical Prediction Rule, n: Anzahl der untersuchten Personen, RoB: Risk of Bias, w: weiblich, WOMAC: Western Ontario and McMaster Universities Osteoarthritis Index
■: hohes Risiko/klinisch nicht relevant, ■: geringes Risiko/klinisch relevant, ■: unklares Risiko/moderat klinisch relevant

Tab. 17.52 Empfehlungen zur CPR zum Nutzen einer Operation bei Knieschmerzen

Validität	Bestätigung	Ausschluss	Prognosepotenzial bzgl. des Nutzens einer operativen Behandlung
Klinische Veränderungen aufgrund einer operativen Kniebehandlung	k.A.	k.A.	+

CPR: Clinical Prediction Rule
–: keine, +: geringe, ++: moderate, +++: starke Empfehlung, k.A.: keine Angabe

Besonderheiten/Schwierigkeiten/Untersuchungsmethoden

Weitere Untersuchungsmethoden werden zur Differenzialdiagnostik benötigt. Dafür eignet sich die Anwendung spezifischer Kniegelenkstests, z. B. zur Beurteilung einer Kreuzbandruptur, eines Meniskusrisses, einer Patellaluxation, einer Schleimbeutelentzündung etc. Diese Tests werden in ➤ Kap. 15 behandelt.

Fazit/Anmerkungen zur Körperregion Kniegelenk

Eine Clinical Prediction Rule zur Prognose von Kniegelenkspathologien bezieht sich auf die Identifikation von Patienten mit Knieschmerzen, welche von einer Operation profitieren können. CPRs zu weiteren Erkrankungen im Bereich des Kniegelenks konnten nicht eruiert werden oder entsprachen nicht den erforderlichen Einschlusskriterien.

Aufgrund der mangelhaften Evidenzlage der dargestellten CPR kann lediglich eine geringe Empfehlung ausgesprochen werden.

Die CPRs zur Prognose einer vorderen Kreuzbandruptur (Slagers et al. 2017) sowie zur Prognose einer Knieosteoarthrose konnten nicht in das Kapitel aufgenommen werden, da die Studien entweder nicht mit der Definition einer CPR aus ➤ Kap. 17.1.1 übereinstimmten, die Patienten zu Studienbeginn symptomlos waren oder ein retrospektives Studiendesign verwendet wurde (z. B. Landsmeer et al. 2019, Yu et al. 2016).

17.3.6 Arbeitsfähigkeit

Clinical Prediction Rule: Rückkehr zum Arbeitsplatz

Synonyme/Englisch Wiederaufnahme der Arbeit, Wiederherstellung der Arbeitsfähigkeit, Return to Work, Wiedereingliederung in den Arbeitsprozess.

Lumbale Rücken- und Schulterschmerzen bedeuten oftmals eine lange und kostenintensive Rehabilitation, welche mit einigen Konsequenzen für die Arbeitsfähigkeit verbunden sind (Heymans et al. 2009, Kuijpers et al. 2007b). Mithilfe von CPRs können Prognosen über den Krankheitsverlauf gestellt werden, um somit Hochrisikopatienten frühzeitig identifizieren und adäquat versorgen zu können (Heymans et al. 2009).

Durchführung

Die **CPR für lumbale Rückenschmerzen von Heymans et al. (2009)** berücksichtigt fünf Prädiktoren (➤ Tab. 17.53).

Die erhobenen Daten werden mit Punktwerten klassifiziert und ergeben einen finalen Score, anhand dessen der Patient einer bestimmten Risikogruppe zugeordnet werden kann. Erreicht ein Patient einen Wert von 10 oder mehr Punkten, besteht ein erhöhtes Risiko einer verlängerten Arbeitsunfähigkeit über 6 Monate und somit einer verspäteten Rückkehr in das Arbeitsleben.

Die **CPR für Schulterschmerzen von Kuijpers et al. (2007b)** besteht aus vier Prädiktoren. Für jede Variable werden Punkte vergeben und aus dem Gesamtpunktwert lässt sich die Wahrscheinlichkeit einer verzögerten Arbeitsrückkehr nach 6 Monaten ablesen und interpretieren (➤ Tab. 17.54).

Zusammenfassung der Evidenz

➤ Tab. 17.55

Empfehlungen

➤ Tab. 17.56

Besonderheiten/Schwierigkeiten/Untersuchungsmethoden

Als Besonderheit der CPRs zum Thema Return to Work ist zu nennen, dass der Fokus beider Vorhersageregeln auf der Beurteilung der psychosozialen Komponente liegt. Damit rücken die physischen Aspekte in den Hintergrund der physiotherapeutischen Untersuchung. Die Beurteilung des funktionellen Status ist jedoch ratsam, um eine aussagekräftige und ganzheitliche Beurteilung des Patienten erstellen zu können.

Tab. 17.53 CPR zur Prognose lumbaler Rückenschmerzen nach Heymans et al. (2009)

Faktoren	Bewertung
Arbeitszufriedenheit: → Gut → Angemessen → Moderat → Gering	 0 –1 2 5
Fear Avoidance Beliefs (0–42 Pkt.)	0,2 × Ergebnis der Fear Avoidance Beliefs Tests
Schmerzintensität zu Beginn (0–10 Pkt.)	0,6 × Schmerzintensität
Dauer der Beschwerden (Wochen)	0,01 × Dauer der Schmerzen
Geschlecht (männlich)	–2
Punktekategorien	**Wahrscheinlichkeit verzögerter Arbeitsrückkehr**
< 2	4 %
≥ 2	12 %
≥ 6	21 %
≥ 10	38 %

Tab. 17.54 CPR für Schulterschmerzen nach Kuijpers et al. (2007b)

Kriterien	Bewertung
Arbeitsunfähigkeit in den vorherigen 2 Monaten: → Keine → 0–1 Woche → > 1 Woche	 0 2 3
Intensität der Schulterschmerzen (0–10): → 0–3 Punkte → 4–6 Punkte → 7–10 Punkte	 0 2 3
Vermutete Ursache: Zerrung oder Überlastung während regelmäßiger Aktivitäten	3
Psychologische Probleme (Angst, Stress, Depressionen)	6
	= max. 19 Punkte
Gesamtpunktwert	**Risiko einer verzögerten Arbeitsrückkehr**
≤ 1	10–20 %
2–3	20–30 %
4–5	30–40 %
6–7	40–50 %
8	50–60 %
8–10	60–70 %
11–12	70–80 %
13–15	80–90 %

Tab. 17.55 Validität der CPRs für die verzögerte Arbeitsrückkehr

Studie	Studienpopulation	Referenz	RoB	Maßzahl
Prognostische Validität				
Identifikation von Patienten mit erhöhtem Risiko einer verzögerten Rehabilitation bei lumbalen Rücken- und Schulterschmerzen				
Kuijpers et al. 2007b (Derivationsphase)	n = 350 (45 % w), Alter (ø): 45; akute Schulterschmerzen	RTW in Tagen	●	AUC = 0,70
Kuijpers et al. 2007b (Externe Validierungsphase)	n = 128 (50 % w), Alter (ø): 46; akute Schulterschmerzen	RTW in Tagen	●	AUC = 0,66
	n = 224 (58 % w), Alter (ø): 44; akute Schulterschmerzen			AUC = 0,71
Heymans et al. 2009	n = 628 (29 % w), Alter (ø): 40,6 (± 9,5); LBP	RTW in Tagen	●	LR^+ = 2,91* LR^- = 0,76* AUC = 0,63

Alter (ø): mittleres Alter in Jahren, AUC: Area Under the Curve, CPR: Clinical Prediction Rule, LBP: Low Back Pain, LR^+: positive Likelihood-Ratio, LR^-: negative Likelihood-Ratio, n: Anzahl der untersuchten Personen, RoB: Risk of Bias, RTW: Return to Work, w: weiblich

■: hohes Risiko/klinisch nicht relevant, ■: geringes Risiko/klinisch relevant, ■: unklares Risiko/moderat klinisch relevant

*Berechnung anhand der Werte für Sensitivität und Spezifität

Tab. 17.56 Empfehlungen zu den CPRs für die verzögerte Rückkehr an den Arbeitsplatz

Validität	Bestätigung	Ausschluss	Prognosepotenzial für ein erhöhtes Chronifizierungsrisiko
Risiko einer verzögerten Arbeitsrückkehr			
Lumbale Rückenschmerzen	+	–	–
Schulterschmerzen	k.A.	k.A.	+

CPR: Clinical Prediction Rule
–: keine, +: geringe, ++: moderate, +++: starke Empfehlung, k.A.: keine Angabe

17.3.7 Einsatz künstlicher Gelenke

Clinical Prediction Rule: Prognose nach Einsatz einer Totalendoprothese

Elings et al. (2016) entwickelten eine CPR, um die Gesundheitsentwicklung nach einer Hüftgelenksoperation mit Einsatz einer Totalendoprothese (TEP) besser prognostizieren zu können. Pua et al. (2019) erstellten Vorhersagemodelle für die Prognose nach Einsatz einer Kniegelenks-TEP. Mit diesen Modellen soll die präoperative Versorgung optimiert sowie eine Risikostratifizierung der Patienten ermöglicht werden, um den voraussichtlichen Krankheitsverlauf besser einschätzen zu können (Oosting et al. 2015).

Durchführung

Das Risikoklassifikationsmodell von Elings et al. (2016) berücksichtigt die folgenden sechs Prädiktoren. Ein Gesamtpunktewert von mindestens 14,5 Punkten bestätigt ein hohes Risiko einer verzögerten postoperativen Genesung.

Männliches Geschlecht	1 Pkt.
Alter ≥ 70 Jahre	1 Pkt.
Body Mass Index (BMI) ≥ 25 kg/m²	4,5 Pkte.
ASA-Score (American Society of Anesthesiologists)	1 Pkt.
Charnley-Score	
Time Up and Go ≥ 12,5 s	10 Pkte.
	6,5 Pkte.

Pua et al. (2019) entwickelten vier Modelle zur Funktionsfähigkeit des Kniegelenks nach der Implantation einer Totalendoprothese. Für jedes Modell wurde ein spezifischer Risikoschwellenwert für eine verzögerte postoperative Rehabilitation angegeben. Die Berechnung des Risikos ist mittels einer speziell für dieses Vorgehen entwickelten App möglich: https://sgh-physio.shinyapps.io/predicTKR/ (➤ Tab. 17.57).

Tab. 17.57 Vorhersagemodelle nach Pua et al. (2019)

Modell 1: Knieextension	Modell 2: Knieflexion	Modell 3: Knieschmerzen	Modell 4: Einschränkung der Gehfähigkeit
Präoperative Knieextension (ROM) Jüngeres Alter Kein Diabetes Mellitus Weniger Einschränkungen der Gehfähigkeit präoperativ	Präoperative Knieflexion (ROM) Männliches Geschlecht Kein Diabetes mellitus Präoperativ größere Knieextension (ROM)	Niedrigere präoperative Knieschmerzen Niedrigere präoperative Depressionslevel Niedrigere präoperative Knieflexion (ROM) Chinesische Ethnie	Weniger präoperative Einschränkungen der Gehfähigkeit Jüngeres Alter Geringerer Einsatz von Gehhilfen präoperativ Niedrigeres Depressionslevel präoperativ Keine kontralateralen Knieschmerzen Chinesische Ethnie
Schwellenwert: 17 %	*Schwellenwert: 6 %*	*Schwellenwert: 8 %*	*Schwellenwert: 17 %*

Tab. 17.58 Validität der CPRs für die Prognose nach Einsatz einer Totalendoprothese

Studie	Studienpopulation	Referenz	RoB	Maßzahl	
Prognostische Validität					
Identifikation von Patienten, bei denen die Wiederherstellung des präoperativen Gesundheitszustands nach der Implantation einer Totalendoprothese verzögert sein kann					
Elings et al. 2016 (Externe Validierungsphase)	n = 227 (186 w), Alter (ø): 70,4 (±8,9); Totalendoprothese des Hüftgelenks	mILAS	•	AUC = 0,71	
Pua et al. 2019	n = 4.026, Alter (ø): 68 (±7,5); Totalendoprothese des Kniegelenks	ROM Extension/ Flexion, Schmerzen, max. Gehfähigkeit	•	*Modell 1* LR^+ = 1,75* LR^- = 0,41* AUC = 0,65 *Modell 2* LR^+ = 2,92* LR^- = 0,39* AUC = 0,70	*Modell 3* LR^+ = 1,52* LR^- = 0,56* AUC = 0,58 *Modell 4* LR^+ = 2,82* LR^- = 0,48* AUC = 0,70

Alter (ø): mittleres Alter in Jahren, AUC: Area Under the Curve, CPR: Clinical Prediction Rule, LR^+: positive Likelihood-Ratio, LR^-: negative Likelihood-Ratio, mILAS: modified Iowa Level of Assistance Scale, n: Anzahl der untersuchten Personen, RoB: Risk of Bias, ROM: Range of Motion, w: weiblich
■: hohes Risiko/klinisch nicht relevant, ■: geringes Risiko/klinisch relevant, ■: unklares Risiko/moderat klinisch relevant
*Berechnung anhand der Werte für Sensitivität und Spezifität

Zusammenfassung der Evidenz

➤ Tab. 17.58

Empfehlungen

➤ Tab. 17.59

Besonderheiten/Schwierigkeiten/Untersuchungsmethoden

Als Besonderheit der CPR von Elings et al. (2016) ist der Mehraufwand durch die Verwendung verschiedener Skalen/Fragebögen zu nennen.

Bei der Anwendung der CPR von Pua et al. (2019) ist zu beachten, dass mehrere einzelne Regeln angewendet werden müssen, da es keine umfassende Vorhersageregel gibt. Dadurch erhöht sich ebenfalls der zeitliche Aufwand im Rahmen der Befunderhebung.

Tab. 17.59 Empfehlungen zu den CPRs für die Prognose nach Einsatz einer TEP

Validität	Bestätigung	Ausschluss	Prognosepotenzial bzgl. einer verzögerten Genesung
Elings et al. (2016): Hüftgelenk	k.A.	k.A.	+
Pua et al. (2019): Kniegelenk			
→ Modell 1	–	+	–
→ Modell 2	+	+	+
→ Modell 3	–	–	–
→ Modell 4	+	+	+

CPR: Clinical Prediction Rule, TEP: Totalendoprothese
–: keine, +: geringe, ++: moderate, +++: starke Empfehlung, k.A.: keine Angabe

Fazit/Anmerkungen zur Rückkehr an den Arbeitsplatz und zum Einsatz künstlicher Gelenke

Die prognostischen CPRs in Bezug auf die Arbeitsfähigkeit sollen die Identifikation von Patienten mit einem erhöhten Risiko für eine verzögerte Genesung bei lumbalen Rücken- sowie Schulterschmerzen erleichtern. Die Vorhersageregeln zum Einsatz künstlicher Gelenke sollen zur Anwendung kommen, wenn bei einem Patienten eine verzögerte Wiederherstellung des präoperativen Gesundheitszustandes vermutet wird.

Aufgrund mangelnder Evidenz ist es oftmals schwierig, eine Empfehlung für die Klinik auszusprechen. Besonders das 1. und 5. Modell von Pua et al. (2019) ist nicht klinisch anwendbar. Bei den restlichen Modellen von Pua et al. sowie bei der CPR von Elings et al. (2016) muss die Anwendbarkeit kritisch betrachtet werden.

Zur Prognose bezüglich der Wiedererlangung der Arbeitsfähigkeit konnten nur Studien zu Pathologien im Schulter- und lumbalen Rückenbereich eruiert werden. Zum Thema „Einsatz einer Totalendoprothese" wurden bisher das Knie- und Hüftgelenk am häufigsten erforscht.

Gründe für den Ausschluss von Studien über prognostische CPRs zur Arbeitsfähigkeit sowie zum Einsatz künstlicher Gelenke waren vorwiegend retrospektive Studiendesigns oder ein zu hohes Verzerrungsrisiko (z. B. Lungu et al. 2015, Dauty et al. 2012).

17.3.8 Zusammenfassung: Prognostische Clinical Prediction Rules

➢ Tab. 17.60

- Die Empfehlungsbildung bei den prognostischen CPRs ist sehr heterogen. Aufgrund der mangelnden Evidenz und dem zum Teil nur bedingt oder gar nicht gegebenen klinischen Nutzen kann überwiegend nur eine geringe Empfehlung gegeben werden.
- Die CPR zum Risiko einer verzögerten Arbeitsrückkehr in Bezug auf Schulterschmerzen weist einen moderaten Empfehlungsgrad auf.

17.4 Präskriptive Clinical Prediction Rules

17.4.1 Eignungskriterien

Die Studien mussten folgende Kriterien erfüllen, um in das Kapitel einbezogen zu werden:

- Primärer Bezug zur muskuloskelettalen Therapie (MSKT) für Erwachsene mit Mindestalter von 18 Jahren
- Anwendbarkeit in einer Physiotherapiepraxis mit standardisierter Ausstattung (§ 124 Abs. 4, SGB V, 2020)
- Keine Verwendung zusätzlicher Geräte (z. B. bildgebender Verfahren) erforderlich
- Interventionen müssen mit den grundlegenden Techniken eines staatlich examinierten Physiotherapeuten durchführbar sein (§ 14, Ausbildungs- und Prüfungsverordnung für Physiotherapeuten, Stand 2019)
- Durchführung einer randomisiert-kontrollierten Studie (RCT) mit Subgruppenanalyse oder Anwendung eines Multiarmsubgruppen-Systems zur Bestätigung des Behandlungserfolgs aufgrund der Klassifikation durch die CPR (Kent et al.

Tab. 17.60 Empfehlungen zu den prognostischen CPRs

Validität	Bestätigung	Ausschluss	Prognosepotenzial bzgl. eines erhöhten Chronifizierungsrisikos
Schulterschmerzen → Modell für 6 Wochen → Modell für 6 Monate	 k.A. k.A.	 k.A. k.A.	 + –
Akutes Schleudertrauma	+	+	+
Unspezifische Nackenschmerzen	–	–	–
LBP mit erhöhtem Chronifizierungsrisiko → CPR nach Mehling et al. (2015) Modell 1 (hohes Risiko) Modell 2 (hohes Risiko) → CPR nach Jellema et al. (2007)	 + + k.A.	 + + k.A.	 + + +
ADL-Einschränkung nach OP bei Hüftgelenksfraktur → Modell 1 → Modell 2	 + +	 + +	 + +
Klinische Veränderungen aufgrund einer operativen Kniebehandlung	k.A.	k.A.	+
Risiko einer verzögerten Arbeitsrückkehr → bei lumbalen Rückenschmerzen → bei Schulterschmerzen	 + k.A.	 – k.A.	 – ++
Einsatz einer Totalendoprothese → Hüftgelenk → Kniegelenk	 k.A. –[a]/+[b]	 k.A. –[c]/+[d]	 + –[a]/+[b]

ADL: Activities of Daily Living, CPR: Clinical Prediction Rule, LBP: Low Back Pain
–: keine, +: geringe, ++: moderate, +++: starke Empfehlung, k.A.: keine Angabe
[a] Modell 1 u. 3, [b] Modell 2 u. 4, [c] Modell 3, [d] Modell 1, 2 u. 4

2010). Hierbei ist zu beachten, dass die Effekte mit Interaktionen zwischen CPR + Zeit + Zuordnung zur jeweiligen Behandlungsgruppe evaluiert werden.
- Deutsche oder englische Sprache

17.4.2 Hand bzw. Handgelenk

Clinical Prediction Rule: Karpaltunnelsyndrom

Das Karpaltunnelsyndrom (KTS) ist eine komplexe Krankheitsentität mit stark variierendem Erscheinungsbild, sodass ein einheitlicher Behandlungsansatz nicht zielführend ist. Aus diesem Grund entwickelten Fernández-de-las-Peñas et al. im Jahr 2010 eine Clinical Prediction Rule, um Patienten in verschiedene Behandlungssubgruppen zu klassifizieren und damit diejenigen Personen zu identifizieren, welche von einer konservativen manualtherapeutischen Behandlung profitieren.

Durchführung

Die Clinical Prediction Rule von Fernández-de-las-Peñas et al. umfasst drei Prädiktoren:
1. Druckschmerzschwelle auf den Facettengelenken C5–C6 der betroffenen Seite < 137 kPa
2. Temperaturschmerzschwelle im Bereich des Karpaltunnels auf der betroffenen Seite < 39,6 °C
3. Allgemeiner Gesundheitszustand > 66 Punkte

Die CPR wird als positiv bewertet, wenn mindestens 2 der 3 Prädiktoren gegeben sind. Dann kann angenommen werden, dass der Patient erfolgreich durch eine konservative Therapie behandelt werden kann (Fernández-de-las-Peñas et al. 2016).

Zusammenfassung der Evidenz

➤ Tab. 17.61

Empfehlungen

➤ Tab. 17.62

Tab. 17.62 Empfehlungen zur CPR zur Behandlung eines Karpaltunnelsyndroms mittels manueller Therapie

Validität	Identifikation der Subgruppe, welche von einer physiotherapeutischen Behandlung profitiert
Erfolg einer manuellen Therapie bei Karpaltunnelsyndrom	–

CPR: Clinical Prediction Rule
–: keine, +: geringe, ++: moderate, +++: starke Empfehlung, k.A.: keine Angabe

Besonderheiten/Schwierigkeiten/Untersuchungsmethoden

Die Anwendung der dargestellten CPR zur Behandlung eines Karpaltunnelsyndroms kann zu Schwierigkeiten führen, da die verwendeten Prädiktoren nicht im standardisierten Untersuchungsprozess in der Physiotherapie inkludiert sind.

Fazit/Anmerkungen zur Körperregion Hand bzw. Handgelenk

Die präskriptive Clinical Prediction Rule für die Körperregion Hand bzw. Handgelenk soll Patienten identifizieren, welche von einer manualtherapeutischen Behandlung profitieren. Hierbei kann auf Basis einer Studie mit hoher Qualität keine klinische Empfehlung gegeben werden. Zudem konnten keine weiteren CPRs für diese Körperregion ermittelt werden. Daraus lässt sich ein hoher Bedarf an Forschung in diesem Bereich ableiten.

17.4.3 Schultergelenk

Clinical Prediction Rule: Zervikothorakale Manipulation bei Schulterschmerzen

Unspezifische Schulterschmerzen können mit einer eingeschränkten Mobilität der Hals- und Brustwirbelsäule assoziiert sein. Zur Klassifikation von Patienten in Subgruppen, welche hinsichtlich ihrer Schulterschmerzen von einer Manipulationsbehandlung der zervikothorakalen Wirbelsäule profitieren würden, entwickelte Mintken mit seinen Kollegen eine CPR (Mintken et al. 2017).

Tab. 17.61 Validität der CPR zur Behandlung eines Karpaltunnelsyndroms mittels manueller Therapie

Studie	Studienpopulation	Referenz	RoB	Maßzahl
Identifikation von Patienten mit Karpaltunnelsyndrom, die von einer konservativen physiotherapeutischen Behandlung profitieren				
Fernandez-de-las-Penas et al. 2016	n = 120 (120 w), Alter (ø): 47 (± 9); KTS	NPRS, BCTQ	■ (gering)	*3-fache Interaktion (Behandlungsgruppe x CPR Status x Zeit):* p = 0,88 (Schmerz) p = 0,61 (Funktion) p = 0,66 (Symptomstärke)

Alter (ø): mittleres Alter in Jahren, BCTQ: Boston Carpal Tunnel Questionnaire, CPR: Clinical Prediction Rule, KTS: Karpaltunnelsyndrom, n: Anzahl der untersuchten Personen, NPRS: Numerical Pain Rating Scale, p: *p*-Wert, RoB: Risk of Bias, w: weiblich
■: hohes Risiko/klinisch nicht relevant, ■: geringes Risiko/klinisch relevant, ■: unklares Risiko/moderat klinisch relevant

Durchführung

Die **Clinical Prediction Rule von Mintken et al. (2017)** basiert auf fünf Prädiktoren:

1. Schmerzfreie Schultergelenksflexion < 127°
2. Schultergelenksinnenrotation < 53° bei 90° Schultergelenksabduktion
3. Negativer Neer-Test
4. Keine Einnahme von Medikamenten gegen Schulterschmerzen
5. Symptombeginn vor maximal 90 Tagen

Können mindestens drei der fünf Prädiktoren bei einem Patienten bestätigt werden, ist eine manipulative Behandlung der zervikothorakalen Wirbelsäule indiziert. Sind maximal zwei Faktoren vorhanden, wird die CPR als negativ bewertet (Mintken et al. 2017).

Zusammenfassung der Evidenz

➤ Tab. 17.63

Empfehlungen

➤ Tab. 17.64

Besonderheiten/Schwierigkeiten/Untersuchungsmethoden

Die CPR bezieht sich auf Patienten mit unspezifischen Schulterschmerzen, weshalb in der Befunderhebung weitere Differenzialdiagnostik durch verschiedene Funktionstests betrieben werden muss, um den Patienten adäquat nach seinen spezifischen Bedürfnissen behandeln zu können. Weitere Testungen für diese Körperregion sind ➤ Kap. 9 zu entnehmen.

Tab. 17.63 Validität der CPR zur zervikothorakalen Manipulation bei Schulterschmerzen

Studie	Studienpopulation	Referenz	RoB	Maßzahl
Identifikation von Patienten mit unspezifischen Schulterschmerzen, welche von einer Manipulationsbehandlung der zervikothorakalen Wirbelsäule profitieren können				
Mintken et al. 2017	n = 140 (54,3 % w), Alter (ø): 42,7 (± 12,4); unspezifische Schulterschmerzen	SPADI, NPRS	▣	*3-fache Interaktion (Behandlungsgruppe x CPR-Status x Zeit):* p = 0,27 (SPADI) p = 0,70 (NRPS)

Alter (ø): mittleres Alter in Jahren, CPR: Clinical Prediction Rule, n: Anzahl der untersuchten Personen, NPRS: Numerical Pain Rating Scale, p: *p*-Wert, RoB: Risk of Bias, SPADI: Shoulder Pain and Disability Index, w: weiblich
■: hohes Risiko/klinisch nicht relevant, ■: geringes Risiko/klinisch relevant, ■: unklares Risiko/moderat klinisch relevant

Tab. 17.64 Empfehlungen zur CPR für die Identifikation von Patienten mit Schulterschmerzen, die von einer zervikothorakalen Manipulation profitieren

Validität	Identifikation der Subgruppe, welche von einer physiotherapeutischen Behandlung profitiert
Erfolg einer zervikothorakalen Manipulation bei unspezifischen Schulterschmerzen	–

CPR: Clinical Prediction Rule
–: keine, +: geringe, ++: moderate, +++: starke Empfehlung, k.A.: keine Angabe

Fazit/Anmerkungen zur Körperregion Schultergelenk

Präskriptive CPRs in Bezug auf das Schultergelenk sollen Patienten in Subgruppen klassifizieren, um herauszufinden, bei welchen Erkrankten mit unspezifischen Schulterschmerzen eine zervikothorakale Manipulation zur Schmerzlinderung beitragen kann. Trotz einer guten Studienqualität kann die Anwendung der Vorhersageregel in der Praxis nicht empfohlen werden.

Im Rahmen der Literaturrecherche wurden keine präskriptiven CPRs zu anderen Schultergelenkspathologien gefunden.

17.4.4 Halswirbelsäule

Clinical Prediction Rule: Traktionsbehandlung bei unspezifischen Nackenschmerzen

Unspezifische Nackenschmerzen werden häufig mit Techniken aus der manuellen Therapie behandelt, welche jedoch nicht gezielt auf die zugrunde liegende Ursache abgestimmt werden. Aus diesem Grund entwickelten Raney et al. eine CPR, welche speziell Patienten identifiziert, die von einer zervikalen Traktionsbehandlung profitieren können (Raney et al. 2009, Fritz et al. 2014).

Durchführung

Die CPR beinhaltet fünf Prädiktorvariablen (Fritz et al. 2014):

1. Peripheralisierung der Symptome bei Mobilitätstestung der unteren HWS (C4–C7)
2. Positives Schulterabduktionszeichen
3. Positiver manueller Distraktionstest
4. Positiver Upper Limb Tension Test
5. Alter ≥ 55 Jahre

Das Vorhandensein von mindestens drei der fünf Prädiktoren gewährleistet eine optimale Vorhersagegültigkeit und eignet sich zur Bildung einer Subgruppe betroffener Patienten, welche durch eine zervikale Traktionsbehandlung profitieren (Fritz et al. 2014).

Tab. 17.65 Validität der CPR zur Traktionsbehandlung bei unspezifischen Nackenschmerzen

Studie	Studienpopulation	Referenz	RoB	Maßzahl
Identifikation von Patienten mit unspezifischen Nackenschmerzen, welche von einer zervikalen Traktionsbehandlung profitieren würden				
Fritz et al. 2014	n = 86 (46 w), Alter (ø): 46,9 (± 10,7); unspezifische Nackenschmerzen mit Anzeichen einer zervikalen Radikulopathie	NDI, NPRS	●	*3-fache Interaktion (Behandlung × CPR-Status × Zeit):* p = 0,07 (NDI) p = 0,01 (NPRS Arm) p = 0,77 (NPRS Nacken)

Alter (ø): mittleres Alter in Jahren, CPR: Clinical Prediction Rule, n: Anzahl der untersuchten Personen, NDI: Neck Disability Index, NPRS: Numerical Pain Rating Scale, p: *p*-Wert, RoB: Risk of Bias, w: weiblich
■: hohes Risiko/klinisch nicht relevant, ■: geringes Risiko/klinisch relevant, ■: unklares Risiko/moderat klinisch relevant

Zusammenfassung der Evidenz

➢ Tab. 17.65

Empfehlungen

➢ Tab. 17.66

Clinical Prediction Rule: Thorakale Manipulation bei Nackenschmerzen

Nackenschmerzen können mithilfe der thorakalen Manipulation effektiv behandelt werden (Cleland et al. 2010). Um Patienten in homogene Subgruppen einordnen zu können, welche den größten Benefit einer thorakalen Manipulationsbehandlung erhalten, entwickelte Cleland mit seinen Kollegen eine Clinical Prediction Rule.

Tab. 17.66 Empfehlungen zur CPR für die Traktionsbehandlung bei unspezifischen Nackenschmerzen

Validität	Identifikation der Subgruppe, welche von einer Traktionsbehandlung profitiert	
	Patienten mit vorwiegend Armbeschwerden	Patienten mit vorwiegend Nackenbeschwerden
Erfolg einer zervikalen Traktionsbehandlung bei unspezifischen Nackenschmerzen	+	–

CPR: Clinical Prediction Rule
–: keine, +: geringe, ++: moderate, +++: starke Empfehlung, k.A.: keine Angabe

Durchführung

Die **CPR von Cleland et al. (2010)** umfasst 6 Prädiktoren:

1. Fear-Avoidance Beliefs Questionnaire about Physical Activity (FABQPA) < 12 Punkte
2. Dauer der aktuellen Episode < 30 Tage
3. Keine Symptome distal der Schulter
4. Reduktion der zervikalen Extension auf < 30°
5. Verringerung der Kyphose im Bereich T3–T5
6. Keine Verschlechterung der Symptome beim Aufschauen

Patienten, welche mindestens drei der sechs Kriterien erfüllen, werden als Clinical-Prediction-Rule-positiv identifiziert und eignen sich zur thorakalen Manipulationsbehandlung (Cleland et al. 2010). Können maximal zwei Prädiktoren evaluiert werden, ist die Behandlungstechnik bei Patienten mit Nackenschmerzen nicht geeignet und sie erhalten den CPR-Status negativ.

Zusammenfassung der Evidenz

➢ Tab. 17.67

Empfehlungen

➢ Tab. 17.68

Tab. 17.67 Validität der CPR zur thorakalen Manipulation bei Nackenschmerzen

Studie	Studienpopulation	Referenz	RoB	Maßzahl
Identifikation von Patienten mit Nackenschmerzen, welche von einer thorakalen Manipulationsbehandlung profitieren können				
Cleland et al. 2010	n = 140 (97 w), Alter (ø): 39,9 (±11,3); Nackenschmerzen	NDI, NPRS	●	*3-fache Interaktion (Behandlungsgruppe x CPR Status x Zeit):* p = 0,79 (NDI) p = 0,22 (NPRS)

Alter (ø): mittleres Alter in Jahren, CPR: Clinical Prediction Rule, n: Anzahl der untersuchten Personen, NDI: Neck Disability Index, NPRS: Numerical Pain Rating Scale, p: *p*-Wert, RoB: Risk of Bias, w: weiblich
■: hohes Risiko/klinisch nicht relevant, ■: geringes Risiko/klinisch relevant, ■: unklares Risiko/moderat klinisch relevant

Tab. 17.68 Empfehlungen zur CPR zur thorakalen Manipulation bei Nackenschmerzen

Validität	Identifikation der Subgruppe, welche von einer Traktionsbehandlung profitiert
Erfolg einer thorakalen Manipulation bei Nackenschmerzen	–

CPR: Clinical Prediction Rule
–: keine, +: geringe, ++: moderate, +++: starke Empfehlung, k.A.: keine Angabe

Besonderheiten/Schwierigkeiten/Untersuchungsmethoden

Neben den genannten CPRs sollten im Rahmen der klinischen Befunderhebung an der Halswirbelsäule weitere Funktionstestungen (Testbatterien) sowie Sicherheitstests durchgeführt werden, um eine klinisch fundierte Behandlungsentscheidung treffen zu können.

Fazit/Anmerkungen zur Körperregion Halswirbelsäule

Die präskriptiven Clinical Prediction Rules zur Körperregion Halswirbelsäule dienen zur Identifikation von Patienten mit Nackenschmerzen, welche von einer zervikalen Traktionsbehandlung oder von einer thorakalen Manipulationsbehandlung profitieren können. Aufgrund der unzureichenden Evidenzlage ist lediglich für die CPR von Fritz et al. (2014) in Bezug auf Armschmerzen geringfügig eine Empfehlung zur Anwendung in der Praxis möglich. Für die restlichen CPRs kann die klinische Anwendung nicht empfohlen werden.

Verschiedene CPRs für die HWS wurden aufgrund spezifischer Patientenselektion oder der Nichteinhaltung des geforderten Studiendesigns bzw. der CPR-Definition aus ➤ Kap. 17.1.1 nicht inkludiert (z. B. Svedmark et al. 2016, Puentedura et al. 2011).

17.4.5 Lendenwirbelsäule

Clinical Prediction Rule: Subgruppenklassifikation bei akuten/subakuten unspezifischen lumbalen Rückenschmerzen

Synonyme/Englisch Delitto Treatment-Based Classification system.

Unspezifische lumbale Rückenschmerzenvariieren in der Art und der Stärke der Symptomausprägung, sodass spezifische Interventionen für eine effektive Behandlung notwendig sind (Brennan et al. 2006). Delitto et al. entwickelte ein Klassifizierungssystem, mit dem die Patienten nach der Befunderhebung in drei Subgruppen eingeteilt werden. Je nach Kategorie erhalten die Patienten ein spezifisches Übungsprogramm, manualtherapeutische Techniken oder Stabilisierungsübungen für den unteren Rücken (Brennan et al. 2006).

Durchführung

Die CPR ordnet die Patienten mit lumbalen Rückenschmerzen drei verschiedenen Interventionssubgruppen zu. Der Ablauf der Klassifizierung wird im Flussdiagramm von ➤ Abb. 17.7 dargestellt:

Zusammenfassung der Evidenz

➤ Tab. 17.69

Empfehlungen

➤ Tab. 17.70

Besonderheiten/Schwierigkeiten/Untersuchungsmethoden

Die CPRs erweist sich in der Anwendung für den klinischen Alltag als umständlich, da das Flussdiagramm eine gute Merkfähigkeit des Therapierenden voraussetzt.

Clinical Prediction Rule: Spinale Manipulation

Synonyme/Englisch Flynn manipulation prediction rule.

Flynn et al. entwickelten im Jahr 2002 eine Clinical Prediction Rule, um Patienten mit lumbalen Rückenschmerzen zu identifizieren, welche sehr wahrscheinlich von manipulativen Techniken an der Wirbelsäule profitieren würden (Childs et al. 2004).

Durchführung

Die CPR setzt sich aus 5 Kriterien zusammen (➤ Tab. 17.71) (Childs et al. 2004):

Patienten, welche 4 der 5 Kriterien erfüllen, haben die größte Chance, von der Behandlung mit spinaler Manipulation zu profitieren, und werden als CPR-positiv bewertet. Weisen Patienten 3 oder weniger der Kriterien auf, werden sie als CPR-negativ klassifiziert (Childs et al. 2004).

Die **Modifikation der CPR (mCPR) für chronische Rückenschmerzen** von Dougherty et al. (2014) besteht aus den Kriterien 2 bis 5 und schließt das erste Kriterium aufgrund der Chronifizierung des Rückenschmerzes aus. Der CPR-Status wird somit als positiv bewertet, sobald 3 der 4 Kriterien vorliegen.

Zusammenfassung der Evidenz

➤ Tab. 17.72

Empfehlungen

➤ Tab. 17.73

Besonderheiten/Schwierigkeiten/Untersuchungsmethoden

Als eine Besonderheit der CPR kann die Berücksichtigung der psychischen wie auch der physischen Komponente genannt werden. Vor allem die psychischen Faktoren spielen eine zentrale Rolle bei der Chronifizierung von lumbalen Rückenschmerzen.

Clinical Prediction Rule: Lumbale Instabilität

Maike Stolz und Karin Dempewolf

Patienten mit lumbalem Rückenschmerz sind eine heterogene Patientengruppe. Hicks et al. entwickelten 2005 eine CPR zur klinischen Identifizierung einer Subgruppe der von LBP betroffenen Patienten, die eine lumbale Instabilität aufweisen und eine Verbesserung der Rückenschmerzen mithilfe lumbaler Stabilisierungsübungen erreichen können (Hicks et al. 2005).

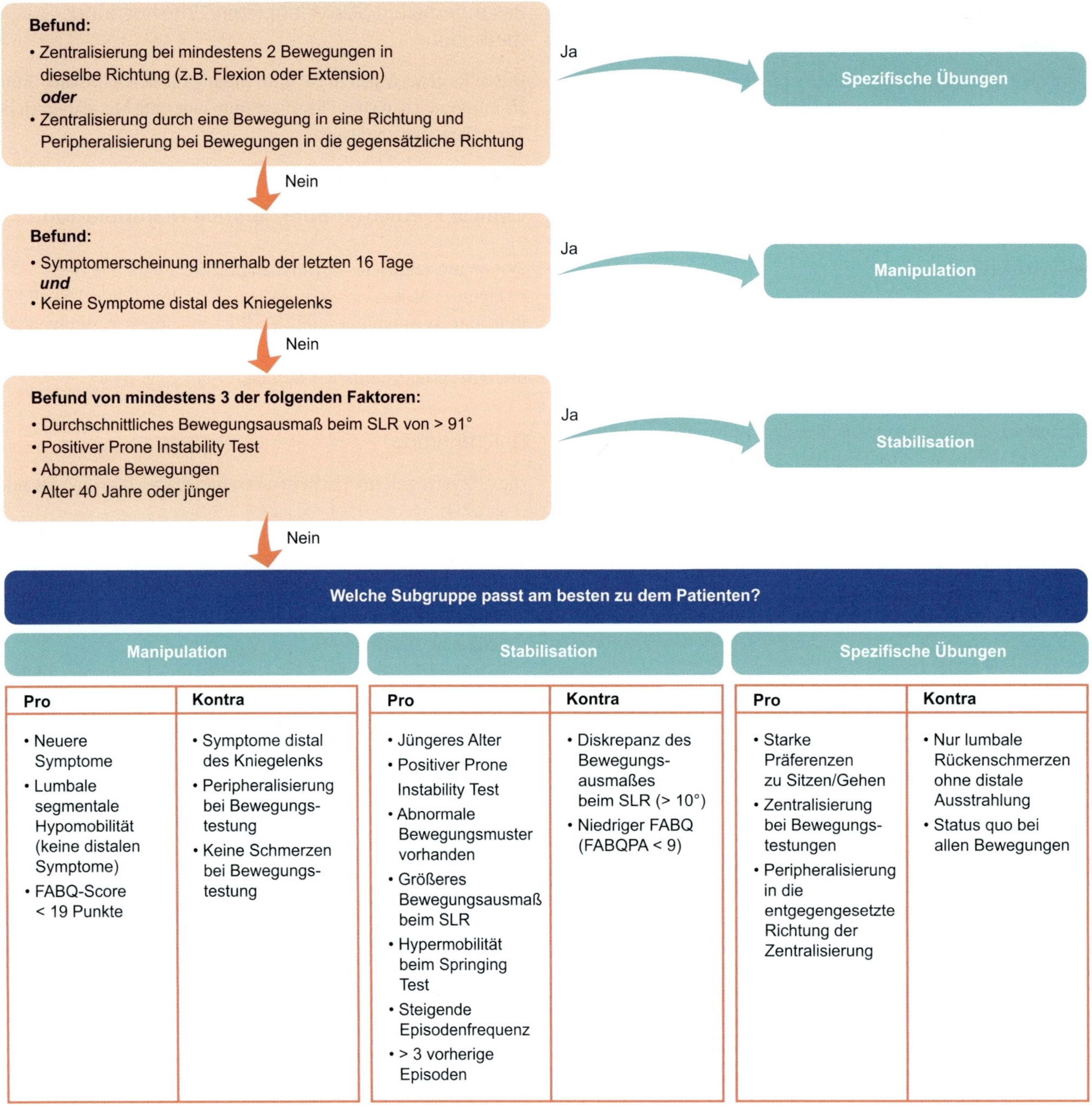

Abb. 17.7 Klassifikationsschema nach Brennan et al. 2006 (FABQ[PA] = Fear Avoidance Beliefs Questionnaire [Physical Activity], SLR = Straight Leg Rise) [L157]

Tab. 17.69 Validität der CPR für die Subgruppenklassifikation bei akuten/subakuten unspezifischen lumbalen Rückenschmerzen

Studie	Studienpopulation	Outcome	RoB	Maßzahl
Identifikation von Patienten mit (sub)akuten lumbalen Rückenschmerzen, welche durch eine spezifische physiotherapeutische Behandlung infolge einer Subgruppierung profitieren				
Brennan et al. 2006	n = 123 (45 w); Alter (ø): 37,7 (± 10,7); akuter/subakuter LBP	OSW	•	*3-fache Interaktion (randomisierte Gruppe x Klassifikationssubgruppe x Zeit):* p = 0,016

Alter (ø): mittleres Alter in Jahren, AUC: Area Under the Curve, CPR: Clinical Prediction Rule, LBP: Low Back Pain, LR+: positive Likelihood-Ratio, LR−: negative Likelihood-Ratio, n: Anzahl der untersuchten Personen, OSW: (modified) Oswestry Questionnaire, p: *p*-Wert, RoB: Risk of Bias, w: weiblich
□: hohes Risiko/klinisch nicht relevant, □: geringes Risiko/klinisch relevant, □: unklares Risiko/moderat klinisch relevant

Tab. 17.70 Empfehlungen zur CPR für die Zuordnung eines Patienten mit akuten/subakuten unspezifischen lumbalen Rückenschmerzen in eine bestimmte Behandlungsgruppe

CPR	Zuordnung in die Behandlungsgruppe
Delitto Treatment-Based Classification System	
Spezifische Übungen	+
Manipulation	+
Stabilisation	+

CPR: Clinical Prediction Rule
–: keine, +: geringe, ++: moderate, +++: starke Empfehlung, k.A.: keine Angabe

Tab. 17.71 Clinical Prediction Rule nach Childs et al. (2004)

Kriterien	Definition als „positiv"
1. Dauer der aktuellen Rückenschmerzepisode	< 16 Tage
2. Ausmaß distaler Symptome	Keine Symptome distal des Kniegelenks
3. Fear-Avoidance Beliefs Questionnaire (FABQ)	< 19 Punkte
4. Segmentale Mobilitätstestungen	≥ 1 hypomobiles Segment in der LWS
5. Bewegungsausmaß der Hüftinnenrotation	≥ 1 Hüftgelenk mit > 35° ROM Innenrotation

Durchführung

Die Clinical Prediction Rule umfasst 4 Kriterien aus der Anamnese und körperlichen Untersuchung (Hicks et al. 2005):

1. Alter < 40 Jahre
2. Durchschnittlicher Bewegungsumfang beim Straight Leg Raise (SLR) > 91°
3. Vorhandensein abnormaler lumbaler Bewegungsmuster: Während der Patient sich aus dem aufrechten Stand so weit wie möglich nach vorne beugt, achtet der Therapeut auf eventuell auftretende abnormale Bewegungsmuster (Hicks et al. 2003):
   a) *Instability catch sign:* plötzliche Beschleunigung oder Verzögerung der Rumpfbewegung oder eine Bewegung, die außerhalb der primären Bewegungsrichtung stattfindet (z. B. Lateralflexion oder Rotation)
   b) *Painful arc of motion:* Symptome werden an einem bestimmten Punkt der Flexionsbewegung (oder in einem bestimmten ROM) ausgelöst und können vor oder nach diesem Punkt nicht reproduziert werden *(Painful arc in flexion)*, oder Symptome treten nur während des Aufrichtens aus der vorgebeugten Position auf *(Painful arc on return)*.
   c) *Gower's sign („thigh climbing"):* Der Patient benötigt zum Aufrichten aus der vorgebeugten Position eine Oberfläche zum Abstützen der Hände, häufig den Oberschenkel.
   d) Reversal of lumbopelvic rhythm: Bei dem Versuch, sich aus der Vorbeuge aufzurichten, beugt der Patient seine Knie und verschiebt sein Becken nach anterior, um in die aufrechte Position zurückzukehren.
4. Positiver Prone Instability Test

Wenn ein Patient mindestens 3 der 4 genannten Kriterien aufweist, gilt dies als klinisches Zeichen einer lumbalen Instabilität und es ist

Tab. 17.73 Empfehlungen zur CPR zur spinalen Manipulation

CPR	Identifikation von Patienten, welche von einer spinalen Manipulationsbehandlung profitieren (Subgruppenbildung)
Flynn manipulation prediction rule	+

CPR: Clinical Prediction Rule
–: keine, +: geringe, ++: moderate, +++: starke Empfehlung, k.A.: keine Angabe

Tab. 17.72 Validität der CPR zur spinalen Manipulation

Studie	Studienpopulation	Referenz	RoB	Maßzahl
Identifikation von Patienten mit lumbalen Rückenschmerzen, welche von der Behandlung mit spinaler Manipulation profitieren können				
Childs et al. 2004	n = 131 (55 w), Alter (ø): 33,9 (± 10,9); LBP	ODQ, Pain Score	●	*3-fache Interaktion (Behandlungsgruppe × Zeit × CPR-Status):* p < 0,001 LR⁺ = 13,2* LR⁻ = 0,10*
Hancock et al. 2008	n = 239 (105 w), Alter (ø): 40,7 (± 15,6); akuter LBP	RMDQ, Pain Score	●	*3-fache Interaktion (Behandlungsgruppe × Zeit × CPR-Status):* p = 0,805 (Schmerz) p = 0,600 (RMDQ)
Dougherty et al. 2014	n = 181 (60 w), Alter (ø): 56; chronischer LBP (mCPR)	VAS, ODI, Subskala *Schmerz* des SF-36E	●	*3-fache Interaktion (mCPR-Status × Behandlung × Zeit):* p = 0,70 (VAS) p = 0,76 (ODI) p = 0,93 (SF-36 Schmerzskala)

Alter (ø): mittleres Alter in Jahren, CPR: Clinical Prediction Rule, LR⁺: positive Likelihood-Ratio, LR⁻: negative Likelihood-Ratio, mCPR: modifizierte Clinical Prediction Rule, n: Anzahl der untersuchten Personen, ODI: Oswestry Disability Index, ODQ: (modified) Oswestry Disability Questionnaire, p: *p*-Wert, RMDQ: Roland Morris Disability Questionnaire, RoB: Risk of Bias, VAS: Visual Analogue Scale, w: weiblich
▪: hohes Risiko/klinisch nicht relevant, ▪: geringes Risiko/klinisch relevant, ▪: unklares Risiko/moderat klinisch relevant
*Berechnung anhand der Werte für Sensitivität und Spezifität

wahrscheinlich, dass er von einer Behandlung mittels lumbaler Stabilisationsübungen profitiert (Rabin et al. 2014).

Zusammenfassung der Evidenz

➤ Tab. 17.74
➤ Tab. 17.75

Empfehlungen

➤ Tab. 17.76

Tab. 17.74 Validität der CPR für die Behandlung einer lumbalen Instabilität

Studie	Studienpopulation	Referenz	RoB	Maßzahl
Identifikation von Patienten, welche eine lumbale Instabilität aufweisen und von einem lumbalen Stabilisationsprogramm profitieren				
Hicks et al. 2005	n = 54 (30 w), Alter (ø): 42,4; LBP	ODQ	●	LR^+ = 4,00 LR^- = 0,52
Rabin et al. 2014	n = 105 (56 w), Alter (ø): 36,8; LBP	MODI	●	*2-fache Interaktion: (Behandlungsgruppe × CPR-Status):* p = 0,17 LR^+ = 1,24* LR^- = 0,60*

Alter (ø): mittleres Alter in Jahren, AUC: Area Under the Curve, CPR: Clinical Prediction Rule, LR^+: positive Likelihood-Ratio, LR^-: negative Likelihood-Ratio, MODI: modified Oswestry Disability Index, n: Anzahl der untersuchten Personen, NPRS: Numeric pain rating scale, ODQ: Oswestry Disability Questionaire, p: *p*-Wert, RoB: Risk of Bias, w: weiblich
■: hohes Risiko/klinisch nicht relevant, ■: geringes Risiko/klinisch relevant, ■: unklares Risiko/moderat klinisch relevant
*unter der Annahme einer Sensitivität von 0,78 und einer Spezifität von 0,63, abgeleitet aus Tabelle 1 und Abbildung 3 der Originalstudie (mit einer abgelesenen Erfolgsrate von 79 % für die CPR+ und 63 % für die CPR- Gruppe)

Tab. 17.75 Reliabilität der CPR für die Behandlung einer lumbalen Instabilität

Studie	Studienpopulation	RoB	Intratester	Intertester
Rabin et al. 2013	n = 26, Alter (ø): 33,5; LBP mit/ohne assoziierten Beinschmerz	●	k.A.	κ = 0,86

Alter (ø): mittleres Alter in Jahren, CPR: Clinical Prediction Rule, κ: Kappa-Quotient, k.A.: keine Angabe, LBP: Low Back Pain, n: Anzahl der untersuchten Personen, RoB: Risk of Bias, w: weiblich
■: hohes Risiko/klinisch nicht relevant, ■: geringes Risiko/klinisch relevant, ■: unklares Risiko/moderat klinisch relevant

Tab. 17.76 Empfehlungen zur CPR für die Behandlung einer lumbalen Instabilität

CPR	Identifikation von Patienten, welche von einem lumbalen Stabilisierungsprogramm profitieren (Subgruppenbildung)
Lumbale Instabilität	–

CPR: Clinical Prediction Rule
–: keine, +: geringe, ++: moderate, +++: starke Empfehlung, k.A.: keine Angabe

Besonderheiten/Schwierigkeiten/Untersuchungsmethoden

Neben der dargestellten CPR zur lumbalen Instabilität sollten zusätzliche Tests wie funktionelle Testverfahren oder die Testbatterie der Bewegungskontrolle in die Befunderhebung integriert werden. Dadurch kann der klinische Entscheidungsprozess für die individuelle Behandlung des Patienten unterstützt werden und basiert auf erhobenen Patientendaten.

Fazit/Anmerkungen zur Körperregion Lendenwirbelsäule

Die präskriptiven CPRs für die Körperregion Lendenwirbelsäule dienen zur Identifikation von Patienten mit akuten bzw. subakuten Rückenschmerzen oder lumbaler Instabilität, welche von der Anwendung spezifischer Therapiemethoden profitieren würden. Für alle drei Vorhersageregeln kann lediglich eine geringe Praxisempfehlung ausgesprochen werden. Besonders hervorzuheben ist das Ergebnis der Qualitätsbeurteilung im Rahmen der CPR zur spinalen Manipulationsbehandlung, bei der die Empfehlung auf dem Ergebnis einer Studie mit klinisch relevanten Ergebnissen basiert. Die anderen Arbeiten weisen dagegen klinisch irrelevante statistische Parameter auf, sodass die zugehörige Beurteilung kritisch zu hinterfragen ist.

Einige Studien zu CPRs im LWS-Bereich wurden aufgrund eines zu hohem Risk of Bias, einer zu spezifischen Patientenselektion, Nichteinhaltung des geforderten Studiendesigns sowie der Betrachtung physiotherapeutisch irrelevanter Behandlungsmethoden exkludiert (z. B. Vavrek et al. 2015, Cook et al. 2013, Learman et al. 2014, Garcia et al. 2016).

17.4.6 Zusammenfassung der Empfehlungen zu präskriptiven CPRs

➤ Tab. 17.77

Aufgrund der mangelnden Evidenz und dem zum Teil unklaren Verzerrungsrisiko konnte in Bezug auf die präskriptiven CPRs maximal eine geringe Empfehlung ausgesprochen werden.

Tab. 17.77 Empfehlungen zu präskriptiven CPRs

CPR	Identifikation der Subgruppe, welche von einer physiotherapeutischen Behandlung profitiert
Erfolg einer manuellen Therapie bei Karpaltunnelsyndrom	–
Erfolg einer zervikothorakalen Manipulation bei unspezifischen Schulterschmerzen	–
Erfolg einer zervikalen Traktion bei unspezifischen Nackenschmerzen	+ (vorwiegend Armschmerzen) – (vorwiegend Nackenbeschwerden)
Erfolg einer thorakalen Manipulation bei Nackenschmerzen	–
Delitto Treatment-Based Classification System	+ (spezifische Übungen) + (Manipulation) + (Stabilisation)
Spinale Manipulation bei LBP	+
Lumbales Stabilisierungsprogramm bei lumbaler Instabilität	–

CPR: Clinical Prediction Rule, LBP: Low Back Pain
–: keine, +: geringe, ++: moderate, +++: starke Empfehlung, k.A.: keine Angabe

17.5 Zusammenfassung

Bei der systematischen Literaturrecherche konnten für keinen der drei CPR-Typen Studien für klinische Pathologien im Bereich des Ellenbogengelenks eruiert werden.

Den bisher am besten erforschten Bereich stellen die *diagnostischen Vorhersageregeln* dar. Hierbei sind besonders die Ottawa Ankle Rule und Ottawa Knee Rule, die Pittsburgh Knee Rule, die Canadian C-Spine Rule sowie die NEXUS-Kriterien zu erwähnen, welche bereits in zahlreichen Studien evaluiert wurden und einen gewissen Bekanntheitsgrad aufweisen.

Die *präskriptiven Clinical Prediction Rules* nehmen eine zentrale Rolle im Therapieprozess ein, da sie die Wahl einer geeigneten Intervention unterstützen. Jedoch konnte hier für den Großteil der CPRs, unabhängig von der Körperregion, keine klinische Empfehlung ausgesprochen werden. Somit besteht besonders in diesem Bereich ein deutlicher Bedarf an zukünftiger Forschung und Weiterentwicklung der Vorhersageregeln.

Insgesamt stellen die Regeln nur eine Unterstützung des Therapeuten in seinem individuellen klinischen Denk- und Entscheidungsprozess dar und sollten somit niemals den Clinical-Reasoning-Prozess ersetzen.

➤ Tab. 17.78 gibt eine Übersicht zu den evidenzbasierten Empfehlungen für den Einsatz der hier untersuchten Clinical Prediction Rules. Aus Gründen der Übersichtlichkeit werden nur die zentralen Ergebnisse häufig zu untersuchender Beschwerden dargestellt. Für genauere Informationen sei auf die ausführlichen Beschreibungen in den ➤ Kap. 17.2, ➤ Kap. 17.3 und ➤ Kap. 17.4 verwiesen.

Tab. 17.78 Übersicht der Clinical Prediction Rules nach ihrem Typus

Diagnostische Clinical Prediction Rules
• *CPR nach Wainner et al. bei V. a. Karpaltunnelsyndrom (4/5 Kriterien)* Bestätigung: + Ausschluss: + Verlaufskontrolle (Intratester-Reliabilität): k.A. Übereinstimmung zwischen Untersuchern: k.A. • *CPR nach Mallee et al. bei V. a. Skaphoidfraktur* Bestätigung: – Ausschluss: + Verlaufskontrolle (Intratester-Reliabilität): k.A. Übereinstimmung zwischen Untersuchern: k.A. • *CPR nach Rhemrev et al. bei V. a. Skaphoidfraktur (3/3 Kriterien)* Bestätigung: + Ausschluss: – Verlaufskontrolle (Intratester-Reliabilität): k.A. Übereinstimmung zwischen Untersuchern: k.A. • *CPR nach Brants und Ijsseldijk bei V. a. Handgelenksfraktur* Bestätigung: + Ausschluss: ++ Verlaufskontrolle (Intratester-Reliabilität): k.A. Übereinstimmung zwischen Untersuchern: k.A. • *Amsterdam Wrist Rules 1 u. 2 bei V. a. Handgelenksfraktur* Bestätigung: – Ausschluss: ++ Verlaufskontrolle (Intratester-Reliabilität): k.A. Übereinstimmung zwischen Untersuchern: k.A. • *Karadeniz Wrist Rules bei V. a. Handgelenksfraktur* Bestätigung: – Ausschluss: + Verlaufskontrolle (Intratester-Reliabilität): k.A. Übereinstimmung zwischen Untersuchern: k.A. • *CPR nach Cadogan et al. bei V. a. subakromiale Schmerzen* Bestätigung: ++ Ausschluss: – Verlaufskontrolle (Intratester-Reliabilität): k.A. Übereinstimmung zwischen Untersuchern: k.A. • *NEXUS-Kriterien bei V. a. Halswirbelsäulentrauma* Bestätigung: – Ausschluss: ++ Verlaufskontrolle (Intratester-Reliabilität): k.A. Übereinstimmung zwischen Untersuchern: k.A. • *Canadian C-Spine Rule bei V. a. Halswirbelsäulentrauma* Bestätigung: – Ausschluss: + Verlaufskontrolle (Intratester-Reliabilität): k.A. Übereinstimmung zwischen Untersuchern: k.A. • *CPR nach Konno et al. V. a. lumbale Spinalkanalstenose* Bestätigung: + Ausschluss: + Verlaufskontrolle (Intratester-Reliabilität): k.A. Übereinstimmung zwischen Untersuchern: k.A. • *CPRs nach Laslett et al. bei V. a. Schmerzursache in den lumbalen Facettgelenken* Bestätigung: + (CPR 1,4,5), – (CPR 2,3) Ausschluss: + (CPR 1–5) Verlaufskontrolle (Intratester-Reliabilität): k.A. Übereinstimmung zwischen Untersuchern: k.A.

(Forts.)

Tab. 17.78 Übersicht der Clinical Prediction Rules nach ihrem Typus *(Forts.)*

- *CPR nach Sutlive et al. bei V.a. Hüftgelenksarthrose*
  Bestätigung: +
  Ausschluss: +
  Verlaufskontrolle (Intratester-Reliabilität): k.A.
  Übereinstimmung zwischen Untersuchern: k.A.
- *Ottawa Knee Rule bei V.a. Kniegelenksfraktur*
  Bestätigung: –
  Ausschluss: ++
  Verlaufskontrolle (Intratester-Reliabilität): k.A.
  Übereinstimmung zwischen Untersuchern: +
- *Pittsburgh Knee Rule bei V.a. Kniegelenksfraktur*
  Bestätigung: +
  Ausschluss: +
  Verlaufskontrolle (Intratester-Reliabilität): k.A.
  Übereinstimmung zwischen Untersuchern: +++
- *CPRs nach Décary et al. bei V.a. Kniegelenksarthrose*
  Bestätigung: +
  Ausschluss: +
  Verlaufskontrolle (Intratester-Reliabilität): k.A.
  Übereinstimmung zwischen Untersuchern: k.A.
- *CPRs nach Peat et al. bei V.a. Kniegelenksarthrose*
  Bestätigung: +
  Ausschluss: +
  Verlaufskontrolle (Intratester-Reliabilität): k.A.
  Übereinstimmung zwischen Untersuchern: k.A.
- *CPR nach Snoeker et al. bei V.a. Meniskusruptur*
  Bestätigung: –
  Ausschluss: +
  Verlaufskontrolle (Intratester-Reliabilität): k.A.
  Übereinstimmung zwischen Untersuchern: k.A.
- *CPR nach Nye et al. bei V.a. Stressfraktur der unteren Extremität*
  Bestätigung: +
  Ausschluss: +
  Verlaufskontrolle (Intratester-Reliabilität): k.A.
  Übereinstimmung zwischen Untersuchern: k.A.
- *Ottawa Ankle and Foot Rules bei V.a. Knöchel- bzw. Fußfraktur*
  Bestätigung: +
  Ausschluss: +++
  Verlaufskontrolle (Intratester-Reliabilität): k.A.
  Übereinstimmung zwischen Untersuchern: ++
- *Leiden Ankle Rules bei V.a. Knöchel- bzw. Fußfraktur*
  Bestätigung: –
  Ausschluss: ++
  Verlaufskontrolle (Intratester-Reliabilität): k.A.
  Übereinstimmung zwischen Untersuchern: k.A.
- *Bernese Ankle Rules bei V.a. Knöchel- bzw. Fußfraktur*
  Bestätigung: ++
  Ausschluss: ++
  Verlaufskontrolle (Intratester-Reliabilität): k.A.
  Übereinstimmung zwischen Untersuchern: +

Prognostische Clinical Prediction Rules

- *CPR nach Kuijpers et al. zum Chronifizierungsrisiko bei Schulterschmerzen (6-Wochen-Modell)*
  Bestätigung: k.A.
  Ausschluss: k.A.
  Prognosepotenzial bzgl. eines erhöhten Chronifizierungsrisikos: +
  Verlaufskontrolle (Intratester-Reliabilität): k.A.
  Übereinstimmung zwischen Untersuchern: k.A.
- *CPR nach Kuijpers et al. zum Chronifizierungsrisiko bei Schulterschmerzen (6-Monate-Modell)*
  Bestätigung: k.A.
  Ausschluss: k.A.
  Prognosepotenzial bzgl. eines erhöhten Chronifizierungsrisikos: –
  Verlaufskontrolle (Intratester-Reliabilität): k.A.
  Übereinstimmung zwischen Untersuchern: k.A.
- *CPR nach Rydman et al. zum Chronifizierungsrisiko bei akutem Schleudertrauma*
  Bestätigung: +
  Ausschluss: +
  Prognosepotenzial bzgl. eines erhöhten Chronifizierungsrisikos: +
  Verlaufskontrolle (Intratester-Reliabilität): k.A.
  Übereinstimmung zwischen Untersuchern: k.A.
- *CPR nach Schellingerhout et al. zum Chronifizierungsrisiko bei unspezifischen Nackenschmerzen*
  Bestätigung: –
  Ausschluss: –
  Prognosepotenzial bzgl. eines erhöhten Chronifizierungsrisikos: –
  Verlaufskontrolle (Intratester-Reliabilität): k.A.
  Übereinstimmung zwischen Untersuchern: k.A.
- *CPR nach Mehling et al. zum Chronifizierungsrisiko bei lumbalen Rückenschmerzen*
  Bestätigung: +
  Ausschluss: +
  Prognosepotenzial bzgl. eines erhöhten Chronifizierungsrisikos: +
  Verlaufskontrolle (Intratester-Reliabilität): k.A.
  Übereinstimmung zwischen Untersuchern: k.A.
- *CPR nach Jellema et al. zum Chronifizierungsrisiko bei lumbalen Rückenschmerzen*
  Bestätigung: k.A.
  Ausschluss: k.A.
  Prognosepotenzial bzgl. eines erhöhten Chronifizierungsrisikos: +
  Verlaufskontrolle (Intratester-Reliabilität): k.A.
  Übereinstimmung zwischen Untersuchern: k.A.
- *CPR nach Tanaka et al. zu Einschränkungen nach einer Hüftgelenksoperation*
  Bestätigung: +
  Ausschluss: +
  Prognosepotenzial bzgl. einer unvollständigen Rehabilitation: +
  Verlaufskontrolle (Intratester-Reliabilität): k.A.
  Übereinstimmung zwischen Untersuchern: k.A.
- *CPR nach Solomon et al. zum Nutzen einer Kniegelenksoperation*
  Bestätigung: k.A.
  Ausschluss: k.A.
  Prognosepotenzial bzgl. des operative Nutzens: +
  Verlaufskontrolle (Intratester-Reliabilität): k.A.
  Übereinstimmung zwischen Untersuchern: k.A.
- *CPR nach Heymans et al. zum Risiko einer verzögerten Arbeitsrückkehr bei LBP*
  Bestätigung: +
  Ausschluss: –
  Prognosepotenzial bzgl. einer verzögerten Rehabilitation: –
  Verlaufskontrolle (Intratester-Reliabilität): k.A.
  Übereinstimmung zwischen Untersuchern: k.A.

(Forts.)

Tab. 17.78 Übersicht der Clinical Prediction Rules nach ihrem Typus *(Forts.)*

- *CPR nach Kuijpers et al. zum Risiko einer verzögerten Arbeitsrückkehr bei Schulterschmerzen*
  Bestätigung: k.A.
  Ausschluss: k.A.
  Prognosepotenzial bzgl. einer verzögerten Rehabilitation: +
  Verlaufskontrolle (Intratester-Reliabilität): k.A.
  Übereinstimmung zwischen Untersuchern: k.A.
- *CRPs nach Elings et al. zur verzögerten Genesung nach Einsatz einer Totalendoprothese*
  Bestätigung: k.A.
  Ausschluss: k.A.
  Prognosepotenzial bzgl. einer verzögerten Genesung: +
  Verlaufskontrolle (Intratester-Reliabilität): k.A.
  Übereinstimmung zwischen Untersuchern: k.A.
- *CRPs nach Pua et al. zur verzögerten Genesung nach Einsatz einer Totalendoprothese*
  Bestätigung: + (Modell 2 u. 4), – (Modell 1 u. 3)
  Ausschluss: + (Modell 1, 2, 4), – (Modell 3)
  Prognosepotenzial bzgl. einer verzögerten Genesung: + (Modell 2 u. 4), – (Modell 1 u. 3)
  Verlaufskontrolle (Intratester-Reliabilität): k.A.
  Übereinstimmung zwischen Untersuchern: k.A.

Präskriptive Clinical Prediction Rules

- *CPR nach Fernández-de-las-Peñas et al. zur manuellen Therapie bei Karpaltunnelsyndrom*
  Subgruppenbildung sinnvoll: –
  Verlaufskontrolle (Intratester-Reliabilität): k.A.
  Übereinstimmung zwischen Untersuchern: k.A.
- *CPR nach Mintken et al. zur zervikothorakalen Manipulation bei Schulterschmerzen*
  Subgruppenbildung sinnvoll: –
  Verlaufskontrolle (Intratester-Reliabilität): k.A.
  Übereinstimmung zwischen Untersuchern: k.A.
- *CPR nach Fritz et al. zur zervikalen Traktionsbehandlung bei unspezifischen Nackenschmerzen*
  Subgruppenbildung sinnvoll (vorwiegend Armschmerzen): +
  Subgruppenbildung sinnvoll (vorwiegend Nackenschmerzen): –
  Verlaufskontrolle (Intratester-Reliabilität): k.A.
  Übereinstimmung zwischen Untersuchern: k.A.
- *CPR nach Cleland et al. zur thorakalen Manipulation bei Nackenschmerzen*
  Subgruppenbildung sinnvoll: –
  Verlaufskontrolle (Intratester-Reliabilität): k.A.
  Übereinstimmung zwischen Untersuchern: k.A.
- *CRP nach Delitto et al. zur Therapiezuordnung bei lumbalen Rückenschmerzen*
  Spezifische Übungen: +
  Manipulation: +
  Stabilität: +
  Verlaufskontrolle (Intratester-Reliabilität): k.A.
  Übereinstimmung zwischen Untersuchern: k.A.
- *CPR nach Childs et al. zur spinalen Manipulation bei lumbalen Rückenschmerzen*
  Subgruppenbildung sinnvoll: +
  Verlaufskontrolle (Intratester-Reliabilität): k.A.
  Übereinstimmung zwischen Untersuchern: k.A.
- *CPR nach Dougherty et al. zur spinalen Manipulation bei chronischen lumbalen Rückenschmerzen*
  Subgruppenbildung sinnvoll: –
  Verlaufskontrolle (Intratester-Reliabilität): k.A.
  Übereinstimmung zwischen Untersuchern: k.A.
- *CPR nach Hancock et al. zur spinalen Manipulation bei akuten lumbalen Rückenschmerzen*
  Subgruppenbildung sinnvoll: –
  Verlaufskontrolle (Intratester-Reliabilität): k.A.
  Übereinstimmung zwischen Untersuchern: k.A.
- *CPR nach Hicks et al. zum lumbalen Stabilisierungsprogramm bei Rückenschmerzen*
  Subgruppenbildung sinnvoll: –
  Verlaufskontrolle (Intratester-Reliabilität): k.A.
  Übereinstimmung zwischen Untersuchern: k.A.

LITERATUR

Adams ST, Leveson SH. Clinical prediction rules. BMJ 2012; 344: d8312. https://doi.org/10.1136/bmj.d8312.

Ala A, et al. National emergency X-radiography utilization study guidelines versus Canadian C-Spine guidelines on trauma patients, a prospective analytical study. PLoS One 2018; 13(11): e0206283. https://doi.org/10.1371/journal.pone.0206283.

Al Omar MZ, Baldwin GA. Reappraisal of use of X-rays in childhood ankle and midfoot injuries. Emerg Radiol 2002; 9(2): 88–92. https://doi.org/10.1007/s10140-002-0207-x.

Almosnino S, et al. Principal component modeling of isokinetic moment curves for discriminating between the injured and healthy knees of unilateral ACL deficient patients. J Electromyogr Kinesiol 2014; 24(1): 134–143. https://doi.org/10.1016/j.jelekin.2013.10.012.

Altman DG. Systematic reviews of evaluations of prognostic variables. BMJ 2001; 323(7306): 224–228. https://doi.org/10.1136/bmj.323.7306.224.

Amano T, et al. Preoperative prognosis score is a useful tool regarding eccentric rotational acetabular osteotomy in patients with acetabular dysplasia. J Orthop Sci 2016; 21(3): 348–353. https://doi.org/10.1016/j.jos.2016.02.010.

Amiri H, et al. Does the normal four steps weight-bearing rule predict the need for radiography in cases of blunt ankle trauma? Med J Islam Repub Iran 2017; 31(1): 189–191. https://doi.org/10.14196/mjiri.31.32.

Auleley GR, et al. Validation of the Ottawa ankle rules in France: a study in the surgical emergency department of a teaching hospital. Ann Emerg Med 1998; 32(1): 14–18. https://doi.org/10.1016/S0196-0644(98)70093-9.

Bandiera G et al., Canadian C-Spine and CT Head Study Group. The Canadian C-spine rule performs better than unstructured physician judgment. Ann Emerg Med 2003; 42(3): 395–402. https://doi.org/10.1016/s0196-0644(03)00422-0.

Bauer SJ, et al. A clinical decision rule in evaluation of acute knee injuries. J Emerg Med 1995; 13(5): 611–615. https://doi.org/10.1016/0736-4679(95)00064-h.

Beattie P, Nelson R. Clinical prediction rules: what are they and what do they tell us? Aust J Physiother 2006; 52(3): 157–163. https://doi.org/10.1016/s0004-9514(06)70024-1.

Beceren GN, et al. Ottawa versus Bernese: Which is better? Eur J Trauma Emerg Surg 2013; 39(2): 147–150. https://doi.org/10.1007/s00068-012-0249-z.

Bellelli G, et al. A prognostic model predicting recovery of walking independence of elderly patients after hip-fracture surgery. An experiment in a rehabilitation unit in Northern Italy. Osteoporos Int 2012; 23(8): 2189–2200. https://doi.org/10.1007/s00198-011-1849-x.

Boutis K, et al. Effect of the Low Risk Ankle Rule on the frequency of radiography in children with ankle injuries. CMAJ 2013; 185(15): E731–E738. https://doi.org/10.1503/cmaj.122050.
Brants A, Ijsseldijk MA. A pilot study to identify clinical predictors for wrist fractures in adult patients with acute wrist injury. Int J Emerg Med 2015; 8: 2. https://doi.org/10.1186/s12245-015-0050-y.
Brants A, et al. A validation study for a clinical decision rule for acute wrist injury. Eur J Trauma Emerg Surg 2022; 48(6): 4319–4325. https://doi.org/10.1007/s00068-020-01474-2.
Brennan GP, et al. Identifying subgroups of patients with acute/subacute "nonspecific" low back pain. Spine (Phila PA 1976) 2006; 31(6): 623–631. https://doi.org/10.1097/01.brs.0000202807.72292.a8.
Broomhead A, Stuart P. Validation of the Ottawa Ankle Rules in Australia. Emerg Med (Fremantle) 2003; 15(2): 126–132. https://doi.org/10.1046/j.1442-2026.2003.00430.x.
Bundesministerium der Justiz und für Verbraucherschutz: Ausbildungs- und Prüfungsverordnung für Physiotherapeuten vom 6. Dezember 1994 (BGBl. I, S. 3786), letzte Änderung durch Artikel 22 des Gesetzes vom 15. August 2019 (BGBl. I, S. 1307). §14. https://www.gesetze-im-internet.de/physth-aprv/BJNR378600994.html.
Cadogan A, et al. Diagnostic accuracy of clinical examination and imaging findings for identifying subacromial pain. PLoS One 2016; 11(12): e0167738. https://doi.org/10.1371/journal.pone.0167738.
Can Ü, et al. Safety and efficiency of the Ottawa ankle rule in a Swiss population with ankle sprains. Swiss Med Wkly 2008; 138(19–20): 292–296. https://doi.org/10.57187/smw.2008.12061.
Chandra A, Schafmayer A. Die diagnostische Wertigkeit eines klinischen Tests zum Ausschluss von Frakturen nach akuten Sprunggelenkdistorsionen. Unfallchirurg 2001; 104(7): 617–621. https://doi.org/10.1007/s001130170092.
Cherkin D, et al. Evaluation of a risk-stratification strategy to improve primary care for low back pain: the MATCH cluster randomized trial protocol. BMC Musculoskelet Disord 2016; 17: 361. https://doi.org/10.1186/s12891-016-1219-0.
Cheung TC, et al. Diagnostic accuracy and reproducibility of the Ottawa Knee Rule vs the Pittsburgh Decision Rule. Am J Emerg Med 2013; 31(4): 641–645. https://doi.org/10.1016/j.ajem.2012.11.003.
Childs JD, et al. A clinical prediction rule to identify patients with low back pain most likely to benefit from spinal manipulation: a validation study. Ann Intern Med 2004; 141(12): 920–928. https://doi.org/10.7326/0003-4819-141-12-200412210-00008.
Clark KD, Tanner S. Evaluation of the Ottawa Ankle Rules in children. Pediatr Emerg Care 2003; 19(2): 73–78. https://doi.org/10.1097/00006565-200304000-00003.
Cleland JA, et al. Examination of a clinical prediction rule to identify patients with neck pain likely to benefit from thoracic spine thrust manipulation and a general cervical range of motion exercise: multi-center randomized clinical trial. Phys Ther 2010; 90(9): 1239–1250. https://doi.org/10.2522/ptj.20100123.
Cleland JA, Koppenhaver S, Su J. Netter's Orthopaedic Clinical Examination. 3. Aufl. Philadelphia: Elsevier, 2016.
Cochrane Deutschland u. Arbeitsgemeinschaft der Wissenschaftlichen Medizinischen Fachgesellschaften – Institut für Medizinisches Wissensmanagement. Bewertung des Biasrisikos (Risiko systematischer Fehler) in klinischen Studien: ein Manual für die Leitlinienerstellung. 1. Aufl., 2016: 1–51. https://www.cochrane.de/sites/cochrane.de/files/uploads/manual_biasbewertung.pdf
Cochrane Deutschland u. Arbeitsgemeinschaft der Wissenschaftlichen Medizinischen Fachgesellschaften – Institut für Medizinisches Wissensmanagement: Bewertung des Verzerrungsrisikos von systematischen Übersichtsarbeiten: ein Manual für die Leitlinienerstellung. 1. Aufl., 2017: 1–33. https://www.cochrane.de/review-bewertung-manual.
Cook C. Potential pitfalls of clinical prediction rules. J Man Manip Ther 2008; 16(2): 69–71. https://doi.org/10.1179/106698108790818477.
Cook CE, et al. Which prognostic factors for low back pain are generic predictors of outcome across a range of recovery domains? Phys Ther 2013; 93(1): 32–40. https://doi.org/10.2522/ptj.20120216.
Daş M. Implementation of the Ottawa Ankle Rules by general practitioners in the emergency department of a Turkish district hospital. Ulus Travma Acil Cerrahi Derg 2016; 22(4): 4.
Dauty M, et al. Using the Risk Assessment and Predictor Tool (RAPT) for patients after total knee replacement surgery. Ann Phys Rehabil Med 2012; 55(1): 4–15. https://doi.org/10.1016/j.rehab.2011.10.006.
David S, et al. Validation of the Ottawa Ankle Rules for acute foot and ankle injuries. J Sport Rehabil 2016; 25(1): 48–51. https://doi.org/10.1123/jsr.2014-0253.
Décary S, et al. Initial derivation of diagnostic clusters combining history elements and physical examination tests for symptomatic knee osteoarthritis. Musculoskeletal Care 2018; 16(3): 3770–379. https://doi.org/10.1016/j.rehab.2011.10.006.
Derksen RJ, et al. Diagnostic accuracy and reproducibility in the interpretation of Ottawa ankle and foot rules by specialized emergency nurses. Am J Emerg Med 2005; 23(6): 725–729. https://doi.org/10.1016/j.ajem.2005.02.054.
Derksen RJ, et al. Diagnostic performance of the Bernese versus Ottawa ankle rules: Results of a randomised controlled trial. Injury 2015; 46(8): 1645–1649. https://doi.org/10.1016/j.injury.2015.03.038.
Dissmann PD. The tuning fork test – A useful tool for improving specificity in „Ottawa positive" patients after ankle inversion injury. Emerg Med J 2006; 23(10): 788–790. https://doi.org/10.1136/emj.2006.035519.
Dougherty PE, et al. Evaluation of a modified clinical prediction rule for use with spinal manipulative therapy in patients with chronic low back pain: a randomized clinical trial. Chiropr Man Therap 2014; 22(1): 41. https://doi.org/10.1186/s12998-014-0041-8.
Duane TM, et al. CT for all or selective approach? Who really needs a cervical spine CT after blunt trauma. J Trauma Acute Care Surg 2013; 74(4): 1098–1101. https://doi.org/10.1097/TA.0b013e31827e2acc.
Duckworth AD, Buijze, et al. Predictors of fracture following suspected injury to the scaphoid. J Bone Joint Surg Br 2012; 94(7): 961–968. https://doi.org/10.1302/0301-620X.94B7.28704.
Eggli S, et al. The Bernese ankle rules: a fast, reliable test after low-energy, supination-type malleolar and midfoot trauma. J Trauma 2005; 59(5): 1268–1271. https://doi.org/10.1097/01.ta.0000196436.95569.a3.
Ehrlich PF, et al. Canadian C-spine Rule and the National Emergency X-Radiography Utilization Low-Risk Criteria for C-spine radiography in young trauma patients. J Pediatr Surg 2009; 44(5): 987–991. https://doi.org/10.1016/j.jpedsurg.2009.01.044.
Elings J, et al. Development of a risk stratification model for delayed inpatient recovery of physical activities in patients undergoing total hip replacement. J Orthop Sports Phys Ther 2016; 46(3):135–143. https://doi.org/10.2519/jospt.2016.6124.
Ellenbogen AL, Rice AL, Vyas P. Retrospective comparison of the Low Risk Ankle Rules and the Ottawa Ankle Rules in a pediatric population. Am J Emerg Med 2017; 35(9): 1262–1265. https://doi.org/10.1016/j.ajem.2017.03.058.
Emparanza JI, Aginaga JR; Estudio Multicéntro en Urgencias de Osakidetza: Reglas de Ottawa (EMUORO) Group. Validation of the Ottawa Knee Rules. Ann Emerg Med 2001; 38(4): 364–368.https://doi.org/10.1067/mem.2001.118011.
Fahey T, van der Lei J. Producing and using clinical prediction rules. In: Knottnerus JA, Buntinx F (eds). The Evidence Base Of Clinical Diagnosis. 2nd ed. Oxford: Wiley-Blackwell, 2009: 213–236.
Fernández-de-las-Peñas C, et al. Central sensitization does not identify patients with carpal tunnel syndrome who are likely to achieve short-term success with physical therapy. Exp Brain Res 2010; 207: 85–94. https://doi.org/10.1007/s00221-010-2436-7.
Fernández-de-las-Peñas C, et al. Prediction of outcome in women with carpal tunnel syndrome who receive manual physical therapy interventions: a validation study. J Orthop Sports Phys Ther 2016; 46(6): 443–451. https://doi.org/10.2519/jospt.2016.6348.
Fritz JM, et al. Exercise only, exercise with mechanical traction, or exercise with over-door traction for patients with cervical radiculopathy, with or without consideration of status on a previously described subgrouping

rule: a randomized clinical trial. J Orthop Sports Phys Ther 2014; 44(2): 45–57. https://doi.org/10.2519/jospt.2014.5065.
Garcia AN, et al. Identifying patients with chronic low back pain who respond best to mechanical diagnosis and therapy: secondary analysis of a randomized controlled trial. Phys Ther 2016; 96(5): 623–630. https://doi.org/10.2522/ptj.20150295.
GKV-Spitzenverband. Zulassungsempfehlung nach § 124 Abs. 4 SGB V für Heilmittelerbringer, 2018.
Glas AS, Bogaard K. Comparison of diagnostic decision rules and structured data collection in assessment of acute ankle injury. CMAJ 2002; 166(6): 727–733. https://www.ncbi.nlm.nih.gov/labs/pmc/articles/PMC99451/.
Gravel J, et al. Prospective validation and head-to-head comparison of 3 ankle rules in a pediatric population. Ann Emerg Med 2009; 54(4): 534–540.e1. https://doi.org/10.1016/j.annemergmed.2009.06.507.
Griffith B, et al. Screening cervical spine CT in a level I trauma center: overutilization? AJR Am J Roentgenol 2011; 197(2): 463–467. https://doi.org/10.2214/AJR.10.5731.
Hahn B, et al. Predictors of clinically significant radiographic shoulder pathology in the emergency department. J Emerg Med 2015; 49(4): 424–428. https://doi.org/10.1016/j.jemermed.2015.05.011.
Hancock MJ, et al. Independent evaluation of a clinical prediction rule for spinal manipulative therapy: a randomised controlled trial. Eur Spine J 2008; 17(7): 936–943. https://doi.org/10.1007/s00586-008-0679-9.
Hancock MJ, Maher, et al. Can rate of recovery be predicted in patients with acute low back pain? Development of a clinical prediction rule. Eur J Pain 2009; 13(1): 51–55. https://doi.org/10.1016/j.ejpain.2008.03.007.
Hankins AB, Reid CA. Development and validation of a clinical prediction rule of the return-to-work status of injured employees in Minnesota. J Occup Rehabil 2015; 25(3): 599–616; Erratum: 617. https://doi.org/10.1007/s10926-015-9568-3.
Haskins R, Rivett DA, Osmotherly PG. Clinical prediction rules in the physiotherapy management of low back pain: a systematic review. Man Ther 2012; 17(1): 9–21. https://doi.org/10.1016/j.math.2011.05.001.
Haskins R, et al. Clinical prediction rules: their benefits and limitations in clinical reasoning. Jones MA, Rivett DA (eds). Clinical Reasoning in Musculoskeletal Practice. 2. Auflage. S. 89–103. Edinburgh: Elsevier, 2019.
Herbert R, Jamtvedt G, Mead J, Hagen KB. Practical Evidence-Based Physiotherapy. Edinburgh: Elsevier Butterworth Heinemann, 2005.
Heymans MW, et al. Return to work in a cohort of low back pain patients: development and validation of a clinical prediction rule. J Occup Rehabil 2009; 19(2): 155–165. https://doi.org/10.1007/s10926-009-9166-3.
Hicks GE, et al. Preliminary development of a clinical prediction rule for determining which patients with low back pain will respond to a stabilization exercise program. Arch Phys Med Rehabil 2005; 86(9): 1753–1762. https://doi.org/10.1016/j.apmr.2005.03.033.
Higgins JPT, et al., on behalf of the RoB2 Development Group. Revised Cochrane risk-of-bias tool for randomized trials (RoB 2). 2016. https://drive.google.com/file/d/19R9savfPdCHC8XLz2iiMvL_71lPJERWK/view.
Hinterwimmer S, Kanz KG. Gültigkeitsprüfung der Ottawa Knee Rules für Standard-Röntgenaufnahmen bei akuten Knieverletzungen. Unfallchirurg 2002; 105: 624–625. https://doi.org/10.1007/s00113-002-0421-8.
Hoffman JR, et al. Validity of a set of clinical criteria to rule out injury to the cervical spine in patients with blunt trauma. National Emergency X-Radiography Utilization Study Group. N Engl J Med 2000; 343(2): 94–99. https://doi.org/10.1056/NEJM200007133430203.
Hosnijeh FS, et al. Development of a prediction model for future risk of radiographic hip osteoarthritis. Osteoarthritis Cartilage 2018; 26(4): 540–546. https://doi.org/10.1016/j.joca.2018.01.015.
Inaba K, et al; AAST TL-Spine Multicenter Study Group. Prospective derivation of a clinical decision rule for thoracolumbar spine evaluation after blunt trauma: an American Association for the Surgery of Trauma Multi-Institutional Trials Group Study. J Trauma Acute Care Surg 2015; 78(3): 459–467. https://doi.org/10.1097/TA.0000000000000560.
Jalili M, Gharebaghi H. Validation of the Ottawa knee rule in Iran: a prospective study. Emerg Med J 2010; 27(11): 849–851. https://doi.org/10.1136/emj.2009.080267.
Jellema P, et al. Prediction of an unfavourable course of low back pain in general practice: comparison of four instruments. Br J Gen Pract 2007; 57(534): 15–22. https://www.ncbi.nlm.nih.gov/labs/pmc/articles/PMC2032695/.
Jonckheer P, et al. Evaluating fracture risk in acute ankle sprains: Any news since the Ottawa Ankle Rules? A systematic review. Eur J Gen Pract 2016; 22(1): 31–41. https://doi.org/10.3109/13814788.2015.1102881.
Karaca Y, et al. A study to develop clinical decision rules for the use of radiography in wrist trauma: Karadeniz wrist rules. Am J Emerg Med 2016; 34(11): 2074–2078. https://doi.org/10.1016/j.ajem.2016.07.013.
Kent P, Mjøsund HL, Petersen DHD. Does targeting manual therapy and/or exercise improve patient outcomes in nonspecific low back pain? A systematic review. BMC Med 2010; 8: 22. https://www.ncbi.nlm.nih.gov/labs/pmc/articles/PMC2873245/.
Keogh C, et al. Developing an international register of clinical prediction rules for use in primary care: a descriptive analysis. Ann Fam Med 2014; 12(4): 359–366. https://doi.org/10.1370/afm.1640.
Khine H, Dorfman DH, Avner JR. Applicability of Ottawa knee rule for knee injury in children. Pediatr Emerg Care 2001; 17(6): 401–404. https://doi.org/10.1097/00006565-200112000-00001.
Knudsen R, Vijdea R, Damborg F. Validation of the Ottawa ankle rules in a Danish emergency department. Dan Med Bull 2010; 57(5): A4142. https://ugeskriftet.dk/dmj/validation-ottawa-ankle-rules-danish-emergency-department.
Koh J, Azari KK, Benhaim P. A clinical scoring system for distinguishing patients with coincident cubital tunnel syndrome among patients with carpal tunnel syndrome. Hand (N Y) 2017; 12(1): 43–49. https://doi.org/10.1177/1558944716654660.
Konno S, et al. Development of a clinical diagnosis support tool to identify patients with lumbar spinal stenosis. Eur Spine J 2007; 16(11): 1951–1957. https://doi.org/10.1007/s00586-007-0402-2.
Kose O, et al. Ayak ve ayak bileği yaralanmalarında Ottawa ayak bileği kuralları ve Bernese ayak bileği kurallarının karşılaştırılması. [Comparison of Ottawa Ankle Rules and Bernese Ankle Rules in Acute Ankle and Midfoot Injuries.] Turkish J Emerg Med 2010; 10.
Kuijpers T, et al. Good generalizability of a prediction rule for prediction of persistent shoulder pain in the short term. J Clin Epidemiol 2007a; 60(9): 947–953. https://doi.org/10.1016/j.jclinepi.2006.11.015.
Kuijpers T, et al. Generalizability of a prediction rule for sick leave due to shoulder pain. Scand J Work Environ Health. 2007b; 33(6): 440–446. https://doi.org/10.5271/sjweh.1168.
Landsmeer ML, et al. Predicting knee pain and knee osteoarthritis among overweight women. J Am Board Fam Med 2019; 32(4): 575–584. https://doi.org/10.3122/jabfm.2019.04.180302.
Laslett M, et al. Clinical predictors of screening lumbar zygapophyseal joint blocks: development of clinical prediction rules. Spine J 2006; 6(4): 370–379. https://doi.org/10.1016/j.spinee.2006.01.004.
Lavrador Filho JM, et al. Aplicação do protocolo Ottawa por estudantes de medicina e residentes de ortopedia em entorses de tornozelo em um hospital de trauma. [Application of the Ottawa Protocol by medical students and orthopedic residents on ankle sprains at a trauma hospital.] Rev Bras Ortop (Sao Paolo) 2020; 55(05): 620–624. https://doi.org/10.1055/s-0040-1702957.
Learman K, et al. No differences in outcomes in people with low back pain who met the clinical prediction rule for lumbar spine manipulation when a pragmatic non-thrust manipulation was used as the comparator. Physiother Can 2014; 66(4): 359–366. https://doi.org/10.3138/ptc.2013-49.
Leddy JJ, et al. Prospective evaluation of the Ottawa Ankle Rules in a university sports medicine center. With a modification to increase specificity for identifying malleolar fractures. Am J Sports Med 1998a; 26(2): 158–165. https://doi.org/10.1177/03635465980260020201.
Leddy JJ, et al. Prospective evaluation of the Ottawa Ankle Rules in a university sports medicine center. **Am J Sports Med** 1998b; 26(2): 158–165. https://doi.org/10.1177/03635465980260020201.
Leddy JJ, Kesari A, Smolinski RJ. Implementation of the Ottawa ankle rule in a university sports medicine center. Med Sci Sports Exerc 2002; 34(1): 57–62. https://doi.org/10.1097/00005768-200201000-00010.

Libetta C, et al. Validation of the Ottawa ankle rules in children. J Accid Emerg Med 1999; 16(5): 342–344. https://doi.org/10.1136/emj.16.5.342.

Lungu E, Vendittoli PA, Desmeules F. Identification of patients with suboptimal results after hip arthroplasty: development of a preliminary prediction algorithm. BMC Musculoskelet Disord 2015; 16(1): 279. https://doi.org/10.1186/s12891-015-0720-1.

MacLellan J, et al. Accuracy of the Ottawa Ankle Rules applied by non-physician providers in a pediatric emergency department. CJEM 2018; 20(5): 746–752. https://doi.org/10.1017/cem.2017.399.

Mallee WH, et al. Detecting scaphoid fractures in wrist injury: a clinical decision rule. Arch Orthop Trauma Surg 2020; 140(4): 575–581. https://doi.org/10.1007/s00402-020-03383-w.

Mangold S. Evidenzbasiertes Arbeiten in der Physio- und Ergotherapie. 2. Aufl. Berlin–Heidelberg: Springer, 2013.

Mann CJ, et al. Use of the Ottawa ankle rules by nurse practicioners. J Accid Emerg Med 1998; 15(5): 315–316. https://doi.org/10.1136/emj.15.5.315.

McBride KL. Validation of the Ottawa ankle rules. Experience at a community hospital. Can Fam Physician 1997; 43: 459–465. https://www.ncbi.nlm.nih.gov/pmc/articles/PMC2255300/.

Meena S, Gangary SK. Validation of the Ottawa Ankle Rules in Indian Scenario. Arch Trauma Res 2015; 4(2): e20969. https://doi.org/10.5812/atr.4(2)2015.20969.

Matteucci MJ, Roos JA. Ottawa Knee Rule: a comparison of physician and triage-nurse utilization of a decision rule for knee injury radiography. J Emerg Med 2003; 24(2): 147–150. https://doi.org/10.1016/s0736-4679(02)00716-3.

Mehling WE, et al. Clinical decision rule for primary care patient with acute low back pain at risk of developing chronic pain. Spine J 2015; 15(7): 1577–1586. https://doi.org/10.1016/j.spinee.2015.03.003.

Mintken PE, et al. Examination of the validity of a clinical prediction rule to identify patients with shoulder pain likely to benefit from cervicothoracic manipulation. J Orthop Sports Phys Ther 2017; 47(4): 252–260. https://doi.org/10.2519/jospt.2017.7100.

Moons KGM, et al. PROBAST: A tool to assess risk of bias and applicability of prediction model studies: Explanation and elaboration. Ann Intern Med 2019; 170(1): W1–W33. https://doi.org/10.7326/M18-1377.

Morais B, et al. Validation of the Ottawa ankle rules: Strategies for increasing specificity. Injury 2021; 52(4): 1017–1022. https://doi.org/10.1016/j.injury.2021.01.006.

Negm AM, et al. Validation of a one year fracture prediction tool for absolute hip fracture risk in long term care residents. BMC Geriatr 2018; 18(1): 320. https://doi.org/10.1186/s12877-018-1010-1.

Nye NS, et al. Evaluating an algorithm and clinical prediction rule for diagnosis of bone stress injuries. Sports Health 2020; 12(5): 449–455. https://doi.org/10.1177/1941738120943540.

Ong S, Kelly AM, Gunn B. Failed validation of the Quebec shoulder dislocation rule for young adult patients in an Australian emergency department. CJEM 2011; 13(3); 150–154. https://doi.org/10.2310/8000.2011.110292.

Oosting E, et al. Preoperative prediction of inpatient recovery of function after total hip arthroplasty using performance-based tests: a prospective cohort study. Disabil Rehabil 2015; 38(13): 1243–1249. https://doi.org/10.3109/09638288.2015.1076074.

Papacostas E, et al. Validation of Ottawa ankle rules protocol in Greek athletes: Study in the emergency departments of a district general hospital and a sports injuries clinic. Br J Sports Med 2001; 35(6): 445–447. https://doi.org/10.1136/bjsm.35.6.445.

Peat G, et al. Estimating the probability of radiographic osteoarthritis in the older patient with knee pain. Arthritis Rheum 2007; 57(5): 794–802. https://doi.org/10.1002/art.22785.

Perry S, Raby N, Grant PT. Prospective survey to verify the Ottawa ankle rules. J Accid Emerg Med 1999; 16(4): 258–260. https://doi.org/10.1136/emj.16.4.258.

Pires R, et al. Ottawa ankle rules and subjective surgeon perception to evaluate radiograph necessity following foot and ankle sprain. Ann Med Health Sci Res 2014; 4(3): 432–435. https://doi.org/10.4103/2141-9248.133473.

Plint AC, et al. Validation of the Ottawa Ankle Rules in children with ankle injuries. Acad Emerg Med 1999; 6(10): 1005–1009. https://doi.org/10.1111/j.1553-2712.1999.tb01183.x.

Pua YH, et al. Predicting individual knee range of motion, knee pain, and walking limitation outcomes following total knee arthroplasty. Acta Orthop 2019; 90(2): 179–186. https://doi.org/10.1080/17453674.2018.1560647.

Puentedura EJ, et al. Thoracic spine thrust manipulation versus cervical spine thrust manipulation in patients with acute neck pain: a randomized clinical trial. J Orthop Sports Phys Ther 2011; 41(4): 208–220. https://doi.org/10.2519/jospt.2011.3640.

Rabin A, et al. The interrater reliability of physical examination tests that may predict the outcome or suggest the need for lumbar stabilization exercises. J Orthop Sports Phys Ther 2013; 43(2): 83–90. https://doi.org/10.2519/jospt.2013.4310.

Rabin A, et al. A clinical prediction rule to identify patients with low back pain who are likely to experience short-term success following lumbar stabilization exercises: a randomized controlled validation study. J Orthop Sports Phys Ther 2014; 44(1): 6-B13. https://doi.org/10.2519/jospt.2014.4888.

Rhemrev SJ, et al. Clinical prediction rule for suspected scaphoid fractures. A prospective cohort study. Injury 2010; 41(10): 1026–1030. https://doi.org/10.1016/j.injury.2010.03.029.

Raney NH, et al. Development of a clinical prediction rule to identify patients with neck pain likely to benefit from cervical traction and exercise. Eur Spine J. 2009; 18: 382–391. https://doi.org/10.1007/s00586-008-0859-7.

Rodeghero JR, et al. Risk stratification of patients with low back pain seen in physical therapy practice. Man Ther 2015; 20(6): 855–860. https://doi.org/10.1016/j.math.2015.04.007.

Rodrigues P, Rosa I, Lameiras Campagnolo J. Validação das regras de Ottawa para a população portuguesa: estudo prospectivo. Acta Med Port 2011; 24(5): 713–718. https://www.actamedicaportuguesa.com/revista/index.php/amp/article/view/516/224.

Rydman E, et al. Predicting nonrecovery among whiplash patients in the emergency room and in an insurance company setting. Eur Spine J 2017; 26(4): 1254–1261. https://doi.org/10.1007/s00586-016-4652-8.

Schellingerhout JM, et al. Prognosis of patients with nonspecific neck pain: development and external validation of a prediction rule for persistence of complaints. Spine (Phila PA 1976) 2010; 35(17): E827–E835. https://doi.org/10.1097/BRS.0b013e3181d85ad5.

Seaberg DC, Jackson R. Clinical decision rule for knee radiographs. Am J Emerg Med 1994; 12(5): 541–543. https://doi.org/10.1016/0735-6757(94)90274-7.

Simon LV, et al. The Pittsburgh decision rule: triage nurse versus physician utilization in the emergency department. J Emerg Med 2006; 31(3): 247–250. https://doi.org/10.1016/j.jemermed.2005.12.020.

Slaar A, et al. A clinical decision rule for the use of plain radiography in children after acute wrist injury: development and external validation of the amsterdam pediatric wrist rules. Pediatr Radiol 2016; 46(1): 50–60. online. https://doi.org/10.1007/s00247-015-3436-3.

Slagers AJ, Reininga IH, van den Akker-Scheek I. The Dutch language anterior cruciate ligament return to sport after injury scale (ACL-RSI)–validity and reliability. J Sports Sci 2017; 35(4): 393–401. https://doi.org/10.1080/02640414.2016.1167230.

Snoeker BAM, et al. A clinical prediction rule for meniscal tears in primary care. Br J Gen Pract 2015; 65(637): e523–e529. https://doi.org/10.3399/bjgp15X686089.

Solomon DH, et al. Which patients with knee problems are likely to benefit from nonarthroplasty surgery? Development of a clinical prediction rule. Arch Intern Med 2004; 164(5): 509–513. https://doi.org/10.1001/archinte.164.5.509.

Sox HC, Higgins MC, Owens DK. Medical decision making. 2nd ed. New Jersey: John Wiley & Sons, 2013.

Springer BA, et al. A prospective study of modified Ottawa ankle rules in a military population. Interobserver agreement between physical therapists and orthopaedic surgeons. Am J Sports Med 2000; 28(6): 864–868. https://doi.org/10.1177/03635465000280061501.

Steiner JF, et al. Development and validation of a clinical prediction rule for prolonged nursing home residence after hip fracture. J Am Geriatr Soc 1997; 45(12): 1510–1514. https://doi.org/10.1111/j.1532-5415.1997.tb03204.x.

Stiell IG, et al. A study to develop clinical decision rules for the use of radiography in acute ankle injuries. Ann Emerg Med 1992; 21(4), 384–390. https://doi.org/10.1016/s0196-0644(05)82656-3.

Stiell IG. Decision rules for the use of radiography in acute ankle injuries. Refinement and prospective validation. JAMA 1993; 269(9): 1127–1132. https://doi.org/10.1001/jama.269.9.1127.

Stiell I, et al. Multicentre trial to introduce the Ottawa ankle rules for use of radiography in acute ankle injuries. Multicentre Ankle Rule Study Group. BMJ 1995; 311(7005): 594–597. https://doi.org/10.1136/bmj.311.7005.594.

Stiell IG, et al. The Canadian C-spine rule for radiography in alert and stable trauma patients. JAMA 2001; 286(15): 1841–1848. https://doi.org/10.1001/jama.286.15.1841.

Sutlive TG, et al. Development of a clinical prediction rule for diagnosing hip osteoarthritis in indiviuals with unilateral hip pain. J Orthop Sport Phys Ther 2008; 38(9): 542–550. https://doi.org/10.2519/jospt.2008.2753.

Svedmark Å, et al. Is tailored treatment superior to non-tailored treatment for pain and disability in women with non-specific neck pain? A randomized controlled trial. BMC Musculoskelet Disord 2016; 17(1): 408. https://doi.org/10.1186/s12891-016-1263-9.

Tanaka R, et al. A clinical prediction rule for declines in activities of daily living at 6 months after surgery for hip fracture repair. Arch Phys Med Rehabil 2016; 97(12): 2076–2084. https://doi.org/10.1016/j.apmr.2016.07.016.

Turkmen S, et al. Determination of radiography requirement in wrist trauma. Am J Emerg Med 2015; 33(9): 1269–1272. https://doi.org/10.1016/j.ajem.2015.06.011.

van der Wees PJ. Evaluation of evidence-based clinical guidelines in physical therapy: ankle sprain as case example. Doktorarbeit. Datawyse/Universitaire Pers Maastricht, 2009. https://cris.maastrichtuniversity.nl/ws/files/1224581/guid-c9f93894-bc26-4d35-91d6-298218777dde-ASSET1.0.pdf.

Vavrek D, et al. Prediction of pain outcomes in a randomized controlled trial of dose–response of spinal manipulation for the care of chronic low back pain. BMC Musculoskelet Disord 2015; 16: 205. https://doi.org/10.1186/s12891-015-0632-0.

Vergouw D, et al. Prediction of persistent shoulder pain in general practice: comparing clinical consensus from a Delphi procedure with a statistical scoring system. BMC Fam Pract 2011; 12: 63. https://doi.org/10.1186/1471-2296-12-63.

Verma S, et al. Clinical application of the Ottawa ankle rules for the use of radiography in acute ankle injuries: an independent site assessment. AJR Am J Roentgenol 1997; 169(3): 825–827. https://doi.org/10.2214/ajr.169.3.9275906.

Wainner RS, et al. Development of a clinical prediction rule for the diagnosis of carpal tunnel syndrome. Arch Phys Med Rehabil 2005; 86(4): 609–618. https://doi.org/10.1016/j.apmr.2004.11.008.

Walenkamp MMJ, et al. The Amsterdam wrist rules: the multicenter prospective derivation and external validation of a clinical decision rule for the use of radiography in acute wrist trauma. BMC Musculoskelet Disord 2015; 16: 389. https://doi.org/10.1186/s12891-015-0829-2.

Wang X, et al. Clinical value of the Ottawa ankle rules for diagnosis of fractures in acute ankle injuries. PLoS One 2013; 8(4): e63228. https://doi.org/10.1371/journal.pone.0063228.

Whiting PF, et al.; QUADAS-2 Group. QUADAS-2: A revised tool for the quality assessment of diagnostic accuracy studies. Ann Intern Med 2011; 155(8): 529–536. https://doi.org/10.7326/0003-4819-155-8-201110180-00009.

Williamson E, et al. Risk factors for chronic disability in a cohort of patients with acute whiplash associated disorders seeking physiotherapy treatment for persisting symptoms. Physiotherapy 2015; 101(1): 34–43. https://doi.org/10.1016/j.physio.2014.04.004.

Wynn-Thomas S, et al. The Ottawa ankle rules for the use of diagnostic X-ray in after hours medical centres in New Zealand. N Z Med J 2002; 115(1162): U184.

Yazdani S, Jahandideh H, Ghofrani H. Validation of the Ottawa Ankle Rules in Iran: a prospective survey. BMC Emerg Med 2006; 6: 3. https://doi.org/10.1186/1471-227X-6-3.

Young S, Aprill C, Laslett M. Correlation of clinical examination characteristics with three sources of chronic low back pain. Spine J 2003; 3(6): 460–465. https://doi.org/10.1016/s1529-9430(03)00151-7.

Yu D, et al. Weighted cumulative exposure models helped identify an association between early knee-pain consultations and future knee OA diagnosis. J Clin Epidemiol 2016; 76: 218–228. https://doi.org/10.1016/j.jclinepi.2016.02.025.

Ziabari SMZ, et al. Evaluation the accuracy and cost effectiveness of using the Bernese and Ottawa rules in ankle Sprain. Int J Burns Trauma 2021; 11(1): 34–40. https://www.ncbi.nlm.nih.gov/labs/pmc/articles/PMC8012874/.

KAPITEL

18

Maike Stolz

Patient-Reported Outcome Measures

Die Bedeutung des Einsatzes von Fragebogen in der Physiotherapie nimmt insbesondere unter akademisierten Therapeuten immer weiter zu (Kyte et al. 2015, Chartered Society of Physiotherapy 2016). Aus diesem Grund wird in diesem Kapitel eine Auswahl an validierten, auch in der deutschen Sprache verfügbaren Fragebogen präsentiert. Ausgewählt wurden ausschließlich reine Patient-Reported Outcome Measures (PROMs) – in Abgrenzung zu kombinierten Assessments, bei denen zusätzlich zur Einschätzung des Patienten auch eine Einschätzung des Therapeuten notwendig ist.

Patient-Reported Outcome Measures (PROMs) sind Fragebogen, mit denen die Auswirkungen von Symptomen, Funktionsstatus und gesundheitsbezogener Lebensqualität aus der Perspektive der Patienten erfasst werden können (Black 2013, Kyte et al. 2015). In Ergänzung zu den in diesem Buch präsentierten physiotherapeutischen Assessments, welche überwiegend auf die Dimension der Körperfunktion und -struktur fokussieren, werden in den meisten PROMs auch die patientenrelevanten Dimensionen der Aktivitäten und Teilhabe erfasst (Kyte et al. 2015, Karstens und Rogan 2018). So wird es möglich, der Mehrdimensionalität Rechnung zu tragen, die die meisten Gesundheitsprobleme aufweisen (Wittink et al. 2008).

PROMs können Physiotherapeuten bei ihrem Clinical-Reasoning-Prozess unterstützen, um gemeinsam mit dem Patienten die Hauptprobleme der Funktionsfähigkeit und Aktivitäten im täglichen Leben sowie der Teilhabe zu identifizieren und Veränderungen im Laufe des Behandlungsprozesses zu registrieren (Kyte et al. 2015, Boyce et al. 2014). In einer Befragung gaben Therapeuten an, dass die Verwendung von PROMs ihnen half, ihre Befundaufnahme zu strukturieren, und ihnen überzeugende zusätzliche Informationen lieferte, die sie nicht aus der Anamnese oder klinischen Untersuchung erhalten hätten (Rasmussen-Barr et al. 2021). Somit können PROMs dabei helfen, Behandlungsziele festzulegen und Behandlungsergebnisse zu überwachen (Kyte et al. 2015). Die direkte Einbindung des Patienten und der patientenrelevanten Endpunkte kann außerdem zur Verbesserung der Therapeut-Patient-Kommunikation und zur gemeinsamen Entscheidungsfindung beitragen. Es ist allgemein akzeptiert, dass so die Motivation und Akzeptanz für die Behandlung gefördert und das Selbstmanagement der Patienten stimuliert werden kann (Greenhalgh 2009, Boyce et al. 2014, Karstens und Rogan 2018, Rasmussen-Barr et al. 2021).

Dimensionen/Pathologien Dieses Kapitel gliedert sich nach den Körperregionen *Lendenwirbelsäule* (➤ Kap. 18.1), *Halswirbelsäule* (➤ Kap. 18.2), *Obere Extremität* (➤ Kap. 18.3) und *Untere Extremität* (➤ Kap. 18.4). Die inkludierten Fragebogen erfassen den funktionellen Status der Patienten. Es wurden sowohl PROMs für eine gesamte Körperregion oder ein Gelenk identifiziert als auch solche für spezifische Pathologien.

Evidenzlage Die Evidenz für die PROMs ist als überwiegend gut einzuordnen. Viele Fragebogen wurden ausführlich psychometrisch untersucht und 83 % der einbezogenen Validitätsstudien weisen ein geringes Verzerrungsrisiko auf. Bei den Reliabilitätsstudien fällt der Anteil der Studien mit unklarem Verzerrungsrisiko mit 40 % deutlich höher aus, was vor allem darauf zurückzuführen ist, dass der zeitliche Abstand zwischen den Test- und Retest-Messungen sowie die (Übereinstimmung der) Testbedingungen zu den zwei Messzeitpunkten nicht berichtet wurden.

Empfehlungen Grundsätzlich können die ausführlich untersuchten PROMs für den Einsatz in der Praxis empfohlen werden. Lediglich für einzelne Subskalen konnte nicht eindeutig nachgewiesen werden, dass sie ausschließlich das Konstrukt der Funktionsfähigkeit erfassen.

Besonderheiten PROMs spielen im physiotherapeutischen Alltag noch eine sehr untergeordnete Rolle. Aufgrund ihrer psychometrischen Güte und der Möglichkeit, standardisiert die für den Patienten besonders relevanten Dimensionen der Aktivität und Teilhabe sowie deren Veränderungen im Therapieverlauf zu erfassen, sollten sie mehr in den Fokus rücken.

➤ Tab. 18.1 bietet eine Übersicht aller inkludierten PROMs, unterteilt nach Körperregionen. Voraussetzung für eine Betrachtung im Rahmen dieses Kapitels war das Vorliegen einer validierten deutschsprachigen Version des entsprechenden Fragebogens.

Tab. 18.1 Körperregionen mit Dimensionen/Pathologien und inkludierten PROMs

Lendenwirbelsäule
• Oswestry Disability Index (➤ Kap. 18.1.1) • Roland-Morris Disability Questionnaire (➤ Kap. 18.1.2) *Übersicht (ohne Wertung):* • Funktionsfragebogen Hannover-Rücken (➤ Kap. 18.1.3) • NASS Lumbar Spine Outcome Assessment (➤ Kap. 18.1.3) • Bournemouth Questionnaire for LBP (➤ Kap. 18.1.3) • Manniche LBP Rating Scale (➤ Kap. 18.1.3) • Quebec Back Pain Disability Scale (➤ Kap. 18.1.3) • Aberdeen Back Pain Scale (Lower Back) (➤ Kap. 18.1.3)
Halswirbelsäule
• Neck Disability Index (➤ Kap. 18.2.1) • Neck Pain and Disability Scale (➤ Kap. 18.2.2) *Übersicht (ohne Wertung):* • NASS Questionnaire for Cervical Spine Disorders (➤ Kap. 18.2.3) • Bournemouth Questionnaire for Neck Pain (➤ Kap. 18.2.3) • Aberdeen Back Pain Scale (Neck) (➤ Kap. 18.2.3) • Core Outcome Measure Index (COMI) for the neck (➤ Kap. 18.2.3)
Obere Extremität
• Disability of Arm, Shoulder and Hand (➤ Kap. 18.3.1)
Schulter
• Shoulder Pain and Disability Index (➤ Kap. 18.3.2) • Western Ontario Shoulder Instability Index (➤ Kap. 18.3.3) *Übersicht (ohne Wertung):* • Oxford Shoulder Score (degenerative/inflammatorische Beschwerden; ➤ Kap. 18.3.6) • Western Ontario Rotator Cuff-Index (Pathologien der Rotatorenmanschette; ➤ Kap. 18.3.6)
Ellenbogen
• Patient-Rated Tennis Elbow Evaluation (➤ Kap. 18.3.4) *Übersicht (ohne Wertung):* • Oxford Elbow Score/Oxford Ellenbogen Bewertung (➤ Kap. 18.3.6) • Patient-Rated Elbow Evaluation (➤ Kap. 18.3.6) • Patient self-evaluation of the ASES Elbow Scale (➤ Kap. 18.3.6)
Hand
• Michigan Hand Outcome Questionnaire (➤ Kap. 18.3.5) *Übersicht (ohne Wertung):* • Patient-Rated Wrist Evaluation (➤ Kap. 18.3.6)

(Forts.)

Tab. 18.1 Körperregionen mit Dimensionen/Pathologien und inkludierten PROMs *(Forts.)*

Untere Extremität
• Lower Extremity Functional Scale (➤ Kap. 18.4.1) • Western Ontario and McMaster Universities Osteoarthritis Index (➤ Kap. 18.4.2) *Übersicht (ohne Wertung):* • Lequesne-Index (Arthrose; ➤ Kap. 18.4.6)
Hüfte
• Hip Osteoarthritis Outcome Score (➤ Kap. 18.4.3) *Übersicht (ohne Wertung):* • International Hip Outcome Tool (➤ Kap. 18.4.6) • Oxford Hip Score (Arthrose; ➤ Kap. 18.4.6)
Knie
• Knee Injury and Osteoarthritis Outcome Score (➤ Kap. 18.4.4) *Übersicht (ohne Wertung):* • Knee Outcome Survey for Daily Activities (➤ Kap. 18.4.6) • Oxford Knee Score (Arthrose; ➤ Kap. 18.4.6) • Kujala Score (vorderer Knieschmerz; ➤ Kap. 18.4.6) • Victorian Institute of Sports Assessment Patellar Tendinopathy Questionnaire (➤ Kap. 18.4.6) • Lysholm Score (VKB-Verletzung; ➤ Kap. 18.4.6) • Tegern-Aktivitätsskala (VKB-Verletzung; ➤ Kap. 18.4.6)
Fuß
• Foot and Ankle Outcome Score (➤ Kap. 18.4.5) *Übersicht (ohne Wertung):* • Manchester-Oxford Foot Questionnaire (➤ Kap. 18.4.6) • Self-reported Foot and Ankle Score (➤ Kap. 18.4.6) • Foot and Ankle Ability Measure (Sprunggelenksinstabilität; ➤ Kap. 18.4.6) • Victorian Institute of Sports Assessment Achilles Tendinopathy Questionnaire (➤ Kap. 18.4.6)
ASES: American Shoulder and Elbow Surgeons, LBP: Low Back Pain, NASS: North American Spine Society, PROMs: Patient-Reported Outcome Measures, VKB: vorderes Kreuzband

18.1 Lendenwirbelsäule

18.1.1 Oswestry Disability Index (ODI)

Der *Oswestry Disability Index* (ODI) ist ein Fragebogen zur Erfassung des funktionellen Status von Patienten mit lumbalem Rückenschmerz. Er kann genutzt werden, um das Ausmaß der durch den lumbalen Schmerz verursachten Einschränkungen im Alltag zu quantifizieren (Mannion et al. 2006a). Der ODI wurde 1980 entwickelt und mehrfach modifiziert (Fairbank et al. 1980, Fairbank und Pynsent 2000). Die aktuell gebräuchlichste Version (Version 2.1) wurde (u. a.) von Mannion et al. (2006a, b) ins Deutsche übersetzt und validiert.

- Zeitraum: heute
- Zeit zum Ausfüllen: 3–5 Minuten (Fairbank et al. 1980)
- Aufwand zur Auswertung: gering
- Verfügbarkeit: Lizenzierung notwendig

Aufbau und Auswertung

Der ODI besteht aus zehn Items, von denen das erste die aktuelle Schmerzstärke abfragt und die weiteren neun Items auf die schmerzbedingten Einschränkungen verschiedener Alltagsaktivitäten (Körperpflege, Heben, Gehen, Sitzen, Stehen, Schlafen, Sexualleben, Sozialleben, Reisen) eingehen. Jedes Item wird auf einer sechsstufigen Skala beantwortet, denen die Punktwerte 0–5 zugeordnet sind, wobei höhere Skalenwerte eine stärkere Beeinträchtigung bedeuten (Mannion et al. 2006a).

Aus den Punkten der einzelnen Items wird eine Gesamtsumme gebildet, die durch den Maximalwert aller beantworteten Items geteilt wird (wurde jedes Item beantwortet sind maximal 50 Punkte möglich). Eine Auswertung bei einzelnen unbeantworteten Items ist unter Anpassung des Maximalwerts möglich. Es muss dann jedoch beachtet werden, dass die Validität abnimmt. Der errechnete Wert wird mit 100 multipliziert, um ein Ergebnis in Prozentpunkten zu erhalten. Der finale Score kann also mit folgender Formel errechnet werden:

$$\text{Score}\,[\%] = \frac{\text{Gesamtsumme}}{5 \times \text{Anzahl beantworteter Items}} \times 100$$

Es wird empfohlen, das Ergebnis auf eine ganze Zahl zu runden (Fairbank und Pynsent 2000).

Interpretation

Nach Fairbank et al. (1980) wird die Einschränkung des Patienten in verschiedene Schweregrade eingeteilt (➤ Tab. 18.2).

Zusammenfassung der Evidenz

➤ Tab. 18.3
➤ Tab. 18.4

Tab. 18.2 Einteilung des ODI-Scores in Schweregrade [F550-005]

ODI-Score	Grad der Beeinträchtigung
0–20 %	Keine bis minimale Beeinträchtigung der Aktivitäten des täglichen Lebens
21–40 %	Leichte bis moderate Beeinträchtigung der Aktivitäten des täglichen Lebens
41–60 %	Starke Beeinträchtigung der Aktivitäten des täglichen Lebens
61–80 %	Beeinträchtigung aller Lebensbereiche des Patienten
81–100 %	Starke Beeinträchtigung aller Lebensbereiche bis hin zur Bettlägerigkeit
ODI: Oswestry Disability Index	

Empfehlungen

➤ Tab. 18.5

Tab. 18.3 Validität des Oswestry Disability Index (ODI)

Studie	Population	RoB	Referenz	Maßzahl
Konvergente Validität				
Mannion et al. 2006a (deutsche Version)	n = 100 (53 w), Alter (ø): 53; chronischer LBP (konservativ und operativ)	▪	RMDQ	r_S = 0,80
			$VAS_{Schmerz}$	r_S = 0,78
Osthus et al. 2006a (deutsche Version)	n = 160 (43 w), Alter (ø): 47,5; chronischer LBP	▪	FFbH-R	r_P = 0,80
			SF-36 (körperliche Summenskala)	r_P = 0,78
			SF-36 (Subskala *Schmerz*)	r_P = 0,72
Änderungssensitivität				
Davidson und Keating 2002 (englische Version)	n = 101 (68 w), LBP	▪	Globales Outcome mit 7 Stufen (Wie hat sich das LBP-Problem in den letzten 6 Wochen verändert?)	AUC = 0,78
Mannion et al. 2006b (deutsche Version)	n = 57 (31 w), Alter (ø): 53; chronischer LBP (operativ)	▪	Globales Outcome mit 5 Stufen (Hat die Operation geholfen?)	AUC = 0,85–0,90 MCID = 11 Pkte.
Maughan und Lewis 2010 (englische Version)	n = 48 (32 w), Alter (ø): 52; chronischer LBP	▪	Globales Outcome mit 7 Stufen (Veränderung nach Rückenkurs)	AUC = 0,67 MCID = 7,5 Pkte.
Strukturvalidität				
Eine konfirmatorische Faktorenanalyse (CFA) wurde durchgeführt: Für den deutschen Kontext wurde eine zweifaktorielle Struktur ermittelt (Osthus et al. 2006a).				
Transkulturelle Validität				
Die transkulturelle Validität kann aufgrund der Ähnlichkeit der Ergebnisse verschiedensprachiger Adaptationen als gegeben angesehen werden (Sheahan et al. 2015).				
Diskriminative Validität				
Der ODI kann zwischen Personen mit verschiedenen klinischen Ausprägungen (z. B. Patienten mit starkem und Patienten mit leichtem Rückenschmerz) unterscheiden (Davidson 2014, Selva-Sevilla et al. 2019).				

Alter (ø): mittleres Alter in Jahren, AUC: Area Under the Curve, FFbH: Funktionsfragebogen Hannover Rücken, LBP: Low Back Pain, MCID: Minimal Clinically Important Difference, n: Anzahl der untersuchten Personen, RMDQ: Roland Morris Disability Questionnaire, r_S/r_P: Korrelationskoeffizient nach Spearman bzw. Pearson für die Korrelation mit der Referenz, RoB: Risk of Bias, SF-36: Short Form (36 Items), VAS: visuelle Analogskala, w: weiblich

▪ : hohes Risiko/klinisch nicht relevant, ▪ : geringes Risiko/klinisch relevant, ▪ : unklares Risiko/moderat klinisch relevant

Tab. 18.4 Reliabilität des Oswestry Disability Index (ODI)

Studie	Population	RoB	Maßzahl	
Interne Konsistenz			Cronbachs Alpha	
Mannion et al. 2006a (deutsche Version)	n = 100 (53 w), Alter (ø): 53; chronischer LBP (konservativ und operativ)	▪	0,90	
Osthus et al. 2006a (deutsche Version)	n = 160 (43 w), Alter (ø): 47,5; chronischer LBP	▪	0,89	
Test-Retest-Reliabilität und Messfehler			ICC	Messfehler
Davidson und Keating 2002 (englische Version)	n = 47 (30 w), Alter (ø): 55; LBP	▪	0,84	SEM = 9 Pkte. MDC = 15 Pkte.
Mannion et al. 2006a (deutsche Version)	n = 39 (25 w), Alter (ø): 42; chronischer LBP (konservativ und operativ)	▪	0,96	SEM = 3,4 Pkte. MDC = 9 Pkte.
Maughan und Lewis 2010 (englische Version)	n = 48 (32 w), Alter (ø): 52; chronischer LBP	▪	0,91*	SEM = 6,1 Pkte. MDC = 16,7 Pkte.

Alter (ø): mittleres Alter in Jahren, ICC: Intraklassen-Korrelationskoeffizient, LBP: Low Back Pain, MDC: Minimal Detectable Change, n: Anzahl der untersuchten Personen, RoB: Risk of Bias, SEM: Standard Error of the Measurement, w: weiblich

▪ : hohes Risiko/klinisch nicht relevant, ▪ : geringes Risiko/klinisch relevant, ▪ : unklares Risiko/moderat klinisch relevant

*Berechnung aus den angegebenen Studiendaten

Sowohl der ODI als auch der RMDQ (➤ Kap. 18.1.2) scheinen geeignet zu sein, die funktionellen Einschränkungen von LBP-Patienten zu erfassen. Der ODI ist dabei besser geeignet, Veränderungen stark eingeschränkter Patienten zu erfassen, während der RMDQ Vorteile bei der Erfassung weniger stark eingeschränkter Patienten hat (Fairbank und Pynsent 2000, Roland und Fairbank 2000).

Tab. 18.5 Empfehlungen zum Oswestry Disability Index	
Erfassung des Konstrukts Funktionsfähigkeit	
Validität	+++
Reliabilität (Konsistenz)	+++
Erfassung klinischer Veränderungen der Funktionsfähigkeit	
Validität	–/++
Reliabilität	+++
–: keine, +: geringe, ++: moderate, +++: starke Empfehlung, –/++: uneinheitliche Studienergebnisse, k.A.: keine Angabe	

18.1.2 Roland-Morris Disability Questionnaire

Der *Roland-Morris Disability Questionnaire* (RMDQ) ist ein Fragebogen zur Erfassung des tagesaktuellen funktionellen Status von Patienten mit lumbalem Rückenschmerz. Er basiert auf angepassten Fragen aus dem Sickness Impact Profile und kann genutzt werden, um das Ausmaß der durch den lumbalen Schmerz verursachten Einschränkungen im Alltag zu quantifizieren (Roland und Morris 1983, Wiesinger et al. 1999).

- Zeitraum: heute
- Zeit zum Ausfüllen: ca. 5 Minuten (Tal 2008)
- Aufwand zur Auswertung: gering
- Verfügbarkeit: frei verfügbar

Aufbau und Auswertung

Der RMDQ besteht aus 24 Aussagen zu Verhaltensweisen und potenziellen Einschränkungen von Alltagsaktivitäten aufgrund von Rückenschmerzen (z. B. „Ich gehe aufgrund meiner Rückenschmerzen langsamer als üblich.“). Der Patient wird aufgefordert, die Aussagen anzukreuzen, die auf seine Beschwerden „von heute“ zutreffen. Für jedes angekreuzte Item wird ein Punkt vergeben und die einzelnen Punkte werden aufsummiert. Eine Summe von 24 Punkten entspricht demnach einem schweren Behinderungsgrad und eine Summe von 0 Punkten dem Nichtvorhandensein von Einschränkungen. Im Gegensatz zur Originalversion (Roland und Morris 1983) und einer ersten deutschen Übersetzung von Wiesinger et al. (1999) schlagen Exner und Keel (2000) in ihrer Übersetzung vor, dass auch nicht zutreffende Items vom Patienten entsprechend gekennzeichnet werden. So ist es mit dieser Version möglich, nicht zutreffende von fehlenden Items zu unterscheiden.

Im Laufe der Zeit wurden verschiedene Modifikationen bezüglich Formulierungen oder der Reduktion von Items entwickelt. Es wird jedoch weiterhin die Verwendung des originalen Instruments empfohlen (Smeets et al. 2011).

Interpretation

Für den RMDQ gibt es keine Richtwerte zur Beurteilung des Schweregrads einer Beeinträchtigung.

Zusammenfassung der Evidenz

➤ Tab. 18.6
➤ Tab. 18.7

Empfehlungen

➤ Tab. 18.8

Sowohl der ODI (➤ Kap. 18.1.1) als auch der RMDQ scheinen geeignet zu sein, die funktionellen Einschränkungen von LBP-Patienten zu erfassen. Der ODI ist dabei besser geeignet, Beeinträchtigungen stark eingeschränkter Patienten zu erfassen während der RMDQ Vorteile bei der Erfassung weniger stark eingeschränkter Patienten hat (Fairbank und Pynsent 2000, Roland und Fairbank 2000).

18.1.3 Weitere Fragebogen zur LWS

Insbesondere für den Bereich der Messung von Funktionseinschränkungen existieren zahlreiche Fragebogen. Die beiden auch international geläufigsten (der ODI und der RMDQ) wurden bereits detailliert vorgestellt. Weitere in deutscher Sprache verfügbare Fragebogen, werden in ➤ Tab. 18.9 kurz tabellarisch zusammengefasst und hinsichtlich ihrer Konstruktvalidität im Vergleich zu anderen Funktionsfragebogen betrachtet.

18.2 Halswirbelsäule

18.2.1 Neck Disability Index (NDI)

Der *Neck Disability Index* (NDI) wurde als Fragebogen zur Beurteilung der Beeinträchtigung des Alltags durch Nackenbeschwerden entwickelt. Für die Entwicklung orientierten sich Vernon und Mior (1991) am Oswestry Disability Index (ODI).

- Zeitraum: nicht definiert
- Zeit zum Ausfüllen: 3–10 Minuten (MacDermid et al. 2009)
- Aufwand zur Auswertung: gering
- Verfügbarkeit: frei verfügbar

Aufbau und Auswertung

Der NDI besteht aus 10 Items zu den Bereichen Schmerzintensität, Körperpflege, Heben, Lesen, Kopfschmerzen, Konzentration, Arbeit, Autofahren, Schlafen und Freizeit (Cramer et al. 2014). Jedes Item wird auf einer sechsstufigen Skala beantwortet, denen die Punktwerte 0–5 zugeordnet sind, wobei höhere Skalenwerte eine stärkere Beeinträchtigung bedeuten (MacDermid et al. 2009).

Die Punktwerte für jedes Item werden aufsummiert, sodass ein Gesamtscore zwischen 0 und 50 Punkten ermittelt werden kann. Für den Umgang mit nicht beantworteten Fragen wird die Angabe

Tab. 18.6 Validität des Roland-Morris Disability Questionnaire (RMDQ)

Studie	Population	RoB	Referenz	Maßzahl
Konvergente Validität				
Wiesinger et al. 1999 (deutsche Version)	n = 125 (63 w), Alter (ø): 59; LBP	▣ (gering)	SF-36 (körperliche Summenskala)	r_P = 0,71
			$VAS_{Schmerz}$	r_P = 0,81
Mannion et al. 2006a (deutsche Version)	n = 100 (53 w), Alter (ø): 53; chronischer LBP (konservativ und operativ)	▣ (gering)	ODI	r_S = 0,80
			$VAS_{Schmerz}$	r_S = 0,72
Änderungssensitivität				
Davidson und Keating 2002 (englische Version)	n = 101 (68 w); LBP	▣ (unklar)	Globales Outcome mit 7 Stufen (Wie hat sich das LBP-Problem in den letzten 6 Wochen verändert?)	AUC = 0,77
Mannion et al. 2006b (deutsche Version)	n = 57 (31 w), Alter (ø): 53; chronischer LBP (operativ)	▣ (gering)	Globales Outcome mit 5 Stufen (Hat die Operation geholfen?)	AUC = 0,84–0,86 MCID = 1,5 Pkte.
Maughan und Lewis 2010 (englische Version)	n = 48 (32 w), Alter (ø): 52; chronischer LBP	▣ (gering)	Globales Outcome mit 7 Stufen (Veränderung nach Rückenkurs)	AUC = 0,64 MCID = 3,5 Pkte.
Strukturvalidität				
Es konnte bisher keine eindeutige dimensionale Struktur ermittelt werden (Yao et al. 2018). Für den deutschen RMDQ wurden mittels explorativer Faktorenanalyse 6 Faktoren ermittelt, wobei nur zwei Items auf den 6. Faktor laden und in keinen sinnvollen Zusammenhang gebracht werden können (Exner und Keel 2000).				
Transkulturelle Validität				
Die transkulturelle Validität kann aufgrund der Ähnlichkeit der Ergebnisse verschiedensprachiger Adaptationen als gegeben angesehen werden (Yao et al. 2018).				
Klinische Validität				
Der RMDQ kann zwischen Personen mit verschiedenen klinischen Ausprägungen (z. B. Patienten mit LBP und Patienten mit LBP und ausstrahlendem Schmerz) unterscheiden (Leclaire et al. 1997).				

Alter (ø): mittleres Alter in Jahren, AUC: Area Under the Curve, LBP: Low Back Pain, MCID: Minimal Clinically Important Difference, n: Anzahl der untersuchten Personen, ODI: Oswestry Disability Index, r_S/r_P: Korrelationskoeffizient nach Spearman bzw. Pearson für die Korrelation mit der Referenz, RoB: Risk of Bias, SF-36: Short Form (36 Items), VAS: visuelle Analogskala, w: weiblich

▢ (rot): hohes Risiko/klinisch nicht relevant, ▢ (grün): geringes Risiko/klinisch relevant, ▢ (gelb): unklares Risiko/moderat klinisch relevant

Tab. 18.7 Reliabilität des Roland-Morris Disability Questionnaire (RMDQ)

Studie	Population	RoB	Maßzahl	
Interne Konsistenz*			**Cronbachs Alpha**	
Wiesinger et al. 1999 (deutsche Version)	n = 125 (63 w), Alter (ø): 59; LBP	▣ (unklar)	0,81	
Stratford und Binkley 2000 (englische Version)	n = 153; LBP	▣ (unklar)	0,87	
Test-Retest-Reliabilität und Messfehler			ICC	Messfehler
Stratford und Binkley 2000 (englische Version)	n = 153; LBP	▣ (unklar)	0,79	k.A.
Davidson und Keating 2002 (englische Version)	n = 47 (30 w), Alter (ø): 55; LBP	▣ (unklar)	0,53	SEM = 3,7 Pkte. MDC = 8,6 Pkte.
Mannion et al. 2006a (deutsche Version)	n = 39 (25 w), Alter (ø): 42; chronischer LBP (konservativ und operativ)	▣ (gering)	0,94	SEM = 1,3 Pkte. MDC = 4 Pkte.
Maughan und Lewis 2010 (englische Version)	n = 48 (32 w), Alter (ø): 52; chronischer LBP	▣ (gering)	0,90	SEM = 1,8 Pkte. MDC = 4,9 Pkte.

Alter (ø): mittleres Alter in Jahren, ICC: Intraklassen-Korrelationskoeffizient, k.A.: keine Angabe, LBP: Low Back Pain, MDC: Minimal Detectable Change, n: Anzahl der untersuchten Personen, RoB: Risk of Bias, SEM: Standard Error of the Measurement, w: weiblich

▢ (rot): hohes Risiko/klinisch nicht relevant, ▢ (grün): geringes Risiko/klinisch relevant, ▢ (gelb): unklares Risiko/moderat klinisch relevant

*Die Ermittlung von Cronbachs Alpha, ohne vorherige Bestätigung der Strukturvalidität wird kritisch gesehen (siehe z. B. Yao et al. 2018; Mokkink et al. 2018).

eines prozentualen Gesamtscores (max. 100 %) aus den beantworteten Items empfohlen (MacDermid et al. 2009). Fehlende Items können alternativ durch den Mittelwert der ausgefüllten Items imputiert werden. Je mehr Items fehlen, desto weniger valide wird jedoch der Gesamtscore. Fehlen die Angaben zu drei oder mehr Items, sollte deshalb kein Gesamtscore mehr gebildet werden (Vernon 2008).

Tab. 18.8 Empfehlungen zum Roland-Morris Disability Questionnaire (RMDQ)

Erfassung des Konstrukts Funktionsfähigkeit	
Validität	++
Reliabilität (Konsistenz)	++
Erfassung klinischer Veränderungen der Funktionsfähigkeit	
Validität	–/++
Reliabilität	+++

–: keine, +: geringe, ++: moderate, +++: starke Empfehlung, –/++: uneinheitliche Studienergebnisse, k.A.: keine Angabe

Interpretation

Nach (Vernon 2008) kann die Einschränkung des Patienten in Schweregrade eingeteilt werden (➤ Tab. 18.10).

Zusammenfassung der Evidenz

➤ Tab. 18.11
➤ Tab. 18.12

Tab. 18.10 Einteilung des NDI-Scores in Schweregrade [F1193-001]

NDI-Score	Grad der Beeinträchtigung
0–4 Punkte (0–8 %)	Keine Beeinträchtigung
5–14 Punkte (10–28 %)	Leichte Beeinträchtigungen
15–24 Punkte (30–48 %)	Moderate Beeinträchtigung
25–34 Punkte (50–64 %)	Starke Beeinträchtigung
35–50 Punkte (70–100 %)	Vollständige Behinderung

Tab. 18.9 Übersicht über weitere Funktionsfragebogen zur LWS

Fragebogen	Aufbau	Validität
Funktionsfragebogen Hannover-Rücken (FFbH-R) (Kohlmann und Raspe 1996)	12 Items zu Alltagsaktivitäten (z. B. Heben und Tragen, längeres Sitzen, Strümpfe anziehen) mit je drei Antwortmöglichkeiten: ja/ja, aber mit Mühe/nein oder nur mit fremder Hilfe • Zeitraum: letzte 7 Tage • Verfügbarkeit: frei verfügbar	ODI: $r_P = 0{,}80$ (Osthus et al. 2006a)
North American Spine Society (NASS) Lumbar Spine Outcome Assessment (Schochat et al. 2000)	16 Items zu Schmerzhäufigkeit und Funktionseinschränkungen (z. B. Anziehen, Sitzen, Stehen und Gehen) mit je einer 6-stufigen Antwortskala • Zeitraum: letzte Woche • Verfügbarkeit: frei verfügbar	FFbH-R: $r_S = 0{,}74$ (Schochat et al. 2000)
Bournemouth Questionnaire for LBP (Blum-Fowler et al. 2013)	7 Items zu Schmerz, Funktionseinschränkungen (z. B. Alltagsaktivitäten) und psychosozialen Faktoren (z. B. Freizeitaktivitäten, Unwohlsein) mit je einer 10-stufigen Antwortskala • Zeitraum: letzte Woche • Verfügbarkeit: frei verfügbar	ODI: $r_P = 0{,}59–0{,}82$ (Blum-Fowler et al. 2013)
Manniche LBP Rating Scale (Nuhr et al. 2004)	15 Items zu Schmerz, Funktionseinschränkungen (z. B. Haushaltsführung, Strümpfe anziehen) und psychosozialen Faktoren (z. B. emotionale Beziehung zu Familienmitgliedern) mit je drei Antwortmöglichkeiten: ja/möglicherweise ein Problem/nein • Zeitraum: – • Verfügbarkeit: frei verfügbar	RMDQ: $r_S = 0{,}87–0{,}92$ (Nuhr et al. 2004)
Quebec Back Pain Disability Scale (Riecke et al. 2016)	20 Items zu Funktionseinschränkungen (z. B. Aufstehen aus dem Bett, Socken anziehen, längeres Stehen) mit je einer 6-stufigen Antwortskala • Zeitraum: heute • Verfügbarkeit: frei verfügbar	RMDQ: $r_P = 0{,}54$ (Riecke et al. 2016)
Aberdeen Back Pain Scale (Lower Back) (Osthus et al. 2006b)	31 Items zu Schmerz und Funktionseinschränkungen (z. B. Anziehen, Vorbeugen, Stehen) mit je 3- bis 5-stufigen Antwortskalen • Zeitraum: letzte 2 Wochen • Verfügbarkeit: frei verfügbar	FFbH-R: $r_P = 0{,}76$ (Osthus et al. 2006b)

LBP: Low Back Pain, LWS: Lendenwirbelsäule, ODI: Oswestry Disability Index, r_S/r_P: Korrelationskoeffizient nach Spearman bzw. Pearson für die Korrelation mit der Referenz

Tab. 18.11 Validität des Neck Disability Index (NDI)

Studie	Population	RoB	Referenz	Maßzahl
Konvergente Validität				
Cramer et al. 2014 (deutsche Version)	n = 558 (424 w), Alter (ø): 49,9; chronischer unspezifischer Nackenschmerz	▪	SF-36 (körperliche Summenskala)	r_S = 0,43
Hoving et al. 2003 (englische Version)	n = 71 (59 w), Alter (ø): 40,1; Schleudertrauma	▪	NPQ $VAS_{Schmerz}$ $VAS_{Symptomschweregrad}$	r_P = 0,88 r_P = 0,50 r_P = 0,71
En et al. 2009 (englische Version)	n = 20 (13 w), Alter (ø): 64,5; chronischer Nackenschmerz	▪	NPAD	r_P = 0,86
Änderungssensitivität				
Young et al. 2010 (englische Version)	n = 165; zervikale Radikulopathie	▪	Globales Outcome mit 13 Stufen (Veränderung seit Beginn der Physiotherapie)	*Deutliche Verbesserung* (n = 122): AUC = 0,74 MCID: 8,5 Pkte.
Young et al. 2019a (englische Version)	n = 110; zervikogener Kopfschmerz	▪	Globales Outcome mit 13 Stufen (verbesserte Funktion nach Therapiemaßnahme)	*Deutliche Verbesserung nach:* 1 Woche (n = 69): AUC = 0,78 MCID = 5,5 Pkte. 4 Wochen (n = 86): AUC = 0,83 MCID = 7,5 Pkte. 3 Monaten (n = 84): AUC = 0,87 MCID = 7,5 Pkte.
Young et al. 2019b (englische Version)	n = 54; mechanischer Nackenschmerz	▪	Globales Outcome mit 13 Stufen (verbesserte Funktion nach Therapiemaßnahme)	AUC = 0,86 MCID = 5,5 Pkte.
Cleland et al. 2008 (englische Version)	n = 137 (65 w), Alter (ø): 42,5; Nackenschmerz	▪	Globales Outcome mit 13 Stufen (Veränderung seit Beginn der Behandlung)	AUC = 0,83 MCID = 9,5 Pkte.
Strukturvalidität				
Faktorenanalysen konnten eine einfaktorielle Struktur nachweisen (Saltychev et al. 2018, Cramer et al. 2014).				
Transkulturelle Validität				
Die transkulturelle Validität kann aufgrund der Ähnlichkeit der Ergebnisse verschiedensprachiger Adaptationen als gegeben angesehen werden (MacDermid et al. 2009).				
Diskriminative Validität				
Der NDI ist in der Lage, zwischen Patienten mit starker und solchen mit geringer Beeinträchtigung zu unterscheiden (Saltychev et al. 2018).				

Alter (ø): mittleres Alter in Jahren, AUC: Area Under the Curve, MCID: Minimal Clinically Important Difference, n: Anzahl der untersuchten Personen, NPAD: Neck Pain and Disability Scale, NPQ: Northwick Park Neck Pain Questionnaire, r_S/r_P: Korrelationskoeffizient nach Spearman bzw. Pearson für die Korrelation mit der Referenz, RoB: Risk of Bias, SF-36: Short Form (36 Items), VAS: visuelle Analogskala, w: weiblich

▪ : hohes Risiko/klinisch nicht relevant, ▪ : geringes Risiko/klinisch relevant, ▪ : unklares Risiko/moderat klinisch relevant

Empfehlungen

➤ Tab. 18.13

18.2.2 Neck Pain and Disability Scale (NPAD)

Die *Neck Pain and Disability Scale* (NPAD) ist ein Fragebogen zur Quantifizierung von Nackenschmerzen und funktionellen Beeinträchtigungen und wurde auf der Basis der Million Visual Analogue Scale entwickelt (Wheeler et al. 1999).

- Zeitraum: nicht definiert
- Zeit zum Ausfüllen: < 5 Minuten (Wheeler et al. 1999)
- Aufwand zur Auswertung: gering
- Verfügbarkeit: frei verfügbar

Aufbau und Auswertung

Die NPAD umfasst 20 Items zur Messung der Schmerzintensität, der Assoziation der Nackenbeschwerden mit beruflichen, sozialen (z. B. persönliche Beziehungen) und funktionalen (z. B.

Tab. 18.12 Reliabilität des Neck Disability Index (NDI)

Studie	Population	RoB	Maßzahl	
Interne Konsistenz			Cronbachs Alpha	
Cramer et al. 2014 (deutsche Version)	n = 558 (424 w), Alter (ø): 49,9; chronischer unspezifischer Nackenschmerz	🟩	0,81	
Swanenburg et al. 2014a (deutsche Version)	n = 49 (36 w), Alter (ø): 38,8; chronischer oder akuter Nackenschmerz und gesunde Kontrollen	🟩	0,96	
Saltychev et al. 2018 (englische Version)	n = 585 (394 w), Alter (ø): 49,7; chronischer Nackenschmerz	🟩	0,88	
Test-Retest-Reliabilität und Messfehler			ICC	Messfehler
Swanenburg et al. 2014a (deutsche Version)	n = 49 (36 w), Alter (ø): 38,8; chronischer oder akuter Nackenschmerz und gesunde Kontrollen	🟨	0,92	SEM = 2,2 Pkte. MDC = 6,2 Pkte.
Young et al. 2010 (englische Version)	n = 9; zervikale Radikulopathie	🟨	0,76	SEM = 6,5 Pkte. MDC = 15,1 Pkte.
Young et al. 2019a (englische Version)	n = 41; zervikogener Kopfschmerz	🟨	0,94	SEM = 2,27 Pkte. MDC = 5,3 Pkte.
Young et al. 2019b (deutsche Version)	n = 53; mechanischer Nackenschmerz	🟩	0,99	SEM = 1,1 Pkte. MDC = 2,6 Pkte.

Alter (ø): mittleres Alter in Jahren, ICC: Intraklassen-Korrelationskoeffizient, MDC: Minimal Detectable Change, n: Anzahl der untersuchten Personen, RoB: Risk of Bias, SEM: Standard Error of the Measurement, w: weiblich

🟥 : hohes Risiko/klinisch nicht relevant, 🟩 : geringes Risiko/klinisch relevant, 🟨 : unklares Risiko/moderat klinisch relevant

Tab. 18.13 Empfehlungen zum Neck Disability Index (NDI)

Erfassung des Konstrukts Funktionsfähigkeit	
Validität	+++
Reliabilität (Konsistenz)	+++
Erfassung klinischer Veränderungen der Funktionsfähigkeit	
Validität	+++
Reliabilität	++

–: keine, +: geringe, ++: moderate, +++: starke Empfehlung, k.A.: keine Angabe

Tab. 18.14 Einteilung des NDI-Scores in Schweregrade [F1193-001]

NDI Score	Grad der Beeinträchtigung
0–22 Punkte	Keine bis minimale Beeinträchtigung
23–40 Punkte	Leichte Beeinträchtigungen
41–57 Punkte	Moderate Beeinträchtigung
58–74 Punkte	Moderate bis starke Beeinträchtigung
75–92 Punkte	Starke Beeinträchtigung
93–100 Punkte	Extreme Schmerzintensität und Funktionsbeeinträchtigung

Autofahren oder Körperpflege) Aspekten des Lebens, und das Ausmaß der damit verbundenen emotionalen Beeinträchtigungen (Wheeler et al. 1999). Jedes Item wird auf einer 10-cm-VAS von „0" bis „5" beantwortet, deren Enden zusätzlich verbalisiert sind. Höhere Punktzahlen implizieren eine größere Beeinträchtigung bzw. Schmerzintensität. Die Punkte der einzelnen Items werden zu einem Gesamtscore aufsummiert, sodass eine Gesamtpunktzahl zwischen 0 und 100 Punkten erreicht wird (Bremerich et al. 2008). Ein valider Gesamtscore kann gebildet werden, wenn nicht mehr als 3 Items fehlen. Fehlende Werte werden in diesem Fall durch den Mittelwert der validen Antworten ersetzt (Scherer et al. 2008).

Interpretation

Nach Wheeler et al. 1999 kann die Einschränkung des Patienten in verschiedene Schweregrade eingeteilt werden (➤ Tab. 18.14).

Zusammenfassung der Evidenz

➤ Tab. 18.15
➤ Tab. 18.16

Empfehlungen

➤ Tab. 18.17

18.2.3 Weitere Fragebogen zur HWS

Insbesondere für den Bereich der Messung von Funktionseinschränkungen existieren zahlreiche Fragebogen. Die beiden auch international geläufigsten (der NDI und der NPAD) wurden bereits detailliert vorgestellt. Weitere in deutscher Sprache verfügbare Fragebogen werden in ➤ Tab. 18.18 kurz tabellarisch zusammengefasst und hinsichtlich ihrer Konstruktvalidität im Vergleich zu anderen Funktionsfragebogen betrachtet.

Tab. 18.15 Validität der Neck Pain and Disability Scale (NPAD)

Studie	Population	RoB	Referenz	Maßzahl
Konvergente Validität				
Bremerich et al. 2008 (deutsche Version)	n = 80 (48 w), Alter (ø): 54; Patienten nach chirurgischer atlantoaxialer Fixation	■	ROM von Kopfbewegungen	$r_S = -0{,}52–0{,}60$
Wheeler et al. 1999 (englische Version)	n = 47, Alter (ø): 44; akuter oder chronischer Nackenschmerz	■	ODI	$r_P = 0{,}78$
			PDI	$r_P = 0{,}80$
En et al. 2009 (englische Version)	n = 20 (13 w), Alter (ø): 64,5; chronischer Nackenschmerz	■	NDI	$r_P = 0{,}86$
Strukturvalidität				
Eine konfirmatorische Faktorenanalyse wurde durchgeführt: International kann keine einheitliche Faktorstruktur nachgewiesen werden (Bremerich et al. 2008). Für den deutschen Kontext wurden zwei Faktoren bestimmt (Schmerz und Behinderung sowie nackenspezifische Funktionen), während für die englischsprachige Version drei oder sogar vier Faktoren ermittelt wurden (Wheeler et al. 1999, Pickering et al. 2011).				
Transkulturelle Validität				
Die transkulturelle Validität kann aufgrund der Ähnlichkeit der Ergebnisse verschiedensprachiger Adaptationen als gegeben angesehen werden (Beekman und Lüttmann 2021).				
Diskriminative Validität				
Die NPAD kann zwischen Patienten mit und ohne neurologische Symptome und zwischen Patienten mit geringen und starken Beeinträchtigungen unterscheiden (Bremerich et al. 2008). Außerdem ist er in der Lage, zwischen Patienten mit Nackenschmerz und schmerzfreien Patienten zu diskriminieren (Wheeler et al. 1999).				

Alter (ø): mittleres Alter in Jahren, n: Anzahl der untersuchten Personen, NDI: Neck Disability Index, ODI: Oswestry Disability Index; PDI: Pain and Disability Index, r_S/r_P: Korrelationskoeffizient nach Spearman bzw. Pearson für die Korrelation mit der Referenz, RoB: Risk of Bias, ROM: Range of Motion, w: weiblich
■ : hohes Risiko/klinisch nicht relevant, ■ : geringes Risiko/klinisch relevant, ■ : unklares Risiko/moderat klinisch relevant

Tab. 18.16 Reliabilität der Neck Pain and Disability Scale (NPAD)

Studie	Population	RoB	Maßzahl	
Interne Konsistenz			**Cronbachs Alpha**	
Bremerich et al. 2008 (deutsche Version)	n = 108 (65 w), Alter (ø): 54,5	■	0,97	
Scherer et al. 2008 (englische Version)	n = 448 (350 w), Alter (ø): 49,4; Patienten mit ≥ 1 Episode von Nackenschmerzen	■	0,94	
Test-Retest-Reliabilität und Messfehler			**ICC**	**Messfehler**
Bremerich et al. 2008 (deutsche Version)	n = 23 (17 w), Alter (ø): 55; chronischer Nackenschmerz	■	0,97	SEM = 3,8 Pkte. MDC = 10,5 Pkte.

Alter (ø): mittleres Alter in Jahren, ICC: Intraklassen-Korrelationskoeffizient, MDC: Minimal Detectable Change, n: Anzahl der untersuchten Personen, RoB: Risk of Bias, SEM: Standard Error of the Measurement, w: weiblich
■ : hohes Risiko/klinisch nicht relevant, ■ : geringes Risiko/klinisch relevant, ■ : unklares Risiko/moderat klinisch relevant

Tab. 18.17 Empfehlungen zur Neck Pain and Disability Scale (NPAD)

Erfassung des Konstrukts Funktionsfähigkeit	
Validität	++
Reliabilität (Konsistenz)	++
Erfassung klinischer Veränderungen der Funktionsfähigkeit	
Validität	k.A.
Reliabilität	++

–: keine, +: geringe, ++: moderate, +++: starke Empfehlung, k.A.: keine Angabe

18.3 Obere Extremität

18.3.1 Disability of Arm, Shoulder and Hand (DASH)

Der Fragebogen *Disability of Arm, Shoulder and Hand* (DASH) wurde entwickelt, um ein Instrument zur Erfassung funktioneller Einschränkungen der gesamten oberen Extremität als funktionelle Einheit zu etablieren (Beaton et al. 2001).

- Zeitraum: letzte Woche
- Zeit zum Ausfüllen: 5–7 Minuten (Lehman et al. 2010)
- Aufwand zur Auswertung: moderat
- Verfügbarkeit: Lizenzierung notwendig

Tab. 18.18 Übersicht über weitere Funktionsfragebogen zur HWS

Fragebogen	Aufbau	Validität
North American Spine Society (NASS) Questionnaire for Cervical Spine Disorders (Stoll et al. 2004)	19 Items zu Schmerzen, Funktionseinschränkungen (Subskala *Schmerz und Funktionsfähigkeit*) und neurogenen Symptomen (Subskala *Neurogene Symptomatik*) mit je einer 6-stufigen Antwortskala • Zeitraum: letzte 7 Tage • Verfügbarkeit: frei verfügbar	SF-36 (körperliche Summenskala): $r_S = 0{,}79$ (Subskala *Schmerz und Funktionsfähigkeit*) $r_S = 0{,}57$ (Subskala *Neurogene Symptomatik*)
Bournemouth Questionnaire for Neck Pain (Soklic et al. 2012)	7 Items zu Schmerzen, Alltagsaktivitäten (z. B. Auto fahren und Arbeit) und psychosozialen Einschränkungen (z. B. Unwohlsein oder Kontrolle über den Schmerz) mit je einer 10-stufigen Antwortskala • Zeitraum: letzte Woche • Verfügbarkeit: frei verfügbar	NDI: $r_P = 0{,}76$ NPAD: $r_P = 0{,}80$
Aberdeen Back Pain Scale (Neck) (Osthus et al. 2006b)	33 Items zu Schmerz (inkl. Kopfschmerz) und Funktionseinschränkungen (z. B. Auto fahren oder Lesen) mit 3- bis 5-stufigen Antwortskalen • Zeitraum: letzte 2 Wochen • Verfügbarkeit: frei verfügbar	SF-36 (körperliche Summenskala): $r_P = 0{,}68$
Core Outcome Measure Index (COMI) for the neck (Fankhauser et al. 2012)	7 Items zu Schmerzen, Alltagsaktivitäten und psychosozialen Einschränkungen mit je einer 5-stufigen Antwortskala • Zeitraum: letzte Woche/letzte 4 Wochen • Verfügbarkeit: frei verfügbar	NASS (Subskala *Schmerz und Funktionsfähigkeit*): $r_P = 0{,}73$

NASS: North American Spine Society, NDI: Neck Disability Index, NPAD: Neck Pain and Disability Scale, r_S/r_P: Korrelationskoeffizient nach Spearman bzw. Pearson für die Korrelation mit der Referenz, SF-36: Short Form (36 Items)

Aufbau und Auswertung

Der DASH gliedert sich in den Basisteil sowie zwei optionale Zusatzmodule. Der Basisteil dient der Erfassung von Funktionseinschränkungen und Symptomen im Zusammenhang mit der Beeinträchtigung der oberen Extremität. Die optionalen Zusatzmodule dienen der Erfassung spezifischer Einschränkungen und Symptome, die nur bei hoher Beanspruchung der oberen Extremität von Relevanz sind (z. B. bei Sportlern, Musikern und Berufen mit Überkopfarbeiten) (Williams 2014).

Der Basisteil enthält 21 Items zu Funktionseinschränkungen (z. B. Schreiben, Tragen schwerer Objekte, den eigenen Rücken waschen), 6 Items zu Symptomen (z. B. Schmerz, Schwäche, Steifheit) und 3 Items zu Einschränkungen des Soziallebens. Für jedes Item wird der Schweregrad der Beeinträchtigung in der letzten Woche auf einer 5-Punkte-Skala gemessen (1 = keine Funktionseinschränkungen oder Symptome, 5 = extreme Funktionseinschränkungen oder Symptome) (Offenbächer et al. 2003). Die Zusatzmodule enthalten jeweils 4 Items zum Einfluss des Schulter-, Arm- oder Handproblems auf das Spielen eines Musikinstruments, das Ausüben des Sports (Sport- und Musik-Modul) bzw. die Ausübung der beruflichen Tätigkeit (Arbeits- und Berufsmodul).

Der Basisteil und jedes der Zusatzmodule werden getrennt voneinander ausgewertet. Die Punkte für jedes (beantwortete) Item werden zu einem Rohwert aufsummiert und zur Ermittlung des DASH-Scores wird dieser Rohwert über folgende Formel auf eine Skala von 0 bis 100 transformiert:

$$\text{DASH-Score} = \left(\frac{\text{DASH-Rohwert}}{\text{Anzahl beantworteter Items}} - 1 \right) \times 25$$

Ein valider Gesamtscore kann gebildet werden, wenn nicht mehr als 10 % der Items (3 Items für den Basisteil sowie 0 Items für die Zusatzmodule) fehlen. Fehlen mehr als 3 Items, bzw. fehlt 1 Item bei einem der Zusatzmodule, darf für diesen Teil kein Gesamtscore gebildet werden (Institute for Work and Health 2020).

Interpretation

Der DASH-Score kann nicht zur Beurteilung verschiedener Beeinträchtigungsgrade genutzt werden. Bei Werten unter 30 Punkten empfinden die meisten Patienten jedoch ihren Zustand und die Einschränkungen der oberen Extremität nicht mehr als Problem (Williams 2014).

Zusammenfassung der Evidenz

➤ Tab. 18.19
➤ Tab. 18.20

Der **Quick-DASH,** eine aus 11 Items bestehende Kurzversion des DASH, weist ebenfalls gute Gütekriterien auf (Hammond et al. 2018). Da seine Erfassungsgenauigkeit aufgrund der geringeren Anzahl an Items geringer ist, wird jedoch der DASH empfohlen, wenn die zu erwartenden Veränderungen eher klein sind (Institute for Work and Health 2020). Für die Auswahl der Version muss der Vorteil einer geringeren Ausfüll- und Auswertungszeit gegen den Nachteil einer geringeren Validität abgewogen werden.

Empfehlungen

➤ Tab. 18.21

Tab. 18.19 Validität des DASH-Scores

Studie	Population	RoB	Referenz	Maßzahl
Konvergente Validität				
Germann et al. 2003 (deutsche Version)	n = 183	▪	Disability Index	r_S = 0,73–0,79
Beaton et al. 2001 (englische Version)	n = 200 (113 w), Alter (ø): 53,6; Beschwerden der oberen Extremität	▪	SPADI	r_P = 0,82–0,88
			Brigham Questionnaire	r_P = 0,71–0,89
Hammond et al. 2018 (englische Version)	n = 340 (251 w), Alter (ø): 62,0; rheumatoide Arthritis	▪	SF-36 (körperliche Summenskala)	r_S = 0,85
			Hand HAQ	r_S = 0,88
Änderungssensitivität				
Beaton et al. 2001 (englische Version)	n = 172; Beschwerden der oberen Extremität	▪	Veränderung der vom Patienten selbst berichteten Funktion in 11 Stufen (Veränderung durch Behandlung)	r_P = 0,63
Angst et al. 2008 (deutsche Version)	n = 138 (89 w), Alter (ø): 67,3; Schulter-TEP	▪	Globales Outcome mit 5 Stufen (Veränderung nach Operation)	AUC = 0,76
Lehman et al. 2010 (englische Version)	n = 178 (92 w), Alter (ø): 48,8; Beschwerden der oberen Extremität	▪	UEFI, globales Outcome mit 15 Stufen (Veränderung durch Behandlung)	r_P = 0,90 AUC = 0,67
Strukturvalidität				
Eine konfirmatorische Faktorenanalyse wurde durchgeführt: International kann keine eindeutige Faktorstruktur nachgewiesen werden (Hammond et al. 2018). Für die deutsche Version wurde eine 3-faktorielle Struktur mit den Dimensionen Funktion, Symptom und Sport bestimmt (Germann et al. 2003).				
Transkulturelle Validität				
Die transkulturelle Validität kann aufgrund der Ähnlichkeit der Ergebnisse verschiedensprachiger Adaptationen als gegeben angesehen werden (Beaton et al. 2001, Germann et al. 2003).				
Diskriminative Validität				
Der DASH kann zwischen verschiedenen Stufen funktioneller Beeinträchtigung (Jester et al. 2005) sowie zwischen arbeitsfähigen und arbeitsunfähigen Patienten mit Beschwerden der oberen Extremität (Beaton et al. 2001) unterscheiden.				

Alter (ø): mittleres Alter in Jahren, AUC: Area Under the Curve, DASH: Disability of Arm, Shoulder and Hand, (Hand) HAQ: Health Assessment Questionnaire (for upper limb function), n: Anzahl der untersuchten Personen, NDI: Neck Disability Index, ODI: Oswestry Disability Index; PDI: Pain and Disability Index, r_S/r_P: Korrelationskoeffizient nach Spearman bzw. Pearson für die Korrelation mit der Referenz, RoB: Risk of Bias, SF-36: Short Form (36 Items), SPADI: Shoulder Pain And Disability Index, TEP: Totalendoprothese, UEFI: Upper Extremity Functional index, w: weiblich

▪ : hohes Risiko/klinisch nicht relevant, ▪ : geringes Risiko/klinisch relevant, ▪ : unklares Risiko/moderat klinisch relevant

Tab. 18.20 Reliabilität des DASH-Scores

Studie	Population	RoB	Maßzahl	
Interne Konsistenz			Cronbachs Alpha	
Hammond et al. 2018 (englische Version)	n = 170; rheumatoide Arthritis	▪	0,98	
Offenbächer et al. 2003 (deutsche Version)	n = 49 (36 w), Alter (ø): 58,7; Schulterschmerz	▪	0,96	
Westphal 2007 (deutsche Version)	n = 72 (51 w), Alter (ø): 59,7; distale Radiusfraktur	▪	0,98	
Test-Retest-Reliabilität und Messfehler			ICC	Messfehler
Beaton et al. 2001 (englische Version)	n = 56; Beschwerden der oberen Extremität	▪	0,96	SEM = 4,6 Pkte. MDC_{95} =12,8 Pkte. MDC_{90} =10,7 Pkte.
Hammond et al. 2018 (englische Version)	n = 170; rheumatoide Arthritis	▪	0,97	k.A.
Westphal 2007 (deutsche Version)	n = 72 (51 w), Alter (ø): 59,7; distale Radiusfraktur	▪	0,95	k.A.

Alter (ø): mittleres Alter in Jahren, DASH: Disability of Arm, Shoulder and Hand, ICC: Intraklassen-Korrelationskoeffizient, MDC: Minimal Detectable Change, n: Anzahl der untersuchten Personen, RoB: Risk of Bias, SEM: Standard Error of the Measurement, w: weiblich

▪ : hohes Risiko/klinisch nicht relevant, ▪ : geringes Risiko/klinisch relevant, ▪ : unklares Risiko/moderat klinisch relevant

Tab. 18.21 Empfehlungen zum DASH-Score

Erfassung des Konstrukts Funktionsfähigkeit	
Validität	++
Reliabilität (Konsistenz)	+++
Erfassung klinischer Veränderungen der Funktionsfähigkeit	
Validität	+
Reliabilität	+++

DASH: Disability of Arm, Shoulder and Hand
–: keine, +: geringe, ++: moderate, +++: starke Empfehlung, k.A.: keine Angabe

18.3.2 Shoulder Pain and Disability Index (SPADI)

Der *Shoulder Pain and Disability Index* (SPADI) wurde zur Messung aktueller Schulterschmerzen und -beschwerden sowie deren Veränderung über die Zeit für das ambulante Setting entwickelt (Roach et al. 1991, Breckenridge und McAuley 2011).

- Zeitraum: nicht definiert
- Zeit zum Ausfüllen: < 5 Minuten (Breckenridge und McAuley 2011)
- Aufwand zur Auswertung: gering
- Verfügbarkeit: frei verfügbar

Aufbau und Auswertung

Der SPADI besteht aus 13 Items und zwei Subskalen. Die Subskala *Schmerz* umfasst 5 Items zur Schmerzintensität und zu Schmerzen bei bestimmten Aktivitäten (z. B. auf der betroffenen Seite liegen, den Nacken berühren). Die Behinderungsskala wird aus 8 Items gebildet und deckt durch die Schulterbeschwerden bedingte Funktionseinschränkungen ab (z. B. Haare waschen, Pullover anziehen, Gegenstand tragen).

Jedes Item wird auf einer visuellen Analogskala (VAS) bewertet, deren Enden für die Schmerzskala mit „keine Schmerzen" bzw. „schlimmste Schmerzen" und für die Behinderungsskala mit „keine Einschränkung" bzw. „Tätigkeit nicht ausführbar" verbalisiert sind. Die Auswertung für jedes Item erfolgt über eine Einteilung der VAS in 12 gleich lange Abschnitte, denen jeweils ein Punktwert zwischen 0 und 11 zugeordnet werden kann. Die Teilscores für die Schmerz- und Behinderungsskala entsprechen dem Mittelwert aus den Punktwerten der 5 bzw. 8 dazugehörigen Items. Der Gesamtscore für den SPADI entspricht wiederum dem Mittelwert der beiden Subskalen (Angst et al. 2007, Breckenridge und McAuley 2011). International existiert außerdem eine Version, in der statt der VAS eine numerische Rating-Skala (NRS) von 0 bis 10 Punkten genutzt wird (Breckenridge und McAuley 2011).

Um die Ergebnisse der verschiedenen Skalen vergleichbar zu machen, werden die Ergebnisse häufig auf eine Skala von 0–100 umgerechnet, auf der geringere Werte einer stärkeren Beeinträchtigung entsprechen. Hierzu werden die Items von einer Skalierung, bei der „0" dem besten und „11" dem schlechtesten Zustand entspricht, auf eine Skala von „0" für den schlechtesten und „11" für den besten Zustand überführt:

$$\frac{11 - Gesamtscore}{11} x\,100$$

Diese Transformierung ist nicht notwendig, wenn man den SPADI nur für eigene Verlaufsmessungen einsetzen möchte. In vielen Studien wird sie jedoch vorgenommen, sodass ein Vergleich nur über die transformierten Werte möglich ist (Angst et al. 2007). Gesamtscores dürfen gebildet werden, wenn mindestens 3 der 5 Items für die Schmerzskala und mindestens 6 der 8 Items für die Behinderungsskala ausgefüllt wurden (Chester et al. 2017).

Interpretation

Für den SPADI gibt es keine Richtwerte zur Beurteilung des Schweregrads einer Beeinträchtigung.

Zusammenfassung der Evidenz

➤ Tab. 18.22
➤ Tab. 18.23

Empfehlungen

➤ Tab. 18.24

18.3.3 Western Ontario Shoulder Instability Index

Der *Western Ontario Shoulder Instability Index* (WOSI) ist ein krankheitsspezifisches Instrument zur Erfassung der Lebensqualität von Patienten mit symptomatischer Schulterinstabilität (Kirkley et al. 1998). Es gibt zwei deutsche Übersetzungen, von denen jedoch nur die Version von Drerup et al. (2010) mit den Entwicklern des WOSI abgestimmt wurde (Angst et al. 2011).

- Zeitraum: letzte Woche
- Zeit zum Ausfüllen: ca. 6 Minuten (Hofstaetter et al. 2010)
- Aufwand zur Auswertung: moderat
- Verfügbarkeit: frei verfügbar

Tab. 18.22 Validität des Shoulder Pain and Disability Index (SPADI)

Studie	Population	RoB	Referenz	Maßzahl
Konvergente Validität				
Angst et al. 2007 (deutsche Version)	n = 125 (77 w), Alter (ø): 69,2; Schulter-TEP	▪	DASH	r_S = 0,88
			ASES	r_S = 0,92
Beaton et al. 2001 (englische Version)	n = 200 (113 w), Alter (ø): 53,6; Beschwerden der oberen Extremität	▪	DASH	r_P = 0,82–0,88
Chester et al. 2017 (englische Version)	n = 767 (427 w), Alter (ø): 59; Schulter- oder Armschmerz	▪	Quick-DASH	r_P = 0,74–0,78
Dabija et al. 2019 (englische Version)	n = 120 (54 w), Alter (ø): 63; Rotatorenmanschettenruptur	▪	ASES	r_S = 0,82
			Quick-DASH	r_S = 0,74
Änderungssensitivität				
Angst et al. 2008 (deutsche Version)	n = 138 (89 w), Alter (ø): 67,3; Schulter TEP	▪	Globales Outcome mit 5 Stufen (Veränderung nach Operation)	AUC = 0,77
Chester et al. 2017 (englische Version)	n = 767 (427 w), Alter (ø): 59; Schulter- oder Armschmerz	▪	Globales Outcome mit 7 Stufen (Veränderung seit der ersten Therapie vor 6 Monaten)	AUC = 0,85
Paul et al. 2004 (englische Version)	n = 180 (90 w), Alter (ø): 53,5; Schulterschmerz	▪	Globales Outcome mit 7 Stufen (Veränderung des Schulterproblems)	r_S = 0,61 AUC = 0,87 MCID = 8 Pkte.
Strukturvalidität				
Eine konfirmatorische Faktorenanalyse wurde durchgeführt: Die zweifaktorielle Struktur des SPADI mit einer Schmerz- und einer Behinderungsskala wurde international nachgewiesen (Hill et al. 2011). Mittels einer Rasch-Analyse wurde die Unidimensionalität sowohl der Schmerz- als auch der Behinderungsskala nachgewiesen (Boake et al. 2020).				
Transkulturelle Validität				
Die transkulturelle Validität kann aufgrund der Ähnlichkeit der Ergebnisse verschiedensprachiger Adaptationen als gegeben angesehen werden (Kc et al. 2021).				
Diskriminative Validität				
Der SPADI kann zwischen Patienten mit starken und geringen Schmerzen sowie zwischen arbeitsfähigen und arbeitsunfähigen Patienten mit einer Schulterproblematik unterscheiden (Thoomes-de Graaf et al. 2015).				

Alter (ø): mittleres Alter in Jahren, ASES: American Shoulder and Elbow Surgeons Questionnaire, AUC: Area Under the Curve, DASH: Disability of Arm, Shoulder and Hand, MCID: Minimal Clinically Important Difference, n: Anzahl der untersuchten Personen, r_S/r_P: Korrelationskoeffizient nach Spearman bzw. Pearson für die Korrelation mit der Referenz, RoB: Risk of Bias, SPADI: Shoulder Pain And Disability Index, TEP: Totalendoprothese, w: weiblich

▪ : hohes Risiko/klinisch nicht relevant, ▪ : geringes Risiko/klinisch relevant, ▪ : unklares Risiko/moderat klinisch relevant

Tab. 18.23 Reliabilität des Shoulder Pain and Disability Index (SPADI)

Studie	Population	RoB	Maßzahl	
Interne Konsistenz			Cronbachs Alpha	
Angst et al. 2007 (deutsche Version)	n = 125 (77 w), Alter (ø): 69,2; Schulter-TEP	▪	0,95	
Dabija et al. 2019 (englische Version)	n = 120 (54 w), Alter (ø): 63; Ruptur der Rotatorenmanschette	▪	0,94	
Hill et al. 2011 (englische Version)	n = 588 (347 w), Alter (ø): 56; chronische Schulterbeschwerden	▪	0,92	
Roach et al. 1991 (englische Version)	n = 37 (0 w), Alter (ø): 58; Schulterschmerz	▪	0,95	
Test-Retest-Reliabilität und Messfehler			ICC	Messfehler
Angst et al. 2007 (deutsche Version)	n = 125 (77 w), Alter (ø): 69,2; Schulter-TEP	▪	0,94	MDC = 18 Pkte. (100-Pkte.-Skala)
Roach et al. 1991 (englische Version)	n = 23 (0 w); Schulterschmerz	▪	0,66	k.A.
Cook et al. 2002 (englische Version)	n = 56 (22 w), Alter (ø): 49,2; Schulterdysfunktion	▪	0,84–0,91	k.A.
Riley et al. 2019 (englische Version)	n = 38 (24 w), Alter (ø): 48,1; chronischer Schulterschmerz	▪	0,92–0,94	k.A.

Alter (ø): mittleres Alter in Jahren, ICC: Intraklassen-Korrelationskoeffizient, k.A.: keine Angabe, MDC: Minimal Detectable Change, n: Anzahl der untersuchten Personen, RoB: Risk of Bias, w: weiblich

▪ : hohes Risiko/klinisch nicht relevant, ▪ : geringes Risiko/klinisch relevant, ▪ : unklares Risiko/moderat klinisch relevant

Tab. 18.24 Empfehlungen zum Shoulder Pain and Disability Index (SPADI)

Erfassung des Konstrukts Funktionsfähigkeit	
Validität	+++
Reliabilität (Konsistenz)	+++
Erfassung klinischer Veränderungen der Funktionsfähigkeit	
Validität	++
Reliabilität	++
–: keine, +: geringe, ++: moderate, +++: starke Empfehlung, k.A.: keine Angabe	

Aufbau und Auswertung

Der WOSI umfasst 21 Items zur Beurteilung der Funktionalität und Einschränkungen bei Aktivitäten des täglichen Lebens und setzt sich zusammen aus den vier Subskalen *Körperliche Symptome* (10 Items, z. B. Schmerzen bei Überkopftätigkeiten, Stärke der Instabilität bzw. Lockerung der Schulter), *Sport, Freizeit, Arbeit* (4 Items, z. B. Einschränkung bei Sport- und Freizeitaktivitäten), *Lebensgewohnheiten* (4 Items, z. B. Schwierigkeiten beim Schlafen) und *Empfinden* (3 Items, z. B. Frustration aufgrund der Schulter) (Drerup et al. 2010).

Jedes Item wird auf einer 100-mm-VAS-Skala beurteilt, deren Enden mit den Extremantwortoptionen für die jeweilige Frage beschriftet sind (z. B. „Keine Schmerzen" vs. „Extreme Schmerzen"). Für jeden Millimeter wird ein Punkt vergeben (max. 100 Punkte pro Item und 2.100 Punkte für den WOSI-Gesamtscore). Höhere Punktzahlen entsprechen stärkeren Einschränkungen. Für die deutsche Version von Drerup et al. (2010) wurde in Absprache mit den Entwicklern des WOSI anstelle einer VAS-Skala eine 11-stufige NRS eingesetzt, um die Auswertung zu erleichtern. Die Maximalpunktzahl entspricht hier dementsprechend 10 Punkten pro Item und 210 Punkten für den WOSI-Gesamtscore (Drerup et al. 2010, Kirkley et al. 1998).

Es ist außerdem möglich die Gesamtpunktzahl als Prozent einer perfekten Funktionsfähigkeit zu ermitteln, um so eine bessere klinische Aussagefähigkeit zu erreichen (Kirkley et al. 2005). Für den Maximalscore sind je nach verwendeter Skala 2.100 oder 210 Punkte in die Formel einzusetzen:

$$\text{Relativer Score} = \frac{(\text{Maximalscore} - \text{Gesamtscore des Pat..})}{\text{Maximalscore}} \times 100$$

Interpretation

Für den WOSI gibt es keine Richtwerte zur Beurteilung des Schweregrads der Beeinträchtigung.

Zusammenfassung der Evidenz

➢ Tab. 18.25
➢ Tab. 18.26

Tab. 18.25 Validität des Western Ontario Shoulder Instability Index (WOSI)

Studie	Population	RoB	Referenz	Maßzahl
Konvergente Validität				
Drerup et al. 2010 (deutsche Version)	n = 29 (8 w), Alter (ø): 25,5; Schulterinstabilität	▣	ASES Instabilität	$r_S = 0{,}58$
Kirkley et al. 1998 (englische Version)	n = 47; Schulterinstabilität	▣	DASH	$r_P = 0{,}77$
Taylor et al. 2015 (englische Version)	n = 32 (2 w), Alter (ø): 26,7; operativ behandelte Schulterinstabilität	▣	MISS	$r_P = 0{,}63$
			L'Insalata Shoulder Questionnaire	$r_P = 0{,}81$
Änderungssensitivität				
Kirkley et al. 1998 (englische Version)	n = 47; Schulterinstabilität	▣	DASH (Veränderung nach 3 Monaten)	$r_P = 0{,}76$
Strukturvalidität				
Es konnte keine Studie mit strukturbestätigenden Verfahren für die englische oder deutsche Version identifiziert werden.				
Transkulturelle Validität				
Die transkulturelle Validität kann aufgrund der Ähnlichkeit der Ergebnisse verschiedensprachiger Adaptationen als gegeben angesehen werden (Ismail et al. 2020, Basar et al. 2017, van der Linde et al. 2014, Perrin et al. 2017, Drerup et al. 2010).				
Diskriminative Validität				
Der WOSI kann zwischen Patienten mit (operativ behandelter) Schulterinstabilität und Patienten ohne Schulterproblemen differenzieren (Hofstaetter et al. 2010). Es kann außerdem zwischen Patienten mit Schulterinstabilität vor und nach einem operativen Eingriff differenziert werden (Taylor et al. 2015).				

Alter (ø): mittleres Alter in Jahren, ASES: American Shoulder and Elbow Surgeons questionnaire, DASH: Disability of Arm, Shoulder and Hand, MISS: Melbourne Instability Shoulder Score, n: Anzahl der untersuchten Personen, r_S/r_P: Korrelationskoeffizient nach Spearman bzw. Pearson für die Korrelation mit der Referenz, RoB: Risk of Bias, w: weiblich
▢ (rot): hohes Risiko/klinisch nicht relevant, ▢ (grün): geringes Risiko/klinisch relevant, ▢ (gelb): unklares Risiko/moderat klinisch relevant

Empfehlungen

➢ Tab. 18.27

18.3.4 Patient-Rated Tennis Elbow Evaluation

Der *Patient-Rated Tennis Elbow Evaluation Questionnaire* (PRTEE), bis 2005 auch unter dem Namen *Patient-Rated Forearm Evaluation Questionnaire* (PRFEQ) verwendet (MacDermid 2005), ist ein Fragebogen für Patienten mit Epicondylitis lateralis (Tennisellenbogen). Er wurde entwickelt, um eine unkomplizierte und standardisierte

Tab. 18.26 Reliabilität des Western Ontario Shoulder Instability Index (WOSI)

Studie	Population	RoB	Maßzahl
Interne Konsistenz			**Cronbachs Alpha**
Drerup et al. 2010 (deutsche Version)	n = 29 (8 w), Alter (ø): 25,5; Schulterinstabilität	▪	0,89
Hofstaetter et al. 2010 (deutsche Version)	n = 24 (16 w), Alter (ø): 34; operativ behandelte Schulterinstabilität	▪	0,92
Test-Retest-Reliabilität und Messfehler			**ICC**
Drerup et al. 2010 (deutsche Version)	n = 29 (8 w), Alter (ø): 25,5; Schulterinstabilität	▪	0,87
Kirkley et al. 1998 (englische Version)	n = 51; Schulterinstabilität	▪	0,95

Alter (ø): mittleres Alter in Jahren, ICC: Intraklassen-Korrelationskoeffizient, n: Anzahl der untersuchten Personen, RoB: Risk of Bias, w: weiblich
▪: hohes Risiko/klinisch nicht relevant, ▪: geringes Risiko/klinisch relevant, ▪: unklares Risiko/moderat klinisch relevant

Tab. 18.27 Empfehlungen zum Western Ontario Shoulder Instability Index (WOSI)

Erfassung des Konstrukts Funktionsfähigkeit	
Validität	++
Reliabilität (Konsistenz)	+++
Erfassung klinischer Veränderungen der Funktionsfähigkeit	
Validität	++
Reliabilität	++

–: keine, +: geringe, ++: moderate, +++: starke Empfehlung, k.A.: keine Angabe

Möglichkeit der quantitativen Beschreibung der Schmerzen und Funktionsbeeinträchtigungen in dieser Patientengruppe zu ermöglichen (Overend et al. 1999).

- Zeitraum: letzte Woche
- Zeit zum Ausfüllen: 5 Minuten (Overend et al. 1999)
- Aufwand zur Auswertung: moderat
- Verfügbarkeit: frei verfügbar

Aufbau und Auswertung

Der PRTEE enthält zwei Subskalen, eine Schmerzskala mit fünf Items (z. B. Schmerzen in Ruhe, schwächster/stärkster Schmerz) sowie eine Funktionsskala mit zehn Items, die sich jeweils auf die Probleme der vergangenen Woche beziehen. Der erste Teil der Funktionsskala besteht aus sechs Items zu Schwierigkeiten bei bestimmten Tätigkeiten (z. B. Drehen eines Schlüssels, Tragen einer Tragetasche), der zweite Teil aus vier Items zu Schwierigkeiten bei der Ausführung von Alltagsaktivitäten (z. B. Körperpflege, Haushalt) (Marks et al. 2021).

Jedes Item wird auf einer Skala von 0 bis 10 bewertet, wobei 0 für „keine Schmerzen" bzw. „keine Schwierigkeiten" und 10 entsprechend für „stärkster vorstellbarer Schmerz" bzw. „Ausführung unmöglich" steht. Zur Berechnung des Gesamtscores für den PRTEE (0 bis 100) werden die Schmerz- und die Funktions-Subskala zu gleichen Teilen einbezogen. Die Summenscores der beiden Teile der Funktionsskala werden hierfür zunächst addiert und dann durch zwei geteilt. Fehlen einzelne Items, können sie durch den Mittelwert der entsprechenden Subskala ersetzt werden (Vincent und MacDermid 2014, Marks et al. 2021).

Interpretation

Für den PRTEE gibt es keine Richtwerte zur Beurteilung des Schweregrads der Beeinträchtigungen.

Zusammenfassung der Evidenz

➢ Tab. 18.28
➢ Tab. 18.29

Tab. 18.28 Validität des Patient-Rated Tennis Elbow Evaluation Questionnaire (PRTEE)

Studie	Population	RoB	Referenz	Maßzahl
Konvergente Validität				
Newcomer et al. 2005 (englische Version)	n = 94 (50 w), Alter (ø): 45,5; Schmerz am lateralen Ellenbogen	▪	DASH	r_S = 0,72
			SF-36 (körperliche Summenskala)	r_S = 0,61
Änderungssensitivität				
Poltawski und Watson 2011 (englische Version)	n = 57 (27 w), Alter (ø): 53; Epicondylitis lateralis	▪	Globales Outcome mit 6 Stufen (Veränderung des Zustands)	r_S = 0,66 AUC: >0,8 MCID: 35–40 %
Strukturvalidität				
Es wurden bisher keine strukturbestätigenden Verfahren für die englische oder deutsche Version durchgeführt (Shafiee et al. 2021).				
Transkulturelle Validität				
Die transkulturelle Validität kann aufgrund der Ähnlichkeit der Ergebnisse verschiedensprachiger Adaptationen als gegeben angesehen werden (Shafiee et al. 2021).				
Diskriminative Validität				
Hierzu konnten keine aussagefähigen Studien identifiziert werden.				

Alter (ø): mittleres Alter in Jahren, AUC: Area Under the Curve, DASH: Disability of Arm, Shoulder and Hand, MCID: Minimal Clinically Important Difference, n: Anzahl der untersuchten Personen, r_S: Korrelationskoeffizient nach Spearman für die Korrelation mit der Referenz, RoB: Risk of Bias, SF-36: Short Form (36 Items), w: weiblich
▪: hohes Risiko/klinisch nicht relevant, ▪: geringes Risiko/klinisch relevant, ▪: unklares Risiko/moderat klinisch relevant

Tab. 18.29 Reliabilität des Patient-Rated Tennis Elbow Evaluation Questionnaire (PRTEE)

Studie	Population	RoB	Maßzahl
Interne Konsistenz			Cronbachs Alpha
Rompe et al. 2007 (englische Version)	n = 78, chronische Epicondylitis lateralis	•	0,94
Test-Retest-Reliabilität und Messfehler			ICC
Chung und Wiley 2010 (englische Version)	n = 18; Epicondylitis lateralis	•	0,76
Newcomer et al. 2005 (englische Version)	n = 22 (9 w), Alter (ø): 45,5; Schmerz am lateralen Ellenbogen	•	0,96
Overend et al. 1999 (englische Version)	n = 47 (23 w), Alter (ø): 45; Epicondylitis lateralis	•	0,89

Alter (ø): mittleres Alter in Jahren, ICC: Intraklassen-Korrelationskoeffizient, n: Anzahl der untersuchten Personen, RoB: Risk of Bias, w: weiblich
□ : hohes Risiko/klinisch nicht relevant, □ : geringes Risiko/klinisch relevant, □ : unklares Risiko/moderat klinisch relevant

Tab. 18.30 Empfehlungen zum Patient-Rated Tennis Elbow Evaluation Questionnaire (PRTEE)

Erfassung des Konstrukts Funktionsfähigkeit	
Validität	+
Reliabilität (Konsistenz)	++
Erfassung klinischer Veränderungen der Funktionsfähigkeit	
Validität	++
Reliabilität	+++

–: keine, +: geringe, ++: moderate, +++: starke Empfehlung, k.A.: keine Angabe

Empfehlungen

➤ Tab. 18.30

Es liegt zwar eine offizielle deutsche Übersetzung des PRTEE vor (Marks et al. 2021), deren psychometrische Kriterien müssen jedoch noch untersucht werden. Generell werden mehr hochwertige Studien benötigt, um die Gütekriterien des PRTEE besser bewerten zu können.

18.3.5 Michigan Hand Outcomes Questionnaire

Der *Michigan Hand Outcomes Questionnaire* (MHQ) ist ein handspezifischer Fragebogen, der zur Outcome-Messung für Patienten mit jeglicher Art von Handbeschwerden entwickelt wurde (Chung et al. 1998).

- Zeitraum: letzte Woche/letzte 4 Wochen
- Zeit zum Ausfüllen: ca. 10 Minuten (Chung et al. 1998)
- Aufwand zur Auswertung: hoch
- Verfügbarkeit: Lizenzierung notwendig

Aufbau und Auswertung

Der MHQ besteht aus 37 Items, die sich auf 6 Skalen aufteilen: 1. *Handfunktion* (5 Items, z. B. Beweglichkeit der Finger), 2. *Alltagstätigkeiten* (12 Items, aufgeteilt auf 5 Items für einhändige Tätigkeiten und 7 Items für zweihändige Tätigkeiten, z. B. Drehen eines Türknaufs oder mit Messer und Gabel essen), 3. *Arbeitsalltag* (5 Items, z. B. länger für Aufgaben gebraucht), 4. *Schmerz* (5 Items, z. B. Stärke des Schmerzes), 5. *Ästhetik* (4 Items, z. B. Zufriedenheit mit dem Aussehen der Hand) und 6. *Zufriedenheit mit der Handfunktion* (6 Items, z. B. Beweglichkeit der Finger). Vier der sechs Skalen (1, 2, 5 und 6) enthalten Items, die jeweils für beide Hände abgefragt werden, unabhängig davon, welche Hand von den Beeinträchtigungen betroffen ist. Hierdurch soll für eine Beeinflussung der Messung durch eine bestehende „Hand-Dominanz" kontrolliert werden (Chung et al. 1998, Knobloch et al. 2011).

Jedes Item wird auf einer 5-stufigen Likert-Skala beantwortet, bei der höhere Werte eine bessere Funktion/Zufriedenheit bedeuten. Für die Schmerzskala entsprechen höhere Werte allerdings stärkeren Schmerzen, sodass diese Skala für die Berechnung der Scores „umgepolt" werden muss. Die Berechnung der Scores für die Subskalen und den Gesamtscore erfolgt nur für die beeinträchtigte Hand. Sind beide Hände betroffen (z. B. bei Rheumapatienten) werden die Scores für beide Hände getrennt bestimmt und dann gemittelt. Für jede Subskala wird zunächst der Rohwert berechnet, indem die Werte jedes einzelnen Items aufsummiert werden. Die Rohwerte der Subskalen werden anschließend auf eine Skala von 0 bis 100 konvertiert, wozu verschiedene Berechnungsvorschriften genutzt werden müssen (siehe hierzu Chung et al. 1998). Der MHQ-Gesamtscore entspricht dem Mittelwert aller Subskalen-Scores (Chung et al. 1998).

Bleiben auf einer Subskala weniger als 50 % der Items unbeantwortet, dürfen fehlende Items durch den Mittelwert der ausgefüllten Items ersetzt werden. Fehlen die Subskalen-Scores für mehr als zwei Subskalen, darf der MHQ-Gesamtscore nicht berechnet werden (Chung et al. 1998).

Interpretation

Für den MHQ gibt es keine Richtwerte zur Beurteilung des Schweregrads der Beeinträchtigungen.

Zusammenfassung der Evidenz

➤ Tab. 18.31
➤ Tab. 18.32

Empfehlungen

➤ Tab. 18.33

18

Tab. 18.31 Validität des Michigan Hand Outcomes Questionnaire (MHQ)

Studie	Population	RoB	Referenz	Maßzahl
Konvergente Validität				
Chung et al. 1998 (englische Version)	n = 200 (94 w), Alter (ø): 45; Handsymptome	▣	SF-12 (ADL)	r_S = 0,64 (ADL)
			SF-12 (Schmerz)	r_S = 0,79 (Schmerz)
Dias et al. 2008 (englische Version)	n = 100 (40 w), Alter (ø): 49,8; Störungen der Hand oder des Handgelenks	▣	DASH	r_P = 0,82
			PEM	r_P = 0,76
Dritsaki et al. 2017 (englische Version)	n = 488 (371 w), Alter (ø): 62,4; rheumatoide Arthritis	▣	EQ-5D	r_S = 0,65
			SF-12 (körperliche Summenskala)	r_S = 0,59
			SF-6D	r_S = 0,63
Marks et al. 2014 (deutsche Version)	n = 177 (145 w), Alter (ø): 63,5; Rhizarthrose	▣	DASH	*r_P:* Gesamtscore: 0,77 ADL: 0,76 Schmerz: 0,67
Änderungssensitivität				
London et al. 2014 (englische Version)	n = 191 (130 w), Alter (ø): 57; Handbeschwerden	▣	Zufriedenheit mit der Handfunktion (Item des MHQ, 5 Stufen)	*AUC:* Gesamtscore: 0,85 Handfunktion: 0,76 ADL: 0,77 Arbeitsalltag: 0,69 Schmerz: 0,77 Ästhetik: 0,68 *MIC (Punkte):* Gesamtscore: 11,5 Handfunktion:12,5 ADL: 9,1 Schmerz: 10,0
Marks et al. 2014 (deutsche Version)	n = 35; Rhizarthrose	▣	Veränderung nach einem Jahr auf einer 5-Stufen-Skala	Gesamtscore: AUC = 0,88 MIC = 11 Pkte.
Shauver und Chung 2009 (englische Version)	n = 40 (33 w), Alter (ø): 61; rheumatoide Arthritis	▣	Zufriedenheit mit der Handfunktion (Item des MHQ, 5 Stufen)	*AUC:* Handfunktion: 0,89 ADL: 0,77 Schmerz: 0,80 *MIC (Punkte):* Handfunktion:13 ADL: 11 Schmerz: 3
	n = 53 (41 w), Alter (ø): 54; Karpaltunnelsyndrom	▣	Zufriedenheit mit der Handfunktion (Item des MHQ, 5 Stufen)	*AUC:* Handfunktion: 0,82 Arbeitsalltag: 0,87 Schmerz: 0,86 *MIC (Punkte):* Handfunktion: 13 Arbeitsalltag: 8 Schmerz: 23
Strukturvalidität				
Es konnte international keine eindeutige Faktorstruktur bestätigt werden (Hulkkonen et al. 2020, Chung und Morris 2015).				
Transkulturelle Validität				
Die transkulturelle Validität kann aufgrund der Ähnlichkeit der Ergebnisse verschiedensprachiger Adaptationen als gegeben angesehen werden (Shauver und Chung 2013).				
Diskriminative Validität				
Die Ästhetikskala des MHQ erzielt signifikant unterschiedliche Ergebnisse zwischen Patienten mit Karpaltunnelsyndrom (ohne Handdeformation) und Patienten mit rheumatoider Arthritis, die von Handdeformationen betroffen sind (Chung et al. 1998). Bei Patienten mit rheumatoider Arthritis kann der MHQ zwischen leicht und schwer betroffenen Patienten unterscheiden (Dritsaki et al. 2017).				

ADL: Aktivitäten des täglichen Lebens, Alter (ø): mittleres Alter in Jahren, AUC: Area Under the Curve, DASH: Disability of Arm, Shoulder and Hand, MIC: Minimal Important Change, n: Anzahl der untersuchten Personen, PEM: Patient evaluation measure, r_S/r_P: Korrelationskoeffizient nach Spearman bzw. Pearson für die Korrelation mit der Referenz, RoB: Risk of Bias, SF-12: Short Form (12 Items), SF-6D: Short Form (6 Dimensionen), w: weiblich

□ : hohes Risiko/klinisch nicht relevant, □ : geringes Risiko/klinisch relevant, □ : unklares Risiko/moderat klinisch relevant

18

Tab. 18.32 Reliabilität des Michigan Hand Outcomes Questionnaire (MHQ)

Studie	Population	RoB	Maßzahl	
Interne Konsistenz			**Cronbachs Alpha**	
Chung et al. 1998 (englische Version)	n = 200 (94 w), Alter (ø): 45; Handsymptome	● (grün)	Handfunktion: 0,93 ADL: 0,95–0,97 Arbeitsalltag: 0,94 Schmerz: 0,86 Ästhetik: 0,87–0,90 Zufriedenheit mit Handfunktion: 0,93–0,94	
Chung und Morris 2014 (englische Version)	n = 116; Handbeschwerden	● (grün)	Handfunktion: 0,85 ADL: 0,94–0,95 Arbeitsalltag: 0,93 Schmerz: 0,84 Ästhetik: 0,86 Zufriedenheit mit Handfunktion: 0,93	
Dias et al. 2008 (englische Version)	n = 100 (40 w), Alter (ø): 49,8; Störungen der Hand oder des Handgelenks	● (grün)	Gesamtscore: 0,90 Handfunktion: 0,93 ADL: 0,96 Arbeitsalltag: 0,94 Schmerz: 0,82 Ästhetik: 0,87 Zufriedenheit mit Handfunktion: 0,93	
Dritsaki et al. 2017 (englische Version)	n = 488 (371 w), Alter (ø): 62,4; rheumatoide Arthritis	● (gelb)	Gesamtscore: 0,83	
Marks et al. 2014 (deutsche Version)	n = 177 (145 w), Alter (ø): 63,5; Rhizarthrose	● (grün)	Handfunktion: 0,81 ADL: 0,89 Arbeitsalltag: 0,87 Schmerz: 0,77 Ästhetik: 0,86 Zufriedenheit mit Handfunktion: 0,84	
Test-Retest-Reliabilität und Messfehler			**ICC**	**MDC (Punkte)**
Chung et al. 1998 (englische Version)	n = 22; Handsymptome	● (gelb)	Handfunktion: 0,89–0,95 ADL: 0,94–0,97 Arbeitsalltag: 0,93 Schmerz: 0,91 Ästhetik: 0,81–0,90 Zufriedenheit mit Handfunktion: 0,96	k.A.
Chung und Morris 2014 (englische Version)	n = 53–77[a], Alter (ø): 50,1; Handbeschwerden	● (gelb)	Handfunktion: 0,76 ADL: 0,82–0,84 Arbeitsalltag: 0,76 Schmerz: 0,71 Ästhetik: 0,70 Zufriedenheit mit Handfunktion: 0,80	k.A.
Marks et al. 2014 (deutsche Version)	n = 48; Rhizarthrose	● (gelb)	Gesamtscore: 0,95 Handfunktion: 0,85 ADL: 0,89 Arbeitsalltag: 0,94 Schmerz: 0,92 Ästhetik: 0,85 Zufriedenheit mit Handfunktion 0,88	Gesamtscore: 11 Handfunktion: 19 ADL: 19 Arbeitsalltag: 17 Schmerz: 17 Ästhetik: 24 Zufriedenheit mit Handfunktion: 23

ADL: Aktivitäten des täglichen Lebens, Alter (ø): mittleres Alter in Jahren, ICC: Intraklassen-Korrelationskoeffizient, MDC: Minimal Detectable Change, n: Anzahl der untersuchten Personen, RoB: Risk of Bias, w: weiblich

■ (rot): hohes Risiko/klinisch nicht relevant, ■ (grün): geringes Risiko/klinisch relevant, ■ (gelb): unklares Risiko/moderat klinisch relevant

[a] Es wurden immer nur die Skalen ausgewertet, für die alle Items ausgefüllt waren. Somit unterscheidet sich die Stichprobengröße für die einzelnen Skalen.

Tab. 18.33 Empfehlungen zum Michigan Hand Outcomes Questionnaire (MHQ)

Erfassung des Konstrukts Funktionsfähigkeit	
Validität	++
Reliabilität (Konsistenz)	+++
Erfassung klinischer Veränderungen der Funktionsfähigkeit	
Validität	++/+++
Reliabilität	++
–: keine, +: geringe, ++: moderate, +++: starke Empfehlung, k.A.: keine Angabe	

18.3.6 Weitere Fragebogen zur oberen Extremität

Weitere in deutscher Sprache verfügbare Fragebogen werden in ➤ Tab. 18.34 kurz tabellarisch zusammengefasst und hinsichtlich ihrer Konstruktvalidität im Vergleich zu anderen Funktionsfragebogen betrachtet.

18.4 Untere Extremität

18.4.1 Lower Extremity Functional Scale

Die *Lower Extremity Functional Scale* (LEFS) ist ein regionsspezifischer Fragebogen zur Erfassung muskuloskelettaler Beschwerden der unteren Extremität (Naal et al. 2015).

- Zeitraum: heute
- Zeit zum Ausfüllen: ca. 3 Minuten (Gabel et al. 2012)
- Aufwand zur Auswertung: gering
- Verfügbarkeit: frei verfügbar

Aufbau und Auswertung

Die LESF besteht aus 20 Items, die sich mit aktuellen Problemen alltäglicher Aktivitäten befassen (z. B. Schuhe oder Socken anziehen, in ein Auto oder aus einem Auto steigen, über einen Kilometer gehen) (Naal et al. 2015).

Tab. 18.34 Übersicht über weitere Fragebogen zur oberen Extremität

Fragebogen	Aufbau	Validität
Oxford Shoulder Score (Huber et al. 2004) Zielpathologie: Degenerative oder inflammatorische Schulterbeschwerden	12 Items zu Schmerzen (z. B. nächtliches Auftreten) und Funktionseinschränkungen (z. B. Haare kämmen), die auf einer 5-stufigen Likert-Skala beantwortet werden. • Zeitraum: letzte 4 Wochen • Verfügbarkeit: frei verfügbar	SF-36 (körperliche Subskala): $r_P = 0{,}62$
Western Ontario Rotator Cuff Index (Huber et al. 2005) Zielpathologie: Pathologien der Rotatorenmanschette	21 Items zu körperlichen Symptomen (z. B. Schwäche), Beeinflussung der Alltagsaktivitäten (Sport- und Freizeitgewohnheiten, Arbeit und Körperpflege) und Gefühle (z. B. Beunruhigung durch den Einfluss der Schulter auf die berufliche Tätigkeit); Beantwortung auf einer 10-cm-VAS-Skala. • Zeitraum: letzte Woche • Verfügbarkeit: frei verfügbar	SF-36 (körperliche Subskala): $r_P = 0{,}66$
Oxford Elbow Score/Oxford Ellenbogen Bewertung (Marquardt et al. 2015) Zielpathologie: Ellenbogenbeschwerden	12 Items zu den Überkategorien Schmerz (z. B. Beeinträchtigung beim Schlafen), Funktion (z. B. Probleme beim Ankleiden) und psychosoziale Faktoren (z. B. Gefühl, dass die Ellenbogenproblematik das eigene Leben kontrolliert); Beantwortung auf einer 5-stufigen Likert-Skala • Zeitraum: letzte 4 Wochen • Verfügbarkeit: Lizenzierung notwendig	DASH: $r_S = 0{,}77–0{,}84$
Patient-Rated Elbow Evaluation (John et al. 2007) Zielpathologie: Ellenbogenbeschwerden	20 Items zu Schmerzen (z. B. beim Heben eines schweren Gegenstands) und funktionellen Einschränkungen bei Alltagsaktivitäten (z. B. Schuhe binden) • Zeitraum: letzte Woche • Verfügbarkeit: frei verfügbar	DASH: $r_S = 0{,}73$
Patient self-evaluation of the American Shoulder and Elbow Surgeons elbow scale (pASES-e) (John et al. 2010) Zielpathologie: Ellenbogenbeschwerden	7 Items zu Schmerzen (z. B. nachts), 12 Items zur Funktion bei Alltagsaktivitäten (z. B. Haare kämmen) und 1 Item zur Zufriedenheit nach Ellenbogen-Operation. Die meisten Schmerz-Items und das Zufriedenheits-Item werden auf einer NRS von 0–10 bewertet, die Funktions-Items auf einer 4-stufigen Likert-Skala. • Zeitraum: nicht definiert • Verfügbarkeit: frei verfügbar	DASH: $r_S = 0{,}73$
Patient-Rated Wrist Evaluation (John et al. 2008) Zielpathologie: Handgelenksbeschwerden	5 Items zu durchschnittlichen Schmerzen (z. B. in Ruhe) und 10 Items zur Funktionsfähigkeit bei Alltagsaktivitäten (z. B. Türknauf drehen); Beantwortung auf einer NRS von 0–10 Punkten. • Zeitraum: letzte Woche • Verfügbarkeit: frei verfügbar	DASH: $r_S = 0{,}82$
DASH: Disabilities of the Arm, Shoulder and Hand, NRS: Numeric Rating Scale, r_S/r_P: Korrelationskoeffizient nach Spearman bzw. Pearson für die Korrelation mit der Referenz, SF-36: Short Form (36 Items)		

Jedes Item wird auf einer 5-stufigen Skala (0 = extreme Schwierigkeiten/unmöglich bis 5 = keine Schwierigkeiten) bewertet. Die Werte der Items werden zu einem Gesamtscore aufaddiert, bei dem höhere Werte einem besseren funktionellen Status entsprechen (Alcock et al. 2012, Naal et al. 2015). Ein valider Gesamtscore kann gebildet werden, wenn maximal 4 Items nicht ausgefüllt wurden (Naal et al. 2015).

Interpretation

Für die LESF gibt es keine Richtwerte zur Beurteilung des Schweregrads der Einschränkungen bei Alltagsaktivitäten.

Zusammenfassung der Evidenz

➢ Tab. 18.35
➢ Tab. 18.36

Empfehlungen

➢ Tab. 18.37

18.4.2 Western Ontario and McMaster Universities Osteoarthritis Index (WOMAC)

Der *Western Ontario and McMaster Universities Osteoarthritis Index* (WOMAC) ist ein standardisierter Fragebogen zur Erfassung spezifischer Einschränkungen bei Arthrose und Gelenkersatz der unteren Extremität (Ackerman 2009).

- Zeitraum: letzte Woche
- Zeit zum Ausfüllen: 3–6 Minuten (Gandek 2015)
- Aufwand zur Auswertung: moderat
- Verfügbarkeit: Lizenzierung notwendig

Aufbau und Auswertung

Der WOMAC besteht aus 24 Items, die sich auf die drei Subskalen *Schmerz* (5 Items, z. B. Schmerzen beim Gehen oder Treppensteigen), *Steifigkeit* (2 Items zum Zustand nach dem Aufwachen und im Tagesverlauf) und *Funktionsfähigkeit* (17 Items, z. B. Treppensteigen oder im Bett liegen) aufteilen. Es gibt drei verschiedene Versionen des WOMAC, bei denen die Items auf einer 5-stufigen Likert-Skala („keine" bis „extreme Beschwerden", 0 bis 4 Punkte), auf einer 100-mm-VAS-Skala (0 bis 100 Punkte) bzw. auf einer 11-stufigen

Tab. 18.35 Validität der Lower Extremity Functional Scale (LEFS)

Studie	Population	RoB	Referenz	Maßzahl
Konvergente Validität				
Naal et al. 2015 (deutsche Version)	n = 413; Knie- oder Hüft-TEP	▪ (grün)	WOMAC Function	$r_S = 0{,}89$
			Oxford Hip/Knee Score	$r_S = 0{,}83$
Binkley et al. 1999 (englische Version)	n = 107 (58 w), Alter (ø): 44,0; muskuloskelettale Beschwerden der unteren Extremität	▪ (grün)	SF-36 (körperliche Summenskala)	$r_P = 0{,}80$
Lin et al. 2009 (englische Version)	n = 306 (154 w), Alter (ø): 45,1; Knöchelfraktur	▪ (gelb)	Olerud Molander Ankle Score	$r_P = 0{,}80–0{,}87$
Pua et al. 2009 (englische Version)	n = 100 (60 w), Alter (ø): 62; Hüftarthrose	▪ (grün)	WOMAC Function	$r_P = 0{,}78$
			SF-36 (körperliche Summenskala)	$r_P = 0{,}75$
Änderungssensitivität				
Binkley et al. 1999 (englische Version)	n = 107 (58 w), Alter (ø): 44,0; muskuloskelettale Beschwerden der unteren Extremität	▪ (gelb)	Prognoserating mit 7 Stufen	AUC = 0,76 MCID = 9 Pkte.
Lin et al. 2009 (englische Version)	n = 306 (154 w), Alter (ø): 45,1; Knöchelfraktur	▪ (gelb)	Globales Outcome mit 5 Stufen	AUC = 0,79–0,84
Strukturvalidität				
Eine konfirmatorische Faktorenanalyse wurde durchgeführt: Für die deutsche Version konnte eine zweifaktorielle Struktur ermittelt werden (Naal et al. 2015).				
Transkulturelle Validität				
Die transkulturelle Validität kann aufgrund der Ähnlichkeit der Ergebnisse verschiedensprachiger Adaptationen als gegeben angesehen werden (Mehta et al. 2016).				
Diskriminative Validität				
Arbeitsunfähige Patienten und Patienten, die an der unteren Extremität operiert wurden, können von gesunden Patienten unterschieden werden (Dingemans et al. 2017).				

Alter (ø): mittleres Alter in Jahren, AUC: Area Under the Curve, MCID: Minimal Clinically Important Difference, n: Anzahl der untersuchten Personen, r_S/r_P: Korrelationskoeffizient nach Spearman bzw. Pearson für die Korrelation mit der Referenz, RoB: Risk of Bias, SF-36: Short Form (36 Items), TEP: Totalendoprothese, w: weiblich, WOMAC: Western Ontario and McMaster Universities Osteoarthritis Index

▪ (rot): hohes Risiko/klinisch nicht relevant, ▪ (grün): geringes Risiko/klinisch relevant, ▪ (gelb): unklares Risiko/moderat klinisch relevant

Tab. 18.36 Reliabilität der Lower Extremity Functional Scale (LEFS)

Studie	Population	RoB	Maßzahl	
Interne Konsistenz			**Cronbachs Alpha**	
Naal et al. 2015 (deutsche Version)	n = 413; Knie- oder Hüft-TEP	•	0,95	
Binkley et al. 1999 (englische Version)	n = 107 (58 w), Alter (ø): 44,0; muskuloskelettale Beschwerden der unteren Extremität	•	0,96	
Gabel et al. 2012 (englische Version)	n = 107 (42 w), Alter (ø): 44,8; muskuloskelettale Beschwerden der unteren Extremität	•	0,95	
Pinsker et al. 2015 (englische Version)	n = 142 (76 w), Alter (ø): 61,2; Sprunggelenksarthrose	•	0,86	
Test-Retest-Reliabilität und Messfehler			**ICC**	**MDC**
Naal et al. 2015 (deutsche Version)	n = 65; Knie- oder Hüft-TEP	•	0,98	
Alcock et al. 2012 (englische Version)	n = 25 (10 w); Rekonstruktion des VKB	•	0,90	8,7 Pkte.
Binkley et al. 1999 (englische Version)	n = 107 (58 w), Alter (ø): 44,0; muskuloskelettale Beschwerden der unteren Extremität	•	0,86	9 Pkte.
Gabel et al. 2012 (englische Version)	n = 56; muskuloskelettale Beschwerden der unteren Extremität	•	0,97	8 Pkte.
Pua et al. 2009 (englische Version)	n = 43; Hüftarthrose	•	0,92	9,9 Pkte.
Yeung et al. 2009	n = 24; orthopädische Reha der unteren Extremität	•	0,88	8,2 Pkte.

Alter (ø): mittleres Alter in Jahren, ICC: Intraklassen-Korrelationskoeffizient, MDC: Minimal Detectable Change, n: Anzahl der untersuchten Personen, RoB: Risk of Bias, w: weiblich
■ : hohes Risiko/klinisch nicht relevant, ■ : geringes Risiko/klinisch relevant, ■ : unklares Risiko/moderat klinisch relevant

Tab. 18.37 Empfehlungen zur der Lower Extremity Functional Scale (LEFS)

Erfassung des Konstrukts Funktionsfähigkeit	
Validität	+++
Reliabilität (Konsistenz)	+++
Erfassung klinischer Veränderungen der Funktionsfähigkeit	
Validität	+
Reliabilität	+++

–: keine, +: geringe, ++: moderate, +++: starke Empfehlung, k.A.: keine Angabe

NRS von 0 bis 10 bewertet werden. Für jede Subskala sowie für den Gesamtscore werden die Punkte der einzelnen Skalen aufsummiert. Niedrigere Scores bedeuten geringere Einschränkungen, also weniger Schmerz und Steifigkeit, beziehungsweise bessere Funktionsfähigkeit (Ackerman 2009, Stucki et al. 1998). Für eine einfachere Interpretation und Vergleichbarkeit mit Studienergebnissen und Normwerten wird (unabhängig von der eingesetzten Version) eine Transformation auf eine Skala mit 0–100 Punkten empfohlen (Ackerman 2009).

Interpretation

Für den WOMAC gibt es keine Richtwerte zur Beurteilung des Schweregrads der Beeinträchtigungen durch Schmerzen, Steifigkeit und Funktionseinschränkungen.

Zusammenfassung der Evidenz

➢ Tab. 18.38
➢ Tab. 18.39

Empfehlungen

➢ Tab. 18.40

18.4.3 Hip Osteoarthritis Outcome Score (HOOS)

Der *Hip Osteoarthritis Outcome Score* (HOOS) ist ein Fragebogen für Personen mit Hüftbeschwerden mit oder ohne zugrunde liegende Arthrose. Er wurde als Erweiterung des WOMAC entwickelt, welcher vollständig im HOOS enthalten ist und sich somit aus diesem ableiten lässt (Klässbo et al. 2003).

- Zeitraum: letzte Woche
- Zeit zum Ausfüllen: 10–15 Minuten (Nilsdotter und Bremander 2011)
- Aufwand zur Auswertung: moderat
- Verfügbarkeit: lizenzfrei nutzbar

Aufbau und Auswertung

Der HOOS umfasst 40 Items, die sich auf fünf Subskalen aufteilen: eine Schmerzskala mit 10 Items (z. B. Schmerzen während des Aufrichtens oder Beugens), eine Symptomskala mit 5 Items (z. B. große Schritte machen oder Steifigkeit im Tagesverlauf), eine ADL-Skala

Tab. 18.38 Validität des Western Ontario and McMaster Universities Osteoarthritis Index (WOMAC)

Studie	Population	RoB	Referenz	Maßzahl
Konvergente Validität				
Jogi et al. 2005 (englische Version)	n = 187 (111 w), Alter (ø): 68; Knie-TEP	▪	LEFS	Schmerz: r_P = 0,82 Steifigkeit: r_P = 0,69 Funktion: r_P = 0,89
Kirschner et al. 2003 (deutsche Version)	n = 63 (48 w), Alter (ø): 71; Knie-TEP	▪	SMFA Function Index	Schmerz: r_s = 0,69 Steifigkeit: r_s = 0,66 Funktion: r_s = 0,83 Gesamt: r_s = 0,80
Lingard et al. 2001 (englische Version)	n = 697 (411 w), Alter (ø): 70; Kniearthrose	▪	SF-36 (Schmerz)	Schmerz: r_P = 0,50–0,51
			SF-36 (Funktion)	Funktion: r_P = 0,57–0,69
Pinsker et al. 2015 (englische Version)	n = 142 (76 w), Alter (ø): 61,2; Sprunggelenksarthrose	▪	LEFS	Schmerz: r_s = 0,78 Steifigkeit: r_s = 0,65 Funktion: r_s = 0,88 Gesamt: r_s = 0,82
Änderungssensitivität				
Holtz et al. 2020 (deutsche Version)	n = 199 (116 w), Alter (ø): 72,3; Knie-TEP	▪	Globales Outcome mit 7 Stufen (Veränderung des Schmerzes/der Funktion)	*AUC:* Schmerz: 0,83 Funktion: 0,87 *MCID (Punkte):* Schmerz: 12,5 Funktion: 14,7
Williams et al. 2012 (englische Version)	n = 168 (110 w), Alter (ø): 64,4; Kniearthrose	▪	Globales Outcome mit 15 Stufen (Veränderung des Gesamtzustands)	*AUC:* Gesamt: 0,70–0,71
Strukturvalidität				
Es konnte international keine eindeutige Faktorstruktur nachgewiesen werden (Gandek 2015).				
Transkulturelle Validität				
Die transkulturelle Validität kann aufgrund der Ähnlichkeit der Ergebnisse verschiedensprachiger Adaptationen als gegeben angesehen werden (Gandek 2015).				
Diskriminative Validität				
Der WOMAC kann zwischen Knie-TEP-Patienten und gesunden Personen gleichen Alters ohne Einschränkungen der Kniefunktion differenzieren (Finch et al. 1998).				

Alter (ø): mittleres Alter in Jahren, AUC: Area Under the Curve, DASH: Disability of Arm, Shoulder and Hand, MCID: Minimal Clinically Important Difference, LEFS: Lower Extremity Functional Scale, n: Anzahl der untersuchten Personen, r_S/r_P: Korrelationskoeffizient nach Spearman bzw. Pearson für die Korrelation mit der Referenz, RoB: Risk of Bias, SF-36: Short Form (36 Items), SMFA: Short Musculoskeletal Function Assessment, TEP: Totalendoprothese, w: weiblich
▪: hohes Risiko/klinisch nicht relevant, ▪: geringes Risiko/klinisch relevant, ▪: unklares Risiko/moderat klinisch relevant

Tab. 18.39 Reliabilität des Western Ontario and McMaster Universities Osteoarthritis Index (WOMAC)

Studie	Population	RoB	Maßzahl	
Interne Konsistenz			Cronbachs Alpha	
Pinsker et al. 2015 (englische Version)	n = 142 (76 w), Alter (ø): 61,2; Sprunggelenksarthrose	▪	Schmerz: 0,91 Steifigkeit: 0,87 Funktion: 0,96 Gesamt: 0,97	
Stucki et al. 1998 (deutsche Version)	n = 51 (34 w), Alter (ø): 70; Knie- oder Hüftarthrose	▪	Schmerz: 0,82–0,89 Steifigkeit: 0,81–0,93 Funktion: 0,96	
Test-Retest-Reliabilität und Messfehler			ICC	MDC (Punkte)
Pinsker et al. 2015 (englische Version)	n = 142 (76 w), Alter (ø): 61,2; Sprunggelenksarthrose	▪	Schmerz: 0,90 Steifigkeit: 0,81 Funktion=:0,89 Gesamt: 0,90	Schmerz: 27,6 Steifigkeit: 49,9 Funktion: 27,5 Gesamt: 29,8

(Forts.)

Tab. 18.39 Reliabilität des Western Ontario and McMaster Universities Osteoarthritis Index (WOMAC) *(Forts.)*

Studie	Population	RoB	Maßzahl	
Interne Konsistenz			Cronbachs Alpha	
Pua et al. 2009 (englische Version)	n = 43; Hüftarthrose	▪	Funktion: 0,90	Funktion: 9,1
Stucki et al. 1998 (deutsche Version)	n = 12; Knie- oder Hüftarthrose	▪	Schmerz: 0,79–0,90 Steifigkeit: 0,43–0,72 Funktion=:0,71–0,93 Gesamt: 0,77–0,83	
Williams et al. 2012 (englische Version)	n = 28; Kniearthrose	▪	Gesamt: 0,81–0,90	Gesamt: 13,4–20,0

Alter (ø): mittleres Alter in Jahren, ICC: Intraklassen-Korrelationskoeffizient, MDC: Minimal Detectable Change, n: Anzahl der untersuchten Personen, RoB: Risk of Bias, w: weiblich
▪ : hohes Risiko/klinisch nicht relevant, ▪ : geringes Risiko/klinisch relevant, ▪ : unklares Risiko/moderat klinisch relevant

Tab. 18.40 Empfehlungen zum Western Ontario and McMaster Universities Osteoarthritis Index (WOMAC)

Erfassung des Konstrukts Funktionsfähigkeit	
Validität	+/++
Reliabilität (Konsistenz)	+++
Erfassung klinischer Veränderungen der Funktionsfähigkeit	
Validität	+/++
Reliabilität	+++

–: keine, +: geringe, ++: moderate, +++: starke Empfehlung, –/++: uneinheitliche Studienergebnisse, k.A.: keine Angabe

zur Beeinträchtigung bei Alltagstätigkeiten mit 17 Items (z. B. Treppen steigen, auf die Toilette setzen), eine Skala zu Sport und Freizeitaktivitäten mit 4 Items (z. B. Rennen, in die Hocke gehen) und eine Skala zur hüftbezogenen Lebensqualität mit 4 Items (z. B zu Lebensstiländerungen).

Jedes Item wird auf einer 5-stufigen Skala (mit Zahlenwerten von 0–4) beantwortet. Für jede Subskala (SS) wird ein roher Summenscore gebildet, indem die beantworteten Items aufaddiert und anschließend auf einen Skalenwert zwischen 0 und 100 umgerechnet werden:

$$\text{SS-Score}(\text{transformiert}) = 100 - \frac{\text{SS-Score}(\text{roh})\, x\, 100}{\text{Anzahl der SS-Items}\, x\, 4}$$

Niedrigere Skalenwerte zeigen stärkere Hüftprobleme an. Um einen Subskalen-Score berechnen zu können, müssen mindestens 50 % der zugehörigen Items beantwortet worden sein (Roos 2013).

Es existiert eine Kurzform des HOOS **(HOOS-PS),** die aus sieben statt 42 Items besteht. Die Inhalts- und Konstruktvalidität dieser Kurzform ist jedoch ungenügend, sodass die Funktionsfähigkeit betroffener Patienten möglicherweise nicht adäquat abgebildet wird (Braaksma et al. 2020). Andere Kurzformen wie der HOOS-12 müssen noch weiter psychometrisch untersucht werden. Im Folgenden wird daher nur die Originalversion des HOOS betrachtet.

Interpretation

Für den HOOS gibt es keine Richtwerte zur Beurteilung des Schweregrads der Einschränkungen durch die Beeinträchtigungen des Hüftgelenks.

Zusammenfassung der Evidenz

➢ Tab. 18.41
➢ Tab. 18.42

Empfehlungen

➢ Tab. 18.43

18.4.4 Knee Injury and Osteoarthritis Outcome Score (KOOS)

Der *Knee Injury and Osteoarthritis Outcome Score* (KOOS) wurde als PROM für Patienten mit Kreuzbandruptur, Meniskusverletzung oder posttraumatischer Arthrose entwickelt. Als Basis diente der WOMAC, welcher vollständig im KOOS enthalten ist und sich somit aus diesem ableiten lässt (Roos et al. 1998).

- Zeitraum: letzte Woche
- Zeit zum Ausfüllen: 7 bis 12 Minuten (Collins et al. 2016)
- Aufwand zur Auswertung: moderat
- Verfügbarkeit: lizenzfrei nutzbar

Aufbau und Auswertung

Der KOOS umfasst 42 Items, die sich auf fünf Subskalen aufteilen: Schmerz (9 Items), Symptome (7 Items), Aktivitäten des täglichen Lebens (17 Items), Sport und Freizeit (5 Items) und kniegelenksassoziierte Lebensqualität (4 Items).

Jedes Item wird auf einer 5-stufigen Skala (mit Zahlenwerten von 0 bis 4) beantwortet. Für jede Subskala wird ein roher Summenscore

Tab. 18.41 Validität des Hip Osteoarthritis Outcome Score (HOOS)

Studie	Population	RoB	Referenz	Maßzahl
Konvergente Validität				r_S
Arbab et al. 2017b (deutsche Version)	n = 251 (154 w), Alter (ø): 68; Hüft-TEP aufgrund von Arthrose	▪	OHS (Schmerz)	Schmerz: 0,72
			SF-36 (Schmerz)	Schmerz: 0,73
			NRS (Schmerz)	Schmerz:= 0,67
			OHS (Funktion)	Symptome: 0,60 ADL: 0,80 Sport: 0,75 LQ: 0,67
			SF-36 (körperliche Summenskala)	Symptome: 0,49 ADL: 0,74 Sport: 0,64 LQ: 0,57
Blasimann et al. 2014 (deutsche Version)	n = 51 (30 w), Alter (ø): 62,5; Hüftbeschwerden	▪	SF-36 (körperliche Summenskala)	Symptome: 0,46 ADL: 0,64 Sport: 0,70 LQ: 0,52
Nilsdotter et al. 2003 (schwedische Version)	n = 90 (41 w), Alter (ø): 71,5; Hüft-TEP	▪	SF-36 (Schmerz)	Schmerz: 0,61
			SF-36 (körperliche Summenskala)	Symptome: 0,35 ADL: 0,66 Sport: 0,49 LQ: 0,46
Strukturvalidität				
Es konnten keine aussagefähigen Studien identifiziert werden.				
Transkulturelle Validität				
Die transkulturelle Validität kann aufgrund der Ähnlichkeit der Ergebnisse verschiedensprachiger Adaptationen als gegeben angesehen werden (Nilsdotter und Bremander 2011).				
Diskriminative Validität				
Es konnten keine aussagefähigen Studien identifiziert werden.				

ADL: Aktivitäten des täglichen Lebens, Alter (ø): mittleres Alter in Jahren, LQ: Lebensqualität, n: Anzahl der untersuchten Personen, NRS: numerische Rating-Skala, OHS: Oxford Hip Score, r_S: Korrelationskoeffizient nach Spearman für die Korrelation mit der Referenz, RoB: Risk of Bias, SF-36: Short-Form (36 Items), TEP: Totalendoprothese, w: weiblich

▪ : hohes Risiko/klinisch nicht relevant, ▪ : geringes Risiko/klinisch relevant, ▪ : unklares Risiko/moderat klinisch relevant

Tab. 18.42 Reliabilität des Hip Osteoarthritis Outcome Score (HOOS)

Studie	Population	RoB	Maßzahl
Interne Konsistenz			Cronbachs Alpha
Arbab et al. 2017b (deutsche Version)	n = 251 (154 w), Alter (ø): 68; Hüft-TEP aufgrund von Arthrose	▪	Gesamtscore: 0,98 Schmerz: 0,91 Symptome: 0,69 ADL: 0,96 Sport: 0,82 LQ: 0,98
Blasimann et al. 2014 (deutsche Version)	n = 51 (30 w), Alter (ø): 62,5; Hüftbeschwerden	▪	Gesamtscore: 0,92 Schmerz: 0,93 Symptome: 0,87 ADL: 0,89 Sport: 0,88 LQ: 0,88
Klässbo et al. 2003 (schwedische Version)	n = 52 (35 w), Alter (ø): 64; Hüftschmerz	▪	Schmerz: 0,93 Symptome: 0,82 ADL: 0,96 Sport: 0,88 LQ: 0,77

(Forts.)

18

Tab. 18.42 Reliabilität des Hip Osteoarthritis Outcome Score (HOOS) *(Forts.)*

Studie	Population	RoB	Maßzahl	
Interne Konsistenz			Cronbachs Alpha	
Test-Retest-Reliabilität und Messfehler			ICC	MDC
Arbab et al. 2017b (deutsche Version)	n = 251 (154 w), Alter (ø): 68; Hüft-TEP aufgrund von Arthrose	▪	Gesamtscore: 0,89 Schmerz: 0,85 Symptome: 0,80 ADL: 0,89 Sport: 0,86 LQ: 0,89	Gesamtscore: 6,2 Schmerz: 6,09 Symptome: 6,55 ADL: 6,55 Sport: 8,63 LQ: 8,22
Blasimann et al. 2014 (deutsche Version)	n = 39; Hüftbeschwerden	▪	Gesamtscore: 0,85 Schmerz: 0,87 Symptome: 0,77 ADL: 0,80 Sport: 0,79 LQ: 0,79	k.A.
Klässbo et al. 2003 (schwedische Version)	n = 52 (35 w), Alter (ø): 64; Hüftschmerz	▪	Schmerz: 0,89 Symptome: 0,86 ADL: 0,89 Sport: 0,91 LQ: 0,78	k.A.

ADL: Aktivitäten des täglichen Lebens, Alter (ø): mittleres Alter in Jahren, ICC: Intraklassen-Korrelationskoeffizient, k.A.: keine Angabe, LQ: Lebensqualität, MDC: Minimal Detectable Change, n: Anzahl der untersuchten Personen, RoB: Risk of Bias, TEP: Totalendoprothese, w: weiblich
▪: hohes Risiko/klinisch nicht relevant, ▪: geringes Risiko/klinisch relevant, ▪: unklares Risiko/moderat klinisch relevant

Tab. 18.43 Empfehlungen zum Hip Osteoarthritis Outcome Score (HOOS)

	Gesamt	Schmerz	Symptome	ADL	Sport	LQ
Erfassung des Konstrukts Funktionsfähigkeit						
Validität	k.A.	+/++	–/+	+/++	–/++	–/+
Reliabilität (Konsistenz)	+++	+++	++	+++	+++	+++
Erfassung klinischer Veränderungen der Funktionsfähigkeit						
Validität	k.A.	k.A.	k.A.	k.A.	k.A.	k.A.
Reliabilität	+++	+++	+++	+++	+++	+++

ADL: Aktivitäten des täglichen Lebens, LQ: Lebensqualität
–: keine, +: geringe, ++: moderate, +++: starke Empfehlung, –/+: uneinheitliche Studienergebnisse, k.A.: keine Angabe

gebildet, indem die die angekreuzten Items aufaddiert und anschließend auf einen transformierten Skalenwert zwischen 0 und 100 umgerechnet werden, wie oben für den HOOS angegeben.

Niedrigere Skalenwerte zeigen stärkere Knieprobleme an. Die Bildung eines Gesamtscores über alle Subskalen wird nicht empfohlen (Roos et al. 1998, Kessler et al. 2003). Um einen Subskalenscore berechnen zu können, müssen mindestens 50 % der zugehörigen Items beantwortet worden sein (Roos 2012).

Es existiert eine Kurzform des KOOS **(KOOS-PS),** die aus sieben statt 42 Items besteht. Die Inhalts- und Konstruktvalidität dieser Kurzform ist jedoch ungenügend, sodass die Funktionsfähigkeit betroffener Patienten möglicherweise nicht adäquat abgebildet wird (Braaksma et al. 2020). Weitere Kurzformen wie der KOOS-12 müssen noch weiter psychometrisch untersucht werden. Im Folgenden wird daher nur die Originalversion des KOOS betrachtet.

Interpretation

Für den KOOS gibt es keine Richtwerte zur Beurteilung des Schweregrads der Einschränkungen durch die Beeinträchtigungen des Kniegelenks.

Zusammenfassung der Evidenz

➢ Tab. 18.44
➢ Tab. 18.45

Empfehlungen

➢ Tab. 18.46

Tab. 18.44 Validität des Knee Injury and Osteoarthritis Outcome Score (KOOS)

Studie	Population	RoB	Referenz	Maßzahl
Konvergente Validität				
Roos et al. 1998 (englische Version)	n = 21 (12 w), Alter (ø): 32; VKB-Rekonstruktion	●	SF-36 (körperliche Funktionsfähigkeit)	Sport: $r_S = 0{,}47$ ADL: $r_S = 0{,}57$
			SF-36 (Schmerz)	Schmerz: $r_S = 0{,}46$
Xie et al. 2006 (englische Version)	n = 127 (97 w), Alter (ø): 65,3; Kniearthrose	●	SF-36 (körperliche Funktionsfähigkeit)	Sport: $r_S = 0{,}47$ ADL: $r_S = 0{,}65$ LQ: $r_S = 0{,}56$
			SF-36 (Schmerz)	Schmerz: $r_S = 0{,}37$ Symptome: $r_S = 0{,}44$
			EQ-5D (Schmerz)	Schmerz: $r_S = 0{,}61$ Symptome: $r_S = 0{,}60$
			EQ-5D (Mobilität)	Sport: $r_S = 0{,}42$ ADL: $r_S = 0{,}48$
			EQ-5D ADL	Sport: $r_S = 0{,}38$ ADL: $r_S = 0{,}60$ LQ: $r_S = 0{,}54$
Gandek und Ware 2017 (englische Version)	n = 1179 (719 w), Alter (ø): 66,1; Knie-TEP	●	SF-36 (körperliche Funktionsfähigkeit)	Sport: $r_P = 0{,}44$ ADL: $r_P = 0{,}57$ LQ: $r_P = 0{,}50$
			SF-36 (Schmerz)	Schmerz: $r_P = 0{,}66$ Symptome: $r_P = 0{,}46$
Goodman et al. 2020 (englische Version)	n = 5086; Knie-TEP	●	EQ-5D	ADL: $r_S = 0{,}59$ LQ: $r_S = 0{,}46$
			SF-12 (körperliche Summenskala)	ADL: $r_S = 0{,}63$ LQ: $r_S = 0{,}54$
Änderungssensitivität				**AUC**
Ebert et al. 2013 (englische Version)	n = 104 (42 w), Alter (ø): 37,9; autologe Chondrozytentransplantation	●	Patient Satisfaction Scale mit vier Stufen	Schmerz: 0,57 Symptome: 0,59 ADL: 0,55 Sport/Freizeit: 0,73 LQ: 0,71
Strukturvalidität				
Es konnte international bisher keine eindeutige Faktorstruktur identifiziert bzw. bestätigt werden (Collins et al. 2016).				
Transkulturelle Validität				
Die transkulturelle Validität kann aufgrund der Ähnlichkeit der Ergebnisse verschiedensprachiger Adaptationen als gegeben angesehen werden (Collins et al. 2016).				
Diskriminative Validität				
Der KOOS ist in der Lage, zwischen Patienten mit Gonarthrose und gesunden Patienten zu unterscheiden (Kessler et al. 2003). Auch eine Unterscheidung zwischen Patienten, die eine Gehhilfe benötigen, und solchen, die ohne Unterstützung gehen können, ist möglich (Gandek und Ware 2017).				

ADL: Aktivitäten des täglichen Lebens, Alter (ø): mittleres Alter in Jahren, AUC: Area Under the Curve, LQ: Lebensqualität, n: Anzahl der untersuchten Personen, PF: Subskala Physical Functioning, r_S/r_P: Korrelationskoeffizient nach Spearman bzw. Pearson für die Korrelation mit der Referenz, RoB: Risk of Bias, SF-36: Short Form (36 Items), TEP: Totalendoprothese, VKB: vorderes Kreuzband, w: weiblich

□ : hohes Risiko/klinisch nicht relevant, □ : geringes Risiko/klinisch relevant, □ : unklares Risiko/moderat klinisch relevant

18.4.5 Foot and Ankle Outcome Score

Der *Foot and Ankle Outcome Score* (FAOS) ist ein Fragebogen zur Evaluation von Symptomen und funktionellen Einschränkungen im Zusammenhang mit Fuß- und Sprunggelenksbeschwerden. Er wurde auf Basis des KOOS entwickelt (Roos et al. 2001).

- Zeitraum: letzte Woche
- Zeit zum Ausfüllen: 7 bis 10 Minuten (Roos et al. 2001)
- Aufwand zur Auswertung: moderat
- Verfügbarkeit: lizenzfrei nutzbar

Aufbau und Auswertung

Der FAOS besteht aus 42 Items, die sich auf fünf verschiedene Subskalen aufteilen: eine Schmerzskala mit 9 Items zur Häufigkeit und Ausprägung

Tab. 18.45 Reliabilität des Knee Injury and Osteoarthritis Outcome Score (KOOS)

Studie	Population	RoB	Maßzahl	
Interne Konsistenz			**Cronbachs Alpha**	
Xie et al. 2006 (englische Version)	n = 127 (97 w), Alter (ø): 65,3; Kniearthrose	■ (gering)	Schmerz: 0,79 Symptome: 0,70 ADL: 0,92 Sport: 0,89 LQ: 0,74	
Gandek und Ware 2017 (englische Version)	n = 1179 (719 w), Alter (ø): 66,1; Knie-TEP	■ (gering)	Schmerz: 0,88 Symptome: 0,74 ADL: 0,95 Sport: 0,89 LQ: 0,81	
Test-Retest-Reliabilität und Messfehler			**ICC**	**MDC**
Roos et al. 1998 (englische Version)	n = 13 (w); VKB-Rekonstruktion	■ (unklar)	Schmerz = 0,85 Symptome: 0,93 ADL: 0,75 Sport: 0,81 LQ: 0,86	k.A.
Xie et al. 2006 (englische Version)	n = 47; Kniearthrose	■ (unklar)	Schmerz 0,88 Symptome 0,87 ADL: 0,91 Sport: 0,65 LQ: 0,86	k.A.
Singh et al. 2014 (englische Version)	n = 81; Kniearthrose	■ (unklar)	LQ: 0,79	LQ: 29 Pkte.

ADL: Aktivitäten des täglichen Lebens, Alter (ø): mittleres Alter in Jahren, ICC: Intraklassen-Korrelationskoeffizient, k.A.: keine Angabe, MDC: Minimal Detectable Change, LQ: Lebensqualität, n: Anzahl der untersuchten Personen, RoB: Risk of Bias, TEP: Totalendoprothese, VKB: vorderes Kreuzband, w: weiblich
■ : hohes Risiko/klinisch nicht relevant, ■ : geringes Risiko/klinisch relevant, ■ : unklares Risiko/moderat klinisch relevant

Tab. 18.46 Empfehlungen zum Knee Injury and Osteoarthritis Outcome Score (KOOS)

	Schmerz	Symptome	ADL	Sport	LQ
Erfassung des Konstrukts Funktionsfähigkeit					
Validität	–/+	–/+	+	–/+	+
Reliabilität (Konsistenz)	++	++	+++	+++	++
Erfassung klinischer Veränderungen der Funktionsfähigkeit					
Validität	–	–	–	+	+
Reliabilität	++	++	++	++	++

ADL: Aktivitäten des täglichen Lebens, LQ: Lebensqualität
–: keine, +: geringe, ++: moderate, +++: starke Empfehlung, –/+: uneinheitliche Studienergebnisse, k.A.: keine Angabe

von Schmerzen bei bestimmten Aktivitäten (z. B. Fuß/Sprunggelenk strecken, Treppensteigen), eine Symptomskala mit 7 Items (z. B. Steifigkeit, Mahlen/Klickgeräusche bei Bewegung des Fußes), eine ADL-Skala mit 17 Items zu Schwierigkeiten bei Aktivitäten des täglichen Lebens (z. B. Treppensteigen, auf unebenem Boden gehen), eine Sport/Freizeit-Skala mit 5 Items zur körperlichen Belastbarkeit bei verschiedenen Aktivitäten (z. B. Rennen, Hüpfen) und einer Lebensqualitätsskala mit 4 Items (z. B. Veränderung der Lebensweise, Zuversicht hinsichtlich des Fußgelenks) (Roos et al. 2001, van Bergen et al. 2014).

Jede Frage wird auf einer 5-stufigen Likert-Skala beantwortet und mit 0 bis 4 Punkten bewertet. Der Rohwert für jede Subskala wird durch die Addition aller zugehörigen Items gebildet und anschließend auf eine Skala von 0 bis 100 transformiert, wobei höhere Punktwerte einer besseren Funktion bzw. geringeren Beschwerden entsprechen. Für die Transformation wird die gleiche Formel genutzt, wie oben für den HOOS angegeben.

Bis zu zwei fehlende Items dürfen pro Subskala durch den Mittelwert derselben Subskala ersetzt werden. Fehlen mehr Items, ist eine Subskala nicht mehr valide und es darf kein Summenscore für die jeweilige Subskala gebildet werden. Die Bildung eines übergreifenden Summenscores für den gesamten FAOS ist nicht vorgesehen (Chen et al. 2012, Roos et al. 2001).

Interpretation

Für den FAOS gibt es keine Richtwerte zur Beurteilung des Schweregrads der Einschränkungen durch die Beeinträchtigungen des Fußes oder Sprunggelenks.

Zusammenfassung der Evidenz

➢ Tab. 18.47
➢ Tab. 18.48

Empfehlungen

➢ Tab. 18.49

Tab. 18.47 Validität des Foot and Ankle Outcome Score (FAOS)

Studie	Population	RoB	Referenz	Maßzahl
Konvergente Validität				
van Bergen et al. 2014 (deutsche Version)	n = 150 (85 w), Alter (ø): 48; chronische Fuß- und Sprunggelenksbeschwerden	•	SF-36 (körperliche Summenskala)	Symptome: r_P = 0,58 ADL: r_P = 0,79 Sport: r_P = 0,75 LQ: r_P = 0,63
			NRS (Beeinträchtigung)	Symptome: r_P = 0,51 ADL: r_P = 0,63 Sport: r_P = 0,58 LQ: r_P = 0,61
			SF-36 (Schmerz)	Schmerz: r_P = 0,80
			NRS (Schmerz)	Schmerz: r_P = 0,74
Roos et al. 2001 (englische Version)	n = 213 (85 w), Alter (ø): 39,6 Rekonstruktion der lateralen Ligamente des Sprunggelenks	•	Karlsson-Score	Subskalen: r_S = 0,58–0,67
Chen et al. 2012 (englische Version)	n = 195 (179 w), Alter (ø): 57; nicht arthritischer Hallux valgus	•	SF-36 (körperliche Summenskala)	Symptome: r_S = 0,12 ADL: r_S = 0,66 Sport: r_S = 0,65 LQ: r_S = 0,61
			SF-36 (Schmerz)	Schmerz: r_S = 0,64
Hogan et al. 2016 (englische Version)	n = 125 (87 w), Alter (ø): 55,9; Hallux rigidus	•	SF-12 (körperliche Summenskala)	Symptome: r_S = 0,42 ADL: r_S = 0,72 Sport: r_S = 0,35 LQ: r_S = 0,63
			SF-12 (Schmerz)	Schmerz: r_S = 0,54
Mani et al. 2013 (englische Version)	n = 126 (84 w), Alter (ø): 59,7; erworbener Plattfuß	•	SF-12 (körperliche Summenskala)	Symptome: r_S = 0,60 ADL: r_S = 0,77 Sport: r_S = 0,70 LQ: r_S = 0,71
			SF-12 (Schmerz)	Schmerz: r_S = 0,77
Mani et al. 2015 (englische Version)	n = 136 (62 w), Alter (ø): 62; Osteoarthrose des Sprunggelenks	•	SF-12 (körperliche Summenskala)	Symptome: r_S = 0,30 ADL: r_S = 0,66 Sport: r_S = 0,20 LQ: r_S = 0,53
			SF-12 (Schmerz)	Schmerz: r_S = 0,62
Strukturvalidität				
Eine konfirmatorische Faktorenanalyse wurde durchgeführt: Die 5-dimensionale Struktur konnte nachgewiesen werden (Roos et al. 2001).				
Transkulturelle Validität				
Die transkulturelle Validität kann aufgrund der Ähnlichkeit der Ergebnisse verschiedensprachiger Adaptationen als gegeben angesehen werden (Sierevelt et al. 2018).				
Diskriminative Validität				
Es konnten keine aussagefähigen Studien identifiziert werden.				

ADL: Aktivitäten des täglichen Lebens, Alter (ø): mittleres Alter in Jahren, LQ: Lebensqualität, n: Anzahl der untersuchten Personen, NRS: numerische Rating-Skala, r_S/r_P: Korrelationskoeffizient nach Spearman bzw. Pearson für die Korrelation mit der Referenz, RoB: Risk of Bias, w: weiblich
■ : hohes Risiko/klinisch nicht relevant, ■ : geringes Risiko/klinisch relevant, ■ : unklares Risiko/moderat klinisch relevant

Tab. 18.48 Reliabilität des Foot and Ankle Outcome Score (FAOS)

Studie	Population	RoB	Maßzahl
Interne Konsistenz			Cronbachs Alpha
van Bergen et al. 2014 (deutsche Version)	n = 150 (85 w), Alter (ø): 48; chronische Fuß- und Sprunggelenksbeschwerden	•	Schmerz: 0,96 Symptome: 0,94 ADL: 0,94 Sport: 0,98 LQ: 0,97

(Forts.)

Tab. 18.48 Reliabilität des Foot and Ankle Outcome Score (FAOS) *(Forts.)*

Studie	Population	RoB	Maßzahl
Interne Konsistenz			**Cronbachs Alpha**
Roos et al. 2001 (englische Version)	n = 213 (85 w), Alter (ø): 39,6; Rekonstruktion der Außenbänder des Sprunggelenks	■	Schmerz: 0,94 Symptome: 0,88 ADL: 0,97 Sport: 0,94 LQ: 0,92
Chen et al. 2012 (englische Version)	n = 33 (31 w), Alter (ø): 56; nicht arthritischer Hallux valgus	■	Schmerz: 0,96 Symptome: 0,82 ADL: 0,96 Sport: 0,94 LQ: 0,77
Mani et al. 2013 (englische Version)	n = 136 (62 w), Alter (ø): 62; erworbener Plattfuß	■	Schmerz: 0,92 Symptome: 0,76 ADL: 0,95 Sport: 0,91 LQ: 0,86
Test-Retest-Reliabilität und Messfehler			**ICC**
van Bergen et al. 2014 (deutsche Version)	n = 150 (85 w), Alter (ø): 48; chronische Fuß- und Sprunggelenksbeschwerden	■	Schmerz: 0,92 Symptome: 0,88 ADL: 0,89 Sport: 0,95 LQ: 0,93
Roos et al. 2001 (englische Version)	n = 38; Rekonstruktion der Außenbänder des Sprunggelenks	■	Schmerz: 0,78 Symptome: 0,86 ADL: 0,70 Sport: 0,85 LQ: 0,92
Chen et al. 2012 (englische Version)	n = 33 (31 w), Alter (ø): 56; nicht arthritischer Hallux valgus	■	Schmerz: 0,76 Symptome: 0,93 ADL: 0,77 Sport: 0,85 LQ: 0,89
Hogan et al. 2016 (englische Version)	n = 29–36[a]; Hallux rigidus	■	Schmerz: 0,88 Symptome: 0,71 ADL: 0,80 Sport: 0,86 LQ: 0,91

ADL: Aktivitäten des täglichen Lebens, Alter (ø): mittleres Alter in Jahren, ICC: Intraklassen-Korrelationskoeffizient, LQ: Lebensqualität, n: Anzahl der untersuchten Personen, RoB: Risk of Bias, w: weiblich

■ : hohes Risiko/klinisch nicht relevant, ■ : geringes Risiko/klinisch relevant, ■ : unklares Risiko/moderat klinisch relevant

[a]Es wurden immer nur die Subskalen ausgewertet, für die die so viele Items ausgefüllt waren, dass eine Berechnung der Subskala valide möglich war. Somit unterscheidet sich die Stichprobengröße für die einzelnen Subskalen.

Tab. 18.49 Empfehlungen zum Foot and Ankle Outcome Score (FAOS)

	Schmerz	Symptome	ADL	Sport	LQ
Erfassung des Konstrukts Funktionsfähigkeit					
Validität	++	–/+	++	–/++	+/++
Reliabilität (Konsistenz)	+++	+++	+++	+++	+++
Erfassung klinischer Veränderungen der Funktionsfähigkeit					
Validität	k.A.	k.A.	k.A.	k.A.	k.A.
Reliabilität	++	++	++	++	++

ADL: Aktivitäten des täglichen Lebens, LQ: Lebensqualität

–: keine, +: geringe, ++: moderate, +++: starke Empfehlung, –/+: uneinheitliche Studienergebnisse, k.A.: keine Angabe

18

Tab. 18.50 Übersicht über weitere Fragebogen zur unteren Extremität

Fragebogen	Aufbau	Validität
Lequesne-Index (Ludwig et al. 2002) Zielpathologie: Hüft- und Kniegelenksarthrose	11 Items zur Schmerzintensität (z. B. nachts) und zur funktionellen Leistungsfähigkeit (z. B. Gehstrecke). Für jedes Item gibt es eine spezifisch angepasste Antwortskala mit 2 bis 7 Antwortoptionen. • Zeitraum: nicht definiert • Verfügbarkeit: frei verfügbar	WOMAC: $r_S = 0{,}63–0{,}75$
Oxford Hip Score (Naal et al. 2009b) Zielpathologie: Osteoarthrose der Hüfte	12 Items zu Schmerzen (z. B. nachts im Bett) und Funktionseinschränkungen (z. B. Treppe hinaufgehen) werden auf einer 5-stufigen Likert-Skala beantwortet. • Zeitraum: letzte 4 Wochen • Verfügbarkeit: frei verfügbar	WOMAC: $r_S = 0{,}82$
International Hip Outcome Tool (Baumann et al. 2016) Zielpathologie: Hüftbeschwerden bei jungen, aktiven Patienten	33 Items und 4 Subskalen zu Symptomen und Funktionsfähigkeit (z. B. Häufigkeit der Schmerzen), sportlichen Aktivitäten (z. B. plötzliche Richtungswechsel), sozialen Einschränkungen (z. B. sexuelle Aktivität) und beruflichen Einschränkungen (z. B. in die Hocke gehen). Jedes Item wird auf einer VAS beurteilt. • Zeitraum: letzter Monat • Verfügbarkeit: frei verfügbar	EQ-5D: $r_P = 0{,}70$
Oxford Knee Score (Naal et al. 2009a) Zielpathologie: Patienten mit Osteoarthrose des Knies	12 Items zu Schmerzen (z. B. nachts im Bett) und Funktionseinschränkungen (z. B. Hinknien und wieder Aufstehen) werden auf einer 5-stufigen Likert-Skala beantwortet. • Zeitraum: letzte 4 Wochen • Verfügbarkeit: frei verfügbar	WOMAC: $r_S = 0{,}76$
Knee Outcome Survey for Daily Activities (Bizzini und Gorelick 2007) Zielpathologie: Patienten mit Pathologien des Knies	6 Items zu Symptomen (z. B. Schwellungen) und 8 Items zu funktionellen Einschränkungen (z. B. Treppensteigen) werden auf einer 6-stufigen Likert-Skala beantwortet. • Zeitraum: letzte zwei Tage • Verfügbarkeit: frei verfügbar	$VAS_{Schmerz}$: $r_P = 0{,}75$
Kujala Score (Dammerer et al. 2018) Zielpathologie: Patienten mit Beschwerden des Patellofemoralgelenks (anteriorer Knieschmerz)	13 Items zu Einschränkungen bei üblichen Aktivitäten (z. B. Treppensteigen) und Symptomen (z. B. Schwellungen). Für jedes Item gibt es eine spezifisch angepasste Antwortskala mit 3 bis 5 Antwortoptionen. • Zeitraum: aktueller Zustand (bei vorhandenen Beschwerden)/vergangene Wochen (wenn aktuell keine Beschwerden vorhanden sind) • Verfügbarkeit: frei verfügbar	Lysholm Score: $r_S = 0{,}88$
Lysholm Score (Wirth et al. 2011) Zielpathologie: Patienten mit Verletzung des vorderen Kreuzbands	8 Items zur Erfassung von Symptomen und Beschwerden (z. B. Instabilität) und der Kniefunktion im Alltag (Treppensteigen). Für jedes Item gibt es eine spezifisch angepasste Antwortskala mit 3 bis 6 Antwortoptionen. Sollte durch die Tegern-Aktivitätsskala ergänzt werden. • Zeitraum: nicht definiert • Verfügbarkeit: frei verfügbar	SF-12 PSK: $r_S = 0{,}60$ (Swanenburg et al. 2014b)
Tegern-Aktivitätsskala (Wirth et al. 2013) Zielpathologie: Verletzung des vorderen Kreuzbands	Kategorisierung des Aktivitätsniveaus auf einer 11-stufigen Skala von „0" = wegen der Knieprobleme arbeitsunfähig und berentet, Gehen nur eingeschränkt möglich bis „10" = Wettkampfsport (Fußball, Ski alpin) auf internationalem oder nationalem Niveau. Sollte durch den Lysholm-Score ergänzt werden. • Zeitraum: momentan • Verfügbarkeit: frei verfügbar	SF-12 PSK: $r_S = 0{,}69$ (Swanenburg et al. 2014b)
Victorian Institute of Sports Assessment Patellar Tendinopathy Questionnaire (VISA-P) (Lohrer und Nauck 2011) Zielpathologie: Tendinopathie der Patellasehne („Jumper's Knee")	8 Items zu Schmerzen allgemein (z. B. bei voller Extension) und bei sportlichen Aktivtäten (z. B. 10 Mal auf einem Bein hüpfen), die auf einer 4- bis 10-stufigen Skala beantwortet werden. • Zeitraum: nicht definiert • Verfügbarkeit: frei verfügbar	Blazina Classification System: $r_S = 0{,}81$
Foot and Ankle Ability Measure (Nauck und Lohrer 2011) Zielpathologie: Sprunggelenksinstabilität	21 Items zu Aktivitäten des täglichen Lebens (z. B. Gehen auf unebenem Untergrund) und 9 Items zu intensiven körperlichen Aktivitäten während des Sports (z. B. Richtungsänderungen/Seitwärtsbewegungen). Jedes Item wird auf einer 5-stufigen Likert-Skala bewertet. • Zeitraum: vergangene Woche • Verfügbarkeit: frei verfügbar	SF-36 PSK: $r_P = 0{,}78–0{,}84$ (Martin et al. 2005)

(Forts.)

Tab. 18.50 Übersicht über weitere Fragebogen zur unteren Extremität *(Forts.)*

Fragebogen	Aufbau	Validität
Manchester-Oxford Foot Questionnaire (Arbab et al. 2018) Zielpathologie: operativ behandelte Fuß- und Sprunggelenksbeschwerden	16 Items mit den Subskalen 1) Probleme beim Laufen/Stehen (z. B. verändertes Gangbild), 2) Schmerz allgemein (z. B. nachts) und 3) Probleme bei sozialen Interaktionen (z. B. Behinderung bei Alltagsaktivitäten). Jedes Item wird auf einer 5-stufigen Likert-Skala beantwortet. • Zeitraum: letzte 4 Wochen • Verfügbarkeit: frei verfügbar	FAOS: $r_S = 0{,}81$
Self-reported Foot and Ankle Score (Arbab et al. 2017a) Zielpathologie: operativ behandelte Fuß- und Sprunggelenksbeschwerden	12 Items zu Schmerzen (z. B. nachts) und Funktionseinschränkungen (z. B. Gehen auf unebenem Boden), die auf einer 5-stufigen Likert-Skala beantwortet werden. • Zeitraum: letzte 4 Wochen • Verfügbarkeit: frei verfügbar	FAOS: $r_S = 0{,}78$
Victorian Institute of Sports Assessment Achilles Tendinopathy Questionnaire (VISA-A) (Lohrer und Nauck 2009) Zielpathologie: Tendinopathie der Achillessehne	8 Items zu Symptomen (z. B. Steifigkeitsgefühl) und deren Zusammenhang mit physischen Aktivitäten (z. B. Schmerzen nach einbeinigem Zehenstand). Jedes Item wird auf einer einer 4- bis 10-stufigen Skala beantwortet. • Zeitraum: nicht definiert • Verfügbarkeit: frei verfügbar	Tendon Grading System by Stanish et al.: $r_S = 0{,}68$ (Silbernagel et al. 2005)

FAOS: Foot and Ankle Outcome Score, PSK: physische Summenskala, r_S/r_P: Korrelationskoeffizient nach Spearman bzw. Pearson für die Korrelation mit der Referenz, SF-12/36 Short-Form (12/36 Items), VAS: visuelle Analogskala, WOMAC: Western Ontario and McMaster Universities Osteoarthritis Index

18

18.4.6 Weitere Fragebogen zur unteren Extremität

Weitere in deutscher Sprache verfügbare Fragebogen sind in ➤ Tab. 18.50 kurz tabellarisch zusammengefasst und hinsichtlich ihrer Konstruktvalidität im Vergleich zu anderen Funktionsfragebogen betrachtet.

18.5 Zusammenfassung

➤ Tab. 18.51 gibt eine Übersicht zu den evidenzbasierten Empfehlungen für den Einsatz der in Kapitel 18 ausführlich untersuchten PROMs. Für spezifische Informationen sei auf die jeweiligen ausführlichen Beschreibungen in den Abschnitten 18.1 bis 18.4 verwiesen. Weitere in deutscher Übersetzung verfügbare PROMs wurden aus Kapazitätsgründen nur in einer Kurzübersicht am Ende der einzelnen Abschnitte dargestellt, ohne Ableitung evidenzbasierter Empfehlungen. Die folgende Übersicht ist dementsprechend keine erschöpfende Darstellung aller verfügbaren PROMs, sondern stellt eine Auswahl der hier untersuchten und in deutscher Sprache weit verbreiteten Assessments dar.

Tab. 18.51 Regionen mit Empfehlungen zu den inkludierten PROMs

Lendenwirbelsäule
• *Oswestry Disability Index bei lumbalem Rückenschmerz* Konvergente Validität zur Erfassung des Konstrukts „Funktionsfähigkeit": +++ Reliabilität (interne Konsistenz): +++ Validität zur Erfassung klinischer Veränderungen der Funktionsfähigkeit: –/++ Test-Retest-Reliabilität: +++ • *Roland-Morris Disability Questionnaire bei lumbalem Rückenschmerz* Konvergente Validität zur Erfassung des Konstrukts „Funktionsfähigkeit": ++ Reliabilität (interne Konsistenz): ++ Validität zur Erfassung klinischer Veränderungen der Funktionsfähigkeit: –/++ Test-Retest-Reliabilität: +++
Halswirbelsäule
• *Neck Disability Index bei Nackenbeschwerden* Konvergente Validität zur Erfassung des Konstrukts „Funktionsfähigkeit": +++ Reliabilität (interne Konsistenz): +++ Validität zur Erfassung klinischer Veränderungen der Funktionsfähigkeit: +++ Test-Retest-Reliabilität: ++ • *Neck Pain and Disability Scale bei Nackenschmerzen und funktionellen Beeinträchtigungen* Konvergente Validität zur Erfassung des Konstrukts „Funktionsfähigkeit": +++ Reliabilität (interne Konsistenz): +++ Validität zur Erfassung klinischer Veränderungen der Funktionsfähigkeit: –/++ Test-Retest-Reliabilität: +++

(Forts.)

Tab. 18.51 Regionen mit Empfehlungen zu den inkludierten PROMs *(Forts.)*

Obere Extremität
• *Disability of Arm, Shoulder and Hand (DASH) bei Funktionseinschränkungen der gesamten oberen Extremität* Konvergente Validität zur Erfassung des Konstrukts „Funktionsfähigkeit": ++ Reliabilität (interne Konsistenz): +++ Validität zur Erfassung klinischer Veränderungen der Funktionsfähigkeit: + Test-Retest-Reliabilität: ++ • *Shoulder Pain and Disability Index (SPADI) bei Schulterschmerzen und -beschwerden* Konvergente Validität zur Erfassung des Konstrukts „Funktionsfähigkeit": +++ Reliabilität (interne Konsistenz): +++ Validität zur Erfassung klinischer Veränderungen der Funktionsfähigkeit: ++ Test-Retest-Reliabilität: ++ • *Western Ontario Shoulder Instability Index (WOSI) bei symptomatischer Schulterinstabilität* Konvergente Validität zur Erfassung des Konstrukts „Funktionsfähigkeit": ++ Reliabilität (interne Konsistenz): +++ Validität zur Erfassung klinischer Veränderungen der Funktionsfähigkeit: ++ Test-Retest-Reliabilität: ++ • *Patient-Rated Tennis Elbow Evaluation (PRTEE) bei Epicondylitis lateralis* Konvergente Validität zur Erfassung des Konstrukts „Funktionsfähigkeit": + Reliabilität (interne Konsistenz): ++ Validität zur Erfassung klinischer Veränderungen der Funktionsfähigkeit: ++ Test-Retest-Reliabilität: +++ • *Michigan Hand Outcomes Questionnaire (MHQ) bei Handbeschwerden jeglicher Art* Konvergente Validität zur Erfassung des Konstrukts „Funktionsfähigkeit": ++ Reliabilität (interne Konsistenz): +++ Validität zur Erfassung klinischer Veränderungen der Funktionsfähigkeit: ++/+++ Test-Retest-Reliabilität: ++
Untere Extremität
• *Lower Extremity Functional Scale (LEFS) bei Beschwerden der unteren Extremität* Konvergente Validität zur Erfassung des Konstrukts „Funktionsfähigkeit": +++ Reliabilität (interne Konsistenz): +++ Validität zur Erfassung klinischer Veränderungen der Funktionsfähigkeit: + Test-Retest-Reliabilität: ++ • *Western Ontario and McMaster Universities Osteoarthritis Index (WOMAC) bei Arthrose und Gelenkersatz im Bereich der unteren Extremität* Konvergente Validität zur Erfassung des Konstrukts „Funktionsfähigkeit": +/++ Reliabilität (interne Konsistenz): +++ Validität zur Erfassung klinischer Veränderungen der Funktionsfähigkeit: +/++ Test-Retest-Reliabilität: +++ • *Hip Osteoarthritis Outcome Score (HOOS) bei Hüftbeschwerden mit und ohne Hüftarthrose* Konvergente Validität zur Erfassung des Konstrukts „Funktionsfähigkeit": –/++ Reliabilität (interne Konsistenz): +++ Validität zur Erfassung klinischer Veränderungen der Funktionsfähigkeit: k.A. Test-Retest-Reliabilität: +++ • *Knee Injury and Osteoarthritis Outcome Score (KOOS) bei Kreuzbandruptur, Meniskusverletzung oder posttraumatischer Arthrose* Konvergente Validität zur Erfassung des Konstrukts „Funktionsfähigkeit": –/+ Reliabilität (interne Konsistenz): ++/+++ Validität zur Erfassung klinischer Veränderungen der Funktionsfähigkeit: –/+ Test-Retest-Reliabilität: ++ • *Foot and Ankle Outcome Score (FAOS) bei Fuß- und Sprunggelenksbeschwerden* Konvergente Validität zur Erfassung des Konstrukts „Funktionsfähigkeit": –/++ Reliabilität (interne Konsistenz): +++ Validität zur Erfassung klinischer Veränderungen der Funktionsfähigkeit: k.A. Test-Retest-Reliabilität: ++
–: keine, +: geringe, ++: moderate, +++: starke Empfehlung, –/+: uneinheitliche Studienergebnisse, k.A.: keine Angabe

LITERATURVERZEICHNIS

Ackerman I. Western Ontario and McMaster Universities Osteoarthritis Index (WOMAC). Aust J Physiother 2009; 55(3): 213. https://doi.org/10.1016/s0004-9514(09)70088-1.

Alcock GK, et al. Longitudinal changes in the lower extremity functional scale after anterior cruciate ligament reconstructive surgery. Clin J Sport Med 2012; 22(3): 234–239. https://doi.org/10.1097/JSM.0b013e31824cb53d.

Angst F, et al. Cross-cultural adaptation, reliability and validity of the German Shoulder Pain and Disability Index (SPADI). Rheumatology (Oxford) 2007; 46(1): 87–92. https://doi.org/10.1093/rheumatology/kel040.

Angst F, et al. Responsiveness of six outcome assessment instruments in total shoulder arthroplasty. Arthritis Rheum 2008; 59 (3): 391–398. https://doi.org/10.1002/art.23318.

Angst F, et al. Measures of adult shoulder function: Disabilities of the Arm, Shoulder, and Hand questionnaire (DASH) and its short version (QuickDASH), Shoulder Pain and Disability Index (SPADI), American Shoulder and Elbow Surgeons (ASES) society standardized shoulder assessment form, Constant (Murley) Score (CS), Simple Shoulder Test (SST), Oxford Shoulder Score (OSS), Shoulder Disability Questionnaire (SDQ), and Western Ontario Shoulder Instability Index (WOSI). Arthritis Care Res (Hoboken) 2011; 63(Suppl 11): S174–S188. https://doi.org/10.1002/acr.20630.

Arbab D, et al. Reliability, validity and responsiveness of the German self-reported foot and ankle score (SEFAS) in patients with foot or ankle surgery. BMC musculoskeletal disorders 2017a; 18(1): 409. https://doi.org/10.1186/s12891-017-1772-1.

Arbab D, et al. Assessment of reliability, validity, responsiveness and minimally important change of the German Hip dysfunction and osteoarthritis outcome score (HOOS) in patients with osteoarthritis of the hip. Rheumatology international 2017b; 37(12): 2005–2011. https://doi.org/10.1007/s00296-017-3834-y.

Arbab D, et al Reliability, validity and responsiveness of the German Manchester-Oxford Foot Questionnaire (MOXFQ) in patients with foot or ankle surgery. Foot Ankle Surg 2018; 24(6): 481–485. https://doi.org/10.1016/j.fas.2017.05.007.

Basar S, et al. Western Ontario Shoulder Instability Index: cross-cultural adaptation and validation of the Turkish version. Rheumatol Int 2017; 37(9): 1559–1565. https://doi.org/10.1007/s00296-017-3716-3.

Baumann F, et al. Validation of a German version of the International Hip Outcome Tool (G-iHOT33) according to the COSMIN checklist: how much improvement is clinically relevant? Arch Orthop Trauma Surg 2016; 136(1): 83–91. https://doi.org/10.1007/s00402-015-2336-1.

Beaton D, et al. Measuring the whole or the parts? J Hand Ther 2001; 14(2): 128–142. https://doi.org/10.1016/S0894-1130(01)80043-0.

Beekman E, Lüttmann S. Clinimetrics: Neck Pain and Disability Scale (NPDS). J Physiother 2021; 67(4): 312. https://doi.org/10.1016/j.jphys.2021.02.009.

Binkley JM, et al. The Lower Extremity Functional Scale (LEFS): scale development, measurement properties, and clinical application. North American Orthopaedic Rehabilitation Research Network. Phys Ther 1999; 79(4): 371–383.

Bizzini M, Gorelick M. Development of a German version of the knee outcome survey for daily activities. Arch Orthop Trauma Surg 2007; 127(9): 781–789. https://doi.org/10.1007/s00402-006-0200-z.

Black N. Patient reported outcome measures could help transform healthcare. BMJ 2013; 346: f167. https://doi.org/10.1136/bmj.f167.

Blasimann A, Wood-Dauphinee S, Staal JB. Translation, cross-cultural adaptation, and psychometric properties of the German version of the hip disability and osteoarthritis outcome score. J Orthop Sports Phys Ther 2014; 44(12): 989–997. https://doi.org/10.2519/jospt.2014.4994.

Blum-Fowler C, et al. Translation and validation of the German version of the Bournemouth questionnaire for low back pain. Chiropr Man Therap 2013; 21(1): 32. https://doi.org/10.1186/2045-709X-21-32.

Boake B, et al. Rasch analysis of the Shoulder Pain and Disability Index (SPADI) in a postrepair rotator cuff sample. J Hand Ther 2020; 34(4): 612–618. https://doi.org/10.1016/j.jht.2020.09.001.

Boyce MB, Browne JP, Greenhalgh J. The experiences of professionals with using information from patient-reported outcome measures to improve the quality of healthcare: a systematic review of qualitative research. BMJ Qual Saf 2004; 23(6): 508–518. https://doi.org/10.1136/bmjqs-2013-002524.

Braaksma C, et al. Systematic review and meta-analysis of measurement properties of the Hip disability and Osteoarthritis Outcome Score – Physical Function Shortform (HOOS-PS) and the Knee Injury and Osteoarthritis Outcome Score – Physical Function Shortform (KOOS-PS). Osteoarthritis Cartilage 2020; 28(12): 1525–1538. https://doi.org/10.1016/j.joca.2020.08.004.

Breckenridge JD, McAuley JH. Shoulder Pain and Disability Index (SPADI). Journal of physiotherapy 2011; 57(3): 197. https://doi.org/10.1016/S1836-9553(11)70045-5.

Bremerich FH, et al. The Neck Pain and Disability Scale: cross-cultural adaptation into German and evaluation of its psychometric properties in chronic neck pain and C1–2 fusion patients. Spine (Phila Pa 1976) 2008; 33(9): 1018–1027. https://doi.org/10.1097/BRS.0b013e31816c9107.

Chen L, et al. Validation of foot and ankle outcome score for hallux valgus. Foot Ankle Int 2012; 33(12): 1145–1155. https://doi.org/10.3113/FAI.2012.1145.

Chester R, et al. The SPADI and QuickDASH are similarly responsive in patients undergoing physical therapy for shoulder pain. J Orthop Sports Phys Ther 2017; 47(8): 538–547. https://doi.org/10.2519/jospt.2017.7195.

Chung B, Wiley JP. Validity, responsiveness and reliability of the Patient-Rated Tennis Elbow Evaluation. Hand Ther 2010; 15(3): 62–68. https://doi.org/10.1258/ht.2010.010014.

Chung BT, Morris SF. Reliability and internal validity of the michigan hand questionnaire. Ann Plast Surg 2014; 73(4): 385–389. https://doi.org/10.1097/SAP.0b013e31827fb3db.

Chung BT, Morris SF. Confirmatory factor analysis of the Michigan Hand Questionnaire. Ann Plast Surg 2015; 74(2): 176–181. https://doi.org/10.1097/SAP.0b013e3182956659.

Chung KC, et al. Reliability and validity testing of the Michigan Hand Outcomes Questionnaire. J Hand Surg 1998; 23(4): 575–587. https://doi.org/10.1016/S0363–5023(98)80042–7.

Cleland JA, Childs JD, Whitman JM. Psychometric properties of the Neck Disability Index and Numeric Pain Rating Scale in patients with mechanical neck pain. Arch Phys Med Rehabil 2008; 89(1): 69–74. https://doi.org/10.1016/j.apmr.2007.08.126.

Collins NJ, et al. Knee Injury and Osteoarthritis Outcome Score (KOOS): systematic review and meta-analysis of measurement properties. Osteoarthritis Cartilage 2016; 24(8): 1317–1329. https://doi.org/10.1016/j.joca.2016.03.010.

Cook KF, et al. Reliability by surgical status of self-reported outcomes in patients who have shoulder pathologies. J Orthop Sports Phys Ther 2002; 32(7): 336–346. https://doi.org/10.2519/jospt.2002.32.7.336.

Cramer H, et al. Validation of the German version of the Neck Disability Index (NDI). BMC Musculoskelet Dis 2014; 15: 91. https://doi.org/10.1186/1471-2474-15-91.

Chartered Society of Physiotherapy (CSP). Outcome and experience measures. 2016. https://www.csp.org.uk/professional-clinical/research-evaluation/outcome-experience-measures (letzter Zugriff: 2/2023).

Dabija DI, et al. Which is the best outcome measure for rotator cuff tears? Clin Orthop Relat Res 2019; 477(8): 1869–1878. https://doi.org/10.1097/CORR.0000000000000800.

Dammerer D, et al. Validation of the German version of the Kujala score in patients with patellofemoral instability: a prospective multi-centre study. Arch Orthop Trauma Surg 2018; 138(4): 527–535. https://doi.org/10.1007/s00402-018-2881-5.

Davidson M. Oswestry Disability Questionnaire. In: Michalos AC (ed). Encyclopedia of Quality Of Life And Well-Being Research. Dordrecht: Springer, 2014: pp. 4533–4537.

Davidson M, Keating JL. A comparison of five low back disability questionnaires: reliability and responsiveness. Phys Ther 2002; 82(1): 8–24. https://doi.org/10.1093/ptj/82.1.8.

Dias JJ, Rajan RA, Thompson JR. Which questionnaire is best? The reliability, validity and ease of use of the Patient Evaluation Measure, the Disabilities of the

18

Arm, Shoulder and Hand and the Michigan Hand Outcome Measure. J Hand Surg Eur Vol 2008; 33(1): 9–17. https://doi.org/10.1177/1753193407087121.

Dingemans SA, et al. Normative data for the lower extremity functional scale (LEFS). Acta Orthop 2017; 88(4): 422–426. https://doi.org/10.1080/17453674.2017.1309886.

Drerup S, et al. „Western Ontario Shoulder Instability Index" (WOSI) : Übersetzung und transkulturelle Anpassung für den deutschsprachigen Gebrauch. Orthopäde 2010; 39(7): 711–718. https://doi.org/10.1007/s00132-010-1610-8.

Dritsaki M, et al. An empirical evaluation of the SF-12, SF-6D, EQ-5D and Michigan Hand Outcome Questionnaire in patients with rheumatoid arthritis of the hand. Health Qual Life Outcomes 2017; 15(1): 20. https://doi.org/10.1186/s12955-016-0584-6.

Ebert JR, et al. A comparison of the responsiveness of 4 commonly used patient-reported outcome instruments at 5 years after matrix-induced autologous chondrocyte implantation. Am J Sports Med 2013; 41(12): 2791–2799. https://doi.org/10.1177/0363546513502314.

En MCC, Clair DA, Edmondston SJ. Validity of the Neck Disability Index and Neck Pain and Disability Scale for measuring disability associated with chronic, non-traumatic neck pain. Man Ther 2009; 14(4): 433–438. https://doi.org/10.1016/j.math.2008.07.005.

Exner V, Keel P. Erfassung der Behinderung bei Patienten mit chronischen Rückenschmerzen Validierung einer deutschen Version des „Roland & Morris disability questionnaire" sowie verschiedener numerischer Ratingskalen. Schmerz 2000; 14(6): 392–400. https://doi.org/10.1007/s004820000010.

Fairbank JC, et al. The Oswestry low back pain disability questionnaire. Physiotherapy 1980; 66(8): 271–273.

Fairbank JC, Pynsent PB. The Oswestry Disability Index. Spine (Phila Pa 1976) 2000; 25(22): 2940–2952; discussion 2952. https://doi.org/10.1097/00007632-200011150-00017.

Fankhauser CD, et al. Validity and responsiveness of the Core Outcome Measures Index (COMI) for the neck. Eur Spine J 2012; 21(1): 101–114. https://doi.org/10.1007/s00586-011-1921-4.

Finch E, et al. Functional ability perceived by individuals following total knee arthroplasty compared to age-matched individuals without knee disability. J Orthop Sports Phys Ther 1998; 27(4): 255–263. https://doi.org/10.2519/jospt.1998.27.4.255.

Gabel CP, et al. Lower limb functional index: development and clinimetric properties. Phys Ther 2012; 92(1): 98–110. https://doi.org/10.2522/ptj.20100199.

Gandek B. Measurement properties of the Western Ontario and McMaster Universities Osteoarthritis Index: a systematic review. Arthritis Care Res (Hoboken) 2015; 67(2): 216–229. https://doi.org/10.1002/acr.22415.

Gandek B, Ware JE Jr. Validity and responsiveness of the Knee Injury and Osteoarthritis Outcome Score: a comparative study among total knee replacement patients. Arthritis Care Res (Hoboken) 2017; 69(6): 817–825. https://doi.org/10.1002/acr.23193.

Germann G, et al. Standardisierung und Validierung der deutschen Version 2.0 des „Disability of Arm, Shoulder, Hand" (DASH)-Fragebogens zur Outcome-Messung an der oberen Extremität. Unfallchirurg 2003; 106(1): 13–19. https://doi.org/10.1007/s00113 002-0456-x.

Goodman SM, et al. Validation of the Hip Disability and Osteoarthritis Outcome Score and Knee Injury and Osteoarthritis Outcome Score Pain and Function Subscales for Use in Total Hip Replacement and Total Knee Replacement Clinical Trials. J Arthroplasty 2020; 35(5): 1200–1207.e4. https://doi.org/10.1016/j.arth.2019.12.038.

Greenhalgh J. The applications of PROs in clinical practice: what are they, do they work, and why? Qual Life Res 2009; 18(1): 115–123. https://doi.org/10.1007/s11136-008-9430-6.

Hammond A, Prior Y, Tyson S. Linguistic validation, validity and reliability of the British English versions of the Disabilities of the Arm, Shoulder and Hand (DASH) questionnaire and QuickDASH in people with rheumatoid arthritis. BMC Musculoskelet Dis 2018; 19(1): 118. https://doi.org/10.1186/s12891-018-2032-8.

Hill C, et al. Factor structure and validity of the shoulder pain and disability index in a population-based study of people with shoulder symptoms. BMC Musculoskelet Disord 2011; 12: 8. https://doi.org/10.1186/1471-2474-12-8.

Hofstaetter JG, et al. Cross-cultural adaptation and validation of the German version of the Western Ontario Shoulder Instability index. Arch Orthop Trauma Surg 2010; 130(6): 787–796. https://doi.org/10.1007/s00402-009-1033-3.

Hogan MV, et al. Validation of the Foot and Ankle Outcome Score for Hallux Rigidus. HSS J 2016; 12(1): 44–50. https://doi.org/10.1007/s11420-015-9466-4.

Holtz N, et al. Minimal important differences for the WOMAC osteoarthritis index and the Forgotten Joint Score-12 in total knee arthroplasty patients. BMC Musculoskelet Disord 2020; 21(1): 401. https://doi.org/10.1186/s12891-020-03415-x.

Hoving JL, et al. Validity of the neck disability index, Northwick Park neck pain questionnaire, and problem elicitation technique for measuring disability associated with whiplash-associated disorders. Pain 2003; 102(3): 273–281. https://doi.org/10.1016/S0304-3959(02)00406-2.

Huber W, et al. The German version of the Oxford Shoulder Score- -cross-cultural adaptation and validation. Arch Orthop Trauma Surg 2004; 124(8): 531–536. https://doi.org/10.1007/s00402-004-0716-z.

Huber W, et al. Ubersetzung und psychometrische Austestung des Western-Ontario-Rotator-Cuff-Index (WORC) für den Gebrauch in deutscher Sprache. Z Orthop Grenzgeb 2005; 143(4): 453–460. https://doi.org/10.1055/s-2005-836677.

Hulkkonen S, et al. Cross-cultural adaptation and validation of the Finnish version of the Michigan Hand Outcomes Questionnaire. Scand J Surg 2020; 109(2): 159–165. https://doi.org/10.1177/1457496918818981.

Institute for Work and Health. DASH. 2020. https://www.dash.iwh.on.ca/ (letzter Zugriff: 6/2021).

Ismail MM, et al. Cross-cultural adaptation and validation of the Arabic version of the Western Ontario Shoulder Instability Index (WOSI-Arabic). Orthop Traumatol Surg Res 2020; 106(6): 1135–1139. https://doi.org/10.1016/j.otsr.2020.04.006.

Jester A, et al. Disabilities of the arm, shoulder and hand (DASH) questionnaire: Determining functional activity profiles in patients with upper extremity disorders. J Hand Surg Br 2005; 30(1): 23–28. https://doi.org/10.1016/j.jhsb.2004.08.008.

Jogi P, Kramer JF, Birmingham Trevor. Comparison of the Western Ontario and McMaster Universities Osteoarthritis Index (WOMAC) and the Lower Extremity Functional Scale (LEFS) Questionnaires in patients awaiting or having undergone total knee arthroplasty. Physiother Can 2005; 57(3): 208–216. https://doi.org/10.3138/ptc.57.3.208.

John M, et al. Cross-cultural adaptation, reliability and validity of the Patient Rated Elbow Evaluation (PREE) for German-speaking patients. Clin Exp Rheumatol 2007; 25(2): 195–205.

John M, et al. The patient-rated wrist evaluation (PRWE): cross-cultural adaptation into German and evaluation of its psychometric properties. Clin Exp Rheumatol 2008; 26(6): 1047–1058.

John M, et al. The American Shoulder and Elbow Surgeons Elbow Questionnaire: cross-cultural adaptation into German and evaluation of its psychometric properties. J Hand Ther 2010; 23(3), 301–13; quiz 314. https://doi.org/10.1016/j.jht.2010.03.001.

Karstens S, Rogan S Der Einsatz von Fragebogen in der Praxis. physioscience 2008; 14(03): 101–102. https://doi.org/10.1055/a-0658-0166.

Kc S, et al. Measurement properties of translated versions of the Shoulder Pain and Disability Index: a systematic review. Clin Rehabil 2021; 35(3): 410–422. https://doi.org/10.1177/0269215520963199.

Kessler S, Lang S, Puhl W, Stöve J. Der Knee Injury and Osteoarthritis Outcome Score – ein Funktionsfragebogen zur Outcome-Messung in der Knieendoprothetik. Z Orthop Grenzgeb 2003; 141(3): 277–282. https://doi.org/10.1055/s-2003-40083.

Kirkley A, Griffin S, McLintock H, Ng L. The development and evaluation of a disease-specific quality of life measurement tool for shoulder instability. The Western Ontario Shoulder Instability Index (WOSI). Am J Sports Med 1998; 26(6): 764–772. https://doi.org/10.1177/03635465980260060501.

Kirkley A, et al. Prospective randomized clinical trial comparing the effectiveness of immediate arthroscopic stabilization versus immobilization and rehabilitation in first traumatic anterior dislocations of the shoulder: long-term evaluation. Arthroscopy 2005; 21(1): 55–63. https://doi.org/10.1016/j.arthro.2004.09.018.
Kirschner S, et al. German short musculoskeletal function assessment questionnaire (SMFA-D): comparison with the SF-36 and WOMAC in a prospective evaluation in patients with primary osteoarthritis undergoing total knee arthroplasty. Rheumatol Int 2003; 23(1): 15–20. https://doi.org/10.1007/s00296-002-0253-4.
Klässbo M, Larsson E, Mannevik E. Hip disability and osteoarthritis outcome score. An extension of the Western Ontario and McMaster Universities Osteoarthritis Index. Scand J Rheumatol 2003; 32(1): 46–51. https://doi.org/10.1080/03009740310000409.
Knobloch K, et al. German standardized translation of the michigan hand outcomes questionnaire for patient-related outcome measurement in Dupuytren disease. Plast Reconstruct Surg 2011; 128(1), 39e-40e. https://doi.org/10.1097/PRS.0b013e318218fd70.
Kohlmann T, Raspe H. Der Funktionsfragebogen Hannover zur alltagsnahen Diagnostik der Funktionsbeeinträchtigung durch Rückenschmerzen (FFbH-R). Rehabilitation (Stuttg) 1996; 35(1): I–VIII.
Kyte DG, et al. An introduction to patient-reported outcome measures (PROMs) in physiotherapy. Physiotherapy 2015; 101(2): 119–125. https://doi.org/10.1016/j.physio.2014.11.003.
Larsen P, Rathleff MS, Roos EM, Elsoe R. Foot and Ankle Outcome Score (FAOS): Reference Values From a National Representative Sample. Foot Ankle Orthop. 2023 Dec 4;8(4):24730114231213369. doi: https://doi.org/10.1177/24730114231213369. PMID: 38058979; PMCID: PMC10697047.
Leclaire R, et al. A cross-sectional study comparing the Oswestry and Roland-Morris Functional Disability scales in two populations of patients with low back pain of different levels of severity. Spine (Phila Pa 1976) 1997; 22(1): 68–71. https://doi.org/10.1097/00007632-199701010-00011.
Lehman LA, et al. A comparison of the ability of two upper extremity assessments to measure change in function. J Hand Ther 2010; 23(1): 31–40. https://doi.org/10.1016/j.jht.2009.09.006.
Lin CC, et al. The lower extremity functional scale has good clinimetric properties in people with ankle fracture. Phys Ther 2009; 89(6): 580–588. https://doi.org/10.2522/ptj.20080290.
Lingard EA, et al. Validity and responsiveness of the Knee Society Clinical Rating System in comparison with the SF-36 and WOMAC. J Bone Joint Surg Am 2001; 83(12): 1856–1864. https://doi.org/10.2106/00004623-200112000-00014.
Lohrer H, Nauck T. Cross-cultural adaptation and validation of the VISA-A questionnaire for German-speaking achilles tendinopathy patients. BMC Musculoskelet Disord 2009; 10: 134. https://doi.org/10.1186/1471-2474-10-134.
Lohrer H, Nauck T. Cross-cultural adaptation and validation of the VISA-P questionnaire for German-speaking patients with patellar tendinopathy. J Orthop Sports Phys Ther 2011; 41(3): 180–190. https://doi.org/10.2519/jospt.2011.3354.
London DA, et al. Determining the Michigan Hand Outcomes Questionnaire minimal clinically important difference by means of three methods. Plast Reconstruct Surg 2014; 133(3): 616–625. https://doi.org/10.1097/PRS.0000000000000034.
Ludwig FJ, Melzer C, Grimmig H, Daalmann HH. Kulturelle Adaptation des Lequesne-Index für Hüft- und Kniegelenkserkrankungen im deutschen Sprachraum. Rehabilitation (Stuttg) 2002; 41(4): 249–257. https://doi.org/10.1055/s-2002-33273.
MacDermid J. Update: The Patient-rated Forearm Evaluation Questionnaire is now the Patient-rated Tennis Elbow Evaluation. J Hand Ther 2005; 18(4): 407–410. https://doi.org/10.1197/j.jht.2005.07.002.
MacDermid J, et al. Measurement properties of the neck disability index: a systematic review. J Orthop Sports Phys Ther 2009; 39(5): 400–417. https://doi.org/10.2519/jospt.2009.2930.
Mani S, et al. Validation of the Foot and Ankle Outcome Score in adult acquired flatfoot deformity. Foot Ankle Int 2013; 34(8): 1140–1146. https://doi.org/10.1177/1071100713483117.
Mani S, et al. Evaluation of the Foot and Ankle Outcome Score in patients with osteoarthritis of the ankle. Bone Joint J 2015; 97-B(5): 662–667. https://doi.org/10.1302/0301-620X.97B5.33940.
Mannion AF, et al. Development of a German version of the Oswestry Disability Index. Part 1: cross-cultural adaptation, reliability, and validity. Eur Spine J 2006a; 15(1): 55–65. https://doi.org/10.1007/s00586-004-0815-0.
Mannion AF, et al. Development of a German version of the Oswestry Disability Index. Part 2: sensitivity to change after spinal surgery. Eur Spine J 2006b; 15(1): 66–73. https://doi.org/10.1007/s00586-004-0816-z.
Marks M, et al. Measurement properties of the German Michigan Hand Outcomes Questionnaire in patients with trapeziometacarpal osteoarthritis. Arthritis Care Res 2014; 66(2): 245–252. https://doi.org/10.1002/acr.22124.
Marks M, et al. Patient-Rated Tennis Elbow Evaluation (PRTEE). Z Orthop Unfallchir 2021; 159(4): 391–396. https://doi.org/10.1055/a-1107-3313.
Marquardt J, Schöttker-Königer T, Schäfer A. Validierung der deutschen Version des Oxford Elbow Score : Eine Querschnittsstudie. Orthopäde 2016; 45(8): 695–700. https://doi.org/10.1007/s00132-016-3292-3.
Marquardt J, Tampin B, Schöttker-Königer T, Schäfer A. Die Übersetzung des „Oxford Elbow Score" (OES) in die deutsche Version der „Oxford Ellenbogen Bewertung" (OEB). physioscience 2015; 11(04): 150–156. https://doi.org/10.1055/s-0035-1554033.
Martin R, et al. Evidence of validity for the Foot and Ankle Ability Measure (FAAM). Foot Ankle Int 2005; 26(11): 968–983. https://doi.org/10.1177/107110070502601113.
Maughan EF, Lewis JS. Outcome measures in chronic low back pain. Eur Spine J 2010; 19(9): 1484–1494. https://doi.org/10.1007/s00586-010-1353-6.
Mehta SP, et al. Measurement properties of the lower extremity functional scale: a systematic review. J Orthop Sports Phys Ther 46(3): 200–216. https://doi.org/10.2519/jospt.2016.6165.
Mokkink LB, et al. COSMIN methodology for systematic reviews of Patient-Reported Outcome Measures (PROMs). User Manual 2018. https://cosmin.nl/wp-content/uploads/COSMIN-syst-review-for-PROMs-manual_version-1_feb-2018.pdf.
Naal FD, et al. The 12-item Oxford Knee Score: cross-cultural adaptation into German and assessment of its psychometric properties in patients with osteoarthritis of the knee. Osteoarthritis Cartilage 2009a; 17(1): 49–52. https://doi.org/10.1016/j.joca.2008.05.017.
Naal FD, et al. Reliability and validity of the cross-culturally adapted German Oxford hip score. Clin Orthop Relat Res 2009b; 467(4): 952–957. https://doi.org/10.1007/s11999-008-0457-3.
Naal FD, et al.: The German Lower Extremity Functional Scale (LEFS) is reliable, valid and responsive in patients undergoing hip or knee replacement. Qual Life Res 2015; 24(2): 405–410. https://doi.org/10.1007/s11136-014-0777-6.
Nauck T, Lohrer H. Translation, cross-cultural adaption and validation of the German version of the Foot and Ankle Ability Measure for patients with chronic ankle instability. Br J Sports Med 2011; 45(10): 785–790. https://doi.org/10.1136/bjsm.2009.067637.
Newcomer KL, et al. Sensitivity of the Patient-rated Forearm Evaluation Questionnaire in lateral epicondylitis. J Hand Ther 18(4): 400–406. https://doi.org/10.1197/j.jht.2005.07.001.
Nilsdotter A, Bremander Ann. Measures of hip function and symptoms: Harris Hip Score (HHS), Hip Disability and Osteoarthritis Outcome Score (HOOS), Oxford Hip Score (OHS), Lequesne Index of Severity for Osteoarthritis of the Hip (LISOH), and American Academy of Orthopedic Surgeons (AAOS) Hip and Knee Questionnaire. Arthritis Care Res 2011; 63(Suppl 11): S200–207. https://doi.org/10.1002/acr.20549.
Nilsdotter A, et al. Hip disability and osteoarthritis outcome score (HOOS) – validity and responsiveness in total hip replacement. BMC musculoskeletal disorders 2003; 4: 10. https://doi.org/10.1186/1471-2474-4-10.
Nuhr M, et al. Cross-cultural adaption of the manniche questionnaire for german-speaking low back pain patients. J Rehabil Med 2004; 36(6): 267–272. https://doi.org/10.1080/16501970410031101.

Offenbächer M, Ewert T, Sangha O, Stucki G. Validation of a German version of the 'Disabilities of Arm, Shoulder and Hand' questionnaire (DASH-G). Z Rheumatol 2003; 62(2): 168–177. https://doi.org/10.1007/s00393-003-0461-7.

Osthus H, Cziske R, Jacobi E. Cross-cultural adaptation of a German version of the Oswestry Disability Index and evaluation of its measurement properties. Spine (Phila Pa 1976) 2006a; 31(14): E448–453. https://doi.org/10.1097/01.brs.0000222054.89431.42.

Osthus H, Cziske R, Jacobi E. A German version of the Extended Aberdeen Back Pain Scale. Spine (Phila Pa 1976) 2006b; 31(5): 571–577. https://doi.org/10.1097/01.brs.0000201301.36444.c4.

Overend T, et al. Reliability of a patient-rated forearm evaluation questionnaire for patients with lateral epicondylitis. J Hand Ther 1999; 12(1): 31–37. https://doi.org/10.1016/S0894-1130(99)80031-3.

Paul A, et al. A comparison of four shoulder-specific questionnaires in primary care. Ann Rheum Dis 2004; 63(10): 1293–1299. https://doi.org/10.1136/ard.2003.012088.

Perrin C, et al. Translation and validation of the French version of the Western Ontario Shoulder Instability Index (WOSI): WOSI-Fr. Orthop Traumatol Surg Res 2017; 103(2): 141–149. https://doi.org/10.1016/j.otsr.2016.10.024.

Pickering P, et al. An examination of outcome measures for pain and dysfunction in the cervical spine: a factor analysis. Spine (Phila Pa 1976) 2011; 36(7): 581–588. https://doi.org/10.1097/BRS.0b013e3181d762da.

Pinsker E, et al. Reliability and validity of 6 measures of pain, function, and disability for ankle arthroplasty and arthrodesis. Foot Ankle Int 2015; 36(6): 617–625. https://doi.org/10.1177/1071100714566624.

Poltawski L, Watson Tim. Measuring clinically important change with the Patient-rated Tennis Elbow Evaluation. Hand Ther 2011; 16(3): 52–57. https://doi.org/10.1258/ht.2011.011013.

Pua YH, et al. The Lower Extremity Functional Scale could be an alternative to the Western Ontario and McMaster Universities Osteoarthritis Index physical function scale. J Clin Epidemiol 2009; 62(10): 1103–1111. https://doi.org/10.1016/j.jclinepi.2008.11.011.

Rasmussen-Barr E, et al. Are patient reported outcome measures (PROMs) useful in low back pain? Experiences of physiotherapists in primary health care in Sweden. Musculoskelet Sci Pract 2021; 55: 102414. https://doi.org/10.1016/j.msksp.2021.102414.

Riecke J, et al. Cross-cultural adaption of the German Quebec Back Pain Disability Scale: an exposure-specific measurement for back pain patients. J Pain Res 2016; 9: 9–15. https://doi.org/10.2147/JPR.S92615.

Riley S, et al. Reliability and relationship of the fear-avoidance beliefs questionnaire with the shoulder pain and disability index and numeric pain rating scale in patients with shoulder pain. Physiother Theory Pract 2019; 35(5): 464–470. https://doi.org/10.1080/09593985.2018.1453004.

Roach KE, et al. Development of a shoulder pain and disability index. Arthritis Care Res 1991; 4(4): 143–149.

Roland M, Morris R. A study of the natural history of back pain. Part I: development of a reliable and sensitive measure of disability in low-back pain. Spine (Phila Pa 1976) 8(2): 141–144. https://doi.org/10.1097/00007632-198303000-00004.

Roland M, Fairbank J. The Roland-Morris Disability Questionnaire and the Oswestry Disability Questionnaire. Spine (Phila Pa 1976) 2000; 25(24): 3115–3124. https://doi.org/10.1097/00007632-200012150-00006.

Rompe JD, Overend TJ, MacDermid JC. Validation of the Patient-rated Tennis Elbow Evaluation Questionnaire. J Hand Ther 2007; 20(1), 3–10; quiz 11. https://doi.org/10.1197/j.jht.2006.10.003.

Roos E. KOOS Scoring 2012. http://www.koos.nu/index.html.

Roos E. HOOS Scoring 2013. Online verfügbar unter http://www.koos.nu/index.html.

Roos EM, et al. Knee Injury and Osteoarthritis Outcome Score (KOOS) – development of a self-administered outcome measure. J Orthop Sports Phys Ther 1998; 28(2): 88–96. https://doi.org/10.2519/jospt.1998.28.2.88.

Roos EM, Brandsson S, Karlsson J. Validation of the foot and ankle outcome score for ankle ligament reconstruction. Foot Ankle Int 2001; 22(10): 788–794. https://doi.org/10.1177/107110070102201004.

Saltychev M, et al. Psychometric properties of the neck disability index amongst patients with chronic neck pain using item response theory. Disabil Rehabil 2018; 40(18): 2116–2121. https://doi.org/10.1080/09638288.2017.1325945.

Scherer M, et al. Psychometric properties of a German version of the neck pain and disability scale. Eur Spine J 2008; 17(7): 922–929. https://doi.org/10.1007/s00586-008-0677-y.

Schochat T, et al. The North American Spine Society Lumbar Spine Outcome Assessment Instrument: Übersetzung und psychometrische Analyse der deutschen Version an einer Stichprobe von Rehabilitanden mit chronischen Rückenschmerzen. Z Rheumatol 2000; 59(5): 303–313. https://doi.org/10.1007/s003930070052.

Selva-Sevilla C, Ferrara P, Gerónimo-Pardo M. Psychometric properties study of the Oswestry Disability Index in a Spanish population with previous lumbar disc surgery: homogeneity and validity. Spine (Phila Pa 1976) 2019; 44(7), E430–E437. https://doi.org/10.1097/BRS.0000000000002867.

Shafiee E, et al. Psychometric properties and cross-cultural adaptation of the Patient-Rated Tennis Elbow Evaluation (PRTEE); a systematic review and meta-analysis. Disabil Rehabil 2022; 44(19): 5402–5417. https://doi.org/10.1080/09638288.2021.1938248.

Shauver MJ, Chung KC. The minimal clinically important difference of the Michigan hand outcomes questionnaire. J Hand Surg 2009; 34(3): 509–514. https://doi.org/10.1016/j.jhsa.2008.11.001.

Shauver MJ, Chung KC. The Michigan hand outcomes questionnaire after 15 years of field trial. Plast Reconstruct Surg 2013; 131(5), 779e-787e. https://doi.org/10.1097/PRS.0b013e3182865d83.

Sheahan PJ, Nelson-Wong EJ, Fischer SL. A review of culturally adapted versions of the Oswestry Disability Index: the adaptation process, construct validity, test-retest reliability and internal consistency. Disabil Rehabil 2015; 37(25): 2367–2374. https://doi.org/10.3109/09638288.2015.1019647.

Sierevelt IN, et al. Measurement properties of the most commonly used foot- and ankle-specific questionnaires: the FFI, FAOS and FAAM. A systematic review. Knee Surg Sports Traumatol Arthrosc 2018; 26(7): 2059–2073. https://doi.org/10.1007/s00167-017-4748-7.

Silbernagel KG, Thomeé R, K Jon. Cross-cultural adaptation of the VISA-A questionnaire, an index of clinical severity for patients with Achilles tendinopathy, with reliability, validity and structure evaluations. BMC Musculoskelet Disord 2005; 6: 12. https://doi.org/10.1186/1471-2474-6-12.

Singh JA, et al. Reliability and clinically important improvement thresholds for osteoarthritis pain and function scales: a multicenter study. J Rheumatol 2016; 41(3): 509–515. https://doi.org/10.3899/jrheum.130609.

Smeets R, et al. Measures of function in low back pain/disorders: Low Back Pain Rating Scale (LBPRS), Oswestry Disability Index (ODI), Progressive Isoinertial Lifting Evaluation (PILE), Quebec Back Pain Disability Scale (QBPDS), and Roland-Morris Disability Questionnaire (RDQ). Arthritis Care Res 2011; 63(Suppl 11): S158–173. https://doi.org/10.1002/acr.20542.

Soklic M, Peterson C, Humphreys BK. Translation and validation of the German version of the Bournemouth Questionnaire for Neck Pain. Chiropr Man Therap 2012; 20(1): 2. https://doi.org/10.1186/2045-709X-20-2.

Stoll T, et al. Validity and sensitivity to change of the NASS questionnaire for patients with cervical spine disorders. Spine (Phila Pa 1976) 2004; 29(24): 2851–2855. https://doi.org/10.1097/01.brs.0000147802.57484.77.

Stratford PW, Binkley JM. A comparison study of the back pain functional scale and Roland Morris Questionnaire. North American Orthopaedic Rehabilitation Research Network. J Rheumatol 2000; 27(8): 1928–1936.

Stucki G, et al. Comparison of the WOMAC (Western Ontario and McMaster Universities) osteoarthritis index and a self-report format of the self-administered Lequesne-Algofunctional index in patients with knee and hip osteoarthritis. Osteoarthritis Cartilage 1998; 6(2): 79–86. https://doi.org/10.1053/joca.1997.0097.

Swanenburg J, et al. Validity and reliability of a German version of the Neck Disability Index (NDI-G). Man Ther 2014a; 19(1): 52–58. https://doi.org/10.1016/j.math.2013.07.004.

Swanenburg J, et al. Function and activity in patients with knee arthroplasty: validity and reliability of a German version of the Lysholm Score and the

18

Tegner Activity Scale. Swiss Med Wkly 2014b; 144: w13976. https://doi.org/10.4414/smw.2014.13976.
Tal A. Messen, wie sich Rückenschmerzen auswirken. physiopraxis 2008; 6(07/08): 36–37. https://doi.org/10.1055/s-0032-1308221.
Taylor D, Garewal D, Evans MC. Correlations between three patient-assessed shoulder instability scales. J Orthop Surg (Hong Kong) 2015; 23(2): 233–236. https://doi.org/10.1177/230949901502300225.
The DASH outcome measure. Available at http://www.dash.iwh.on.ca
Thoomes-de Graaf M, et al. The Dutch Shoulder Pain and Disability Index (SPADI): a reliability and validation study. Qual Life Res 2015; 24(6): 1515–1519. https://doi.org/10.1007/s11136-014-0879-1.
van Bergen CJA, et al. Translation and validation of the German version of the foot and ankle outcome score. Arch Orthop Trauma Surg 2014; 134(7): 897–901. https://doi.org/10.1007/s00402-014-1994-8.
van der Linde JA, et al. Measurement properties of the Western Ontario Shoulder Instability index in Dutch patients with shoulder instability. BMC Musculoskelet Disord 2014; 15: 211. https://doi.org/10.1186/1471-2474-15-211.
Vernon H, Mior S. The Neck Disability Index: a study of reliability and validity. J Manipulative Physiol Ther 1991; 14(7): 409–415.
Vernon H. The Neck Disability Index: state-of-the-art, 1991–2008. J Manipulative Physiol Ther 2008; 31(7): 491–502. https://doi.org/10.1016/j.jmpt.2008.08.006.
Vincent J, MacDermid JC. Patient-rated tennis elbow evaluation questionnaire. J Physiother 2014; 60(4): 240. https://doi.org/10.1016/j.jphys.2014.08.002.
Westphal T. Reliabilität und Veränderungssensitivität der deutschen Version des Fragebogens Arm, Schulter und Hand (DASH). Unfallchirurg 2007; 110(6): 548–552. https://doi.org/10.1007/s00113-007-1235-5.
Wheeler AH, et al. Development of the Neck Pain and Disability Scale. Item analysis, face, and criterion-related validity. Spine (Phila Pa 1976) 1999; 24(13): 1290–1294. https://doi.org/10.1097/00007632-199907010-00004.
Wiesinger GF, et al. Cross-cultural adaptation of the Roland-Morris questionnaire for German-speaking patients with low back pain. Spine (Phila Pa 1976) 1999; 24(11): 1099–1103. https://doi.org/10.1097/00007632-199906010-00009.
Williams N (2014): Dash. Occup Med (Lond) 64(1): 67–68. https://doi.org/10.1093/occmed/kqt130.
Williams V, et al. Comparison of reliability and responsiveness of patient-reported clinical outcome measures in knee osteoarthritis rehabilitation. J Orthop Sports Phys Ther 2012; 42(8): 716–723. https://doi.org/10.2519/jospt.2012.4038.
Wirth B, Liffert F, de Bruin ED. Entwicklung und Evaluation einer deutschen Version des Lysholm-Scores zur Erfassung der Funktion nach einer Verletzung des vorderen Kreuzbands. Sportverletz Sportschaden 2011; 25(1): 37–43. https://doi.org/10.1055/s-0029-1245825.
Wirth B, Meier N, Koch PP, Swanenburg J. Entwicklung und Evaluation einer deutschen Version der Tegner Aktivitätsskala zur Erfassung der Funktion nach einer Verletzung des vorderen Kreuzbands. Sportverletz Sportschaden 2013; 27(1): 21–27. https://doi.org/10.1055/s-0032-1330752.
Wittink H, Nicholas M, Kralik D, Verbunt J. Are we measuring what we need to measure? Clin J Pain 2008; 24(4): 316–324. https://doi.org/10.1097/AJP.0b013e31815c2e2a.
Xie F, et al. Cross-cultural adaptation and validation of Singapore English and Chinese versions of the Knee injury and Osteoarthritis Outcome Score (KOOS) in Asians with knee osteoarthritis in Singapore. Osteoarthritis Cartilage 2006; 14(11): 1098–1103. https://doi.org/10.1016/j.joca.2006.05.005.
Yao M, et al. Cross-cultural adaptation of Roland-Morris Disability Questionnaire needs to assess the measurement properties: a systematic review. J Clin Epidemiol 2018; 99: 113–122. https://doi.org/10.1016/j.jclinepi.2018.03.011.
Yeung TSM, et al. Reliability, validity, and responsiveness of the lower extremity functional scale for inpatients of an orthopaedic rehabilitation ward. J Orthop Sports Phys Ther 2009; 39(6): 468–477. https://doi.org/10.2519/jospt.2009.2971.
Young IA, et al. Reliability, construct validity, and responsiveness of the neck disability index, patient-specific functional scale, and numeric pain rating scale in patients with cervical radiculopathy. Am J Phys Med Rehabil 2010; 89(10): 831–839. https://doi.org/10.1097/PHM.0b013e3181ec98e6.
Young IA, et al. Psychometric properties of the Numeric Pain Rating Scale and Neck Disability Index in patients with cervicogenic headache. Cephalalgia 2019a; 39(1): 44–51. https://doi.org/10.1177/0333102418772584.
Young IA, et al. Reliability, construct validity, and responsiveness of the neck disability index and numeric pain rating scale in patients with mechanical neck pain without upper extremity symptoms. Physiother Theory Pract 2019b; 35(12): 1328–1335. https://doi.org/10.1080/09593985.2018.1471763.

Glossar

ANOVA Steht für engl. „analysis of variance". Die Varianzanalyse zählt zu den parametrischen statistischen Verfahren und wird angewendet, wenn mehr als zwei Gruppen miteinander verglichen werden oder mehr als zwei Messzeitpunkte vorliegen. Sie ist ein sog. Omnibustest und liefert am Ende einen p-Wert, der Aufschluss darüber gibt, ob sich die Gruppen/Messzeitpunkte statistisch signifikant unterscheiden. Es wird jedoch nicht ersichtlich, zwischen welchen Gruppen/Messzeitpunkten der Unterschied vorliegt. Hierzu müssten sog. Post-hoc-Tests durchgeführt werden.

Boole'sche Operatoren Spezielle Operatoren, die im Rahmen der systematischen Literaturrecherche eingesetzt werden, um einzelne Suchbegriffe einer Forschungsfrage bei der Datenbankrecherche zu verknüpfen. Es werden vorrangig drei Operatoren unterschieden. Der Operator „AND" wird verwendet, wenn das Ziel ist, Referenzen zu identifizieren, die beide Suchbegriffe enthalten (z. B. Nackenschmerz AND Physiotherapie). Mittels des Operators „OR" wird erreicht, dass die Treffermenge auf Referenzen erweitert wird, die einen oder beide Suchbegriffe enthalten (z. B. Nackenschmerz OR Physiotherapie), und der Operator „NOT" wird eingesetzt, wenn eine Suchkomponente ausgeschlossen werden soll (bspw. [Nackenschmerz AND Physiotherapie] NOT Chirurgie).

Clinical Decision Tool (CDT) Ein Instrument, dass die klinische Entscheidungsfindung in Bezug auf die Untersuchung, Diagnose oder Behandlung von Patienten mit einem spezifischen Problem führt. Ein CDT verfügt über einen theoretischen Hintergrund, nutzt die bestverfügbare Evidenz, um klinische Entscheidungen zu treffen, beurteilt die Effektivität von Behandlungsverfahren mit standardisierten Outcome-Messungen und bezieht die äußeren Umstände des Patienten (Komorbiditäten bzw. beitragende Faktoren) in die Beurteilung mit ein.

Clinimetrics Ein methodischer Begriff für die Qualität/Güte eines Messinstruments bzw. einer Messung. Strategien der Klinimetrie basieren überwiegend auf Bewertungen der Patienten und Therapeuten und haben das Ziel, klinische Phänomene zu messen, die mehrere nicht miteinander verbundene Patientenmerkmale beinhalten.

Datenskalierung Variablen werden bestimmten Skalenniveaus zugeordnet, welche einer bestimmten Hierarchie folgen. Das Skalenniveau bestimmt die deskriptive Auswertung der Daten und ist für die Auswahl statistischer Testverfahren maßgeblich. Nachfolgend sind die Skalenniveaus kurz definiert.
→ *Nominale Daten:* Daten (Kategorien) ohne eine bestimmte Rangordnung und ohne feste Abstände, mehrere Kategorien, die koexistieren (z. B. Haarfarbe rot – blond – braun).
→ *Ordinale Daten:* Daten, die eine bestimmte Rangordnung (z. B. hoch zu niedrig, leicht zu schwer) aufweisen, bei der der Abstand zwischen den Rängen jedoch nicht genau definiert ist (Schulnoten 1 bis 6 oder Schwierigkeitsgrade einer Klettertour).
→ *Metrische Daten:* Daten in natürlicher Reihenfolge mit quantifizierbaren Abständen. Es werden intervallskalierte und verhältnisskalierte metrische Daten unterschieden. Intervallskalierte Daten haben keinen natürlichen Nullpunkt (z. B. Temperatur); im Gegensatz dazu haben verhältnisskaliert: Daten einen natürlichen Nullpunkt (z. B. Alter in Jahren, Gewicht in Gramm).

Delphi-Studie Ein Umfrageverfahren, bei dem eine Gruppe von Experten auf einem bestimmten Themengebiet gebeten wird, zu einem Thema wiederholt Stellung zu nehmen. Innerhalb eines solchen Verfahrens finden in der Regel mehrere Befragungsrunden statt, mit anschließender Auswertung der Antworten aus jeder Runde. Ziel ist es, in der Expertengruppe einen Konsens in Bezug auf die untersuchte Thematik zu erreichen.

Deskriptive (beschreibende) Statistik Sie dient der übersichtlichen Darstellung der Daten einer Stichprobenmessung in Form von zentralen Lagemaßen (z. B. Mittelwert, Median) oder auch Variabilitätsmaßen (z. B. Standardabweichung, Varianz, Interquartilsabstand).

Dimension Dieser Begriff beschreibt in der Statistik die Anzahl der Attribute bzw. Variablen, die zur Erklärung/Beschreibung eines Merkmals/Konstrukts dienen. Es werden unidimensionale und multidimensionale Konstrukte unterschieden. Ein eindimensionales Konstrukt ist z. B. die visuelle Analogskala (VAS) für die Erfassung der Dimension Schmerzintensität. Hingegen können andere Konstrukte, wie z. B. Lebensqualität oder auch Intelligenz, nicht durch eine einzige Dimension beschrieben werden. Um diese Konstrukte nahezu vollständig zu erfassen, werden mehrere Dimensionen benötigt.

Empirie/Empirische Forschung Das Ziel der empirischen Forschung ist die systematische Erfassung und Deutung sozial- und gesundheitsbezogener Tatbestände. Unter systematischer Erfassung wird der Einsatz wissenschaftlich anerkannter Forschungsmethoden zur Entwicklung bzw. Überprüfung von Hypothesen über das definierte (hier: therapeutische) Problem verstanden. Zur Erreichung des Forschungsziels müssen die erfassten Daten analysiert und interpretiert werden. Um die Nachvollziehbarkeit und Replizierbarkeit von Forschung zu gewährleisten, ist eine sorgfältige Dokumentation des Prozesses notwendig.

Fall-Kontroll-Studie Diese Studienform gehört zu den Studiendesigns aus der Gattung Beobachtungsstudie. Es werden Fälle (Personen mit einer Erkrankung oder einem bestimmten Merkmal) und Kontrollen (Personen ohne diese Erkrankung oder dies Merkmal) in die Studie eingeschlossen und paarweise verglichen. Retrospektiv wird die Exposition gegenüber einem bestimmten Risikofaktor erhoben.

Global Rating Scale of Change (GROC) Die GROC ist ein Outcome-Instrument, das oftmals eingesetzt wird, um das Ausmaß der spürbaren Veränderung nach Durchführung einer Intervention zu beurteilen. Anhand einer bidirektionalen Likert-Skala (meist 11-stufig von −5 [stark verschlechtert] über 0 [keine Veränderung] bis +5 [stark verbessert]) wird beurteilt, wie die Veränderung der Symptome vom Patienten subjektiv wahrgenommen wird. Im Kontext von Studien, die die Änderungssensitivität von Messinstrumenten beurteilen, wird die GROC als Außenkriterium genutzt, um die klinisch relevante Veränderungsrate zu ermitteln, die für eine Verbesserung des gemessenen Kriteriums angegeben muss.

Goldstandard Eine Methode oder ein Messverfahren, das aktuell das beste verfügbare Verfahren darstellt, um eine Diagnose zu stellen. Der Begriff „Goldstandard" wird gerade im Bereich der Rehabilitationswissenschaften diskutiert, wo ein Mangel an perfekten Goldstandardmethoden herrscht. Daher greift man oftmals auf das Synonyme „Referenzstandard/-test" oder auch „Außenkriterium" zurück. Diese synonym verwendeten Begriffe implizieren die aktuell bestmögliche klinische Praxis.

Grundgesamtheit/Population Die Menge aller Objekte/Individuen über die eine Aussage getroffen werden soll. Diese Menge ist jedoch zumeist unbekannt. Aus diesem Grund werden in wissenschaftlichen Untersuchungen in der Regel stellvertretend für die Grundgesamtheit repräsentative Stichproben rekrutiert.

Hypothese Eine provisorische Antwort auf eine Fragestellung/ein Forschungsproblem. In der quantitativen Forschung erfolgt die Überprüfung von Hypothesen mittels Aufstellung eines komplementären statistischen Hypothesenpaars. Die Nullhypothese (H0) beinhaltet die Aussage, dass zwischen den Werten aus zwei oder mehr Gruppen kein Unterschied bzw.

kein Zusammenhang besteht, die Alternativhypothese (H1) vertritt die konträre Annahme. Der p-Wert und auch das Konfidenzintervall geben als Ergebnis des gewählten Hypothesentests Aufschluss darüber, welche Hypothese angenommen werden kann. In der Regel fällt bei einem p-Wert von < 0,05 die Entscheidung zugunsten der H1 aus und bei einem p-Wert von ≥ 0,05 nimmt die H0 angenommen.

Hypothesentests Sie sind Teil der induktiven Statistik (s. u.) und prüfen die vorab aufgestellten wissenschaftlichen bzw. statistischen Hypothesen. Basierend auf dem Testergebnis (p-Wert und Konfidenzintervall) wird geprüft, ob die Entscheidung zugunsten der Alternativ- (H1) oder Nullhypothese (H0) fallen soll. Die Auswahl des Hypothesentests hängt von verschiedenen Faktoren ab. Dazu zählen unter anderem die Datenskalierung der abhängigen Variable, die Unabhängigkeit bzw. Abhängigkeit von Messungen, die Anzahl der Gruppen bzw. Messungen oder auch die Erfüllung bestimmter statistischer Voraussetzungen. Es gibt parametrische und nichtparametrische Verfahren. Zu den gängigen parametrischen Verfahren zählen der t-Test und auch die ANOVA (Varianzanalyse). Hier wird nochmals unterschieden in abhängige Testverfahren (wie z. B. bei Messwiederholungen) und unabhängige Tests, die in der Regel beim Vergleich von zwei (t-Test) oder mehr unabhängigen Gruppen (ANOVA) angewendet werden. Nichtparametrische Hypothesentests werden bei Variablen mit ordinaler bzw. nominaler Datenskalierung genutzt. Auch hier wird zwischen unabhängigen und abhängigen Tests sowie Verfahren für zwei bzw. mehr Gruppen differenziert. Bei ordinalem Skalenniveau der abhängigen Variable und zwei abhängigen Messungen wird der Wilcoxon-Test verwendet, wenn es mehr als zwei Messungen gibt, kommt der Friedman-Test zum Einsatz. Für unabhängige Stichproben wird bei zwei Gruppen der Mann-Whitney-U-Test angewendet, und bei mehr als zwei Gruppen wird der Kruskall-Wallis-Test als nichtparametrische Alternative zur ANOVA genutzt. Bei einer nominalen Datenskalierung wird für Gruppenunterschiede unabhängig von der Anzahl der Gruppen der Chi^2-Test verwendet und für Messwiederholungen kommt bei zwei Messzeitpunkten der McNemar-Test zum Einsatz.

Index-Test Im Bereich der diagnostischen Studien wird der zu evaluierende Test oftmals als Index-Test bezeichnet. Die Ergebnisse des Index-Tests werden mit den Ergebnissen des Goldstandards verglichen. Aus dem Vergleich der Resultate lässt sich die diagnostische Genauigkeit des Indextests bestimmen. Für die korrekte Interpretation der Ergebnisse des Indextests ist es notwendig, zu wissen, wann dieser als positiv bzw. negativ bewertet wird. Zudem ist eine standardisierte Ausführung zwingend erforderlich, um die Testergebnisse korrekt zu interpretieren. In Studien sollte der Untersucher, der den Index-Test durchführt, verblindet gegenüber den Ergebnissen des Referenzstandards sein, um unabhängige Entscheidungen zu treffen zu können.

Induktive Statistik Die induktive oder auch Inferenz-Statistik ist die sog. schließende Statistik, bei der von Stichproben auf die Grundgesamtheit geschlossen wird. Auf Basis statistischer Parameter, wie dem p-Wert oder auch dem Konfidenzintervall, kann mit einer gewissen Wahrscheinlichkeit gesagt werden, ob das Ergebnis aus der Stichprobe auch in der Grundgesamtheit zu erwarten ist.

Item Dieser Begriff kann synonym zu dem Begriff „Testfrage" gesehen werden. Wenn beispielsweise in einem Fragebogen die Dimensionen „Angst" und „Depression" erfasst werden, enthält der Fragebogen verschiedene inhaltlich passende Fragen (Items), um die Dimension Depression bzw. Angst zu erfassen.

Korrelation(skoeffizienten) nach Pearson/Spearman Mithilfe von Korrelationen wird die Stärke und die Richtung eines Zusammenhangs zwischen zwei Variablen untersucht. Sie gelten als Effektmaße. Die bekanntesten Korrelationskoeffizienten sind der Pearson-Korrelationskoeffizient und der Spearman-Rangkorrelationskoeffizient. Die Auswahl des Koeffizienten hängt vom Skalenniveau der beiden Variablen ab. Bei metrisch skalierten Daten (z. B. Bewegungsausmaß der Halswirbelsäule in Rotation und Schmerzintensität auf der numerischen Rating-Skala 0–10) wird der Pearson-Korrelationskoeffizient (r_p) verwendet. Dieser stellt ein Maß für den linearen Zusammenhang zwischen zwei zumindest metrisch intervallskalierten Daten dar. Es handelt sich hierbei um einen standardisierten Koeffizienten, welcher sich unabhängig von der Einheit der Merkmale (hier cm auf der NRS und Bewegungsgrade) immer in einem Wertebereich von −1 (perfekter gegensinniger Zusammenhang) und +1 (perfekter gleichsinniger Zusammenhang) befindet. Angenommen der Zusammenhang in diesem Beispiel entspricht $r_p = -0{,}8$. Dies würde bedeuten, dass mit zunehmendem Bewegungsausmaß die Schmerzstärke abnimmt oder eine Zunahme der Schmerzstärke zu erwarten ist, wenn das Bewegungsausmaß reduziert ist. Hier muss jedoch bedacht werden, dass keinesfalls von Kausalität ausgegangen wird, da kein Ursache-Wirkungs-Geschehen angegeben werden kann. Der Spearman-Rangkorrelationskoeffizient (r_s) gibt Auskunft über den Zusammenhang zwischen zwei zumindest ordinalskalierten Variablen. Analog zum Pearson-Korrelationskoeffizienten kann hiermit die Stärke und die Richtung des Zusammenhangs ermittelt werden. Auch gilt o. g. Interpretation (Wertebereich von −1 [perfekter gegensinniger Zusammenhang] bis +1 [perfekter gleichsinniger Zusammenhang]). Der Spearman-Rangkorrelationskoeffizient ist somit das nichtparametrische Äquivalent zum Pearson-Korrelationskoeffizient und wird in der Regel angewendet, wenn die statistischen Voraussetzungen für ein parametrisches Verfahren nicht erfüllt sind.

Korrelationsmatrizen Sie können angewendet werden, um die Unähnlichkeit und Ähnlichkeit von Beobachtungen bzw. Variablen zu untersuchen. Die Analyse erfolgt durch Erstellung einer Matrix, in der Zeilen und Spalten bezüglich ihrer Struktur untersucht werden. Hierzu werden Hypothesentests in Form von Korrelationsanalysen (z. B. Pearson-, Spearman-Rangkorrelationskoeffizient) durchgeführt.

Längsschnittstudie/Longitudinalstudie Dieser Begriff bezeichnet kein spezielles Studiendesign, sondern ist lediglich ein Oberbegriff für wissenschaftliche Untersuchungen mit mindestens zwei Messzeitpunkten. Diese können sowohl prospektiv als auch retrospektiv angelegt sein. Interventionsstudien und auch Beobachtungstudien können als Longitudinaluntersuchung angelegt sein.

Latente vs. manifeste Variablen Latente Variablen sind Variablen bzw. Konstrukte, die nicht direkt messbar sind (z. B. Intelligenz oder Lebensqualität). Diese Variablen werden somit indirekt durch eine oder mehrere Dimensionen erfasst, die in der Gesamtheit das Konstrukt abbilden. Hingegen können manifeste Variablen direkt gemessen werden (z. B. Alter oder Körpergröße) und stellen somit konkrete Größen dar.

Logistische Regression Die logistische Regression ist ein Sonderfall der Regressionsanalyse (s. u. Regression). Im Unterschied zur klassischen Regressionsanalyse ist die abhängige Variable binär, das bedeutet, dass sie zwei Merkmalsausprägungen hat (z. B. Schmerz/kein Schmerz). Die unabhängigen Variablen sind zumindest metrisch intervallskaliert.

Median Der Median ist eine mathematische Kennzahl für das Zentrum einer Verteilung und ein Parameter der deskriptiven Statistik. Werden die Daten nach Rängen (der Reihenfolge nach) sortiert, bildet der Median die Mitte dieser Beobachtungen und teilt die Daten somit in zwei gleichgroße Hälften.

Merkmal Ein Merkmal stellt in der Statistik die Eigenschaft des Untersuchungsobjekts dar. Ein Merkmal kann beispielsweise das Bewegungsausmaß der Halswirbelsäule in Rotation sein.

Merkmalsausprägung Jedem Merkmal wird im Rahmen der Statistik eine Merkmalsausprägung zugewiesen, um das Merkmal mittels geeigneter Verfahren zu messen und zu analysieren. Eine Merkmalsausprägung kann z. B. das Bewegungsausmaß der Halswirbelsäule in Rotation gemessen in Grad sein. Je nach Zahl der möglichen Ausprägungen werden verschiedene Merkmals- bzw. Variablenkategorien unterschieden.
→ *Stetige Merkmale:* Ein Merkmal ist stetig, wenn es unendlich viele Ausprägungen annehmen kann. Nahezu jede physikalische Größe kann als stetiges Merkmal angesehen werden, da sie man diese Größen präzise

messen kann. Ein Beispiel ist die Körpergröße in Zentimetern (zwischen den Größen 160 cm und 170 cm können beliebig viele Werte liegen, z. B. 162,5 cm, 162,53 cm etc.).
→ *Diskrete Merkmale:* Ein Merkmal ist diskret, wenn es nur abzählbar viele Ausprägungen annehmen kann, d. h., die Anzahl der möglichen Ausprägungen ist endlich (z. B. Schulnoten 1 bis 6, Haarfarben rot – blond – braun).
→ *Dichotome Merkmale:* Ein Merkmal wird als dichotom bezeichnet, wenn lediglich zwei Ausprägungen vorliegen (z. B. ja/nein; tot/lebendig).

Mittelwert Der Mittelwert oder auch das arithmetische Mittel ist eine mathematische Kennzahl für das Zentrum einer Verteilung und ist ein Parameter der deskriptiven Statistik. Er kennzeichnet den Durchschnitt aller erhobenen Daten.

Pilotversuch/Pilotstudie Eine Vorstudie, die in der Forschung eingesetzt wird, um das Studiendesign, die eingesetzten Methoden und Verfahren zur Datenerhebung und -analyse zu testen und die Durchführbarkeit einer geplanten Studie zu beurteilen. Durch Pilotversuche können potenzielle Fehler bei der Studienplanung aufgedeckt werden, die möglicherweise zur Verzerrung der Ergebnisse geführt hätten. Pilotversuche werden sowohl für Interventions- und Beobachtungsstudien durchgeführt als auch im Bereich von Diagnostik-Studien.

Prospektive Studien Eine Untersuchung wird als prospektiv bezeichnet, wenn das zu messende Outcome in der Zukunft liegt und die Daten somit erst nach Aufstellung der Forschungshypothesen erhoben werden.

Psychometrics Psychometrische Strategien zur Qualitätsbeurteilung eines Messinstruments kommen aus der Psychologie und Pädagogik und stützen sich primär auf mathematische Techniken. Allgemein, aber nicht ausschließlich, verfolgt die Psychometrie das Ziel, eine oder mehrere Skalen zu entwickeln, die ein einziges Patientenmerkmal erfassen.

Quantile (Interquartilsrange [IQR]) Quantile bzw. der IQR sind Variabilitätsmaße und geben Auskunft über die Streuung der Daten. Quantile sind Parameter der deskriptiven Statistik. Man kann Quantile als Schwellenwerte bezeichnen. Betrachtet man z. B. das 25 %-Quantil, so liegen 25 % der Beobachtungen unterhalb dieser Schwelle. Quantile bzw. der IQR werden in der Regel in Kombination mit dem Median angegeben, der per Definition das 50 %-Quantil darstellt. Der IQR ist der Wertebereich zwischen dem 25 %- und dem 75 %-Quantil, berechnet als Differenz zwischen dem 75 %- und dem 25 %-Quantil. Die Visualisierung erfolgt über einen Boxplot.

Querschnittstudie Eine Form der Beobachtungsstudien, die dadurch charakterisiert ist, dass nur ein Messzeitpunkt vorliegt. Aufgrund dieser Tatsache können im Rahmen dieses Studiendesigns nur Momentaufnahmen gemacht werden. Es gibt keine Hinweise auf kausale Zusammenhänge.

Randomisierung Die Randomisierung oder randomisierte Zuteilung ist ein Verfahren, das die zufällige Aufteilung der Probanden in die Studiengruppen gewährleistet.

Randomisierte kontrollierte Studie (RCT) RCTs sind Längsschnittstudien und gehören zu den Interventionsstudien. Eine Eigenschaft ist die randomisierte (d. h. zufällige) Aufteilung der Teilnehmer in die Interventions- und Kontrollgruppe. Ein weiteres Element ist das Vorhandensein einer Kontrollgruppe. Durch den Einsatz einer Kontrollintervention lassen sich Effekte direkt auf die Intervention zurückführen. Die RCT wird auch als Goldstandard der Interventionsstudien beschrieben.

Regression Mithilfe einer linearen Regression lassen sich lineare Zusammenhänge zwischen einer abhängigen und einer oder mehreren unabhängigen Variablen berechnen. Nimmt man nur eine unabhängige Variable in das Regressionsmodell auf, wird dies als einfache lineare Regression betitelt. Wenn jedoch mehrere unabhängige Variablen in das Modell eingeschlossen werden sollen, ist der Einsatz einer multiplen linearen Regression erforderlich. Es wird eine mathematische Regressionsfunktion erstellt, über die Prognosen (Vorhersagen) für die abhängige Variable getroffen werden können, wenn ein bestimmter Wert für die unabhängige Variable eingesetzt wird. Das Gütemaß für die Regression ist R^2. Der Wert von R^2 kann Werte zwischen 0 und 1 annehmen. Je größer der Wert, desto besser ist die Vorhersagekraft des Regressionsmodells.

Retrospektive Studien Im Gegensatz zu prospektiven Studien ist das Outcome bei retrospektiven Studien bereits eingetreten und die Daten werden rückwirkend analysiert.

Skalenniveau s. o. Datenskalierung.

Stichprobe (SP) Eine Gruppe von Individuen, die aus einer Gesamtpopulation rekrutiert worden, repräsentativ und somit ein Abbild der Population ist. Ein Qualitätsmerkmal von Studien ist es, wenn im Vorfeld der Studiendurchführung die Stichprobengröße (*engl.:* sample size) bestimmt wird (s. u.). Bei der Rekrutierung wird zwischen Zufalls- und Gelegenheitsstichproben unterschieden. Eine Zufallsstichprobe wird aus der Grundgesamtheit gezogen und verlangt ein bestimmtes Auswahlverfahren. Eine Gelegenheitsstichprobe ist eine willkürliche Stichprobe und demnach nicht zufällig. Sie erfordert keine genaue Stichprobenplanung und ist somit nicht repräsentativ, da kein Querschnitt der Grundgesamtheit dargestellt wird. Zudem werden Stichproben mit abhängigen und unabhängigen Messungen unterschieden. SP mit unabhängigen Messungen beinhalten voneinander unabhängige Personen und Messungen. Darunter fallen Messungen und Gruppen, die keinerlei Verbindung (genetisch oder Messwiederholung) zueinander haben. Stichproben mit abhängigen Messungen sind Datenpaare oder -gruppen, die zusammengehören (z. B. Prä-/Postmessungen innerhalb einer Interventionsstudie).

Stichprobengröße Die Anzahl der Individuen aus einer Grundgesamtheit (Population), die zur Datenerhebung in die Stichprobe aufgenommen wird. Zur Übertragung der Stichprobenergebnisse auf die Population sollte eine ausreichend große Stichprobe untersucht werden, um die Repräsentativität und Genauigkeit der Studienergebnisse zu gewährleisten. Um die erforderliche Mindestanzahl an Individuen für die Stichprobe zu bestimmen, stehen verschiedene Statistikprogramme zur Verfügung. Zudem gibt es für manche statistische Verfahren Faustregeln, die eine Orientierung für die Berechnung der Stichprobengröße bieten können.

Standardabweichung (SD) Die Standardabweichung ist ein Variabilitätsmaß und gibt Auskunft über die Streuung der Daten. Sie ist ein Parameter der deskriptiven Statistik. Die SD gibt die durchschnittliche Abweichung vom Mittelwert an. Insofern wird dieser Streuungsparameter auch ausschließlich in Kombination mit dem Mittelwert als zentrales Lagemaß angegeben.

Strukturgleichungsmodelle Mittels Strukturgleichungsmodellen können mehrere komplexe Assoziationen zwischen verschiedenen Variablen gleichzeitig analysiert werden. Die Methode zählt zu den multivariaten statistischen Analyseverfahren und wird angewendet, um bestehende Theorien bzw. Hypothesen zu testen und neue zu überprüfen. Die Modelle repräsentieren den Zusammenhang zwischen direkt beobachtbaren Variablen und latenten Konstrukten (bzw. Faktoren) innerhalb eines hypothetischen theoretischen Rahmens.

Studiendesign Unter dem Begriff Studiendesign werden alle Schritte summiert, die bei der Planung einer Studie berücksichtigt werden müssen. Das Design dient als Basis für die Beantwortung der wissenschaftlichen Forschungsfrage und sollte vor Beginn der Studie gründlich geplant werden, da im Verlauf der Studie nichts mehr verändert werden darf. Das Studiendesign umfasst die präzise Hypothesenbildung, die Auswahl des Studientyps (experimentelles vs. Beobachtungsdesign), die Auswahl der Studienpopulation, die Outcome-Parameter einschließlich der dazu passenden Messinstrumente zur Datenerhebung, die benötigte Fallzahl sowie die zur Anwendung kommenden Datenanalyseverfahren.

Studienpopulation Die Studienpopulation ist ein Teil der Grundgesamtheit und sollte idealerweise repräsentativ sein für die Menge an Individuen, über die eine Aussagen getroffen werden soll. Die Charakteristika einer Studienpopulation werden meist über demografische Angaben (Geschlecht,

Alter, sozioökonomischer Status etc.) und/oder bestimmte (klinische) Eigenschaften definiert. Hierzu werden in der Regel für jede Studie bestimmte Ein- und Ausschlusskriterien definiert.

Systematische Literaturrecherche Die systematische Literaturrecherche ist eine wissenschaftlich-strukturierte Vorgehensweise zur Identifikation und Selektion relevanter Literatur in Bezug auf ein definiertes Forschungsproblem. Die Identifikation, Selektion und die Dokumentation dieses Prozesses erfolgen nach vorgegebenen Standards.

Theorie Eine Theorie hat die Aufgabe, Sachverhalten zu beschreiben, zu erklären und vorherzusagen. Die Theorie kann als Vernetzung von bewährten Hypothesen verstanden werden.

Unabhängigkeit Im Bereich der quantitativen Forschungsmethoden impliziert der Begriff der Unabhängigkeit einerseits, dass gemessene Merkmale unabhängig voneinander sind (also kein Merkmal einen Einfluss auf andere Merkmale ausübt). Andererseits wird der Begriff der Unabhängigkeit auch im Kontext von Messungen und Stichproben verwendet und bedeutet für Stichproben, dass es sich um voneinander getrennte Kollektive bzw. Gruppen handelt, die sich nicht gegenseitig beeinflussen. Unabhängige Messungen sind klassischerweise Messungen, die unbekannt sind. Im Rahmen einer Reliabilitätsuntersuchung sind es z. B. Messungen zweier unterschiedlicher Untersucher, die jeweils keine Kenntnis über das Messergebnis des anderen haben. Im Kontext einer Validitätsuntersuchung bedeutet die Unabhängigkeit von Messungen, dass derjenige, der den Indextest ausführt, kein Wissen über die Ergebnisse der Goldstandardtests hat (und somit den Test unbeeinflusst beurteilt) und umgekehrt.

Varianz Ein Variabilitätsmaß, das Auskunft über die Streuung der Daten gibt. Die Varianz ist ein Parameter der deskriptiven Statistik und gibt die durchschnittliche Abweichung vom Mittelwert an. Die Quadratwurzel der Varianz ist die Standardabweichung, die der Varianz im Rahmen der deskriptiven Statistik in der Regel vorgezogen wird, da quadrierte Werte nur schwer interpretierbar sind. (Varianzanalyse siehe ANOVA.)

Variable Als Variable wird im Bereich der Statistik ein Merkmal beschrieben. Die Quantifizierung des Merkmals (z. B. Schmerzintensität [= Variable] auf einer 11-stufigen Skala von 0 bis 10) wird als Merkmalsausprägung beschrieben.

Verblindung Durch die Verblindung wird im Rahmen einer Studie dafür gesorgt, dass die Akteure (Untersucher, Behandler, Probanden etc.), die in das wissenschaftliche Geschehen eingebunden sind, keine Kenntnis in Bezug auf die Gruppenzugehörigkeit, die zu erhaltende Information, die Outcome-Ergebnisse o. Ä. haben. Das Ziel der Verblindung ist die Minimierung von Verzerrungen, die durch die Kenntnis der o. g. Aspekte auftreten können.

Register